全国高等医药院校药学类规划教材

临床医学概论

主　编　陈　垦

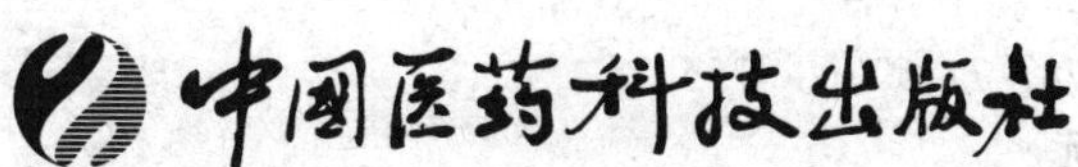
中国医药科技出版社

内 容 提 要

本书是全国高等医药院校药学类规划教材之一，分总论和各论两部分，全面介绍了临床医学基础及相关内容。在总论中以诊断技术为主线介绍了诊断学基本知识及临床常用的器械检查、实验室检查、老年医学等内容。在各论中重点叙述了内、外、妇、儿科的常见病、多发病，适当介绍近年来临床医学领域中的研究新进展和新病种。本书摆脱了以往临床医学专业教材的框架，叙述上力求概念清楚，便于学生理解和自学。本书适合药学专业的学生使用，也适合药学以外的其他医学相关理科、工科、管理学科及人文学科等非临床医学专业的学生使用。

图书在版编目（CIP）数据

临床医学概论/陈垦主编. —北京：中国医药科技出版社，2007.9

全国高等医药院校药学类规划教材

ISBN 978-7-5067-3755-5

Ⅰ. 临… Ⅱ. 陈… Ⅲ. 临床医学—医学院校—教材 Ⅳ. R4

中国版本图书馆 CIP 数据核字（2007）第 146678 号

美术编辑 陈君杞
责任校对 张学军
版式设计 郭小平

出版 中国医药科技出版社
地址 北京市海淀区文慧园北路甲 22 号
邮编 100082
电话 发行：010-62227427 邮购：010-62236938
网址 www.cmstp.com
规格 787×1092mm 1/16
印张 57
字数 1325 千字
版次 2007 年 10 月第 1 版
印次 2018 年 7 月第 9 次印刷
印刷 三河市国英印务有限公司
经销 全国各地新华书店
书号 ISBN 978-7-5067-3755-5
定价 98.00 元

编 写 人 员

主　　编　陈　垦

编　　委　（以编写顺序为序）

陈　垦（广东药学院临床医学院）
蒋文功（广东药学院临床医学院）
田　刚（西安交通大学医学院）
李贵平（南方医科大学南方医院）
何成彦（吉林大学中日联谊医院）
赵丽纯（吉林大学药学院）
刘荣玉（安徽医科大学第一附属医院）
黄建明（广东药学院临床医学院）
黄　晏（兰州大学第一附属医院）
李荣山（山西医科大学第二医院）
马艳萍（山西医科大学第二医院）
李晨钟（南方医科大学南方医院）
潘云峰（中山大学附属第三医院）
菅向东（山东大学齐鲁医院）
胡学强（中山大学附属第三医院）
臧国庆（上海交通大学附属上海市第六人民医院）
赵　岩（首都医科大学附属北京天坛医院）
陈兴澎（清华大学第一附属医院）
汪根树（中山大学附属第三医院）
陈规划（中山大学附属第三医院）
杨为民（华中科技大学同济医学院第二临床学院）
陈安民（华中科技大学同济医学院附属同济医院）
游洪波（华中科技大学同济医学院附属同济医院）
李卫平（上海交通大学医学院附属仁济医院）
陈　灵（吉林大学中日联谊医院）
刘　珺（青岛大学医学院附属医院）
陶黎明（安徽医科大学第一附属医院）
邱建新（安徽医科大学第一附属医院）
刘　彤（西安交通大学第一医院）

学术秘书　龙友明（广东药学院临床医学院）

全国高等医药院校药学类规划教材常务编委会

出 版 说 明

全国高等医药院校药学类规划教材是目前国内体系最完整、专业覆盖最全面、作者队伍最权威的药学类教材。随着我国药学教育事业的快速发展，药学及相关专业办学规模和水平的不断扩大和提高，课程设置的不断更新，对药学类教材的质量提出了更高的要求。

全国高等医药院校药学类规划教材编写委员会在调查和总结上轮药学类规划教材质量和使用情况的基础上，经过审议和规划，组织中国药科大学、沈阳药科大学、广东药学院、北京大学药学院、复旦大学药学院、四川大学华西药学院、北京中医药大学、西安交通大学医学院、华中科技大学同济药学院、山东大学药学院、山西医科大学药学院、第二军医大学药学院、山东中医药大学、上海中医药大学和江西中医学院等数十所院校的教师共同进行药学类第三轮规划教材的编写修订工作。

药学类第三轮规划教材的编写修订，坚持紧扣药学类专业本科教育培养目标，参考执业药师资格准入标准，强调药学特色鲜明，体现现代医药科技水平，进一步提高教材水平和质量。同时，针对学生自学、复习、考试等需要，紧扣主干教材内容，新编了相应的学习指导与习题集等配套教材。

本套教材由中国医药科技出版社出版，供全国高等医药院校药学类及相关专业使用。其中包括理论课教材82种，实验课教材38种，配套教材10种，其中有45种入选普通高等教育“十一五”国家级规划教材。

全国高等医药院校药学类规划教材

编写委员会

2009年8月1日

前　言

目前我国尚无统一的、药学专业的《临床医学概论》教材，随着社会对药业人才越来越大的需求，为使药学本科教育更好地适应培养现代药科人才的需要，使学生掌握更多、更实际的临床医学知识，更好的促进药学学习，十分必要编写一本适合药学专业临床医学教学的统编教材。经全国高等院校药学类规划教材编写委员会第四次会议决定，由广东药学院作为主编单位，组织编写全国高等医药院校药学类规划教材《临床医学概论》一书，由中国医药科技出版社出版。

随着医学科学的迅猛发展，临床医学专业的划分越来越细，诊疗手段也日新月异。如何使药学等非医学专业的学生在有限的学时内掌握临床医学知识体系及其主要内容，是我们组织编写《临床医学概论》的基本出发点和目的。作为对《基础医学概论》的延续，本书全面介绍了临床医学基础及相关内容，分总论和各论两部分。在总论中以诊断技术为主线，介绍了诊断学基本知识及临床常用的器械检查、实验室检查、老年医学等内容。在各论中以内、外、妇、儿科的常见病、多发病为重点，适当介绍近年来临床医学领域中的研究新进展和新病种（如严重急性呼吸系统综合征（SARS）、禽流感和器官移植等）。本书摆脱了以往临床医学专业教材的框架，内容广泛，突出知识性。内容涵盖临床学科的主要专业，力求能系统、完整地反映临床医学的全貌，切实使本书具有高质量、实用性和通用性的特点。

本教材在编写过程中，我们组织了不同单位各临床主要学科的、具有丰富教学和临床工作经验的中青年教师进行了精心策划，编写组人员结合多年教学、临床经验及学生的专业特点，选择常见病、多发病为主要内容，叙述上力求概念清楚，将各疾病的临床表现、诊断治疗作为重点，使学生易于理解、便于自学。此特点也使本教材能够适用于药学以外的其他医学相关理科、工科、管理学科及人文学科等非临床医学专业的学生使用。相信会对高等医学院校非医学专业学生学习临床医学知识培养起到积极的作用。

本书编写和出版过程中，始终得到了校长朱家勇教授的的关怀、鼓励和具体指导；得到了兄弟院校领导和教师的支持；得到了张卫、迟作华、吕路、王玺坤、蒋丽艳、朱艳丽、王红丽、谢文瑞、张威、崔淑兰、洪铭范、王丽京、赵丽等老师的大力协助，在此表示衷心感谢！

编写适用于药学等非临床医学专业使用的临床医学教材，是一项全新的工作，由于编者水平有限和时间较紧，本教材中难免有疏漏之处，请允许在以后的教学实践中得到充实、完善。

陈　垦

2007 年 5 月

目录

总论

各　论

总　　论

第一篇　绪　　论

第一章

临床医学概述

临床医学（clinical medicine，CM）是认识和防治疾病、保护和增进人民健康的科学。临床医学涉及面非常广，包括内科学、外科学、妇产科学、传染病学、神经病学、儿科学等各学科的内容，各学科之间虽独立分科，有各自的独立性与整体性，但彼此之间却又相互密切联系。近年来，以生物学、化学、物理学、数学和基础医学的理论与技术蓬勃发展为基础，临床医学的内容正在不断更新和深入，并进入一个飞跃发展的时代。

【临床医学的发展】

医学的发展经历了近4000年，从远古时代的神学医学、古代的经验医学、近代的实验医学到目前所提倡的循证医学，在不同的历史阶段，产生了相应的医学模式，反映了医学水平的变化与发展。

原始人类在依靠植物为生的长期过程中，人类还未出现有真正所谓的医学。奴隶社会已开始出现“职业医生”，但奴隶社会的医学笼罩着浓厚的宗教色彩，是一种神学（宗教）医学，常含有许多迷信成分，为了驱逐身体内的鬼怪，使用了催吐、下泄、利尿、发汗等方法。奴隶社会后期，医学逐步摆事实脱神学束缚与巫医分离，走上了独立发展的道路。

中世纪的社会，医学的发展受到了极大的阻碍。但由于鼠疫、麻风与梅毒等传染病在欧洲猖獗流行，又可使医生在实践中积累了经验，懂得了严格隔离病人才能控制其蔓延，这为欧洲医院的建立提供了依据。港口检疫的实施，控制了传染病的进一步蔓延。当时的阿拉伯医学在化学、药物学和制备药物方面取得的成就十分突出，极大地丰富了以后药物制剂的发展。中世纪欧洲临床医学的发展还表现在医学校、医院和药房的建立。中世纪的医学未能脱离神学色彩，依然由宗教所控制。

16世纪“文艺复兴”的兴起，使医学界产生了一场以帕拉切尔苏斯为代表的医学革命。帕拉切尔苏斯指出人体的生命过程是化学过程，他重视实践，反对烦琐的经院哲学，反对中世纪的传统和权威观念。以宗教控制的医学时代已逐渐退出历史舞台，进入一个以经验为主导的医学时代，这是第一个里程碑。

17世纪时，物理学、化学和生物学的进步，使医学家开始怀疑旧的医学学说，并提出新的学说，倡导以实验客观为基础的医学，成为人类医学上的第二个里程碑。1543年，维萨里发表《人体构造论》，建立了人体解剖学，标志着医学新征途的开始。实验、量度的应用，使生命科学开始步入科学轨道，其标志是哈维发现血液循环。随着实验的兴起，显微镜把人们带到一个新的认识水平。18 世纪莫干尼把对疾病的认识由症状推到了器官，建立了病理解剖学，为研究疾病的生物学原因开辟了道路。19 世纪中叶的德国病理学家微尔啸，充实和发展了形态病理学，开辟了病理学的新阶段。此外，牛痘接种的发明，公共卫生和社会医学的一些问题引起人们的重视。19 世纪下半叶巴斯德证明发酵及传染病都是微生物引起的，德国人科赫发现了霍乱弧菌、结核杆菌及炭疽杆菌等，并改进了培养细菌的方法和细菌染色方法，大多数主要致病菌在此时期内先后发现。巴斯德还用减弱微生物毒力的方法首先进行疫苗的研究，从而创立经典免疫学。

19 世纪诊断学有了很大的进步，叩诊法在临床上推广应用；雷奈克发明了听诊器；许多临床诊断辅助手段，如血压测量、体温测量、体腔镜检查都是在 19 世纪开始应用的。19 世纪中叶，解剖学的发展和麻醉法、防腐法和无菌术的应用，对外科学的发展，起了决定性的作用。到 19 世纪末期，体腔外科普遍发达，这样许多临床专业（如妇科、泌尿科、眼科等）中除进行内科处置外，外科方法也获得重要地位。到了 19 世纪末，内科学迅速发展。狂犬疫苗、白喉和破伤风抗毒素、百日咳疫苗的研制，解决系列传染性疾病的防治问题。20 世纪初维生素的发现与胰岛素的提取，揭开了代谢与和内分泌疾病有效治疗的序幕。而最大的突破是化学疗法的创立和抗生素的发现。1908 年德国人埃尔利希合成抗梅毒药物，开创了化学疗法；1928 年英国人弗莱明发现了青霉素；1935 年德国人多马克发现磺胺药的抑菌作用，解决了常见感染的特效治疗问题。由 1940 年起，人们又相继提取出青霉素、链霉素等抗生素，扩大了治疗范围。对病毒感染，虽然还缺乏杀灭病原体的药物，但也相继研制出一些有效的疫苗，如脊髓灰质炎疫苗、麻疹疫苗、风疹疫苗和乙型肝炎疫苗。

20 世纪，发病机制的研究也取得很大成就。最突出的当推对免疫的研究，即研究在机体和致病因子交互作用的过程中机体所起的作用。人们逐渐了解到免疫过程的许多细节，发现免疫机制也会给机体造成损害，如过敏性疾病。对血型和异体组织移植的研究则带来实际的好处，安全输血和器官移植都是这种研究的成果。免疫学还给医学提供一种灵敏的方法，即我们可以利用抗原抗体反应检测特异蛋白。

医学上的这些进展是同物质科学和工程技术部门的帮助分不开的，它们为基础研究提供了大量灵敏高效的仪器设备和相应的技术，包括光学观测、电学检测、化学分析、显微操作以及电子放大和计算机技术。此外还为临床直接提供了许多医疗器械，其中以内窥镜为最早：在 19 世纪就已制成喉镜、眼底镜、膀胱镜和气管镜，20 世纪 60 年代出现的光导纤维镜，使检查更为便利，可以观察过去难以达到的死角。19 世纪末制成的 X 线机在 20 世纪也不断得到改进，出现了利用对比剂的各种造影技术。在 20 世纪 70 年代研究出计算机断层成像技术（CT）。到 20 世纪 80 年代，根据磁共振原理又研究出核磁共振成像技术。这两种技术连同 20 世纪 50 年代出现的超声成像技术等组成了医学影像学。另一方面，生物电的检测技术开始于 20 世纪初，先是心电测定，继而脑电测定和肌电测定技术也用于临床，然后又研究出诱发电位检查和心脏电生理检查等技术。目前心电检查已成常规身体检查的必要组成部分。人造器官和器官功能辅助装置是另一项重大成就。20 世纪 40 年代出现人工肾，此后又有人工心肺机、人造心脏瓣膜，甚至整个人工心脏进入临床应用。辅助装置如助听器、心脏起搏器等应用更为广泛。现在，一个先进的医院备有各种监测仪器，它们组成网络记录着病人的主要生理指标，可在发现异常变化时自动报警。病案记录都存储在计算机里，便利了医务人员的及时检索。利用人工智能技术研制的专家系统还可帮助医生分析检查结果、作出诊断、选择疗法、决定治疗剂量和判断预后。

以客观实验为基础的医学模式虽能为疾病的诊治提供有力证据，但仅凭个人经验和检查结果还不能做出最佳决策，而医学统计学的发展使医学得以量化，临床学家成为科学家可能得以实现，通过统计量化的方法可获取疾病诊治最佳措施。20 世纪 70 年代后期，在国际医学领域内，日益发展和完善的临床流行病学以其先进的临床科研方法学推动了临床科学研究，产生了日益增多的高质量的临床研究成果，同时总结出一系列严格评价的方法和标准，促进了临床医学信息科学的发展和循证医学实践。1992 年，加拿大学者 Sackett 等在国际上正式提出循证医学概念。同年，英国牛津大学成立科克伦（Cochrane）中心，由此宣告了循证医学的正式问世。临床医生对病人诊治，都应该有充分的科学依据，任何决策都需建立在科学证据的基础上，而这种科学证据是当前最佳的证据，就是循证医学，目前被认为是医学发展史上的第三个里程碑。

【临床医学的内容】

临床医学涉及面非常广，主要内容包括以下几个方面。

1. *内科学*　是研究各个疾病的病因、发病机制、发展规律、诊断方法和防治措施的临床医学。整体性强，涉及面广，其范围包括呼吸、循环、消化、泌尿、造血、内分泌系统及代谢、营养、风湿等常见疾病以及理化因素所致疾病。近年来，随着基础理论与应用技术的发展，内科学的内容在不断地更新、提高、发展，且相应地分成许多专科，如心脏病学、肺病学、消化病学、血液病学、老年病学、肿瘤学等。早年属于内科学范围的传染病学、职业病，由于各自具有一定的特性，已成为独立的学科。

2. *外科学*　是医学科学的一个重要组成部分，在古代，外科学的范畴仅仅限于一些体表的疾病和外伤。随着医学的发展，它目前的范畴包括了许多的内部的疾病，分类为损伤、感染、肿瘤、畸形及其他性质疾病。外科学与内科学的范畴是相对的，外科一般以需要手术或手法为主要疗法的疾病为对象，而内科一般以应用药物为主要疗法的疾病为对象。然而，外科疾病也不是都需要手术的，而常是在一定的发展阶段才需要手术，例如化脓性感染，在早期一般先用药物治疗，形成脓肿时才需要切开引流。而一部分内科疾病在它发展到某一阶段也需要手术治疗，例如难治疗性的溃疡性结肠炎，有严重并发症时常需要外科的手术治疗。由于外科领域日渐扩大，逐步按不同专业形成各种外科分科：如按身体的部位而分脑外科、胸部外科、骨科、泌尿外科等；或按疾病的性质分为整形外科、肿瘤外科、血管外科、内分泌外科；按患者的年龄又可分为小儿外科、老年外科。外科中各专科成立后，其余未被包括在专科范畴内的称普通外科。

3. *传染病学*　目前已从内科学中分离出来，它是研究传染病和寄生虫病在人体内、外环境中发生、发展、传播和防治规律的科学。其重点在于研究这些疾病的发病机制、临床表现、诊断和治疗方法。同时兼顾流行病学和预防措施的研究，以求达到防治结合的目的。

4. *神经病学* 又称临床神经病学，主要研究脑和神经系统其他部位的炎症、血管病、肿瘤、变性畸形、遗传、免疫反应、营养代谢性疾病、中毒和创伤等疾病的诊断和防治。近年来，由于神经组织胚胎学、神经解剖学、神经生理学、神经生物化学、神经病理学、神经药理学等的迅速发展，并成为防治神经系统疾病的理论基础。近代科学技术的特殊辅助检查的发展，有可能更准确及时地确定疾病部位和性质。在防治方面，除了应用各种传统和近代的内科治疗外，外科手术也日益发展，促使临床神经病学又形成神经内科学和神经外科学两个分支，神经病学又与其他临床学科交叉、融合，相互渗透形成新边缘学科，如神经眼科学、神经耳科学、神经内分泌学等，从各个学科的角度加深对神经系统疾病的研究。

5. *精神病学* 是研究各种精神疾病的病因、发病机制、临床特征、转归和防治措施的临床医学。精神病的历史可谓源远流长，但现代精神病学的创立和发展则是近百年的事，精神活动是人脑在反映客观事物时所进行的一系列复杂性的功能活动，主要包括认识、情感、意志等过程，精神病就是由不同原因所引起的大脑功能系列紊乱，临床上表现为精神活动的异常，包括感知、思维、情感、注意、记忆、行为、意识和智能等方面的异常。近十年来，行为科学的迅速发展，其与精神病学关系密切，内容涉及社会学、心理学、遗传学、人类学和神经科学。有人主张将精神病学纳入行为医学，还有人认为精神病学应改名为精神医学，除研究精神疾病的发生和防治外，还研究各种因素对精神活动的影响以及精神卫生对社会各领域所起的作用等。主张开展深入而广泛的精神卫生服务，为个人、家庭和社会各部门提供更多的精神卫生咨询和指导。

6. *儿科学* 是一门研究小儿生长发育规律，提高小儿身心健康水平和疾病防治的医学科学。它的服务对象是体格和智能处于不断生长发育中的小儿，其生理病理等方面都与成人有所不同，而且具有动态的特点。它的任务是不断探索儿科医学理论并在实践中总结经验，提高疾病防治水平，降低儿童发病率和死亡率，增强儿童体质，保障儿童健康，提高中华民族的整体素质。按儿科学的工作性质，可分为预防儿科学、发育儿科学和临床儿科学即儿科诊疗学。

7. *妇产科学* 是专门研究妇女特有的生理和病理的一门科学，一般分为三部分：产科部分，是研究妇女在妊娠、分娩和产褥期的生理和病理，包括胎儿和新生儿的生理和病理；妇科部分，是研究在非妊娠状态下妇女生殖系统可能遇到的一些特殊变化和疾病；计划生育部分，是研究并指导如何有计划地控制生育。

8. *眼科学* 是研究视觉器官的疾病与防治的学科。视觉是人体最重的感官功能，眼球所占的体表面积和体重比例固然极小，但视觉敏锐与否对工作和学习效率至关重要。视觉器官是易感疾病和易受外伤的部位，失明不便给病人带来痛苦，盲人也会增加社会负担，因此眼科学内容具有重大的社会意义。19 世纪中叶，眼底镜的发明常作为现代眼科形成的起点。眼是个光学器官，随着现代光学、电子机械学的发展，对眼科学的发展有重要意义。

9. *耳鼻咽喉科学* 是研究耳鼻咽喉与气管、食管诸器官的正常生理和疾病现象的一门科学。耳鼻咽喉科学成为一个独立分科是因为本学科具有某些不同于其他学科的特殊性。例如耳鼻咽喉在解剖结构、生理功能和疾病的发生发展相互有密切关系；所在部位多为深在腔洞，欲清楚地辨认其正常形态及病变现象，必须利用特殊的照明设备和检查器械。耳鼻咽喉诸器官具有听觉、平衡、嗅觉、呼吸、发声及吞咽等重要生理功能，在治疗这些器官疾病时，维护和恢复其功能是极为重要的。除需了解一般的医学基础知识外，还须有声学、力学、电子学及光学等有关学科知识。尤其是航天、登月、深潜水的兴起，对耳鼻咽喉科提出了更新的研究课题。

10. 口腔医学　是应用生物学、工程学及其他自然科学的理论和技术，研究和防治口腔及颌面部疾病的防治。现代口腔医学是从古老的牙医学逐渐发展起来。近年随着新金属材料、复合材料的研制，人工合成医用高分子材料的成果，激光技术，光导纤维的应用，牙用机械的高速化、电子化、自动化，显微外科，生物医学工程的发展，尤其以微电子工业方面非凡的进展，都极大地促使牙科技术工艺的改进和口腔医学迅速地发展。

11. 皮肤病学　是临床医学中专门研究皮肤病的病因、发病机制、发生发展规律、组织病理、临床表现、诊断与防治的学科。皮肤是人体暴露部位，是人体紧密的器官，披覆全身，也是一个突出的反射器官，有高度发达的感受器和丰富的传导装置与中枢神经系统相连接，能将体内组织和器官的异常情况反射到皮肤，同时又将外周环境各种刺激反映到大脑中枢而引起相应的反应。因此，许多皮肤不仅是外界刺激的局部表现，也常是全身系统性疾病的局部表现。

12. 诊断学　是通过采集病史和进行各种医学检查来收集有关就诊者健康状况或病情的资料，然后加以归纳分析，并作出概括性判断的一门学科，诊断是临床医学最根本的任务之一，是预防和治疗疾病的前提。一个完整的诊断内容应包括对疾病的性质、部位、病理形态的认识，还包括致病因素、功能状态和病人全面健康状况等的判断。根据其取得资料的不同，可分为症状诊断、体检诊断、实验诊断、生物电流诊断、超声波诊断、X线诊断、放射性核素诊断、内镜诊断、手术诊断和试验治疗诊断等。只有将这些方法有选择地相互地配合使用，才能得出比较确切、完整无缺的诊断。

临床医学内的其他各项内容，在本书的各章节中都有详细谈及，此处不再详述。值得强调的是以上各学科之间虽独立分科，有各自的独立性与整体性，但它们之间却又相互密切联系，相互影响，相互促进。此外，还有相当数量的疾病未收入本书之内，学生应参考有关专著，以扩大知识面。

【临床医学展望】

21世纪医学研究的一个特点是，分析和综合并重。古代医学也多标榜整体论，但在当时的条件下无法窥知人体奥秘，推断只能出于臆测。现代科学整体论是建立在“分析－再综合”的基础上，因而可借以作出科学的判断来指导医学实践。21世纪的医学研究还有一个特点，就是研究的时空范围越来越大。群体医学的视野本来就很大，社群卫生和环境卫生一向是它的传统课题，但现代研究不仅范围更加广阔而且工作更加深入，多学科的综合研究使我们认识到宏观环境万物间的复杂联系。从经验医学向循证医学的转变是世界范围临床医学发展的大方向。这种转变的前提就是要使临床决策有据可循。循证医学是临床流行病学、现代信息学和临床医学相结合的产物，能准确和公正地应用现有最好的证据来为每一位病人作出治疗的选择，直接为临床治疗、科研，卫生决策提供有价值的信息。它使临床医学研究和临床实践发生了巨大的转变，所以从经验医学向循证医学的转变也是21世纪临床医学的必然趋势。

【学习临床医学的目的与要求】

事实上，医学与药学是难以完全分开的。医学专业人才必须掌握必要的药学知识，同样药学专业人才也必须掌握必要的医学知识，这样才能更好地在各自的工作中发挥自己的才智。因此，药学专业学生全面了解临床医学就十分重要，全面了解疾病的全貌，拓宽知识面才能更加适应现代社会的需要，掌握更多、更广的知识以应付未来工作的挑战。

当代的医学的目的是：治疗疾病，延长生命，降低死亡率；预防疾病，减少发病率；提高生命质量，优化生存环境，增进身心健康。医药学生学习临床医学的目的也是这样。为此，学生首先要牢固树立全心全意为人民服务的思想和培养人民医生的高尚品德，无论是临床医生或是其他从事医药工作的人都不能单单只重视疾病，更重要的是要重视病人。其次要注重能力的培养，尤其是要结合本专业特点，寻求临床思维方法去解决所遇问题。医学各基础学科和诊断学是临床医学的基础，在学习临床医学的过程中要经常复习和密切联系有关基础学科知识。如学习内科学除了要掌握各个疾病的临床表现，诊断方法和治疗措施之外，同时还要深入研究相关的药学知识，这样才能更好地理解临床知识并运用专业知识解决面临的问题。再次，利用学习临床医学的知识，培养自学能力，树立“终生学习”的观念，以利于专业知识的加深，使自己得到不断的提高与发展，有助于适应以后的工作需要。

（陈 垦）

第二篇　诊 断 技 术

第二章

问　诊

问诊是通过医生和病人或相关人员进行交谈，详细地了解疾病的发生、发展情况，经过分析综合而提出临床判断的一种方法。问诊是了解病情的主要方法，是诊断疾病的重要手段之一。

第一节　问诊的方法与技巧

（1）问诊开始时，由于对医疗环境的生疏和对疾病的恐惧等，患者常有紧张情绪。医生应先自我介绍，主动创造一种宽松和谐的环境，态度要亲切、和蔼和耐心，以解除患者的不安心情。要避免套问、暗示和逼问。

（2）问诊时应尽量直接询问患者。对危重患者或意识障碍的患者可由发病时在场者或了解病情者代诉。对小儿患者则主要询问其父母。

（3）当病人的陈述滔滔不绝，离病情太远时，医生可插问一些与现病史相关的问题将话题转回，但切忌粗暴地打断病人的陈述，或作提示性诱问，以免影响病史的真实性。

（4）医生应问清症状开始的确切时间。根据时间顺序追溯症状的演进，可避免遗漏重要的资料。如有多个症状，有必要确定其先后顺序。

（5）有时为了核实资料，需要就同样的问题多问几次，重申要点。但无计划的重复提问可能会挫伤和谐的医患关系和失去患者的信任。

（6）为防止遗漏和遗忘病史，在询问病史时，询问者对患者每一项陈述应做全面而重点的记录小结。问诊大致结束时，尽可能有重点地重述一下病史让患者听，看患者有无补充或纠正之处，以提供机会核实患者所述的病情或澄清所获信息。

（7）语言要通俗易懂，使患者能够理解询问者的话，避免使用医学术语发问。

（8）患者在陈述病史时，可能主次不分，杂乱无章。因此在问诊过程中，一定要抓住重点，分清主次，对主诉和与本病有关的内容要深入了解，对患者的陈述要分析和鉴别。

（9）有的患者对记忆不清的病史，回答问题顺口称“是”；有的患者对自己的病情感到恐惧，有可能隐瞒真相或夸大病情、不说实话或自己编造病情，甚至弄虚作假。对此，医生要以实事求是的科学态度正确分析判断，切忌主观臆断，轻易下“结论”。

（10）问诊时，医生应明确地给患者机会，鼓励患者提问或讨论问题。

(11) 其他值得注意的一些问题 ①隐私：对患者的“隐私”，要保密，有关泌尿生殖系统病史，问诊时声音要低，语言要婉转。②危重患者：在作扼要的询问和重点检查后，应立即进行抢救，待病情好转后再作详细的询问病史及其他检查，以免延误治疗。③其他医疗单位转来的病情介绍或病历摘要：应当给予足够的重视，但只能作为参考材料，还须亲自询问病史、检查，以作为诊断的依据。

第二节 问诊的内容

问诊的内容一般包括以下方面：

1. 一般项目　包括患者姓名、性别、年龄、婚否、民族、职业、籍贯、现住址（工作单位）、入院日期、记录日期、病史陈述者、可靠程度。若病史陈述者并非本人，则应注意其与本人的关系。上述内容不能遗漏，顺序不应颠倒，书写不能含糊有误。年龄应是实足年龄，不应以“儿”或“成”代替。现在住址应详细填写，这对掌握病情，及时处理或随访，具有重要意义。

2. 主诉　是患者感受最主要的痛苦或最明显的症状或体征，也就是本次就诊最主要的原因及其持续时间。如“发热咳嗽3天”；“上腹部反复疼痛3年，1小时前大量呕血”。记述主诉要简明扼要，尽可能用患者自己的言词，而不是医生对患者的诊断用语。如不能写患“糖尿病”3年，而应记述“烦渴多饮多食消瘦3年”。通过主诉，可初步估计疾病属哪一个系统或哪种性质。

3. 现病史　现病史是病史的主要组成部分，包括患者现在所患疾病从最初起病到本次就诊（或住院）时，疾病的发生、发展及其变化的全过程。主要内容有：

(1) 起病情况与患病时间　包括起病的时间、地点环境、起病缓急等。

(2) 主要症状特点　包括主要症状出现的部位、性质、持续时间、程度、缓解方法或加剧因素。了解这些特点对判断疾病所在的系统或器官以及病变的部位、范围和性质很有帮助。以消化性溃疡为例，其主要症状的特点为上腹部疼痛，可持续数日或数周，呈周期性发作或有一定季节性发病等特点。

(3) 病因与诱因　问诊时应尽可能地了解与本次发病有关的病因（如外伤、中毒、感染等）和诱因（如气候变化、环境改变、情绪、起居饮食失调等）。问明以上因素有助于明确诊断与拟定治疗措施。

(4) 病情的发展与演变　包括患病过程中主要症状的变化或新症状的出现，都可视为病情的发展与演变。要询问患者患病过程中主要症状的变化，如主要症状是进行性还是间歇性，是反复发作还是持续存在，是逐渐好转还是加重或恶化；症状的规律性有无变化，其变化的时间及原因等。

(5) 伴随症状　在主要症状的基础上又同时出现一系列的其他症状，这些伴随症状常常是鉴别疾病的依据。如腹泻，可能为多种病因的共同症状，单凭此则不易作出诊断。如腹泻伴呕吐，则可能为饮食不洁或误食毒物引起的急性胃肠炎；如腹泻伴里急后重，结合季节可考虑细菌性痢疾。因此，与鉴别诊断相关的症状亦应询问。

(6) 诊治情况　要简明扼要地询问患者发作后有无就医，此次就诊前曾在何时何地做过哪些检查，诊断什么病，做过何种治疗，用药名称、剂量、用法、效果如何，有无不良反应等。

（7）一般情况 包括患者起病后的精神状态、饮食、睡眠、体重、体力、大小便等情况。这些内容对全面估计预后及制订辅助治疗措施是十分有用的。

4. 既往史 患者过去健康状况与现在疾病常有密切关系，应详细询问。既往史包括如下内容：①过去健康状况及患过的疾病，重点了解与现在疾病有密切关系的疾病，诊断明确者直写病名，但应加引号，诊断不肯定者则简述其症状，例如，对风湿性心瓣膜病患者应询问过去是否反复发生咽痛、游走性关节痛等。②有无急、慢性传染病史及传染病接触史，有者应注明具体患病日期，诊断及治疗情况。③外伤及手术史。④预防接种史，其种类及最近一次接种日期。⑤有无中毒及药物过敏史。询问既往史，应按时间先后顺序，自幼年起详细询问，重点记录主要病情经过，当时诊断及治疗效果，以及并发症和后遗症。

5. 系统回顾 是避免在问诊过程中患者或医生所忽略或遗漏的除现病以外的其他各系统的疾病而设立的问诊内容，是住院病历不可缺少的部分。它可以帮助医师在短时间内扼要地了解患者的某个系统是否发生过疾病，以及这些已发生过的疾病与本次疾病之间是否存在着因果关系。

系统回顾问诊的主要内容：

（1）呼吸系统 咳嗽、咳痰、咯血、胸痛、呼吸困难。

（2）循环系统 心悸、气促、发绀、心前区疼痛、端坐呼吸、血压增高、晕厥、下肢水肿。

（3）消化系统 食欲减退、吞咽困难、腹痛、腹泻、恶心、呕吐、呕血、便血、便秘、黄疸。

（4）泌尿系统 尿频、尿急、尿痛、血尿、排尿困难、夜尿增多、颜面水肿、尿道或阴道异常分泌物。

（5）造血系统 皮肤苍白、头昏眼花、乏力、皮肤出血点、瘀斑、淋巴结肿大、肝脾肿大。

（6）内分泌、代谢系统 多饮、多尿、多食、怕热、多汗、怕冷、乏力、显著肥胖或消瘦、色素沉着、闭经。

（7）神经系统 头痛、记忆力减退、语言障碍、感觉异常、瘫痪、惊厥。

（8）肌肉骨骼系统 疼痛、关节红肿、关节畸形、运动障碍、肌肉萎缩、肢体无力。

6. 个人史 ①社会经历：包括出生地、居住地区和居留时间（尤其是疫源地和地方病流行区），受教育程度，经济生活和业余爱好等。②职业及工作条件：包括工种、劳动环境、对工业毒物的接触情况及时间。③习惯与嗜好：起居与卫生习惯，饮食的规律与质量，烟酒嗜好与摄入量，以及其他异嗜物和麻醉毒品等。④有无不洁性交史：有否患过淋病性尿道炎、尖锐湿疣、下疳等。

7. 婚姻史 记述未婚或已婚，结婚年龄，配偶健康状况，性生活情况，夫妻关系等。

8. **月经史和生育史** 女性患者应了解月经情况，包括初潮年龄、月经周期和经期天数、经血量和色，经期症状，有无痛经与白带，末次月经日期（LMP），闭经日期，绝经年龄。记录格式如下：

$$\text{初潮时间（年）}\frac{\text{每次持续时间（天）}}{\text{周期间隔（天）}}\text{末次月经时间（绝经年龄）}$$

如：
$$14\frac{3\sim4}{28\sim30}\text{2004 年 6 月 12 日（或 50 岁）}$$

妊娠与生育次数，人工流产或自然流产次数，有无早产、死胎、手术产、胎儿先天畸形或胎儿先天性疾病、妊娠高血压综合征、产褥热及产后大出血与计划生育情况。对男性患者也应询问有无患过影响生育的疾病。

9. **家族史** 包括以下内容：①父母、兄弟、姐妹及子女健康状况。如已死亡，要问明死亡原因和年龄。②家族中有无传染病（如梅毒、结核、肝炎等），先天性疾病、遗传性疾病（如血友病、白化病等）或与遗传有关的疾病（如糖尿病、精神病、高血压病、冠心病等）。③必要时应了解患者非直系亲属的健康状况，如血友病应追问外祖父、舅父及姨表兄弟等有无类似患者，可绘出家系图显示详细情况。

（蒋文功）

第三章

症 状 学

症状（symptom）是指病人主观感受到的不适或异常感觉，例如，头痛、乏力、呼吸困难、呕吐等。体征（sign）是指医生或他人客观检查到改变，如心脏杂音、啰音、肝脾肿大、皮疹等。但是有些体征，病人自己能主观感觉到，医生也能客观检查到，所以既是症状又是体征，如发热、皮肤黄疸、水肿等。广义的症状也包括体征。症状是诊断疾病或鉴别诊断的主要依据，也是反映病情的重要指标之一。

症状学（symtomatology）研究症状的识别、发生机制、临床表现特点及其在诊断中的作用。是医师向患者进行疾病调查的第一步，是问诊的主要内容，是诊断、鉴别诊断的重要线索和主要依据，也是反映病情的重要指标之一。

本章仅对临床上较为常见而又重要的症状的发病原因与机制、临床表现和鉴别诊断要点加以扼要的阐述。

第一节 发 热

正常人体温因受大脑皮质及下部体温中枢的控制，通过神经、体液因素调节产热与散热过程，而保持相对恒定。当机体在致热源（pyrogen）作用下或各种原因引起体温调节中枢的功能障碍时，体温升高超出正常范围，称为发热（fever）。

【正常体温与生理变异】

正常健康人的体温比较恒定，一般保持在 36～37℃左右，正常体温在不同个体之间略有差异，且常受机体内、外因素的影响稍有波动。一般而言，妇女高于男性；儿童因基础代谢率较高，体温较成人稍高；老年人因基础代谢率稍低，体温较青壮年稍低。生理状态下，体温也有轻微的波动，如昼夜中，清晨 2～6 点最低，下午 5～6 点最高，剧烈运动、进餐后或劳动后，以及妇女在月经前、妊娠期，体温也可升高 0.5℃以上。生理性的体温波动范围一般不超过 1℃。另外，在高温环境下体温也可稍升高。

【发生机制】

在正常情况下，人体的产热和散热保持着动态平衡。由于各种原因导致产热增加或散热减少，则出现发热。在大多数情况下，发热是人体对致病因子的一种病理生理反应。

1. 致热源　多数患者的发热是由于致热源所致。致热源是一类能引起恒温动物体温异常升高物质的总称，微量物质即可引起发热。目前已知的致热源可概括为外源性和内源性两大类。

（1）外源性致热源（exogenous pyrogen）从病原体提取的能致热物质如内毒素、外毒素和结核菌素。外源性致热源不能直接作用于体温中枢，而是通过激活血液中中性粒细胞、嗜酸粒细胞和单核－巨噬细胞系统，使其产生并释放内源性致热源，引起发热。

（2）内源性致热源（endogenous pyrogen）又称白细胞致热源（leukocyfic pyrogen），是中性粒细胞和单核－巨噬细胞释放的致热物质，如白介素（IL－1）、肿瘤坏死因子（TNF）和干扰素等，通过血－脑屏障直接作用于体温调节中枢的体温调定点，而引起发热。

2. 非致热源性发热　见于：①体温调节中枢直接受损，如颅脑外伤、出血、炎症等；②引起产热过多的疾病，如癫痫持续状态、甲状腺功能亢进症等；③引起散热减少的疾病，如广泛性皮肤病、心力衰竭等。

此外，其他因素（物理、化学因素）可直接作用于体温调节中枢引起发热。

【病因】

引起发热的病因甚多，可分为感染性与非感染性两大类，而以前者为多见。

1. 感染性发热（infective fever）　可以是急性、亚急性或慢性，亦可以是全身性或局部性感染。其病原体可以是病毒、细菌、支原体、立克次体、螺旋体、真菌、寄生虫等。患者除发热外，还有全身毒血症状。其原因是由于病原体的代谢产物或其毒素，作用于单核细胞－巨噬细胞系统而释出内源性致热源，从而导致发热。

2. 非感染性发热（noninfective fever）主要有下列几类原因：

（1）无菌性坏死物质的吸收　组织细胞坏死、组织蛋白分解及坏死产物的吸收，可导致无菌性炎症而发热。①机械性、物理性或化学性损害，如大手术、内出血、大面积烧伤等；②血管栓塞或血栓形成引起的心、肺、脾等内脏梗死或肢体坏死；③组织坏死与细胞破坏，如肿瘤的坏死、白血病、淋巴瘤、溶血反应等。

（2）抗原－抗体反应　如风湿热、血清病、药物热、结缔组织疾病等。

（3）内分泌与代谢障碍　如甲状腺功能亢进症时产热增多；重度脱水时因心排血量减少而散热减少。

（4）皮肤散热减少　如广泛性皮炎、鱼鳞癣等。慢性心功能不全心输出减少、皮肤血流量降低，以及水肿的隔热作用，使散热减少而引起低热。

（5）体温调节中枢功能失常　①物理性，如中暑；②化学性，如重度安眠药中毒等；③ 机械性，如脑出血、脑震荡、颅骨骨折等。上述各种原因可直接损害体温调节中枢，使其功能失常而发热。高热无汗是这类发热的特点。

（6）自主神经功能紊乱　由于自主神经功能紊乱，而影响正常的体温调节过程，使产热大于散热，体温升高，属功能性发热，临床上常表现为低热。诊断时应首先排除各类疾病后才能确定。

【临床表现】

1. 发热的分度　按发热的高低可分为：①低热：37.3～38℃；②中等度热：38.1～

39℃；③高热：39.1～41℃；④超高热：41℃以上。

2. 发热过程　发热一般可分为以下3个阶段：

（1）体温上升期　临床表现为畏寒或寒战、皮肤苍白并干燥无汗、疲乏无力、肌肉酸痛等症状。体温上升有两种方式：①骤升型：体温在几小时内达39～40℃或以上，常伴有寒战。见于大叶性肺炎、疟疾、败血症、流感、急性肾盂肾炎、输液反应或某些药物反应等。②缓升型：体温于数日内缓慢上升达高峰，多不伴寒战。见于伤寒、结核病等。伤寒以阶梯状上升的高热为特征。

（2）高热持续期　此期可持续数小时（如疟疾）、数日（如肺炎、流感）或数周（如伤寒）。此时体温已达到体温调定点水平，体温调节中枢不再发放寒战冲动，故畏寒、寒战消失；皮肤血管由收缩转为舒张，临床表现为皮肤潮红而灼热，产热与散热在较高水平上保持平衡。由于体温增高，基础代谢率增高，故病人呼吸加快加强，心率加快，可有出汗。

（3）体温下降期　由于机体的防御作用及适当治疗，疾病得到控制，内生致热源的作用逐渐减弱、消失，体温中枢的体温调定点逐渐降到正常水平，产热减少、散热增多，使体温恢复正常。降温的方式有两种：①骤降：体温于数小时内迅速下降至正常，有时甚至可略低于正常，常伴有大汗淋漓。常见于疟疾、大叶性肺炎、急性肾盂肾炎及输液反应等。②渐降：体温数日内逐渐降至正常，如伤寒、风湿热等。

【热型及临床意义】

发热患者在不同时间测得的体温数值分别记录在体温单上，将各体温数值点连接起来形成体温曲线。体温曲线的不同形态（形状）称为热型（fever type）。不同的病因所致发热的热型也常不同。临床上常见的热型有：

1. 稽留热（continued fever）　体温持续于39℃以上，达数日或数周，24h波动范围不超过1℃。见于大叶性肺炎、伤寒、斑疹伤寒等的发热极期（图3－1）。

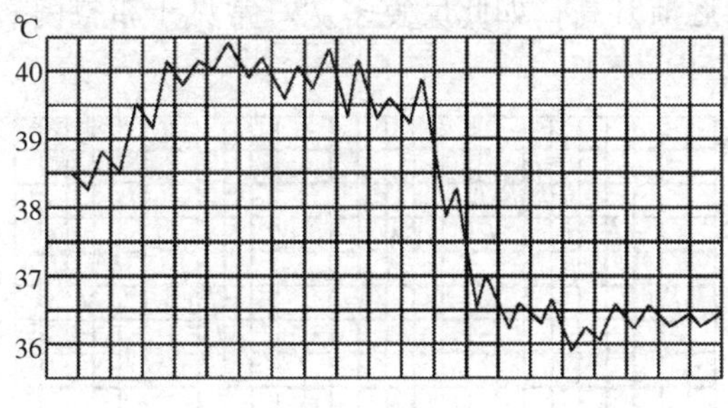

图3－1　稽留热

2. 弛张热（remittent fever）　体温在39℃以上，但波动幅度大，24h内体温波动范围超过2℃，最低时一般仍高于正常水平。常见于败血症、风湿热、重症肺结核、化脓性炎症（图3－2）。

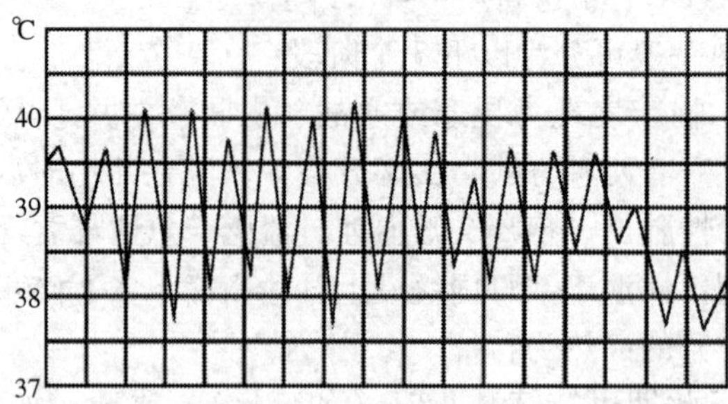

图 3-2 弛张热

3. 间歇热（intermittent fever） 高热期与无热期交替出现，体温波动幅度可达数度，无热期（间歇期）可持续 1 天至数天，反复发作。见于疟疾、急性肾盂肾炎等（图 3-3）。

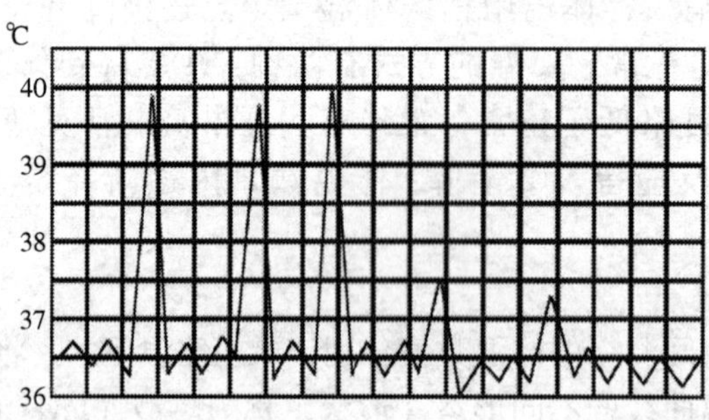

图 3-3 间歇热

4. 波状热（undulant fever） 体温逐渐升高达 39℃或以上，数天后逐渐下降至正常水平，持续数天后再逐渐升高，如此反复多次。常见于布鲁菌病（图 3-4）。

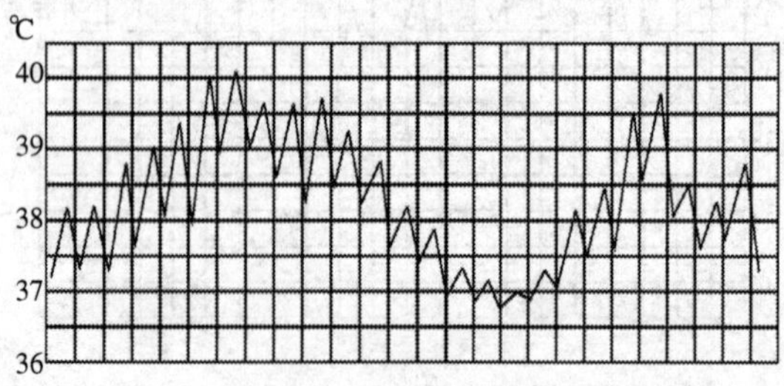

图 3-4 波状热

5. 回归热（recurrent fever） 体温骤然升至 39℃以上，持续数日后又骤然下降至正常水平，高热期与无热期各持续若干日后规律性交替一次。见于回归热、霍奇金病、周期热等（图 3-5）。

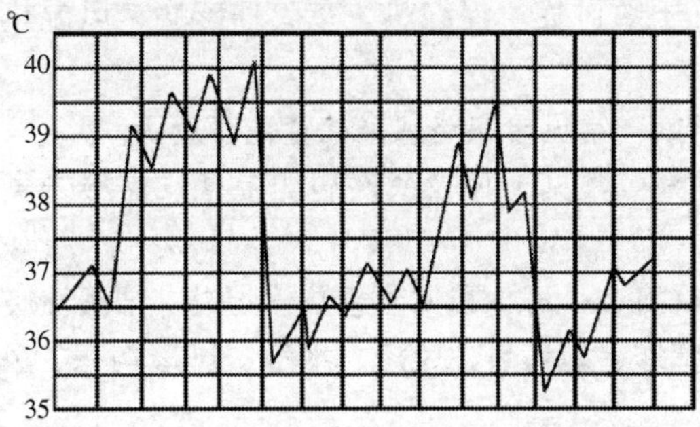

图 3－5　回归热

6. 不规则热（irregular fever）　发热无一定规律，可见于结核病、风湿热、支气管肺炎、渗出性胸膜炎等（图 3－6）。

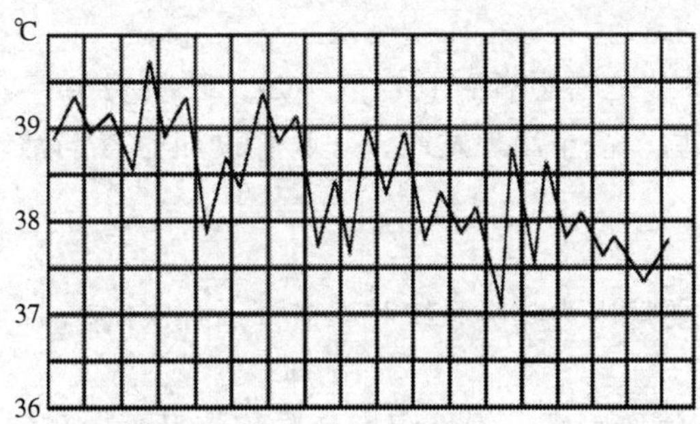

图 3－6　不规则热

独特的热型在诊断和鉴别诊断上有一定的临床意义，但须注意，由于抗生素、解热药与激素的广泛应用，可使一些疾病的热型变为不典型。此外，个体反应、年龄、营养状态等也均可影响热型。

【伴随症状】

了解发热的伴随症状，有助于协助医师对患者疾病病因和疾病定位（脏器）的判断，为进一步选择实验室检查和特殊项目检测提供参考依据，开拓诊断思路。

1. 寒战（rigor）　常见于疟疾、大叶性肺炎、败血症、急性溶血性疾病、急性胆囊炎、急性肾盂肾炎、流行性脑脊髓炎、药物热、急性溶血或输血反应等。

2. 结膜充血　常见于麻疹、流行性出血热、斑疹伤寒、钩端螺旋体病等。

3. 单纯疱疹　多出现于急性发热性疾病，常见于大叶性肺炎、流行性脑脊髓膜炎、间日疟、流行性感冒等。

4. 淋巴结肿大　常见于传染性单核细胞增多症、风疹、淋巴结结核、局灶性化脓性感染、丝虫病、白血病、淋巴瘤、转移癌等。

5. 肝脾肿大　常见于传染性单核细胞增多症、病毒性肝炎、肝及胆道感染、布氏杆菌病、疟疾、结缔组织病、白血病、淋巴瘤、黑热病、急性血吸虫病等。

6. 皮肤、黏膜出血　可见于流行性出血热、钩端螺旋体病、急性白血病、急性再生障碍性贫血、败血症、重症麻疹及病毒性肝炎等。

7. 关节肿痛　常见于败血症、猩红热、布氏杆菌病、风湿热、结核病、结缔组织病、痛风等。

8. 尿痛、尿急、尿频　常见于尿路感染如肾盂肾炎等。

9. 咳嗽、咳痰、胸痛　常见于呼吸系疾病如上感、支气管炎、肺炎、胸膜炎、肺结核等。

10. 恶心、呕吐、腹痛、腹泻　常见于急性胃肠炎、细菌性痢疾等。

11. 皮疹　常见于麻疹、猩红热、风疹、水痘、斑疹伤寒、风湿热、结核病、结缔组织病等。

12. 昏迷　可见于乙型脑炎、流行性脑脊髓膜炎、脑型疟疾、脑溢血、蛛网膜下隙出血、中毒性痢疾等。

第二节　呼吸困难

呼吸困难（dyspnea）是指患者感到空气不足，呼吸费力；客观上表现用力呼吸，重者鼻翼扇动、张口耸肩，甚至出现发绀，呼吸辅助肌也参与活动，并可有呼吸频率、深度与节律的异常。

【病因】

引起呼吸困难的主要病因为呼吸系统和心血管系统疾病。

1. 呼吸系统疾病

（1）气道阻塞　支气管哮喘、慢性阻塞性肺疾病及喉、气管与支气管的炎症、水肿、肿瘤或异物所致狭窄或阻塞。

（2）肺疾病　肺实质疾病、肺间质疾病，如大叶性肺炎或支气管肺炎、肺脓肿、肺淤血、肺水肿、弥漫性肺间质纤维化、肺不张、细支气管肺泡癌。

（3）脊柱、胸廓与胸膜疾病　如严重胸廓脊柱畸形、气胸、大量胸腔积液和胸廓外伤等。

（4）神经肌肉疾病与药物不良反应　如脊髓灰质炎病变累及颈髓、急性多发性神经根神经炎和重症肌无力累及呼吸肌，药物（肌松剂、氨基糖苷类等）导致呼吸肌麻痹等。

（5）膈肌疾病与运动受限　如膈麻痹、高度鼓肠、大量腹水、腹腔巨大肿瘤、胃扩张和妊娠末期。

2. 心血管疾病　各种原因所致心力衰竭、心包压塞、原发性肺动脉高压、肺栓塞等。

3. 中毒　如尿毒症、糖尿病酮症酸中毒、吗啡类药物中毒、有机磷杀虫药中毒、亚硝酸盐中毒和急性一氧化碳中毒等。

4. 血液病　如重度贫血、高铁血红蛋白血症和硫化血红蛋白血症等。

5. 神经精神因素　如颅脑外伤、脑出血、脑肿瘤、脑及脑膜炎症致呼吸功能障碍；精神因素所致呼吸困难，如癔症等。

【发生机制及临床表现】

1. 肺源性呼吸困难　由于呼吸器官功能障碍，包括呼吸道、肺、胸膜及呼吸肌的病变，引起肺通气、换气功能降低，使血中二氧化碳浓度增高及缺氧所致。临床上可分为三种类型：

(1) 吸气性呼吸困难　是由于高位呼吸道炎症、异物、水肿及肿瘤等引起喉、气管或大支气管的狭窄或梗阻所致。如急性喉炎、喉水肿、喉痉挛、喉癌、白喉、气管肿瘤、气管异物或气管受压（甲状腺肿大、淋巴结肿大或主动脉瘤压迫等）。特点为吸气费力，高度阻塞时呼吸肌极度紧张用力、胸腔内负压增高，吸气时胸骨上窝、锁骨上窝和肋间隙明显凹陷，称“三凹征”（three depression），常伴有干咳及高调吸气性喉鸣。

(2) 呼气性呼吸困难　是由于肺泡弹性减弱和（或）及小支气管狭窄（痉挛或炎症）所致。当有支气管痉挛时，可听到哮鸣音。常见于支气管哮喘、喘息型慢性支气管炎、慢性阻塞性肺气肿合并感染等。特点是呼气费力，呼气时间明显延长而缓慢，常伴有干啰音。

(3) 混合性呼吸困难　是由于肺部病变广泛或胸腔病变压迫，致肺呼吸面积减少，影响换气功能所致，或胸廓运动受限，胸壁顺应性降低，呼吸运动受限，肺通气明显减少。见于重症肺结核、大面积肺不张、大块肺栓塞、弥漫性肺间质纤维化、气胸、大量胸腔积液、膈肌麻痹和广泛显著胸膜增厚等。特点是呼气与吸气均感费力，呼吸频率增快、变浅，常伴有呼吸音异常（减弱或消失），可有病理性呼吸音。

2. 心源性呼吸困难　主要由左心和（或）右心衰竭引起，两者发生机制不同，左心衰竭所致呼吸困难较为严重，主要由于肺淤血和肺组织弹性减弱，肺泡与毛细血管的气体交换受到障碍所致。右心功能不全时，呼吸困难的主要原因是体循环淤血。

急性左心衰竭时，常出现阵发性呼吸困难，多在夜间睡眠中发生称为夜间阵发性呼吸困难。其发生机制为：①睡眠时迷走神经兴奋性增高，使冠状动脉收缩，心肌供血不足，心功能降低；②小支气管收缩，肺泡通气减少；③仰卧时肺活量减少，下半身静脉回流量增多，致肺淤血加重；④呼吸中枢敏感性降低，对肺淤血引起的轻度缺氧反应迟钝，当淤血程度加重、缺氧明显时，才刺激呼吸中枢做出应答反应。发作时，病人常于熟睡中突感胸闷憋气惊醒，被迫坐起，惊恐不安，伴有咳嗽，轻者数分钟至数十分钟后症状逐渐减轻、缓解；重者高度气喘、面色青紫、大汗，烦躁，呼吸有哮鸣声，咳浆液性粉红色泡沫样痰，两肺底遍布湿啰音，心率增快，有奔马律。此种呼吸困难，又称“心源性哮喘”（cardiac asthma）。常见于高血压性心脏病、冠状动脉粥样硬化性心脏病，风湿性心瓣膜病、心肌炎和心肌病等。

3. 中毒性呼吸困难　见于急、慢性肾功能衰竭、糖尿病酮症酸中毒和肾小管性酸中毒时，血中酸性代谢产物增多，强烈刺激颈动脉窦、主动脉体化学受体或直接兴奋强烈刺激呼吸中枢，出现深长规则的呼吸，可伴有鼾声，称为酸中毒大呼吸（Kussmaul呼吸）。

急性感染和急性传染病时，由于体温升高和毒性代谢产物的影响，刺激兴奋呼吸中枢，使呼吸频率增快。

某些药物和化学物质如吗啡类、巴比妥类和有机磷杀虫药中毒时，呼吸中枢受抑制，致呼吸变缓慢、变浅，且常有呼吸节律异常。

4. 神经精神性呼吸困难　重症颅脑疾患如颅脑外伤、脑出血、脑炎、脑膜炎、脑脓肿及脑肿瘤等，呼吸中枢因血流减少或直接受增高的颅内压力的刺激，使呼吸变慢，并常伴呼吸节律的改变，如呼吸遏制（吸气突然终止）、双吸气（抽泣样呼吸）等。

癔病患者由于精神或心理因素的影响可有呼吸困难发作，可伴口周、肢体麻木和手足抽搐。其特点是呼吸浅表而频率快，叹息样呼吸，叹息后自觉舒畅，这实际上是一种神经症表现。

5. 血液病　重度贫血、高铁血红蛋白血症、硫化血红蛋白血症等，因红细胞携氧量减少，血氧含量降低，致呼吸加速，同时心率加快。大出血时，因缺血与血压下降，刺激呼吸中枢，也可使呼吸加速。

【伴随症状】

（1）发作性呼吸困难伴有哮鸣音，见于支气管哮喘、心源性哮喘；骤然发生的严重呼吸困难，见于急性喉水肿、气管异物、大块肺栓塞、自发性气胸等。

（2）伴一侧胸痛，见于大叶性肺炎、急性渗出性胸膜炎、肺梗死、自发性气胸、急性心肌梗死、支气管肺癌等。

（3）伴发热，见于肺炎、肺脓肿、胸膜炎、急性心包炎、咽喉壁脓肿等。

（4）伴咳嗽、咳脓痰，见于慢性支气管炎、阻塞性肺气肿并发感染、化脓性肺炎、肺脓肿、支气管扩张并发感染等，后二者脓痰较多；伴大量浆液性泡沫样痰，见于急性左心衰竭和有机磷杀虫药中毒。

（5）伴昏迷，见于脑出血、脑膜炎、尿毒症、糖尿病酮症酸中毒、肺性脑病、急性中毒等。

第三节 呕血与咯血

一、呕血

呕血（hematemesis）是上消化道疾病（指屈氏韧带以上的消化器官，包括食管、胃、十二指肠、肝、胆、胰疾病）或全身性疾病所致的急性上消化道出血，血液经口腔呕出。由鼻腔、口腔、咽喉等部位出血或呼吸道疾病引起的咯血，不属呕血，应当注意仔细加以区别。

【病因】

1. 食管疾病　如食管静脉曲张破裂、食管炎、食管憩室炎、食管贲门黏膜撕裂症、食管癌、食管裂孔疝等。

2. 胃及十二指肠疾病　最常见为消化性溃疡（胃及十二指肠溃疡），其次为慢性胃炎及由服用非甾体抗炎药物（如阿司匹林、吲哚美辛等）和应激所引起的见于急性胃十二指肠黏膜病变。此外还有胃癌及胃黏膜脱垂症等。

3. 肝、胆道疾病　肝硬化门脉高压可引起食管和胃底静脉曲张破裂出血、肝恶性肿瘤、肝脓肿，胆囊、胆道结石，胆道寄生虫、胆囊癌、胆管癌及壶腹癌等。

4. 胰腺疾病　急性胰腺炎合并脓肿或囊肿、胰腺癌破裂出血。

5. 血液系统疾病　血小板减少性紫癜、过敏性紫癜、白血病、血友病等。

6. 急性传染病　流行性出血热、钩端螺旋体病、暴发性肝炎等。

7. 其他 尿毒症、呼吸功能衰竭、肝功能衰竭等。

呕血的病因甚多，但主要的三大原因是：①消化性溃疡；②食管或胃底静脉曲张破裂；③胃黏膜病变。因此，考虑呕血的病因时，应首先考虑上述三种疾病。当病因未明时，也应考虑一些少见疾病，如上消化道肿瘤、血管畸形、血友病、原发性血小板减少性紫癜等。

【临床表现】

呕血前常有上腹不适、恶心等前驱症状，继之呕吐出血性胃内容物。其颜色与出血量、出血速度、出血部位及在胃内停留时间有关。出血量多、在胃内停留时间短、出血位于食管则血色鲜红或混有凝血块，或为暗红色；当出血量较少或在胃内停留时间长，则因血红蛋白与胃酸作用形成正铁血红蛋白，呕吐物可呈咖啡渣样棕褐色。呕血的同时因部分血液经肠道均排出体外，可致便血或可形成黑便。

其他周身症状视出血量多少而异，出血量为10%～15%的血容量时，除头晕、心悸、畏寒外，多无血压、脉搏等变化；出血量达血容量的20%以上时，则有冷汗、四肢厥冷、心悸、脉搏增快等急性失血症状。若出血量在30%血容量以上，可有急性周围循环衰竭，脉搏频数细弱、血压下降、呼吸急促及休克等。

【伴随症状】

1. 上腹痛 中青年人，慢性反复发作的上腹痛，具有一定的周期性与节律性，多为消化性溃疡。中老年人，慢性上腹痛，疼痛无明显规律性并有厌食及消瘦者，应警惕胃癌。

2. 肝脾肿大 脾肿大，皮肤有蜘蛛痣、肝掌、腹壁静脉怒张或有腹水、化验有肝功能障碍，提示肝硬化门脉高压，出现肝区疼痛、肝肿大、质地坚硬、表面凹凸不平或有结节，血液化验甲胎蛋白（AFP）阳性者多为肝癌。

3. 黄疸 黄疸、寒战、发热伴右上腹绞痛而呕吐 可能由肝胆疾病所引起。黄疸、发热及全身皮肤黏膜有出血倾向者，见于某些感染性疾病，如败血症及钩端螺旋体病等。

4. 皮肤黏膜出血 常与血液疾病及凝血功能障碍的疾病有关。

5. 其他 近期有服用非甾体抗炎药物史、大面积烧伤、颅脑疾病、严重创伤伴呕血者，应考虑急性胃黏膜病变。

6. 头晕、黑矇、口渴、冷汗 提示血容量不足，早期伴随体位变动而发生。肠鸣音、黑便或便血伴随，提示活动性出血。

二、咯血

咯血（hemoptysis）是指喉及喉以下呼吸道任何部位的出血，经口腔排出者。咯血需与口腔、鼻、咽部出血或上消化道出血引起的呕血鉴别。口腔与咽部出血易观察到局部出血灶。鼻腔出血多从前鼻孔流出，常在鼻中隔前下方发现出血灶，诊断较易。鼻腔后部出血量较多，血液经后鼻孔沿软腭与咽喉壁下流，用鼻咽镜检查，即可确诊。其次，参考病史、体征及其他检查方法，对咯血与呕血进行鉴别，参见表3－1。

表3－1 咯血与呕血的鉴别

	咯血	呕血
病因	肺结核、支气管扩张、肺炎、肺脓肿、肺癌、心脏病等	消化性溃疡、肝硬化、急性糜烂出血性胃炎、胆道出血等
出血前症状	喉部痒感、胸闷、咳嗽等	上腹不适、恶心、呕吐等
出血方式	咯出	呕出，可为喷射状
血色	鲜红	棕黑、暗红、有时鲜红
血中混有物	痰、泡沫	食物残渣、胃液
反应	碱性	酸性
黑便	除非咽下，否则没有	有，可为柏油便、呕血停止后仍持续数日
出血后痰性状	常有血痰数日	无痰

【病因】

1. *支气管疾病* 常见于支气管扩张症、支气管肺癌、支气管结核、慢性支气管炎等。

2. *肺部疾病* 常见于肺结核、肺脓肿、肺炎等；在我国，咯血的主要原因为肺结核。较少见的有肺梗死、肺淤血、肺吸虫病等。

3. *心血管疾病* 较常见于风湿性二尖瓣狭窄及左心衰竭，由于肺淤血而引起的咯血，血量较少；由于支气管黏膜下层静脉曲张破裂引起的咯血，则血量较多。肺静脉与支气管静脉间有侧支循环，由于肺静脉压升高则导致支气管黏膜下层小静脉压升高，以致发生曲张与破裂，出血较急。某些先天性心脏病如房间隔缺损、动脉导管未闭等引起肺动脉高压时，也可发生咯血。

4. *全身性疾病* 包括：①血液病：如血小板减少性紫癜、白血病、血友病等。②急性传染病：常见于肺出血型钩端螺旋体病、流行性出血热。③其他：如风湿性疾病，气管、支气管、子宫内膜异位症等。

【临床表现】

1. *年龄* 青壮年咯血多见于肺结核、支气管扩张症、风湿性心瓣膜病二尖瓣狭窄等。40岁以上有长期大量吸烟史者，要高度警惕支气管肺癌。

2. *咯血量* 每日咯血量在100ml以内为小量，100～500ml为中等量，500ml以上（或以此咯血300～500ml）为大量。大量咯血主要建于肺结核空洞、支气管扩张症和慢性肺脓肿，支气管肺癌的咯血主要表现为持续或间断痰中带血，少有大咯血。慢性支气管炎和支原体肺炎咳嗽剧烈时，可偶有痰中带血或血性痰。

3. *颜色和性状* 肺结核、支气管扩张症、肺脓肿、支气管结核、出血性疾病，咯血颜色鲜红；铁锈色血痰主要见于肺炎球菌大叶性肺炎、肺吸虫病和肺泡出血；砖红色胶冻样血痰主要见于肺炎杆菌肺炎。二尖瓣狭窄肺淤血咯血一般为暗红色，左心衰竭肺水肿时咯浆液性粉红色泡沫样血痰，并发肺梗死时常咯黏稠暗红色血痰。

【伴随症状】

1. *发热* 见于肺结核、支气管扩张症、肺脓肿、支气管结核、出血性疾病、流行性出血热等。

2. 胸痛 见于大叶性肺炎、肺梗死、肺结核、支气管肺癌等。

3. 脓痰 见于肺脓肿、肺结核空洞、支气管扩张症、化脓性肺炎等。支气管扩张表现反复咯血而无脓痰者，称为干性支气管扩张症。

4. 呛咳 见于支气管肺癌、支原体肺炎等。

5. 皮肤黏膜出血 应考虑流行性出血热、血液病、肺出血型钩端螺旋体病、风湿性疾病等。

6. 黄疸 需注意钩端螺旋体病、大叶性肺炎、肺梗死等。

第四节 腹 痛

腹痛（abdominal pain）是临床及其常见的症状，也是促使病人就诊的主要原因。腹痛多数由腹部脏器疾病所引起，但腹腔外疾病及全身性疾病也可引起。病变的性质可为器质性，亦可为功能性。有的疾病来势急骤而剧烈，有的起病缓慢而疼痛轻微。由于发病原因复杂，引起腹痛机制各异，对腹痛病人必须认真了解病史，进行全面的体格检查和必要的辅助检查，在此基础上联系病理生理改变，进行综合分析。临床上一般将腹痛按起病缓急、病程长短分为急性与慢性腹痛。

【病因】

1. 急性腹痛

（1）腹腔器官急性炎症 如急性胃炎、急性肠炎、急性胰腺炎、急性出血坏死性肠炎、急性胆囊炎等。

（2）空腔脏器阻塞或扩张 如肠梗阻、肠套叠、胆道结石、胆道蛔虫症、泌尿系结石梗阻等。

（3）脏器扭转或破裂 如肠扭转、肠绞痛、肠系膜或大网膜扭转、卵巢扭转、肝破裂、脾破裂、异位妊娠破裂等。

（4）腹膜炎症 多由胃肠穿孔引起，少部分为自发性腹膜炎。

（5）腹腔内血管阻塞 如缺血性肠病、夹层腹主动脉瘤和门静脉血栓形成等。

（6）腹壁疾病 如腹壁挫伤、脓肿及腹壁皮肤带状疱疹等。

（7）胸腔疾病所致的腹部牵涉痛 如肺炎、肺梗死、心绞痛、心肌梗死、急性心包炎、胸膜炎、食管裂孔疝等。

（8）全身性疾病 腹型过敏性紫癜、糖尿病酸中毒、尿毒症、铅中毒等。

2. 慢性腹痛

（1）腹腔器官慢性炎症 如反流性食管炎、慢性胃炎、慢性胆囊炎及胆道感染、慢性胰腺炎、结核性腹膜炎、溃疡性结肠炎等。

（2）空腔脏器的张力变化 如胃肠痉挛或胃、肠、胆道运动障碍等。

（3）消化性溃疡。

（4）腹腔脏器的扭转或梗阻 如慢性胃、肠扭转，慢性假性肠梗阻等。

（5）脏器包膜的牵拉 实质性器官因病变肿胀，导致包膜张力增加而发生的腹痛，如肝淤血、肝炎、肝浓重、肝癌等。

（6）中毒与代谢障碍 如铅中毒、尿毒症等。

（7）肿瘤压迫及浸润 以恶性肿瘤居多。

（8）胃肠神经功能紊乱 如胃肠神经症。

【发生机制】

腹痛发生可分为三种基本发生机制，即内脏性腹痛、躯体性腹痛和牵涉痛。

1. 内脏性腹痛 是腹内某一器官受到刺激，信号经交感神经通路传至脊髓，其疼痛特点为：①疼痛部位不确切，接近中线；②疼痛感觉模糊，多为痉挛、不适、钝痛、灼痛；③常伴恶心、呕吐、出汗等其他自主神经兴奋症状。

2. 躯体性腹痛 是来自腹膜壁层及腹壁的痛觉信号，经体神经传至脊神经根，反映到相应脊髓节段所支配的皮肤。其疼痛特点为：①定位准确，可在腹部一侧；②程度剧烈而持续；③可有局部腹肌强直；④腹痛随体位，咳嗽变化而加重。

3. 牵涉痛 是腹部脏器引起的疼痛，刺激经内脏神经传入，影响相应脊髓节段而定位于体表。其疼痛特点为：疼痛程度剧烈，部位准确，局部有压痛，肌紧张及感觉过敏。

临床上不少疾病的腹痛涉及多种机制，如阑尾炎早期疼痛在脐周或上腹部，常有恶性、呕吐，为内脏性疼痛，持续而强烈的炎症刺激影响相应脊髓节段的躯体传入纤维，出现牵涉痛，疼痛转移至右下腹麦氏（McBurney）点；当炎症进一步发展波及腹膜壁层，则出现躯体性疼痛，程度剧烈，伴以压痛、肌紧张及反跳痛。

【临床表现】

1. 部位 一般腹痛部位多为病变所在部位。如消化性溃疡，疼痛多在中上腹部或右上腹部；胆囊炎、胆石症疼痛多在右上腹部；胰腺疾病疼痛多在上腹部和左上腹部；阑尾炎疼痛多在右下腹麦氏点；弥漫性或部位不定的疼痛见于急性弥漫性腹膜炎、机械性肠梗阻、急性出血坏死性肠炎、腹部过敏性紫癜等。

2. 性质和程度 如突发的中上腹剧烈刀割样痛，烧灼样痛，多见于胃、十二指肠溃疡穿孔。

3. 诱发因素 如胆囊炎或胆结石发作前常有进油腻食物史；急性胰腺炎发作前则常有酗酒、暴饮暴食史；部分机械性肠梗阻多于腹部手术有关；腹部受暴力外伤后引起的剧痛并伴有休克者，可能是肝、脾破裂所致。

4. 发作时间与体位的关系 如餐后痛可能由胆胰疾病、胃部肿瘤或消化不良所致；饥饿痛发作呈周期性、节律性者见于胃窦、十二指肠溃疡；子宫内膜异位者腹痛与月经周期有关。如果腹痛与体位有关，有可能成为诊断的线索。如上腹痛于左侧卧位减轻者可能为胃黏膜脱垂症；反流性食管炎患者烧灼痛在躯体前屈位时加重，而直立位时减轻；上腹痛于仰卧位加重、俯卧位或前倾位时减轻，提示可能为胰腺肿瘤。

【伴随症状】

1. 急性腹痛伴有黄疸 可见于肝胆胰疾病，如胆石症、胰头癌等。

2. 腹痛伴发热、寒战 常提示腹内脏器急性炎症或化脓性病变、结核或肿瘤等，也可见于腹腔外疾病。

3. 腹痛伴反酸、嗳气 提示胃十二指肠溃疡或胃炎。

4. 腹痛伴呕吐 常见于食物中毒、胃肠道梗阻、急性胰腺炎等。

5. 腹痛伴腹泻 常见于肠道炎症、过敏性疾病、肠结核、结肠肿瘤等。

6. 腹痛伴血便 如阿米巴痢疾、肠癌、肠套叠、急性出血性坏死性肠炎等。

7. 腹痛伴血尿 如泌尿道结石等。

8. 腹痛伴腹部包块、炎症性肿块 见于阑尾脓肿、腹腔结核，非炎症性肿块见于蛔虫性肠梗阻、肠扭转、腹腔内肿瘤等。

9. 腹痛伴休克 见于急性内出血（内脏破裂宫外孕等）、中毒性痢疾、急性心肌梗死等。

第五节 水 肿

人体组织间隙有过多的液体积聚致组织肿胀称为水肿（edema）。水肿按分布范围可分全身性和局部性。一般情况下，水肿这一术语，不包括内脏器官局部的水肿，如脑水肿、肺水肿等。水肿并非独立疾病，而是疾病时的一种重要病理过程或体征。

水肿产生的机制目前尚有争论，主要的因素有：①钠与水的潴留：如继发性醛固酮增多症等。②毛细血管滤过压升高：如右心衰竭等。③毛细血管通透性增高：如急性肾炎等。④血浆胶体渗透压降低：如血清白蛋白减少。⑤淋巴回流受阻：如丝虫病等。

【病因与临床表现】

1. 全身性水肿（anasarca）

（1）心源性水肿（cardiac edema） 主要是右心衰竭的表现。水肿首先出现于身体的下垂部位。能起床活动者，最早出现于踝内侧，行走活动后明显，休息后减轻或消失；经常卧床者以腰骶部为明显。颜面部一般不肿。水肿呈对称性、凹陷性，常伴有颈静脉怒张、肝肿大、静脉压升高，严重时还可出现胸、腹水等。

（2）肾源性水肿（renal edema） 可见于各型肾炎和肾病。水肿特点为疾病早期晨间起床时有眼睑与颜面部水肿，以后发展为全身水肿。常有尿改变、高血压、肾功能损害的表现，与心源性水肿鉴别见表3－2。

（3）肝源性水肿（hepatic edema） 失代偿期肝硬化主要表现为腹水，也可首先出现踝部水肿，逐渐向上蔓延，而头、面部及上肢常无水肿。肝硬化在临床上主要有肝功能减退和门脉高压两方面的表现。

（4）营养不良性水肿 主要由于慢性消耗性疾病长期营养缺乏、蛋白丢失性胃肠病、重度烧伤等所致低蛋白血症或维生素 B_1 缺乏，可产生水肿。其特点是水肿发生前常有消瘦、体重减轻等表现。皮下脂肪减少所致组织松弛，组织压降低，加重了水肿液的潴留。水肿常从足部开始逐渐蔓延全身。

（5）其他原因的全身性水肿 ①黏液性水肿时产生非凹陷性水肿，颜面及下肢较明显；②经前期紧张综合征，特点为月经前7～14天出现眼睑、踝部及手部轻度水肿，可伴乳房胀痛及盆腔沉重感，月经后水肿逐渐消退；③药物性水肿，可见于糖皮质激素、雄激素、雌激素、胰岛素、甘草制剂等；④特发性水肿几乎只发生在妇女，主要表现在身体下垂部分，原因未明，被认为是内分泌功能失调与直立体位的反应异常所致；⑤其他可见于妊娠中毒症、硬皮病、血管神经性水肿等。

2. 局部性水肿　常由于局部静脉、淋巴回流受阻或毛细血管通透性增加所致，如肢体血栓形成致血栓性静脉炎、丝虫病致象皮腿、局部炎症、创伤或过敏等。

表3-2　心源性水肿与肾源性水肿的鉴别

鉴别点	肾源性水肿	心源性水肿
开始部位	从眼睑、颜面开始而延及全身	从足部开始、向上延及全身
发展快慢	发展迅速	发展缓慢
水肿性质	软而移动性大	比较坚实，移动性较小
伴随症状	伴有其他肾脏病病症，如高血压、蛋白尿、血尿、管型尿、眼底改变等	伴有心功不全病症，如心脏增大，心杂音、肝肿大、静脉压升高等

【伴随症状】

（1）肝肿大　可为心源性、肝源性与营养不良性，而同时有颈静脉怒张者则为心源性。

（2）重度蛋白尿　常为肾源性，而轻度蛋白尿也可见于心源性。

（3）呼吸困难与发绀　常提示由于心脏病、上腔静脉阻塞综合征等所致。

（4）与月经周期有明显关系者可见于特发性水肿。

（5）伴失眠、烦躁、思想不集中等，见于经前期紧张综合征。

第六节　昏　迷

意识是中枢神经系统对内外环境中的刺激具有的有意义的应答能力。正常人意识清醒。意识障碍是指人对周围环境及自身状态的识别和觉察能力出现障碍，严重的意识障碍表现为昏迷（coma）。

【病因】

昏迷是中枢神经系统受损的结果，任何疾病累及脑干或双侧大脑皮质即有可能引起昏迷。昏迷常见原因主要为：

1. 全身性疾病

（1）内分泌、代谢性疾病　如尿毒症、肝性脑病、甲状腺功能减退症、糖尿病酮症酸中毒、低血糖等。

（2）感染性疾病　如败血症、肺炎、中毒型痢疾、伤寒等。

（3）外源性中毒　如一氧化碳、农药、镇静催眠药、酒精和吗啡中毒等。

（4）水及电解质平衡紊乱　如稀释性低钠血症、高氯性酸中毒、低氯性碱中毒等。

（5）物理性及缺氧性损害　如高温中暑、日射病、触电、高山病等。

2. 颅内病变

（1）感染性疾病　如各种脑炎、脑膜脑炎、脑型疟疾等。

（2）脑血管疾病　如脑缺血、脑出血、蛛网膜下隙出血、脑栓塞、脑血栓形成、高血压脑病等。

（3）脑占位性病变 如脑肿瘤、脑脓肿等。

（4）颅脑损伤 如脑震荡、脑挫裂伤、外伤性颅内血肿、颅骨骨折等。

（5）癫痫。

【发生机制】

由于脑缺血、缺氧、葡萄糖供给不足、酶代谢异常等因素可引起脑细胞代谢紊乱，从而导致网状结构功能损害和脑活动功能减退，均可产生意识障碍。

【临床表现】

昏迷是严重的意识障碍，表现为意识持续的中断或完全丧失、运动、感觉及反射障碍、对外界刺激的反应消失。昏迷和嗜睡不同，嗜睡是指病人处于睡眠状态，可以唤醒，而昏迷对呼唤无反应。昏迷按其程度可区分三阶段：

1. 轻度昏迷 意识大部分丧失，无自主运动，对声、光刺激无反应，对疼痛刺激尚可出现痛苦的表情或肢体退缩等防御反应。角膜反射、瞳孔对光反射、眼球运动、吞咽反射等可存在。

2. 中度昏迷 对周围事物及各种刺激均无反应，对于剧烈刺激或可出现防御反射。角膜反射减弱，瞳孔对光反射迟钝，眼球无转动。

3. 深度昏迷 全身肌肉松弛，对各种刺激全无反应。深、浅反射均消失。

【伴随症状】

可伴有发热、呼吸缓慢、瞳孔散大或缩小、心动过缓、高血压或低血压及皮肤黏膜出血、脑膜刺激征、偏瘫等。

（田 刚）

第四章

体格检查

体格检查（physical examination）是医生运用自己的感官或借助传统的检查器具客观地了解和评估机体健康状况的一组最基本的检查方法，其目的是收集患者有关健康的正确资料。医师进行全面体格检查后对病人健康状况和疾病提出的临床判断称为检体诊断（physical diagnosis）

体格检查的基本方法有五种：即视诊、触诊、叩诊、听诊和嗅诊。

第一节　基本检查法

一、视诊

视诊（inspection）是通过视觉观察病人全身或局部表现的诊断方法。视诊可观察患者一般状态和具有外观表现的全身性和局部体征等，如性别、发育营养、意识状态、面容表情、体位姿势与步态等。局部视诊可观察患者的皮肤、黏膜、舌苔、头颈、胸及腹部外形，四肢、肌肉、脊柱及关节生长发育状况等。但对特殊部位的视诊可借助于某些器械，如耳镜、鼻镜、检眼镜、内镜等协助检查。

视诊时被检查部位应充分暴露、在自然光线下进行，以免因人工光线而影响皮肤、黏膜和巩膜颜色的观察。

二、触诊

触诊（palpation）是应用触觉来判断某一器官特征的一种诊法。触诊应用范围广、遍及身体各部，全身、其中以腹部尤为重要。触诊适于检查如温度、湿度、震颤、搏动、波动、压痛、摩擦感及包块的大小、位置、轮廓、境界、表面性状、硬度、活动度等。可帮助医生对检查部位及脏器是否发生病变提供直观的重要依据。多用手的指腹和掌指关节部掌面的皮肤进行触诊。手背皮肤对温度感受较敏感。按检查部位和目的不同，可嘱患者采取适当的体位予以配合。

常用触诊方法有浅部触诊法和深部触诊法。

1. 浅部触诊法（light palpation）是以一手轻放于被检查的部位，利用掌指关节和腕关节的协调动作，轻柔地进行滑动触摸。浅部触诊适用于检查身体浅表病变、关节、软组织以及浅部的动脉、静脉、神经、精索和阴囊等。

2. 深部触诊法（deep palpation）主要用于检查腹内脏器大小和腹部异常包块等病变。深部触诊方法：嘱患者平卧，屈膝以松弛腹肌，张口平静呼吸，检查者以一手或两手重叠，由浅入深，逐渐加压以达深部。

按检查目的和要求可采用以下不同的手法：

（1）深部滑行触诊法（deep slipping palpation）检查者以并拢的2、3、4指端，逐渐触向腹腔的脏器或包块，并在其上作上、下、左、右滑动触摸。该法常用于腹腔深部的包块和胃肠病变的检查。

（2）双手触诊法（bimanual palpation）检查者左手置于被检查脏器或包块后方，并将被检查部位或脏器向右手方向推动，此除可发挥固定作用外，同时又可使被检查的脏器或包块更接近体表，有助于右手的触诊。用于肝、脾、肾及腹腔肿物的检查。

（3）深压触诊法（deep press palpation）以拇指或并拢的2~3个手指逐渐深压以探测腹腔深部病变的部位或确定腹腔压痛点，如阑尾压痛点及胆囊压痛点等。在检查反跳痛时，即在压痛点深压的基础上迅速将手抬起，并询问患者是否瞬时感觉疼痛加剧或察看是否出现痛苦表情。

（4）冲击触诊法（ballottement）又称浮沉触诊法。以并拢的3~4个手指取70°~90°角，置于腹壁上拟检查的相应部位，作数次急速而较有力的冲击动作，此时指端下可有腹腔肿大脏器浮沉的感觉。此法仅用大量腹水患者肝脾的触诊（图4-1）。冲击触诊常使患者感到不适，操作时应避免用力过猛。

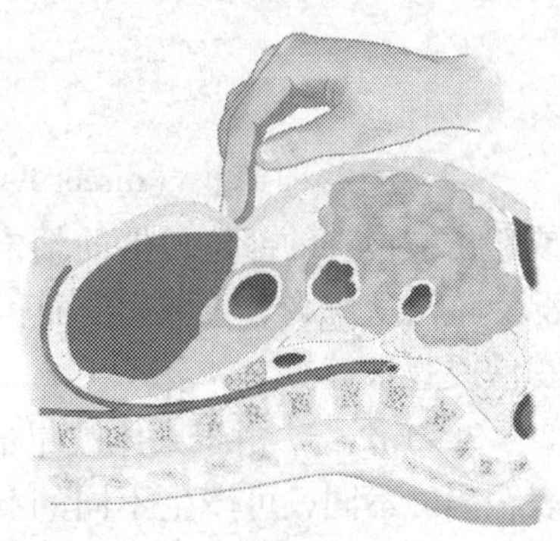

图4-1 冲击触诊示意图

三、叩诊

叩诊（percussion）是用手指叩击身体某部表面，使之震动而产生音响，根据震动和音响的特点可判断被检查部位脏器有无异常的一种诊法。

1. 叩诊方法 根据叩诊的手法与目的不同可分为间接与直接叩诊法两种，以间接叩诊法使用最广。

（1）间接叩诊法（indirect percussion）又称指指叩诊法，是临床最常用的叩诊法。检查者以左手中指第二指节紧贴于叩诊部位，其他手指稍微抬起，勿与体表接触，右手指自然弯曲，以中指指端叩诊左手中指第二指骨的前端，叩击方向应与叩诊部位的体表垂直。叩诊时应以腕关节与指掌关节的活动为主，避免肘关节及肩关节参与运动（图4-2）。叩击动作要灵活、短促、富有弹性，叩击后右手应立即抬起，以免影响音响的振幅与频率。一个叩诊部位，每次只需连续叩击2~3下，不要不间断地连续叩击，否则影响叩诊音的分辨。叩击力量要均匀一致，便于判断叩诊音的变化与比较。叩击力量的轻重视不同的检查部位、病变性质、范围和位置深浅而定。叩诊应自上至下，从一侧至另一侧，并两侧比较。

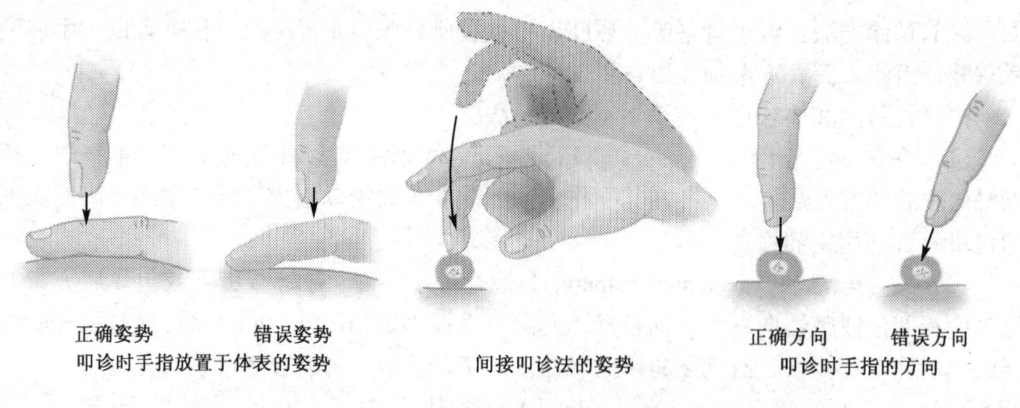

图4-2 间接叩诊法正误图

（2）直接叩诊法（direct percussion）检查者以右手中间的3指掌面或指端直接拍击或叩击被检查的部位，借助拍击或叩击所产生的反响和指下的振动感来判断病变的情况。该法适用胸、腹部病变面积广泛或胸壁较厚的患者，如胸膜增厚、粘连或大量胸腔积液或腹水等。

2. 叩诊音　由于人体被叩击部位的组织或器官的致密度、弹性、含气量以及与体表距离的不同，可产生不同的反响音。根据音响的频率、振幅不同，临床上将叩诊音（percussion sound）分为清音、过清音、鼓音、浊音和实音。

（1）清音（resonance）　为叩击富弹性含气的器官时所产生。是正常肺部的叩击音。提示肺组织的弹性、含气量、致密度正常。

（2）过清音（hyperresonance）　常见于肺组织弹性减弱而含气量增多的疾患，如肺气肿。

（3）鼓音（tympany）　在叩击含有大量气体的空腔器官时出现，正常情况下见于胃泡区及腹部叩诊时，病理情况下见于气胸、气腹或有较大肺内空洞的患者。

（4）浊音（dullness）　正常情况下，在叩击覆盖有少量含气组织的实质器官时产生，如肝脏、心脏的相对浊音区。病理情况下，如肺炎，因肺含气量减少，在胸部叩诊时也可出现。

（5）实音（flatness）　正常情况下，见于叩击不含气的实质性脏器如心脏或肝脏时，谓之心或肝脏的绝对浊音区。病理情况下，见于大量胸腔积液和肺实变等。

四、听诊

听诊（ausculation）是医生直接用耳或借助听诊器在被检查者体表听取身体各部发出的声音，判断正常与否的一种诊断方法。听诊是临床上诊断疾病的一项基本技能和重要手段，在诊断心、肺疾病中尤为重要。

1. 听诊方法

（1）直接听诊法　是医生用耳直接贴于被检查者体表进行听诊的方法。该法听到的音响很弱，也不方便，很少使用，仅在特殊情况或紧急情况下没有听诊器时才使用。

（2）间接听诊法　是借助听诊器进行听诊，临床适用范围广，可用于身体任何部位。

2. 听诊器的选择及使用　听诊器（stethoscope）由耳件、体件及软管三部分组成。体件有两种类型：一为钟形，适用于听取低音调的声音，如二尖瓣狭窄的雷鸣样舒张期杂音；二为鼓型，适用于听取高调的声音，如主动脉瓣关闭不全的叹气样舒张早期杂音等（图4-3）。

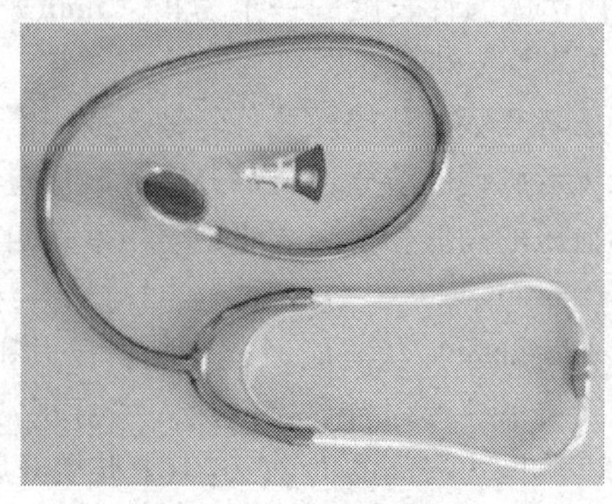

图4-3　听诊器模式图

五、嗅诊

嗅诊是用嗅觉来判断发自患者的异常气味与疾病之间关系的方法，嗅诊往往能提供具有重要意义的诊断线索。如痰液具有恶臭味多见于支气管扩张、肺脓肿者。呕吐物呈粪臭味应考虑肠梗阻的存在。大便呈腥臭味多见于细菌性痢疾。呼出气体带刺激性蒜味常见于有机磷中毒；烂苹果味为糖尿病酮症酸中毒患者的特征；氨味见于尿毒症患者；肝腥味见于肝性脑病者。

第二节　一般检查

一、全身状态检查

1. 性别　正常人的性征很明显，性别（sex）不难判断。通过第二性征的检查即可判断。了解性别的意义在于：性别与某些疾病的发生率有关；某些疾病对性征有影响；性染色体异常对性别和性征有影响。

2. 年龄　年龄（age）与疾病的发生及预后有密切的关系。年龄大小一般通过问诊即可得知，但在某些情况下，如昏迷、死亡或隐瞒年龄时则需通过观察进行判断。其方法是通过观察皮肤的弹性与光泽、肌肉状态、毛发的颜色和分布、面与颈部皮肤的皱纹、牙齿的状态等进行大致的判断。

3. 生命征 生命征（vital sign）包括有体温、脉搏、呼吸和血压，为体格检查时必须检查的项目之一。

（1）体温 测量体温的方法通常有以下3种：①口腔测温法：将消毒体温计的水银端置于被检查的舌下，紧闭口唇，放置5min后读数，正常值为36.3~37.2℃。此方法准确且方便。②腋窝测温法：将体温计头端放入腋窝深部、嘱患者用上臂将体温计夹紧，放置10min后读数。正常值为36~37℃。此法简便、安全、且不易发生交叉感染，为最常用的体温测定方法。③直肠测温法：被测者取侧卧位，将肛门体温计的头端涂布润滑剂后、徐徐插入肛门内达体温计长度的一半为止，5min后读数，正常值为36.5~37.7℃。此法多用于神志不清及婴幼儿者。

（2）呼吸 观察记录患者呼吸的节律性及每分钟次数，检测方法见第四章第四节。

（3）脉搏 观察记录患者脉搏的节律性及每分钟次数，检测方法见第四章第四节。

（4）血压 观察动脉血压的高低，检测方法见第四章第四节。

4. 发育与体型

（1）发育 发育（development）状态应通过年龄、智力和体格成长状态（包括身高、体重及第二性征）之间关系进行综合评定。成人发育正常的指标包括：①头部的长度为身高的1/7~1/8；②胸围为身高的1/2；③双上肢展开后，左右指端的距离与身高基本一致；④坐高等于下肢的长度。

临床上的病态发育与内分泌的改变密切相关。如维生素D缺乏时可致佝偻病；在发育成熟前，如发生甲状腺功能减退时，可导致体格矮小和智力低下，称为呆小病；如出现垂体前叶功能亢进，可致体格异常高大称为巨人症；如发生垂体功能减退，可致体格异常矮小称为垂体性侏儒症。

（2）体型 体型（habitus）是身体各部发育的外观表现。成年人的体型可分为以下3种：

1）无力型 亦称瘦长型，表现为体高肌瘦、颈细长、肩窄下垂，胸廓扁平、腹上角小于90°。

2）正力型 亦称均称型，表现为身体各个部分结构匀称适中，腹上角90°左右，见于多数正常人。

3）超力型 亦称矮胖型，表现为体格粗壮、颈粗短、肩宽平、胸围大、腹上角大于90°。

5. 营养状态 营养状态（state of nutrition）与食物的摄入、消化、吸收和代谢等因素密切相关，其好坏可作为鉴定健康和疾病程度的标准之一。

营养状态通常根据皮肤、毛发、皮下脂肪、肌肉的发育情况进行综合判断。最简便而迅速的方法是观察皮下脂肪充实的程度，其最适宜的部位在前臂曲侧或上臂背侧下1/3。

临床上用良好、中等、不良三个等级对营养状态进行描述。①良好：黏膜红润、皮肤光泽、弹性良好，皮下脂肪丰满而有弹性，肌肉结实，指甲、毛发润泽，肋间隙及锁骨上窝深浅适中，肩胛部和股部肌肉丰满。②不良：皮肤黏膜干燥、弹性降低，皮下脂肪菲薄，肌肉松弛无力，指甲粗糙无光泽、毛发稀疏，肋间隙及锁骨上窝凹陷，肩胛骨和髂骨嶙峋突出。③中等：介于上述两者之间。

临床上常见的营养状态异常包括营养不良和营养过度两个方面。

（1）营养不良　由于摄食不足或（和）消耗增多引起。当体重减轻至低于正常的10%时称为消瘦（ematiation），极度消瘦者称为恶病质（cachexia）。

（2）营养过度　体内中性脂肪积聚过多，主要表现为体重增加，当体重超过标准体重的20%以上者称为肥胖（obisity），亦可计算体重质量指数［体重（kg）/身高$(m)^2$］，按WHO的标准，男性大于27，女性大于25即为肥胖症。根据原因不同，肥胖可分为外源性和内源性两种。

1）外源性肥胖　为摄入热量过多所致，表现为全身脂肪分布均匀，身体各个部位无异常改变，有一定的遗传倾向。

2）内源性肥胖　主要为某些内分泌疾病所致。如肾上腺皮质功能亢进（Cushing综合征）、甲状腺功能低下等可引起具有一定特征的肥胖和性功能障碍。

6. *意识状态*　意识（consciousness）是大脑功能活动的综合表现，即对环境的知觉状态。正常人意识清晰，定向力正常，反应敏锐精确，思维和情感活动正常，语言流畅、准确、表达能力良好。凡能影响大脑功能活动的疾病均可引起程度不等的意识改变，称为意识障碍。根据意识障碍的程度可将其分为嗜睡、意识模糊、谵妄、昏睡以及昏迷。

判断患者意识状态多采用问诊，通过交谈了解患者的思维、反应、情感、计算及定向力等方面的情况。对较严重者，尚应进行痛觉试验、瞳孔反射等检查，以确定患者意识障碍的程度。

7. *面容与表情*　健康人表情自然，神态安怡。患病后由于疾病的困扰，常出现异常的面容（facial feature）和表情（expression）。某些疾病发展到一定程度，尚可出现特征性的面容和表情，对疾病的诊断具有重要价值。

（1）急性面容　面色潮红，兴奋不安，鼻翼煽动，口唇疱疹，表情痛苦。多见于感染性疾病，如肺炎球菌肺炎、疟疾、流行性脑脊髓膜炎等。

（2）慢性面容　面容憔悴、面色晦暗或苍白，目光暗淡。多见于慢性消耗性疾病、如恶性肿瘤、肝硬化、严重结核病等。

（3）贫血面容　面色苍白，唇舌色淡，表情疲惫、见于各种原因所致的贫血。

（4）肝病面容　面部晦暗，额部、鼻背、双颊有褐色色素沉着。见于慢性肝脏疾病。

（5）肾病面容　面色苍白，双睑、颜面浮肿，舌色淡，舌缘有齿痕。见于慢性肾脏疾病。

（6）甲状腺功能亢进面容　面容惊愕，眼裂增宽，眼球凸出，目光炯炯，兴奋不安、烦躁易怒，见于甲状腺功能亢进症（图4－4）。

（7）黏液性水肿面容　面色苍黄，颜面浮肿，睑厚面宽，目光呆滞，反应迟钝，眉毛、头发稀疏，舌色淡、肥大。见于甲状腺功能减退症。

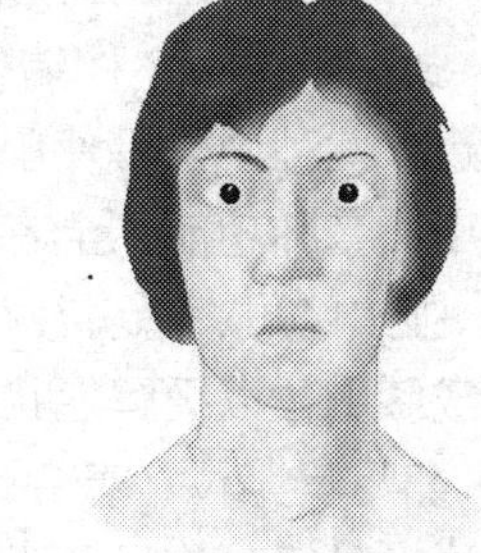

图4－4　甲状腺功能亢进面容

（8）二尖瓣面容　面色晦暗、两颊紫红、口唇轻度发绀。见于风湿性心脏病二尖瓣狭窄。

（9）肢端肥大症面容　头颅增大，面部变长，下颌增大、向前突出，眉弓及两颧隆起，唇舌肥厚，耳鼻增大。见于肢端肥大症（图4－5）。

（10）伤寒面容　表情淡漠，反应迟钝，呈无欲状态。见于肠伤寒、脑脊髓膜炎、脑炎等高热衰竭患者。

（11）苦笑面容　牙关紧闭，面肌痉挛，呈苦笑状。见于破伤风。

（12）满月面容　面圆如满月，皮肤发红，常伴痤疮和小须。见于 Cushing 综合征及长期应用糖皮质激素者（图4－6）。

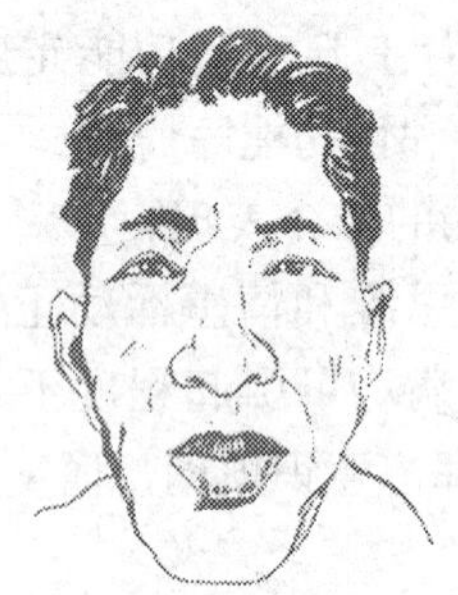

图4－5　肢端肥大症面容

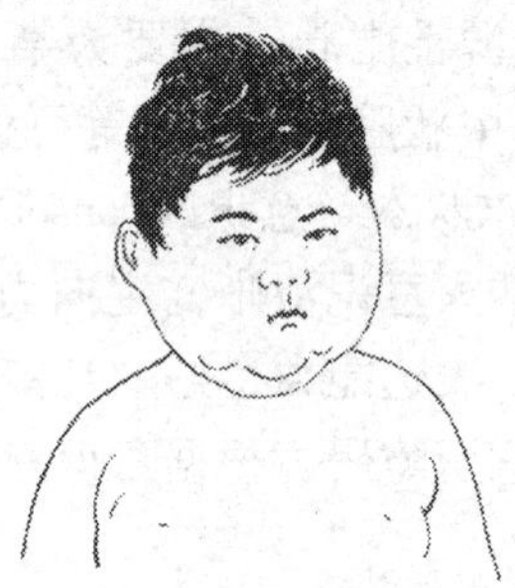

图4－6　满月面容

8. 体位　体位（position）是指患者身体所处的状态。常见的体位有以下几种。

（1）自主体位　身体活动自如，不受限制。见于正常人、轻症和疾病早期患者。

（2）被动体位　患者不能自己调整或变换身体的位置。见于极度衰竭或意识丧失者。

（3）强迫体位　患者为减轻痛苦，被迫采取某种特殊的体位。常见的强迫体位有以下几种：

1）强迫仰卧位：患者仰卧，双腿蜷曲，借以减轻腹肌的紧张，见于急性阑尾炎、腹膜炎。

2）强迫侧卧位：患侧位者常以患侧向下以减轻疼痛和有利于健侧呼吸、如胸腔积液、肺脓肿等。

3）强迫俯卧位：脊柱疾病患者为减轻脊背肌肉紧张常被迫采取俯卧位。

4）强迫坐位：亦称端坐呼吸（orthopnea），患者坐于床沿上，两手置于膝关节或扶持床边，此种坐位可使膈肌下降，肺换气量增加，下肢回心血量减少，减轻心脏负荷。见于心、肺功能不全者。

5）强迫蹲位：患者往往在步行不远或在活动过程中，由于呼吸困难或心悸而采取蹲踞体或膝胸位以缓解症状，见于先天性发绀型心脏病。

6）角弓反张位：患者颈及脊背肌肉强直，以致头向后仰，胸腹前凸，背过伸，躯干呈弓形，见于破伤风及小儿脑膜炎。

7）辗转体位：因疼痛辗转反侧，坐卧不安，见于胆绞痛、肠绞痛者。

9. 步态 步态（gait）是指走动时的姿态。当患某些疾病时可导致步态发生显著改变，并具有一定的特征性，有助于疾病的诊断。如脊柱、四肢疾病患者因病变或疼痛而弯腰、驼背或跛行。走路时身体左右摇摆似鸭状步态，见于佝偻病、大骨节病、进行性肌营养不良及双侧先天性髋关节脱位等。小脑疾患、酒精中毒者行走时躯干重心不稳，步态紊乱呈醉酒状。起步后小步急速趋行，身体前倾的慌张步态见于震颤性麻痹患者。共济失调步态表现为行走时将足高抬，骤然落下，双目向下注视，两脚间距较宽，闭目时摇晃不稳，见于脊髓痨患者。

二、皮肤

皮肤病变表现在颜色、弹性、温度的改变，以及有无皮疹、出血点、溃疡、瘢痕等方面；它可以是局部病变，也可是全身的。既反映皮肤本身疾病，往往也是全身各系统疾病表现的一部分。检查皮肤应在自然光线下进行，除检查外露皮肤，还应检查躯干皮肤和口腔黏膜，通过视诊观察，有时尚需配合触诊。

1. 颜色 皮肤的颜色与毛细血管的分布、血液充盈度、色素量的多少及皮下脂肪的厚薄有关。常见的异常变化有以下几种：

（1）苍白（pallor）皮肤苍白可由是贫血、末梢毛细血管痉挛或充盈不足所致，例如寒冷、惊恐及休克等，仅见肢端苍白，见于如雷诺病、血栓闭塞性脉管炎等。

（2）发红（redness）由毛细血管扩张充血、血流加速和血量增加以及红细胞量增多所致。见于各种发热性疾病、阿托品中毒、一氧化碳中毒及真性红细胞增多症。

（3）发绀（cyanosis）皮肤呈青紫色，常出现于口唇、耳廓、面颊及肢端。见于还原性血红蛋白增多或异常血红蛋白血症。

（4）黄染（stained yellow）皮肤呈黄色。主要见于黄疸，早期或轻微时出现于巩膜及软腭黏膜，较明显时始见于皮肤。此外过多食用胡萝卜、南瓜、橘子汁等类食物可使胡萝卜素（carotene）在血中含量增多，超过2.5g/L时，也可使皮肤黄染，但仅限于手掌、足底皮肤，一般不致使巩膜黄染。长期服用带有黄色的药物如米帕林（阿的平）、呋喃类药物也可使皮肤黄染、严重者甚至巩膜黄染，以角膜缘周围最明显，离角膜愈远则黄染愈浅为其特点，以与黄疸鉴别。

（5）色素沉着（pigmentation）系因表皮基底的黑色素增多，致使皮肤色泽加深，可为全身性或局部性。全身广泛性的肤色增深，临床常见于慢性肾上腺皮质功能减退症患者，尤以暴露、摩擦及正常有色素沉淀部位最明显。先天性血色素病、长期服用铁剂、多量输血、黑热病、疟疾及癌症的晚期，均可有不同程度的皮肤色素沉着。放射治疗亦可使局部皮肤色素沉着。

此外，妇女妊娠期，在面部、乳头乳晕、腹部白线及外阴部可有色素增加。老年人全身或面部也可发生散在的色素斑片，称为老年斑。

（6）色素脱失 正常皮肤含有一定量的色素。色素脱失是因酪氨酸酶缺乏所致。常见的有白化症、白癜、白斑。

2. 湿度 观察皮肤有无出汗或干燥。夜间睡后出汗为盗汗，多见于结核病。手脚皮肤发凉而大汗淋漓称为冷汗，见于休克和虚脱患者。

3. 弹性 皮肤的弹性与年龄、营养状态、皮下脂肪及组织间隙所含液量有关。检查皮肤弹性时，常选择手背或上臂内侧部位，以拇指和食指将皮肤提起，松下后如皮肤皱褶迅速平复为弹性正常，如皱褶平复缓慢为弹性减退。弹性减弱时，皱褶展平缓慢。重度营养不良、慢性消耗疾病、严重脱水者皮肤弹性显著减退或完全消失。

4. 皮疹 皮疹（skin eruption）多为全身性疾病的表现之一，是临床诊断某些疾病的重要依据。皮疹的种类很多，常见于传染病、皮肤病、药物及其他物质所致的过敏反应等。临床上常见的皮疹有以下几种。

（1）斑疹（maculae）表现为局部皮肤发红，一般不凸出皮面。见于斑疹伤寒、丹毒、风湿性多形性红斑等。

（2）玫瑰疹（roseolas）为一种鲜红色圆形斑疹，直径 2～3mm，检查时拉紧附近皮肤或以手指按压可使皮疹消退，松开时又复出现，多出现于胸腹部。见于伤寒和副伤寒。

（3）丘疹（papules）除局部颜色改变外，病灶凸出皮面。见于药物疹、麻疹及湿疹等。

（4）斑丘疹（maculopaulac）在丘疹周围有皮肤发红的底盘。见于风疹、猩红热和药物疹等。

（5）荨麻疹 为稍隆起皮面的苍白色或红色的局限性水肿，为速发性皮肤变态反应所致。见于各种过敏反应。

5. 皮下出血 皮下出血根据其直径大小及伴随情况分为以下几种，小于 2mm 称为瘀点（petechia），3～5mm 称为紫癜（purpura），大于 5mm 称为瘀斑（ecchymosis），片状出血并伴有皮肤显著隆起称为血肿（hematoma）。检查时，较少的瘀点应注意与红色的皮疹或小红痣进行鉴别，皮疹受压时一般可褪色或消失，瘀点和小红痣受压后不褪色，但小红痣于触诊时可感到稍高于皮面，且表面光滑。皮下出血常见于造血系统疾病、重症感染、某些血管损害性疾病以及毒物或药物中毒等。

6. 蜘蛛痣与肝掌 皮肤小动脉末端分支性扩张形成的血管痣，形似蜘蛛，称为蜘蛛痣（spider angioma）（图 4－7）。多出现于上腔静脉分布区域内，如面、颈、手背、上臂、前胸和肩部等处。其大小不一，直径可由帽针头大到数厘米以上。检查时用棉签或火柴杆压迫蜘蛛痣的中心，其辐射状小血管网即消退，去除压力后又复出现。一般认为蜘蛛痣与肝脏对雌激素的灭活作用减弱有关，常见于急、慢性肝炎或肝硬化。慢性肝

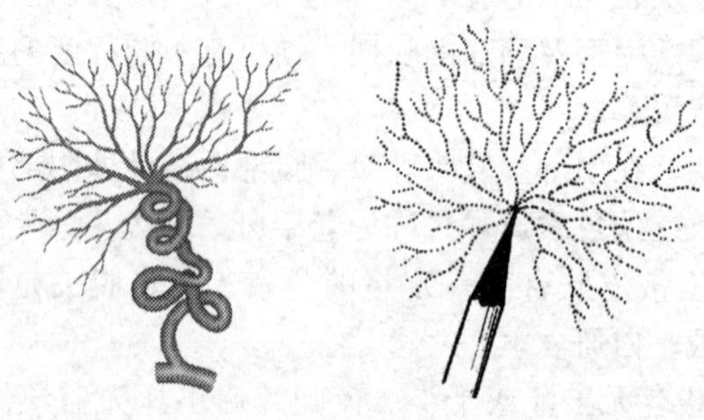

图 4－7 蜘蛛痣

病患者手掌大、小鱼际肌处常发红，加压后褪色，称为肝掌（liver palms），发生机制与蜘蛛痣相同。

7. 水肿 皮下组织的细胞及组织间隙内液体积聚过多称为水肿（edema）。水肿的检查应以视诊和触诊相结合。轻度水肿视诊不易发觉，需用手指加压局部有无凹陷来发现。凹陷性水肿指局部受压后可出现凹陷；非凹陷性水肿指局部组织虽然有明显肿胀，但受压后并无明显凹陷，如黏液性水肿和象皮肿（丝虫病）。根据水肿的轻重，可分为轻、中、重三度。

（1）轻度 仅见于眼睑、眶下软组织、胫骨前、踝部皮下组织，指压后可见组织轻度下陷，平复较快。

（2）中度 全身组织均可见明显水肿，指压后可出现明显的或较深的组织下陷，平复缓慢。

（3）重度 全身组织严重水肿，身体低位皮肤紧张发亮，甚至有液体渗出。此外，胸腔、腹腔等浆膜腔内可见积液，外阴部亦可见严重水肿。

三、淋巴结

淋巴结分布于全身，一般体格检查仅能检查身体各部表浅的淋巴结。正常情况下，淋巴结较小，直径多在0.2～0.5cm之间，质地柔软，表面光滑，毗邻组织无粘连，不易触及，亦无压痛。

检查淋巴结时，一定要按顺序进行，以免遗漏，一般可自耳前、耳后、乳突区、枕骨下区、颌下、颏下、颈前三角、颈后三角、锁骨上窝、腋窝、滑车上、腹股沟、腘窝等。

检查颌下、颏下淋巴结时，应让病人头稍低下，使局部松弛后，进行滑动触诊。检查颈部淋巴结时，可站在被检查者背后，手指紧贴检查部位，由浅及深进行滑动触诊，嘱被检查者头稍低，或偏向检查侧，以使皮肤或肌肉松弛，有利于触诊。检查锁骨上淋巴结时，嘱被检查者取坐位或卧位，头部稍向前屈，用双手进行触诊，左手触诊右侧，右手触诊左侧，由浅部逐渐触摸至锁骨后深部。检查腋窝时应以手扶被检查者前臂稍外展，检查者以右手检查左侧，以左手检查右侧，触诊由浅及深至腋窝顶部。检查滑车上淋巴结时，以左（右）手扶托被检查者左（右）前臂，以右（左）手向滑车上由浅及深进行触摸。

发现淋巴结肿大时，应注意其部位、大小、数目、硬度、压痛、活动度、有无粘连，局部皮肤有无红肿、瘢痕、瘘管等。淋巴结肿大按其分布可分为局限性和全身性淋巴结肿大。

局限性淋巴结肿大的原因有：

1. 非特异性淋巴结炎 由引流区域的急、慢性炎症所引起，如急性化脓性扁桃体炎、齿龈炎可引起颌下或颈部淋巴结肿大。急性炎症初始，肿大的淋巴结柔软、有压痛、表面光滑、无粘连。慢性炎症时，淋巴结较硬，最终淋巴结可缩小或消失。

2. 淋巴结结核 常发生于颈部血管周围的淋巴结，多发性，质地稍硬，大小不等，可相互粘连，或与周围组织粘连，晚期破溃后形成瘘管，愈合后可形成瘢痕。

3. *恶性肿瘤淋巴结转移* 恶性肿瘤转移所致肿大的淋巴结，质地坚硬，表面可光滑或突起，与周围组织粘连，不易推动，一般无压痛。身体各部位器官的恶性肿瘤均可向所属淋巴结转移，如胃癌多向左侧锁骨上窝淋巴结群转移；胸部癌肿可向右侧锁骨上窝或腋下淋巴结群转移。

全身淋巴结肿大，可遍及全身，大小不等，无粘连。可见于急、慢性淋巴结炎，传染性单核细胞增多症，淋巴瘤，各型急、慢性白血病等。

第三节 头 颈 部

一、头面部

1. *头发和头皮* 检查需注意头发（hair）颜色、疏密度、脱发的类型与特点。脱发可见于湿疹、斑秃等皮肤病外，亦可见于伤寒、甲状腺功能减退症、重症营养不良等。也可由物理与化学因素引起，如放射治疗和抗癌药物治疗等。头皮（scalp）检查需分开头发观察头皮颜色、头皮屑，有无头癣、疖痈、外伤、血肿及瘢痕等。

2. *头颅* 检查需注意头颅（skull）大小、外形和有无异常运动。头颅的大小以头围来衡量，测量时以软尺自眉间绕到颅后通过枕骨粗隆。头围在正常发育阶段的变化为：新生儿约34cm，出生后前半年增加8cm，后半年增加3cm，到18岁可以达53cm或以上，以后无变化。矢状缝和其他颅缝大都在生后6个月内骨化，骨化过早会影响颅骨的发育。

头颅的大小异常或畸形可成为一些疾病的典型体征。临床常见如下：小颅见于小儿囟门过早闭合；脑积水头颅额、顶、颞及枕部突出膨大呈圆形，颜面相对较小（图4－8）；方形颅前额左右突出，头顶平坦呈方形，多见于小儿佝偻病；尖颅则因矢状缝和冠状缝过早闭合所致，见于先天性疾患尖颅合并指（趾）畸形（acrocephalosyndactylia）即Apert综合征（图4－9）。

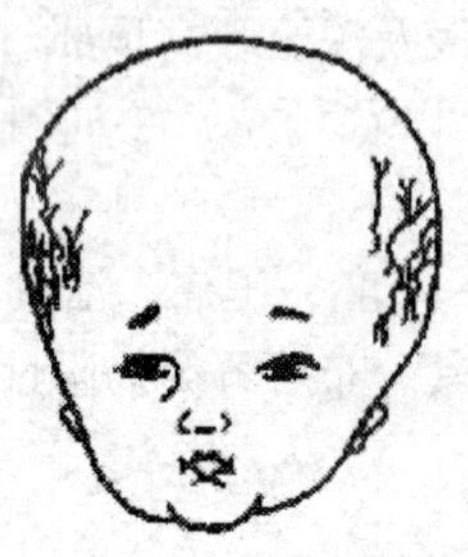

图4－8 脑积水

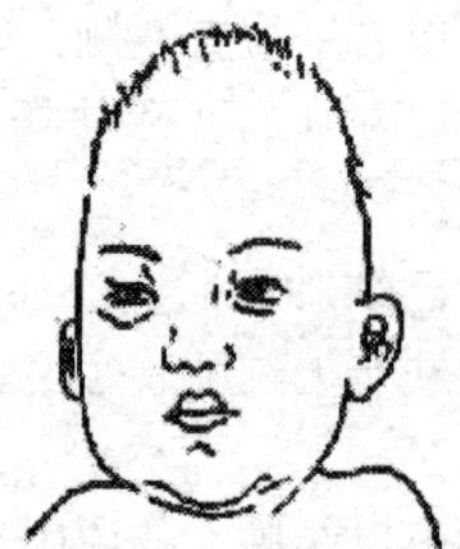

图4－9 尖颅

头部运动受限，见于颈椎疾病；头部不随意地颤动，见于震颤麻痹（Parkinson病）；与颈动脉搏动一致的点头运动，称Musset征，见于严重主动脉瓣关闭不全。

二、头部器官

1. 眼

（1）眼眉（eyebrow）正常人眉毛为黑色，不易脱落。眉毛脱落见于麻风、垂体前叶功能减退症、黏液性水肿等。

（2）眼睑（eyelids）

1）睑内翻（entropion）：由于瘢痕形成使眼睑缘向内翻转，见于沙眼。

2）上睑下垂（ptosls）：双侧眼睑下垂见于先天性上睑下垂、重症肌无力；单侧上睑下垂见于蛛网膜下隙出血、脑炎、外伤等引起的动眼神经麻痹。

3）眼睑闭合障碍：单侧闭合障碍见于面神经麻痹；双侧闭合障碍见于甲状腺功能亢进症。

4）眼睑水肿：眼睑皮下组织疏松，轻度或初发水肿常在眼睑表现出来，常见原因为肾炎、营养不良、贫血、血管神经性水肿等。

（3）结膜（conjunctiva）正常结膜为透明有光泽的薄膜，分睑结膜、穹窿部结膜与球结膜三部分。检查时需翻转眼睑，并注意结膜有无充血、苍白、颗粒、滤泡、瘢痕及水肿等。

结膜出现充血及红肿，除为其本身的急慢性炎症外，亦可见于某些传染病的早期，如麻疹、流感、斑疹伤寒、流行性出血热等；颗粒与滤泡见于沙眼；结膜苍白见于贫血；结膜发黄见于黄疸；散在的出血点，见于亚急性感染性心内膜炎。

（4）眼球（eyeball）注意眼球的外形，有无凹陷、突出，眼球运动、震颤等。

1）眼球突出（Exoph thalmos）：双侧眼球突出见于甲状腺功能亢进症。单侧眼球突出，多由于局部炎症或眶内占位性疾病所致，偶见于颅内病变。

2）眼球下陷（enophthalmos）：双侧下陷见于严重脱水；单侧下陷见于 Horner 综合征和眶尖骨折。

3）眼球运动：检查方法为：嘱病人头部固定，眼球随医生手指所示方向作上、下、左、右和旋转运动，观察是否正常。斜视见于动眼神经、外展神经受损时，如脑炎、脑膜炎、脑出血、脑肿瘤等。双侧眼球发生一系列有规律的快速往返运动称为眼球震颤，多见于耳源性眩晕、小脑疾病等。

（5）巩膜（selera）正常巩膜为瓷白色。巩膜黄染可见于肝胆疾病、溶血性疾病、胰头癌等。

（6）角膜（cornea）正常角膜为透明光亮、感觉十分灵敏，检查时应注意角膜有无混浊、白斑、云翳及溃疡等。维生素 A 缺乏可发生角膜软化。老年人的角膜周围可出现灰白色混浊环，称为老年环（arcus senilis），由于类脂沉着所致，不影响视力。角膜边缘若出现黄色或棕褐色的色素环，是铜代谢障碍的结果，见于肝豆状核变性（Wilson 病）。

（7）瞳孔（pupil）注意瞳孔大小、形状、双侧是否等圆、等大，对光反射及集合反射等。

正常人瞳孔两侧等大，一般室内光线下直径约 2 ~ 5mm。生理情况下，婴儿、老年人及光亮处瞳孔较小。青少年、精神兴奋或在暗处瞳孔可见扩大。病理情况下，瞳孔缩小见于有机磷农药中毒、药物反应（吗啡、毛果芸香碱、氯丙嗪）等；当颈部或胸部交感神经麻痹时，出现病侧瞳孔缩小，上眼睑下垂，眼球可凹陷及汗闭等症状，称为霍纳综合征（Horner 综合征）。瞳孔大小不等，常提示有颅内病变，如脑外伤、脑肿瘤、中枢神经梅毒、脑疝等。双侧瞳孔不等大，且变化不定，可能为中枢神经和虹膜的神经支配障碍；如瞳孔不等且伴有对光反射减弱或消失以及神志不清，往往为中脑功能损害的表现。

对光反射是检查瞳孔功能活动的测验。检查方法有直接及间接两种：直接对光反射通常用手电筒直接照射瞳孔并观察其动态反应。正常人当眼受到光线刺激后瞳孔立即缩小，移开光源后瞳孔迅速复原。间接对光反射是指光线照射一眼时，另一眼瞳孔立即缩小，移开光线，瞳孔扩大。检查间接对光反射时，应以一手挡住光线以免对检查眼有照射而形成直接对光反射。瞳孔对光反射迟钝或消失见于昏迷病人。

集合反射：嘱病人注视 1 米以外的目标（通常是检查者的示指尖），然后将目标迅速移近眼球距眼球约为 10cm 处，正常人此时可见双眼内聚，瞳孔缩小，称为集合反射（convergency reflex）。集合反射消失，见于动眼神经功能损害，睫状肌和双眼内直肌麻痹。

（8）晶体　注意有无混浊。晶体混浊称为白内障，多见于老人、糖尿病及眼外伤等。

（9）视力、色觉及眼底检查方法详见眼科学。

2. 耳　注意外耳道有无红肿、溢液、流脓及疼痛，耳部有无小结及牵拉痛，乳突有无压痛。尚应注意听力有无障碍。外耳道炎时局部有红肿疼痛，并有耳部牵拉痛。慢性化脓性中耳炎病人的外耳道常有脓性分泌物，同时伴有鼓膜穿孔，乳突炎时乳突部有压痛。

听力检查粗测方法为：嘱病人闭目静坐，并用一手堵塞一侧耳道，医生持手表或以手指互相摩擦。两手自远方移至病人耳部，直到被检查者听到声音为止，测量距离。检测方法详见耳鼻咽喉科学。

3. 鼻　鼻翼扇动是呼吸困难的表现。鼻腔有大量水样分泌物，见于过敏性鼻炎；黏液脓性分泌物常见于慢性鼻炎和鼻窦炎；如有血性鼻涕者，成人有鼻腔或鼻窦肿瘤的可疑，婴儿则应考虑有无白喉或异物。鼻衄除鼻本身疾病所致外，血液病为常见病因。鼻窦的压痛点多在尖齿窝及眼眶上缘靠近内眼角处，如果这些部位有压痛，表示有鼻窦炎可能。鼻窦炎时可出现鼻塞、流脓涕、头痛及鼻窦区压痛。各鼻窦压痛检查如下：

（1）上颌窦　医生双手固定于病人的两侧耳后，将拇指分别置于左右颧部向后按压，询问有无压痛，并比较两侧有无差异。

（2）额窦　一手扶持病人枕部，用另一拇指或食指置于眼眶上缘内侧用力向后、向上按压，询问有无压痛、两侧有无差异。

（3）筛窦　双手固定病人两侧耳后，双侧拇指分别置于鼻根部与眼内眦之间向后方按压，询问有无压痛。

（4）蝶窦　因解剖部位较深，不能进行体表检查。

4. 口

(1) 口唇　健康人口唇红润光泽。口唇苍白见于虚脱、主动脉瓣关闭不全和贫血。口唇发绀为血液中还原血红蛋白含量增加所致，见于心力衰竭和呼吸衰竭等。口唇干燥并有皲裂，见于严重脱水患者。口角糜烂见于核黄素缺乏症。口唇周围疱疹，常见于大叶性肺炎、感冒、流行性脑脊髓膜炎、疟疾等。口唇肥厚增大见于黏液性水肿（myxedema）、肢端肥大症（acromegaly）以及先天性甲状腺功能减退症（克汀病，cretinism）等。口角歪斜见于面神经麻痹。

(2) 口腔黏膜　注意有无溃疡、出血、充血及黄染。若在第二磨牙颊黏膜处出现帽针头大小的白色斑点（Koplik 斑），为麻疹的早期特征。如出现口腔黏膜及舌上蓝黑色色素沉着斑片，则可能为肾上腺皮质功能减退症（Addison 病）。黏膜充血、肿胀并伴有小出血点，称为黏膜疹（erathema），多为对称性，见于猩红热、风疹和某些药物中毒。

黏膜溃疡可见于慢性复发性口疮。雪口病（鹅口疮）为白色念珠菌感染，多见于衰弱的病儿或老年患者，也可出现于长期使用广谱抗生素和抗癌药之后。

(3) 牙齿　注意有无龋齿、残根、缺牙和义齿等。

正常牙龈为粉红色，不易出血。齿龈红肿容易出血，多见于齿龈炎、维生素 C 缺乏症、血液系统疾病或出血性疾病等。齿龈游离缘出现灰蓝色点线称为铅线，是铅中毒的特征，称为铅线。出现黑褐色点线状色素沉着，见于慢性铋、汞、砷等中毒，应结合病史注意鉴别。

(4) 舌　许多局部或全身疾病可使舌的感觉、运动与形态发生变化，这些变化往往为临床诊断的重要依据。检查时应注意舌的颜色、舌的位置与运动、舌苔厚薄及颜色等。舌下神经麻痹时，舌伸出偏向患侧；甲状腺功能亢进时舌平伸常有震颤；呼吸循环衰竭而缺氧时舌呈紫色；猩红热时舌发红似草莓，称为草莓舌；贫血及萎缩性胃炎时舌面光滑，称为镜面或光滑舌；长期使用抗生素或久病衰弱病人舌面呈黑色或黑褐色毛苔，称黑毛舌；由于核黄素缺乏或不明显原因，舌面出现黄色不规格的隆起如地图状，时而剥脱消退，时而重新出现，称为地图舌或移行性舌炎。

(5) 咽部及扁桃体　检查时被检查者取坐位，头略后仰，张口并发“啊”音，此时医师用压舌板在舌的前 2/3 与后 1/3 交界处迅速下压，可见软腭、腭垂、扁桃体及咽后壁等。检查时应注意有无充血、溃疡、分泌物。扁桃体发炎时，腺体红肿、增大，在扁桃体隐窝内有黄白色渗分泌物，或渗出物形成的苔片状假膜，很易剥离。白喉的假膜呈灰白色，与黏膜紧密粘连。如强行剥离，则引起出血，咽炎时有咽后壁黏膜充血或滤泡增生。扁桃体增大一般分为三度（图 4－10）：不超过咽腭弓者为Ⅰ度；超过咽腭弓者为Ⅱ度；达到或过咽后壁中线者为Ⅲ度。

(6) 喉咽　位于口咽之下，喉下为气管，喉为软骨、肌肉、韧带、纤维组织及黏膜所组成的一个管腔结构，是发音的主要器官。急性声音嘶哑或失音见于急性喉炎；慢性失音见于喉癌（检查方法见耳鼻喉科学）。

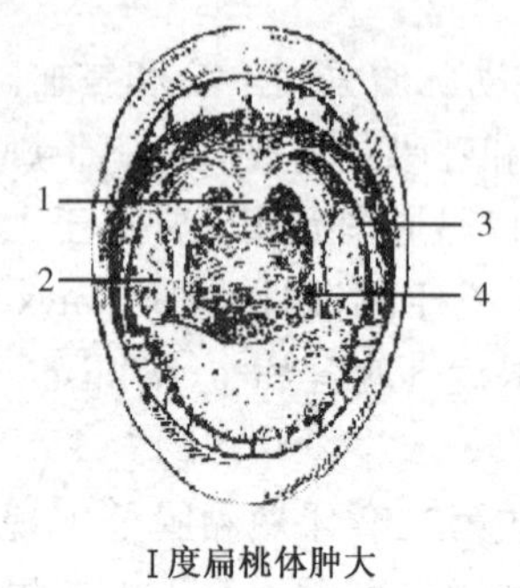

Ⅰ度扁桃体肿大

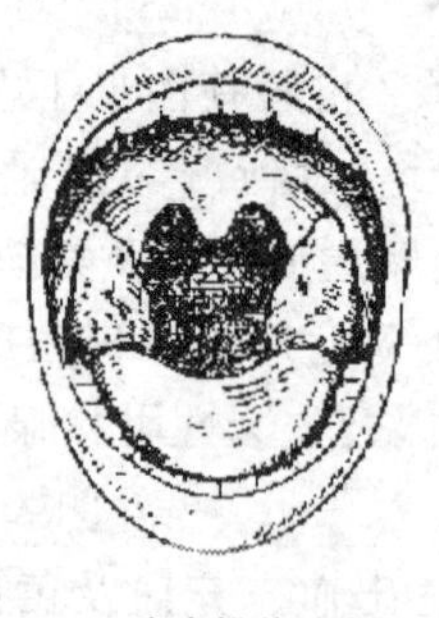
Ⅱ度扁桃体肿大

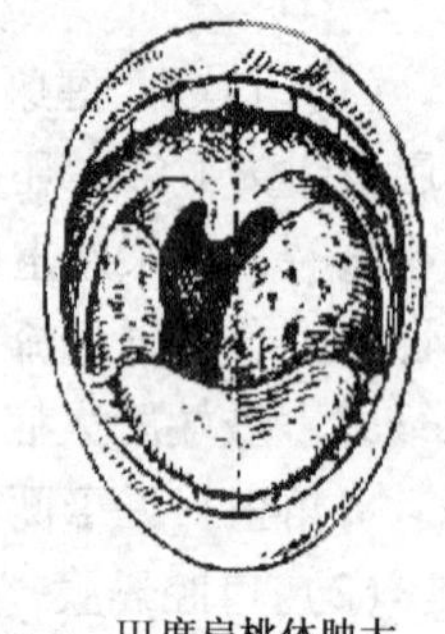
Ⅲ度扁桃体肿大

图4－10 扁桃体位置及其大小分度示意图

1. 腭垂 2. 扁桃体 3. 舌腭弓 4. 咽腭弓

5. *腮腺* 腮腺位于耳屏、下颌角，颧弓所构成的三角区内。正常腮腺体薄而软，不易触及。腮腺导管开口相当于上颌第二磨牙对面的黏膜上，检查时应注意导管口有无分泌物。

腮腺肿大常见于急性流行性腮腺炎和化脓性腮腺炎。腮腺混合瘤质韧呈结节状，边界清楚，可有移动性；恶性肿瘤质硬、有痛感、发展迅速，与周围组织有粘连，可伴有面瘫。

三、颈部

检查颈部时，让被检查者取舒适坐位。解开内衣，暴露颈部和肩部。注意颈部外形、运动、血管、甲状腺、气管的位置及有无包块、瘢痕、溃疡与瘘管。

1. *颈部外形及运动* 正常人颈部直立两侧对称，矮胖者较粗，瘦长者较细长，男性甲状软骨比较突出，女性则比较平坦不显著，转头时可见胸锁乳突肌突起。

正常人坐位时颈部直立，伸屈、转动自如。如头不能抬起，见于严重消耗性疾病的晚期、重症肌无力、脊髓前角细胞炎、进行性肌萎缩等。头部向一侧偏斜称为斜颈(torticollis)，见于颈肌外伤、瘢痕收缩、先天性颈肌挛缩或斜颈。颈部运动受限并伴有疼痛，可见于软组织炎症、颈肌扭伤、肥大性脊椎炎、颈椎结核或肿瘤等。颈部强直为脑膜受刺激的特征，见于脑膜炎、蛛网膜下隙出血等。

2. *颈部血管* 正常人在立位或坐位时颈外静脉常不显著，平卧时可稍见充盈，但无搏动，充盈的水平仅限于锁骨上缘至下颌角距离的下1/3处。若取30°～45°的半卧位时静脉充盈度超过正常水平，称为颈静脉怒张，提示静脉压增高，见于右心衰竭、缩窄性心包炎、心包积液或上腔静脉阻塞综合征。

正常人颈部动脉搏动，只在剧烈活动后心搏出量增加时可见，且很微弱。如在安静状态下出现颈动脉的明显波动，则多见于主动脉瓣关闭不全、高血压、甲状腺功能亢进症及严重贫血等。

颈部大血管区若听到血管性杂音，应考虑颈动脉或椎动脉狭窄，这种血管性杂音一般在收缩期明显。若在锁骨上窝处听到杂音，则可能为锁骨下动脉狭窄，见于颈肋压迫。若在右锁骨上窝听到连续性静脉“嗡鸣”，则可能为颈静脉流入上腔静脉口径较宽的球部所产生，属生理性静脉音，用手指压迫颈静脉后即可消失。

3. 甲状腺 甲状腺位于甲状软骨下方两侧，表面光滑，柔软不易触及。在做吞咽动作时可随吞咽向上移动，以此可与颈前其他包块鉴别。

（1）视诊 正常甲状腺外观不突出，女性青年发育期甲状腺可略增大。检查时被检查者做吞咽动作，可见甲状腺随吞咽动作而向上移动。

（2）触诊 当视诊不能明确甲状腺肿大时可进行触诊检查。触诊时应注意其大小、硬度、表面是否光滑，有无结节、压痛，两侧是否对称，有无细震颤等。

触诊可从前面触诊和后面触诊两种方法：①前面触诊：一手拇指施压于一叶甲状软骨，将气管推向对侧，另一手示、中指在对侧胸锁乳突肌后缘向前推挤甲状腺侧叶，拇指在胸锁乳突肌前缘触诊，配合吞咽动作，重复检查，可触及被推挤的甲状腺（图4－11）。用同样方法检查另一叶甲状腺。②后面触诊：类似前面触诊。一手示、中指施压于一叶甲状软骨，将气管推向对侧，另一手拇指在对侧胸锁乳突肌后缘向前推挤甲状腺，示、中指在其前缘触诊甲状腺（图4－12）。再配合吞咽动作，重复检查。用同样方法检查另一侧甲状腺。

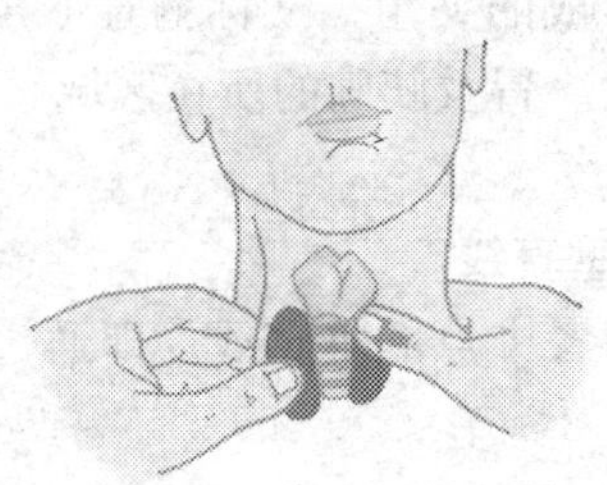

图4－11 从前面触诊甲状腺

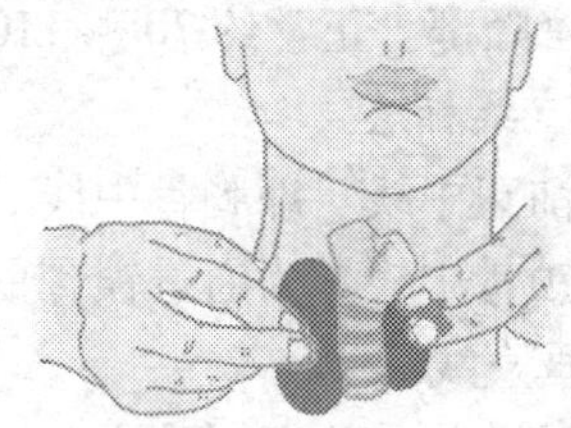

图4－12 从后面触诊甲状腺

甲状腺肿大可分为三度：不能看出肿大但能触及者为Ⅰ度；能看到肿大又能触及，但在胸锁乳突肌以内者为Ⅱ度；超过胸锁乳突肌外缘者为Ⅲ度。

甲状腺功能亢进症，肿大的甲状腺质地多较柔软，可触及细震颤；单纯性甲状腺肿，腺体肿大很突出，可为弥漫性或结节性，不伴甲状腺功能亢进症体征；甲状腺癌，包块可呈结节状，不规则、质硬。

（3）听诊 当触到甲状腺肿大时，用钟形听诊器直接放在肿大的甲状腺上，如听到低调的连续性静脉“嗡鸣”音，对诊断甲状腺功能亢进症很有帮助。另外，在弥漫性甲状腺肿伴功能亢进者还可听到收缩期动脉杂音。

4. 气管 正常气管位于颈前正中部。检查时嘱病人取舒适坐位或仰卧位，使颈部处于自然正中位置，医师将示指与环指置于两侧胸锁关节上，然后将中指置于气管之上，观察中指是否在示指和环指中间，或以中指置与两侧胸锁乳突肌之间的间隙，根据两侧间隙是否等宽来判定气管有无偏移。

气管移位对诊断胸部疾病有重要意义。当一侧胸腔积液、积气、纵隔肿瘤以及单侧甲状腺肿大时，由于患侧胸内压力增高可将气管推向健侧；当一侧肺不张、胸膜粘连时，可将气管拉向患侧。

第四节 胸 部

一、胸部的体表标志

1. 骨骼标志

(1) 胸骨角 又称 Louis 角。由胸骨柄与胸骨体的连接处向前突起而成。其两侧分别与左右第 2 肋软骨连接，为计数肋骨和肋间隙顺序的主要标志；标志支气管分叉、心房上缘和上下纵隔交界；相当于第 5 胸椎的水平。

(2) 脊柱棘突 是后正中线的标志，以第 7 颈椎棘突最为突出：其下为胸椎的起点，常以此处作为计数胸椎的标志。

(3) 肩胛下角 为肩胛骨的最下角。两上肢自然下垂时，肩胛下角平对第 7 或第 8 肋骨水平，或相当于第 8 胸椎的水平，故可作为后胸部计数肋骨的标志。

(4) 肋脊角 为第 12 肋骨和脊柱构成的夹角，其前为肾脏和输尿管所在的区域。

(5) 腹上角 为左右肋弓在胸骨下端汇合处所形成的夹角，又称胸骨下角，相当于横膈的穹隆部。正常约 70°～110°，其后为肝脏左叶、胃及胰腺的所在区域。

2. 垂直线标志

(1) 前正中线 即胸骨中线。为通过胸骨正中的垂直线。

(2) 锁骨中线 为通过锁骨的肩峰端与胸骨端两者中点的垂直线。即通过锁骨中点向下的垂直线。

(3) 腋前线 为通过腋窝前皱襞沿前侧胸壁向下的垂直线。

(4) 腋中线 为自腋窝顶端于腋前线和腋后线之间向下的垂直线。

(5) 腋后线 为通过腋窝后皱襞沿后侧胸壁向下的垂直线。

(6) 肩胛线 为双臂下垂时通过肩胛下角与后正中线平行的垂直线。

(7) 后正中线 即脊柱中线。为通过椎骨棘突，或沿脊柱正中下行的垂直线。

3. 自然陷窝和解剖区域

(1) 腋窝 为上肢内侧与胸壁相连的凹陷部。

(2) 胸骨上窝 为胸骨柄上方的凹陷部，正常气管位于其后。

(3) 锁骨上窝 为锁骨上方的凹陷部，相当于两肺上叶肺尖的上部。

(4) 锁骨下窝 为锁骨下方的凹陷部，相当于两肺上叶肺尖的下部。

(5) 肩胛上区 为肩胛冈以上的区域。

(6) 肩胛下区 为两肩胛下角的连线与第 12 胸椎水平线之间的区域。

(7) 肩胛间区 为两肩胛骨内缘之间的区域。

二、胸壁、胸廓与乳房

1. 胸壁 重点检查以下各项。

(1) 静脉 正常胸壁静脉不易显现，当上腔或下腔静脉阻塞时，可见胸壁静脉充盈或曲张。

(2) 皮下气肿 胸部皮下组织有气体积存时称为皮下气肿。以手按压皮下气肿的皮肤，可出现捻发感或握雪感，听诊可闻及类似捻发音。

(3) 胸壁压痛 可见于肋间神经炎、肋软骨炎、胸壁软组织炎、肋骨骨折及白血病患者。

(4) 肋间隙 吸气时肋间隙回缩提示呼吸道阻塞。肋间隙膨隆见于大量胸腔积液、张力性气胸、严重肺气肿。

2. 胸廓 正常胸廓两侧对称，成年人胸廓前后径较左右径为短，两者比例约为1:1.5。常见的胸廓外形改变有：

(1) 扁平胸 为胸廓呈扁平状，其前后径不及左右径的一半。见于慢性消耗性疾病及瘦长体型者。

(2) 桶状胸 为胸廓前后径增加，等于或超过左右径，肋间隙增宽且饱满，腹上角增大，见于严重肺气肿患者，也见于老年或矮胖体型者。

(3) 佝偻病胸 为佝偻病所致的胸廓改变。多见于儿童，包括佝偻病串珠、肋膈沟、漏斗胸、鸡胸。

(4) 胸廓一侧变形 胸廓一侧膨隆多见于大量胸腔积液，气胸或一侧严重代偿性肺气肿。一侧平坦或下陷常见于肺不张，肺纤维化。广泛性胸膜增厚和粘连等。

3. 乳房 乳房的检查要注意观察乳房的对称性、表观情况、乳头、皮肤是否回缩等。触诊一般由外上象限开始，左侧沿顺时针，右侧沿逆时针方向进行，最后触诊乳头。注意硬度和弹性、压痛及包块等物理征象。乳房的常见病变有急性乳腺炎和乳腺肿瘤等。

三、肺和胸膜

肺和胸膜的检查，一般应包括视、触、叩、听四个部分。

(一) 视诊

1. 呼吸运动 正常男性和儿童以腹式呼吸为主，女性以胸式呼吸为主。肺炎、严重肺结核、胸膜炎等肺或胸膜疾病时，可使胸式呼吸减弱，腹式呼吸运动增强；而阑尾炎、腹膜炎、大量腹水、肝和脾重度肿大、腹腔内巨大肿瘤以及妊娠后期等情况时，则腹式呼吸减弱，胸式呼吸相对加强。

上呼吸道部分阻塞患者，因气流不能顺利进入肺，故当吸气时呼吸肌收缩，造成肺内负压极度增高，从而引起胸骨上窝、锁骨上窝及肋间隙向内凹陷，称为三凹征。因吸气时间延长，又称为吸气性呼吸困难，常见于气管阻塞，如气管异物。下呼吸道阻塞患者，因气流呼出不畅，呼气用力，引起肋间隙膨隆，呼气时间延长，称为呼气性呼吸困难，常见于支气管哮喘、阻塞性肺气肿。

2. 呼吸频率、节律和深度的变化 正常成人静息状态下，呼吸频率为16~18次/分，呼吸与脉搏之比为1:4。当病理状态下，可出现呼吸频率、节律和深度的变化。如脑炎、脑膜炎、颅内高压及某些中毒时可表现为潮式呼吸（Cheyne-stokes 呼吸）和间停呼吸（Biots 呼吸）；严重代谢性酸中毒时出现 Kussmaul 呼吸；胸部发生剧烈疼痛时可出现抑制性呼吸；神经衰弱，精神紧张或抑郁症患者常有叹息样呼吸。

（二）触诊

1. 胸廓扩张度 即呼吸时的胸廓动度。正常两侧胸廓扩张度一致。一侧胸廓扩张度受限，见于大量胸腔积液、气胸、胸膜增厚和肺不张等。

2. 语音震颤 病人发出声音，音波产生的震动，沿着气管、支气管及肺泡，传到胸壁，医生可以用手感知，称为语音震颤。检查方法：医生两手掌或尺侧内缘轻贴在病人胸壁两侧对称部位，但不可用力压在胸壁上，以免减弱手掌的敏感性。让病人重复发“yi”长音，可以感到一种颤动的感觉，两手交替对比检查两侧是否相同，注意有无单侧、双侧或局部的增强减弱或消失。其强弱主要取决于气管、支气管是否通畅，胸壁传导是否良好。

语音震颤减弱或消失，主要见于：①肺泡含气量过多，如肺气肿；②支气管阻塞，如阻塞性肺不张；③大量胸腔积液或气胸；④胸膜高度增厚粘连；⑤胸壁皮下气肿。语音震颤增强，主要见于：①肺组织实变，如大叶性肺炎实变期、肺梗死等；②接近胸膜的肺内巨大空腔，如空洞型肺结核、肺脓肿等。

3. 胸膜摩擦感 急性胸膜炎时，因纤维蛋白沉着于两层胸膜，使其表面变为粗糙，呼吸时脏层和壁层胸膜相互摩擦，触诊有似皮革相互摩擦的感觉，称为胸膜摩擦感。

（三）叩诊

1. 叩诊方法及顺序 叩诊时病人宜采取坐位或仰卧位。解开衣服，肌肉放松，呼吸均匀。检查前胸时，胸部前挺；检查背部时，病人头向前略垂，躯干稍向前弯，两肩自然下垂，两手置于膝上，必要时两手抱对侧肩部或肘部，以使背部平坦。叩诊顺序应先前胸，再侧胸，后背部，自上而下，由外向内，左右对比。叩诊前胸及两侧时，板指应与肋间平行。叩诊背部时，板指可与脊柱平行，叩肩胛下角水平以下的部位时，板指仍保持与肋间隙平行。叩诊力量要均匀一致，叩诊的轻重应视被检查部位胸壁的厚薄，肌肉的状态而定。

2. 叩诊音分类 有清音、鼓音、过清音、浊音和实音（详见第四章第一节）。

3. 正常胸部叩诊音 正常胸部叩诊为清音，其音响强弱和高低与肺脏的含气量的多少，胸壁的厚薄以及邻近器官的影响有关。一般前胸上部较下部为浊；右肺上部较左肺为浊；背部较前胸部位为浊；右腋下受肝脏的影响叩诊稍浊；而左腋前线下方有胃泡的存在，叩诊呈鼓音，又称为 Traube 鼓音区。

4. 肺界的叩诊

（1）肺上界 即肺尖的上界，又称为 Kronig 峡，正常为 5cm。肺上界变窄或叩诊浊音，常见于肺结核所致的肺尖浸润，纤维性变和萎缩；增宽常见于肺气肿。

（2）肺前界 正常的肺前界相当于心脏的绝对浊音界。

（3）肺下界 两侧肺下界大致相同，平静呼吸时位于锁骨中线第 6 肋间隙上，腋中线第 8 肋间隙上，肩胛线第 10 肋间隙上。病理情况下，肺下界可降低或上升。肺下界的移动范围：即相当于呼吸时膈肌的移动范围，正常人为 6～8cm。一般腋中线和腋后线上的移动度最大。肺下界移动度减弱见于：①肺组织弹性消失，如肺气肿；②肺组织萎缩，如肺不张和肺纤维化等；③肺组织炎症和水肿。胸腔大量积液、积气及胸膜广泛增厚粘连时肺下界及其移动度不能叩得。

5. 胸部异常叩诊音 正常胸部的清音区范围内出现浊音、实音、过清音或鼓音时则为异常叩诊音，提示存在肺、胸膜、膈或胸壁的病理改变。肺炎、肺不张、肺结核、肺水肿、肺肿瘤、胸腔积液、胸膜增厚等，在相应部位叩诊为浊音或实音。肺气肿时叩诊呈过清音。肺内大空洞时叩诊为鼓音。

(四) 听诊

肺部听诊的顺序与叩诊同，自上而下、左右对比、先检查前胸部，后检查侧胸部和背部。检查时让病人作均匀的深呼吸动作，必要时可作较深的呼吸或咳嗽数声，这样更有利于察觉呼吸音及附加音的改变。

1. 正常呼吸音 有以下几种：

(1) 气管呼吸音 是空气进出气管所发出的声音，粗糙、响亮且高调，吸气与呼气相几乎相等，于胸外器官上面可听及。

(2) 支气管呼吸音 呼吸气流在声门、气管或支气管形成湍流所致，颇似将舌抬起经口呼气发出“ha”音，吸气相较呼气相短，且呼气音比较吸气音强而高调，分布于喉、胸骨上窝，背部第6、7颈椎附近。

(3) 支气管肺泡呼吸音 兼有支气管呼吸音和肺泡呼吸音特点的混合性呼吸音。吸气音似肺泡呼吸音，但较响、稍高；呼气音似支气管呼吸音，但较弱而低。分布于胸骨两侧第1、2肋间，肩胛间区第3、4胸椎水平。

(4) 肺泡呼吸音 吸气时气流经过支气管进入肺泡，冲击肺泡壁，致肺泡由松弛变紧张，呼气时肺泡由紧张变松弛，肺泡弹性的变化和气流产生的振动，形成肺泡呼吸音。似上齿轻咬下唇吸气时发出的低弱柔和的“fu”音。吸气时相长，呼气时相短，吸气音稍强。在大部分肺野内均可听及。

2. 异常呼吸音 有以下几种：

(1) 异常肺泡呼吸音 ①肺泡呼吸音减弱或消失：见于胸腔积液、气胸、胸膜增厚、大叶肺炎、气管狭窄以及呼吸运动受限如胸痛、肋软骨骨化、大量腹水、腹腔巨大肿物、重症肌无力、全身极度衰竭等。②肺泡呼吸音增强：见于呼吸运动和肺通气增强，如剧烈运动、高热及新陈代谢亢进时，因身体需氧量增加引起呼吸深长或加快；贫血时，由于缺氧，兴奋呼吸中枢，使呼吸运动增强。一侧肺或胸膜有病变或局部肺组织有病变时，健侧或无病变的肺组织发生代偿性肺泡呼吸音增强。③呼气延长：由于呼吸道有部分阻塞或狭窄，如炎症、痉挛等，使呼出的气流阻力增强或由于肺组织弹性减弱，失去应有的紧张度所致，如支气管哮喘及慢性阻塞性肺气肿。④粗糙性呼吸音：由于支气管壁肿胀、痉挛及有黏稠的分泌物附着而使管壁粗糙不平，气流通过病变的支气管与肺泡呼吸音混合所产生的呼吸音，多见于支气管炎、肺炎早期。⑤断续性呼吸音：当肺脏局部有小的炎性病灶或小支气管狭窄时，空气不能均匀地进入肺泡，吸气音有短促的间歇而不连续。常见于肺炎或肺尖结核等。

(2) 异常支气管呼吸音 在正常肺泡呼吸音部位听到支气管呼吸音，则为异常的支气管呼吸音，常见于肺组织实变、肺内大空腔和压迫性肺不张等。

(3) 异常支气管肺泡呼吸音 为在正常肺泡呼吸音的区域听到的支气管肺泡呼吸

音。常见于支气管肺炎、肺结核、大叶性肺炎初期或在胸腔积液上方肺膨胀不全的区域听及。

3. 啰音　啰音（rale）为呼吸音以外的附加音，按性质不同可分为下列几种：

（1）湿啰音（moist rale）　又称水泡音，系由于呼吸时，气体通过气管、支气管及细支气管腔内稀薄分泌物，形成的水泡破裂所产生的声音；或由于小支气管因分泌物阻塞、陷闭，吸气时突然张开、重新充气所产生的爆裂音。其特点为：为呼吸音外的附加音，断续而短暂，一次连续多个出现，于吸气时或吸气终末较为明显，部位恒定，性质不易变，中小水泡音可同时存在，咳嗽后可减轻或消失。按音响强度可分为响亮性和非响亮性；响亮性湿啰音见于肺炎性实变或空洞；非响亮性湿啰音是由于病变周围有较多正常肺组织所致。按呼吸道腔径大小和腔内渗出物多少可分为粗、中、细湿啰音和捻发音（图4－13）。粗啰音：又称大水泡音，产生于主气管和大支气管，若不用听诊器于气管处也能听到，则称痰鸣，吸气早期见于支气管扩张、肺脓肿、肺水肿；中啰音：又称中水泡音，发生于中等支气管，多出现在吸气中期，见于支气管炎；细啰音：又称小水泡音，产生于小支气管，多在吸气末期出现，见于肺炎、肺淤血。捻发音产生于细支气管与肺泡，吸气终末，细小均匀一致，似在耳边捻发。系因分泌物黏着陷闭，气流进入被冲开，发出细小爆裂声。见于肺炎、肺淤血。正常老年或因其他原因长期卧床者，在低垂部位肺底部，亦可听到，但于数次深呼吸或咳嗽后则消失。局限性湿啰音常提示该局部肺有炎症存在，如肺炎、支气管炎、支气管扩张症等；如发生于双侧肺底，多见于肺下部炎症或心功能不全所致的肺淤血；如两肺满布湿性啰音，见于急性肺水肿。

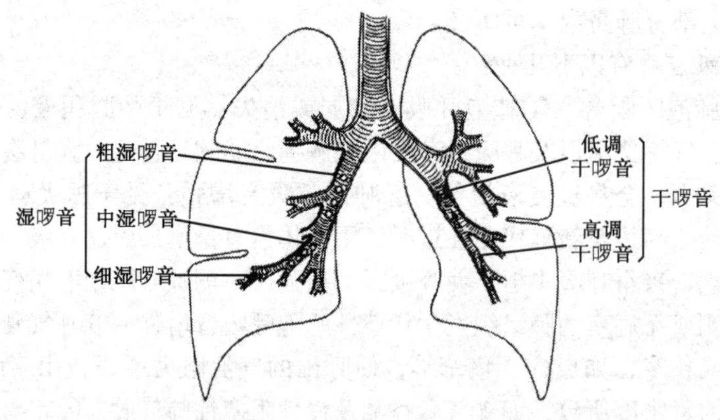

图4－13　啰音的发生机制

（2）干啰音（rhonchi）　系由于气道狭窄或部分阻塞，如炎症、黏膜水肿、分泌物增加、支气管平滑肌痉挛、管腔内肿瘤或异物、管腔外肿瘤压迫等所致。其特点为：持续时间长，吸气呼气相均可听到，以呼气相明显，性质、强度及部位均易变，数量上在瞬间可有明显增减。可分为高调（哨笛音）和低调（鼾音）两种。干啰音常见于慢性支气管炎、支气管哮喘和心源性哮喘。

4. 语音共振（vocal resonance） 发生原理同语音震颤。检查时嘱患者以低音调重复发“一、二、三”音，同时用听诊器在其胸壁上听诊，并在两侧对称部位比较语颤之强弱。正常情况下仅能听到柔和而模糊的弱音，称为语音共振。语音共振强弱变化的临床意义和语音震颤的改变相同。

5. 胸膜摩擦音（pleural friction rub） 胸膜炎症或肿瘤时，其表面变得粗糙不平，致呼吸时两层胸膜互相摩擦而发出声音，称为胸膜摩擦音，颇似用一手之掌心贴在耳孔，而用另一手指摩擦其手背时所发出的声音。其特点：吸气、呼气均可听到，一般在吸气末或呼气开始时较为明显，胸廓下部沿腋中线第5～7肋间处易闻及。常见于急性纤维素性结核性胸膜炎，胸膜肿瘤、尿毒症等。

四、心脏检查

心脏检查时，嘱病人取卧位或坐位，两肢自然平放或下垂于躯干的两侧。

（一）视诊

1. 心前区隆起 正常人前胸左右对称。胸骨下段及胸骨左缘第3、4、5肋骨与肋间的局部隆起，为心脏增大，尤其是右室肥厚挤压胸廓所致。常见于先天性心脏病法洛四联症、肺动脉瓣狭窄或风湿性二尖瓣狭窄等，成人有大量心包积液时，心前区可显饱满。

2. 心尖搏动 心脏收缩时，心尖向前冲击前胸壁相应部位，形成心尖搏动。

1）正常心尖搏动：正常成人，心尖搏动一般位于第5肋间，左锁骨中线内0.5～1.0cm处，搏动范围直径约2.0～2.5cm。

2）心尖搏动移位：引起心尖搏动移位的病理因素有：①心脏疾病：如左心室增大时，心尖搏动向左下方移位；右心室增大时，左心室被推向左后，心尖搏动向左移位；先天性右位心时，心尖搏动位于胸部右侧相应部位；②胸部疾病：凡能使纵隔及气管移位的疾病均可引起心脏及心尖搏动移位。如右侧气胸或大量胸腔积液可使心尖搏动向左侧移位。严重肺及胸膜纤维化，或有阻塞性肺不张时，均可使心脏向患侧移位。脊柱或胸廓畸形也可影响心尖搏动的移位；③腹部疾病：如腹腔内大量腹水、巨大肿瘤、妊娠或气腹治疗时，因腹压增加均可使横膈上移，心尖搏动向左上方移位。

3. 心尖搏动强度与范围的改变 剧烈运动、精神紧张、发热、甲状腺功能亢进症时，心尖搏动常增强。左心室肥大时，心尖搏动增强有力而明显。心肌炎、重度心力衰竭时心尖搏动可减弱并弥散。心包积液，左侧气胸、胸腔积液或肺气肿时、心脏与前胸壁的距离增加，心尖搏动常减弱，甚至消失。

（二）触诊

心脏触诊检查，除可证实视诊的结果外，还可发现视诊未发现的体征。检查时，取平卧位，医生以全手掌、手掌尺侧（小鱼际）或指尖触诊。当触及任何搏动时，均应注意搏动的位置、范围、强度及时间等。

1. 心尖搏动 用触诊确定心尖搏动的位置比视诊更为准确。当触及心尖搏动即标志心室收缩期的开始，有助于确定第一心音。心尖区抬举性搏动为左室肥厚的体征。

2. 震颤（thrill） 震颤是触诊时手掌感到的一种细小的震动感，与在猫喉部摸到的呼吸震颤类似，又称猫喘，为心血管器质性病变的体征。一般情况下触诊有震颤者，多数也可以听到杂音。临床上凡触及震颤均可认为心脏有器质性病变，常见于某些先天性心脏病及狭窄性瓣膜病变，而瓣膜关闭不全时较少有震颤，仅在房室瓣重度关闭不全时可扪及震颤。震颤出现部位和临床意义见表4-1。

表4-1 心前区震颤的临床意义

部位	时期	常见病变
胸骨右缘第2肋间	收缩期	主动脉瓣狭窄
胸骨左缘第2肋间	收缩期	肺动脉瓣狭窄
胸骨左缘第3~4肋间	收缩期	室间隔缺损
胸骨左缘第2肋间	连续性	动脉导管未闭
心尖区	舒张期	二尖瓣狭窄
心尖区	收缩期	重度二尖瓣狭窄

3. *心包摩擦感* 在心前区以胸骨左缘第4肋间为主，于收缩期与舒张期可触及双相的粗糙摩擦感。收缩期、前倾体位或呼气末更为明显。是由于急性心包炎时心包纤维素渗出致表面粗糙，心脏收缩时脏层与壁层心包摩擦产生的振动传至胸壁所致。

(三) 叩诊

叩诊的目的在于确定心脏及大血管的大小、形状及其在胸腔内的位置。

1. *叩诊方法* 以左手中指作为叩诊板指，平置于心前区板叩诊的部位。坐位时板指与肋间垂直，卧位时板指与肋间平行。以右手中指籍右腕关节活动叩击板指，以听到声音由清变浊来确定心浊音界。

2. *叩诊顺序* 通常顺序是先叩左界，后右界，由下而上，由外向内。左侧在心尖搏动外2~3cm处开始，逐个肋间向上，直至第2肋间；右界先叩出肝浊音界，然后于其上一肋间由外向内，逐一向上叩诊，直至第2肋间。

3. *正常心浊音界* 心脏及大血管为不含气器官，叩诊时呈绝对浊音（实音），而心脏被肺覆盖部分则叩诊呈相对浊音。因相对浊音反映心脏的实际大小和形状，所以叩诊相对浊音界较绝对浊音界有较重要的临床意义。正常成人相对浊音界见表4-2。

表4-2 正常成人相对浊音界

右界（cm）	肋间	左界（cm）
2~3	Ⅱ	2~3
2~3	Ⅲ	3.5~4.5
3~4	Ⅳ	5~6
	Ⅴ	7~9

（左锁骨中线距胸骨中线为8~10cm）

4. *心浊音界改变及其意义*

（1）心脏移位 大量胸水或气胸使心浊音界移向健侧，肺不张与胸膜增厚使心浊音界移向病侧，大量腹水使膈肌抬高，心脏横位，心界向左增大。

（2）心脏本身病变 ①左心室增大：心浊音界向左下增大，心腰加深，似靴型。常见于主动脉瓣病变或高血压性心脏病。②右心室增大：轻度增大时，相对浊音界无明显改变，显著增大时，心界向左扩大。常见于肺心病或单纯二尖瓣狭窄。③左、右心室增大：心浊音界向两侧增大，且左界向左下增大，称普大型。常见于扩张型心肌病。④左心房增大合并肺动脉段扩大：心腰丰满或膨出，心界如梨型。常见于二尖瓣狭窄，又称为二尖瓣型心。⑤心包积液：心界向两侧增大且随体位改变。坐位时心浊音界呈三角形烧瓶样，卧位时心底部浊音界增宽，为心包积液的特征性体征。

（四）听诊

心脏听诊是心脏物理诊断中最为重要的组成部分。通过听诊可获得心率、节律、心音变化和杂音等多种信息。听诊时宜取平卧位，必要时取前倾坐位、左侧卧位，可配合运动深吸气或深呼气末屏住呼吸进行听诊。

1. *心脏瓣膜听诊区* 心脏瓣膜所产生的声音沿血流方向传导至体表听诊最清楚的区域，称心脏瓣膜听诊区，共有5个听诊区（图4-14）：①二尖瓣区：位于心尖搏动最强点，又称心尖区；②肺动脉瓣区：位于胸骨左缘第2肋间；③主动脉瓣区：位于胸骨右缘第2肋间；④主动脉瓣第二听诊区：在胸骨左缘第3肋间；⑤三尖瓣区：在胸骨下端左缘，即胸骨左缘第4、5肋间。

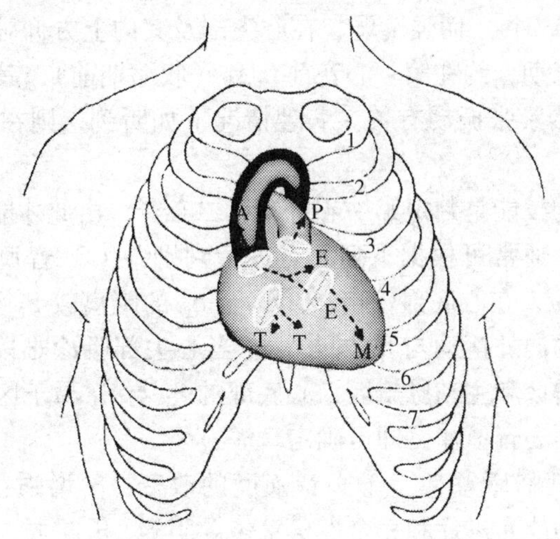

图4-14 心脏瓣膜解剖部位及瓣膜听诊区

M：二尖瓣区 A：主动脉瓣区 E：主动脉瓣第二听诊区 P：肺动脉瓣区 T：三尖瓣区

2. *听诊顺序* 通常从心尖区开始至肺动脉瓣区，再依次为主动脉瓣区、主动脉瓣第二听诊区和三尖瓣区。

3. *听诊内容* 包括心率、心律、心音、额外心音、杂音及心包摩擦音。

（1）心率（heart rate） 指每分钟心搏次数。正常成人心率范围为60～100次/min。成人心率超过100次/min，婴幼儿超过150次/min称为心动过速。心率低于60次/min称为心动过缓。心动过速与过缓均可由多种生理性、病理性或药物性因素引起。

(2) 心律 (heart rhythm)　指心脏跳动的节律。正常人心律规则。吸气时心率增快，呼气时减慢，称窦性心律不齐 (sinus arrhythmia)，一般无临床意义。听诊所能发现的心律失常最常见的有期前收缩 (premature beat) 和心房颤动 (atrial fibrillation)。

期前收缩是指在规则心律基础上，突然提前出现一次心跳，其后有一较长间隙。如每一正常心跳后均出现一次期前收缩则为二联律。每两次正常心跳后出现一次则为三联律，以此类推。

心房颤动的听诊特点是心律绝对不规则，第一心音强弱不等和心率快于脉率，称脉搏短绌，常见于二尖瓣狭窄、冠心病和甲状腺功能亢进症，少数原因不明称特发性。

(3) 心音 (cardica sound)　按其在心动周期中出现的先后，依次命名为第一心音 (S_1)，第二心音 (S_2)，第三心音 (S_3) 和第四心音 (S_4)。正常情况下只能听到 S_1、S_2；在青少年可闻及 S_3、S_4一般听不到，如能听到多数为病理性。

①第一心音：标志心室收缩的开始，主要由于二尖瓣和三尖瓣的关闭瓣叶突然紧张产生振动所致。②第二心音：标志心室舒张的开始，主要由于血流在主动脉与肺动脉内突然减速和半月瓣突然关闭引起瓣膜振动所致。③第三心音：出现在心室快速充盈期之末，距第二心音后约0.12～0.18s，主要由于心室快速充盈末血流冲击室壁，心室肌纤维伸展延长，使房室瓣、腱索和乳头肌突然紧张、振动所致。听诊特点：音调低钝而重浊，持续时间短 (约0.04s) 而强度弱，在心尖部及其内上方仰卧位较清楚。④第四心音：出现在心室舒张末期，约在第一心音前0.1s (收缩期前)，其产生与心房收缩使房室瓣及其相关结构突然紧张振动有关。病理情况下如听到，则在心尖部及其内侧较明显，低调，沉浊而弱。

心脏听诊最重要的技能是判定第一心音和第二心音，由此才能确定杂音或额外心音所处的心动周期时期。通常可根据下列几点进行判别：①S_1 音调低，时限较长，在心尖区最响；S_2 时限较短，在心底部较响；②S_1 至 S_2 的距离较 S_2 至下一心搏 S_1 的距离短；③心尖和颈动脉的向外搏动与 S_1 同步；④当心尖部听诊难以区分 S_1 和 S_2 时，可先听心底部即肺动脉瓣区和主动脉瓣区，心底部的 S_1 与 S_2 易于区分，再将听诊器胸件移向心尖，边移边默诵心音节律，即可确定。

(4) 心音改变及其临床意义　①心音强度的改变：S_1增强：常见于二尖瓣狭窄、高热、贫血、甲状腺功能亢进症和完全性房室传导阻滞。S_1减弱：常见于二尖瓣关闭不全、P-R间期延长、心肌炎、心肌病、心肌梗死和左心衰竭以及主动脉瓣关闭不全。S_1强弱不等：常见于心房颤动和完全性房室传导阻滞。S_2 增强：常见于高血压、动脉粥样硬化、肺源性心脏病、左向右分流的先心病和左心衰竭。S_2 减弱：常见于低血压、主动脉瓣或肺动脉瓣狭窄和关闭不全。②心音性质改变：心肌严重病变时，第一心音失去原有的低钝性质且明显减弱，第二心音也弱，S_1 与 S_2 极相似，可形成“单音律”。当心率增快，收缩期与舒张期时限几乎相等，S_1、S_2 均减弱时，听诊类似钟摆声，又称“钟摆律”或“胎心律”，提示病情严重，如大面积急性心肌梗死和重症心肌炎等。③心音分裂 (splitting of heart sounds)：正常情况下，心室收缩时二尖瓣与三尖瓣的关闭不是同步的。同样，心室舒张时，主动脉瓣和肺动脉瓣关闭亦不同步。但由于心脏舒缩时，各两瓣膜关闭时距十分接近，故在听诊时不易分辨，而呈单一的心音。在病理情况下，不同步的时距明显增大，听诊时原来一个心音可分裂成两个心音，此现象称心音分裂。当二尖瓣和三尖瓣关闭时间明显不同时，出现第一心音分裂，可见于右束支传导阻滞，偶见于正常的青少年；当主动脉瓣和肺动脉瓣关闭时间明显不同时，出现第二心音分裂，可见于二尖瓣狭窄肺动脉高压，青少年也可以出现生理性第二心音分裂。

（5）额外心音（extra cardiac sound） 指在正常心音之外听到的附加心音，与心脏杂音不同。多数为病理性，大部分出现在 S_2 之后即舒张期。① 奔马律（gallop rhythm）：系在 S_2 之后出现的响亮额外音，当心率快时与原有的 S_1、S_2 组成类似马奔跑时的蹄声，故称奔马律，是心肌严重损害的体征。按其出现的时间早晚可分三种：a. 舒张早期奔马律：最为常见，是病理性的 S_3，又称第三心音奔马律，是由于心室舒张期负荷过重，心肌张力减低与顺应性减退以致心室舒张时，血液充盈引起室壁振动。听诊部位，左室奔马律在心尖区或其内侧，右室奔马律则在剑突下或胸骨右缘第 5 肋间。其出现提示有严重器质性心脏病如心力衰竭、急性心肌梗死、重症心肌炎与心肌病等严重心功能不全。b. 舒张晚期奔马律：又称收缩期前奔马律或房性奔马律，发生于 S_4 出现的时间，实为增强的 S_4，在心尖部稍内侧听诊最清楚，其发生与心房收缩有关，多数是由于心室舒张末期压力增高或顺应性减退，以致心房为克服心室的充盈阻力而加强收缩所产生的异常心房音。多见于阻力负荷过重引起心室肥厚的心脏病，如高血压心脏病、肥厚型心肌病、主动脉瓣狭窄和冠心病等。c. 重叠型奔马律：为舒张早期和晚期奔马律重叠出现引起。两音重叠的形成原因可能是 P-R 间期延长及明显心动过速。如两种奔马律同时出现而没有重叠则听诊为 4 个心音，称舒张期四音律，常见于心肌病或心力衰竭。②开瓣音（opening snap）：又称二尖瓣开放拍击声，出现于心尖内侧第二心音后 0.07s，听诊特点为音调高、历时短促而响亮、清脆、呈拍击样。见于二尖瓣狭窄时，舒张早期血液自左房迅速流入左室时，弹性尚好的瓣叶迅速开放后又突然停止，使瓣叶振动引起的拍击样声音。开瓣音的存在可作为二尖瓣瓣叶弹性及活动尚好的间接指标，还可作为二尖瓣分离术适应证的重要参考条件。③心包叩击音（pericardial knock）：见于缩窄性心包炎者，在 S_2 后约 0.1s 出现的中频、较响而短促的额外心音。为舒张早期心室急速充盈时，由于心包增厚，阻碍心室舒张以致心室在舒张过程中被迫骤然停止导致室壁振动而产生的声音，在心尖部和胸骨下段左缘最易闻及。④肿瘤扑落音：见于心房黏液瘤患者，在心尖或其内侧胸骨左缘第 3、4 肋间，在 S_2 后约 0.08 ~ 0.12s，出现时间较开瓣音晚，声音类似，但音调较低，且随体位改变。为黏液瘤在舒张期随血流进入左室，撞碰房、室壁和瓣膜，瘤蒂柄突然紧张产生振动所致。

（6）心脏杂音（cardiac murmurs） 是指在心音与额外心音之外，在心脏收缩或舒张时血液在心脏或血管内产生湍流所致的室壁、瓣膜或血管壁振动所产生的异常声音。

1）杂音产生的机制：具体机制有血流加速、瓣膜开放口径或大血管通道狭窄、瓣膜关闭不全、异常血流通道、心腔异常结构和大血管瘤样扩张，见图 4 – 15。

2）杂音的特性与听诊要点：听诊杂音要注意部位、时期、性质、强度、传导方向及其与体位、呼吸、运动的关系。

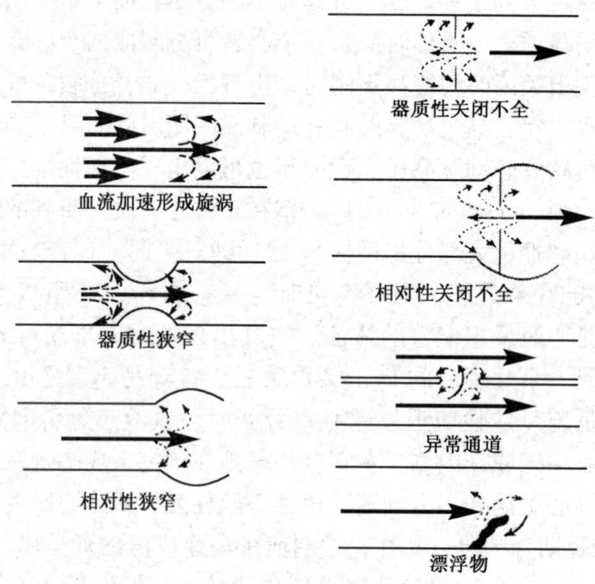

图4－15 杂音产生的机制示意图

①最响部位和传导方向：杂音在某瓣膜听诊区最响则提示该瓣膜有病变。杂音的传导方向都有一定规律，如二尖瓣关闭不全的杂音向左腋下传导，主动脉瓣狭窄的杂音向颈部传导。

②心动周期中的时期：不同时期的杂音反映不同的病变。可分为收缩期杂音、舒张期杂音、连续性杂音、收缩期及舒张期均出现但不连续则称双期杂音。还可根据杂音在收缩期或舒张期出现的早晚而进一步分为早期、中期、晚期或全期杂音。一般舒张期杂音和连续性杂音均为病理性器质性杂音，而收缩期杂音则有器质性和功能性两种可能。

③性质：由于杂音的不同频率而表现出音色与音调的不同。一般而言，功能性杂音较柔和，器质性杂音较粗糙。临床上可根据杂音的性质，推断不同的病变。

④强度与形态：即杂音的响度及其在心动周期中的变化。强度一般采用 Levine 6 级分级法，主要指收缩期杂音，对舒张期杂音的分级也可采用此标准，亦可分为轻、中、重三级（表4－3）。

表4－3 杂音强度分级

级别	响度	听诊特点	震颤
1	最轻	很弱，需在安静环境下仔细听诊才能听到易被忽略	无
2	轻度	较易听到，不太响亮	无
3	中度	明显的杂音，较响亮	无或可能有
4	响亮	杂音响亮	有
5	很响	杂音很强，且向四周甚至背部传导，但听诊器离开胸壁即听不到	明显
6	最响	杂音震耳，即使听诊器离胸壁一定距离也能听到	强烈

杂音分级的记录方法：杂音级别为分子，6 为分母；如响度为 2 级的杂音则记为 2/6级杂音。一般认为 3/6 级或以上的杂音多为器质性病变。

⑤体位、呼吸和运动对杂音的影响：左侧卧位可使二尖瓣狭窄的舒张期隆隆样杂音更明显；深吸气使三尖瓣和肺动脉瓣狭窄和关闭不全的杂音增强；运动后在一定心率范围内使杂音增强。

3）杂音的临床意义：根据产生杂音的部位有无器质性病变可区分为器质性杂音与功能性杂音。功能性杂音包括无害性杂音、生理性杂音以及有临床病理意义的相对性关闭不全或狭窄引起的杂音；相对性关闭不全或狭窄引起的杂音局部无器质性病变，它与器质性杂音又可合称为病理性杂音。功能性杂音多见于收缩期，生理性与器质性杂音的鉴别见表 4－4。

表 4－4　收缩期生理性与器质性杂音的鉴别要点

鉴别点	生理性	器质性
年龄	儿童、青少年多见	不定
部位	肺动脉瓣区和（或）心尖区	不定
性质	柔和，吹风样	粗糙，吹风样，常呈高调
持续时间	短促	较长，常为全收缩期
强度	一般为 3/6 级以下	常在 3/6 级以上
震颤	无	3/6 级以上常伴有
传导	局限，传导不远	沿血流方向传导较远而广

4）杂音出现的时期和部位：

①收缩期杂音

二尖瓣区：a. 功能性：见于运动、发热、贫血、妊娠与甲状腺功能亢进等。b. 相对性：见于左心增大引起的二尖瓣相对性关闭不全，如高血压性心脏病、冠心病、贫血性心脏病和扩张型心肌病等。c. 器质性：主要见于风湿性二尖瓣关闭不全、二尖瓣脱垂综合征等。

主动脉瓣区：a. 器质性：见于主动脉瓣狭窄。杂音为喷射性，响亮而粗糙，向颈部传导，常伴有震颤，且 A_2减弱。b. 相对性：见于升主动脉扩张，如高血压和主动脉粥样硬化。杂音柔和，常有 A_2亢进。

肺动脉瓣区：a. 生理性：多见于青少年及儿童。b. 相对性：见于肺淤血或肺动脉高压导致肺动脉扩张产生的肺动脉瓣相对狭窄。c. 器质性：见于肺动脉瓣狭窄。

三尖瓣区：a. 相对性：多见于右心室扩大的病人如二尖瓣狭窄伴右心衰竭、肺心病心衰。b. 器质性：极少见。

其他部位：常见的有胸骨左缘第 3、4 肋间响亮而粗糙的收缩期杂音伴震颤，提示室间隔缺损或肥厚型梗阻性心肌病。

②舒张期杂音：

二尖瓣区：a. 器质性：见于风湿性二尖瓣狭窄。b. 相对性：主要见于较重度主动脉瓣关闭不全，导致左室舒张容量负荷过高，使二尖瓣基本处于半关闭状态，呈现相对狭窄而产生杂音，称 Austin Flint 杂音。与器质性二尖瓣狭窄的杂音鉴别见表 4－5。

表 4－5 二尖瓣器质性与相对性狭窄杂音的鉴别

	器质性	相对性
杂音特点	粗糙，呈递增型，为舒张中晚期杂音，常伴震颤	柔和，递减型，为舒张早期杂音，无震颤
拍击性 S_1	常有	无
开瓣音	可有	无
心房颤动	常有	无
X 线心影	呈二尖瓣型，右室、左房增大	呈主动脉型，左室增大

主动脉瓣区：可见于各种原因的主动脉瓣关闭不全。杂音呈舒张早期开始的递减型柔和叹气样的特点，常向胸骨左缘及心尖传导，于前倾坐位、主动脉瓣第二听诊区最清楚。

肺动脉瓣区：多见于肺动脉扩张导致相对性关闭不全。杂音呈递减型、吹风样、柔和常合并 P_2 亢进，称 Graham 杂音。常见于二尖瓣狭窄伴明显肺动脉高压。

三尖瓣区：见于三尖瓣狭窄，极少见。

③连续性杂音：常见于先天性心脏病动脉导管未闭。杂音粗糙、响亮似机器转动样，持续于整个收缩与舒张期，其间不中断。在胸骨左缘第 2 肋间稍外侧，常伴有震颤。

（7）心包摩擦音　指脏层与壁层心包由于生物性或理化因素致纤维蛋白沉积而粗糙，以致在心脏搏动时产生摩擦而出现的声音。音质粗糙、音调高、搔抓样、很近耳，与心搏一致。发生在收缩期与舒张期，屏气时仍存在。见于各种感染性心包炎，也可见于风湿性病变、急性心肌梗死、尿毒症、系统性红斑狼疮等。

五、血管检查

（一）脉搏

1. 脉率　正常人脉率为 60～100 次/min，婴幼儿、儿童较快，老年人较慢。心房颤动或频发期前收缩时，脉率可少于心率，称脉搏短绌。

2. 脉律　正常人脉律规则，少数可出现窦性心律不齐。心房颤动、期前收缩、房室传导阻滞时，脉律不规则。

3. 紧张度与动脉壁状态　脉搏的紧张度与血压高低有关。检查时发现桡动脉硬而缺乏弹性似条索状或结节状，提示动脉硬化。

4. 强弱　脉搏增强且振幅大，称洪脉。见于高热、甲状腺功能亢进症、主动脉瓣关闭不全等。脉搏减弱而振幅低，称细脉。见于心力衰竭、主动脉瓣狭窄与休克等。

5. 脉波　①正常脉波：由升支（叩击波）、波峰（潮波）和降支（重搏波）三部分组成。②水冲脉（water hammer pulse）：脉搏骤起骤落，犹如潮水涨落。见于主动脉瓣关闭不全、甲状腺功能亢进症、先天性心脏病动脉导管未闭和严重贫血。③迟脉（pulse tardus）：升支上升缓慢，波幅低，波顶平宽，降支也慢。见于主动脉瓣狭窄。④重搏脉（dicrotic pulse）：重搏波增大，使一次心搏引起的脉波似 2 次。见于肥厚型梗阻性心肌病及长期发热使外周血管紧张度降低患者。⑤交替脉（pulsus alternans）：节律规则而强弱交替的脉搏。常见于高血压心脏病、急性心肌梗死和主动脉瓣关闭不全。⑥奇脉（paradoxical pulse）：吸气时脉搏减弱，甚至不能扪及，又称“吸停脉”，见于心包压塞或心包缩窄。⑦无脉（pulseless）：即脉搏消失。见于严重休克及多发性大动脉炎。

（二）血压

通常是指动脉血压或体循环血压（systemic blood pressure，BP），是重要的生命体征。

1. 测量方法　血压测定方法：①直接测压法：即经皮穿刺将导管有周围动脉送至主动脉，导管末端接监护测压系统，自动显示血压值。②间接测压法：即袖带加压法，以血压计测量。

Korotkoff 5 期法：听到动脉搏动声第一响时的血压值为收缩压（第 1 期），随后声音逐渐加强为第 2 期，继而出现柔和吹风样杂音为第 3 期，再后音调突然变低钝为第 4 期，最终声音消失即达第 5 期。声音消失时的血压值即舒张压。收缩压与舒张压之差值为脉压，舒张压加 1/3 脉压为平均动脉压。

2. 血压标准　见表 4－6。

表 4－6　血压水平的定义和分类（18 岁以上成人）

类别	收缩压（mmHg）	舒张压（mmHg）
理想血压	< 120	< 80
正常血压	< 130	< 85
正常高值	130～139	85～89
1 级高血压（“轻度”）	140～159	90～99
亚组：临界高血压	140～149	90～94
2 级高血压（“中度”）	160～179	100～109
3 级高血压（“重度”）	≥ 180	≥ 110
单纯收缩期高血压	> 140	< 90
亚组：临界收缩期高血压	140～149	< 90

注：1mmHg≈0.133kPa

3. 血压变动的临床意义

（1）高血压　采取用标准测量方法，至少 3 次非同日血压值达到或超过 140/90mmHg，或仅舒张压达到标准，即可认为有高血压。高血压绝大多数是原发性高血压，<5% 为继发性高血压。

（2）低血压　凡血压低于 90/60～50mmHg 时称低血压。见于休克、心肌梗死、急性心脏压塞等。

（3）双侧上肢血压差别显著　双上肢血压差别超过 10mmHg 以上。见于多发性大动脉炎或先天性动脉畸形等。

（4）上下肢血压差异常　正常下肢血压高于上肢血压达 20～40mmHg，如下肢血压低于上肢见于主动脉缩窄，胸腹主动脉型大动脉炎等。

（5）脉压改变 当脉压>40mmHg，为脉压增大。见于甲状腺功能亢进，主动脉瓣关闭不全等。若脉压<30mmHg，则为脉压减小，见于主动脉瓣狭窄，心包积液及严重衰竭病人。

4. 动态血压监测 正常参考标准为24h平均血压<130/80mmHg；白昼平均<135/85 mmHg；夜间平均<125/75mmHg。白昼血压有两个高峰，上午8:00~10:00，下午4:00~6:00，夜间血压较白昼下降>10%称杓型，为正常昼夜节律。

（三）血管杂管及周围血管征

1. 静脉杂音 颈静脉营营声属无害性杂音，肝硬化门静脉高压引起腹壁静脉曲张时，可在脐周或上腹部闻及连续性静脉营营声。

2. 动脉杂音 甲状腺功能亢进症时甲状腺侧叶可闻及连续性动脉杂音；多发性大动脉炎的狭窄病变部位可听到收缩期杂音；肾动脉狭窄时在上腹部或腰背部闻及收缩期杂音；肺内动静脉瘘在胸部相应部位有连续性杂音；冠状动静脉瘘则在心前区出现表浅柔和的连续性杂音或双期杂音。

3. 周围血管征 主要见于主动脉瓣关闭不全、甲状腺功能亢进症、严重贫血等。包括：①水冲脉。②枪击音（pistol shot sound）：于股动脉或肱动脉处听取有如短促枪击声音。③Duroziez双重杂音：于上述部位，加压胸件，则于收缩期和舒张期听到双期吹风样杂音。④毛细血管搏动征（capillary pulsation）：轻压指甲末端或以玻片轻压口唇，可见红白交界面随心搏动红白交替闪动。

第五节 腹 部

腹部的范围上起横膈，下至骨盆，前面及侧面为腹壁，后面为脊柱及腰肌。腹腔脏器很多，与消化、泌尿、内分泌、血液、心血管各系统均有关联。腹部体检中以触诊为主，而触诊中又以脏器触诊为最重要。

一、体表标志及分区

1. 体表标志 检查腹部必须首先熟悉腹部脏器的部位及其在体表的投影。为了准确描写和记录脏器及病变的位置，常需要借助一些体表的天然标志，并将腹部作适当的分区。常用体表标志如下（图4-16）：

（1）肋弓下缘 由第8~10肋软骨构成，其下缘为体表腹部上界，常用于腹部分区及肝脾测量。

（2）腹上角（胸骨下角）为两侧肋弓的交角、剑突根部，用于判断体形及肝脏测量。

（3）脐 为腹部中心，平腰椎3~4之间，为腹部四区分法及腰椎穿刺的标志。

（4）髂前上棘 髂嵴前方突出点，为腹部九区分发标志及常用骨髓穿刺部位。

（5）腹直肌外缘 相当于锁骨中线的延续，常为手术切口为止，右侧腹直肌外缘与肋弓下缘交界处为胆囊点。

(6) 腹中线(腹白线) 为前正中线的延续,腹部四区分法的垂直线,此处易有白线疝。

(7) 腹股沟韧带 两侧腹股沟韧带与耻骨联合上缘共同构成腹部体表的下界,此处为寻找股动、静脉标志,并为腹股沟疝的通过部位(腹股沟管或腹股沟三角)。

(8) 肋脊角 背部两侧第12肋骨与脊柱的交角,为检查肾脏叩痛位置。

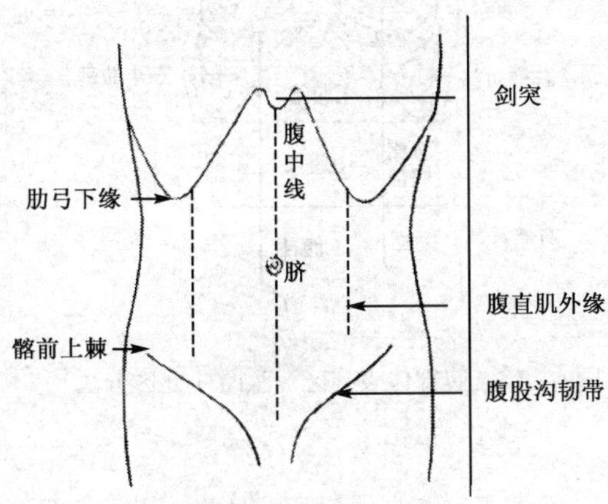

图4-16 腹部前面体表标志示意图

2. 腹部分区

(1) 四区法 即十字型法,以脐为中心划一水平线和一垂直线,两线相交,把腹部分成四区(图4-17)。

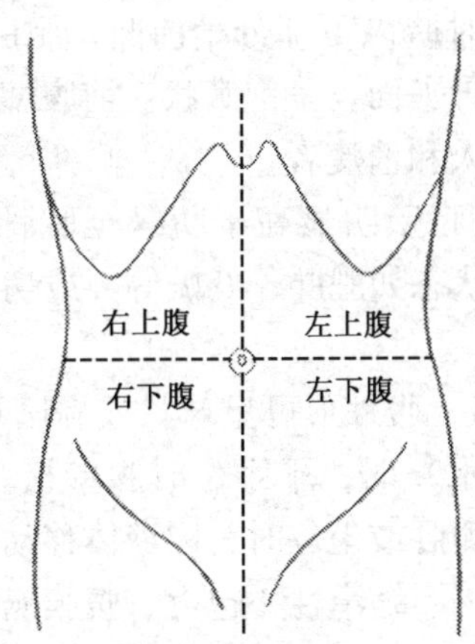

图4-17 腹部体表分区示意图(四区分法)

(2) 九区法 用两条水平线和两条垂直线将腹部分成九个区,上水平线为两侧肋弓下缘最低点的连线;下水平线为两侧髂前上棘的连线;左、右两条垂直是在髂前上棘至腹正中线的水平线的中点上所作的垂直线。这四条线相交将腹部分成九个区

（图4－18）。

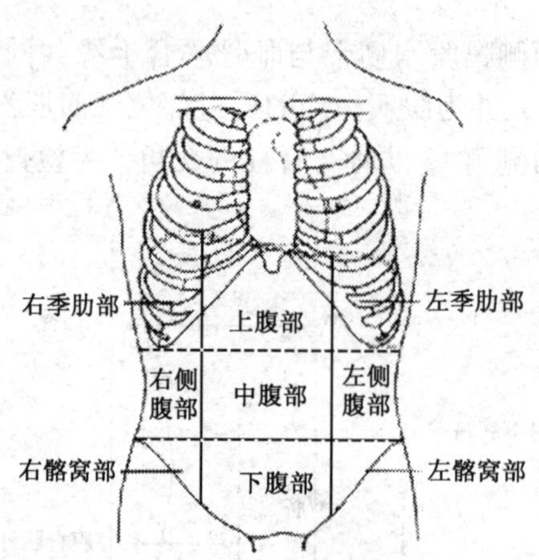

图4－18 腹部体表分区示意图（九区分法）

二、视诊

腹部视诊的主要内容有腹部外形、呼吸运动、腹壁静脉、胃肠型及蠕动波，以及腹部的皮疹、疝和腹纹等。

1. *腹部外形* 应注意腹部是否对称、有无膨隆或凹陷，以及局部隆起等，有腹水或腹部包块时，还应测量腹围的大小。

健康正力型成年人平卧位时，腹部两侧对称，前腹面大致处于肋缘至耻骨联合平面或略低，称为腹部平坦，坐位时脐以下部分稍前凸，肥胖者及小儿（尤其饱餐后）腹部外形较圆，可高于肋缘及耻骨平面，呈饱满状。前腹壁稍内凹，低于肋缘至耻骨的水平面，呈低平状，多见于老年人和消瘦者。

（1）腹部膨隆 平卧时前腹壁明显高于肋缘至耻骨联合平面，称腹部膨隆（abdominal distension），可因生理状态如肥胖、妊娠等，或病理状况如腹水、巨大肿瘤等引起，因情况不同又可表现为：

1）全腹膨隆 弥漫性膨隆，腹外形可呈球状或扁圆形，常见于下列情况：①腹腔积液：腹腔内有大量积液（腹水）时，平卧位时腹壁松弛，液体下沉于腹腔两侧，致腹部呈扁而宽状，称为蛙腹。侧卧或坐位时，因液体移动而使下侧腹部膨出。常见于肝硬化腹增多，亦可见于心力衰竭、缩窄性心包炎、腹膜癌转移、肾病综合征和结核性腹膜炎等。后者因有腹膜炎症，腹肌紧张，故腹部常呈尖凸型，称为尖腹（apical belly）。为了动态观察腹水的增减，应定期测量腹围大小，方法是取平卧位，空腹及排尿后，用软尺测量经脐绕腹部一周测得的周长。每次测量腹围均须在同样条件下进行。②腹内积气：见于各种原因引起的肠梗阻或肠麻痹。③腹内巨大包块：如足月妊娠、巨大卵巢囊肿、畸胎瘤等。

2）局部膨隆：见于腹内有增大的脏器、肿瘤、炎症性包块、胃或肠胀气，以及腹壁上的肿物和疝等。视诊时应注意膨隆的部位、外形，是否随呼吸或随体位改变，有无搏动等。

(2) 腹部凹陷 仰卧位前腹壁明显低于肋缘至耻骨联合的水平面，称腹部凹陷(abdominal retraction)。全腹凹陷见于消瘦、脱水、恶病质等。严重时前腹壁凹陷几乎贴近脊柱，肋弓，髂嵴和耻骨联合显露，腹外形呈舟状，称舟状腹（scaphoid abdomen)。局部凹陷较少见，多由于手术后腹壁瘢痕收缩所致。

2. 呼吸运动 正常人可以见到呼吸时腹壁上下起伏，即为呼吸运动。男性及小儿以腹式呼吸为主，成年女性则以胸式呼吸为主，腹壁起伏不明显。当腹膜炎症、腹水、急性腹痛、腹腔内巨大肿物或妊娠时，腹式呼吸减弱或消失。腹式呼吸增强不多见，常为癔症性呼吸或胸腔疾病。

3. 腹壁静脉 正常人腹壁皮下静脉一般不显露，在较瘦和皮肤白皙的人才隐约可见，皮肤较薄而松弛的老年人可见静脉暴露于皮肤，但常为较直条纹，并不迂曲，仍属正常。腹壁静脉曲张（或扩张）常见于门静脉高压致循环障碍或上、下腔静脉回流受阻而有侧肢循环形成时，此时腹壁静脉可而易见或迂曲变粗，称为腹壁静脉曲张。

检查腹壁曲张静脉的血流方向，有利于判定静脉阻塞的部位。正常时，脐水平线以上的腹壁静脉自下向上经胸壁静脉和腋静脉而进入上腔静脉，脐水平以下的腹壁静脉自上向下经大隐静脉流入下腔静脉。门静脉阻塞有门脉高压时，曲张的静脉常以脐为中心向四周伸展，如水母头（caput medusae)，常在此处听到静脉血管杂音。血流经脐静脉脐孔而入腹壁浅静脉流向四方（图4－19)。下腔静脉阻塞时，曲张的静脉大都分布在腹壁两侧，有时在臀部及股部外侧，脐以下的腹壁浅静脉血流方也转向上（图4－20)。上腔静脉阻塞时，上腹壁或胸壁的浅静脉曲张血流均转向下方。

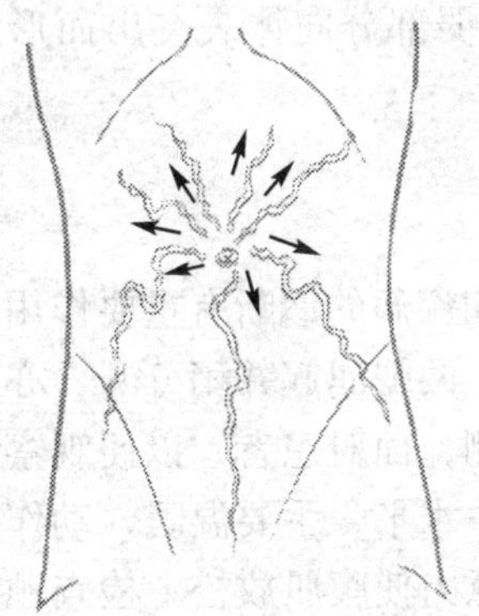

图4－19 门静脉高压时腹壁浅静脉血流方向

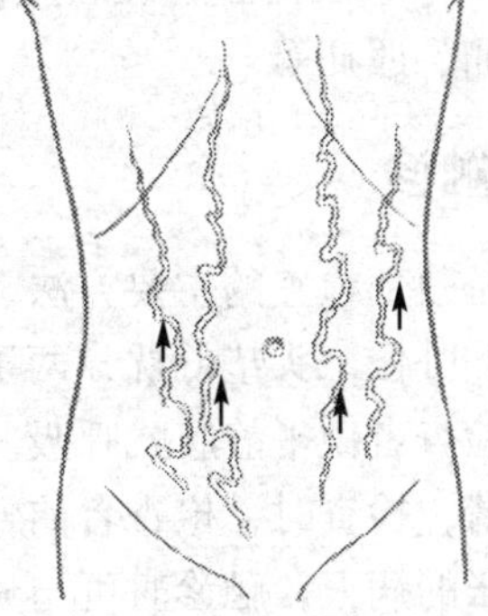

图4－20 下腔静脉梗阻时腹壁浅静脉血流方向

检查血流方向的方法为：选择一段没有分支的腹壁静脉，检查者将手食指和中指并拢压在静脉上，然后一只手指紧压静脉向外滑动，挤出该段静脉内血液，至一定距离放松该手指，另一手指紧压不动，观察静脉是否迅速充盈，再同法放松另一手指，即可看出血流方向（图4－21)。

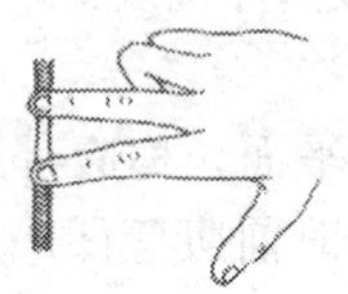
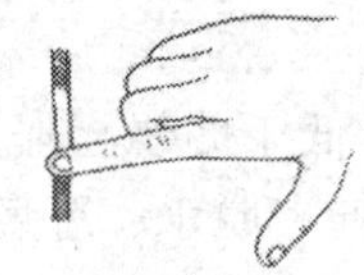
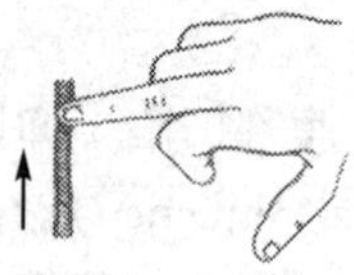

图4-21 检查静脉血流方向手法示意图

4. *胃肠型及蠕动波* 正常人腹部一般看不到胃和肠的轮廓及蠕动波形。当胃肠道梗阻时，梗阻上端的胃肠道，由于胀气膨隆，可见到胃型或肠型，同时伴有该部位的蠕动加强，可以看到蠕动波（peristalsis）。

5. *腹壁皮肤* 检查腹壁皮肤的颜色、弹性及水肿，注意有无苍白、发红、黄染，有无脱水外，还检查下列内容：

（1）皮疹 见于发疹性高热疾病，药疹及某些传染病的皮疹、伤寒的玫瑰疹多最早见于腹壁皮肤。

（2）色素 正常腹壁皮肤颜色较暴露位稍淡，腹部和腰部出现不规则的斑片状色素沉着，见于多发性神经纤维瘤。脐周围发蓝为腹腔内大出血的现象，称 Cullen 征，也可见于急性胰腺炎，偶见于异位妊娠破裂或脐部子宫内膜异位症者月经期。

（3）腹纹 多分布于下腹部。肥胖者和高度水肿的病人，腹壁出现白色纵形条纹称腹纹，系真皮层弹力纤维断裂所致，经产妇腹部常有纵行的条纹，称妊娠纹。肾上腺皮质功能亢进病人，下腹部、股外侧、臀部和肩部出现紫红色纵形条纹，称紫纹，多为对称性。

（4）瘢痕 腹部瘢痕多为外伤、手术或皮肤感染的遗迹，有时对诊断很有帮助。

（5）疝 腹腔内容物经腹壁或骨盆壁的间隙或薄弱部分向体表突出而形成，如脐疝、腹壁疝、股疝等。

三、触诊

触诊是腹部检查的主要方法，对腹部体征的认知和疾病的诊断有重要作用。触诊时一般采用仰卧位，头垫低枕，两手自然放于躯干两侧，两腿屈起并稍分开，亦使腹肌松弛，嘱被检查者做平静腹式呼吸。检查者站在患者右侧，面对患者，以便观察患者有无疼痛等表情，检查时，检查者前臂应与腹部表面在同一水平，手要温暖，动作轻柔。对于精神紧张的病人，触诊时可与病人谈话，转移其注意力使腹肌放松。检查顺序应结合问诊，从健康部位开始，逐渐移向病变区域，一般常规体检先从左下腹开始，循逆时针方向，由下而上，先左后右，由浅入深，将腹部各区仔细进行触诊，并注意比较病变区与健康部位。

触诊内容主要检查腹壁紧张度、压痛和反跳痛、脏器触诊、腹部包块、液波震颤以及振水音等。

（一）腹壁紧张度

正常人腹壁有一定张力，但触之柔软，较易压陷，称腹壁柔软。某些病理情况可使全腹或局部紧张度增加或减弱。

1. *腹壁紧张度增加* 全腹壁紧张可见于腹腔内容物增加如肠胀气或气腹，腹腔内大量腹水者，触诊腹部张力增大，但无肌痉挛，无压痛。急性胃肠道穿孔或脏器破裂所致的急性弥漫性腹膜炎，腹膜刺激而引起腹肌痉挛，腹壁常有明显紧张，甚至强直硬如木板，称板状腹。结核性腹膜炎时，腹壁柔韧而具抵抗力，不易压陷，称揉面感。局限性腹肌紧张多系脏器炎症及局限性腹膜炎所致，如右下腹肌紧张多见于急性阑尾炎。

2. *腹壁紧张度减低* 按压时腹壁松软无力，失去弹性，多因腹肌张力降低或消失所致，见于慢性消耗性疾病或大量放腹水后，亦见于老年体弱或经产妇者。腹壁紧张度消失，见于脊髓损伤所致腹肌瘫痪和重症肌无力等。

（二）压痛及反跳痛

正常腹部触诊时不引起疼痛，重按时仅有一种压迫感。腹部压痛的部位多表示所在内脏器官或腹膜有病变存在，如炎症、结核、结石、肿瘤等病变均引起压痛。全腹压痛见于弥漫性腹膜炎，局限性压痛见于局限性腹膜炎或局部脏器的病变。明确而固定的压痛点，是诊断某些疾病的重要依据，如右髂前上棘与脐连线中、外 1/3 交界处的 McBurney 点压痛多考虑阑尾炎，右锁骨中线与肋缘交界处的胆囊点压痛标志胆囊的病变。

当医师用手触诊腹部出现压痛后手指可于原处稍停片刻，使压痛感觉趋于稳定，然后迅速将手抬起，如此时患者感觉腹痛骤然加重，并常伴有痛苦表情或呻吟，称为反跳痛（rebound tenderness），表示炎症已波及腹膜壁层。临床上将腹肌紧张、压痛及反跳统称为腹膜刺激征，是急性腹膜炎的体征。

（三）脏器触诊

1. *肝脏触诊* 可用单手或双手触诊法。

（1）单手触诊法 将右手四指并拢掌，使手指的方向与右肋缘平行，或以示指、中指之尖的连线与右肋弓缘平行，从右锁骨中线的延长线上，自脐水平以下开始，逐步向上移动右手，触诊时，嘱病人作均匀而较深的腹式呼吸，触诊的手法应与呼吸运动密切配合，呼气时，腹壁松弛下陷，右手逐渐向腹部加压；吸气时，腹壁隆起，右手随腹壁缓慢被动抬起，但不要离开腹壁且稍加压力，此时，由于膈肌下降，而将肝下缘推向下方，恰好右手缓慢抬起且稍向前上方加压，便与肝下缘相遇，肝自手指下滑过；若未触及时，则可逐渐向上移动，每次移动不超过 1cm，一直到右肋缘下，并沿右肋缘向外及剑突触诊，以了解全部肝下缘的情况。

（2）双手触诊法 在单手触诊的基础上，将左手掌与四指平放于病人右腰部后方，拇指张开，置于肋部，右手下压时，左手向前托起肝脏便于右手触诊。

触及肝脏时，应详细描述其大小、质地、表面状态与边缘、压痛、搏动、肝区摩擦感与震颤等。

1）大小：正常成人的肝脏一般摸不到，但腹壁松软或体瘦的人，当深吸气时在右肋缘下可触及肝脏约 1cm 以内；剑突下多在 3cm 以内，质软，表面光滑，无压痛。肝下缘超过上述标准，可能是肝肿大，也可能是肝下移，要结合肝上界的位置，如肝上界正常或升高，则提示肝肿大，若肝上界相应降低，则为肝下移，例如肺气肿、右侧胸腔积液及腹壁松弛、内脏下垂等所致的肝下移。肝肿大可分为弥漫性或局限性，弥漫性肝肿大常见于肝炎、肝淤血、血吸虫病等。局限性肝肿大见于肝脓肿、肝肿瘤、肝囊肿等。肝脏缩小见于急性或亚急性坏死，晚期肝硬化。

肝下缘记录方法　平静呼吸时，测量右锁骨中线与右肋缘交点至肝下缘或剑突至肝下缘的垂直距离，以厘米表示。在右肋缘下触到的是肝右叶，剑突下触到的肝左叶。

2）质地：一般将肝脏质地分为三个等级：质软，如触及嘴唇样感觉；质韧，如触鼻尖；质硬，如触额部。正常肝脏质地柔软，急性肝炎质地稍韧；慢性肝炎、肝淤血质中等硬；肝硬化质硬；肝癌质最坚硬；肝脓肿或肝囊肿有液体时呈囊性感，大而表浅者可能触到波动感（fluctuation）。

3）表面状态和边缘：正常肝脏表现光滑；肝硬化时表面可略不平，有时可触及小结节；肝表面高低不平，有结节样隆起、见于肝癌、多囊肝；若肝表面呈大块状隆起，见于巨块型肝癌、肝脓肿、肝包虫病。正常肝脏边缘整齐，且厚薄一致；充血性肝肿大边缘圆钝；肝癌时边缘不规则。

4）压痛：正常肝脏无压痛，当肝包膜有炎症反应或肝肿大使肝包膜张力增加，则肝区有压痛。轻度弥漫性压痛见于急性肝炎、肝淤血，局限性明显压痛见于较表浅的肝脓肿。

5）搏动：正常肝脏以及因炎症、肿瘤等原因导致肝肿大均无搏动。三尖瓣关闭不全或罕见的肝动脉瘤时，肝脏表面可触及扩张性搏动，当较大的腹主动脉瘤时，肝脏可有传导性搏动，前者向四周扩散，后者只向一个方向传导。

当右心功能不全引起肝淤血肿大时，用力压迫肝脏，使颈静脉怒张更明显，称为肝颈静脉回流征阳性。

6）肝区摩擦感：检查时将右手的掌面轻贴于肝区，让患者做腹式呼吸动作。正常时掌下无摩擦感。肝周围炎时，可触及肝区摩擦感。

7）肝震颤：检查时要用浮沉触诊法。当手指压下时，如感到一种微细的震动感，称为肝震颤（liver thrill），见于肝包虫病。

2. 脾触诊　脾脏明显肿大而位置又较表浅时，用浅部触诊法即可以触到。若脾脏位置较深或腹壁较厚，则用双手触诊法。病人仰卧，医生左手掌平放于病人左腰部第7～10肋处，试将脾脏从后向前托起。右手掌平放于左侧腹部，与肋弓成垂直方向，自下而上随病人的腹式呼吸进行触诊检查。脾脏轻度肿大而仰卧位不易触到时可嘱病人改用右侧卧位检查。大量腹水时用冲击法检查。

正常脾脏不能触及，内脏下垂、左侧胸腔大量积液或气胸时膈下降，可使脾向下移位而被触及，除此之外，若能触及脾脏则提示脾肿大。测量方法：脾脏肿大不超过脐水平时，可沿左锁骨中线测量肋下缘至脾下缘的距离（以厘米表示）；脾肿大的测量方法有以下几种（图4－22）：

第Ⅰ测量（又称甲乙线），测量左锁骨中线与左肋弓交叉点至脾下缘的距离。第Ⅱ测量（又称甲丙线），测量左锁骨中线与左肋弓交叉点至脾脏最远点的距离。第Ⅲ测量（又称丁戊线），指脾右缘与前正中线的距离，超过正中线以“＋”号表示，未超过则以“－”号表示。

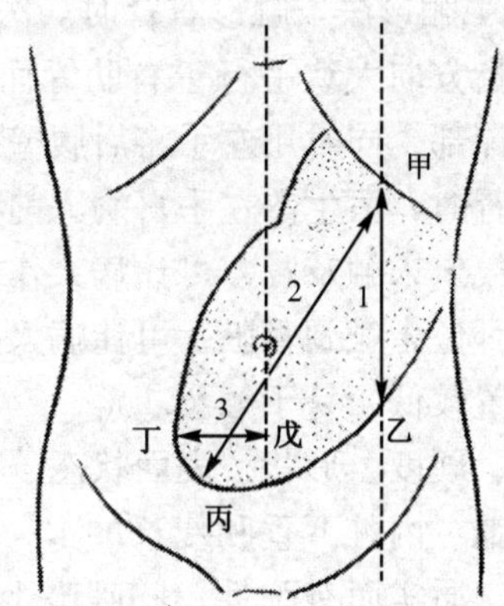

图4－22　脾肿大测量法

临床上常将肿大的脾脏分为轻、中、高三度。深吸气时，脾缘不超过肋下2cm为轻度肿大；超过2cm至脐水平线以上为中度肿大；超过脐水平线或前正中线则为高度肿大，即巨脾。

触到脾后除应注意大小外，还要注意它的质地、表面情况，有无压痛及摩擦感等。这些常可提示引起脾肿大的某些原因。

脾脏轻度肿大见于急慢性肝炎、伤寒、血行播散性肺结核、败血症、感染性心内膜炎等；中度肿大见于肝硬化、白血病、淋巴瘤等；高度肿大见于慢性粒细胞白血病、慢性疟疾，骨髓纤维化等。

3. 胆囊触诊　用单手滑行触诊法。正常胆囊不能触到。胆囊肿大时，在右肋弓与腹直外缘交界处可触到一梨形或卵圆形，张力较高的随呼吸上下移动的肿块，质地视病变性质而定。如胆囊肿大，有囊性感且压痛明显者，见于急性胆囊炎；胆囊肿大有囊性感而无压痛者，见于壶腹周围癌；如胆囊肿大，有实体感者，见于胆囊结石或胆囊癌。

胆囊触痛检查方法：医生将左手掌平放在病人的右肋，拇指放在胆囊点用中等压力按压腹壁，然后嘱病人缓慢深呼吸，如果深吸气时胆囊下移，碰到正在加压的手指引起疼痛而突然屏气，则称胆囊触痛征（Murphy征）阳性（图4－23），见于急性胆囊炎。

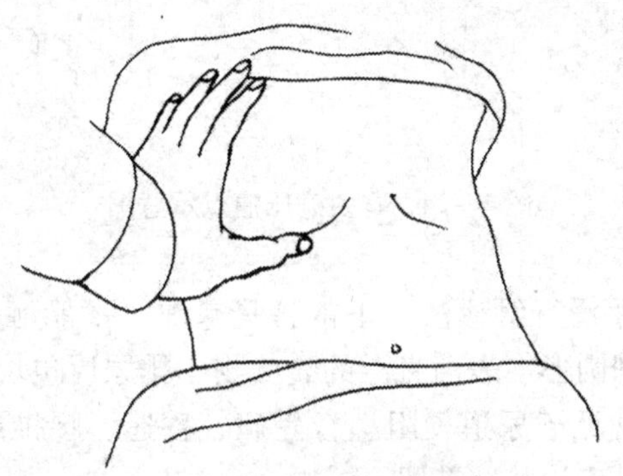

图4－23　Murphy征检查法

4. 肾触诊 触诊肾脏用双手触诊法。触诊右肾时。医生将左手托住病人的右腰部，右手掌放平放在右上腹部，手指方向大致平行于右肋缘而稍横向，嘱病人作腹式呼吸，当呼气末，右手逐渐压向腹腔深部，同时用左手将后腹壁推向前方，两手互相配合，即可触及肾脏或肾下极。触诊左肾时，医生的左手自病人前方绕过，左手掌托住病人左侧后腰部，右手同上触诊，如呼气末未触及肾，可让病人作深吸气，使肾脏下降，有时肾脏可从触诊的双手中滑过。若卧位未触到肾脏，可让病人坐位或立位检查，因立位时由于重力和膈肌下降，使肾脏位置较低，易于触及。

触诊肾脏时要注意其大小、硬度、形状、表面状态、有无压痛及活动度。正常人的肾脏一般不能触及，在腹壁松弛、内脏下垂和瘦长的人，深吸气后可能触到右肾下极。正常肾脏表面光滑，边缘圆钝、质实而有弹性，随呼吸上下移动，无压痛而有不适感。如在深吸气时能触到移动度较大的肾脏即为肾下垂。

肾脏肿大的原因见于肾盂积水或积脓、肾肿瘤、多囊肾等。肾盂积水时肾实质柔软有弹性，有时可有波动感；肾肿瘤时表面不平，质地坚硬。

肾和尿路有炎症疾患时，常在一些部位出现压痛点：①季肋点：第 10 肋骨前端；②上输尿管点：在脐水平线上腹直肌外缘；③中输尿管点：两侧髂前上棘连线与通过耻骨结节点作垂直线的相交点；④肋脊点：脊椎与第十二肋骨交角的顶点，又称肋脊角；⑤肋腰点：腰肌外缘与第十二肋骨的交界顶点，又称肋腰角。肾周围脓肿或肾盂肾炎时，肋脊点和肋腰点有压痛，输尿管结石、结核或化脓性炎症时，可于上、中输尿管点出现压痛（图 4－24）。

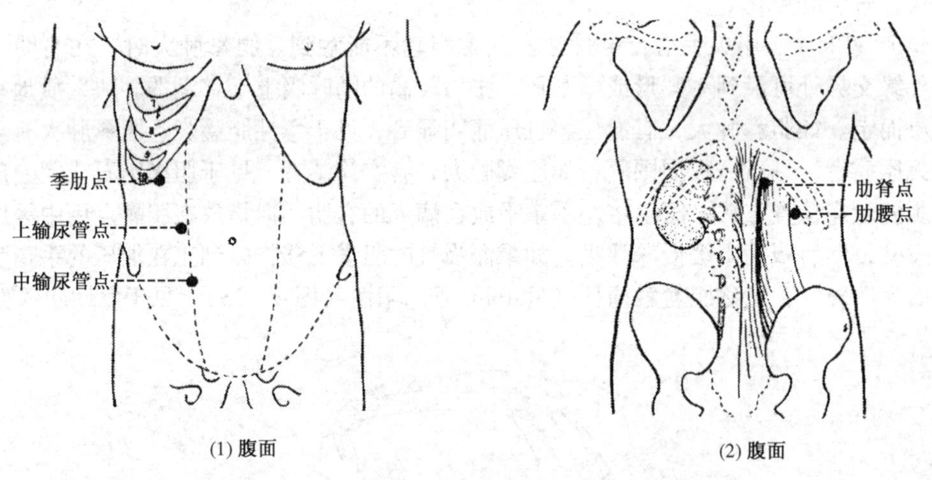

图 4－24 肾疾病压痛点示意图

5. 膀胱触诊 用单手滑行触诊法。正常膀胱空虚时不能触到。当膀胱积尿而充盈时，在下腹正中部可触到圆形、表面光滑的囊状物、排尿后包块消失，此点可与腹部其他包块相鉴别。尿潴留常见于尿道梗阻、脊髓病、昏迷、腰椎或骶椎麻醉及手术后病人。导尿后肿块消失即可确诊膀胱潴留。

6. 胰腺触诊　位于腹膜后，正常胰腺不能触及。当胰腺肿瘤或胰腺囊肿发展到相当大时，在上腹部和左季肋部用深部触诊法才能触到，当胰头癌压迫胆总管导致阻塞，使黄疸明显加深，胆囊显著肿大，但无压痛，称 Courvoisier 征。左季肋部或上腹部触到囊性肿物，位置固定，表面光滑，无压痛，多为假性胰腺囊肿。当急性胰腺炎时，上腹及左上腹部有明显压痛，而局部肌紧张较轻。

(四) 腹部包块

腹腔内脏器的肿大或异位、肿瘤、囊肿、脓肿、炎症性肿块及肿大的淋巴结等，均可形成包块。如触到包块要鉴别其来源于何种脏器；是炎症性还是非炎症性；是实质性还是囊性；是良性还是恶性；在腹腔内还是在腹壁上，左下腹包块要注意与粪块鉴别。因此，触诊腹部包块时必须注意下列各点：

1. 位置　包块的位置可根据腹部分区推测包块可能来源于那个脏器，如右腰部触及包块，考虑为右肾下极或升结肠肿块，但也可能为转移性肿瘤，其原发病灶在远处。带蒂的包块或肠系膜、大网膜的包块位置多变。肠管分布区的较大包块，若不伴有肠梗阻现象，多来源于肠系膜、大网膜、腹膜或腹膜后的脏器。

2. 大小　凡触及包块均要用尺测量其上下（纵长）、左右（横径），其大小以厘米记载。明确体积便于动态观察。也可用实物比拟其大小，如鸡蛋、拳头等。如包块大小变异不定，甚至消失，则可能是痉挛的肠曲引起。

3. 形态　要摸清包块的形状如何，轮廓是否清楚，表面是否光滑，有无结节，边缘是否规则，有否切迹等。如触及表面光滑的圆形包块，多提示为膨胀的空腔脏器或良性肿物；触及形态不规则，且表面呈结节形状或凸凹不平，多考虑恶性肿瘤；条索状或管状肿物，且形态多变者，多为蛔虫团或肠套叠；肿大的脾脏内侧可有明显的切迹。

4. 硬度、质地　可区别肿块是囊性的或实质性的。若为囊性包块、其质地柔软，见于囊肿、脓肿，如卵巢囊肿、多囊肾等。实质性包块，其质地柔软、中等硬或坚硬，见于肿瘤、炎性或结核浸润块，坚硬包块多为癌肿，如肝癌、胃癌。

5. 压痛　炎症性包块及部分肿瘤有明显压痛，无压痛的包块多系囊肿。

6. 活动度　如包块随着呼吸上下移动，多为肝、脾、肾、胆等，如包块随体位移动或用手推动者，可能来自胃、肠或肠系膜，移动范围较广且距离较大，见于带蒂的肿物、游走脾、游走肾等。腹腔后肿瘤及炎症性肿块一般无移动性。

四、叩诊

腹部叩诊有直接叩诊和间接叩诊，一般多采用间接叩诊法，因其较为可靠，检查震水音及叩击痛时，也用直接叩诊法，腹部叩诊内容：

1. 腹部叩诊音　正常腹部叩诊除肝、脾区呈浊音或实音外，其余部位均为鼓音。鼓音的程度与胃肠道的气体有直接关系，与液体和固体含量多少有一定影响。胃肠高度胀气、人工气腹和胃肠穿孔时，腹部呈高度鼓音。实质脏器极度肿大、腹腔内肿物或大量腹水时，病变部可出现浊音或实音，鼓音范围缩小，借叩诊可协助鉴别腹部病变的性质。

2. 肝脏叩诊　肝脏是不含气体的实质性脏器，叩诊呈实音。叩诊肝脏上、下界时，一般沿右侧锁骨中线自上而下，叩指用力要适当，勿过轻或过重，当由清音转为浊音时，即为肝上界，相当于肺遮盖的肝顶部，故又称为肝脏相对浊音界；继续向下叩诊由浊音转为实音处，即为肝脏绝对浊音界，相当肺下缘的位置，继续向下叩，由实音转变鼓音处，即为肝下界。正常肝上界在右锁骨中线上第5肋间（肝绝对浊音界比相对浊音界位置低一肋骨），下界位于右肋缘下，肝上界至肝下界之间称肝浊音区，正常成人在9～11cm。

肝浊音界扩大见于肝脓肿、肝癌、肝包虫、肝淤血等；肝浊音界缩小见于暴发性肝炎、肝硬化及胃肠胀气等；肝浊音界消失代之以鼓音，主要见于急性胃肠穿孔、人工气腹。

3. *移动性浊音* 腹腔内有游离液体超过1000ml以上时，病人仰卧位因重力关系液体积于腹部两侧，故该处叩诊呈浊音，腹部中间因肠管内有气体而浮在液面上，故叩诊呈鼓音。当病人侧卧位时，因腹水积于下部而肠管上浮，故下部叩诊为浊音，上部呈鼓音，此种因体位不同而出现浊音区变动的现象，称移动性浊音（shifting dullness）。检查方法：病人先取仰卧位、自脐部向一侧腰部叩诊，当鼓音变为浊音处，让病人转向对侧，而医生的左手中指不离开腹壁，此时浊音如变为鼓音，则为移动性浊音阳性。此为诊断腹水的重要方法。如果腹水量少，可采取胸膝位，使脐部处于最低位，叩脐部，如该部由仰卧位的鼓音转为浊音，则提示有腹水可能。

腹水应与下列情况鉴别：

（1）肠管内有大量液体潴留，病人体位移动，也可出现移动性浊音，但常伴有肠梗阻征象。

（2）巨大卵巢囊肿与腹水鉴别 ①卵巢囊肿与腹水相反，在仰卧时，浊音区在腹中部，鼓音区在腹部两侧。这是由于肠管被卵巢囊肿压挤至两侧腹部所致；②卵巢囊肿浊音不呈移动性；③尺压试验（ruler pressing test）病人仰卧位，医生用一硬尺横置于两髂前上棘连线的腹壁上，用两手将尺下压，若有跳动与心搏动相一致的节奏性跳动，则为卵巢囊肿。因瘤体将腹主动脉冲动导向腹壁所致。如为腹水，则压尺不跳动（图4－25）。

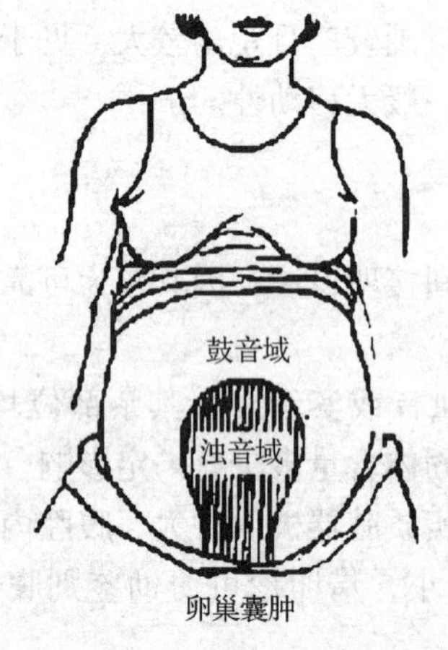

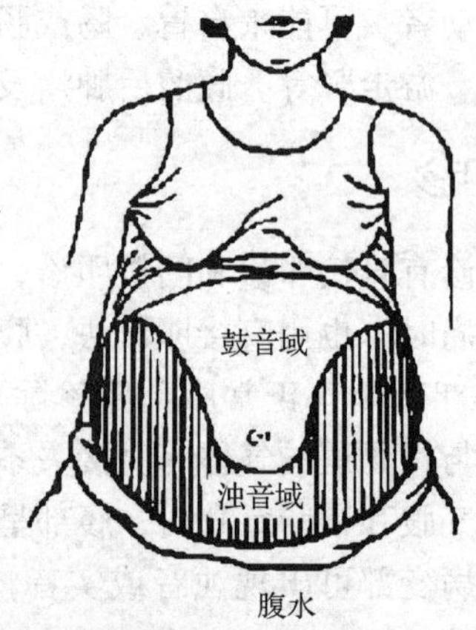

图4－25 卵巢囊肿与腹水叩诊音的鉴别示意图

4. *液波感*（fluid sensation）腹腔内有大量腹水时可出现液波感。检查时让病人仰卧，医生用一手的掌面轻贴于病人的一侧腹壁，用另一手手指叩击对侧腹壁，如有大量腹水，则叩击产生的震水波冲动可借液体传导至对侧腹壁，使贴在腹壁的手掌有一种液体冲击的感觉，称波动感，又称液波震颤。但在腹壁脂肪过多或腹壁比较松弛者，由于腹壁震动也可传至对侧，可让另一个人将一手掌尺侧缘轻压于脐部腹正中线上，即可阻止之（图4-26）。

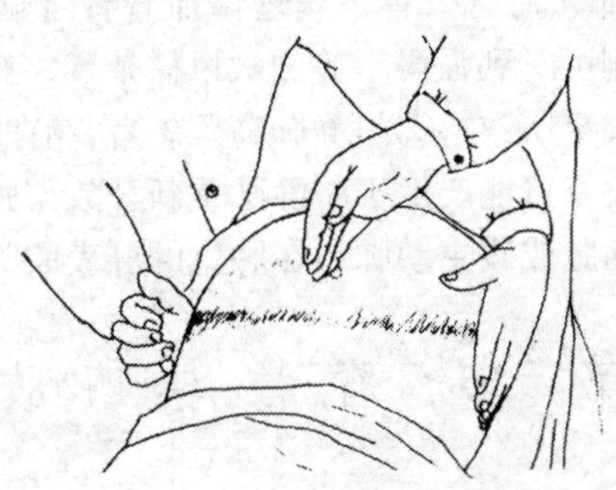

图4-26 液波震颤检查法

5. *脾脏叩诊* 采用轻叩法。病人取仰卧或右侧卧位，沿左腋中线上进行叩诊。正常脾浊音区在左第9~11肋间之间，宽度约为4~7cm，前方不超过腋前线。脾浊音区缩小或消失见于左侧气胸、胃扩张、鼓肠等；脾肿大时，脾浊音区明显扩大。有时在左季肋下触不到脾，而叩诊脾浊音界增大，有助于临床诊断。

6. *膀胱叩诊* 排空的膀胱，位于耻骨联合后方，不能叩及，当其被尿液充盈时，耻骨上方叩诊呈圆形浊音区，妊娠的子宫、子宫肌瘤或卵巢囊肿，在该区也呈浊音、应予鉴别，排尿后浊音区消失，则为膀胱。

7. *胃泡鼓音区（Traube）区* 位于左前胸下部，叩诊呈鼓音，为半圆形鼓音区，其上界为横膈及肺下缘，右界为肝左缘，左界为脾脏，下界为肋弓。正常情况下，胃泡区的大小既与胃内含气量的多少有关，也受邻近器官和组织的影响。当胃扩张、幽门梗阻时，此鼓音区增大；肝、脾肿大、心包积液，左侧胸腔积液时，该鼓音区缩小甚至消失。

8. *叩击痛* 医生用左手手掌平放在某脏器的体表相应部位，右手握拳用尺侧轻叩左手背，如病人感到疼痛即为叩击痛。正常人各脏器无叩击痛，当腹腔内脏器或其周围有病变时，可出现叩击痛，如右季肋叩击痛，见于肝炎、肝脓肿等；胆囊叩击痛为胆囊炎等；肾区叩击痛见于肾炎、肾盂肾炎、肾结核、肾结石及肾周围炎等。

五、听诊

1. *肠鸣音* 当肠蠕动时，肠管内气体和液体随之流动，产生一种断断续续的咕噜声，称肠鸣音。正常情况下，肠鸣音一般每分钟约4~5次。当肠蠕动增加时，肠鸣音每分钟在10次以上，称肠鸣音亢进。其音响亮、高亢，见于急性肠炎、服泻药后、胃肠道大出血或机械性肠梗阻等。肠鸣音减弱或消失，是指持续3～5min以上才听到一次或听不到肠鸣音，见于急性腹膜炎、电解质紊乱或肠麻痹等。

2. 震水音 胃内气体与液体相撞击而发出的声音称震水音（succussion splash）。检查方法：病人取仰卧位，医生用两手摇晃病人上腹部，不用听诊器即可听到震水音。正常人在进食多量的液体后可出现震水音，但若在空腹或饭后6～8h以上仍有震水音，则表示胃内有液体潴留，见于幽门梗阻或胃扩张。

3. 血管杂音 正常腹部无血管杂音。病理性血管音可见于：①肾动脉狭窄时，在上腹部或脐水平正中线两侧可听到强弱不等的吹风样杂音，有时较粗糙，尤其是年轻高血压患者，应考虑肾动脉狭窄所致；②门静脉高压患者，有时可在脐附近或胸骨剑突下部，听到连续性静脉音，此音可能产生于脐静脉重新开放与腹壁静脉形成侧枝循环；肝血管瘤或左叶肝癌压迫肝动脉或腹主动脉，在肿大的肝表面听到连续性血管杂音。

第六节 脊柱与四肢

一、脊柱

脊柱（spine）是支持体重，保持正常的立位及坐位姿势的重要支柱。脊柱的椎管可容纳并保护脊髓。脊柱的病变主要表现为疼痛、姿势或形态异常以及活动度受限等，检查时应注意其弯曲度及有无畸形、活动是否受限、有无压痛及叩击痛。

（一）脊柱弯曲度

1. 生理弯曲度 正常人直立时，脊柱从侧面观察有四个生理弯曲，即颈椎稍向前凸，胸椎稍向后凸，腰椎明显向前凸，骶椎则明显向后凸，似“S”形。脊柱检查可采用立位、坐位或卧位，从背部观察脊柱有无侧弯。检查方法是检查者用手指沿脊椎的棘突尖以适当的压力自上而下的划压皮肤，以观察按压出现的红色压痕是否偏离后正中线。正常人脊柱无侧弯。

2. 病理性变形

（1）脊柱后凸 脊柱过度后弯称为脊柱后凸（kyphosis），也称为驼背（gibbus），多发生于胸段脊柱。脊柱后凸的常见原因有：① 佝偻病：多在小儿或儿童期发病；② 结核病：多在青少年时期发病，病变常在胸椎下段及腰椎。③ 强直性脊柱炎：多见于成年人，脊柱胸段成弧形（或弓形）后凸。④ 脊椎退行性变：多见于老年人，常累及颈椎、腰椎和胸椎等。⑤ 其他：如外伤致脊椎骨折后造成脊柱后凸。

（2）脊柱前凸 脊柱过度向前凸出性弯曲称脊柱前凸（lordosis）。多发生在腰椎部位，病人腹部明显向前突出，臀部明显向后突出，多由于晚期妊娠、大量腹水、腹腔巨大肿瘤、髋关节结核及先天性髋关节后脱位等所致。

（3）脊柱侧凸 脊柱离开后正中线向左或右偏曲称脊柱侧凸（scoliosis）。根据侧凸发生部位不同，分为胸段侧凸、腰段侧凸及胸腰段联合侧凸；亦可根据侧凸的性状分为姿势性侧凸和器质性侧凸。① 姿势性侧凸（posture scoliosis）原因有：儿童发育期坐、立姿势经常不端正；一侧下肢明显短于另一侧；椎间盘突出症；脊髓灰质炎后遗症等。② 器质性侧凸（organic scoliosis）病因有先天性、佝偻病、慢性胸膜肥厚、胸膜粘连及肩部或胸廓的畸形等。

（二）脊柱活动度

1. *正常活动度* 正常人脊柱有一定活动度，但各部位活动范围明显不同。颈、腰椎活动范围最大，胸椎段活动范围较小；骶椎及尾椎几乎无活动性。

检查脊柱的活动度时，应让病人做前屈、后伸、侧弯、旋转等动作，以观察脊柱的活动情况及有无变形。但是，如有外伤骨折或关节脱位时，应避免脊柱活动，以防止损伤脊髓。

2. *活动受限* 脊柱颈椎、腰椎段活动受限常见于：①颈部肌纤维组织炎及颈肌韧带劳损；②椎间盘突出；③腰椎椎管狭窄症；④颈椎、腰椎骨质破坏（结核或肿瘤浸润）；⑤颈椎、腰椎外伤、骨折或关节脱位。

（三）脊柱压痛与叩击痛

1. *压痛* 嘱病人取端坐位，身体稍向前倾。检查者以右手拇指从上而下逐个按压脊椎棘突及椎旁肌肉，正常每个棘突及椎旁肌肉均无压痛。若某一部位有压痛，提示压痛部位的脊椎或肌肉可能有病变或损伤。常见的病变有脊椎结核、椎间盘突出及脊椎外伤或骨折，若椎旁肌肉有压痛，常为腰肌纤维组织炎或劳损。

2. *叩击痛* 脊柱叩击痛的检查方法有两种。

（1）直接叩击法 用手指或叩诊锤直接叩击各椎体的棘突，多用于检查胸椎与腰椎。

（2）间接叩击法 嘱病人取坐位，医师将左手掌置于病人头顶部，右手半握拳以小鱼际肌部位叩击左手背，观察病人有无疼痛。

叩击痛阳性见于脊椎结核、脊椎骨折及椎间盘突出等。叩击痛的部位多提示病变所在。

二、四肢与关节

（一）四肢

1. *形态异常*

（1）匙状甲（koilonychia）又称反甲，其特点为指甲中央凹陷，边缘翘起，指甲变薄、表面粗糙有条纹。常为缺铁或某些氨基酸代谢紊乱所致的营养障碍。多见于缺铁性贫血、高原疾病，偶见于风湿热及甲癣等。

（2）杵状指（趾）（acropachy）手指或足趾末端增生、肥厚，呈杵状膨大，称为杵状指或鼓槌状指（趾）。其特点为末端指（趾）节明显增宽、增厚，指（趾）甲从根部到末端呈拱形隆起，使指（趾）端背面的皮肤与指（趾）甲所构成的基底角等于或大于180°（图4-27）。杵状指（趾）发生机制一般认为与肢体末端慢性缺氧、代谢障碍及中毒性损伤有关。

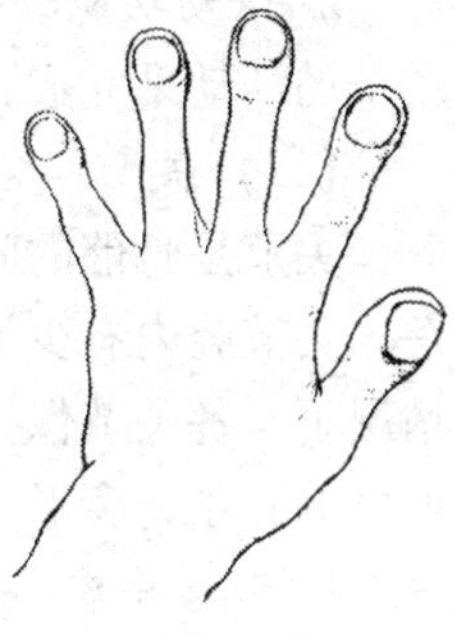

图4-27 杵状指

杵状指（趾）临床常见于：①呼吸系统疾病：如支气管肺癌、支气管扩张、慢性肺脓肿、脓胸等。②某些心血管疾病：如发绀性先天性心脏病、亚急性感染性心内膜炎等。③营养障碍性疾病：如肝硬化等。④其他：如锁骨下动脉瘤可引起同侧杵状指。

（3）肢端肥大（acromegaly） 组织、骨骼及韧带增生肥大，使肢体端异常粗大，称为肢端肥大。见于生长激素腺瘤分泌生长激素分泌增多。

（4）膝内、外翻（genua varum，genua valgum）正常人双脚并拢直立时，两膝及双踝部均能靠拢。如果双脚的内踝部靠拢时两膝因双侧胫骨向外侧弯曲而呈“O”型，称为膝内翻或“O”形腿畸形。当两膝关节靠近时，两小腿斜向外方呈“X”形弯曲，使两脚的内踝分离，称为膝外翻或“X”形腿畸形。膝内、外翻畸形可见于佝偻病和大骨节病。

（5）足内、外翻 正常人当膝关节固定时，足掌可向内翻、外翻达35°。若足掌部活动受限呈固定性内翻、内收畸形，称为足内翻。足掌部呈固定性外翻、外展，称为足外翻。足外翻或足内翻畸形多见于先天性畸形及脊髓灰质炎后遗症。

（6）骨折与关节脱位 骨折可使肢体缩短或变形，局部可有肿胀、压痛，有时可触到骨摩擦感或听到骨擦音。关节脱位后可有关节畸形，并有疼痛、肿胀、淤血斑、关节功能丧失等。

（7）肌肉萎缩（muscle atrophy）肢体的部分或全部肌肉的体积缩小，松弛无力，为肌肉萎缩现象。一侧肢体肌肉萎缩常见于脊髓灰质炎后遗症、偏瘫、周围神经损伤；双侧肢体的部分或全部肌肉萎缩多为多发生神经炎、横贯性脊髓炎、外伤性截瘫、进行性肌营养不良症等。

（8）下肢静脉曲张 多见于小腿，主要是下肢的浅静脉（大、小隐静脉）血液回流受阻或静脉瓣功能不全所致，其特点为静脉如蚯蚓状怒张、弯曲、久立位者更明显。严重者时有小腿肿胀感，局部皮肤颜色暗紫或有色素沉着，甚或形成溃疡经久不愈或遗留棕褐色瘢痕。常见于从事站立性工作或栓塞性静脉炎患者。

（9）水肿（edema）全身性水肿时双侧下肢水肿多较上肢明显，常为凹陷性水肿，尤其是右心衰竭体循环淤血时。双下肢非凹陷性水肿见于慢性肾功能不全、低蛋白血症等。单侧肢体水肿多由于静脉回流受阻或淋巴液回流受阻所致，静脉回流受阻多见于血栓性静脉炎或静脉外部受压；淋巴液回流受阻常见于丝虫病等。

2\. *运动功能障碍与异常* 四肢的运动功能是在神经的协调下，由肌肉、肌腱带动关节的活动来完成，其中任何一个环节受损害，都会引起运动功能障碍或异常运动。

（二）关节

关节是骨骼的间接连接。典型的关节应包括关节面及关节软骨、关节囊、关节腔等。关节腔内有少量滑液，以利于两骨骼间的活动及各种不同范围的运行功能。在正常情况下，各关节保持其特有的形态及一定范围的运动功能。某些病变可使关节发生不同程度的肿胀、变形、运动受限等。

1\. *形态异常*

（1）腕关节 腕关节形态异常多见于腱鞘滑膜炎、腱鞘囊肿或腱鞘脂肪纤维瘤。

（2）指关节 ①梭形关节：为指间关节增生、肿胀呈梭形畸形，为双侧对称病变，见于类风湿关节炎。②爪形手（claw hand）：手指关节呈鸟爪样变形，见于尺神经损伤，进行性肌萎缩及麻风等。③其他：老年骨性关节炎多发生于远端指间关节，病变部位常有坚硬的结节，可使患指屈向一侧，同时常有其他关节病变。

(3) 膝关节　膝关节如有两侧形态不对称，红、肿、热、痛或影响运动多为炎症所致，多见于风湿关节炎活动期。如关节周围明显肿胀，当膝关节屈曲成90°时，髌骨两侧的凹陷消失，触诊有浮动感并出现浮髌现象（floating patella phenomenon），提示关节腔积液。检查方法为：病人平卧位，患肢伸直放松。检查者左手拇指和其他手指分别固定在肿胀关节上方两侧并加压，使关节腔内的积液不能上、下流动，然后用右手示指将髌骨连续向后方按压数次。当按压时有髌骨与关节面的碰触感，松开时有髌骨随手浮起感，称为浮髌试验阳性（图4－28）。

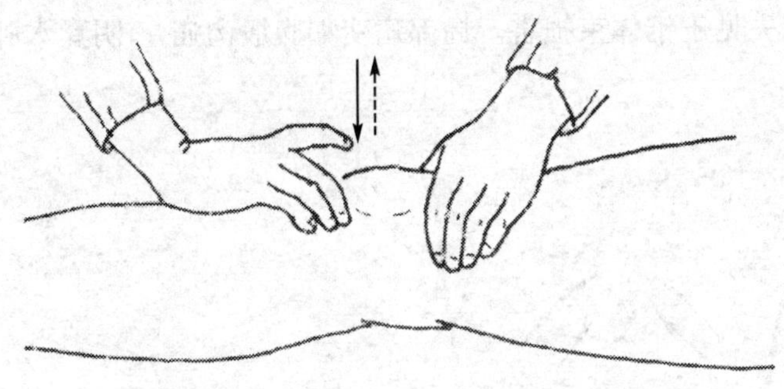
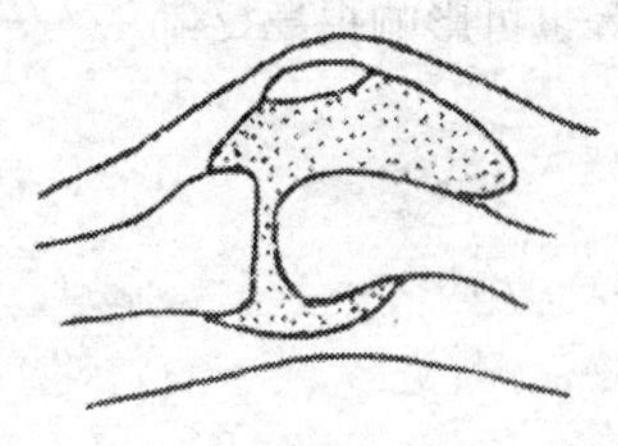

图4－28　浮髌试验

(4) 其他　拇趾、跖趾关节红、肿、痛及痛风石，见于痛风。

2. *关节活动和关节活动范围*　关节活动可用主动活动和被动活动两种形式表示。主动活动指被检查者用自己的力量活动，能达到的最大范围称主动关节活动范围。被动活动是指用外力使关节活动，能达到的最大范围称被动关节活动范围。

关节的退行性变、创伤、炎症、肿瘤等都可引起关节疼痛、肌肉痉挛、关节失稳，以及关节囊、肌肉、肌腱的挛缩、粘连，从而影响关节的活动。另外，关节周围或邻近受损，也可因牵涉痛、放射痛或反应性关节积液等影响关节活动。

第七节　神经反射检查

神经反射是由反射弧完成的，反射弧包括感受器、传入神经元、中枢、传出神经元和效应器等部分。反射弧中任一环节有病变，都可影响反射，使其减弱或消失；反射又受高级中枢控制，如锥体束以上有病变，可使反射活动失去抑制而出现反射亢进。临床上根据刺激的部位，将反射分为浅反射和深反射两部分。

1. *浅反射*　系刺激皮肤或黏膜引起的反应，包括以下几种：

(1) 角膜反射（corneal reflex）　嘱被检查者向内上方注视，以细棉签纤维由角膜外缘向内轻触被检查者角膜。正常时该眼睑迅速闭合，称为直接角膜反射。若刺激一侧引起对侧眼睑闭合，则称为间接角膜反射。直接与间接角膜反射均消失见于三叉神经病变（传入障碍）；如直接反射消失，间接反射存在，为病侧面神经瘫痪（传出障碍）。深昏迷患者角膜反射完全消失。

（2）腹壁反射（abdominal reflex）被检查者仰卧，两下肢稍屈曲，使腹壁放松，然后用钝头竹签分别沿肋缘下（胸7~8）、脐平（胸9~10）及腹股沟上（胸11~12）的平行方向，由外向内轻划腹壁皮肤（图4-29）。正常反应是局部腹肌收缩。上、中或下部反射消失分别见于上述不同平面的胸髓病损。双侧上、中、下腹壁反射消失见于昏迷或急性腹膜炎患者。一侧上、中、下腹壁反射消失见于同侧锥体束病损。肥胖、老年人，经产妇也会出现腹壁反射减弱或消失。

（3）提睾反射（cremasteric reflex）与检查腹壁反射相同，竹签由下而上轻划股内侧上方皮肤，可引起同侧提睾肌收缩，睾丸上提（图4-29）。双侧反射消失为腰髓1~2节病损。一侧反射减弱或消失见于锥体束损害。局部病变如腹股沟疝、阴囊水肿等也可影响提睾反射。

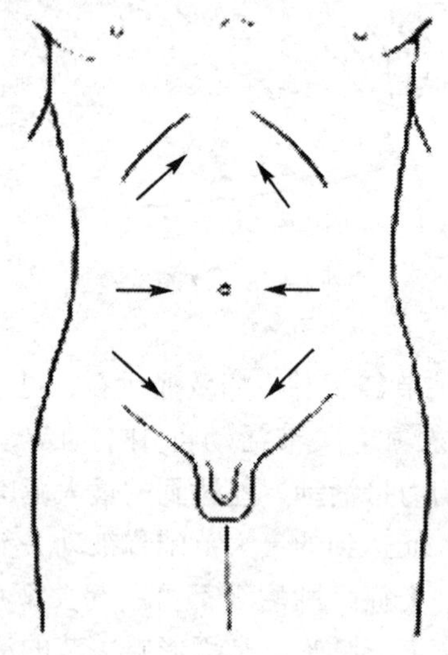

图4-29 腹壁反射和提睾反射

2. 深反射　系指刺激骨膜、肌腱经深部感受器完成的反射，又称腱反射。检查时被检查者要合作，肢体应放松。检查者叩击力量要均等，两侧要对比。腱反射不对称是神经损伤的重要定位体征。

（1）肱二头肌反射（biceps reflex）被检查者前臂屈曲90°，检查者以左拇指置于肱二头肌肌腱上，然后右手持叩诊锤叩击左拇指指甲，可使肱二头肌收缩，引出屈肘动作。反射中枢为颈髓5~6节（图4-30）。

（2）肱三头肌反射（triceps reflex）被检查者外展上臂，半屈肘关节，检查者用左手托住病人的肘部，右手用叩诊锤直接叩击鹰嘴上方的肱三头肌肌腱，可使肱三头肌收缩，引起前臂伸展。反射中枢为颈髓7~8节（图4-31）。

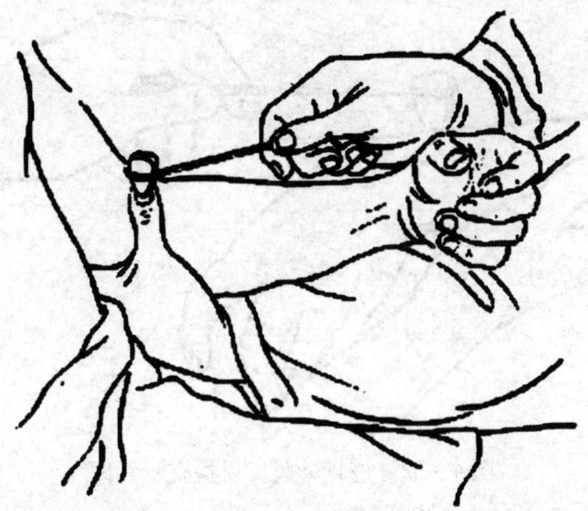

图 4－30　肱二头肌腱反射检查示意图

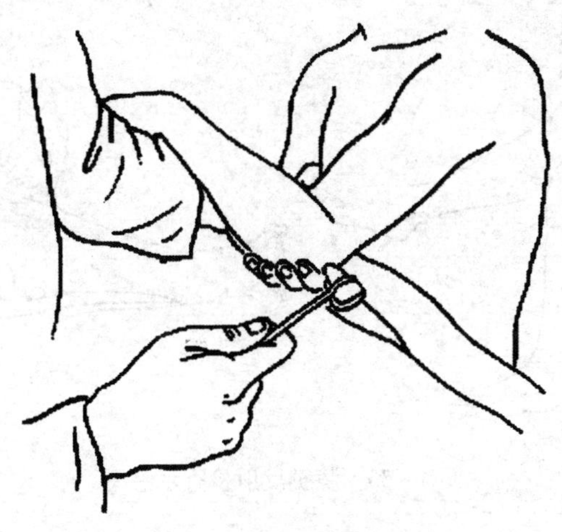

图 4－31　肱三头肌腱反射检查示意图

（3）桡骨骨膜反射（radioperiosteal reflex）检查者左手轻托被检查者腕部，并使腕关节自然下垂，随即以叩诊锤轻叩桡骨茎突，可引起肱桡肌收缩，发生屈肘和前臂旋前动作。反射中枢在颈髓 5～8 节（图 4－32）。

（4）膝反射（knee reflex）坐位检查时，被检查者小腿完全松弛下垂。卧位检查时则病人仰卧，检查者以左手托起其膝关节使之屈曲约 120°，用右手持叩诊锤叩击髌骨下方的股四头肌腱。可引起小腿伸展。反射中枢在腰髓 2～4（图 4－33）。

（5）踝反射（ankle reflex）又称跟腱反射。患者仰卧，髋及膝关节稍屈曲，下肢外旋外展位。检查者左手将被检查者足部背屈成直角，以叩诊锤叩击跟腱，反应为腓肠肌收缩，足向跖面屈曲。反射中枢在骶髓 1～2（图 4－34）。

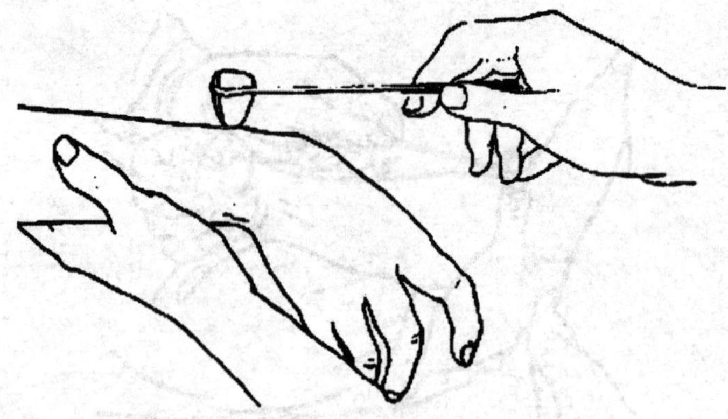

图 4-32 桡骨骨膜反射检查示意图

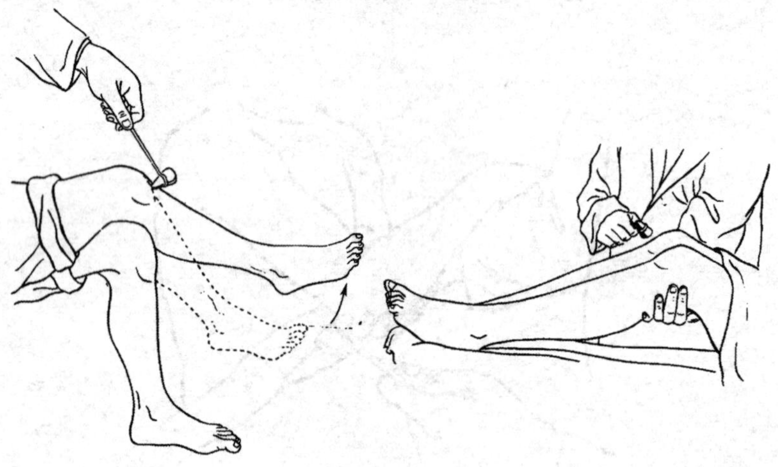

图 4-33 膝腱反射检查示意图

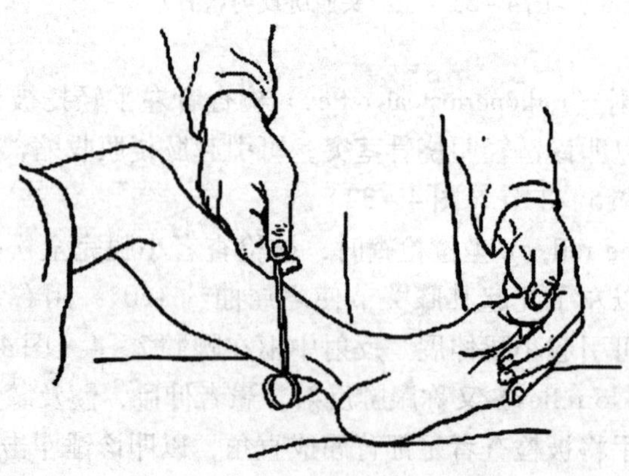

图 4-34 跟腱反射检查法示意图

3. *病理反射* 指椎体束病损时，大脑失去了对脑干和脊髓的抑制作用而出现的异常反射。1岁半以内的婴幼儿由于神经系统发育未完善，也可出现这种反射，不属于病理性。

(1) Babinski 征 被检查者仰卧，下肢伸直，医生手持被检查者踝部，用钝头竹签沿患者足底外侧缘，由后向前至小趾跟部并转向内侧，阳性反应为拇趾背伸，余趾呈扇形展开（图4-35）。

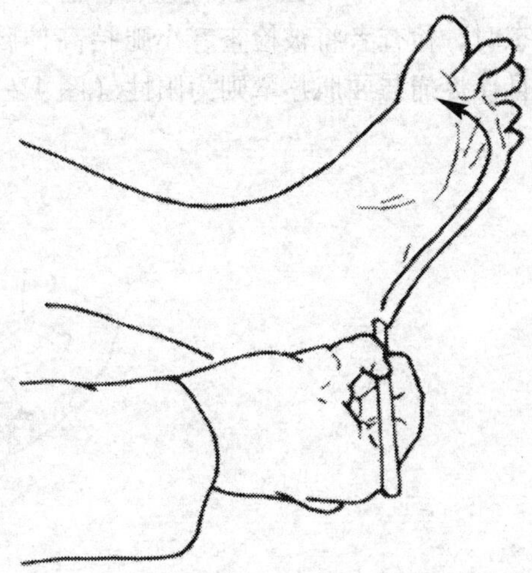

图4-35 Babinski征检查法示意图

(2) Chaddock 征 用竹签在外踝下方足背外缘由后向前划至趾跖关节处，阳性表现同 Babinski 征。

(3) Oppenheim 征 检查者用拇指及示指沿被检查者胫骨前缘用力由上向下滑压，阳性表现同 Babinski 征。

(4) Gordon 征 检查时用手以一定力量捏压腓肠肌，阳性表现同 Babinski 征。

(5) Gonda 征 将手置于被检查者足外侧两趾背面，向跖面按压后突然松开，阳性表现同 Babinski 征。

以上5种体征临床意义相同，以 Babinski 征价值最大。

(6) Hoffmann 征 检查者左手持别检查者腕部。然后以右手中指与示指夹住被检查者中指并稍向上提，使腕部处于轻度过伸位。以拇指迅速弹刮被检查者的中指指甲，引起其余四指轻度掌屈反应则为阳性，多见于颈髓病变（图4-36）。

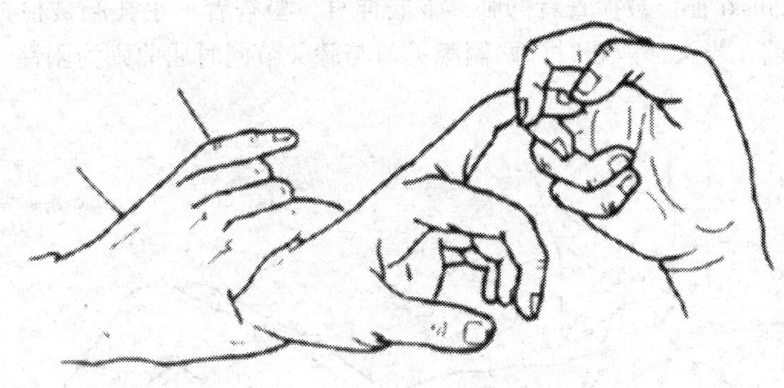

图4-36 Hoffmann征检查法示意图

(7) 阵挛（clonus） 在有深反射亢进时，用力使相关肌肉处于持续性紧张状态，该组肌肉发生节律性收缩，称为阵挛，常检查的是踝阵挛（ankle clonus）和髌阵挛（patella clonus）。

4. *脑膜刺激征* 为脑膜受激惹的体征，见于脑膜炎、蛛网膜下隙出血和颅压增高等病况。

（1）颈强直　被检查者仰卧，检查者左手托扶病人枕部，右手置于胸前作屈颈动作。被动屈颈时如抵抗力增强，即为颈部阻力增高或颈强直。在除外颈椎或颈部肌肉局部病变后即可认为有脑膜刺激征。

（2）Kernig 征　被检查者仰卧，一侧髋关节屈成直角后，膝关节也在近乎直角状态时，检查者将被检查者小腿抬高伸膝，正常人膝关节可伸达 135°以上。如伸膝受限且伴疼痛与屈肌痉挛则为阳性（图 4－37）。

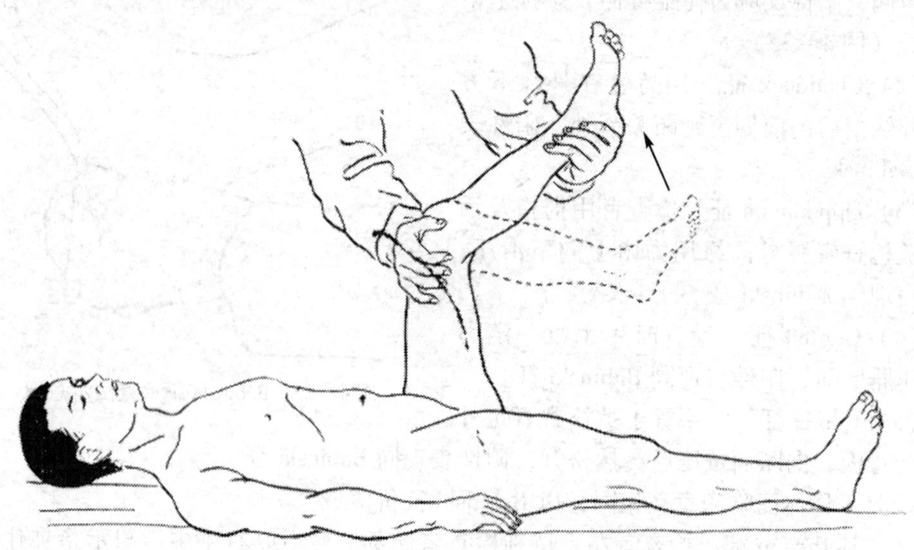

图 4－37　Kernig 征检查法示意图

（3）Brudzinski 征　被检查者仰卧，下肢伸直，检查者一手托起被检查者枕部，另一手按于其胸前，当头部前屈时，两侧髋关节与膝关节同时屈曲则为阳性（图 4－38）。

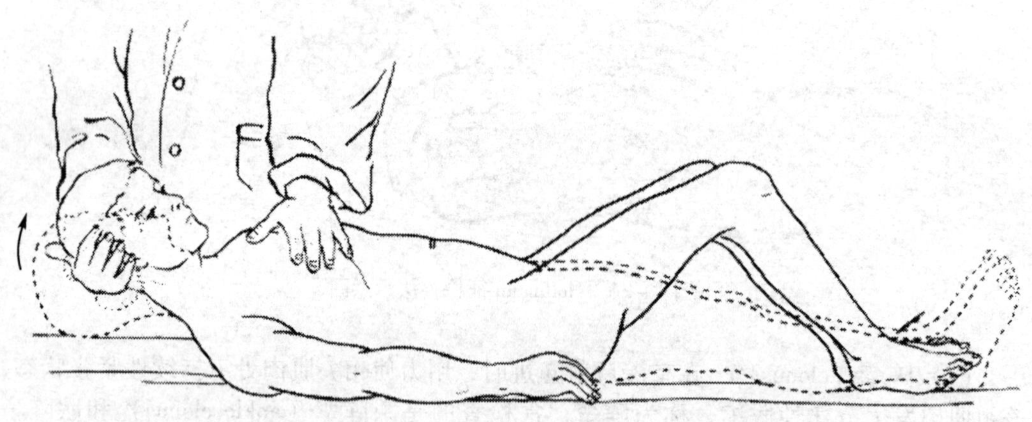

图 4－38　Brudzinski 征检查法示意图

（田　刚）

第五章

器械检查

第一节 心电学检查

一、心电图

（一）基本原理和方法

在正常人体，由窦房结发出的一次兴奋，按一定的途径和时程，依次传向心房和心室，引起整个心脏的兴奋；因此，每一个心动周期中，心脏各部分兴奋过程中出现的电变化的传播方向、途径、次序和时间等都有一定的规律。这种生物电变化通过心脏周围的导电组织和体液，反映到身体表面，使身体各部位在每一心动周期中也都发生有规律的电变化。将测量电极放置在人体表面的一定部位记录出来的心脏电变化曲线，就是临床上记录的心电图（electrocardiogram，ECG）。心电图反映心脏兴奋的产生、传导和恢复过程中的生物电变化，而与心脏的机械收缩活动无直接关系。

（二）心电图各波段的组成和命名

正常心电活动始于窦房结，兴奋心房的同时经结间束传导至房室结，然后循希氏束→左、右束支→浦肯野纤维顺序传导，最后兴奋心室。这种先后有序的电激动的传播，引起一系列电位改变，形成了心电图上的相应的波段（图 5 –1）。临床心电学对这些波段规定了统一的名称：①最早出现的幅度较小的 P 波，反映心房的除极过程；②P – R 段（实为 P – Q 段，传统成为 P – R 段），反映心房复极过程及房室结、希氏束、束支的电活动，P 波与 P – R 段合计为 P – R 间期，始自心房开始除极至心室开始除极；③幅度最大的 QRS 波群，反映心室除极的全过程；④除极完毕后，心室的缓慢和快速复极过程分别形成了 ST 段和 T 波；⑤Q – T 间期为心室开始除极至心室复极完毕全过程的时间。

QRS 波群可因检测电极的位置不同而呈多种形态，已统一命名如下：最初一个向下的波为 Q 波，R 波为最初一个向上的波，可继于 Q 波之后，亦可为起始波，S 波为 R 波之后的向下波，R′波是继 S 波后的上升波，S′波是继 R′波后的下降波。如整个 QRS 综合波为一个向下的波而无向上的波，称为 QS 波。至于采用 Q 或 q、R 或 r、S 或 s 表示，应根据其幅度大小而定。图 5 –2 为 QRS 波群命名示意图。

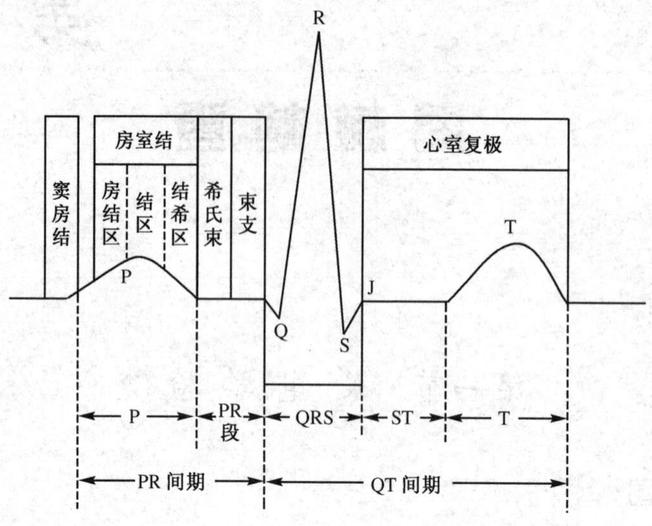

图5-1 心脏除极、复极与心电图各波段的关系示意图

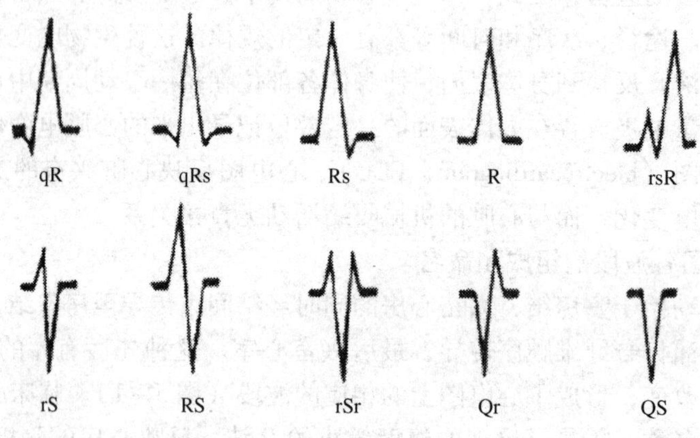

图5-2 QRS 波群命名示意图

（三）心电图导联体系

在人体不同部位放置电极，并通过导联线与心电图机电流计的正负极连接。1902年，Einthven 首创的导联连接方式被国际通用，分为肢体导联和胸前导联。共计12个常规心电图导联体系。

1. 肢体导联

（1）标准导联 为双极肢体导联，反映其中两个肢体间的电位差变化。有3个标准导联，分别为Ⅰ、Ⅱ和Ⅲ导联。

导联连接方式：Ⅰ导联：左臂（正极），右臂（负极）；Ⅱ导联：左腿（正极），右臂（负极）；Ⅲ导联：左腿（正极），左臂（负极）（图5-3）。

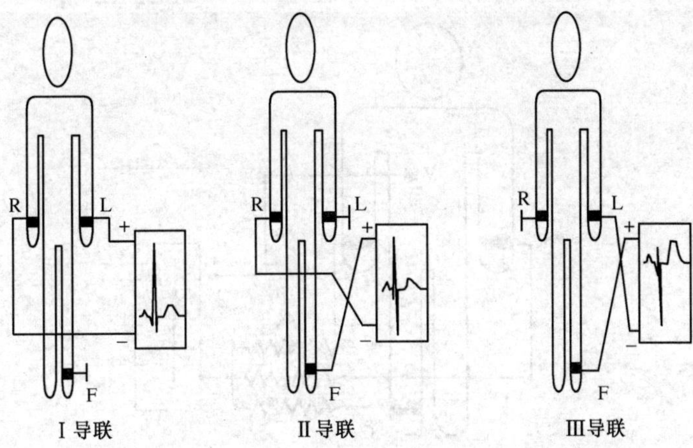

图5-3　标准双极导联的电极位置及正负极连接方式

（2）加压单极肢体导联　为单极导联，反映检测部位电位变化。有3个加压单极肢体导联，分别为aVR、aVL和aVF导联。导联连接方式：aVR：右臂（正极），左臂和左腿（负极）；aVL：左臂（正极），右臂和左腿（负极）；aVF：左腿（正极），左臂和右臂（负极）（图5-4）。

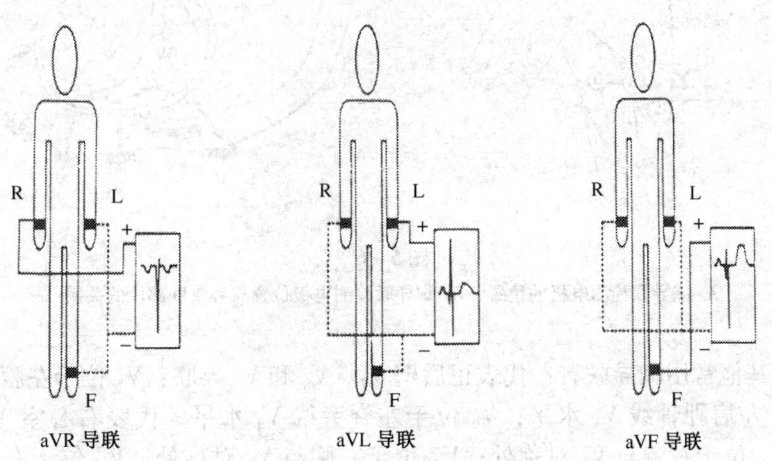

图5-4　加压单极肢体导联的电极位置及电极连接方式

图中实线表示aVR、aVL、aVF导联检测电极与正极连接，

虚线表示其余二肢体电极同时与负极连接构成中心电端

2. 胸导联　属单极导联，包括 $V_1 \sim V_6$ 导联。胸导联检测电极具体安放的位置为：V_1 位于胸骨右缘第4肋间隙；V_2 位于胸骨左缘第4肋间隙；V_3 位于 V_2 与 V_4 连线的中点；V_4 位于左锁骨中线与第5肋间相交处；V_5 位于左腋前线 V_4 水平；V_6 位于左腋中线 V_4 水平（图5-5和图5-6）。

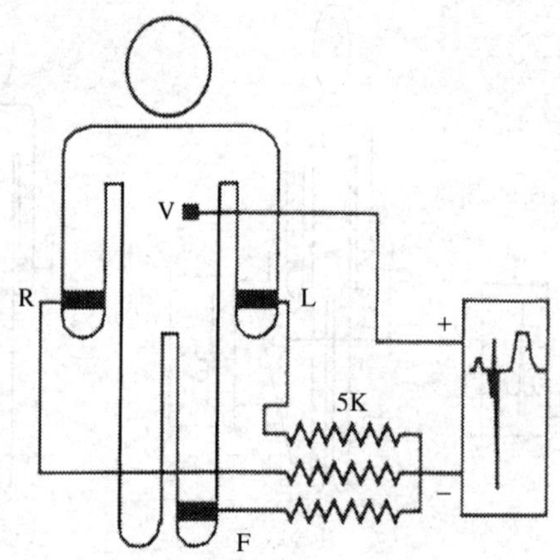

图 5－5 胸导联电极的连接方式

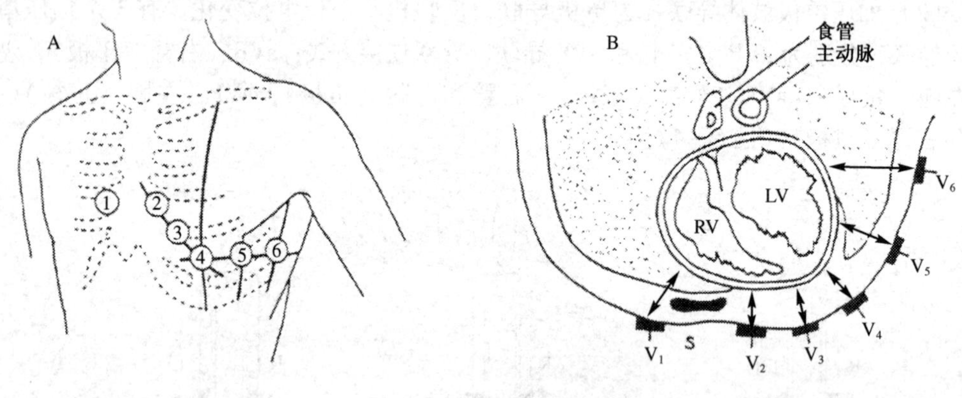

图 5－6

A. 胸导联检测电极的位置 B. 胸导联检测电极位置与心室壁部位的关系

临床上其他常用胸导联有：代表正后壁 V_7、V_8 和 V_9 导联：V_7 位于左腋后线 V_4 水平；V_8 位于左肩胛骨线 V_4 水平；V_9 位于左脊旁线 V_4 水平。代表右心室 V_{3R}、V_{4R} 和 V_{5R} 导联：V_{3R} 位于右胸与 V_3 对称处；V_{4R} 位于右胸与 V_4 对称处；V_{5R} 位于右胸与 V_5 对称处。

（四）心电图的测量方法

心电图多是直接描记在印有许多纵线和横线交织而成的小方格纸上，小方格的各边细线间隔均为 1mm，纸上的横向距离代表时间，用以计算各波和间期所占的时间，因为心电图纸移动的速度一般为每秒 25mm，所以每一小格代表 0.04s；粗线间隔内有 5 小格，故每两条粗线之间代表 0.2s。纸上的纵向距离代表电压，用以计算各波振幅的高度或深度，当输入定准电压为 1mV 使曲线移位 10mm 时 1 小格为 1mm，代表 0.1mV。

1. 测量原则

（1）波形的宽度 自波形起点的内缘至波形终点的内缘，代表时间。

（2）波形的高度 代表振幅。①正向波：以基线的上缘至波形顶点之间的垂直距离；②负向波：以基线的下缘至波形底端之间的垂直距离（图5－7）。

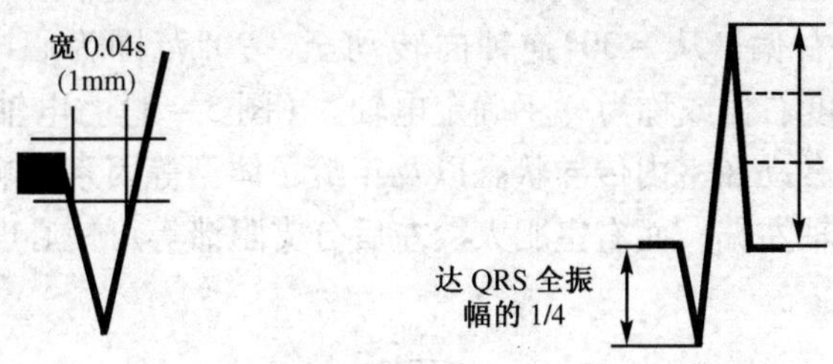

图5－7 心电图的测量原则

2. 心率的测量

（1）测定邻近2个P－P间隔的时间（代表一个心动周期），然后代入以下公式：

心率＝60/P－P或R－R间期（s）

（2）数30大格相当于6s距离中P或R波的数目，乘以10，便得出1min心房或心室率，此法常用于计算心律不齐者的平均心率。

3. 平均心电轴

（1）概念 一般指平均QRS轴，它是心室除极过程中瞬间向量的综合。即除极过程中平均电势方向和强度。

（2）测定方法 最为简单的方法是目测Ⅰ、Ⅲ导联QRS波群的方向，估测电轴是否偏移：若Ⅰ、Ⅲ导联的QRS主波均为正向波，可推断电轴不偏；若Ⅰ导联主波为正向波、Ⅲ导联出现较深的负向波，则属电轴左偏；若Ⅰ导联出现较深的负向波，Ⅲ导联主波为正向波，则属于电轴右偏（图5－8）。准确的方法通常采用分别测算Ⅰ和Ⅲ导联的QRS振幅的代数和，然后将这两个数值分别在Ⅰ导联及Ⅲ导联上画出垂直线，求得

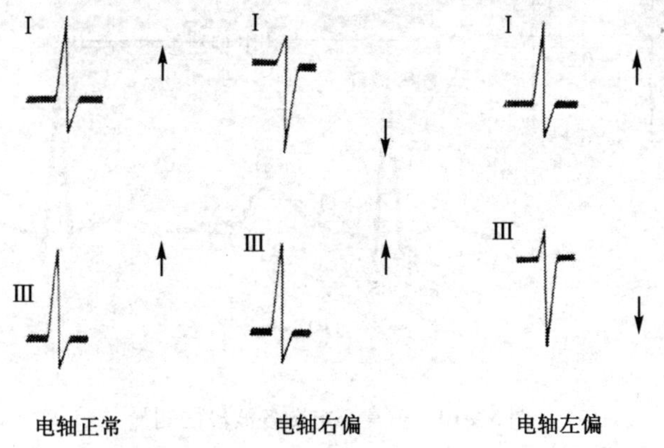

图5－8 平均心电轴估测方法示意图

图中箭头示QRS主波方向

两垂直线的交叉点。也可将测算的Ⅰ、Ⅲ导联QRS振幅的代数和值直接查表求得心电轴。

(3) 临床意义　正常心电轴的范围为 -30°～+90°；电轴从+90°顺钟向转动至+180°范围为心电轴右偏；从-30°逆钟向转动至-90°范围为心电轴左偏；-90°～-180°之间为电轴极度右偏或称为“不确定电轴”（图5-9）。电轴受左右心室的质量比、心室传导功能、激动在室内传导状态以及年龄，体型等因素影响。左室肥大、左前分支阻滞等可使心电轴左偏；而右室肥大、左后分支阻滞等可使心电轴右偏。

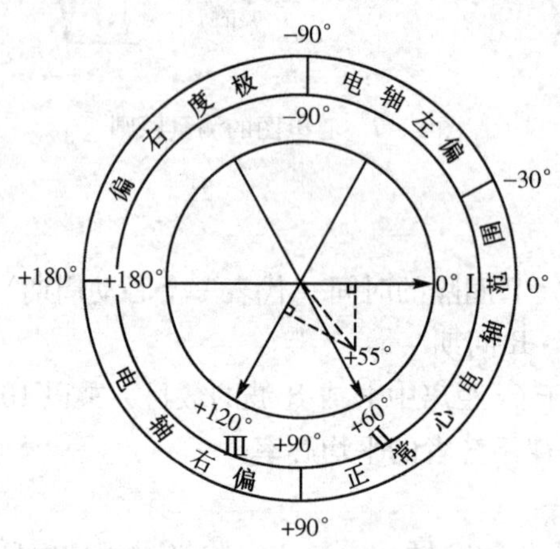

图5-9　正常心电轴及其偏移

（五）正常心电图特点和正常值

正常心电图的特点有（图5-10、5-11）：

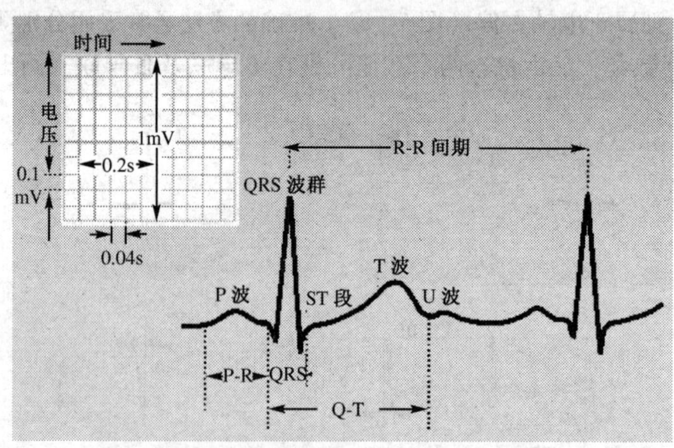

图5-10　正常心电图各波段的测量

1. P波　代表心房除极的电位变化。P波波形一般小而圆钝，正常人P波方向在Ⅰ、Ⅱ、aVF、V_4～V_6导联中均向上，aVR导联向下，其余导联呈双向、倒置或低平均可。正常人P波时间小于0.12s，振幅在肢导联小于0.25mV，胸导联小于0.2mV。

2. P－R间期 从P波的起点至QRS波群的起点，代表心房开始除极至心室开始除极的时间。心率在正常范围时，成年人的P－R间期为0.12～0.20s。在幼儿及心动过速的情况下，P－R间期相应缩短。在老年人及心动过缓的情况下，P－R间期可略延长，但不超过0.22s。

3. QRS波群 代表心室肌除极的电位变化。典型的QRS波群，包括三个紧密相连的电位波动：第一个向下波为Q波，以后是高而尖峭的向上的R波，最后是一个向下的S波。但在不同导联中，这三个波不一定都出现。正常成年人多为0.06～0.10s，最宽不超过0.11s。正常人V_1、V_2导联多呈rS型，V_1的R波一般不超过1.0mV；V_5、V_6导联可呈qR、qRs、Rs或R型，R波振幅一般不超过2.5mV。胸导联R波自V_1～V_6逐渐增高，S波逐渐变小。在V_3、V_4导联，R波和S波的振幅大体相等，V_1的R/S小于1，V_5的R/S大于1。除aVR导联外，正常的Q波振幅应小于同导联中R波的1/4，时间应小于0.04s。

4. J点 QRS波群的终末与ST段起始之交接点。

5. ST段 自QRS波群的终点至T波起点间的线段，代表心室缓慢复极过程。在任何一导联，ST段下移一般不应超过0.05mV。

6. T波 代表心室快速复极时的电位变化。振幅一般不应低于同导联R波的1/10。

7. Q－T间期 从QRS波群的起点至T波终点，代表心室肌除极和复极全过程所需的时间。其长短与心率有关，心率在60～100次/min时，Q－T间期的正常范围应为0.32～0.44s。

8. U波 T波之后0.02～0.04s出现的振幅很低小的波，代表心室后继电位，U波明显增高常见于血钾过低。

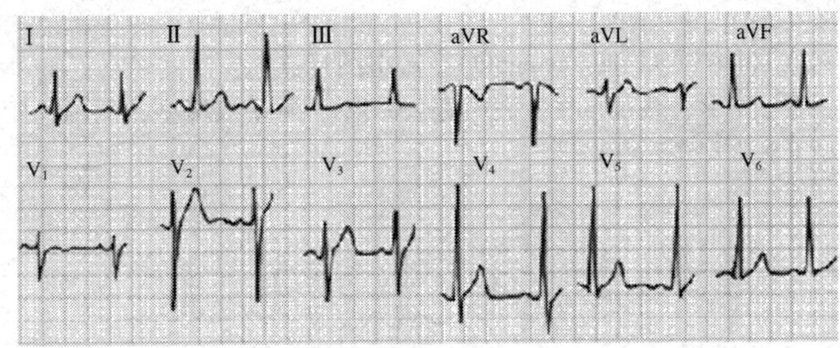

图5－11 正常心电图

(六) 小儿心电图特点

小儿的生理发育过程迅速，其心电图变化也较大。总的趋势可概括为自起初的右室占优势型转变为左室占优势型的过程，其具体特点可归纳如下：

(1) 小儿心率较成人为快，至10岁以后即可大致保持为成人的心率水平（60～100次/min）。小儿的P－R间期较成人为短，7岁以后趋于恒定（0.10～0.17s），小儿的Q－Tc间期，较成人略长。

（2）小儿的P波时限较成人稍短（儿童<0.09s），P波的电压于新生儿较高，以后则较成人为低。

（3）婴幼儿常呈右室占优势的QRS图形特征。Ⅰ导联有深S波；V_1（V_{3R}）导联多呈高R波而V_5、V_6导联常出现深S波；V_5、V_6 R波电压随年龄而增加；小儿Q波较成人为深（常见于Ⅱ、Ⅲ、aVF导联）。3个月以内婴儿的QRS初始向量向左，因而V_5、V_6常缺乏q波。新生儿期的心电图主要呈"悬垂型"，心电轴>+90°，以后与成人大致相同。

（4）小儿T波的变异较大，于新生儿期，其肢体导联及右胸导联常出现T波低平、倒置。

（七）心房、心室肥大

1. *右房肥大*（right atrial enlargement） 心电图特点：

（1）P波尖而高耸，其振幅≥0.25mV，以Ⅱ、Ⅲ、aVF导联表现最突出。又称"肺性P波"（图5-12）。

（2）V_1导联P波直立时，振幅≥0.15mV，如P波呈双向时，其振幅的算术和≥0.2mV。

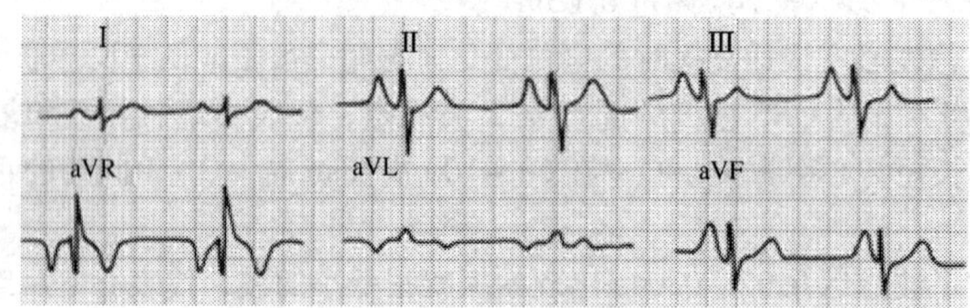

图5-12 右房肥大

2. *左房肥大*（left atrial enlargement） 心电图特点：

（1）Ⅰ、Ⅱ、aVR、aVL导联P波增宽≥0.12s，常呈双峰型，两峰间距≥0.04s又称"二尖瓣型P波"（图5-13）。

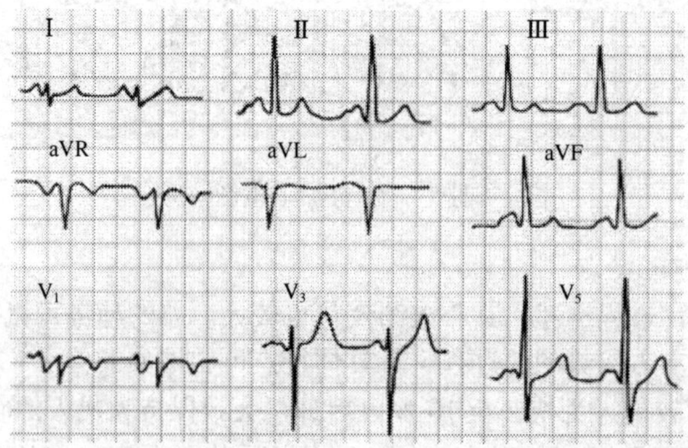

图5-13 左房肥大

（2）V_1 导联 P 波常呈先正而后出现深宽的负向波，V_1 负向 P 波时间乘以负向波振幅，称为终末电势（Ptf），左房大时，V_1 导联 Ptf≤ -0.04mm·s。

3. *双心房肥大*（biatrial enlargement） 心电图的特点：

（1）P 波增宽≥0.12s，其振幅≥0.25mV。

（2）V_1 导联 P 波高大双相，上下振幅均超过正常范围（图 5-14）。

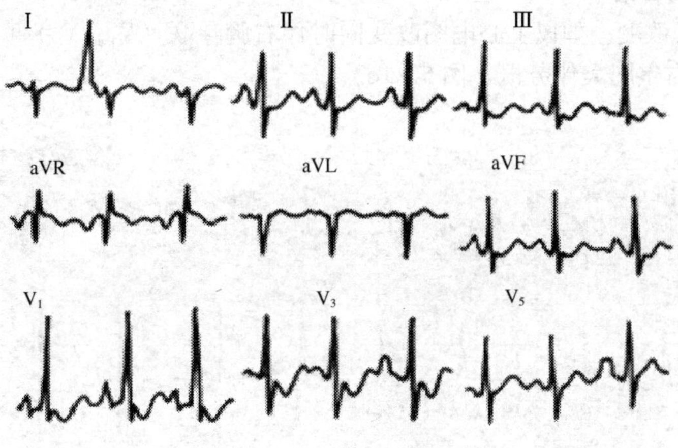

图 5-14 双心房肥大

4. *左室肥大*（left ventricular enlargement） 心电图特点：

（1）QRS 波群电压增高：胸导联 V_5 或 V_6 的 R 波 >2.5mV；或 V_5 的 R 波 + V_1 的 S 波 >4.0mV（男性）或 >3.5mV（女性）。肢体导联中，Ⅰ导联的 R 波 >1.5mV；aVL 导联的 R 波 >1.2mV；aVF 导联的 R 波 >2.0mV；或Ⅰ导联的 R 波 + Ⅲ导联的 S 波 >2.5mV。

（2）可出现额面心电轴左偏。

（3）QRS 波群时间延长到 0.10～0.11s，但一般 <0.12s。

（4）在 R 波为主的导联，其 ST 段可呈下斜型压低达 0.05mV 以上，T 波低平、双向或倒置。在以 S 波为主的导联（如 V_1 导联）则反而可见直立的 T 波。QRS 波群电压增高同时伴有 ST-T 改变者，称左室肥大伴劳损（图 5-15）。

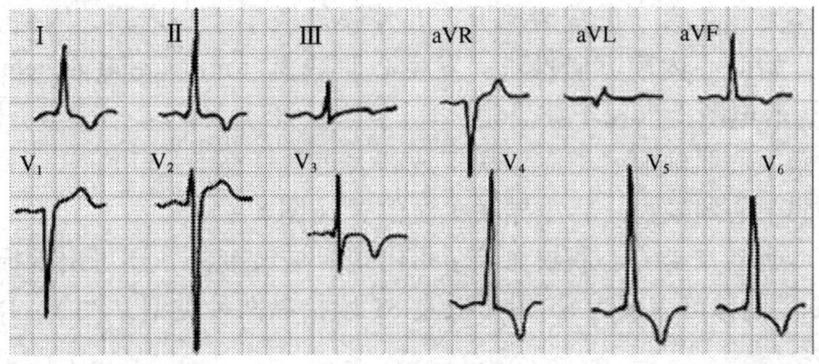

图 5-15 左室肥大

5. *右室肥大*（right ventricular enlargement） 心电图特点：

（1）V_1 导联 R/S≥1，V_5 导联 R/S≤1 或 S 波比正常加深；重度肥厚可使 V_1 导联呈 qR 型（除外心肌梗死）；aVR 导联的 R/q 或 R/S≥1。

（2）V_1 导联的 R 波 + V_5 导联的 S 波 >1.05mV（重症 >1.2mV）；aVR 导联的 R/q 或 R/S≥1，R 波 >0.05mV。

（3）心电轴右偏≥ +90°（重症 >110°）。

（4）ST－T 改变 如以上心电图改变同时伴右胸导联（V_1，V_2）T 波双相、倒置，ST 段压低，称右室肥大伴劳损（图 5－16）。

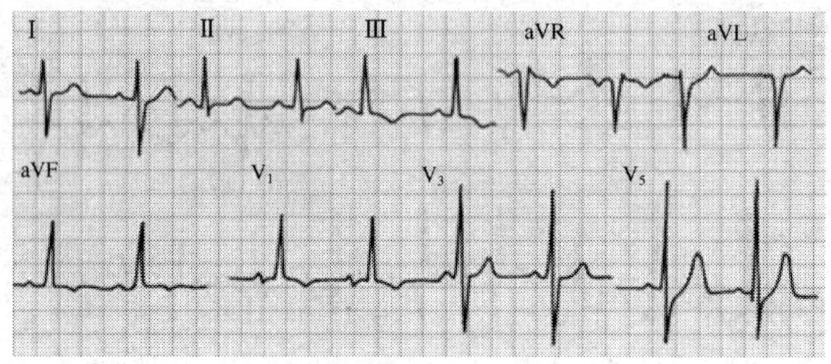

图 5－16 右室肥大

6. *双侧心室肥大*（biventricular enlargement） 心电图表现：既表现右室肥大的心电图特征，（如 V_1 导联 R 波为主，电轴右偏等），又存在左室肥大的某些征象（如 V_5 导联 R/S >1，R 波振幅增高等）。

可有以下三种情况：①既表现右室肥大的心电图特征，又存在左室肥大的某些征象；②大致正常心电图，是由于双侧心室电压同时增高，互相抵消；③单侧心室肥大心电图，只表现出一侧心室肥大，而另一侧心室大的图形被掩盖。

（八）心肌缺血与 ST－T 改变

冠状动脉供血不足，主要发生在冠状动脉粥样硬化基础上。当心肌某一部分缺血时，将影响到心室复极的正常进行，并可在与缺血区相关导联上发生 ST－T 异常改变。心肌缺血的心电图改变类型取决于缺血的严重程度，持续时间和缺血发生部位。

1. *缺血型心电图改变* 正常情况下，心外膜复极早于心内膜，因此，心室肌复极过程从心外膜开始向心内膜方向推进。发生心肌缺血（myocardial ischemia）时，复极过程发生改变，心电图上出现 T 波变化。

（1）心内膜下心肌缺血 相应导联 T 波高大直立（图 5－17）。

（2）心外膜下心肌缺血 相应导联 T 波倒置（图 5－17）。

2. *损伤型心电图改变* 心肌缺血除了可出现 T 波改变外，还可出现损伤型 ST 段改变。损伤型 ST 段偏移可表现为 ST 段压低及 ST 段抬高两种类型（图 5－18）。

图 5－17　缺血型心电图改变

A. T 波高大直立　B. T 波倒置

图 5－18　损伤型心电图改变

A. ST 段压低　B. ST 段抬高

心肌缺血的心电图可仅仅表现为 ST 段改变或者 T 波改变，也可同时出现 ST－T 改变。典型的心绞痛发作时，缺血部位的导联常显示缺血型 ST 段压低（水平型或下斜型下移≥0.1mV）和（或）T 波倒置（图 5－19）。持续和较恒定的缺血型 ST 改变（水平型或下斜型下移≥0.05mV）和（或）T 波低平、负正双向和倒置，多见于慢性冠状动脉供血不足（图 5－20）。冠心病患者心电图上出现倒置深尖、双肢对称的 T 波称之为冠状 T 波，反映心外膜下心肌缺血或有透壁性心肌缺血，这种 T 波改变亦见于心内膜下心肌梗死及透壁性心肌梗死患者。

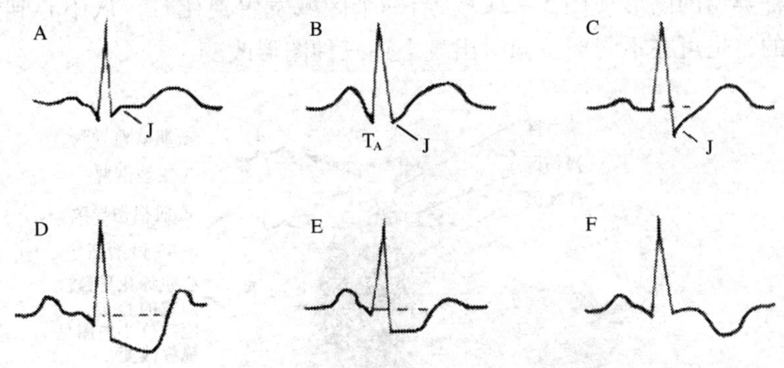

图 5－19　常见的 ST－T 改变类型示意图

A. 正常 ST－T 形态　B. 心房复极向量引起假性 ST 段降低　C. 单纯 J 点降低
D. 缺血型 ST 段降低（下斜型）　E. 缺血型 ST 段降低（水平型）　F. 单纯 T 波倒置

心电图上 ST－T 改变只是非特异性心肌复极异常的共同表现。除冠心病外，其他心血管疾病如心肌病、心肌炎、瓣膜病、心包炎等均可出现此类似 ST－T 改变。低钾、高钾等电解质紊乱、药物（洋地黄）等也可引起非特异性 ST－T 改变。此外，心室肥大、束支传导阻滞、预激综合征等可引起继发性 ST－T 改变。

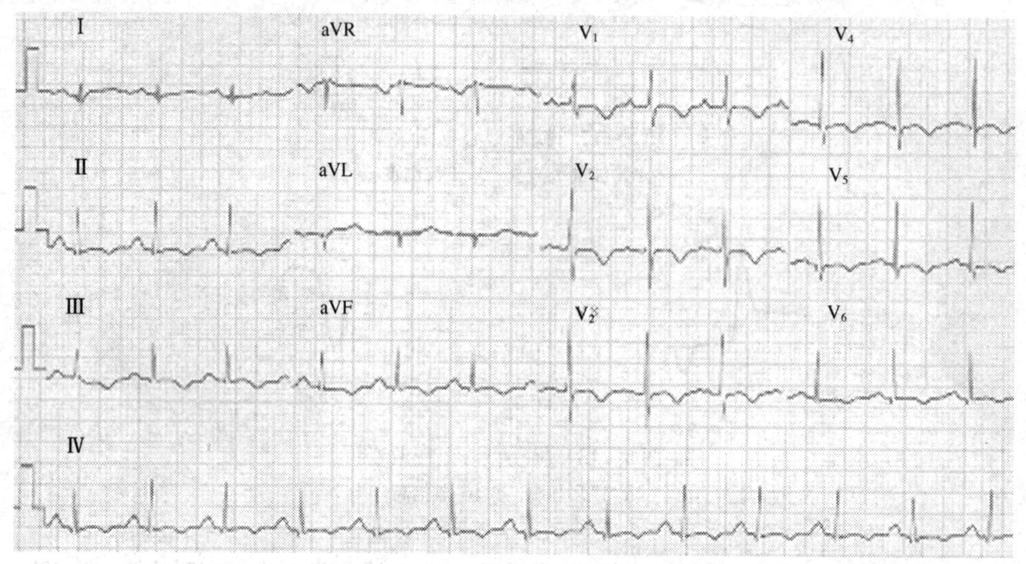

图 5－20 慢性冠状动脉供血不足

（九）心肌梗死

绝大多数心肌梗死（myocardial infarction）系由冠状动脉粥样硬化所引起，是冠心病的严重类型。除了临床表现外，心电图的特征性改变及其演变规律是确定心肌梗死诊断和判断病情的主要依据。

1. 基本图形 发生心肌梗死后，随着时间的推移在心电图上可先后出现缺血、损伤和坏死三种类型的图形（图 5－21）。当一个区域发生梗死时，从中心到边缘缺血的程度是不同的，也可在不同部位同时出现上述三种图形改变。

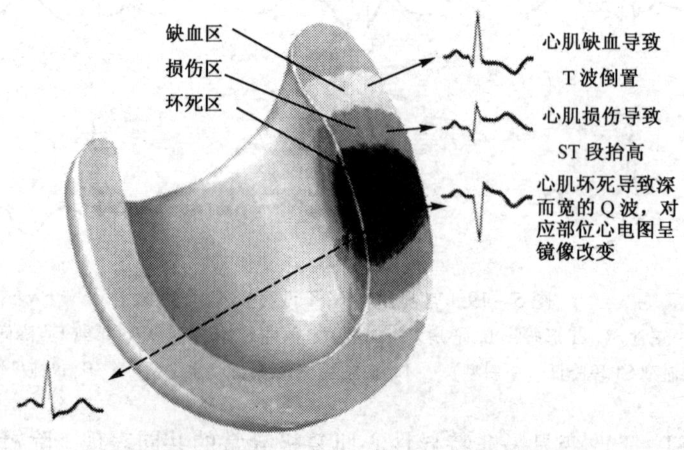

图 5－21 急性心肌梗死后心电图上产生的特征性改变

（1）“缺血型”改变　缺血发生于心内膜面，出现对称性 T 波高而直立；若缺血发生于心外膜面，则为对称性 T 波倒置。

（2）“损伤型”改变　主要表现为面向损伤心肌的导联出现 ST 段弓背向上抬高。

（3）“坏死型”改变　主要变现为面向坏死取得导联出现异常 Q 波（宽度≥0.04s，深度≥1/4R）或者呈 QS 波。

2. 心肌梗死的图形演变及分期　心肌梗死心电图除了具有特征性改变外，它的图形演变也对诊断具有重要意义（图 5－22）。其演变过程可有：①早期（超急性期）：T 波高耸直立，以后迅速出现 ST 段斜型抬高，与高耸直立 T 波相连。持续数分钟至数小时。②急性期：高耸 T 波开始降低后出现病理性 Q 波，ST 段弓背向上抬高，抬高显著者可形成单向曲线，继而逐渐下降；T 波由直立变倒置，并逐渐加深。此期持续数小时或数周。③近期（亚急性期）：病理性 Q 波持续，ST 段回到等电位线，T 波由倒置较深变浅，持续数周或数月。④陈旧期（愈合期）：ST 段和 T 波恢复正常或 T 波持续倒置、低平，趋于恒定不变，仅留下坏死性 Q 波，持续 3～6 个月或更长。

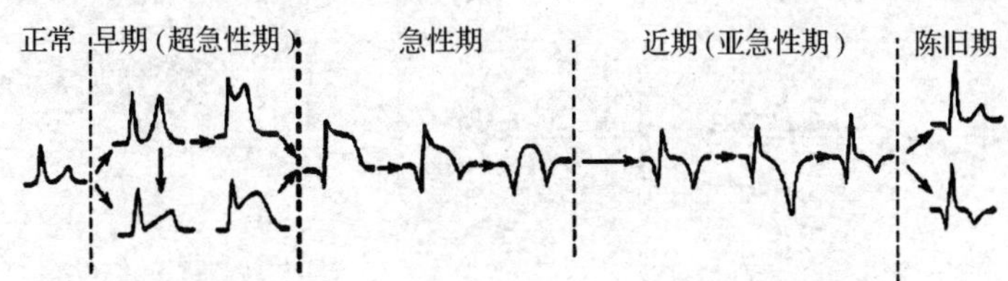

图 5－22　急性心肌梗死的图形演变与分期

3. 定位　心电图上心肌梗死部位的诊断一般主要根据坏死图形（异常 Q 波或 QS 波）出现于哪些导联而作出定位判断。发生心肌梗死的部位多与冠状动脉分支的供血区域相关，因此，心电图的定位基本上与病理一致。心电图上心肌梗死的定位如下：①前间壁：V_1、V_2（V_3）（图 5－23）；②前壁：（V_2）V_3、V_4、（V_5）（图 5－24）；③广泛前壁：V_1～V_6；④下壁：Ⅱ、Ⅲ、aVF（图 5－25）；⑤侧壁：（V_5）V_6、Ⅰ、aVL（图 5－26）；⑥后壁：V_7、V_8、V_9 导联出现异常 Q 波；V_1、V_2 导联出现 R 波增高及 T 波高耸（图 5－27）。

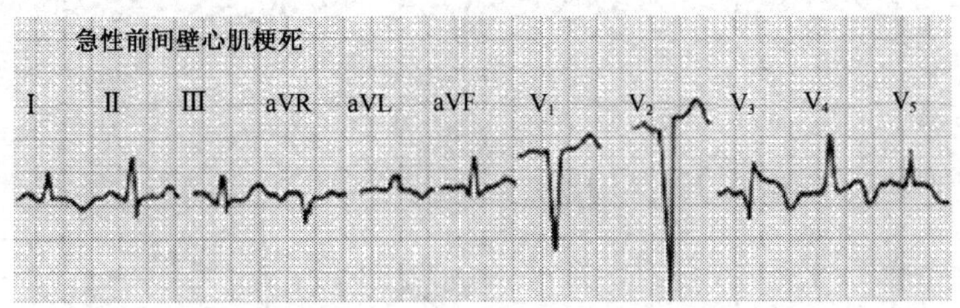

图 5－23　急性前间壁心肌梗死

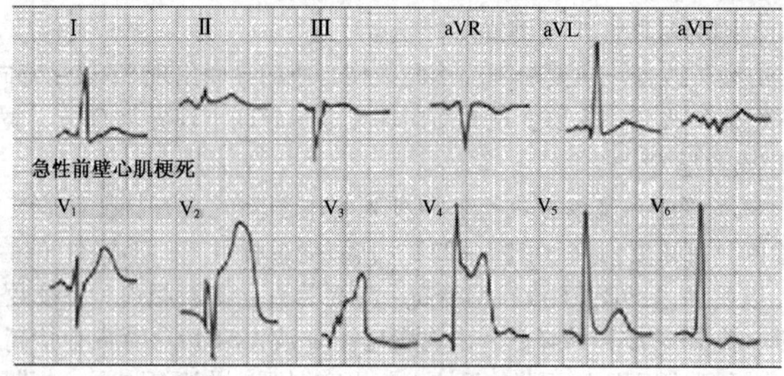

图5-24 急性前壁心肌梗死

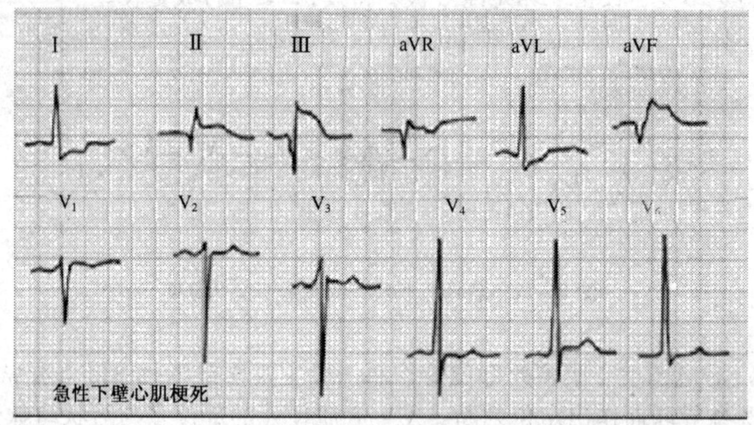

图5-25 急性下壁心肌梗死

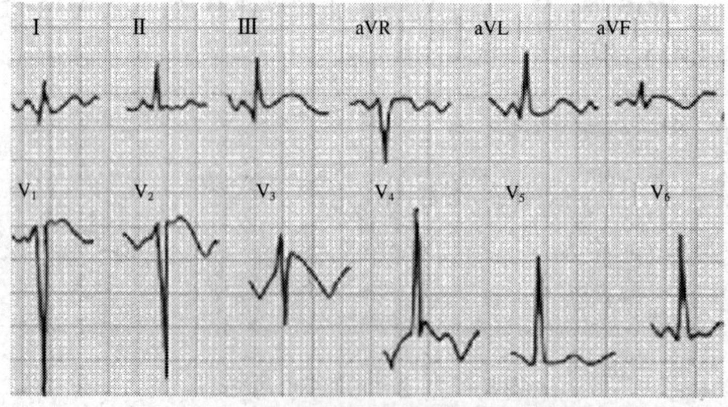

图5-26 急性侧壁心肌梗死

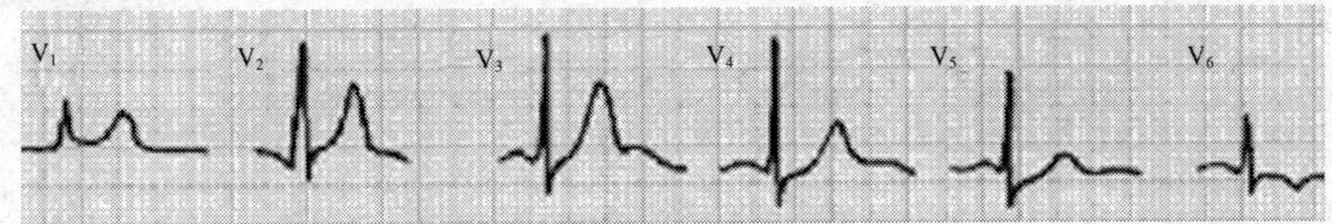

图 5－27 后壁心肌梗死

4. 心肌梗死的不典型图形改变和鉴别诊断 ① 非 Q 波型心肌梗死：心电图表现只有 ST 段太高或压低及 T 波倒置，ST－T 改变可呈规律性演变，但不出现异常 Q 波，需要通过临床表现及其他检查指标明确诊断。② 心肌梗死合并其他病变：心肌梗死合并室壁瘤时，可见升高的 ST 段持续存在到半年以上。如心肌梗死合并右束支阻滞时，一般不影响二者的诊断。心肌梗死合并左束支阻滞，梗死图形常被掩盖，按原标准进行诊断比较困难。③ 心肌梗死的鉴别诊断：单纯的 ST 抬高需与早期复极综合征、急性心包炎、变异性心绞痛等鉴别。异常 Q 波需与感染或脑血管以外、横位心脏、左心室肥大、右心室肥大、心肌病、左束支阻滞等鉴别。总之，仅当异常的 Q 波、抬高的 ST 段以及导致的 T 波三者同时出现，并具有一定的演变规律才是急性心肌梗死的特征性改变。

（十）心律失常

正常人的心脏起搏点位于窦房结，并按正常传导系统顺序激动心房和心室。如果心脏激动的起源异常或（和）传导异常，称为心律失常。心律失常的产生可由于：①激动起源异常，可分为两类：a. 窦房结起搏点本身激动的程序与规律异常；b. 心脏激动全部或部分起源于窦房结以外的部位，称为异位节律，异位节律又分为主动性和被动性。②激动的传导异常，最多见的一类为传导阻滞，包括传导延缓或传导中断；另一类为激动传导通过房室之间的附加异常旁路。③激动起源异常和激动传导异常同时存在，相互作用，此可引起复杂的心律失常。

1. 窦性心律及窦性心律失常 凡起源于窦房结的心律，称为窦性心律（sinus rhythm）。窦性心律属于正常节律。

（1）窦性心律的心电图的特征 窦性 P 波 P 波规律出现，P 波在 Ⅰ、Ⅱ、aVF、V_4～V_6 直立，在 aVR 倒置。正常窦性心律的频率一般为 60～100 次/min（图 5－28）。

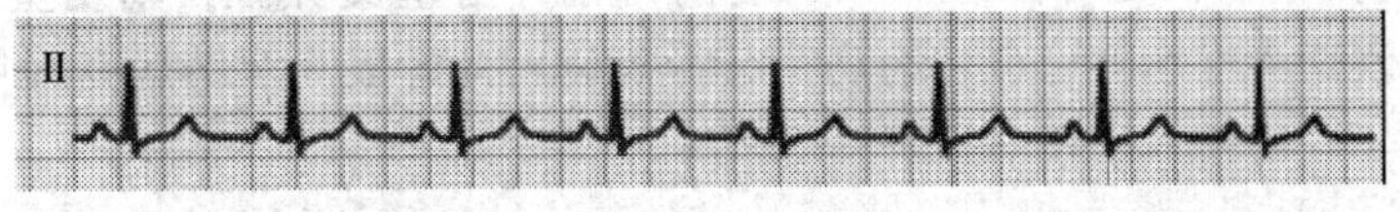

图 5－28 正常窦性心律

（2）窦性心动过速（sinus tachycardia） 正常成人窦性心律的频率＞100 次/min，称为窦性心动过速（图 5－29）。窦性心动过速时，P－R 间期、QRS 及 Q－T 时限都相应缩短，有时可伴有继发性 ST 段轻度压低和 T 波幅度偏低。

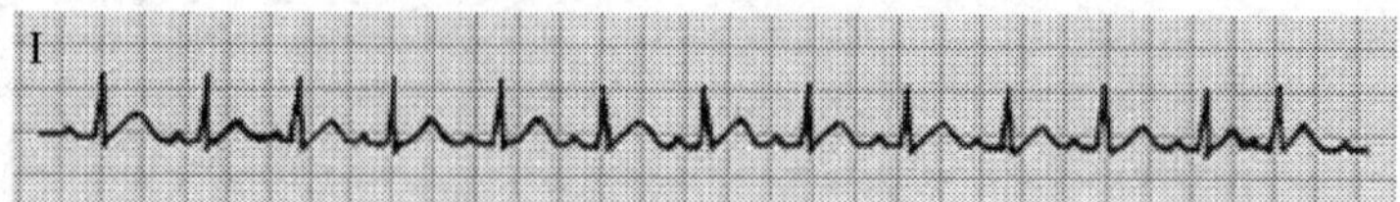

图 5－29 窦性心动过速

（3）窦性心动过缓（sinus bradycardia） 窦性心律的频率＜60 次/min，称为窦性心动过缓。

（4）窦性心律不齐（sinus arrhythmia） 窦性心律的起源未变，但节律不整，在同一导联上 P－P 间期差异＞0. 12s。窦性心律不齐常与窦性心动过缓同时存在（图 5－30）

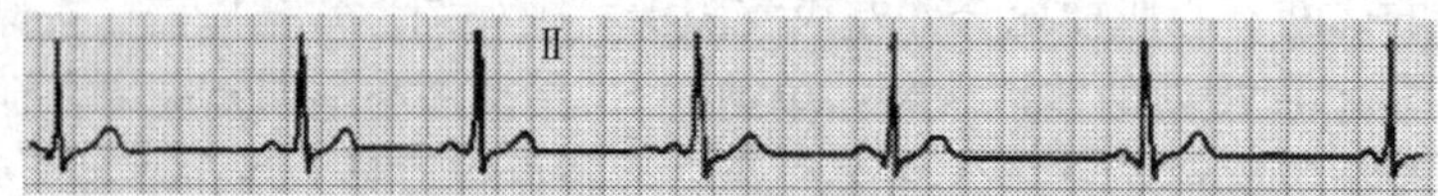

图 5－30 窦性心动过缓及窦性心律不齐

（5）窦性停搏（sinus arrest） 亦称窦性静止。心电图上见规则的 P－P 间距中突然出现 P 波脱落，形成长 P－P 间距，且长 P－P 间距与正常 P－P 间距不成倍数关系（图 5－31）。窦性停搏后常出现逸搏或逸搏心律。

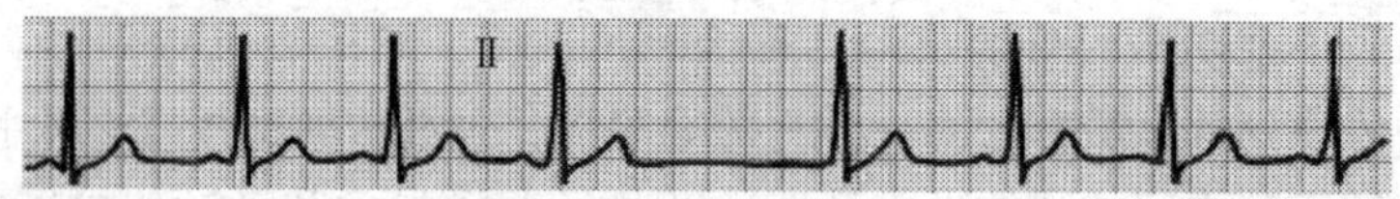

图 5－31 窦性停搏

（6）病态窦房结综合征（sick sinus syndrome，SSS） 其主要的心电图表现有：①持续的窦性心动过缓，心率＜50 次/min，且不易用阿托品等药物纠正；②窦性停搏或窦房阻滞；③在显著的窦性心动过缓基础上，常出现室上性心律失常（房速、房扑、房颤等），又称为慢－快综合征；④如病变同时累计房室交界区，则发生窦性停搏时，可长时间不出现交界性逸搏，或伴有房室传导障碍，此即成为双结病变（图 5－32）。

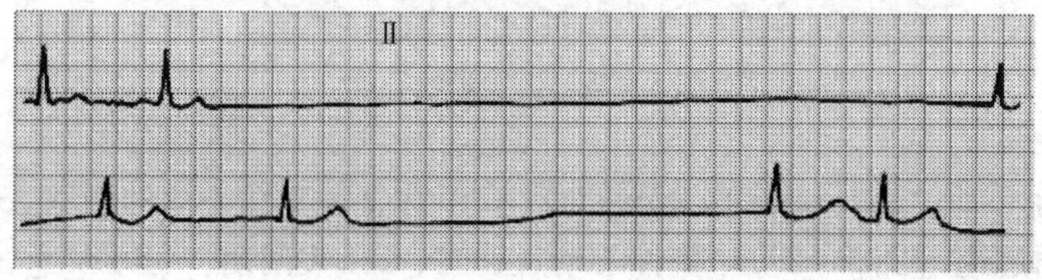

图 5－32 病态窦房结综合征

2. 期前收缩　期前收缩是指起源于窦房结以外的异位起搏点提前发出的激动，又称过早搏动或早搏，是临床上最常见的心律失常。

期前收缩的产生机制包括：①折返激动；②触发活动；③异位起搏点兴奋性增高。根据异位搏动发生的部位，可分为房性、交界性和室性期前收缩。其中以室性期前收缩最为常见，房性次之，交界性比较少见。期前收缩的心电图诊断常用到如下术语：

联律间期：指异位搏动与其前窦性搏动之间的时距。

代偿间歇：指期前出现的异位搏动代替了一个正常窦性搏动，其后出现一个较正常的心动周期为长的间歇。

插入性期前收缩：指插入在两个相邻正常窦性搏动之间的期前收缩。

单源性期前收缩：指期前收缩来自同一异位起搏点或有固定的折返径路，其形态、联律间期相同。

多源性期前收缩：指在同一导联中出现两种或两种以上形态及联律间期互不相同的异位搏动。

频发性期前收缩：期前收缩可依其出现频度人为分为偶发与频发，常见的二联律、三联律就是一种有规律的频发性期前收缩。二联律指期前收缩与窦性心律交替出现；三联律指每两个窦性心搏后出现一次期前收缩。

（1）室性期前收缩（premature ventricular contraction）　心电图表现：①期前出现的 QRS－T 波前无 P 波或无相关的 P 波；②期前出现的 QRS 形态宽大畸形，时限通常 >0.12s，T 波方向多与主波方向相反；③往往为完全性代偿间歇，即期前收缩前后的两个窦性 P 波间距等于正常 P－P 间距的 2 倍（图 5－33）。

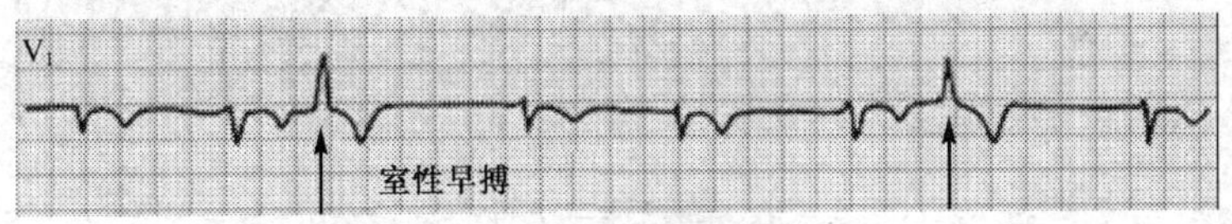

图 5－33　室性期前收缩

（2）房性期前收缩（premature atrial contraction）　心电图表现：①期前出现的异位 P′波，其形态与窦性 P 波不同；②P′－R 间期通常 >0.12s；③大多为不完全性代偿间歇，即期前收缩前后两个窦性 P 波的间距小于正常 P－P 间距的 2 倍（图 5－34）。

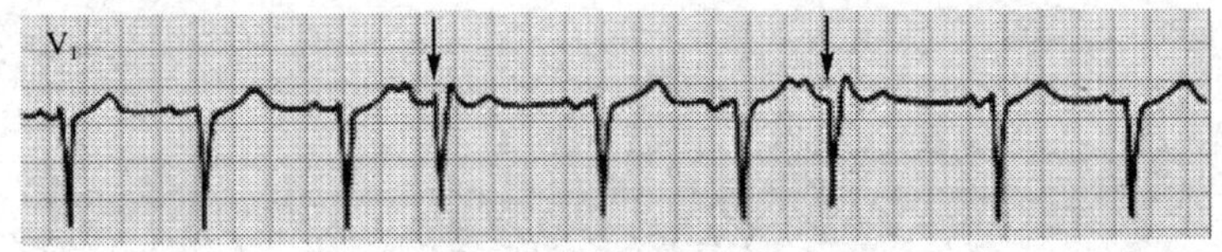

图 5－34　房性期前收缩

（3）交界性期前收缩（premature junctional contraction）　心电图表现：①期前出现的 QRS－T 波，其前无 P 波，QRS 形态与窦性下传者基本相同；②出现逆行 P′波

（Ⅱ、Ⅲ、aVF 导联倒置，aVR 导联直立），可发生于 QRS 波群之前（P′－R 间期 < 0.12s）或 QRS 波群之后（R－P′间期 < 0.20s），或者与 QRS 相重叠；③大多为完全性代偿间期（图 5－35）。

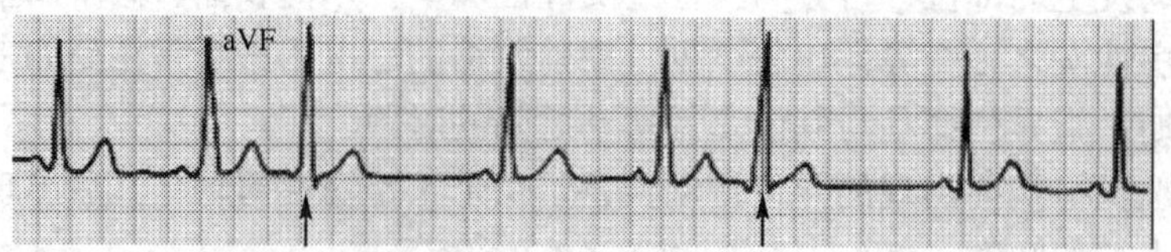

图 5－35 交界性期前收缩

3. 异位性心动过速 异位性心动过速是指异位节律点兴奋性增高或折返激动引起的快速异位心律（期前收缩连续出现 3 次或 3 次以上）。根据异位节律点发生的部位，可分为房性、交界性及室性心动过速。

（1）阵发性室上性心动过速（paroxysmal supraventricular tachycardia） 理应分为房性与交界性心动过速，但常因 P′不易辨别，故将两者统称为室上性心动过速（图 5－36）。发作时有突发、突止的特点，频率一般在 160～250 次/min，节律快而规则，QRS 形态一般正常（伴有束支阻滞或室内差异传导时，可呈宽 QRS 波）。

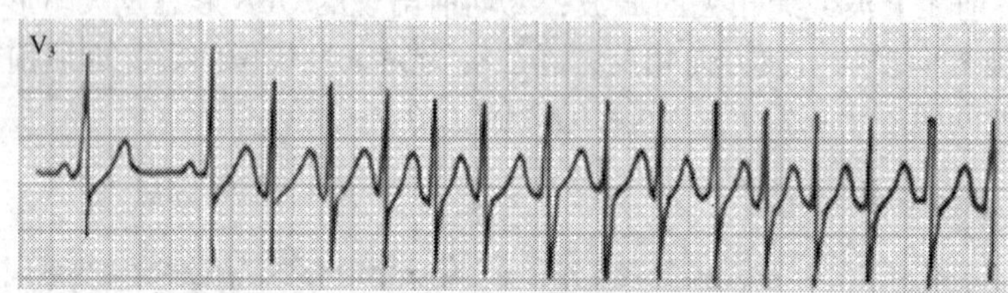

图 5－36 阵发性室上性心动过速

（2）室性心动过速（ventricular tachycardia） 心电图表现：①频率多在 140～200 次/min，节律可稍不齐；②QRS 波群宽大畸形，时限通常 > 0.12s；③如能发现 P 波，并且 P 波频率慢于 QRS 频率，P－R 无固定关系（房室分离），则诊断明确；④偶尔心房激动夺获心室或发生室性融合波，也支持室性心动过速诊断（图 5－37）。

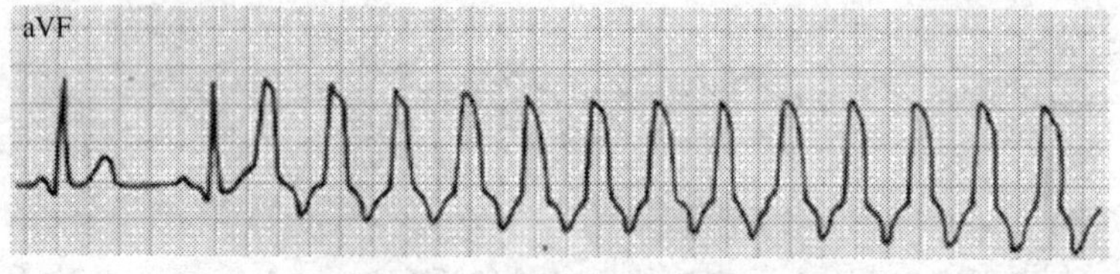

图 5－37 阵发性室性心动过速

（3）非阵发性心动过速（nonparoxysmal tachycardia） 又称为加速性自主心律，可发生于心房、房室交界区或心室，此类心动过速有渐起渐止的特点。心电图表现为：频率比逸搏心律快，比阵发性心动过速慢，交界性心律频率多为70～130次/min，室性心律频率多为60～100次/min。易发生干扰性房室脱节，并出现各种融合波或夺获。

（4）扭转型室性心动过速（torsade de pointes，TDP） 此类心动过速是一种严重的室性心律失常。发作时可见一系列增宽变形的QRS波群以每3～10个心搏围绕基线不断扭转其主波的正负方向。每次发作持续数秒到数十秒而自行终止。但极易复发或转为心室颤动（图5－38）。

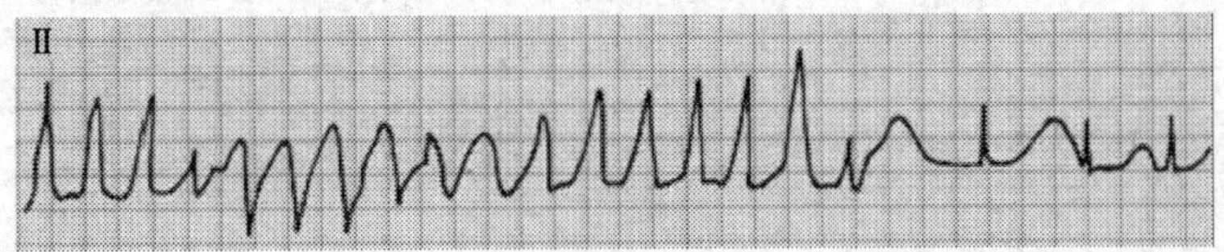

图5－38 扭转型室性心动过速

4. 扑动与颤动 扑动与颤动可出现于心房或心室。主要的电生理基础为心肌的兴奋性增高。不应期缩外，同时伴有一定的传导障碍、形成环形激动及多发微折返。

（1）心房扑动（atrial flutter） 心电图特点：正常P波消失，代之以连续的大锯齿状扑动波（F波），F波多数在Ⅱ、Ⅲ、aVF导联中清晰可见；F波间无等电位线，波幅大小一致，间隔规则，频率多为250～350次/min，大多不能全部下传，而以固定房室比例（2:1或4:1）下传（图5－39）。

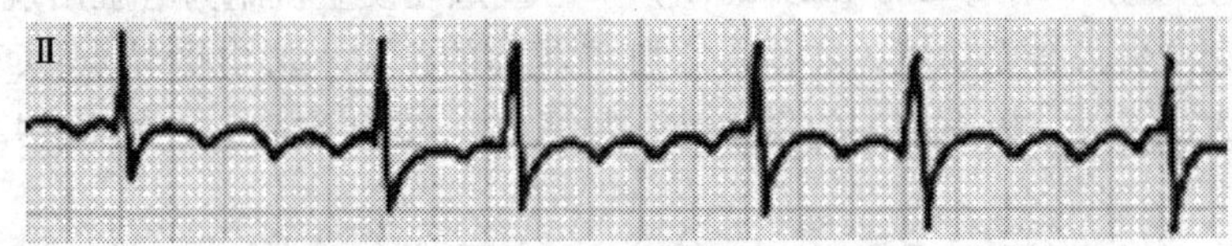

图5－39 心房扑动（F波以2:1与4:1交替下传）

（2）心房颤动（atrial fibrillation） 心房颤动是临床上很常见的心律失常。许多心脏疾病发展到一定程度都有出现心房颤动的可能，多与心房扩大和和心房肌受损有关。但也有少数阵发性房颤患者无明显器质性心脏病。目前多数人认为房颤是多个小折返激动所致。心电图特点：P波消失，代之以大小不等、形状各异的颤动波（f波），通常以V_1导联最明显；心房f波的频率为350～600次/min；心室律绝对不规则，QRS波一般不增宽（图5－40）；若是前一个R－R间距偏长而与下一个QRS波相距较近时，易出现一个增宽变形的QRS波，酷似室性早搏，此可能是房颤伴室内差异传导。

（3）心室扑动（ventricular flutter） 心室扑动机制为心室肌产生环形激动的结果，出现心室扑动一般具有两个条件。①心肌明显受损，缺氧或代谢失常；②异位激动落在了易颤期。心电图特点：无正常QRS－T波，代之以连续快速而相对规则的大振幅波动，频率达200～250次/min，心脏失去排血功能（图5－41）。

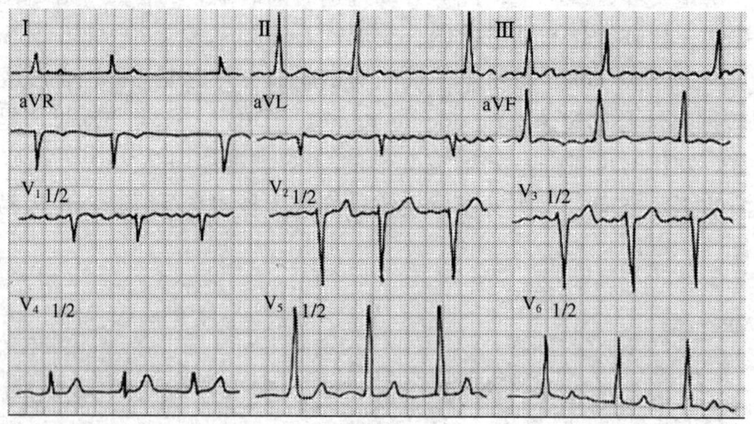

图 5－40 心房颤动

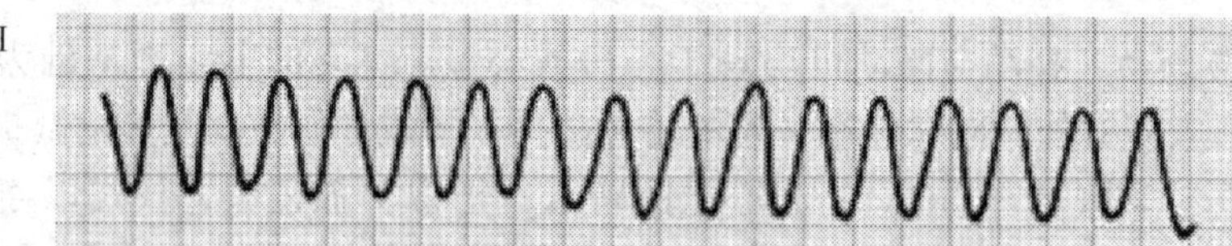

图 5－41 心室扑动

（4）心室颤动（ventricular fibrillation） 心室颤动发生机制为心脏出现多灶性局部兴奋，以致完全失去排血功能，往往是心脏停跳前的征象。心电图特点：QRS－T 完全消失，出现大小不等，极不均匀的低小波，频率 200～500 次/min（图 5－42）。

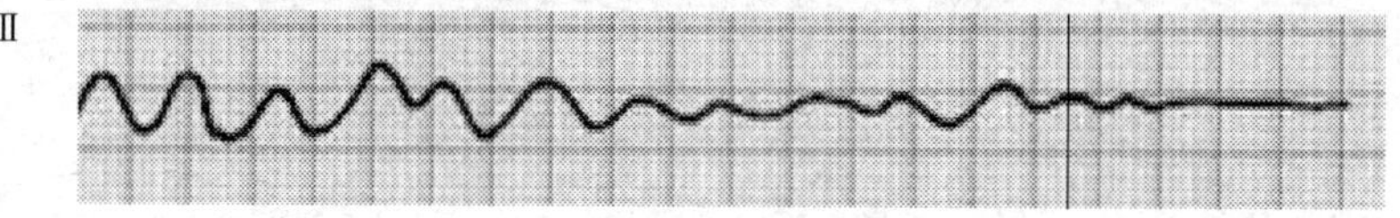

图 5－42 心室颤动

5. 传导异常 心脏传导异常主要包括传导障碍和传导途径异常。传导障碍又可分为病理性传导阻滞与生理性干扰脱节。本节仅介绍心脏传导阻滞和预激综合征。

心脏传导阻滞的病因可以是传导系统的器质性损害，也可能是迷走神经张力增高引起的功能性抑制或是药物作用的影响。心脏传导阻滞按发生的部位分为窦房阻滞、房内阻滞、房室传导阻滞和室内阻滞。按阻滞程度可分为一度（传导延缓），二度（部分激动传导发生中断）和三度（传导完全中断）。按传导阻滞发生情况，可分为永久性、暂时性、交替性及渐进性。

（1）窦房传导阻滞（sinoatrial block） 常规心电图不能直接描记出窦房结电位。故一度窦房阻滞不能观察到。三度窦房阻滞难与窦性停搏鉴别，只有二度窦房阻滞出现心房和心室漏搏（P－QRS－T均脱漏）时才能诊断。二度Ⅱ型窦房阻滞心电图特点：在规律的窦性P－P间距中突然出现一个长间歇，这一长间歇恰等于正常窦性P－P间距的倍数（图5－43）。

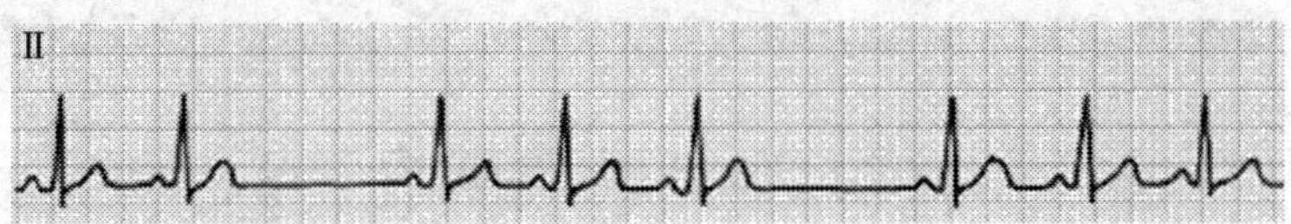

图4－43　Ⅱ度Ⅱ型窦房阻滞

（2）房室传导阻滞（atrioventricular block，AVB）　是临床上常见的一种心脏传导阻滞，通常分析P与QRS波的关系可以了解房室传导情况，房室传导阻滞可发生在不同水平，在房内的结间束（尤其是前结间束）传导延缓即可以引起P－R间期出现延长，房室结和希氏束是最常发生传导阻滞的部位。若左、右束支或三支同时出现传导阻滞，也归于房室传导阻滞，房室传导阻滞多数是由器质性心脏病所致，少数可见于迷走神精经张力增高的正常人。

1）一度房室传导阻滞：心电图表现为P－R间期延长。在成人若P－R间期＞0.20s或对两次检测结果进行比较，心率没有明显改变而P－R间期延延长超过0.04s，可诊断一度房室传导阻滞（图5－44）。

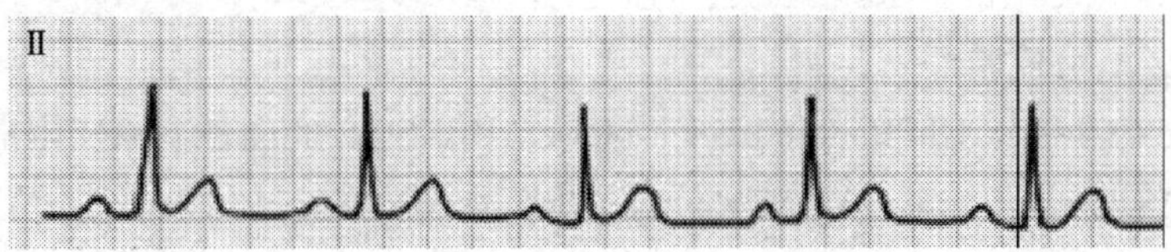

图5－44　一度房室传导阻滞

2）二度房室传导阻滞：心电图主要表现为部分P波后QRS波脱漏，分为两种类型，二度Ⅰ型房室阻滞，二度Ⅱ型房室阻滞。

二度Ⅰ型房室传导阻滞：心电图表现为P波规律出现，P－R间期逐渐延长，（通常每次延长的绝对增加值多呈递减），直到一个P波后脱漏一个QRS波群，漏搏后传导阻滞得到一定恢复P－R间期又趋缩短，之后又复逐渐延长，如此周而复始地出现称为文氏现象（图5－45）。

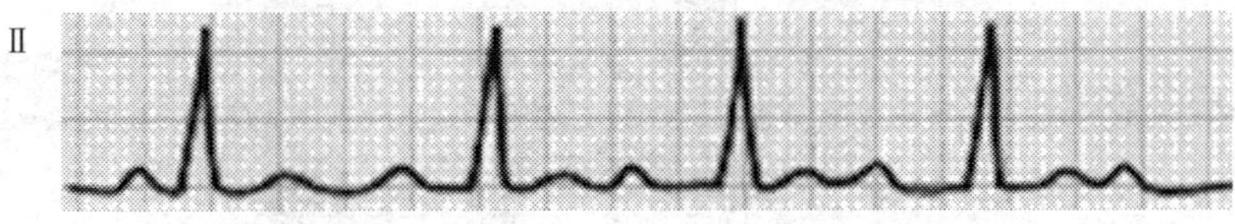

图5－45　二度Ⅰ型房室阻滞

二度Ⅱ型房室传导阻滞：心电图表现为P－R间期恒定（正常或延长），部分P波后无QRS波群，凡连续出现2次或2次以上的QRS波群脱漏者，称为高度房室传导阻滞（图5-46）。

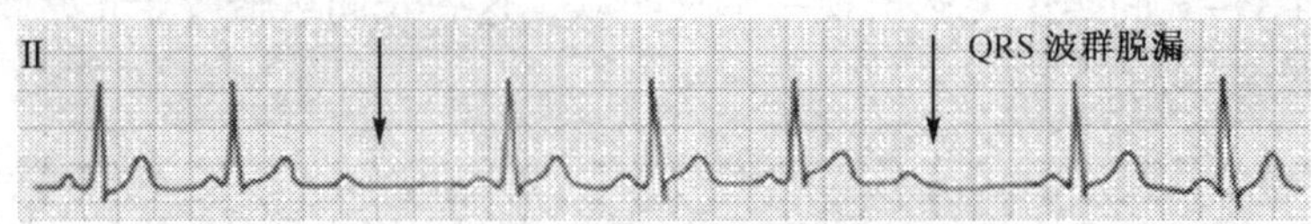

图5-46 二度Ⅱ型房室阻滞

3）三度房室传导阻滞：又称完全性房室传导阻滞，当来自房室交界区以上的激动完全不能通过阻滞部位时，在阻滞部位以下的潜在起搏点就会发放激动，出现交界性逸搏心律（频率为40~60次/min，QRS形态正常），或室性逸搏心律（QRS宽大畸形，频率为20~40次/min）。心电图表现为P波与QRS波无关，房率大于室率（图5-47）。如果偶尔有P波下传心室者，称为几乎完全性房室传导阻滞。心房颤动时，如果出现心室律慢而绝对规则，则为房颤合并三度。

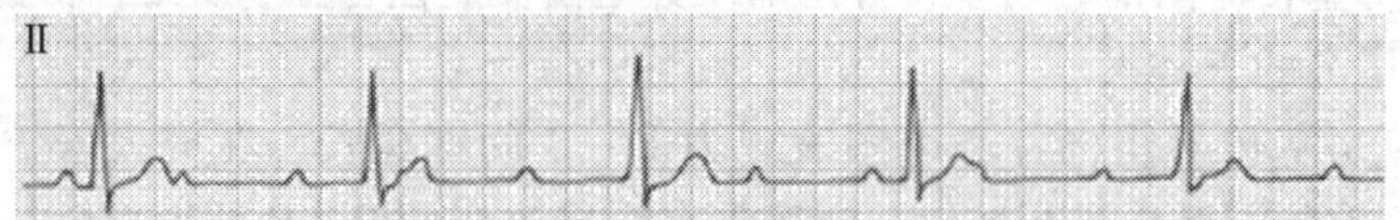

图5-47 三度房室传导阻滞

（3）束支与分支阻滞

1）右束支阻滞（right bundle branch block，RBBB）：完全性右束支阻滞：心电图表现为QRS波群时限≥0.12s；V_1或V_2导联QRS呈rsR′型或M形波，Ⅰ、V_5~V_6导联S波增宽而有切迹；V_1导联R峰时间>0.05s；V_1~V_1导联ST段轻度压低，T波倒置（图5-48）。

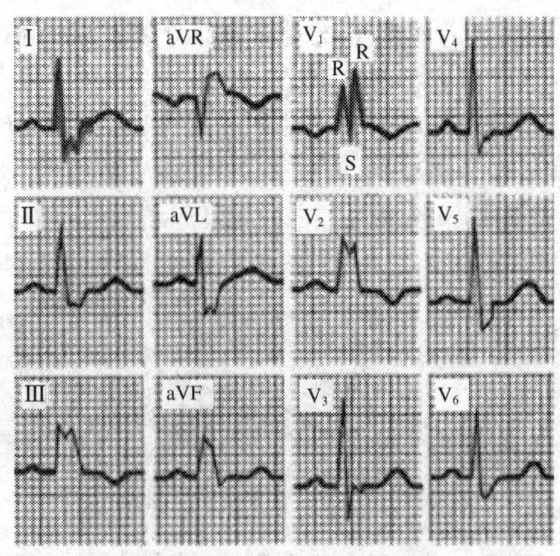

图5-48 完全性右束支阻滞

不完全性右束支阻滞：心电图表现为QRS形态和完全性右束阻滞相似，仅QRS波群的时限<0.12s。

2）左束支阻滞（left bundle branch block，LBBB）：左束支粗而短，由双侧冠状动脉分支供血，不易发生传导阻滞，如有发生大多为器质性病变所致。

完全性左束支阻滞：心电图表现为QRS波群时限≥0.12s；V_1、V_2导联呈rS波（其r波极小、S波明显增宽，或呈宽而深的QS波，Ⅰ、aVL、V_5~V_6导联R波增宽，顶峰粗纯或有切迹，电轴左偏）；Ⅰ、V_5、V_6导联q波消失，V_5、V_6导联R波峰的时间大于0.06s；ST-T方向与主波方向相反（图5-49）。

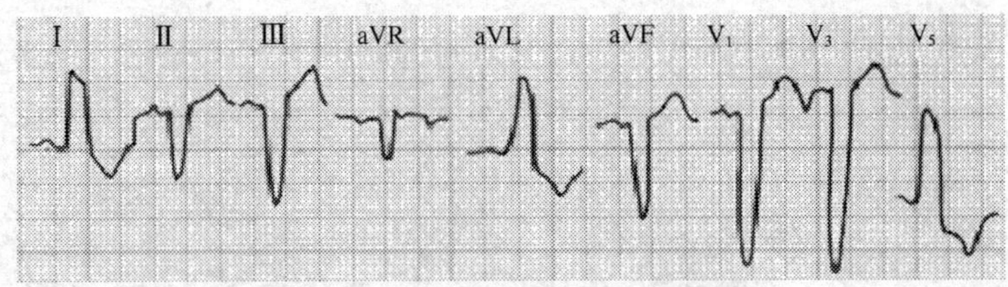

图5-49 完全性左束枝传导阻滞

左前分支阻滞：心电图表现为心电轴左偏≥-45°；Ⅱ、Ⅲ、aVF导联QRS波呈rS型、Ⅲ导联S波大于Ⅱ导联S波，Ⅰ、aVL导联呈qR型，aVL导联的R波大于Ⅰ导联的R波；QRS时限轻度延长，但时限<0.12s（图5-50）。

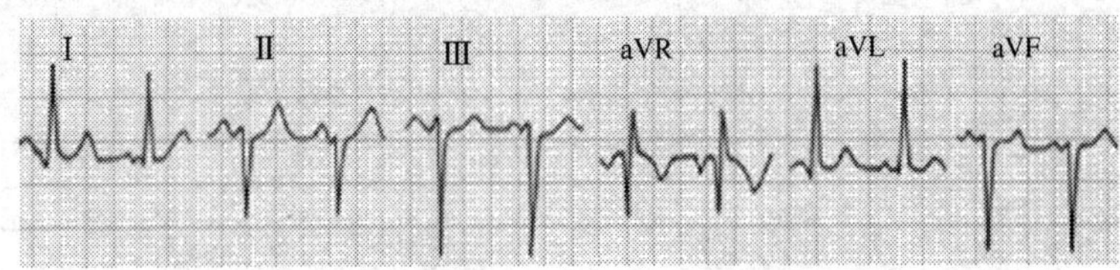

图5-50 左前分支阻滞

左后分支阻滞：心电图表现心电轴右偏在+90~+180°；Ⅰ、aVL导联QRS波呈rS型，Ⅲ、aVF导联呈qR型，且q波时限<0.025s；Ⅲ导联R波大于Ⅱ导联R波；QRS时限<0.12s，诊断左后分支阻滞应先排除引起电轴右偏的其他原因（图5-51）。

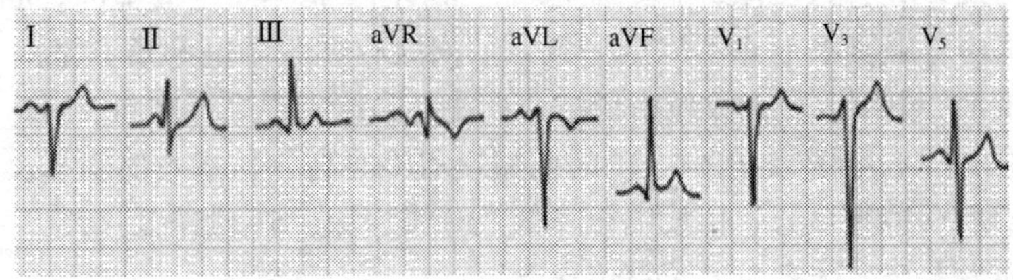

图5-51 左后分支阻滞

（4）预激综合征（preexcitation syndrome） 是指在正常的房室结传导途径之外，沿房室环周围还存在附加的房室传导束（旁路）。预激综合征的类型有：

①WPW 综合征（Wolff - Parkinson - While syndrome），又称为经典型预激综合征。WPW 心电图特点：P - R 间期缩短 <0. 12s；QRS 增宽 ≥0. 12s；QRS 起始部有预激波（delta 波）；P - J 间期正常；出现继发性 ST - T 改变。A 型 WPW，V_1 导联 delta 波正向且以 R 波为主（图 5 - 52）。B 型 WPW，V_1 导联 delta 波负向及 QRS 主波以负向波为主（图 5 - 53）。

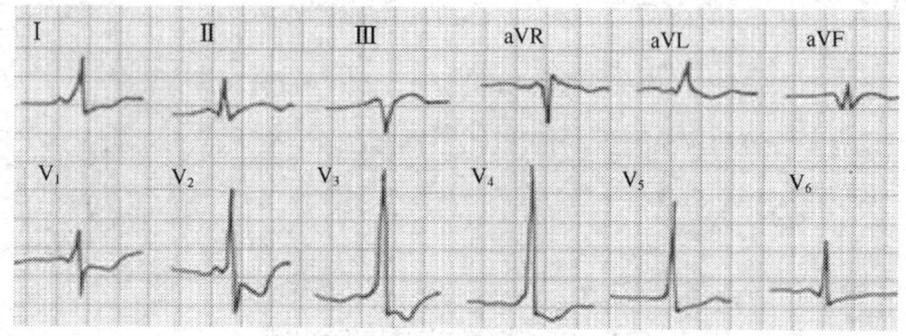

图 5 - 52 A 型预激综合征

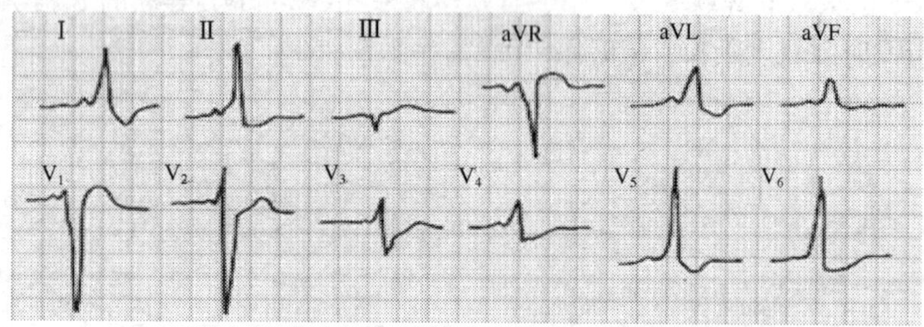

图 5 - 53 B 型预激综合征

（十一）电解质紊乱和药物影响

1. 电解质紊乱 电解质紊乱（electrolytes disturbance）是指血清电解质浓度的增高与降低，无论增高或降低都会影响心肌的除极与复极及激动传导异常，并可反映在心电图上。需要强调，心电图虽有助于电解质紊乱的诊断，但由于受其他因素的影响，心电图改变与血清中电解质水平并不完全一致。如同时存在各种电解质紊乱时又可互相影响，加重或抵消心电图改变。故应密切结合病史和临床表现进行判断。

（1）高血钾 心电图特点：Q - T 间期缩短和 T 波高耸，基底部变窄。QRS 波群增宽，P - R 及 Q - T 间期延长，R 波电压降低及 S 波加深，ST 段压低（图 5 - 54）。因心房肌受抑制而无 P 波，称之为“窦室传导”。

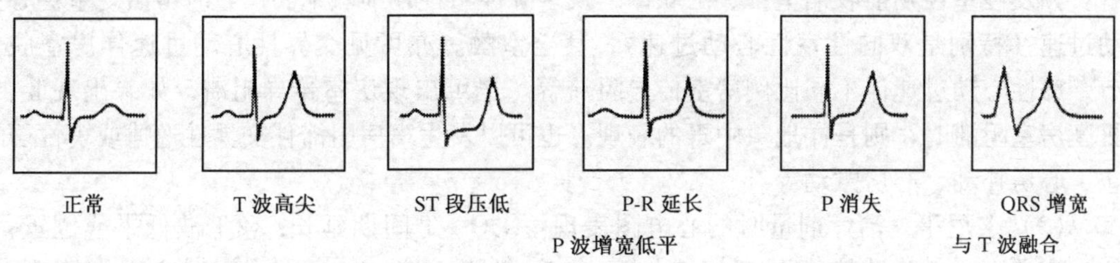

图 5-54　高血钾：随血钾水平逐渐升高引起的心电图改变示意图

（2）低血钾　心电图特点：典型改变为 ST 段压低，T 波低平或倒置和 U 波增高（U 波 >0.1mV 或 u/T >1 或 T-u 融合、双峰），Q-T 间期一般正常或轻度延长，表现为 Q-T-u 间期延长（图 5-55）。

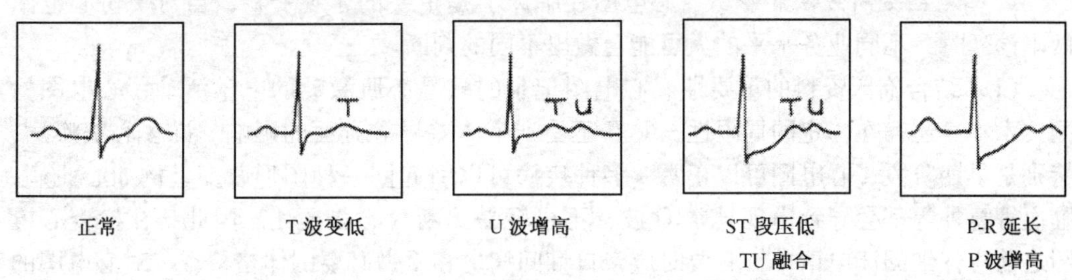

图 5-55　低血钾：随血钾水平逐渐降低引起的心电图改变示意图

（3）高血钙和低血钙　高血钙主要改变为 ST 段缩短或消失，Q-T 间期缩短。严重高血钙，可发生窦性静止、窦房阻滞、室性期前收缩、阵发性室性心动过速。低血钙主要改变为 ST 段明显延长、Q-T 间期延长、直立 T 波变窄、低平或倒置，一般很少发生心律失常。

2. 药物影响

（1）洋地黄效应（digitalis effect）　心电图特点：①ST 段下垂型压低；②T 波低平、双向或倒置，双向 T 波往往是初始部分倒置，终末部分直立变窄；③ST-T 呈“鱼钩型”；④Q-T 间期缩短（图 5-56）。

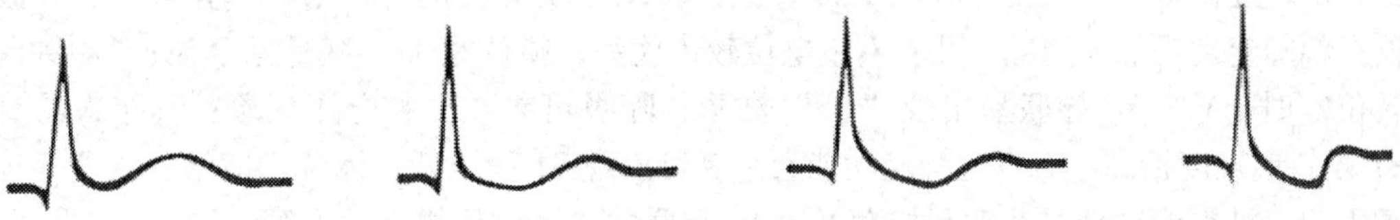

图 5-56　洋地黄引起 ST-T 变化，逐渐形成特征性的 ST-T 改变（鱼钩型）

（2）洋地黄中毒（digitalis toxicity）　洋地黄中毒主要出现各种心律失常，常见的有：频发性室性期前收缩呈二、三联律，及多源性室性期前收缩。严重时可出现室性心动过速（特别是双向性室性心动过速），甚至室颤。亦可见交界性心动过速伴房室脱节，房性心动过速伴不同比例房室传导阻滞等。也可出现房室传导阻滞，如果出现Ⅱ、Ⅲ度房室阻滞时，则是洋地黄中毒的表现。也可以发生窦房阻滞伴交界性逸搏或窦性静止、心房扑动、心房颤动等。

（3）奎尼丁　治疗剂量时的心电图表现：①Q－T间期延长；②T波低平或倒置；③u波增高；④P波增宽可有切迹，P－R间期稍延长。奎尼丁中毒时心电图表现：①Q－T间期明显延长；②QRS时限明显延长；③各种程度的房室传导阻滞及窦性心动过缓、窦性静止或窦房阻滞；④各种室性心律失常，严重时发生扭转型室性心动过速，甚至室颤。

（4）其他药物　如胺碘酮及索他洛尔等也可使心电图Q－T间期延长。

（十二）心电图的分析方法和临床应用

1. *心电图分析方法和步骤*　心电图在临床上是重要的客观资料，当对一份心电图做出诊断时，不同业务水平的人可能会做出不同的判断。

（1）结合临床资料的重要性　心电图记录的只是心肌激动的电学活动，心电图检测技术本身还存在一定的局限性，并且还受到个体差异等方面的影响。许多心脏疾病，特别是早期阶段，心电图可以正常。多种疾病可以引起同一种图形改变，例如心肌病、脑血管意外等都会导致出现异常Q波，不可轻易诊断为心肌梗死。因此，在检查心电图之前应仔细阅读申请单，必要时应亲自询问病史和重做必要的体格检查。对心电图的各种变化都应密切结合临床资料，才能得出正确的解释。

（2）对心电图描记技术的要求　心电图机必须保证经放大后的电信号不失真，阻尼、时间常数合乎要求，走纸速度正确稳定，毫伏标尺无误。描记时应尽量避免干扰和基线飘移。描记者应了解临床资料及掌握心电图分析法。心电图应常规描记十二导联的心电图。应根据临床需要及心电图变化，决定描记时间的长短和是否加作导联。例如怀疑有右心室肥大时应加作V_{3R}导联；怀疑后壁心肌梗死应加作$V_7 \sim V_9$导联。对于心律失常，要取P波清晰的导联，描记长度最好能达到重复显示具有异常改变的周期。胸痛时描记心电图发现有ST－T异常改变者，一定要在短期内重复描记心电图，以便证实是否为急性心绞痛发作所致等。

（3）熟悉心电图的正常变异　分析心电图时必须熟悉心电图的正常变异。例如P波一般偏小常无意义；儿童P波偏尖；由于体位和激动点位置关系，Ⅲ、aVF导联P波低平或轻度倒置时，只要Ⅰ导联P波直立，aVR导联P波倒置，则并非异常；QRS波群振幅随年龄增加而递减；儿童右室电位较占优势；横位时Ⅲ导联易见Q波；“顺钟向转位”时，V_1、V_2导联易出现“QS”波形；呼吸可导致交替电压现象；青年人易见ST段斜形轻度抬高；有自主神经功能紊乱者可出现ST段压低；体位、情绪、饮食等也常引起T波振幅减低；儿童和妇女$V_1 \sim V_3$导联的T波倒置机会较多等。

（4）心电图的定性和定量分析　定性分析是基础，先将各导联大致看一遍，注意P、QRS、T各波的有无及其相互之间的关系，平均电轴的大概方位，波形的大小，有无增宽变形，以及ST－T的形态等。若心中已经有数，则对大部分较单纯的变化即能做出正确判断。对可疑部分或界限不明确的地方，可有目的地去作一些必要的测量，以获得较准确的参数帮助判断。定量分析，常用的有 P－P 间期、QRS 时限、Q－T 间期以及 P 和 QRS 波群的振幅等。为了不致遗漏，分析心电图至少从四个方面考虑：心律问题、传导问题、房室肥大问题和心肌方面的问题。

分析心律问题应首抓住基础心律是什么，有无规律 P 波，从窦房结开始，逐层下推，对较复杂的心律失常，常要借助梯形图。对最后结果，还要反过来看与临床是否有明显不符合的地方，并提出适当的解释，原则上能用一种道理解释的不要设想过多的可能性；应首先考虑多见的诊断，从临床角度出发，诊断要顾及治疗和病人安全。

2. 心电图的临床应用　心电图主要反映心脏激动的电学活动，因此，对各种心律失常和传导障碍的诊断分析具有肯定价值，到目前为止尚没有任何其他方法能替代心电图在这方面的作用。特征性的心电图改变和演变是诊断心肌梗死可靠而实用的方法。

房室肥大、心肌受损、供血不足、药物和电解质紊乱都可引起一定的心电图变化，有助诊断，但特征性不甚强。对于瓣膜活动、心音变化、心肌功能状态等，心电图不能提供直接判断。除了循环系统疾病之外，心电图已广泛应用于各种危重病人的抢救、手术麻醉、用药观察、航天、登山运动的心电监测等。

二、心电图运动负荷试验

心电图运动负荷试验（ECG exercise testing）是发现早期冠心病的一种检测方法，虽然与冠状动脉造影结果对比有一定比例的假阳性与假阴性，但由于其方法简便实用、无创伤、安全，一直被公认为是一项重要的临床心血管疾病检查手段。

【运动试验的生理和病理基础】

生理情况下，运动时为满足肌肉组织需氧量的增加，心率相应加快，心排出量相应增加，必然伴随心肌耗氧量增加，冠状动脉血流量增加。病理情况下，当冠状动脉发生病变而狭窄到一定程度时，病人在静息状态下可以不发生心肌缺血，但当运动负荷增加伴随心肌耗氧量增加时，冠状动脉血流量不能相应增加，即引起心肌缺氧，心电图上可出现异常改变。心肌耗氧量与心率快慢、心室大小、室壁张力、室内压力增加速度及心室射血时间有关。在临床上，一般以心率或心率与收缩期血压的乘积来反映心肌耗氧量情况。

【运动负荷量的确定】

运动负荷量分为极量与亚极量两档。极量是指心率达到自己的生理极限的负荷量。这种极限运动量一般多采用统计所得的各年龄组的预计最大心率为指标。最大心率粗略计算法为 220－年龄数；亚极量是指心率达到 85%～90% 最大心率的负荷量，在临床上大多采用亚极量运动试验。例如 55 岁的受检者最大心率为 220－55＝165 次/min，亚极量运动试验要求其心率应为 165×85%＝140 次/min。

【心电图运动试验方法】

1. Master 二级梯运动试验　20 世纪 30 年代由 Master 创建。按年龄、性别、体重不同，以适当速度在规定时间内完成规定次数的二级梯登梯运动。分析运动前后的心电图变化以判断结果。该方法虽简单、易行、经济、安全，但由于负荷量小，敏感性较差，因而假阴性率较高。目前，这一方法已基本淘汰。

2. 踏车运动试验（bicycle ergometer test） 让病人在装有功率计的踏车上作踏车运动，以速度和阻力调节负荷大小，负荷量分级依次递增，直至病人的心率达到亚极量水平。运动前、运动中及运动后多次进行心电图记录，逐次分析做出判断。这种方法的主要优点是根据受试者个人情况，达到各自的亚极量负荷，符合运动试验的原理和要求，结果比较可靠。

3. 平板运动试验（treadmill test） 这是目前应用最广泛的运动负荷试验方法。让病人在活动的平板上走动，根据所选择的运动方案，仪器自动分级依次递增平板速度及坡度以调节负荷量，直到病人心率达到亚极量水平，分析运动前、中、后的心电图变化以判断结果。

【检测方法和注意事项】

（1）运动试验前应描记受检者卧位和立位 12 导联心电图并测量血压作为对照。

（2）运动中通过监视器对心率、心律及 ST－T 改变进行监测，并按预定的方案每 3min 记录心电图和测量血压一次。

（3）在达到预期亚极量负荷后，使预期最大心率保持 1～2min 再终止运动。

（4）运动终止后，每 2min 记录 1 次心电图，一般至少观察 6min。

（5）如果 6min 后 ST 段缺血性改变仍未恢复到运动前图形，应继续观察至恢复。

【运动试验的适应证和禁忌证】

1. 适应证 ①对不典型胸痛或可疑冠心病病人进行鉴别诊断。②评估冠心病病人的心脏负荷能力。③评价冠心病的药物或手术治疗效果。④进行冠心病易患人群流行病调查筛选试验。

2. 禁忌证 ①急性心肌梗死或心肌梗死合并室壁瘤。②不稳定型心绞痛。③心力衰竭。④中、重度瓣膜病或先天性心脏病。⑤急性或严重慢性疾病。⑥严重高血压患者。⑦急性心包炎或心肌炎。⑧肺栓塞。⑨严重主动脉瓣狭窄。⑩严重残疾不能运动者。

【终止运动试验条件】

在运动过程中，虽未达到适宜的试验终点，而出现下列情况之一时，应终止试验：①运动负荷进行性增加而心率反而减慢或血压反而下降者。②出现室性心动过速或进行性传导阻滞者。③出现眩晕、视力模糊、面色苍白或发绀者。④出现典型的心绞痛或心电图出现缺血型 ST 段下降≥0.2mV 者。

【运动试验结果的判断】

目前国内外较公认的判断踏车或平板运动试验的阳性标准主要为：①运动中出现典型的心绞痛。②运动中心电图出现 ST 段下斜型或水平型下移≥0.1mV，持续时间大于 2min。

三、动态心电图

动态心电图（ambulatory electrocardiography，AECG）是指连续记录 24h 或更长时间的心电图。该项检查首先由美国学者 Holter 于 20 世纪 60 年代初期应用于临床，故又称之为 Holter 监测。动态心电图可提供受检者 24h 的动态心电活动信息，已成为临床上广泛使用的无创性心血管病诊断手段之一。

【仪器的基本结构】

动态心电图仪主要由记录系统和回访系统组成。

1. 记录系统 包括导联线和记录器。导联线一端与固定在受检者身上的电极相连，另一端与记录器连接。记录器有磁带式和固态式两种类型。记录器佩带在受检者身上，并能精确地连续同步记录和储存24h或更长时间的两通道或三通道心电信号。

2. 回放分析系统 主要由计算机系统和心电分析软件组成。回放系统能自动对磁带或固态记录器记录到的24h心电信号进行分析。分析人员通过人机对话对计算机分析的心电图资料进行检查、判定、修改和编辑，打印出异常心电图图例以及有关的数据和图表，做出诊断报告。

【临床应用范围】

动态心电图可以获得受检者日常生活状态下连续24h甚至更长时间的心电图资料，因此常可检测到常规心电图检查不易发现的一过性异常心电图改变。还可以结合分析受检者的生活日志，了解病人的症状、活动状态及服用药物等与心电图变化之间的关系。其临床应用范围有：

（1）心悸、气促、头晕、晕厥、胸痛等症状性质的判断。

（2）心律失常的定性和定量诊断。

（3）心肌缺血的诊断和评价，尤其是发现无症状心肌缺血的重要手段。

（4）心肌缺血及心律失常药物的疗效评价。

（5）心脏病患者预后的评价，通过观察复杂心律失常等指标，判断心肌梗死后患者及其他心脏病患者的预后。

（6）选择安装起搏器的适应证，评定起搏器的功能，检测与起搏器有关的心律失常。

（7）医学科学研究和流行病学调查，如正常人心率的生理变动范围，宇航员、潜水员、驾驶员心脏功能的研究等。

【分析注意事项】

（1）要求患者在佩带记录器检测过程中作好日志。

（2）对动态心电图检测到的某些结果，尤其是ST－T改变，还应结合病史、症状及其他临床资料综合分析做出正确的诊断。

（3）动态心电图属回顾性分析，并不能了解病人即刻的心电变化。由于导联的限制，尚不能反映某些异常心电改变的全貌。对于心脏房室大小的判断、束支传导阻滞、预激综合征的识别以及心肌梗死的诊断和定位等，仍需要依靠常规12导联心电图检查。

第二节 超声检查

超声诊断（echocardiography diagnosis）是在现代电子学发展的基础上，将雷达技术与超声原理相结合，并应用于临床医学的诊断方法。随着电子技术的发展，尤其是电子计算机技术应用于超声诊断仪，使超声诊断水平迅速提高，并广泛应用于临床各个领域，包括肝、胆、脾、胰、肾、膀胱、前列腺、颅脑、眼、甲状腺、乳腺、肾上腺、卵巢、子宫及产科领域、心脏等脏器及软组织的部分疾病诊断。超声与X线CT及核素扫描已成为当代现代化医学的三大影像技术。和其他成像相比，超声检查具有实时性好、无损伤、无痛苦，以及低成本等独特优点。

【原理】

超声是声波的一种。但其每秒的振动次数（频率）甚高，超出了人耳听觉的上限(20 000Hz)。超声诊断是通过人体各种组织声学特性的差异来区分不同组织。按照声学特性。人体组织大体上可分为软组织和骨骼两大类，软组织的声阻与水近似，骨骼则属固体。人体组织的声速、声阻抗、声吸收系数、衰减系数等反映人体组织的基本声学特性，人体不同组织的声学特性不同。

目前所用超声诊断仪多应用超声脉冲回波技术，将接收到的回波信号经过放大并显示在显示屏上。根据所显示的方式不同，分为A（Amplitude）型、B（Brightness）型、D（Doppler）型超声、M（Motion）型等。

A型超声诊断仪是用幅度调制型进行诊断的方法，它以回声振幅的高低和波数的密度显示。A型超声诊断仪常用于测量组织界面距离，脏器大小，鉴别病变的声学性质，结果比较准确。

B型超声诊断是辉度调制型，它以点状回声的亮度强弱显示病变。回声强则亮度强，回声弱则亮度暗，属于二维图像，具有真实性强、直观性好、容易掌握和诊断方便等优点。按照成像的速度，可分为慢速成像法和快速成像法。慢速成像只能显示脏器静态解剖图像，图像清晰、逼真、扫描与检查的空间范围较大；快速成像能显示脏器的活动状态，也为实时显像诊断法，但所显示的检查空间较小。

M（Motion）型超声诊断仪是单声束超声心动图，用于心脏检查。它把心脏各层结构的反射信号以点状回声显示在屏幕上。当心脏跳动时，这些点状回声作上下移动。此时，在示波管水平偏转板上加入一对代表时间的慢扫描锯齿波，使这列点状回声沿水平方向缓慢扫描，显示心脏各层的运动回波曲线。图像垂直方向代表人体深度，水平方向代表时间。由于探头位置固定，心脏有规律地收缩和舒张，心脏各层组织和探头间的距离便发生节律改变。因而，返回的超声信号也同样发生改变。随着水平方向的慢扫描，便把心脏各层组织的回声显示为运动的曲线，即为M型超声心动图。超声多普勒（Ultrasonic Doppler）则可以检测心脏以及血管内血流的速度、方向及性质等。

【临床应用】

超声图像是人体脏器及组织结构的声学图像，这种图像与解剖结构及病理改变有密切关系，而且有一定规律性。但是目前的超声图像尚不能反映组织学及细胞病理学特征。因此，在诊断工作中，必须将超声图像与解剖、病理及临床知识相结合，进行分析判断，才能做出正确结论。

1. 适应证　超声可以检查软组织及其脏器的疾病，包括肝、胆囊、脾、胃、肠、肾、肾上腺、膀胱、前列腺、子宫、卵巢、产科方面，腹腔及腹膜后脏器、盆腔、心脏、血管、颅脑、眼、上颌窦、颌面部包块，甲状腺、乳腺、胸腔及肺部、纵隔、肌肉、脂肪、软骨、椎间盘等脏器的部分疾病。

2. 检查项目

（1）测距 即测定被检查脏器或病变的深度、大小，各径线或面积、容积等，如肝内门静脉、肝静脉直径，心壁厚度及心腔大小、二尖瓣瓣口面积等。

（2）脏器或病变的形态及边缘轮廓 正常脏器有一定外形，都有明确的边界回声，轮廓整齐。若有占位性病变常使外形失常、局部肿大、膨出变形。肿块若有光滑而较强的边界回声，常提示有包膜存在。

（3）脏器或病变的位置及与周围脏器的关系 测定脏器的位置有无下垂或移位。病变在脏器内的具体位置。病变与周围脏器的关系及有否压迫或侵入周围血管等。

（4）病变的性质 根据超声图显示脏器或病变内部回声特点，包括有无回声、光点强弱粗细及分布是否均匀等可以鉴别囊性（壁的厚薄、内部有无分隔及乳头状突起、囊内液体的稀稠等），实质性（密度均匀与否）或气体。

（5）活动规律 如肝、肾随呼吸运动、腹壁包块（深部）则不随呼吸活动。心内结构的活动规律等。

（6）血流信息 超声多普勒可以测定心脏及血管内各部位的血流速度、方向性质（层流或湍流），测出心内瓣口狭窄或反流，心内分流并计测心脏每搏量、心内压力及心功能等，并可检测血管瘤、血管狭窄、闭塞、外伤断裂、移植血管的通畅情况、脏器内血管分布，血流供应，肿瘤新生血管等。

3. 优点及限制 超声诊断在体外检查，观察体内脏器的结构及其活动规律，为无痛、无损、非侵入性检查方法。操作简便、安全。其限制在于超声频率高，不能穿透空气与骨骼（除颅骨外），因此，含气多的脏器或被含气脏器（肺、胃肠胀气）所遮盖的部位，骨骼及骨骼深部的脏器或病变，超声直接检查无法显示。需改变超声入射部位或驱散气体（如饮水、灌肠）后方能显示。

（田 刚）

第三节 X线、CT和MRI检查

一、X线检查

1895年伦琴发现X线以来，X线已广泛应用于人体疾病的检查和治疗中，随着现代科学技术的迅猛发展，X线设备的性能不断完善，开展了各系统组织的检查技术，提高了对疾病的诊断水平。

X线图像特点：①X线图像对比度是反映X线穿透人体后，不同厚度、密度组织对X线吸收衰减不同的图像，高密度高厚度组织在X线片呈白色，低密度低厚度组织则呈黑色。②X线图像是受检部位的组织重叠图像。③组织器官的分辨率取决于机器的性能，也与组织间的密度对比及人工造影剂的引入有关，组织间密度对比高或人工引入造影剂则图像清晰度好，对比度高。④X线图像为一种放大图像，其与X线管焦点、人体及照片间三者的距离有关，原则上人体照片间距离越小，焦点照片间距离越大，放大率越小。⑤X线图像的模糊度与X线焦点大小有关，焦点越小模糊度越小。

X线检查是一种普及、迅速、经济的检查方法。X线照片检查可获得永久性图像记录，对复查疾病的进展有重要帮助；它是目前呼吸系统、骨关节系统、消化系统等疾病的首选影像学检查方法。X线检查属于一种有射线的检查方法；由于X线图像为组织的重叠影像，对于组织密度差小的器官组织较难分辨，部分造影检查为有创伤性和有碘造影剂致过敏反应危险的检查。

（一）检查方法

X线检查方法可分为普通检查、特殊检查和造影检查三类。普通检查包括透视和X线摄影，是X线检查中最早应用和最基本的方法。后来，在普通检查方法的基础上又创造了多种特殊摄影和各种造影检查方法，特别是近些年来更为突出，从而为人体各部位结构和器官显影，开辟了新的途径。现分别叙述如下：

1. 普通检查

（1）透视　是一种简便而常用的检查方法。透视时，需将检查的部位置于X线管和荧光屏之间。除观察形态外还可观察器官的活动，如呼吸运动、心脏和大血管的搏动、胃肠道的蠕动和排空等。

一般透视在荧光屏上所显示阴影的亮度不够强，较轻微和细致的结构或改变不易显示，较厚和较密实的部位则基本不易透过而清楚显影，所以透视最适用于胸部以观察肺、心脏和大血管。在骨骼系统一般限于观察四肢骨骼的明显病变如骨折、脱位等；对颅骨、脊柱、骨盆等均不适用。对腹部病变，除观察膈下积气和胃肠道梗阻、积气、积液以及致密的异物外，一般不作透视，但在进行胃肠道钡餐检查和钡剂灌肠时就必须应用透视。

透视的优点在于比较经济方便，而且当时即可得出初步结果，还可以直接观察器官的运动功能。其主要缺点为不能显示轻微改变和观察厚部位，而且不能留有永久的记录，以供随时观察或复查时比较。

（2）摄影　也是一种常用的主要检查方法。摄影时，需将受检部分置于X线管与胶片之间，并贴近胶片，固定不动。胸部和腹部摄片时需暂时停止呼吸，否则影像模糊。摄片时，须将外物如饰物和敷料等除去，以免造成混淆的阴影。摄影可用于人体任何部位。常用的投照位置为正位，其次为侧位。在不少部位如四肢和脊柱等，需要同时摄正、侧位。其他的投照位置包括斜位、切线位和轴位等。

2. 特殊摄影检查

（1）体层摄影　普通X线照片是X线投照路径上所有影像重叠在一起的总和投影。感兴趣层面上的影像因与其前、后影像重叠，而不能清晰显示。体层摄影则可通过特殊的装置和操作获得某一选定层面上组织结构的影像，而不属于该选定层面的结构则在投影过程中被模糊掉。体层摄影常用于明确平片难于显示、重叠较多和处于较深部位的病变，多用于了解病变内部结构有无破坏、空洞或钙化，边缘是否锐利以及病变的确切部位和范围；显示气管、支气管腔有无狭窄，堵塞或扩张；配合造影检查以观察选定层面的结构与病变。

（2）荧光缩影　荧光缩影是将被检查部位的阴影显示于荧光屏上，再用照相机将荧光屏上的影像摄成缩小的照片。在荧光屏上产生明亮的影像需要毫安较大的X线机

(100~500mA)。缩影片大小可为35mm、70mm和100mm。在35mm和70mm的小片上，不易看到细节，需用适当的放大设备来观察。在缩影片上发现问题，还需摄大片详加研究。

(3) 放大摄影 放大摄影是根据投影学原理，将检查部位和X线片之间的距离增加，使投照的影像扩大，但较模糊失真。应用小的X线管焦点（0.3mm），可以减少X线束的扩散作用，使扩大的阴影比较清晰。摄片时，X线管同胶片的距离为100~150cm，检查部位同胶片相距依所需要的放大率而定。这种放大摄影可用于显示细致结构，从而观察有无早期和细微的改变。

(4) 记波摄影 常规X线摄片只能记录器官某一瞬间的状态，而不能显示其活动情况。记波摄影的目的是使器官的活动如心脏大血管的搏动、呼吸的升降、胃的蠕动等在片上成为波形而加以观察。记波摄影的特殊装置是一个由许多横行宽铅条所组成的格栅，每个铅条宽12mm，中间距有0.4mm的裂隙（木条）。将此格栅置于身体和胶片之间，摄片时胶片在格栅后等速均匀向下移动11mm距离。这时格栅前的器官活动如心脏大血管的搏动，在每裂隙间都呈现为锯齿状波记录在X线片上。这种方法称为阶段性记波摄影，常用于心脏大血管的检查。

(5) 高千伏摄影 高千伏摄影是用高于120kV的管电压进行摄影。常为120~150kV。需用高电压小焦点X线管，特殊的滤线器和计时装置。由于X线穿透力强，能穿过被照射的所有组织，可在致密影像中显示出被隐蔽的病变。

(6) 软X线摄影 软X线摄影是用铝靶、铜靶或铬靶X线管用低的管电压以产生软X线进行摄影。由于波长长，软组织的影像分辨率高。软X线摄影多用于女性乳腺摄影，显影效果好。

(7) 硒静电X线摄影 又称干板摄影，是利用半导体硒的光电导特性进行摄影。用充电的特制硒板代替胶片，然后进行摄影。用特制的显影粉显影，再转印在纸上，加温固定，即于纸上出现与X线片上影像相似的影像。对观察软组织，例如乳腺较好。由于手续繁，不稳定，受照辐射剂量大且效果不如胶片，而未被推广使用。

(8) 立体X线摄影 是应用两眼同时视物而产生立体感的原理来摄一对照片，再通过立体镜进行观察。应用较少。

3. 造影检查 普通X线检查是依靠人体自身的天然对比。造影检查则是将造影剂引入器官内或其周围，人为地使之产生密度差别以显影的方法。造影检查显著地扩大了X线检查的范围。

造影剂可分两类：①易为X线透过的气体，常称之为阴性造影剂；②不易为X线透过的钡剂和碘剂，常称之为阳性造影剂。造影剂引入人体的途径与方法有直接引入和生理积聚两种。

(1) 直接引入 除胃肠钡餐造影可以口服外，大多需要借助工具，如导管等，将造影剂引入管道或空腔脏器中。例如经气管内导管将碘剂注入支气管内，以行支气管造影；经尿道内导尿管将碘水剂注入膀胱中以行膀胱造影；经肛管将钡剂注入结肠中，以行钡剂灌肠；经心室内导管注入碘水剂以行心血管造影；穿刺血管或向血管内插入导管注入碘水剂以行血管造影；穿刺脑室，注入造影剂以行脑室造影；行腰穿，向蛛网膜下隙中注入造影剂以行脊髓造影等。

（2）生理积聚　生理积聚主要是生理吸收与排泄。生理吸收与排泄是将碘剂通过口服或注入体内后，使其选择性地从一个器官内排出，暂时存于其实质或通道内而显影。静脉肾盂造影，口服胆囊造影和静脉胆道造影是常用的吸收与排泄方法。

（二）诊断基础

1. 正常X线图像表现　X线图像为不同厚度、不同密度组织对X线吸收衰减不同而产生的一个方向的组织重叠图像，认识正常组织的厚度、密度下的图像是区别异常组织变化的基础。正常图像表现因人体各部位、各系统及所摄图像的方位不同而不同。

（1）骨骼　为人体最致密组织，X线片呈高密度皮质，外部皮质完整光滑，骨髓腔骨小梁按力线排列，细致整齐。

（2）关节　X线平片检查显示关节骨端正常关节关系，关节软骨、韧带、肌腱不能显示，关节面光滑，关节间隙规整。关节造影显示关节软骨和关节盘。

（3）软组织　X线平片显示皮肤、皮下组织规则，肌间脂肪成条状透光区，肌肉形态和走行不能显示。四肢血管造影显示动脉和静脉的走行分布。

（4）颅脑　仅能显示颅骨形态及颅内生理钙化位置，脑组织不能分辨。气脑造影显示脑室或脑池及蛛网膜下隙；脑血管造影显示颈内动脉或基底动脉行程及分布。

（5）脊柱　显示椎体及附件形态位置，骨性椎管的形态，脊髓不能显示。脊柱造影显示蛛网膜下隙形态。

（6）呼吸系统　肺呈透光组织，由肺门向肺野分布的肺血管及支气管构成肺纹理。纵隔组织重叠。支气管造影显示支气管内腔形态。

（7）循环系统　X线平片显示心脏大血管的外缘轮廓线。心血管造影显示心腔及大血管腔的走行和形态。

（8）消化系统　X线平片显示肝脾大致形态，胃肠气体分布，但胃肠道形态和结构不易分辨。胃肠道造影显示食管至直肠整个消化管的内腔形态、前膜分布、胃肠道张力及蠕动。胆道造影显示肝管、胆管、胆囊内腔形态及分泌排泄功能。胰管造影显示胰管形态。

（9）泌尿系统　X线平片显示肾的大小形态位置，输尿管及膀胱不能显示。泌尿系造影显示肾盂、肾盏、输尿管及膀胱内腔形态及肾分泌功能。腹膜后充气造影可显示肾上腺及肾的形态位置。

（10）生殖系统　盆腔X线平片不能显示前列腺、子宫、卵巢形态及位置。子宫输卵管造影显示宫腔形态及输卵管走行、形态。

2. 疾病X线图像表现　不同系统、不同组织器官结构在不同疾病发生不同的病理改变，X线图像根据下述不同变化发现病理改变。

（1）大小改变　某些器官组织病理情况下致器官组织增大，如胸腔积液、心包积液、心瓣膜病变、幽门梗阻、肠梗阻、肾盂积水、胆囊淤胆、关节积液等；有些病变可使器官形态缩小，如各种发育不良、废用性萎缩。

（2）位置改变　如内脏移位、各脏器的位置变异、病变邻近脏器移位、正常生理钙化移位、正常解剖关系失常（如关节脱位）等。

(3) 形态改变 大部分疾病发生器官结构形态变化，如各种呼吸系统、循环系统、消化系统、泌尿生殖系统、骨骼关节系统的发育异常、炎症、肿瘤、外伤等都产生形态结构变化。

(4) 轮廓改变 某些疾病，如心脏病、心包病变、骨关节病的诊断依靠这些器官外形轮廓的变化；而支气管内疾病、消化系统病变等依靠管腔内膜、内腔形态，显示内膜破坏或有占位病变。

(5) 密度改变 肺组织疾病、骨骼系统疾病可使组织密度发生改变。肺内渗出、肿瘤致肺内密度增高，骨骼炎症、肿瘤致骨骼密度减低破坏等。

(6) 功能改变 某些疾病发生功能变化，如心包积液心脏搏动减弱或消失；先天性心脏病肺动脉异常搏动，膈肌麻痹运动消失；胃肠疾病致胃肠张力、蠕动变化；胆囊炎胆汁浓缩排空差；肾盂积水致肾脏分泌排泄功能降低。

(7) 结合临床诊断 X 线图像的诊断必须密切结合临床表现、实验室检查及其他影像学结果进行综合判断。

3. 临床应用 ①中枢神经系统：颅骨外伤、炎症、肿瘤病变，通过颅平片、蝶鞍改变、颅内生理性钙化斑移位显示。脑血管造影、气脑造影、脑池造影可检查脑内肿瘤占位病变。②脊柱：各种外伤骨折、脱位、退行性病变、感染、肿瘤，脊髓造影可观察椎管内占位病变位置。③头颈：各种发育异常、外伤、感染、肿瘤及肿瘤样病变。④呼吸系统：肺发育异常、感染、肿瘤，胸膜、纵隔病变、炎症、肿瘤。⑤循环系统：各种心血管发育异常，先天、后天性心肌及心瓣膜病，心包疾病。⑥消化系统：胃肠管、胆管的发育异常、炎症、梗阻、肿瘤。⑦泌尿生殖系统：发育异常、炎症、肿瘤。⑧骨关节系统：外伤骨折、脱位、发育异常、炎症、肿瘤、肿瘤样病变。

二、CT 检查

CT 即电子计算机断层扫描摄影，它是通过高灵敏度的光子探测器和 X 线断层检查技术，并辅以电子计算机处理数据，用矩阵方式表达，可在监视器上显示图像的一种技术。它也可以通过照相机进行拍照。CT 于 20 世纪 70 年代问世以后，几十年中有了突飞猛进和发展，其目标主要是提高扫描速度、检查效率和提高图像的质量。

CT 图像特点：①CT 图像不同于 X 线检查所获得组织厚度和密度差的重叠图像，而是 X 线束穿过人体特定层面的断面图像。②CT 图像的分辨率由图像的像素所代表对应的体素的大小决定，体素由扫描野的大小、矩阵的行列数及层厚决定，扫描野越小，矩阵数越多，层厚越薄，其分辨率越高。③CT 图像的对比度由组织的密度决定，组织密度高，X 线吸收衰减多，图像密度高，反之图像呈低密度。④组织对 X 线吸收衰减可以通过量化 CT 值表示，其一般使用 Hounsfield 单位（Hu），规定骨骼为 +1000Hu，空气为 -1000Hu，水为 0Hu，人体各种组织均位于这一规定值内。⑤通过 CT 值测量可以发现组织密度微小改变，早期诊断有关疾病。

CT 检查的优点：CT 图像为人体组织断面像，其密度分辨率明显优于 X 线检查图像，能良好地显示人体内各部位的器官结构，除发现形态改变外，能检查组织的密度变化，扩大了影像学的检查范围。

（一）检查方法

按照CT检查时造影剂的应用与否，可将CT检查分为平扫、造影强化扫描和造影扫描。

1. *平扫* 为不给予造影剂的单纯CT扫描，对腹部扫描有时给予口服造影剂，如水、碘剂等目前也属平扫范围。平扫时根据扫描部位和要求不同，层厚由1～10mm，层间距1～10mm连续扫描，要求完成受检部位的全程扫描。拍摄照片根据检查要求，使用不同的窗宽和窗位，如颅外伤要求脑组织窗和骨窗照片，胸部要求肺组织窗和纵隔窗照片，以观察不同组织结构变化。病人的制动很重要，因为运动造成的伪影，可使图像难用于诊断。应多作解释以取得病人的合作。有的部位制动带的应用会有所帮助。儿童或不能合作的病人可给镇静剂或麻醉。胸腹部的CT扫描可因呼吸运动而引起运动伪影。因此，扫描时应屏住气，而且应当在同一呼吸相屏气，可避免同一层面的重复扫描和漏掉层面。高速扫描和超高速扫描可避免运动伪影，但需高档的CT装置。腹部扫描，还需口服碘造影剂，例如3%泛影葡胺，以使胃及小肠充盈，避免造成影像解释上的困难及偏差，各个部位的CT扫描方法不同。

2. *CT造影强化扫描* 为了观察病变组织的血供及其与血管关系，常进行此种强化扫描。一般从肘静脉注射60%碘剂造影剂100ml左右进行病变区扫描。扫描可分为等大、一般、强化扫描：即注射造影剂后对病变区行常规进床扫描；病变动态强化扫描：对病变区连续动态扫描，以决定病变血供特点。强化扫描照片窗宽一般与平扫相同，但窗位提高以显示血管及病变血供特点。

3. *CT造影扫描* 这种扫描是在对某一器官或结构进行造影再行扫描的方法，它可更好地显示某一器官或结构，从而发现病变。常用的如脑池造影CT、脊髓造影CT、胆囊造影CT等。

4. *CT特殊检查技术*

（1）螺旋CT 常规CT采用间断进床式垂直层面扫描获得单层数据，螺旋扫描采用连续进床式螺旋层面扫描获得容积数据，其可进行薄层面重建及多方位图像重建。

（2）CT血管造影 由肘静脉注射造影剂后进行受检部位的螺旋CT扫描，获得容积数据后采用表面覆盖法或最大密度投影法进行血管重建，观察血管改变及病变与血管的关系。

（3）CT仿真内窥镜检查 采用病变部位螺旋扫描，获得容积数据送工作站进行图像内腔重建。

（4）定量CT检查 主要适用于骨矿含量测量，使用标准体的骨密度做比较，定量骨矿含量。

（5）多层CT扫描 常规CT采用单层探测器做单层扫描，多层CT采用不同或相同尺寸的多排探测器组合，在一次扫描中完成多层数据采集，加快扫描速度，降低了X线管的负荷，缩短扫描时间。

（二）诊断基础

1. *正常CT图像表现*

（1）正常CT断面图像为正常人体断面解剖图像，显示该断面各器官组织的形态、大小、位置及其相互关系。

(2) 各器官组织的密度不同，CT 图像显示不同的图像灰阶。

骨组织：骨皮质为高密度，CT 值约近 +1000Hu，皮质边缘光滑整齐，骨髓腔骨小梁排列细密规则。钙化组织也呈高密度。

空气：鼻咽喉腔、肺、胃肠道气体呈极低密度，CT 值接近 -1000Hu，充显于脏器内或腔道中。

水：脑脊液、尿液、胃液、胆汁呈中等密度，CT 值接近 0Hu，充显于脑室、蛛网膜下隙、肾盂、膀胱、胃肠道、胆囊中。

脂肪：球后脂肪、皮肤及皮下脂肪、肌间隙脂肪、腹膜后、网膜系膜脂肪及其他组织间隙脂肪呈低密度，CT 值 -70 ~ -90Hu，与其周围的器官组织分界清晰。

软组织：脑、脊髓、心脏、肝、脾、胰、胃肠、肾、子宫、前列腺等各器官，及肌肉、肌腱、韧带等肌组织呈中等稍高密度，CT 值 20 ~ 60Hu，这些器官组织在其周围组织器官对比下，或周围间隙脂肪等组织衬托下可良好显示其形态。各器官组织的相同组织成分 CT 值较均匀一致。

血管、神经、淋巴结组织：CT 密度同软组织，大血管行程可通过连续平面扫描追导，周围神经较细小，走行于组织间隙内，正常淋巴结较小，位于淋巴链内。

CT 强化扫描显示心脏和血管高强化，人体各器官组织在不同的循环时间显示不同强化程度，相同组织成分的器官强化程度一致。

2. 异常 CT 图像表现

(1) 一般表现 CT 断面图像良好的显示组织器官的形态、大小、位置、边缘及结构变化，通过连续层面可观察研究病理改变与周围组织关系。

(2) 病理 CT 影像改变

水肿：各种原因所致组织水肿表现为水肿区组织密度较正常组织密度减低。

出血：组织器官内急性出血形成血肿，因血球的压积作用，致血肿区密度增高，超过正常组织器官的密度。在出血慢性期，因血球溶解，血肿呈低密度。

炎症：炎症致组织充血水肿，炎症区 CT 密度减低。

坏死：组织坏死后液化，坏死区 CT 密度减低，液化区密度接近水密度。

囊变：一般囊变区内呈水密度改变。

纤维化：CT 密度与纤维化过程有关，早期呈稍低密度，后期致密结缔组织形成时密度增高，可超过软组织密度。

钙化骨化：CT 表现高密度斑、块、条、片。

囊肿：人体内大部分囊肿囊液为水成分，CT 表现为境界清晰、水密度囊。

肿瘤：骨组织肿瘤表现为骨骼结构破坏，溶骨部分呈低密度，成骨部分呈高密度，其他器官及组织肿瘤绝大多数呈低密度，少部分呈等或高密度，取决于肿瘤的组织成分、出血及钙化骨化。肿瘤有占位效应，可压迫、推移、包绕、破坏周围组织。

CT 强化扫描：水肿、坏死、囊变、钙化、骨化、囊肿组织不强化；炎症、纤维化组织可表现轻强化；慢性血肿、脓肿壁表现环强化；肿瘤组织强化取决于肿瘤的血供，大部分组织结节状或环状强化，少血供的肿瘤不强化或轻强化。

3. 临床应用 ①中枢神经系统：颅脑发育异常、外伤、脑血管病、脑白质病、炎症、肿瘤及肿瘤样病变。②脊柱：椎体、椎间盘、椎管、脊髓各种病变。③头颈部：骨及软组织发育异常、炎症、外伤、肿瘤及肿瘤样病变。④呼吸系统：肺、支气管、胸膜、纵隔病变。⑤循环系统：心血管、心包病变。⑥腹部：肝、胆、胰、脾、肾上腺、肾、腹膜后、胃肠道病变。⑦盆部：男女生殖系统、膀胱、直肠病变。⑧四肢：骨骼、肌肉、关节病变。

三、MRI 检查

核磁共振是指机体内的原子核在一定强度磁场的影响下，再用无线电射频脉冲激发，后者的频率与氢原子核的进动频率一致，因此引起共振现象并吸收能量，停止射频脉冲后，氢原子核将以特定频率发出射电信号并将吸收的能量放出，被机体处的接受器收录并重建显影，这就是核磁共振成像技术。

核磁共振成像技术的特点：软组织对比度好，灰阶丰富，很少有伪影，可横、冠、矢、斜断面多维成像，有利于解剖关系判断；成像参数丰富，图像变化多；可利用流空效应进行血管成像。MRI 不仅能显示解剖结构，还能显示组织的生理化信息。能显示任意角度的层面像，从三维空间上对病灶准确定位，对软组织显影更清楚，对血循环能进行流体显像，能测定局部组织的 pH。MRI 属非辐射，对人体无害。在中枢神经系统、脊柱、骨关节、肝脏、盆腔、软组织等部位的应用都非常成功，解决了许多 CT 或其他方法感到棘手的问题，起到了取长补短，提高诊断准确性的目的。

核磁共振成像与其他影像学方法比较有如下优越性：①MRI 无电离辐射，因此对人体无害。②空间分辨率及心动图门控三维成像明显优于超声心动图及放射性核素检查。小角度快速成像在心脏结构及血流动力学诊断方面也优于多普勒诊断检查。③MRI 血管造影不同于一般造影，它可显示血管影像，有可能逐渐代替常规血管造影术。④MRI以多维成像方法对心血管进行诊断检查，较只能作横断切面的 CT 检查有较大的优越性。

（一）检查方法

按照 MRI 检查时造影剂使用与否分为平扫和强化扫描两种。

1. 平扫 指不使用造影剂的一般扫描，在腹部检查时有时给病人口服一些顺磁性药物，如钆制剂等以充盈分辨胃肠道也属平扫范围。根据受检部位不同，使用不同的射频线圈和接收线圈，如头线圈、颈线圈、体线圈、肢线圈、表面线圈等。根据受检部位的病变性质分别作矢状、冠状、横切或斜切成像，采用不同的层厚、层间距、矩阵数，在保证受检部位的长度野和图像质量情况下，尽量缩短检查时间，原则上要有 T_1 加权、质子加权和 T_2 加权检查，以分辨病变性质。

2. 强化扫描 同 CT 检查强化扫描一样，用于观察病变的血供和与血管的关系。目前用于临床的 Gd－DIPA，经肘静脉注射 1mmol/kg 后，重复受检部位的 T_1 加权扫描。该造影剂分布于血管外组织间隙，引起局部 MRI 信号增强，以发现病变的范围，决定病变性质。

3. MRI 特殊成像技术

（1）MR 血管成像（MRA） 利用时间飞跃法或相位对比法使运动的血液成像，观察血管形态、病变与血管的关系。

（2）MR 胰胆管成像（MRCP） 利用长 TR、长 TE 的水成像技术观察胰胆管改变。

（3）MR 脊髓成像（MRM） 利用水成像技术显示椎管的蛛网膜下隙。

（4）MR 尿路成像（MRU） 利用水成像技术显示肾盂及输尿管。

（5）弥散、灌注成像 使用平面回波技术研究梗死区的水分子布朗运动及 Gd - DTPA 的灌注特征。

（6）功能 MR 成像（FMR） 使用平面回波技术研究大脑皮质区的功能定位。

（7）脂肪抑制成像 通过计算组织脂肪的抑制近转时间，进行返转恢复法成像抑制脂肪。

（8）快速成像序列 通过半傅立叶转换，减少矩阵数和回波数，利用梯度回波等方法作快速成像。

（9）MR 波谱 使用氢质子或磷的共振频率作组织代谢谱研究。

（二）诊断基础

1. 正常 MRI 图像表现

（1）正常人体部位的 MRI 图像 是该部位矢状、冠状、横切或斜切的解剖断面，显示该部位器官组织的大小、形态、位置及其相互关系。

（2）人体正常组织的 MRI 信号强度特点

骨皮质：骨皮质氢质子少，T_1WI 或 T_2WI 均呈低信号强度。

骨髓：骨髓富含氢质子，T_1WI 或 T_2WI 均呈高信号强度。

脂肪：脂肪内富含氢质子，T_1WI 或 T_2WI 均呈高信号强度。

体液：体液（水）在 T_1WI 呈低信号强度，在 T_2WI 呈高信号强度。

血液：血液在血管内流动，在 MRI 成像时激动后氢质子在采集信号时流出层面，在 T_1WI 或 T_2WI 呈信号流空。

空气：空气中氢质子数少，T_1WI、T_2WI 均呈低信号强度。

肌组织：肌组织在 T_1WI 呈中等信号强度，T_2WI 信号强度变化不大。

实质脏器：脑、脊髓、肝、脾、胰、肾等实质脏器在 T_1W I 呈中等信号强度，明显低于脂肪，高于体液信号强度；在 T_2WI 信号强度因脏器不同有所变化，但低于体液水的信号强度。具体某一脏器而言，如脑组织因皮质灰质、白质、神经核团内的氢质子和磷脂不同，MRI T_1WI 或 T_2WI 上均有信号差异。

2. 异常 MRI 图像表现

（1）一般表现 MRI 图像是人体三维断面解剖图像，良好的显示该部位组织器官的形态、大小、位置、边缘及结构改变，通过连续层面观察和多方位图像研究显示病变与周围组织关系。

（2）病理组织 MRI 信号特点

水肿：任何原因引起组织器官水肿均致局部氢质子增多，T_1WI 信号强度减低，

T_2WI 信号强度增高。

出血：亚急性期血肿 T_1WI、T_2WI 均呈高信号强度；慢性血肿周边有铁血黄素沉着呈低信号强度，并向血肿中心逐渐扩展。慢性血肿吸收后含铁血黄素沉着区在 T_1WI、T_2WI 均呈低信号改变。

炎症：炎症致组织充血、水肿、渗出，T_1WI 呈低信号强度，T_2WI 信号强度增高。

坏死：组织坏死、液化，T_1WI 呈低信号强度，T_2WI 信号强度增高。

囊变：一般囊变区内富含氢质子，T_1WI 呈低信号强度，T_2WI 信号强度显著增高。

纤维化：MRI 信号强度改变与纤维化过程有关，致密结缔组织形成期，T_1WI、T_2WI 均呈低信号强度。

钙化骨化：T_1WI、T_2WI 均呈低信号强度。

囊肿：富含水的囊肿呈水的信号特点，部分囊肿内含有蛋白质、脂质或胆固醇等，T_1WI 及 T_2WI 均呈高信号强度。

肿瘤：大多数肿瘤 T_1WI 信号强度低于正常组织，T_2WI 信号强度增高。肿瘤的信号强度可不均匀，取决于肿瘤内成分，如内部出血，T_1WI 信号强度增高；钙化骨化 T_1WI、T_2WI 均呈低信号强度；内部坏死囊变，T_2WI 信号强度增高明显。肿瘤有占位效应，可压迫、推移、包绕、侵犯或破坏周围组织器官。

MRI 强化表现：水肿、坏死、囊变、钙化骨化、囊肿组织不强化。炎症和纤维化早期可轻度强化；慢性脓肿和血肿壁强化；肿瘤强化取决于肿瘤血供，大部分原发或继发肿瘤呈结节状或环状、均匀或不均匀强化，少血供的肿瘤不强化或轻度强化。

3. 临床应用　①中枢神经系统：颅脑发育异常、外伤、脑血管病、脑白质病、炎症、肿瘤等病变。②脊柱：椎体、椎间盘、椎管、脊髓各种病变。③头颈部：骨及软组织发育异常、炎症、外伤、肿瘤及肿瘤样病变。④呼吸系统：肺、纵隔、胸膜病变。⑤循环系统：心血管及心包病变。⑥腹部：肝、胆、胰、脾、肾上腺、肾、腹膜后、胃肠道病变。⑦盆部：男女生殖系统、膀胱、直肠病变。⑧四肢：骨骼、肌肉、关节病变。

第四节　核医学检查

核医学（nuclear medicine）是一门利用开放型放射性核素发射的核射线对疾病进行诊断、治疗及研究的学科。临床核医学根据是否将放射性核素引入受检者、接受治疗者体内，分为体外方法和体内方法。在诊断上，体内方法根据检查结果是否产生医学影像又分为显像检查法和非显像检查法。

临床核医学是影像医学的重要组织部分。人体各重要脏器，包括心、脑、骨都能用放射性核素进行功能和形态显像。1979 年研制成功的单光子发射计算机断层照相机（single photon emission computed tomography，SPECT）是目前最常用的脏器断层显像仪器，临床广泛应用。1975 年出现的正电子发射计算机断层照相（positron emission tomography，PET）及 ^{11}C、^{13}N、^{15}O、^{18}F 标记的许多化合物为脏器血流灌注、氧耗量、葡萄糖代谢、蛋白质代谢、脂肪代谢及神经受体等显像提供了可能，使核医学进入到分子核医学（molecular nuclear medicine）的新时代。目前，以肿瘤基因、内源性基因和肿瘤抗药基因 P－糖蛋白显像为代表的基因表达显像及肿瘤多肽显像正成为分子核医学发展的方向。

一、放射性核素显像

放射性核素显像的基本原理为：放射性核素或其标记物被引入人体后，以非特异、相对特异或特异性方式，通过弥散、选择性摄取或排泌、细胞吞噬或拦截、代谢、生物区分布等方式，或浓聚于正常系统、脏器或组织内，或浓聚于病变脏器或组织内。在体外采用核医学显像装置探测放射性核素发射的 γ 射线，可在一定时相内显示人体某一系统、脏器和组织的形态、功能、代谢的变化。达到对疾病进行定位、定性、定量的诊断目的。

现就常用显像技术分述如下：

（一）肾功能显像（肾动态显像）

1. 显像原理及影像特征　静脉注射由肾小球滤过或肾小管分泌型显像剂，用 SPECT 快速连续采集包括双肾、输尿管及膀胱的放射性影像，可依次观察到显像剂在肾脏的摄取、分泌、排泄的整个过程，不仅可提供泌尿系统的形态影像，而且能提供有关肾血流灌注、实质功能和泌尿排泄等多方面的信息及定量指标。

灌注相：腹主动脉上段显影后 2s 左右，双肾显影，大于 4s 提示肾灌注异常；正常灌注曲线可见明显灌注峰。

功能相：肾血流灌注显影后肾内放射性逐渐增加，经 2～3min 肾影最浓，形态完整、肾内放射性分布均匀，此后肾影周边放射性逐渐减低，肾盏肾盂部位放射性渐增高，随之膀胱影逐渐明显。8～10min 肾内放射性浓度下降过半。

2. 临床应用　①肾功能测定。②肾血管阻塞。③上尿路梗阻诊断。④肾性高血压诊断。⑤移植肾监测。⑥观察肾脏疾病的治疗疗效。

（二）心肌显像

1. 显像原理　心肌细胞对某些阳离子有选择性摄取能力，利用放射性核素标记这类物质，注入体内进入心肌，使心肌显像，并且心肌聚集放射性药物的多少与该部位的冠状动脉灌注血流量成正相关，从而反应心肌的血流灌注情况。

2. 临床应用

（1）冠心病的诊断　心肌显像对冠心病特别是心肌缺血有独特的诊断价值。不仅可直观地观察心肌缺血程度，还可估计病变的范围。本方法对冠心病的诊断灵敏度、特异性明显高于 ECG，还可以检出无症状心肌缺血。其诊断灵敏度为：87%～93%；特异性：83%～91%。对心肌梗死的诊断灵敏度更高（98%）。

（2）评价心肌细胞的活力　运动负荷与静息显像的综合分析，或硝酸甘油介入试验显像可判断心肌的存活性，尤其冬眠心肌和梗死心肌的鉴别，对决定是否再灌注治疗及其疗效的评估具有重要价值。

（3）评价冠心病的治疗疗效及预后　对冠心病患者心肌显像可对冠脉搭桥术、PTCA 及其他治疗前后比较，评价治疗疗效；也可用于急性心肌梗死溶栓治疗效果的观察，根据灌注范围、再分布情况、心腔大小、心肺比值等可判断冠心病病情预后。

（4）心肌病的辅助诊断。

（三）脑灌注功能显像

1. 显像原理 应用电中性、脂溶性和小分子量的显像剂，通过完整无损伤血脑屏障而进入脑细胞，一旦进入脑细胞后立即失去脂溶性而不能反向通过血脑屏障。显像剂在脑内的存留量与脑血流量成正比。

2. 临床应用 ①短暂性脑缺血发作和可逆性缺血性脑疾病。②脑梗死。③癫痫。④Alzheimer 病。⑤精神病及神经心理学研究。⑥偏头痛的病因分析。⑦其他，如锥体外系疾病、脑炎早期、脑外伤等与大脑血流灌注功能改变有关的疾病均可发现阳性改变。

（四）骨骼系统

1. 显像原理 ^{99m}Tc 标记的亚甲基二磷酸盐（MDP）可特异地被吸附在骨组织内的羟基磷灰石晶体和（或）被结合在未成熟的骨胶原上。

2. 临床应用 ①骨转移瘤诊断。②原发性骨肿瘤。③骨关节病方面的应用。④代谢性骨病。⑤急性骨髓炎早期诊断。⑥缺血性骨坏死。

（五）甲状腺显像

1. 显像原理 甲状腺显像的显像剂有^{131}I（^{131}碘）和$^{99m}TcO_4^-$（高锝酸盐）。前者能被甲状腺细胞摄取并经有机化后参与甲状腺素的合成；后者与碘属同一族元素，有类似化学性质，也能被甲状腺摄取，但不能被有机化，也不能用于合成甲状腺激素。当甲状腺细胞由于各种原因发生病变改变其摄取能力时，会在其相应部位出现碘摄取能力的变化。

2. 临床应用

（1）异位甲状腺的诊断 本法对此有独特的价值，并可进行全身扫描，对含有甲状腺组织的畸胎瘤也可发现并显示出其病灶。

（2）甲状腺结节的良、恶性鉴别诊断 根据结节部位与邻近正常甲状腺组织的放射性比较，可将结节分为三类：热结节、温结节和冷结节。其分别表示结节部位的放射性浓度高于、相当于及低于正常甲状腺部位。

（3）功能自主性甲状腺腺瘤的诊断 显像特点为“热结节”，结节直径大于 3cm 者，常发生甲状腺功能亢进症。

（4）其他 甲状腺癌转移灶的探测、颈部肿物与甲状腺关系的判断等。

二、正电子显像（PET）临床应用

正电子断层显像（PET）是一种最先进的核素显像技术，与 SPECT 不同之处是 PET 利用人体天然元素的发射正电子的同位素，如^{14}C、^{13}N、^{15}O 或其他近似物^{18}F 等标记的生物活性物质作为显像剂，可在不影响环境平衡的生理条件下，研究和诊断人体内早期的病理生理和代谢异常疾病。PET 采用正电子直接进行探测，大大提高了探测灵敏度。其影像技术为疾病的早期“定位、定性、定量、定期”诊断奠定了可靠的基础。

临床应用：

1. 心血管疾病方面的应用 PET 灌注显像诊断冠心病的灵敏度为 97%，特异性

100%，尤其对隐性冠心病的诊断有重要价值。若拟进行血管重建或再通必须在术前了解患者严重缺血心肌的存活性，仍旧存活者经这类治疗可以使这些缺血的心肌恢复功能，反之，这类治疗不仅不会奏效，还会给患者带来较高的合并症风险。而PET灌注显像是目前诊断是否存在“存活心肌”的“金标准”。

2. *在肿瘤疾病方面的应用*　早期诊断，早期发现，早期治疗是肿瘤防治的三大原则。PET作为一种功能、代谢显像，能在形态学改变之前发现病变，并对其准确定性，不但可以检查出原发灶，而且还可以检查出转移灶，并对肿瘤准确分期。另外对于肿瘤术后，放、化疗后是否复发，PET显像也能作出准确鉴别。

3. *PET在精神、神经疾病方面的应用*　PET显像可以在活体上对人脑功能进行探索，揭示大脑的奥秘。PET可以检查到那些以往无法鉴别的脑内异常改变。对脑内疾病本质的认识提供客观指标。如PET对癫痫灶的准确定位，对各类型痴呆的鉴别和对精神抑郁症的诊断方面有着其他方法不可代替的优势。

三、放射免疫分析技术

放射免疫分析（radioimmunoassay，RIA）是以放射性核素为标记物的标记免疫分析法，用于定量测定受检标本中的抗原。RIA基本原理是放射性核素标记的抗原和非标记抗原（被测抗原或标准抗原）同时与限量的特异性抗体进行的竞争性免疫结合反应。RIA的优点是：灵敏度高，通常10^{-9}～10^{-12}g，最小10^{-15}g，而化学分析法检出的极限为10^{-3}～10^{-6}g；特异性强，能识别化学结构上非常相似的物质；测量精确高，重复性好；应用范围广，操作简单，操作、测量及数据处理均可实现计算机自动化。各种检测项目均有试剂盒供应，而且仪器设备并不昂贵，所以在国内被广泛采用。

临床应用：①非激素蛋白质的检测：铁蛋白（SF）、β_2－微球蛋白、免疫球蛋白、β－血小板球蛋白；②肿瘤标志物的检测：甲胎蛋白（AFP）、癌胚抗原（CEA）、CA－125、CA－50、CA19－9；③传染病病原的检测：乙型肝炎表面抗原及其抗体检测；④药物浓度的检测：地高辛、庆大霉素、苯妥英钠、苯巴比妥等；⑤其他生物活性物质的检测：前列腺素、血栓素、环磷酸腺苷、心钠素等。

第五节　生物电测量

一、脑电图

脑电图是大脑细胞生物电流通过脑电图仪完成的放大记录，头皮外电极记录到的脑电活动，是脑细胞群的自发性、节律性电活动，主要来源于锥体细胞顶树突的突触后电位。常规放置4～8对或根据需要放置更多的电极于头皮各规定部位，应用单极和双极的连接方法描记。

每一个脑波是头皮上两个电极间脑细胞群电位差的一种记录，其纵坐标上的变化反映其波幅（电压）的高低，横坐标上的变化反映其电位活动时间的长短，电位活动内的时间关系称之为位相。用频率区别，脑波可分为δ波（0.5～3.5Hz）、θ波（4～

7.5Hz)、α 波(8~13.5Hz)、自波(14~30Hz)和 γ 波(>30Hz)。δ 波和 θ 波统称慢活动。用振幅计算,<20μV 为低电位,20~50μV 为中电位,>50μV 为高电位。脑波的形状往往是不规则的但常呈现类似正弦的波形。

1. 正常脑电图诊断标准

(1) 成人

1) 基本波:以 α 波及 β 波为主。

2) 分布正常:α 波主要分布于枕顶区,β 波分布于额颞前区。

3) α 波频率差:左右对称部位的 α 波频率差不超过 10%~20%。

4) 波幅差:在枕部左右对称部位的波幅差不超过 50%,其他部位不超过 20%。

5) α 波和 β 波的波幅高低:α 波波幅不应过高,α 波平均波幅小于 100μV,β 波小于 50μV;如果 α 波波幅超过 150μV,β 波超过 50μV 者有病理意义。

6) 慢波:仅能有散在低幅 θ 波(占 10%~15% 以下),无连续性高波幅 θ 波或 δ 波。

7) 睡眠波:睡眠期在顶部出现的 14 次/s 的纺锤波和周期为 100~300ms,波幅为 100~300μV 的驼峰波,应左右对称。

8) 无发作波:觉醒及睡眠时均不出现棘波、锐波、棘慢波综合等病理性发作波。

9) α 波正常反应:在睁眼、感觉刺激或精神活动时有衰减反应。

(2) 儿童

1) 觉醒时脑波的基本频率与同年龄组正常儿童的平均值相比不慢于 2 次/s。

2) 自然睡眠中不出现 50μV 以上的阵发性自波,睡眠波二侧对称,顶部驼峰波,纺锤波,快波均不应在一侧或某一局部缺如或减弱。

3) 无论觉醒或睡眠中均不应有棘波,棘慢波综合等发作波。

4) 慢波非局限性,无广泛高波幅 δ 波群。

5) 过度换气中脑波频率变慢,波幅升高,两侧应大致对称。

2. 异常脑电图 凡超出该年龄组正常脑电图标准者称为异常脑电图。诱发试验中发现异常时亦属异常范畴。异常脑波是神经细胞膜的不稳定所致,可由于压迫、血供不足、胶质形成或代谢障碍等因素,其表现可有下列几方面:

(1) 波率异常 慢波及快波增多。

(2) 波幅异常 波幅高度超出正常范围。

(3) 波形异常 如表现为棘波(<83ms,相当于 12Hz 以上)、锐波(83ms 以上,相当于 12Hz 以下)、多棘波、棘-慢波(棘波和 θ 波或 δ 波相结合的综合波)、锐-慢波(锐波与慢波相结合的综合波)、三相波(节律性锐波的前后,有逆相的小波)、6Hz 和 14Hz 阳性棘波、多形性 δ 波、爆发性抑制波、单一节律性 δ 波等。

(4) 对称性异常 如不对称,失同步。

(5) 分布性异常 如弥漫性,散在性,局限性分布。

(6) 阵发性异常 如有节律性,非节律性的各种波形变化。

(7) 反应性异常 如 α 波的无抑制,多变化。

(8) 激发性异常 被激发出异常波。

3. 临床应用

（1）癫痫 癫痫是脑电图检查的主要适应证之一，大多数的癫痫病人可发现癫痫样波。少数病人也可能无异常发现。但少数正常人也可有癫痫样波，但无临床发作。

癫痫样放电的类型有散发性棘波、散发性锐波、棘－慢波和锐－慢波综合、多棘波、高度失律和发作性节律波等。对癫痫病人应用诱发试验如过度换气、闪光刺激、药物或睡眠等方法诱发癫痫样放电，有时还可选用24h脑电图以提高疾病的诊断率。

（2）脑肿瘤脑电图 根据研究直接在脑皮质上记录脑电图，肿瘤本身无电位活动，但在肿瘤周围有慢波，由于肿瘤直接或间接压迫脑组织和血管，而使周围有脑水肿，则可导致神经元生物电产生传递功能障碍而出现慢波或棘波。

（3）脑血管疾病的脑电图 脑血管疾病是一种常见病，其可有出血性和缺血性两大类。发病时在大脑病变部常产生局限性慢活动，出血性比缺血性者异常率高，急性期异常率高，在有意识障碍或涉及脑干时可有弥漫性异常，在蛛网膜下隙出血有程度不等的非特异性弥漫性异常。

虽然本病的诊断目前主要依靠CT、MRI或DSA，但应用脑电图随访观察，根据脑电活动的好转或局限化，也可对康复及预后作出初步估计。

（4）颅脑外伤的脑电图 颅脑外伤的脑电图异常，常取决于损伤的程度，其可以有普遍性变化和局限性变化。颅脑外伤的诊断和处理尤其在急性期主要依靠头颅CT或MRI，但对恢复期了解其脑功能恢复程度，判断有无外伤性癫痫或硬膜下血肿等有重要意义，故脑电图有其独特之处。

（5）颅内炎症的脑电图 脑炎和脑膜炎其病原众多，但当其发病时，大多呈程度不一的弥漫性改变，虽然不能对疾病作出定性诊断，但对疾病早期诊断、鉴别和对疾病的转归、预后均可提供有益的帮助。

（6）脑部弥漫性变性疾病 脑部弥漫性变性如帕金森病、肝豆状核变性、亨廷顿病和进行性核上性麻痹等。在疾病早期多为正常或仅有轻度弥漫性异常，疾病后期则弥漫性异常可增加甚至出现棘波、锐波或阵发性慢波等癫痫样放电，但脑电图对疾病的定性上无特异性。

（7）意识障碍的脑电图 各种意识障碍在脑电图上均有异常反映。心脏骤停所致的急性脑缺氧一般脑电图均有慢波变化，在不同程度可表现不一。α昏迷意识障碍病人的脑电图有时可出现8～12次/s范围的波，即称为α昏迷，其分布在整个大脑半球而局限在枕部，但它不是单一节律，代之以不同的频率。肝性昏迷脑电图上可见阵发性双侧同步巨大的三相波，此种波也可见于肾或肺衰竭性脑病和急性脑积水。通过脑电图重复检查，可对其昏迷的程度，脑的损害情况可作系列观察及作出推断。

（8）精神病的脑电图 精神病的脑电图大部分为正常，除了某些器质性精神病，如前述的肿瘤、外伤、癫痫、脑血管病等所产生的精神症状则在脑电图上有一定的异常表现，亦可依此与精神病作出鉴别。

二、脑诱发电位

诱发电位，是指对神经系统某一特定部位（包括从感受器到大脑皮质）给予相宜的刺激，或使大脑对刺激（正性或负性）的信息进行加工，在该系统和脑的相应部位产生可以检出的、与刺激有相对固定的时间间隔（锁时关系）和特定位相的生物电反应。而脑诱发电位（BEP）即给身体各种感受器以某种刺激后观察大脑电活动改变的一种新的客观的电生理学检查。临床常用的有：①体感诱发电位（SEP），是指给予皮肤末梢神经刺激，冲动沿传入神经至脊髓感觉通路、丘脑至大脑皮质感觉区，在刺激的对侧头皮质记录到的电位活动；②视觉诱发电位（VEP），指向视网膜给予视觉刺激时，在两侧后头部记录到的由视觉通路产生的电位变化；③听觉诱发电位（AEP），指给予声音刺激，从头皮上记录到由听觉通路产生的电位活动，主要应用于脑干损伤的定位诊断、脑死亡的诊断、听神经瘤的诊断及脑干手术的安全监护等。

（李贵平　黄　凯）

第六节　内镜检查

一、胃肠内窥镜

胃肠内窥镜的真正发展还是起于近代，一般可将其发展阶段分为：硬管式窥镜、半可屈式内窥镜、纤维内窥镜、超声与电子内窥镜等阶段。1881 年，Mikulicz 和 Leiter 采用 Nitze 的硬管光学系统成功地制成了第一个适用于临床的胃镜，1911 年 Elsner 对 Rosenhein 式胃窥镜作了改进，使 Elsner 式胃镜 1932 年以前一直处于主导地位。硬管式内窥镜难以充分检查内脏器官在解剖上的生理弯曲，促进了半可屈式内窥镜产生。第一个半可屈式胃窥镜是由 Schindler 与 Wolf 于 1932 研制成功的 Wolf－Schindler 式胃镜，但该类窥镜照明采用的是内光源，照明效果较差，图像色彩扭曲，并有致组织灼伤的危险。由 Hirschowitz 等于 1957 年研制成功胃、十二指肠的光导纤维内镜则解决上述问题，使内镜不但可用于诊断，且应用于手术治疗。内镜发展史上另一次历史性的突破则是 1983 年美国 Welch Allyn 公司研制并应用微型图像传感器（charge coupled device，CCD）（即电子内镜）代替了内镜的光导纤维导像术，使得传导的图像更清晰，已成为当今内镜的主流。另外，为了克服超声波本身对骨性及气体界面不易通过的特性，弥补体表探测时出现盲区及内镜检查的某些局限性，进一步提高深部脏器如胰腺、总胆管下部及肝门部病变的诊断率，内镜、超声探测仪联合装置——超声内镜（endoscopic ultrasonography，EUS）开始登上历史舞台，应用亦日益广泛。

（一）胃镜检查术

【适应证】

①上腹部不适或疼痛患者，经对症治疗 4 周症状不缓解者。②吞咽不畅或疼痛者。③上消化道出血患者进行急诊胃镜检查可及早明确诊断及出血来源。④消化性溃疡患者进行胃镜检查可通过活检鉴别其良恶性，并可随访观察药物的疗效及愈合状况。⑤X 线诊断的食管癌、胃癌患者可通过胃镜检查及活检进一步取得组织病理学诊断。⑥慢性萎缩性胃炎患者，尤其是伴有肠上皮化生及不典型增生者，可通过胃镜进行随访观察。⑦进行各种胃镜治疗，例如急诊止血、食管静脉曲张硬化治疗、套扎术、息肉切除、取

异物、消化管狭窄的扩张治疗等。

【禁忌证】

①因精神病或其他任何原因不能主动配合检查者。②急性腐蚀性食管炎、胃炎。③壁薄或与食管粘连的主动脉瘤患者，胃镜检查有可引起动脉瘤破裂出血者。④临床怀疑有上消化道穿孔者。

【并发症】

主要的有心肺并发症及出血、穿孔，前者与镇静剂的大量使用有关，后者与技术操作不当有关，其发生率约0.2%，其中致命并发症约0.03%。

【常见的胃疾患的胃镜表现】

1. 慢性胃炎　①慢性浅表性胃炎：黏膜上附着黏稠不易脱落的黏液；黏膜充血及红斑，红白相间；黏膜水肿。②慢性萎缩性胃炎：胃黏膜的色调变化：由正常的橘红色变为灰红色或灰黄色，胃黏膜变薄及血管透见。

2. 消化性溃疡　可位于食管、胃、十二指肠等部位，内镜下可分为活动期、愈合期、瘢痕期。①活动期：可见圆形或椭圆形或凹陷，多数为0.5~1.5cm直径，底部覆以黄白苔，其上可见出血点或血痂，周围黏膜充血、水肿，呈堤状隆起；②愈合期：溃疡缩小，变浅，白苔边缘光滑变薄，周边水肿消失，再生上皮明显呈红色栅状，可见黏膜皱襞集中，达溃疡边缘；③瘢痕期：溃疡消失为再生上皮覆盖，黏膜皱襞呈放射状集中。

3. 肿瘤　恶性溃疡主要发生于胃窦，一般较良性溃疡大而不规则，周边不整齐，底部不平，触之质硬，黏膜脆易出血。根据形态分为隆起型、溃疡型、浸润型。识别多无困难，浸润型癌有时溃疡可有可无，而胃壁变得僵硬、增厚、扩张、受限，缺乏蠕动，形成皮革胃，易被漏诊，应仔细观察，多取活检做病理检查，作出诊断。

（二）结肠镜检查术

下消化道内镜检查包括结肠镜，小肠镜检查，以结肠镜应用较多，可达回盲部甚至末端回肠，了解部分小肠和全结肠病变。

【适应证】

①原因未明的便血或持续大便潜血阳性者。②慢性腹泻原因未明者。③钡剂检查疑有回肠末段及结肠病变需明确诊断者。④低位肠梗阻伴腹块不能排除肠道疾病者。⑤结肠息肉摘除、止血、乙状结肠扭转或肠套叠复位者。⑥结肠癌手术后，息肉摘除术后需定期内镜随访者。⑦肠道疾病手术中应用内镜协助探查和治疗者。⑧大肠肿瘤普查。

【禁忌证】

严重心肺功能不全、休克、腹主动脉瘤、急性腹膜炎、肠穿孔等均属禁忌，但妊娠、腹腔内粘连、慢性盆腔炎、重症溃疡性结肠炎等如必须检查时，有经验的术者可以小心进行，结肠憩室患者忽盲目进镜，曾做腹腔尤其是盆腔手术或曾患腹膜炎者、有腹部放疗史者，进镜时宜缓慢，轻柔，发生剧痛则应中止检查，以防肠壁撕裂，穿孔。

【并发症】

常见的并发症有肠穿孔、肠出血、肠系膜裂伤、心脑血管意外等。

【常见的肠疾患的肠镜表现】

结肠疾病的基本病变，如炎症、溃疡及肿瘤，与上消化道疾病有相似之处，掌握了上消化道内镜检查之后，对结肠疾病的辨认不难。结肠黏膜的炎症由多种原因引起，形态改变必须结合病原学，病因学及临床表现才能作出诊断。对炎症性肠病的诊断价值较大，溃疡性结肠炎患者镜下见黏膜广泛充血，水肿，糜烂或表浅溃疡，表面有脓苔和渗出物，形态多样，并伴炎性息肉形成。克罗恩病患者镜下见跳跃式分布的纵形或铺行性深溃疡，附近常有多发大小不等炎性息肉，周围黏膜正常或卵石样增生，肠壁明显增厚，肠腔明显狭窄。结肠良性肿瘤以腺瘤、息肉多见，其大小形态，有无蒂对判断类型及预后甚至为重要。结肠恶性肿瘤主要是结肠癌，近年来有增多的趋势，好发于直肠、乙状结肠，大多呈隆起型，即息肉样癌，可有蒂、无蒂和亚蒂，表面发红、不平，多有糜烂或浅溃疡，结肠镜检查是诊断和随访结肠癌的主要手段。

二、其他内窥镜

1. 腹腔镜　20 世纪 80 年代以来，随着电子内窥镜与电视的结合，给腹腔镜手术方式带来革命，短时间内各种腹腔镜手术相继出现，如：食管切除术、高选迷切、胃部分切除术、胃空肠吻合术、脾切除、肾上腺切除术、经胆囊管胆管造影术、胆总管切开取石及置 T 管术、肝转移病灶切除术、结肠切除术、疝成形手术等。

2. 胸腔镜　20 世纪 80 年代末，高技术内镜手术器械的应用，进入了现代胸腔镜外科时代，胸腔镜外科已由传统的诊断为主转变为治疗为主要目的外科技术。其应用范围几乎涉及到普通胸外科的各个领域，成为可用于多种胸部疾病诊断和治疗。目前已开展有胸腔镜肺叶切除术，胸腺切除术，食管肌层切开术，冠状动脉架桥术，房室间隔缺损修补术，瓣膜置换术等。

3. 气管镜　是呼吸系统疾病诊疗的重要方法之一。纤支镜因管径细，可弯曲，易插入段支气管和亚段支气管。同时可在直视下作活检或刷检，亦可作支气管灌洗和支气管肺泡灌洗，行细胞学或液性成分检查，并可摄影或录像作为科研或教学资料，已成为支气管，肺和胸腔疾病诊断，治疗的抢救上一项重要手段。

目前内窥镜按其功能分类远不止以上几种其他的还有用于胆道、泌尿系、妇科、血管、关节腔的内窥镜。近年随 CCD 技术的进步，电子内镜也不断改进，出现了高分辨电子内镜、放大电子内镜、红外线电子内镜等。目前超声内镜探头频率为 7.5 ~ 12MHz，可根据不同目标转换使用，镜身也已经量化，并出现一种可通过活检管插入腔内进行局部扫描的微型超声探头（直径为 2mm）。经口推进式及探条式小肠镜也有发展，并已出现经口电子小肠镜。经量化的纤维内镜摄像接头已广泛应用，为内镜治疗的进一步开展创造了条件。另外，内镜辅助设备（如胆道、食管内支架及治疗出血的硬化剂和黏附剂等）也在不断改进。国内外已开展有关“智能内镜”和自我推进内镜方面应用（如胶囊内镜等）。

（龙友明　陈　垦）

第六章

实验室检查

第一节　临床血液学检查

血液由血浆和血细胞两部分组成，通过循环系统与全身各个组织器官密切联系，参与机体各项生理功能活动，维持机体正常新陈代谢和内外环境平衡。在病理情况下，血液系统疾病除直接累及血液外，也可以影响全身组织器官，而各组织器官的病变也可直接或间接地引起血液发生变化。人体在某些生理情况下，或发生疾病时，常可引起血液成分发生数量或质量的变化。通过对血液中红细胞或白细胞数量和形态的检验，常有助于确定某些疾病的诊断，或可作为辅助诊断。

一、红细胞和血红蛋白的检查

血红蛋白（HGB）是红细胞（RBC）内的主要成分，病态下的 RBC 和 HGB 可出现分离。正常情况下人体 RBC 的生成与衰亡保持动态平衡。多种原因可使 RBC 的生成与衰亡的动态平衡遭到破坏，导致 RBC 与 HGB 的数量减少或增加，或质量发生变化。

【检测方法及其原理】

1. 红细胞　用光散射法或电阻抗法的血细胞分析仪来检测红细胞数量。

（1）显微镜计数　将标本作适当稀释（或浓缩），在显微镜下，目测计数板中一定容积的红细胞，再换算出每升标本的细胞数。

（2）光散射法　在流动室内一定量稀释血液样本经流体动力学聚焦，由一束狭窄光束照射。一个细胞通过流动室的照明区，产生散射光，被光电检测器测量，转换成电子脉冲，电子脉冲的振幅与细胞体积成比例，脉冲数量与通过敏感区的细胞数量成比例。

（3）电阻抗法　一定量的稀释血液样本流经位于两个敏感电极间的小孔。当一个红细胞通过小孔时，电阻抗瞬间增加形成一个电子脉冲。每个脉冲振幅与细胞体积成比例，脉冲数量与通过小孔的细胞数量成比例。

2. 血红蛋白　氰化高铁血红蛋白法：在溶液中，血红蛋白被高铁氰化钾氧化成高铁血红蛋白，高铁血红蛋白与高铁氰化钾提供的氰根离子反应形成氰化高铁血红蛋白（HiCN）。HiCN 在波长 540nm 处有最大吸收峰，可用分光光度计进行定量测定，HiCN 在 540nm 处的吸收峰与血红蛋白的浓度成比例。

【参考值】

1. 红细胞（RBC） 男性为（4.0～5.5）$\times 10^{12}$/L，女性为（3.5～5.0）$\times 10^{12}$/L。

2. 血红蛋白（HBG） 男性为120～160g/L，女性为110～150g/L

【临床意义】

1. 增多

（1）相对增多 如连续剧烈的呕吐、严重腹泻、大面积烧伤、大量出汗等可使血浆中水分丢失，血液浓缩，从而使RBC及HGB增多。

（2）绝对增多 严重的先天性或后天性心肺疾病或血管畸形，如法洛四联征、阻塞性肺气肿、肺源性心脏病等亦可使RBC及HGB的绝对数量明显增多，属病理性增多。

2. 减少 临床上RBC及HGB减少更常见，且病情严重、复杂。一般情况下血液中RBC与HGB的含量是一致的，成年男性HGB小于120g/L（女性HGB小于110g/L）为贫血。贫血又分为生理性与病理性两种。

（1）生理性 3个月以后的婴儿至15岁以前的儿童，可因生长发育迅速而致造成原料供应相对不足，RBC与HGB较正常成人低10%～20%；妊娠中、后期的孕妇由于造血原料不足及血容量相对增加，可出现轻度贫血；老年人可因骨髓造血功能逐渐减弱导致RBC与HGB含量下降，这些属于生理性贫血。

（2）病理性 产生病理性贫血主要有三方面原因：

1）红细胞生成减少 包括骨髓造血功能衰竭，如再生障碍性贫血、骨髓纤维化等伴发的贫血，或者造血原料缺乏或利用障碍引起的贫血，如缺铁性贫血、铁粒幼细胞性贫血、叶酸及维生素B_{12}缺乏所致的巨幼细胞性贫血。

2）红细胞破坏过多 由于红细胞膜、酶遗传性缺陷或外来因素造成红细胞破坏过多导致的贫血，如遗传性球形红细胞增多症、阵发性睡眠性血红蛋白尿等。

3）失血过多 由于各种原因造成的急性或慢性失血，如外伤、手术等所致的急性失血，消化道溃疡、钩虫病等引起的慢性失血均可导致不同程度的贫血。还有各种慢性疾病或恶性病如慢性肾病、恶性肿瘤等也可致贫血。

3. 红细胞形态改变

（1）红细胞大小和染色反应的异常

1）正常红细胞（normocyte）和正常色素性（normochromic）：红细胞直径为6～9μm，平均7.5μm左右，中央淡染区无扩大或消失。除见于正常人外，再生障碍性贫血、多数溶血性贫血，急性失血性贫血和骨髓病性贫血等病人为正常细胞正色素性（normocytic normochromic）。

2）小红细胞（microcyte）和低色素性（hypochromic）：红细胞直径小于6μm，染色过浅，中央淡染区扩大，提示血红蛋白含量明显减少为小细胞低色素性（microcytic hypochromic）。常见于缺铁性贫血，铁粒幼细胞贫血，珠蛋白生成障碍性贫血。但球形细胞的体积小，血红蛋白含量多，中央淡染区消失，呈高色素性（hyperchromic）。

3）大红细胞（macrocyte），巨红细胞（magalocyte）和高色素性（hyperchromic）：

红细胞直径 > 10μm 为大红细胞，见于急性溶血性贫血、急性失血性贫血及巨幼细胞性贫血。前二者的血红蛋白含量大致正常，后者常因血红蛋白含量增多而呈高色素性（hyperchromic），中央淡染区消失，直径大于 15μm，称为巨红细胞，最常见于维生素 B_{12}或叶酸缺乏所致的巨幼细胞贫血。

4）红细胞大小不均（anisocytosis）：指红细胞之间直径相差悬殊，常超过 1 倍以上。在增生性贫血达中度以上时均可见某种程度的大小不均，在巨幼细胞贫血表现得尤为突出。这种现象属于病态造血，在骨髓增生异常综合征时亦可见到。

5）嗜多色性（polychromatic）：整个红细胞或其一部分呈灰蓝色或紫灰色，属尚未完全成熟的红细胞，胞体较大，其灰蓝色嗜碱性物质为细胞残留的核糖体及核糖核酸。有人认为其是网织红细胞。该细胞的增多反映骨髓造血功能活跃，红系增生旺盛。见于各种增生性贫血特别是急性溶血性贫血。

（2）红细胞形态异常

1）球形红细胞（spherocyte）：主要见于遗传性球形细胞增多症，细胞直径小于 6μm，厚度增大，大于 2μm，细胞体积小，呈圆球形，中央淡染区消失，血涂片上此类细胞达 25% 时有诊断参考价值。在自身免疫性溶血性贫血时也可见到少量球形红细胞。

2）椭圆形红细胞（elliptocyte）：正常人红细胞中仅 1% 呈椭圆形，严重贫血时可达 15%，最常见于巨幼细胞贫血。遗传性椭圆形细胞增多症时红细胞常呈卵圆形、椭圆形、棒状甚至腊肠样，两端圆钝，约占 25% ~90%。一般认为在血涂片中此类细胞达 25% 有诊断参考价值。

3）口形细胞（stomatocyte）：特点为红细胞中心苍白区像一条长孔，类似一个微张的鱼口。这类细胞在正常人血中也可找到，但一般少于 4%。遗传性口形细胞增多症时常可达 10% 以上，弥散性血管内凝血（DIC）及酒精中毒时也可见少量口形红细胞。

4）靶形细胞（target cell）：红细胞非常扁薄，由于其中血红蛋白大部分都集中在红细胞中心和边缘，形态似射击图的靶子。此种细胞正常 1% ~2% 左右。如增多达 20% 以上，见于地中海贫血，异常血红蛋白病。其他溶血性贫血、缺铁性贫血、阻塞性黄疸、脾切除后，某些肿瘤及骨髓转移癌时也可见到此类细胞。

5）镰形细胞（sickle cell）：红细胞形态如镰刀状见于镰形细胞性贫血（HbS 病）。

6）泪滴形红细胞（dacryocyte，teardrop cell）：形状似泪滴状或手镜状，此类细胞增多，提示骨髓纤维化，也可见于地中海贫血，溶血性贫血等。

7）棘形细胞（acanthocyte）：细胞表面有较多突起。见于棘形红细胞增多症等。

8）裂细胞（schistocyte）：又称为红细胞异形症（poikilocytosis）。指红细胞因机械或物理因素所致的破坏，使其呈梨形、泪滴形、新月形、长圆形、哑铃形、逗点形、三角形、盔形等不规则形态。见于微血管病性溶血性贫血如弥散性血管内凝血、血栓性血小板减少性紫癜、溶血尿毒症综合征、恶性高血压以及创伤性心血管性溶血性贫血。

9）红细胞缗钱状形成（rouleaux formation）：红细胞因血中带正电荷的球蛋白及纤维蛋白原增多，而聚集呈串状叠连成钱线状。常见于多发性骨髓瘤、原发性巨球蛋白血症等。

（3）红细胞结构异常

1）嗜碱性点彩（basophilic stippling）：红细胞内含有细小嗜碱点状物质，是核糖体凝集而成的。有时与嗜多性并存，也可发现于有核红细胞胞质内。大量增多并呈粗颗粒状点彩，多见于铅中毒，也可见于骨髓增生旺盛其他贫血如巨幼细胞贫血等。

2）Howell－Jolly body（染色质小体）：红细胞内含有圆形紫红色小体，直径约0.5～1μm，一个或数个，是核的残余物质，亦可出现于晚幼红细胞中，此小体多见于增生旺盛骨髓，如溶血性贫血、巨幼细胞贫血、红白血病及其他增生性贫血。

3）Cabot ring（卡－波环）：成熟红细胞内出现一条很细的淡紫红色线状体呈环形或“8”字形，为核膜的残余物。但现认为可能是纺锤体的残余物或是胞质中脂蛋白变性所致。如果出现提示严重贫血、溶血性贫血、巨幼细胞贫血、铅中毒及白血病。

4）有核红细胞（nucleated erythrocyte）：正常成人有核红细胞均存在于骨髓之中，外周血涂片中除在新生儿可见到有核红细胞外，成人均见不到。如出现有核红细胞，均属病理现象。主要见于：①各种溶血性贫血；②红白血病；③髓外造血；④其他，如骨髓转移癌，严重缺氧等。

4. 红细胞比容测定　红细胞比容（hematocrit，Hct）旧称红细胞压积（packed cell volume，PCV），是指抗凝全血经离心沉淀后，测得下沉的红细胞在全血中所占容积的百分比值。根据其值变化来帮助诊断贫血及其程度或测知血浆容量是否丢失，也可用于红细胞的各项平均值的计算，有助于贫血的形态学分类。

【参考值】

男性42%～49%；女性37%～48%

【临床意义】

（1）红细胞比容增加　由各种原因所致的血液浓缩，如严重呕吐、腹泻、大量出汗、大面积烧伤等，使真性红细胞相对增多。在纠正脱水及电解质平衡失调时，常需测红细胞比容作为治疗参考。在真性红细胞增多症、新生儿、高原地区居民及慢性心肺疾患时，红细胞比容常可达60%以上。

（2）红细胞比容减低　见于各种类型贫血。由于贫血种类不同，红细胞比容减少的程度并不与红细胞计数减少程度完全一致。由红细胞比容、红细胞数及血红蛋白浓度可以计算平均红细胞容积，平均红细胞血红蛋白的含量及平均红细胞血红蛋白浓度，从而有利于区别大细胞、小细胞及正细胞贫血。

5. 红细胞平均值参数

（1）平均红细胞体积（mean corpuscular volume，MCV）　系指平均每个红细胞的体积，以fl（飞升）为单位。

$$\text{平均红细胞容积（MCV）} = \frac{\text{Hct (L/L)}}{\text{RBC} \times 10^{12}/\text{L}} \times 10^{15}\ \text{(fl)}$$

【参考值】

80～94fl

（2）平均红细胞血红蛋白量（mean corpuscular hemoglobin，MCH）　系指平均每个红细胞内所含血红蛋白的量，以pg（皮克）为单位。

$$\text{平均红细胞血红蛋白量（MCH）} = \frac{\text{Hb (g/L)}}{\text{RBC} \times 10^{12}/\text{L}} \times 10^{12}\ \text{(pg)}$$

【参考值】

26～32pg

(3) 平均红细胞浓度血红蛋白浓度（mean corpuscular hemoglobin concentration, MCHC） 系指平均每升红细胞中所含血红蛋白浓度（克数），以 g/L 表示。

$$平均红细胞血红蛋白浓度（MCHC）=\frac{Hb\ (g/L)}{Hct\ (L/L)}$$

【参考值】

310～350g/L

【临床意义】

见表6－1，根据表中内容结合临床情况有助于贫血的形态学分类和选择进一步检查内容及治疗方案。

表6－1 贫血的细胞形态学分类

类型	MCV (fl)	MCH (pg)	MCHC (%)	临床类型
大细胞贫血	＞100	＞32	31～35	叶酸和（或）维生素 B_{12} 缺乏引起巨幼细胞贫血
正常细胞贫血	80～94	26～32	31～35	再生障碍性贫血，急性失血性贫血，溶血性贫血，骨髓病性贫血
单纯小细胞贫血	＜80	＜26	31～35	慢性炎症性贫血，肾性贫血
小细胞低色素贫血	＜80	＜26	＜30	缺铁性贫血，铁粒幼细胞性贫血，珠蛋白生成障碍性贫血，慢性失血性贫血

6. *网织红细胞测定* 网织红细胞（reticulocyte）是尚未完全成熟的红细胞，是晚幼红细胞脱核后到完全成熟之间的过渡型细胞。由于胞质内还残存多少不等核糖体、核糖核酸等嗜碱性物质。用煌焦油蓝或新亚甲蓝染液进行活体染色，嗜碱物质凝聚成颗粒，其颗粒又连缀成线，构成浅蓝或深蓝的网织状结构而得名。红细胞由骨髓释放入外周血，尚需24～28h合成最后20%的血红蛋白，残存的嗜碱物质才能完全消失，成为成熟红细胞。网织红细胞较成熟红细胞稍大，直径为8.0～9.5 μm，是Wrihgt染色血涂中的嗜多色性红细胞。

【参考值】

百分数0.005～0.015；绝对数（24～84）$\times 10^9$/L。

【临床意义】

网织红细胞的高低直接反映骨髓造血功能的盛衰。

1. *网织红细胞增多* 表示骨髓红细胞系的增生旺盛，常见于溶血性贫血，大量网织红细胞因骨髓受到缺氧及大量红细胞破坏产物的刺激而增多并提前进入外周血，使网织红细胞明显增多，常在5%以上。急性失血后网织红细胞亦可明显增多，出血停止后网织红细胞逐渐恢复正常，临床上应用这一特点来判断出血是否停止。缺铁性贫血及巨幼细胞贫血的网织红细胞正常或轻度升高，当给予补充铁或维生素 B_{12} 及叶酸后，网织红细胞上升，在两者治疗前后分别检查网织红细胞，如出现上述反应，可用作该疾病的试验性治疗诊断。

2. *网织红细胞减少* 表示骨髓造血功能减低，常见于再生障碍性贫血，一般网织红细胞值常低于0.5%，部分慢性再生障碍性贫血患者网织红细胞百分数可为1%，但其绝对值则明显减低。临床将网织红细胞绝对值低于15×10^9/L，作为急性再生障碍性贫血的诊断指标之一。在骨髓病性贫血（如急性白血病、淋巴瘤、骨髓瘤）时，骨髓中异常细胞大量浸润，使红系细胞增生受到抑制，网织红细胞也减少。

二、白细胞计数和白细胞分类

【检测方法及其原理】

1. *显微镜计数* 用3%冰醋酸溶去红细胞，并固定白细胞。计数一定容积内的白细胞数量，求得每升的白细胞数。此法可用于确认血液分析仪检测结果的准确性。

2. *光散射法* 在流动室内一定量无红细胞的细胞悬液经流体动力学聚焦，由一束狭窄光束照射。一个细胞通过流动室的照明区，产生散射光，被光电检测器测量，转换成电子脉冲，电子脉冲的振幅与细胞体积成比例，脉冲数量与通过敏感区的细胞数量成比例。

3. *电阻抗法* 一定量无红细胞的细胞悬液流经位于两个敏感电极间的小孔。当细胞通过小孔时，电阻抗瞬间增加形成一个电子脉冲。每个脉冲振幅与细胞体积成比例，脉冲数量与通过小孔的细胞数量成比例。

【参考值】

1. *白细胞数* 成人（4~10）×10^9/L；
新生儿（15~20）×10^9/L；
6个月~2岁（11~12）×10^9/L。

2. *白细胞分类计数* 中性粒细胞：0.50~0.70（原用单位50%~70%）；
淋巴细胞：0.20~0.40（原用单位20%~40%）；
嗜碱粒细胞：0.00~0.01（原用单位0%~1%）；
嗜酸粒细胞：0.005~0.05（原用单位0.5%~5%）；
单核细胞：0.03~0.08（原用单位3%~8%）。

【临床意义】

1. *增加*

（1）中性粒细胞 急性化脓感染、粒细胞性白血病、溶血、急性出血、手术后、尿毒症、酸中毒、急性汞和铅中毒等。

（2）嗜酸粒细胞 可见于：①变态反应性疾病：支气管哮喘；②寄生虫病；③皮肤病：如湿疹、剥脱性皮炎；④血液病：如慢性粒细胞白血病；⑤某些恶性肿瘤：尤其是肿瘤转移或有坏死灶的恶性肿瘤，嗜酸粒细胞可有中度增高；⑥某些传染病：传染病感染期时，嗜酸粒细胞常减少，在恢复期时则可见暂时性增高，惟有猩红热的急性期时，嗜酸粒细胞可增高；⑦其他：风湿性疾病、脑垂体前叶功能减退症、肾上腺皮质功能减退症时，常伴有嗜酸粒细胞增多；⑧高嗜酸粒细胞综合征（hypereo*sin*ophilic syndrome）：是一组嗜酸性粒细胞增多的较少见类型。这组疾病包括伴有肺浸润的嗜酸粒细胞增多症、过敏性肉芽肿、嗜酸粒细胞心内膜炎等。

（3）嗜碱粒细胞 慢性粒细胞白血病、嗜碱粒细胞白血病、霍奇金病、癌转移、铅中毒等。

（4）淋巴细胞 儿童时期，淋巴细胞可生理性增多。病理性淋巴细胞增多见于：①感染性疾病：主要为病毒感染。也可见于百日咳杆菌、结核杆菌、布氏杆菌、梅毒螺旋体等的感染；②淋巴细胞白血病、淋巴瘤；③其他疾病：如组织移植后的排斥反应等。

（5）单核细胞 正常儿童单核细胞可较成人稍高，平均为0.09。2周内婴儿可达0.15或更多。均为生理性增多。病理性增多见于：①某些感染：如疟疾、黑热病、结核病、亚急性感染性心内膜炎等；②血液病：如单核细胞白血病、粒细胞缺乏症恢复期；恶性组织细胞病、淋巴瘤、骨髓增生异常综合征等也可见单核细胞增多；③急性传染病或急性感染的恢复期。

2. 减少

（1）中性粒细胞 ①感染性疾病：伤寒、病毒性肝炎等；②血液系统疾病：再生障碍性贫血、恶性组织细胞病等；③物理、化学因素损伤；④单核-巨噬细胞系统功能亢进；⑤其他：系统性红斑狼疮、某些自身免疫性疾病等。

（2）嗜酸粒细胞 其临床意义较小。可见于长期应用肾上腺皮质激素后。也见于伤寒、副伤寒初期等。

（3）淋巴细胞 ①应用肾上腺皮质激素、烷化剂、抗淋巴细胞球蛋白等的治疗；②接触放射线；③免疫缺陷性疾病、丙种球蛋白缺乏症等。

（4）单核细胞减少 一般无重要临床意义。

3. 外周血白细胞形态

（1）中性粒细胞的核象变化 中性粒细胞的核形标志着它的发育阶段，能反映新生以至衰老的情况。正常人周围血液的中性粒细胞中，具有分叶核的占绝大多数，以2~3叶为最多，而不分叶或分叶过多的较少。在病理情况下，中性粒细胞核象可发生变化，出现核左移或核右移现象。

1）核左移：周围血中出现不分叶核粒细胞（包括杆状核粒细胞、晚幼粒、中幼粒或早幼粒细胞等）的百分率增高（超过5%）时，称为核左移。常见于感染，特别是急性化脓性感染、急性失血、急性中毒及急性溶血反应等。白血病和类白血病反应，也可出现核极度左移现象。

2）核右移：周围血中若中性粒细胞核出现5叶或更多分叶，其百分率超过3%者，称为核右移。主要见于巨幼粒细胞贫血及造血功能衰退，也可见于应用抗代谢药物，如阿糖胞苷或6-巯基嘌呤。在炎症恢复期，可出现一过性核右移。如在疾病进展期突然出现核右移的变化，则表示预后不良。

（2）中性粒细胞形态异常

1）中性粒细胞的中毒性改变：在严重传染性疾病，如猩红热、各种化脓性感染、败血症、恶性肿瘤及大面积烧伤等病理情况下，中性粒细胞可发生下列毒性和退行性变化。下列改变可单独出现，亦可同时出现。①大小不均：表现为细胞体积增大，大小悬殊。见于病程较长的化脓性炎症或慢性感染。②中毒颗粒：中性粒细胞胞质中出现粗大、大小不等、分布不均匀、染色呈深紫红或紫黑色颗粒，称之为中毒颗粒。③空泡形成：中性粒细胞胞质或胞核中可见单个或多个，大小不等空泡，认为于严重感染时，细胞质发生脂肪变性所致。④杜勒小体（Döhle bodies）：是中性粒细胞胞质毒性变化而保留的局部嗜碱区域。呈圆形、梨形或云雾状天蓝色或蓝黑色，直径1~2μm，是胞质局部不成熟，即核浆发育失衡表现。Döhle小体亦可在单核细胞胞质中出现。⑤核变性：是中性粒细胞胞核出现固缩、溶解及碎裂的现象。

2）巨多分叶核中性粒细胞：这种细胞胞体较大，直径达16~25μm，核分叶过多，常超过5叶以上，甚至在10叶以上，核染色质疏松。多见于巨幼细胞贫血或应用抗代谢药物治疗后。

3）棒状小体：为白细胞胞质中出现红色细杆状物质，一个或数个，长约1~6μm，故称为棒状小体。此种棒状小体一旦出现在细胞中，就可拟诊为急性白血病。此外，棒状小体在鉴别急性白血病类型时有重要价值。急性淋巴细胞白血病无此种小体，而在急性粒细胞性白血病和急性单核细胞白血病时，则可见到。

4. 异型淋巴细胞　在传染性单核细胞增多症、病毒性肝炎、流行性出血热、湿疹、过敏性疾病等病毒性感染或刺激下，可使淋巴细胞增生，并出现形态变化，称为异型淋巴细胞。

三、血小板检测

（一）血小板计数

【检测方法及其原理】

1. 显微镜计数　与白细胞计数基本相同。

2. 光散射法　通过测定不同角度的散射光，记录小于20fl的细胞脉冲来计数血小板。

3. 电阻抗法　在同一细胞悬液中计数血小板和红细胞。将2~20fl的脉冲计为血小板。

【参考值】

（100~300）$\times 10^9$/L

【临床意义】

1. 血小板减少　血小板数<100×10^9/L称为血小板减少。通常血小板数在50×10^9/L以下，患者即有出血症状。可见于：①血小板的生成障碍：见于再生障碍性贫血、放射线损伤、白血病、巨幼细胞性贫血、骨髓纤维化等。②血小板破坏或消耗亢进：见于a. 免疫性破坏，如有血小板自身抗体（原发性血小板减少性紫癜，系统性红斑狼疮，恶性淋巴瘤）、过敏性药物损伤（奎宁、磺胺药）、病毒感染（上呼吸道炎症、风疹）、血小板同种抗体（新生儿血小板减少症、输血后血小板减少症）；b. 消耗亢进（DIC，血栓性血小板减少性紫癜）；c. 血小板自身异常（先天性血小板减少症）；③血小板分布异常：如脾肿大（肝硬化、Banti综合征）、血液受到稀释（输入大量库存血）。

2. 血小板增多　血小板数>400×10^9/L从而称为血小板增多。①原发性增多：见于骨髓增生性疾病。其代表性疾病为慢性粒细胞白血病、真性红细胞增多症和原发性血小板增多症；②反应性增多：见于急性或慢性炎症、缺铁性贫血、癌症患者。这种增多是轻度的。多在 $500\times10^9/L$ 以下，这种异常在原发疾病得到治疗后而得到改善。

（二）血小板平均容积（MPV）和血小板分布宽度（PDW）

【参考值】

MPV 为 7～11fl；PDW 为 15%～17%。

【临床意义】

1. 血小板平均容积（MPV） 代表单个血小板的平均容积。

（1）MPV 增加 ①血小板破坏增加而骨髓代偿功能良好者；②造血功能抑制解除后。MPV 增加是造血功能恢复的首要表现。

（2）MPV 减少 ①骨髓造血功能不良，血小板生成减少；②有半数败血症患者 MPV 减低；③MPV 随血小板数而持续下降，是骨髓造血功能衰竭的指标。

2. 血小板分布宽度（PDW） 表示血液中血小板大小的离散度。PDW 减小表明血小板的均一性高，PDW 增高表明血小板大小悬殊。

（何成彦）

第二节 排泄物、分泌物及体液检查

一、尿液的一般性状

1. 颜色 新鲜正常的尿液多无色澄清至淡黄色。尿的颜色受尿色素、尿胆原、尿胆素、及尿卟啉等的影响。尿的颜色的改变可受食物、药物和尿量的影响，应注意鉴别。

2. 气味 尿液的气味来自尿内的挥发性酸和酯类。长时间放置后尿素分解可出现氨臭味，若新鲜尿液既有氨味，可见于慢性膀胱炎及尿潴留等。有机磷中毒患者尿常带有蒜臭味；苯丙酮尿症者尿有鼠臭味。糖尿病酮症酸中毒时尿呈烂苹果味。

3. 尿量

【参考值】

正常人尿量为 1000～2000ml/24h；24h 尿量少于 400ml 或每小时尿量持续少于 17ml 称少尿；24h 尿量少于 100ml 称无尿；多于 2500ml/24h 称多尿。

【临床意义】

（1）少尿或无尿 ①肾前性：为各种原因引起的液体分布异常导致有效循环血容量减少；②肾性：各种肾实质性病变可致肾性少尿。③肾后性：因结石、肿瘤压迫、尿路狭窄所引起尿路梗阻或排尿功能障碍所致。

（2）多尿 ①水摄入过多：大量饮水或输液可引起暂时性多尿。②抗利尿素性多尿：因垂体分泌抗利尿激素不足或肾小管对抗利尿激素反应性降低可引起持续性低比重尿，尿量常多于 4000ml/24h。③溶质性利尿：尿中含过多的电解质、葡萄糖、尿素等溶质可导致高比重或正常比重性多尿。

二、尿蛋白

【检测方法及其原理】

蛋白质与溴甲酚蓝、四溴酚蓝二酯结合，蛋白质离子吸引带相反电荷指示剂，形成复合物，发生颜色反应。

【参考值】

定性：阴性；定量：<150mg/24h。

【临床意义】

（1）持续阳性见于急性肾小球肾炎、慢性肾小球肾炎、肾盂肾炎、间质性肾炎、肾小管性酸中毒、肾病综合征、某些继发性肾脏病变如糖尿病肾病、红斑狼疮肾病、重金属中毒及肾移植术后的排斥反应期。

（2）暂时性、良性蛋白尿见于剧烈运动、发热、受寒、精神紧张。

（3）偶然性蛋白尿见于尿中混有大量血、脓黏液等成分，不伴有肾本身的损伤。

三、糖尿和酮尿

（一）葡萄糖

【检测方法及其原理】

葡萄糖在葡萄糖氧化酶的催化下，利用水及空气中的氧将葡萄糖氧化成葡萄糖酸，并释放出 H_2O_2。在过氧化物酶的作用下，H_2O_2 去氧化色素而显色。

【参考值】

定性：阴性。

【临床意义】

（1）血糖增高性糖尿见于糖尿病、甲状腺功能亢进症、肢端肥大症、嗜铬细胞瘤、Cushing 综合征。

（2）血糖正常性糖尿见于家族性糖尿、慢性肾炎、肾病综合征、妊娠反应。

（3）暂时性糖尿见于静脉注射大量葡萄糖、颅脑外伤、急性心肌梗死。

（4）假性糖尿见于服用维生素 C、异烟肼、链霉素等药物。

（二）酮体

【检测方法及其原理】

尿中丙酮和乙酰乙酸在碱性溶液中与硝基钠反应呈紫色化合物。

【参考值】

定性：阴性；定量：0.34～0.85mmol/24h（20～50mg/24h）

【临床意义】

阳性：①糖尿病病人；②低糖饮食、饥饿、禁食、呕吐、腹泻、剧烈运动后；③磷、氯仿、乙醚等中毒；严重的妊娠反应。

四、粪

粪便检查包括一般性状检查、显微镜检查、微生物学检查、化学检查。

（一）一般性状检查

1. 性状　成形、柱状、软便。

【临床意义】

（1）稀糊状或稀汁样便见于急性肠炎、伪膜性肠炎、副溶血性弧菌食物中毒、出血性小肠炎、细菌性痢疾、阿米巴痢疾等。

（2）溏便见于消化不良、慢性胃炎、胃窦潴留等。

（3）米泔样便见于重症霍乱，副霍乱患者。

（4）黏液便见于各类肠炎、肿瘤、细菌性痢疾、阿米巴痢疾、便秘、急性血吸虫病。

（5）胨状便见于肠易激综合征（IBS）。

（6）脓性及脓血便见于细菌性痢疾、阿米巴痢疾、溃疡性结肠炎、局限性肠炎、结肠或直肠癌。

（7）鲜血便见于直肠息肉、直肠损伤、结肠癌、肛裂及痔疮等。

（8）柏油样便见于上消化道出血，服用活性炭、铋剂、铁剂等后。

（9）白陶土样便见于阴寒性黄疸、服用钡剂后。

2. 气味　臭味。

【临床意义】

（1）粪便恶臭见于慢性肠炎、直肠癌、胰腺疾病、消化道大出血。

（2）酸臭味见于脂肪便。

3. 黏液　少量，不易见。

【临床意义】

（1）黏液增多见于肠炎，伴脓血见于细菌性痢疾、阿米巴痢疾。

（2）透明胶状黏液见于肠炎、便秘等。

（3）血性黏液见于肠道肿瘤。

（二）显微镜检查

1. 白细胞（WBC）

【参考值】

不见或偶见。

【临床意义】

WBC 增多见于细菌性痢疾、肠易激综合征、肠道寄生虫病、溃疡性结肠炎、局限性肠炎、结肠或直肠癌、直肠息肉、痔疮、肛裂等。

2. 红细胞（RBC）

【参考值】

无。

【临床意义】

RBC 增多见于细菌性痢疾、肠道寄生虫病、溃疡性结肠炎、结肠或直肠癌、阿米巴痢疾、出血性肠炎、肠道变态反应性疾病等。

3. 上皮细胞

【参考值】

少量

【临床意义】

上皮细胞增多见于细菌性痢疾、伪膜性肠炎、结肠炎等。

4. 巨噬细胞

【参考值】

无。

【临床意义】

巨噬细胞增多见于细菌性痢疾、直肠炎、溃疡性结肠炎、出血性肠炎等。

5. 肿瘤细胞

【参考值】

无。

【临床意义】

肿瘤细胞的出现见于乙状结肠癌、直肠癌。

6. 脂肪小滴（中性脂肪）

【参考值】

少见。

【临床意义】脂肪小滴增多见于急、慢性胰腺炎，胰头癌，吸收不良综合征、阻塞性黄疸等。

（三）微生物学检查

1. 细菌　以大肠埃希菌、厌氧菌和肠球菌为主要菌群。

【临床意义】

革兰染色检出大量葡萄球菌、梭杆菌见于伪膜性肠炎；抗酸染色后发现抗酸杆菌见于肠结核。

2. 真菌　有人体酵母菌。

【临床意义】

如有假丝酵母菌见于长期使用广谱抗生素、激素、免疫抑制剂和放、化疗的患者。

3. 寄生虫卵（FSOF）

【参考值】

阴性。

【临床意义】

可用直接涂片或集卵法检查蛔虫卵、钩虫卵、蓝氏贾第鞭虫卵、华支睾吸虫卵、血吸虫卵、姜片虫卵、阿米巴原虫滋养体、隐孢子等。见于各种肠道寄生虫病。

（四）隐血试验（OBT）

【参考值】

阴性。

【临床意义】

隐血试验阳性见于胃、十二指肠溃疡、肠结核、溃疡性结肠炎、结肠息肉、钩虫病及胃癌、结肠癌、早期流行性出血热；假阳性见于服用铁剂，食用动物血、肉类等。

五、痰液

痰液检查包括一般性状检查、显微镜检查、微生物学检查。

（一）一般性状检查

1. 量　无痰或少量泡沫痰或黏液痰。

【临床意义】

排痰量增多见于慢性支气管炎、支气管扩张、肺脓肿、空洞型肺结核和肺水肿等。

2. 颜色　无色或灰白色

【临床意义】

①黄色或黄绿色：细菌性支气管炎、细菌性肺炎、支气管扩张、肺脓肿等。②绿色：铜绿假单胞菌感染。③红色或棕红色：肺癌、肺结核、支气管扩张等。④铁锈色痰：大叶性肺炎、肺梗死等。⑤粉红色浆液泡沫痰：左心功能不全所致肺水肿。

3. 气味　无气味。

【临床意义】

腥味见于肺脓肿、肺结核；恶臭见于支气管扩张合并厌氧菌感染者、晚期肺癌患者等。

4. 性状

【参考值】

少痰或无痰

【临床意义】

①黏液性：气管炎、支气管炎、支气管哮喘、肺炎早期等。②浆液性：左心功能不全所致肺水肿。③脓性：支气管扩张、肺脓肿、脓胸等。④血性：肺炎、肺结核、肺癌、支气管扩张等。

（二）显微镜检查

1. 白细胞

【参考值】

少量

【临床意义】

WBC 增多见于气管炎、支气管炎、肺炎、支气管哮喘、过敏性支气管炎、肺吸虫病等。

2. 红细胞

【参考值】

无。

【临床意义】

RBC 增多见于肺癌、肺结核、支气管扩张及出血性疾病等。

3. 上皮细胞

【参考值】

少量。

【临床意义】

上皮细胞增多见于气管炎、支气管炎、肺炎、支气管哮喘等。

4. 肺泡－巨噬细胞

【参考值】

无。

【临床意义】

肺泡－巨噬细胞增多见于肺梗死、肺淤血等。

5. 肿瘤细胞

【参考值】

无。

【临床意义】

肿瘤细胞的出现见于呼吸系统肿瘤。

（三）微生物学检查

1. 细菌

【参考值】

涂片可见正常菌群如草绿色链球菌

【临床意义】

革兰染色检出大量葡萄球菌、阴性杆菌见于呼吸道感染；抗酸染色发现抗酸杆菌见于肺结核。

2. 寄生虫

【参考值】

阴性

【临床意义】

①溶组织阿米巴滋养体：阿米巴性肺脓肿溶组织阿米巴滋养体。②卡氏肺孢子虫：肺孢子虫病。③肺吸虫卵：肺吸虫病。

第三节 临床生物化学检查

生物化学检查是医学检查的重要组成部分，目前已发展成为检测项目最多、任务最大、自动化分析程度最高的检验领域。临床生物化学检验是将化学的原理和技术用于生物体液无机化合物和有机化合物的定性、定量测定，为疾病的诊断、治疗、疗效观察和预后判断提供客观依据的学科。故生物化学检验又称为临床生化检验。

一、血清尿素氮

【检测方法及其原理】

1. 酶耦联速率法 尿素被尿素酶水解为氨离子和二氧化碳，在酶耦联系统中，氨离子在α－酮戊二酸和还原型辅酶Ⅰ存在下，被谷氨酸脱氢酶（GLD）催化成谷氨酸。

同时还原型辅酶Ⅰ被氧化成氧化型辅酶Ⅰ。还原型辅酶Ⅰ在波长340nm处有吸收峰，其吸光度下降的速率与待测样品中尿素的含量成正比。

2. 二乙酰-肟显色法　在酸性环境中加热，尿素与二乙酰缩合形成红色的二嗪化合物。

【参考值】

酶法：3.0～7.1 mmol/L

【临床意义】

1. 增加　①肾前性疾患：水引起，如呕吐、幽门梗阻、长期腹泻等。②肾性：急性肾小球肾炎、肾功能衰竭、慢性肾盂肾炎、中毒性肾炎。③肾后性疾患：前列腺肿大、尿路结石、尿道狭窄、膀胱肿瘤。

2. 减少　少见，见于重症肝炎、广泛性肝坏死。

二、血清肌酐

【检测方法及其原理】

速率法：肌酐与苦味盐酸反应，形成一种琥珀黄色溶液，用光度计测定。在特定范围内，溶液吸附与肌酐浓度成比例。

【参考值】

男性：53～106μmol/L，女性：44～97μmol/L。

【临床意义】

增加：见于肾功能不全、充血性心力衰竭等。

三、血糖

【检测方法及其原理】

葡萄糖氧化酶法：葡萄糖氧化酶能催化葡萄糖氧化成为葡萄糖酸并产生过氧化氢。在过氧化物酶介导指示剂反应中，过氧化氢氧化一个还原性色源，产生有色复合物，它可用吸收光谱法测定。

（一）空腹血糖（GLU）

【参考值】

酶法：3.9～6.2 mmol/L。

【临床意义】

1. 增高　糖尿病及其他某些肝糖原加速分解的疾病，如甲状腺功能亢进症、肾上腺皮质功能亢进、胰小细胞及脑外伤、脑瘤、脑膜炎时。

2. 减少　甲状腺功能减退症、肾上腺皮质功能减退症、垂体前叶功能减退症、胰岛B细胞瘤。

（二）葡萄糖耐量试验（OGTT）

【参考值】

酶法：空腹：<6.2 mmol/L；餐后30～60min：7.8～9.0 mmol/L，<11.2 mmol/L；餐后120min：<7.8mmol/L；餐后180min：<6.2mmol/L。

【临床意义】

1. 诊断糖尿病　两次空腹血糖分别≥7.8mmol/L，本试验高峰值≥11.1mmol/L，或者2h值≥11.1mmol/L；随机血糖≥11.1mmol/L且伴尿糖阳性；或有口渴、多饮、多尿等临床症状者可确诊糖尿病。

2. 肾性糖尿病　耐量曲线正常，尿中有葡萄糖。

3. Addison病　呈耐量增高曲线，尿中无葡萄糖。

4. 甲状腺功能亢进症　血糖峰值较正常人稍高，维持时间略长，尿中可检出糖。

（三）餐后2h血糖（BS2h）

【参考值】

成人：<6.7mmol/L，老年人：<7.8mmol/L。

【临床意义】

餐后2h血糖浓度>8.9mmol/L，尿中有糖，对明确诊断糖尿病有价值。

（四）糖化血红蛋白（GHb）

【参考值】

免疫抑制法：4.1%~5.8%。

【临床意义】

增高：糖尿病，糖化血红蛋白所占比率可反映测定前1~2个月内平均血糖平均水平。

（五）糖化血清蛋白（GSP）

【参考值】

免疫抑制法：1.65~2.15 mmol/L。

【临床意义】

增高：糖尿病，糖化血清蛋白可反映测定前1~2周内平均血糖水平。

四、血清钾

【检测方法及其原理】

1. 火焰光谱法　测量的是钾离子燃烧时激发的光强度。光强度与样本中离子浓度成比例。

2. 离子选择电极分析法：

（1）直接电位法　样品不经稀释直接进入离子选入电极（ISE）管道作电位分析，ISE只对水相中离子选择性地产生电位，与样品中脂肪、蛋白质所占体积无关。

（2）间接电位法　样品作高比例稀释，送入电极管道，测量其电位，所测溶液的离子活度等于离子浓度。

【参考值】

3.5~5.5mmol/L。

【临床意义】

1. 增高　肾上腺皮质功能减退症、急慢性肾功能衰竭、休克、组织挤压伤、严重溶血、口服或静注含钾的药物过多。

2. *减低* 严重腹泻、呕吐、肾上腺皮质功能亢进症、服用利尿剂等。

五、血清总胆红素

【检测方法及其原理】

1. *改良咖啡因法* 在咖啡因试剂存在下，血清中胆红素和重氮苯磺酸反应生成的重胆红素显色强度反映结合胆红素量。

2. *胆红素氧化酶法* 胆红素的最大吸收峰在450nm附近。在胆红素氧化酶存在下，胆红素被氧化成胆绿素，随着胆红素被氧化，A_{450nm}下降，其程度与胆红素浓度成正比。

【参考值】

血清总胆红素（TBIL）3.4～17.1μmol/L；直接胆红素（DBIL）：0～6.8μmol/L；间接胆红素（IBIL）1.7～10.2μmol/L。

【临床意义】

1. *判断有无黄疸及黄疸程度* 隐形黄疸：17～34μmol/L；轻度黄疸：34～170μmol/L；中度黄疸：170～340μmol/L；重度黄疸：>340μmol/L。

2. *鉴别黄疸类型* ①梗阻性黄疸：TBIL、DBIL明显增加，IBIL轻度增加或正常；②溶血性黄疸 TBIL轻度增加，IBIL明显增加，DBIL正常；③肝细胞黄疸：TBIL、DBIL、IBIL全增高。

3. *协助诊断产生黄疸的疾病* ①阻塞性黄疸：胆石症、胰头癌、胆道蛔虫、肝癌；②溶血性黄疸：溶血性贫血、新生儿黄疸、血型不合的输血；③肝细胞性黄疸：见于肝病、黄疸型肝炎、慢性活动性肝炎、肝硬化、肝坏死。

六、血清总胆固醇

【检测方法及其原理】

全酶法：胆固醇酯在胆固醇酯酶作用下，生成游离胆固醇和脂肪酸。游离胆固醇在胆固醇氧化酶作用下生成H_2O_2。H_2O_2分解成水和氧，氧化4-AAP和酚生成红色醌类化合物，与标准液进行比色求其含量。

【参考值】≤5.17mmol/L（酶法）

【临床意义】

1. *增高* 甲状腺功能减退症、冠状动脉粥样硬化症、高脂血症等；糖尿病特别是并发糖尿病昏迷患者；肾病综合征、类脂性肾病、慢性肾炎肾病期等；胆总管阻塞长期高脂饮食、精神紧张或妊娠期。

2. *降低* 严重的肝脏疾病、严重的贫血、甲状腺功能亢进症或营养不良。

七、血清总蛋白、白蛋白和球蛋白

【检测方法及其原理】

1. *总蛋白*

（1）双缩脲法 血清或血浆蛋白在碱性溶液中二价铜离子反应产生紫红色络合物，颜色之深浅在一定范围内与血清蛋白含量成正比。

（2）比浊法　脑脊液、尿液等蛋白质含量较少的体液中加入酸性沉淀剂蛋白质发生沉淀。在一定的浓度范围内，浊度光强度和总蛋白浓度成一定比例。

2. 白蛋白

（1）比浊法　同总蛋白。

（2）溴甲酚绿法　阴离子染料溴甲酚绿形成蓝绿色复合物，其吸光度与白蛋白的浓度成正比。

【参考值】

血清总蛋白（TP）60～80g/L（双缩脲法）；白蛋白（ALB）40～55g/L（溴甲酚绿法）；球蛋白（GLB）20～30g/L；白/球比值（A/G）（1～2.5）：1。

【临床意义】

1. 总蛋白和白蛋白增高　①急性失水；②肾上腺皮质功能减退症。

2. 总蛋白和白蛋白降低　①急性、亚急性肝损害；②慢性肝损害：慢性肝炎、肝硬化、肝癌；③营养不良：摄入不足和消化不良；④蛋白丢失过多：肾病综合征、蛋白丢失性肠病、烧伤、大失血；⑤消耗性疾病：重症结核、甲状腺功能亢进症、恶性肿瘤。⑥水分增加：输液、水钠潴留；⑦低蛋白血症：TP＜60g/L 或 ALB＜25g/L，一般需补充白蛋白。

3. 总蛋白和球蛋白增高　①慢性肝病：自身免疫性慢性肝炎、慢性活动性肝炎、肝硬化、慢性酒精化肝病、原发性胆汁性肝硬化等。球蛋白增高程度与肝脏病严重性相关。②M 蛋白血症：如多发性骨髓瘤、淋巴瘤、原发性巨球蛋白血症。③自身免疫性疾病：如系统性红斑狼疮、风湿热、类风湿关节炎等。④慢性炎症与慢性感染：如结核病、疟疾、黑热病、麻风病、急慢性血吸虫病等。高蛋白血症：TP＞80g/L 或 GLB＞35g/L。

4. 球蛋白浓度的降低　主要是合成减少，见于：①生理性减少：小于 3 岁的婴幼儿。②免疫功能抑制：长期应用肾上腺皮质激素或免疫抑制剂；③先天性低 γ－球蛋白血症。

5. A/G 倒置　由于白蛋白降低或球蛋白增高引起；见于严重的肝功能损伤及 M 蛋白血症。

（赵丽纯）

第四节　血气分析与酸碱平衡

血气及 pH 测定，当前多用血气酸碱分析仪，同时测出 O_2、CO_2 分压和 pH 三项指标，由此计算出气体及酸碱平衡诊断指标。目前国内外血气酸碱分析仪大约分为带有电解质测定和不附有电解质测定两类。在气体标定上一种为直接标准气定标，即一瓶为 10% CO_2、另一瓶为 20% O_2 及 5% CO_2 的混合气。根据当时的大气压换算出 O_2 及 CO_2 的 kPa 进行两点定标。另一类采用仪器配气定标法，此法只需一瓶纯度高的 CO_2，仪器内有配气装置，利用空气中的 O_2（20.93%）与气瓶中纯 CO_2 气进行配比，从而进行定标。pH 标定液一般为 pH 7.383 及 pH 6.840，两点定标。

一、血气及酸碱分析常用参数的意义

1. pH　pH是指体液内氢离子浓度的反对数，是反映体液总酸度的指标，受呼吸和代谢因素共同影响。

【参考值】

动脉血pH：7.35～7.45，平均值7.40；静脉血pH较动脉血低0.03～0.05。

【临床意义】

pH<7.35时为酸血症；pH>7.45时为碱血症。

2. 二氧化碳分压（PCO_2）　血浆中物理溶解的二氧化碳分子所产生的压力称为PCO_2。

【参考值】

动脉血PCO_2（$PaCO_2$）：4.67～6.00kPa（35～45mmHg），平均值为5.33kPa（40mmHg）。静脉血较动脉血高0.67～0.93kPa（5～7mmHg）。

【临床意义】

二氧化碳分压是酸碱平衡呼吸因素的惟一指标。

（1）当$PaCO_2$>6kPa（45mmHg）时，应考虑为呼吸性酸中毒（呼酸）或代谢性碱中毒（代碱）的呼吸代偿。

（2）当$PaCO_2$<4.67kPa（35mmHg）时，应考虑为呼吸性碱中毒（呼碱）或代谢性酸中毒（代酸）的呼吸代偿。

3. 实际碳酸氢盐（acute bicarbonate，AB）　实际碳酸氢盐是指隔绝空气的血液标本在实验条件下所测的血浆HCO_3^-值。

【参考值】

正常值为22～27 mmol/L，平均值24mmol/L。

【临床意义】

它是反映酸碱平衡代谢因素的指标。①AB降低可见于代酸或呼碱代偿；②AB增高可见于代碱或呼酸代偿。

4. 标准碳酸氢盐（standard bicarbonate，SB）　在标准条件下［$PCO_2$5.33kPa（40mmHg）、血红蛋白完全饱和、温度38℃］测得的HCO_3^-值。它是反映酸碱平衡代谢因素的指标。

【参考值】

正常值为22～27mmol/L，平均值24mmol/L。

【临床意义】

正常情况下AB=SB；AB↑>SB↑见于代碱或呼酸代偿；AB↓<SB↓见于代酸或呼碱代偿。

5. 缓冲碱（buffer base，BB）　体液中所有缓冲阴离子的总和，包括HCO_3^-、Pr^-、Hb^-。

【参考值】

正常值为45～55mmol/L，平均值50mmol/L。

【临床意义】

(1) 反映机体对酸碱平衡失调时总的缓冲能力，不受呼吸因素、二氧化碳改变影响。

(2) BB 减少提示代谢性酸中毒，BB 增加提示代谢性碱中毒。

6. 剩余碱 (base excess, BE) 它是表示血浆碱储量增加或减少的量。

【参考值】

正常范围为 0 ± 2.3mmol/L。

【临床意义】

BE 只反映代谢性因素的指标，与 SB 的意义大致相同。

7. 氧分压 (PO_2)

PO_2 是指血浆中物理溶解的氧分子所产生的压力。

【参考值】

动脉血 PO_2 (PaO_2) 正常值为 10.67 ~ 13.33kPa (80 ~ 100mmHg)，其正常值随着年龄增加而下降，预计 PaO_2 值 (mmHg) = 102 - 0.33 × 年龄 (岁) ± 10.0。静脉血 PO_2 (PvO_2) 正常值为 5.33kPa (40mmHg)，静脉血 PO_2 (PvO_2) 不仅受呼吸功能影响而且可受循环功能影响。

【临床意义】

呼吸功能正常的病人，当休克 (微循环障碍) 时，由于血液在毛细血管停留时间延长、组织利用氧增加，可出现 PaO_2 正常，而 PvO_2 明显降低。因此在判断呼吸功能时，一定要用 PaO_2，决不能用 PvO_2 替代。联合应用 PaO_2 和 $PaCO_2$ 可判断呼吸衰竭，即Ⅰ型呼吸衰竭时 $PaO_2 < 8kPa$，而 $PaCO_2$ 正常或下降；Ⅱ型呼吸衰竭时 $PaO_2 < 8kPa$，$PaCO_2 > 6.67kPa$。但必须强调是在海平面平静呼吸空气所测得的 $PaCO_2$ 和 PaO_2 值。

8. 血氧饱和度 (SaO_2) 血氧饱和度是指血红蛋白实际上所结合的氧量被全部血红蛋白能够结合的氧除得的百分率。血氧饱和度的计算公式为：

$$SaO_2 = \frac{\text{氧合血红蛋白}}{\text{全部血红蛋白}} \times 100\%$$

动脉血氧饱和度以 SaO_2 表示，正常范围为 95% ~ 99%。SaO_2 与 PaO_2 间的关系即是氧解离曲线。SaO_2 可直接测定，但目前血气分析仪上所提供的 SaO_2 是依 PaO_2 和 pH 推算所得。依据 PaO_2、血红蛋白 (Hb) 和 SaO_2 尚可以推算出全血氧含量 ($C-O_2$)。所谓 $C-O_2$ 是指氧的化学结合量和物理溶解量的总和。理论上讲每克血红蛋白可结合 1.39ml 氧，但实际上每克血红蛋白结合氧量为 1.34ml。故临床常用的动脉血氧合量 (CaO_2) 由下列公式计算：CaO_2 = 1.34ml/g × Hb (g/100ml) × SaO_2 (%) + 0.003 (ml/mmHg · 100ml) × PaO_2 (mmHg)。按上述计算，在正常条件下，每 100ml 的血约含 20ml 氧。

9. 阴离子隙 (anion gap, AG) 阴离子隙是指血清中所测定的阳离子总数和阴离子总数之差，用 mmol/L 表示。其公式表示为：

$AG = (Na^+ + K^+) - (Cl^- + NaCO_3^-)$。

由于血清中钾浓度较低，且相当恒定，对 AG 仅有轻微的影响，故上公式可简化为：

$AG = Na^+ -（Cl^- + NaCO_3^-）$。

【参考值】

正常范围为8～16mmol/L。

【临床意义】

（1）高AG代谢性酸中毒以产生过多酸为特征，常见于乳酸酸中毒、尿毒症、酮症酸中毒。

（2）正常AG代谢性酸中毒，又称高氯型酸中毒，可由碳酸氢根减少、酸排泄衰竭（如肾小管酸中毒）或过多使用含氯的酸（如盐酸精氨酸）。

（3）判断三重酸中毒失衡中AG增大的代谢性酸中毒。大于30mmol/L时肯定酸中毒；20～30mmol/L时酸中毒可能性很大；17～19 mmol/L只有20%有酸中毒。

10. *肺泡－动脉氧分压差（$A-aDO_2$）* 肺泡气氧分压与动脉血氧分压之间存在一个差值即$A-aDO_2$，是判断肺换气功能正常与否的一个依据。在心肺复苏中，$A-aDO_2$是反映预后一项重要指标。年龄参考公式

$A-aDO_2 = 2.5 +（0.21 \times 年龄）mmHg$。

11. *P_{50}（氧饱和度为50%时的PO_2值）* 指血液pH为7.40，$PaCO_2$为5.32kPa（40mmHg），温度为37℃条件下氧饱和度为50%氧分压值。

【参考值】

3.54kPa（26.6mmHg）。

【临床意义】

P_{50}主要反映氧离曲线偏离程度。P_{50}增大表示曲线右移，血红蛋白与氧亲和力降低；P_{50}减少，表示曲线左移，血红蛋白与氧的亲和力增加。

12. *氧含量（O_2CT）* 是指每100ml血液内所含氧的毫升数。包括物理溶解在血液内的氧和以化学结合形式存在的氧（如与血红蛋白结合的氧即每克血红蛋白可以结合1.34ml氧）。它能真实地反映动脉血液内氧的含量，是较可靠的诊断缺氧和低氧血症的客观指标。O_2CT下降提示缺氧和低氧血症。

二、血气分析的应用程序

1. *动脉血气测定方法* 动脉血气分析的正确判断首先依赖于动脉血气分析参数的正确，而获得正确的动脉血气分析参数，除了实验室要把握各个测定环节外，临床科室医护人员需要注意的是：①动脉血样品的正确采集与保存；②静脉血替代动脉血行血气分析的可行性。

2. *静脉血替代动脉血行血气分析的可行性* 血气分析原则上应采用动脉血，然而在临床上常遇到动脉穿刺困难，特别是婴幼儿，此时往往用静脉血取代动脉血测定。但必须牢记静脉血气分析只能用于判断酸碱失衡，不能用于判断呼吸功能。其理由为：①动、静脉血pH、HCO_3^-、PCO_2有明显替代关系，即静脉血pH较动脉血pH低0.03～0.05，静脉血PCO_2较动脉血PCO_2高0.67～0.93kPa（5～7mmHg），动、静脉血HCO_3^-大致相等；②静脉血PCO_2即受呼吸功能影响，又受循环功能影响，当微循环

障碍时，血液在毛细血管停留时间延长，组织利用氧增加，回到静脉血 PCO_2 可明显下降，此时可表现为 PaO_2 正常，而 PvO_2 明显下降。

3. 血气分析的步骤

（1）分清原发和继发（代偿）变化　在分析具体数字前，首先对临床情况有一初步印象。了解患者病史，按一般规律考虑该疾病如发生酸碱失衡将是什么性质，呼吸性还是非呼吸性；根据病情进展估计酸碱失衡持续时间，是急性还是慢性；是否有代偿；有无缺氧；以及病人用药、给氧与电解质情况；肾功能、肺功能等检查结果。通过一系列了解，进行综合分析，分清原发和继发（代偿）变化。

（2）主要指标分析　评价血液酸碱平衡状态的指标较多，其中 $PaCO_2$ 作为判断呼吸性酸碱失衡的指标，pH 作为血液酸碱度指标的看法是一致的，然而对于判定代谢性酸碱失衡的指标尚无一致意见。美国的 Schwart 派主张用，HCO_3^- 的可信带（significance band）作为判断标准，而丹麦的 Astrup 派主张用 BE 作为判断标准。不管使用哪几项指标，其判断结果基本上一致。酸碱失衡主要看 pH、$PaCO_2$、BE（或 AB）这三项。缺氧及通气状况主要看 PaO_2 及 $PaCO_2$。一般首先看 pH，若 pH 超出正常范围，即提示已存在酸碱失衡，可根据 pH 大小诊断酸血症或碱血症。但 pH 正常也同样可能存在酸碱失衡，此点不能忽略。第二步分析酸碱失衡性质。根据临床资料来分析 $PaCO_2$ 及 BE 值，若呼吸因素造成的酸碱失衡，先分析 $PaCO_2$ 后，再分析 BE；若代谢因素造成酸碱失衡，先分析 BE，再分析 $PaCO_2$。当 $PaCO_2$ 超出正常范围时，提示有呼吸性酸碱失衡。BE 超出正常范围，常提示有代谢性酸碱失衡。

（3）分清单纯性和混合性酸碱失衡　在上述初步估计的基础上，再分析其他指标是否与这一诊断相符合。例如，呼吸性酸中毒有肾代偿时，除 BE 增加外，AB 也增加；BB 增加或正常。代谢性酸中毒有呼吸代偿时，$PaCO_2$ 应降低外，AB、BB 也有降低。如果其他指标与初步诊断不符，此时要考虑是否存在混合性酸碱失衡。如呼吸性酸中毒 $PaCO_2$ 升高。而 BE 并不是增加而是降低，应该考虑合并代谢性酸中毒可能。或 BE 增加之数超出代偿应有的程度，则提示有合并代谢性碱中毒可能。

（4）动态观察和综合分析　有时对酸碱失衡的诊断靠一次检测是不够的，必须多次复查或动态观察才能作出可靠诊断以及发现新的异常。例如：pH 下降、$PaCO_2$ 升高及 BE 增加，这可能是慢性呼吸性酸中毒。当第二次复查发现 $PaCO_2$ 改变不大，BE 在原增高的基础上比第一次明显下降，此时应考虑到呼吸性酸中毒的基础上，又合并了代谢性酸中毒。因此，不能单凭 BE 增高就是“碱”，BE 降低就是“酸”。在混合性酸碱失衡中，有时 BE 增高也可有代谢性酸中毒并存可能。同理，$PaCO_2$ 低于正常范围，有时也可考虑存在相对的通气不足，是呼吸性酸中毒的表现。

（5）熟悉肺和肾的代偿机制以及代偿所需时间　掌握代偿时间对分析酸碱失衡是急性还是慢性，是部分代偿还是最大代偿，是单纯性还是混合性失衡将有所帮助。通常来说，代谢性酸中毒的呼吸代偿即刻发生，24h 内就可达最大代偿；代谢性碱中毒呼吸代偿要 1 天才开始，需 3 ~ 5 天才达最大代偿和稳定，这种代偿也不如代谢性酸中毒完全。呼吸性酸中毒的代谢代偿 1 天后开始，5 ~ 7 天才达最大代偿。呼吸性碱中毒的代谢代偿 6 ~ 18h 开始，3 天可达最大代偿。对于代偿时间还不到而达到代偿或超过代偿范围，或代偿时间已超过而未达到代偿或超过代偿范围的，在分析时，应注意这是混合性酸碱失衡的表现。此时应根据代偿的预计公式或查各种95%置信限，这对诊断混合性酸碱失衡很有帮助。

（6）血气分析主要是指 PaO_2 和 $PaCO_2$　PaO_2 是缺氧的敏感指标，当 PaO_2 低于正常预期的最低限时，就应考虑有缺氧的可能。当 PaO_2 为7.98 kPa（60mmHg）时，已有临床意义的低氧血症。

PaO_2 数值只表示当时病人血液的氧合情况，并不代表肺的摄氧功能。PaO_2 正常，甚至高于正常，同样可能有摄氧障碍，要进一步了解 FiO_2（吸入氧浓度）及 $A-aDO_2$，才能真实反映肺换气功能状况。$A-aDO_2$ 增加，尽管病人在吸氧后 PaO_2 正常，仍提示肺有病变。$PaCO_2$ 主要反映肺泡通气功能，$PaCO_2$ 升高是通气不足；$PaCO_2$ 降低是通气过度。

血气和酸碱分析要结合实验室其他检查，结合临床动态观察，才能得到较正确的判断。

（何成彦）

第七章

病历书写

病历是指医务人员在诊疗工作中形成的文字、符号、图表、影像、切片等资料的总和。它反映了病人发病、病情演变、转归和诊疗情况，是医生根据问诊、体格检查、实验室检查和其他检查获得的资料经过归纳、分析、整理而写成的。编写完整而规范的病历是每个医师必须掌握的一项临床基本功。

第一节　病历书写的基本要求

1. 内容要真实　病历必须客观地、真实地反映病情和诊疗经过，不能臆想和虚构。

2. 书写要及时　急诊病历在接诊同时或处理完成后及时书写，入院记录应于次日上级医师查房前完成，最迟应于患者入院后24h内完成。

3. 格式要规范　病历具有特定的格式。临床医师必须按规定格式进行书写。

4. 描述要精练，用词要恰当　使用规范汉字书写，消灭错别字。要使用通用的医学词汇和术语，避免使用俚语俗词。

5. 书写要全面　病历各项都应填齐，不可遗漏。字迹要清晰，不可潦草和涂改。凡作记录或上级医师修改后，必须注明日期和时间，并签全名或盖章。

第二节　病历书写的种类、格式与内容

一、门诊病历

（一）门诊初诊、复诊病历书写要求

（1）门诊病历封面设有姓名、性别、出生年月、民族、婚姻、职业等栏目，要认真填写完整；每次就诊均应填写就诊日期和就诊科别。急危重患者应注明就诊时间。

（2）门诊病历记录要简明扼要，突出重点。主要内容包括病史、体征、检查项目、检查结果、初步诊断、用药名称、剂量和用法，以及处理意见等。

（3）门诊初诊病史应能概括病情，复诊病史则可重点记录病情变化、辅助检查结果，以及治疗效果。对一时难以确诊者，可暂写某症状待诊，如“发热待诊”。

（4）对急危重病人，应记录血压、脉搏、呼吸、血压、意识状态、诊断和抢救措施等。对门诊抢救无效而死亡者，要记录抢救过程、死亡时间和死亡诊断。

（5）初步诊断，诊断、医师签名写于右下方。

（二）门诊初诊、复诊病历书写内容

【初诊病历】

（1）主诉 主要症状和持续时间。

（2）病史 现病史要重点突出描述，并简要叙述与本次疾病有关的过去史、个人史等。

（3）体格检查 一般情况，重点记录阳性体征及有助于鉴别诊断的阴性体征。

（4）实验室检查，器械检查或会诊记录。

（5）初步诊断。

（6）处理措施。

【复诊病历】

（1）上次诊治后的病情变化和治疗反应。

（2）体格检查：重点记录原来阳性体征的变化和新的阳性发现。

（3）需补充的实验室或器械检查项目。

（4）三次不能确诊的患者，应请上级医师会诊，上级医师应写明会诊意见及会诊日期和时间，并签名。

（5）诊断：对上次已确诊的患者，如诊断无变更，可不再写诊断。

（6）处理措施。

二、住院病历

住院病历是最完整的病历模式，病人住院期间应书写住院病历，格式与主要内容如下：

姓名：	出生地：
性别：	民族：
年龄：	入院日期：
婚姻状况：	记录日期：
职业：	病史叙述者：

病　史

主诉：是指促使患者就诊的主要症状（或体征）及持续时间。

现病史：是指患者本次疾病的发生、演变、诊疗等全过程的详细情况，应当按时间顺序书写，其主要内容包括：起病诱因；发病情况、主要症状特点及其发展变化情况、伴随症状；发病后诊治经过及结果；睡眠、饮食等一般情况的变化以及与鉴别诊断有关的阳性或阴性资料。

其他疾病情况与本次疾病虽无紧密关系，但仍需治疗的，可在现病史另起一段予以记录。

既往史：既往史是指患者过去的健康和疾病情况。内容包括既往一般健康状况、疾病史、传染病史、预防接种史、手术外伤史、输血史、药物过敏史等。

系统回顾：

呼吸系统：咳嗽、咳痰、咯血、胸痛、潮热、盗汗、呼吸困难、体重减轻、曾否与结核患者密切接触。

循环系统：心悸、心前区疼痛、发绀、水肿，劳累后心跳气促，夜间阵发性呼吸困难，曾否用过洋地黄、利尿剂等，有无“风湿热”、“高血压”、“动脉硬化”等病史。

消化系统：腹痛、食欲改变、恶心、呕吐、呕血、嗳气、反酸、腹胀、腹泻、便秘、血便、吞咽困难、黄疸等。

泌尿系统：腰痛、尿频、尿急、尿痛、血尿、排尿困难、外生殖器溃疡等。

造血系统：外伤出血不止、皮肤黏膜苍白、出血点、牙龈出血、鼻衄、胸骨痛、肝脾及淋巴结肿大。

代谢、内分泌系统：怕热、多汗、畏寒、衰弱无力、食欲异常、烦渴、烦躁、多尿、水肿、性格改变，发育、骨骼、皮肤改变。

神经运动系统：头疼、失眠、记忆力减退、抽搐、瘫痪、视听觉障碍、关节肿痛、骨折、脱臼、运动障碍等。

个人史：出生地、曾到过何处、职业（性质及劳动强度、工作年限、工作场所的卫生条件、有无毒物品及气体接触情况）、经济情况、烟酒嗜好及其他不良卫生习惯、冶游史等。

婚姻史：结婚年龄，配偶身体健康情况，如已死亡应询问其死亡原因及时间。

月经生育史：月经初潮年龄、周期、末次月经日期，每次月经量、颜色、有无经痛、白带情况、停经年龄。按下列格式纪录：

$$\text{初潮时间（年）}\frac{\text{每次持续时间（天）}}{\text{周期间隔（天数）}}\text{绝经年月（或末次月经时间）}$$

妊娠及分娩次数；有无难产（原因及情况）、早产及流产（原因及情况）。

家族史：父母、兄弟、姐妹、子女健康情况及死亡原因，家族中有无结核病、精神病、血液病、高血压、肿瘤等疾病（若与遗传有关的疾病如血友病，需追查到远祖或远亲），家中有无与患者类似之患者。

体格检查

按系统循序进行书写，内容包括：

1. 体温（T）、脉搏（P）、呼吸（R）、血压（BP）。

2. 一般情况　发育（正常、异常）、营养（良好、中等、不良）、体型（肥胖或消瘦，如体型异常者应测身高及体重），体位（自动、被动、强迫），面容与表情（安静、焦虑、痛苦、急慢性病容），面色（红润、晦暗等），意识状态（意识清楚、嗜睡、昏睡、浅昏迷、深昏迷），姿势步态（正常或有异常姿势与步态等），语调与语态情况（清晰否、流利、吟诗样、失语），精神状态；对检查是否合作，回答是否切题，是否有恶病质。

3. 皮肤、黏膜　色泽（正常、潮红、发绀、黄染），温度、湿度、是否有脱水、多汗、皮疹（出血点或丘斑疹），有无瘢痕、黏膜溃疡、皮下结节或肿块、瘘管、血管痣、蜘蛛痣、色素沉着等，并明确记述其部位、大小及程度。体毛、生长分布（正常、多毛、稀疏、脱落、部位），必要时查皮肤划痕反应。

4. 全身浅表淋巴结　全身或局部浅表淋巴结有无肿大、如有肿大应注明部位、数量、大小、硬度、活动度、粘连、压痛、局部皮肤有无红、肿、痛，瘘管或瘢痕。

5. 头部及其器官　头颅：大小、形态、肿物、压痛、头发（疏密、色泽、分布）

眼：眉毛（有无脱落）、睫毛（倒睫）、眼睑（水肿、下垂）、眼球（活动情况，震颤、斜视）、结膜（充血、水肿、苍白、出血、滤泡）、巩膜（黄染）、角膜（混浊、溃疡瘢痕、反射）、瞳孔（大小、形态、两侧是否等大等圆、对光及调节反射情况）。

耳：耳廓（正常、畸形、耳鼻瘘管），外耳道是否通畅，有无分泌物，乳突有无压痛，听力情况。

鼻：有无畸形、鼻翼扇动、阻塞、分泌物、出血、副鼻窦有无压痛及嗅觉情况。

口腔：口腔有无特殊气味、口唇（畸形、颜色、疱疹、皲裂、溃疡、色素沉着）、牙齿（龋齿、缺齿、义齿、残根，并注明其位置）、牙龈（色泽、肿胀、溢脓、出血、铅线、萎缩）、舌（形态、舌质、舌苔、溃疡、运动、舌肌萎缩和震颤、伸舌居中或偏斜）、口腔黏膜（颜色、有无斑疹、出血、溃疡及腮腺导管口情况）。

咽部及扁桃体：咽部有无充血、红肿、分泌物、反射，有无腺样体增生等，软腭运动情况、悬雍垂是否居中。吞咽有无呛咳。扁桃体大小及有无充血和分泌物、假膜。

6. 颈部　是否对称，有无颈抵抗、强直、压痛、肿块，活动是否受限。颈动脉有无异常搏动及杂音，颈静脉有无怒张，有无肝颈静脉回流征。气管位置是否居中。甲状腺（大小、如有肿大应描述其形态、硬度、压痛、有无结节、震颤及血管杂音等）。

7. 胸部

胸廓：（是否对称、有无畸形、局部隆起、凹陷、异常搏动、胸壁有无压痛、水肿、皮下气肿、肿块或静脉有无曲张及回流方向异常）。肋间隙（增宽、变窄、隆起或凹陷）、乳房（是否对称、是否有红肿、橘皮样外观、压痛、肿块、乳头分泌物等）。

肺部：

视诊：呼吸频率、节律（两侧是否对称）。

触诊：胸廓扩张度、语颤、摩擦感、皮下气肿。

叩诊：叩诊音（清音、浊音、鼓音、实音、异常者应注明部位）肺肝浊音界、肺下界、呼吸时肺下缘移动度。

听诊：呼吸音的性质（肺泡音、支气管肺泡音、支气管性呼吸音、异常呼吸音）、呼吸音强度（增强、减低、消失）、干湿啰音、语音传导、胸膜摩擦音。

心脏：

视诊：心前区是否有异常搏动、隆起及凹陷，心尖搏动位置、范围、强度。

触诊：心尖搏动的性质及位置、强弱和范围，有无震颤或心包摩擦感。

叩诊：心脏左右浊音界，可用左、右第2、3、4、5肋间隙距正中线的距离（cm）表示，如下表所示：

右侧（cm）	肋间	左侧（cm）
2.5	Ⅱ	3
2.5	Ⅲ	4
3	Ⅳ	7.5
	Ⅴ	8

（锁骨中线距前正中线9cm）

听诊：心率、心律、心音（强度、性质、分裂、P_2 与 A_2 的比较、额外心音、奔马律等）。杂音（部位、性质、时期、传导方向、强度与呼吸运动的关系）、心包摩擦音。

（1）血管 桡动脉脉率、节律、强度、动脉壁、硬度、紧张度、奇脉、水冲脉、交替脉、脉搏短绌。周围血管征：毛细血管搏动征、射枪音、动脉异常搏动。

（2）血压 右上肢收缩压、舒张压、必要时双上肢或下肢对比。

8. 腹部

（1）视诊 外形是否对称、膨隆、凹陷、呼吸运动、皮疹、色素、条纹、瘢痕、体毛、脐疝、静脉曲张与血流方向、胃肠蠕动波，腹围测量（有腹水或腹部包块时），必要时测剑脐线、脐耻线。

（2）触诊 腹壁紧张度、有无压痛、反跳痛（压痛部位及其程度）、波动感、振水音、包块（部位、大小、形态、软硬度、压痛、移动度）。

1）肝脏：大小（肋下、剑突下）、质地（质软、中等、质硬）边缘钝或锐、压痛、表面光滑与否、有无结节、肝颈静脉回流征、肝区摩擦感、肝震颤。

2）胆囊：可否触及（大小、形态、压痛）、Murphy 征。

3）脾脏：可否触及大小（肋缘下____cm、硬度、压痛、表面光滑及边缘钝或锐，如明显增大，以甲乙线、甲丙线和丁戊线表示。或分为轻度、中度、高度肿大。

4）肾脏：大小、形态、硬度、压痛、移动度、输尿管压痛点。

5）膀胱：充盈者记其上界。

（3）叩诊 鼓音，肝、脾浊音界、肝区叩击痛、有无移动性浊音、肾区叩击痛。

（4）听诊 肠鸣音（正常、增强、减弱、消失）、有无气过水声、血管杂音、部位及性质等。

9. 生殖器

（1）男性 阴毛分布、阴茎发育有无畸形、包皮、睾丸、附睾及精索有无异常，有无鞘膜积液。

（2）女性 阴毛分布、外阴发育、阴道分泌物。

10. 直肠肛门 有无肛裂、痔疮、脱肛、肛瘘、溃疡、赘生物等，必要时进行直肠指检（狭窄、包块、压痛、前列腺肿大及压痛）。

11. 脊柱 有无畸形、如侧凸、前凸、后凸、有无强直、叩压痛，运动度是否受限、脊柱两侧肌肉有无紧张、压痛、叩击痛。

12. 四肢 有无畸形，杵状指（趾）、静脉曲张、动脉搏动（足背、胫后、腘窝）、骨折，关节（红肿、疼痛、压痛，积液、脱臼、活动度、强直、畸形）、水肿、肌肉萎缩、肢体瘫痪、肌张力。

13. 神经反射 重点查神经反射：角膜反射（corneal reflex）、腹壁反射（abdomenal wall reflex），提睾反射（cremasteric reflex），跖反射（plantar reflex），肱二头肌反射（biceps reflex），肱三头肌反射（triceps reflex），膝反射（knee jerk），跟腱反射（zchilles jerk）。病理反射如 Babinski 征（Babinski reflex）、Hoffmann 征（Hoffmann sign），脑膜刺激征，必要时作运动感觉及其他特殊检查。

14. 专科情况 应根据专科需要记录专科特殊情况。

辅助检查

辅助检查是指入院前所作的与本次疾病相关的主要检查及其结果（重要的化验、X线、心电图及其他有关检查），应当写明检查日期，如系在其他医疗机构所作检查，应当写明该机构名称。

摘　要

简明扼要、高度概述病史要点，体格检查、实验室及器械检查的重要阳性和具重要鉴别意义的阴性结果。

初步诊断

病因诊断
病理形态诊断
病理生理诊断

医生签名或盖章

（蒋文功）

第三篇　老年医学概述

第八章

老年性疾病总论

随着社会和经济的发展，人们生活水平不断提高，人类平均寿命普遍延长，人口老化日益明显。人口老化带来的诸多问题如老年人社会保障问题、医疗护理服务需求增大等，不仅使发达国家面临巨大的挑战，也使许多发展中国家承受着巨大的社会发展压力。当今，人口老化已成为世界众所瞩目的社会问题和公共卫生问题。老年医学作为研究老年期疾病和人类衰老的学科，已日益受到重视，是临床医学的重要分支之一。老年医学研究和处理老年人的健康问题，从而提高老年人的生活质量，也是促进社会发展的重要措施。

第一节　老年人的年龄划分标准

WHO 对老年人年龄的两个划分标准，即发达国家 65 岁，发展中国家 60 岁；我国把 45～59 岁划为老年前期（中年人），60～89 岁划为老年期（老年人），90 岁及以上为长寿期（长寿老人）。人口老龄化又称人口老化，是指老年人口在总人口中的比重不断上升的过程，比重越高，老龄化程度越高。联合国把一个国家或地区 65 岁及以上人口比重超过 7% 定义为进入老龄社会。随着人口老龄化程度的加剧，老年人口越来越多，随之而来的老年人口问题将会越来越突出，对经济社会的影响也会越来越明显。

我国人口老化现状及其特点有：我国是世界上老年人绝对数最多的国家，是世界上人口老化速度最快的国家之一；我国现有老年人的人口达 1.31 亿；2015 年将达到 2 亿。到 2040 年 60 岁以上人口将占全国人口的 28%，而现在是 11%。老年人口的文化素质较年轻人低；婚姻状况较稳定，离婚率低；老年人口中农业人口比重大。

人口老龄化带来的问题：社会负担重；社会文化福利事业的发展跟不上老年人的需要；家庭养老功能减弱，老年人更多地依赖于社会；老年人对医疗、保健、护理以及生活服务的需求大大超过其他人。

第二节　衰老的机制学说

衰老分生理性与病理性两类，这里所指的是生理性衰老，是生物体自成熟期开始，随增龄发生的、渐进的、受遗传因素影响的、全身复杂的形态结构与生理功能不可逆的退行性变化。病理性衰老是指由于疾病或异常因素引起，使衰老现象提早出现。关于衰老的机制，目前学说众多，说明人体衰老的复杂性。

1. 程序衰老学说　此学说认为衰老同发育、生长及成熟相似，都是由某种遗传程序规定，按时表达出来的生命现象，好像有个“生物钟”支配着生命现象循序展开，实验证明这个“生物钟”在细胞核内，即核内 DNA 控制着个体的衰老程序。但 DNA 如何控制衰老尚无统一认识。

2. 体细胞突变学说　此学说认为机体的体细胞可发生突变。体细胞突变可由射线引起，也可由化学物质引起。这种突变意味着细胞中功能基因的减少和改变，从而使功能蛋白质减少和变异，一些正常生理活动受到破坏，进而影响人类的寿命。

3. 错误成灾学说　细胞在合成结构蛋白过程中完全有可能随机地发生错误，包括掺入氨基酸的种类或氨基酸的排列位置的错误。如果出错在与信息传递有关的 DNA 或 RNA 聚合酶，则产生有差错的 DNA 或 RNA，由此会导致又一轮的合成错误。如果重复，导致错误按指数增加，造成灾难，使细胞乃至个体衰老、死亡。

4. 自由基学说　在生物代谢过程中自由基不断产生，其性质十分活跃，在体内很不稳定，易与体内蛋白质、脂肪等发生反应，生成蛋白质，脂质等物质的氧化物或过氧化物，对自身产生损害作用，导致衰老。

5. 交联学说　该学说认为生物体内胶原纤维、弹性纤维、酶、DNA 等大分子物质的交联导致生命机体的衰老。

6. 神经内分泌学说　此学说认为下丘脑、垂体、肾上腺有如机体的“生物钟”，是调节衰老过程的主要场所，神经元及有关激素的功能下降，导致或调控全身功能退行性变化。

7. 免疫衰老学说　此学说认为随着年龄的增长，机体免疫系统功能下降，导致机体对疾病感染的抵抗力减弱，而且免疫系统的可靠性也下降，如老年人自身免疫疾病增多。

8. 细胞凋亡学说　细胞凋亡即程序化细胞死亡（programmed cell death，PCD）是一种重要的生理学现象，是一个主动的、有控的、在调节机体细胞群数量上起着和有丝分裂互补作用的过程。研究表现，细胞的衰老性死亡就是细胞凋亡，因此细胞凋亡与衰老密切相关。

第三节　老年疾病的临床特点

1. 多病性　往往一人多病，随着老年人体内各器官的组织结构和生理功能都先后发生老年性变化，一旦发病多难用单一疾病解释，包括一种器官同时存在多种病理变化，或同时患多个系统和多种器官的疾病，并相互影响，造成临床表现的多变性和复杂性。

2. 隐匿及不典型　由于老年人敏感性降低，加之多种疾病并存，使临床表现复杂而不典型，该有的没有，不该有的有，该高的不高，不该高的却高，重视老年症状的不典型性是十分重要的，加强病情监察，实验室及辅助检查搜集对诊断依据尤为重要，慎防漏诊误诊。

3. *发展迅速，突发易变，猝死发生率高*　由于老年人免疫器官老化，致免疫功能降低，应激能力减退，一旦发病，病情迅速恶化，治疗困难，如老年重症肺炎很快相继发生呼衰、心衰、脑病而死亡，老年人存在多个心脑血管意外的危险因素，故猝死发生率高。

4. *并发症多*　老年病人尤其是高龄患病后常可发生多种并发症，这是老年病的最大特点。

（1）易并发意识障碍和精神症状　老年人患病后容易发生意识障碍，有时一般发热或腹泻都可导致晕厥。此外，老年人容易发生体位性低血压，也是易发生意识障碍的原因之一。

（2）易并发水、电解质、酸碱平衡失调　老年人随着肌肉的萎缩，细胞数的减少，脂肪的增多及水摄入量不足，一旦有发热性疾病或腹泻易发生缺水性脱水及低钠性脱水。老年人体内钾含量的减少，保钾能力降低，临床上常见有低钾血症，又可因肾功能减退易发生高钾血症，电解质紊乱可致严重室性心律失常，心衰加重，洋地黄中毒及意识障碍。

（3）易并发感染　尤其存在下列感染危险因素的患者：高龄、瘫痪、肿瘤、长期卧床、住院、应用化疗及广谱抗生素者更易发生多菌种及多重感染。

（4）易并发血栓和栓塞　老年人常因各种疾病或手术长期卧床，易发生深静脉栓塞和肺栓塞，严重者可致猝死。这与老年人血液流变学异常、血液黏稠度增高、红白细胞变形能力的降低和对血管黏附增强有关。

（5）易并发多脏器功能衰竭　如有陈旧性心梗、慢性支气管炎的患者、各类手术后患重症肺部感染，很快出现呼吸衰竭，继之心衰、脑功能不全、肾功能不全等相继或同时发生而死亡。肺部感染是老年患者多脏器功能衰竭的主要诱因，必须高度重视老年肺部感染的及时控制，及时治疗。

5. *药物耐受性差，治疗需要个体化*　由于老年人肝、肾等脏器的衰老，对药物的代谢及排泄机能明显减退，药物清除半衰期可能延长，可造成体内药物的积蓄，而使毒副反应加大。因此，老年人药物的有效量和引起毒副反应的剂量较为接近，应针对个体用药。

第四节　老年人多器官功能衰竭

老年人多器官功能衰竭（multiple organ failure in the elderly，MOFE）是以老年多器官功能减退为基础，以老年多器官慢性疾患为先导，在某些诱因激发下，由单一器官功能不足而诱发多个器官功能衰竭。MOFE 是现代内科学或现代老年急救医学领域中一个严重危害老年人生命健康的、新的临床综合征。其发病机制复杂，细胞水平的衰竭是最根本的病理改变。可能与微循环障碍与微血栓形成、缺血再灌注损伤、低灌注综合征、血源性毒物损伤有关。

老年人生理功能低下，并具有多种慢性疾病，多器官功能衰竭发生率高，死亡率也高，具有其特殊的发生发展规律，与一般非老年组具有明显的不同，主要表现在以下几方面：①常在器官功能受损基础上发生；②感染和慢性疾病急性发作为主要诱因，尤其肺部感染是首要诱因；③器官衰竭顺序与原患慢性病相关；④临床表现不典型、易延误诊治；⑤病程迁延、反复多次发作；⑥受累器官多且难以完全逆转；⑦并发消化道出血或肾功能衰竭者病死率高；⑧临床经过多样化。

MOFE 患者在原患有多种慢性疾病，长期使用多种药物基础上，短时间内相继或同时衰竭，因此治疗难度较大，矛盾突出，需要兼顾各种疾病和药物相互作用。故预防胜于治疗，具体防治措施有：

(1) 定期全面查体，并定期追踪监测各器官功能指标。

(2) 严格控制感染，尤其是肺部感染。平时应加强预防措施，以减少感染频度，保护器官功能。

(3) 心力衰竭在 MOFE 中占首位，且发生较早，是 MOFE 初期应控制和保护的重点器官。

(4) 肾功能衰竭对 MOFE 的预后影响很大，应密切监测肾脏功能。

(5) MOFE 患者多病程迁延，体质虚弱，免疫力低下，因此调节能量代谢障碍和进行合理的代谢支持治疗是提高抢救成功率的极为重要的措施。

(6) 其他膜结构稳定剂如糖皮质激素，可减少溶酶体的释放，特别是在合并呼吸窘迫综合征时，可减轻毒性物质对肺的损伤。

第五节 老年人用药特点

一、衰老对药代动力学的影响

1. 吸收 老年人胃肠道黏膜萎缩，蠕动相对减慢，胃肠道血流量及胃酸均减少，使某些靠主动转运吸收的药物吸收减少，而对大多数被动扩散吸收的药物影响不大，对酸不稳定的药物在老年人吸收反而增加，所以老年人用药剂量应适当减少。

2. 分布 在老年期药物与血浆蛋白结合率降低，可使某些与血浆蛋白结合率高的药物游离，使血药浓度增高。由于老年人总体液的减少，脂肪组织增加，导致药物在机体内分布容积改变，使水溶性药物浓度增高，脂溶性药物分布容积增大，血药浓度下降。为掌握老年期用药的最佳剂量，可进行血药浓度监测，用药剂量应个体化。

3. 代谢 进入老年期肝脏萎缩，肝血流量减少，肝脏微粒体药物氧化酶活性能力下降，药物代谢消除延缓，半衰期延长，血药浓度升高。同时经肝代谢的药物易发生蓄积中毒，用药期间应注意肝功能的变化。

4. 排泄 肾脏是清除药物和代谢产物的重要器官，它是决定血液和组织中药物浓度的因素之一。老年人肾小球滤过率约下降 46%，肾血流量约减少 53%，因而使药物的排泄受到限制。因此对主要从肾脏排泄且对肾脏有毒性的药物如氨基糖苷类、多肽类抗生素等，在老年患者应慎用。

二、合理用药原则

1. *严格掌握适应证原则*　老年患者治疗用药时，应注意个体差异及遗传特征，严格掌握适应证，在病情未确诊前不宜随意用药。在治疗过程中，要根据病情变化，及时调整治疗方案与用药剂量。

2. *少而精原则*　老年患者用药，一般应选用最熟悉、常用的药物；最少的品种；最方便的剂型；最适宜的给药途径。注意用药安全性和有效性。尤其肝肾功能不全者更应慎重，避免药源性疾病的发生。如需多种药物配伍，要严格掌握配伍禁忌。不能只注意联合用药的协同相加作用，同时也应重视不良反应的累加作用。

3. *慎用原则*　老年患者易出现不良反应的药物应慎用，如催眠镇静药，老年人对此类药物特别敏感，即使小剂量服用，也可引起疲乏、嗜睡、影响正常生活能力。老年人常患慢性病，长期应用服用某些药物，应注意药物不良反应，另外机体可产生依赖性，需要停药时应逐渐减量，不可突然停药。

4. *综合治疗原则*　为取得最终的治疗成功，必须加强综合治疗措施，这在老年期整个治疗过程中显得尤为重要。如人体免疫功能的增强，水、电解质和酸碱平衡的纠正，原发性疾病的处理，局部病灶的清除，改善微循环以及饮食调节、精神安慰等均不可忽视。

第九章

老年人常见疾病及特点

随着年龄的增长，人体逐渐衰老，必然导致机体各系统组织结构的变化，继之出现相应的生理功能的变化，由此而导致一系列老年人常见疾病。老年人常见疾病在临床表现、诊断和治疗等方面具有一定的特点。

第一节　老年呼吸系统疾病及特点

一、老年肺炎

老年肺炎是指老年人肺实质的急性炎症。病因上可以是感染性的，也可以是非感染性的，以前者多见，其中又以细菌性肺炎最常见。本病是老年人的常见疾病，也是老年人死亡的重要原因。

根据感染获得的场所不同肺炎可分为社区获得性肺炎和医院获得性肺炎两大类，这种分类方法能够反映出两者在发病环境、感染来源、病原体组成及治疗方向上的不同特点，简单易行，临床实用，便于病原学的探讨，抗生素的经验性应用和对病人预后的估计。老年人由于多病共存，抗病能力低，长期、反复住院，在此基础上容易罹患肺炎，故老年人以医院获得性肺炎多见，病原学复杂，多为革兰阴性杆菌，如大肠杆菌、克雷白杆菌、绿脓杆菌、流感杆菌等，且多为混合感染、多重耐药菌感染，故病情重、疗效差、病死率高。

【临床表现】

老年肺炎多起病隐匿，症状不典型，常无寒战、高热、咳铁锈色痰、胸痛等表现，许多是在原有慢性支气管炎或肺气肿基础上发生，咳嗽轻微，痰少，为白色或黄色黏痰，这些轻微的呼吸道症状不易引起患者本人和医护人员的重视而贻误病情。而一些非呼吸道症状如心悸、气促、食欲减退、厌食、倦怠、尿失禁、头晕、表情淡漠、精神萎靡、嗜睡、昏迷等表现明显，少数老年肺炎可以以胃肠道症状如恶心、呕吐、腹痛腹泻、厌食、消化不良等为突出表现，或与呼吸道症状伴随发生。肺部体征少且无特异性，部分患者可有语颤增加、异常支气管呼吸音等肺实变体征。两肺底部可听到湿啰音，但易与并存的慢性支气管炎、心力衰竭相混淆。

【辅助检查】

1. 实验室检查　白细胞总数可在正常范围或略有升高，中性粒细胞分类也多升高，且多有核左移，80%病例血沉增快。痰培养不仅能明确病原，而且对选择抗生素有重要意义，故应积极留取痰标本培养。必要时可经纤支镜防污染毛刷刷检培养。

2. X线检查　对诊断非常重要，病灶以下叶多见，病情严重者可有多叶受累。老年人由于合并肺气肿，病灶呈斑片状、网状、条索状阴影居多，呈大叶性肺炎改变者不足1/3。病灶吸收缓慢，多数需要4～6周才能吸收。吸收明显缓慢者需警惕恶性病变所致阻塞性肺炎可能。

【诊断与鉴别诊断】

如有典型症状与体征，结合胸部X线检查，易做出初步诊断。但老年肺炎临床表现很不典型，有时与并存疾病的症状体征交织在一起，容易造成漏诊与误诊。必须对老年肺炎的非特异性临床表现有足够的认识。如老年人出现原因不明的全身情况突然恶化，精神、意识状态改变、乏力、厌食以及不明原因的心率和呼吸增快等，均应考虑老年肺炎的可能。应详细了解病史，全面体格检查，进行胸片和血象等检查，以尽快明确诊断。本病需与干酪性肺炎、急性肺脓肿、肺癌等相鉴别。

【治疗】

正确选用抗生素是成功治疗老年细菌性肺炎的关键。应遵循早期、联合、适量、长疗程的原则。确诊后早期使用抗生素，开始时可进行经验性治疗，在明确肺炎致病菌以后，再根据药物敏感试验结果和经验性治疗的初始反应来决定是否更换或调整抗生素；由于老年患者常难以确定其致病菌，而且多为混合感染和重症感染，故多须联合使用抗生素；同时需根据患者肝肾功能状况确定合适剂量；由于老年人抵抗力减退，残存的少量细菌会再燃，抗生素使用中会发生细菌更替，且老年肺炎吸收缓慢，抗生素应用时间应适当延长。一般要求在体温、血象和痰液正常5～7天后再考虑停药。肺炎治疗过程中应复查胸片，原则上抗生素应用到肺部阴影完全或基本吸收，至少大部分吸收。部分老年人，尤其是患有COPD或长期卧床者，两肺底常可听到湿啰音，无须为此长期应用抗生素。

二、慢性肺源性心脏病

慢性肺源性心脏病是指慢性肺、胸疾病、肺血管病变或呼吸调节功能障碍，引起肺循环阻力增加、肺动脉高压，进而引起右心室肥厚、扩大，伴或不伴右心衰竭的心脏病。其患病率随增龄而升高，70岁以上老年人患病率约20%，占同期心脏病人的19%，仅次于冠心病，且多合并冠心病，是严重危害我国老年人健康的常见疾病。

慢性阻塞性肺疾病（COPD）是本病最主要病因，约占80%～90%，慢性阻塞性肺疾病急性加重（AECOPD）常引起慢性肺心病急性发作。其他如严重胸廓或脊椎畸形、肺血管疾病、睡眠呼吸暂停综合征等也可导致慢性肺源性心脏病。

【临床表现】

患者可长期有咳嗽、咳痰、气喘、胸部不适等呼吸道疾病症状。随着肺动脉压力的增高，患者感到易疲劳，动则气短、心悸等表现。体征方面除有啰音、桶状胸等原有疾病体征外，可有心音遥远、肺动脉瓣区第二心音亢进、剑突下心脏搏动、心律不齐、发绀、肝肿大、颈静脉怒张、下肢乃至全身浮肿等现象。急性呼吸道感染可引起发热，并使原有咳嗽、咳痰、气喘加重，如有缺氧、二氧化碳潴留、水电解质及酸碱平衡紊乱，则呈倦怠、食欲减退、头痛、多汗、失眠、眼结膜充血水肿，进一步可出现多器官功能衰竭综合征等。

【辅助检查】

1. X 线检查　除原有肺、胸基础疾病急性肺部感染的特征外，尚可有肺动脉高压征如右下肺动脉干扩张，其横径≥15mm；或其横径与气管横径之比≥1.07；肺动脉段明显突出或其高度≥3mm 以及右心室增大的表现。

2. 心电图检查　主要表现有右心室肥大的改变，如电轴右偏，额面平均电轴≥+90°，重度顺钟向转位，RV_1+SV_5≥1.05mV 及肺型 P 波。也可见右束支传导阻滞、低电压图形以及各种类型的心律失常。

【诊断与鉴别诊断】

慢性肺源性心脏病的诊断需具备下列必备条件：慢性呼吸系统疾病；肺动脉高压；右心室肥厚，扩大及（或）右心功能不全表现；临床上排除其他可以引起上述改变的心脏病。本病需与冠心病、原发性心肌病等相鉴别。

【治疗】

老年人肺心病一旦急性发作，应积极控制感染；通畅呼吸道，改善呼吸功能；纠正低氧血症和二氧化碳潴留；在感染控制、呼吸功能改善后，右心衰竭仍无改善或较严重或伴有左心衰竭的患者可适当选用利尿剂和强心剂。利尿剂使用应以小剂量、作用轻、短程、间歇、交替为原则。强心剂应选用作用快、排泄快的洋地黄类药物，且剂量宜小，为常用量的1/2～1/3。

第二节　老年心血管系统疾病及特点

一、冠心病

冠心病是指冠状动脉粥样硬化使血管腔阻塞，导致心肌缺血缺氧而引起的心脏病，和冠状动脉功能性改变（痉挛）一起，统称为冠状动脉性心脏病，是导致老年人死亡最常见的原因之一。

【临床表现】

冠心病主要有以下五种类型：心绞痛、心肌梗死、无症状型性心肌缺血、缺血性心肌病、猝死。

（1）老年人常见的心绞痛类型为不稳定型心绞痛。心绞痛发作的部位和性质可不典型，有些患者表现为牙、咽部、上肢、肩部或上腹部疼痛，有的患者表现出疲倦、呼吸困难、气促等症状。

（2）老年人心肌梗死疼痛症状不典型，无痛性心肌梗死是老年人心肌梗死的重要特征，有的患者以心衰、休克和胃肠道症状为首发症状，病死率高。

（3）并发症　老年人心肌梗死并发症主要有心力衰竭、心源性休克、乳头肌功能失调或断裂、心脏破裂、栓塞、心室壁瘤、心肌梗死后综合征等。

【辅助检查】

（1）心电图是诊断心绞痛和心肌梗死最常用的检查方法：心绞痛发作时绝大多数患者可出现暂时性 ST 段压低或 T 波改变，心肌梗死心电图表现为 ST 段抬高和非 ST 段抬高两种类型。

（2）心肌梗死时心肌坏死标记物肌红蛋白、肌钙蛋白和肌酸激酶同工酶增高。

（3）冠状动脉造影可发现各支动脉狭窄性病变部位及程度。

（4）放射性核素和超声心动图检查有助于了解心室的运动和功能。

【诊断和鉴别诊断】

（1）诊断主要根据临床表现、体征、心电图，结合心肌酶谱、肌钙蛋白等实验室检查，冠脉造影检查可确诊。

（2）心绞痛主要与急性心肌梗死、肋间神经痛、肋软骨炎、反流性食管炎、膈疝、消化性溃疡等疾病鉴别。

（3）急性心肌梗死与心绞痛、急性心包炎，急性肺动脉栓塞，急腹症，主动脉夹层瘤等疾病鉴别。

【治疗】

老年冠心病的治疗原则同中年人相似，包括缓解期的二级预防措施，发作期的止痛、抗休克、纠正心衰等对症治疗以及溶栓、经皮冠状动脉腔内成形术和冠状动脉内支架植入术等介入治疗。

二、高血压

高血压是老年人的常见疾病，老年人高血压多为原发性高血压，发病主要与遗传、肥胖、高盐饮食、饮酒等多种因素有关。

【临床表现】

老年高血压起病缓慢，临床症状少，多表现为收缩压增高和脉压增大，发现高血压时，常合并心、脑、肾等靶器官损害。血压波动大，易发生体位性低血压和心力衰竭和心脑血管意外。

老年人高血压常见并发症有高血压危象、高血压脑病、脑血管病、心力衰竭、慢性肾功能衰竭、主动脉夹层瘤。

【诊断和鉴别诊断】

（1）高血压诊断主要根据未服用降压药情况下 2 次或 2 次以上非同日多次测定所测得的血压值平均值，收缩压≥18.62kPa（140mmHg）和（或）舒张压≥11.97kPa（90mmHg）。

（2）老年人原发性高血压病需与急慢性肾炎、肾动脉狭窄、多发性大动脉炎、主动脉缩窄等引起的继发性高血压相鉴别。

【治疗】

老年高血压的治疗，主要是控制血压，治疗并发症，防止心、脑、肾等靶器官损害，降低病死率。除了戒烟酒、减肥、少盐饮食，生活规律等一般治疗外，药物治疗是主要的治疗措施，主要有利尿药、钙通道阻滞剂、β 受体阻滞剂、血管紧张素转换酶抑制剂、血管紧张素Ⅱ受体阻滞剂五类药物，治疗应从小剂量开始，治疗方案个体化。

三、心律失常

老年人心律失常发病率较高，且发病率随着年龄的增长而增高。多继发于心脏病，也可见与正常老人。老年人常见心律失常主要有房颤、房室传导阻滞、病态窦房结综合征和室性早搏等。

【临床表现】

（1）房颤症状的轻重与心室率快慢有关，心室率超过150次/min，可发生心绞痛和充血性心力衰竭，心室率不快时，可无症状。心脏听诊第一心音强度变化不定，心律不规则。

（2）一度和二度房室传导阻滞通常无明显症状，三度房室传导阻滞可出现疲倦、头晕、晕厥、心绞痛和心力衰竭，严重者可发生Adams－Strokes综合征。

（3）病态窦房结综合征主要表现出与心动过缓有关的心、脑供血不足的症状，如发作性头晕、黑矇、乏力等，心动过速时，可出现心悸和心绞痛等。

（4）并发症　老年人心律失常可并发体循环栓塞、心绞痛、心力衰竭、心源性休克和猝死等。

【诊断和鉴别诊断】

（1）老年人心律失常诊断主要根据病史、体征、心电图和心电生理检查等，其中心电图是诊断心律失常的最重要的检查技术。

（2）鉴别诊断主要是各种心律失常之间的鉴别。

【治疗】

（1）去除诱因和病因。

（2）合理使用抗心律失常药物治疗。

（3）电复律和电除颤用于严重的恶性心律失常。

（4）导管射频消融用于快速性心律失常的治疗。

（5）病态窦房结综合征和三度房室传导阻滞可安装心脏起搏器。

四、心力衰竭

心力衰竭是老年人的常见病，为老年人死亡的主要原因之一。老年人心力衰竭的原因很多，是多种心血管病发展的结局。

【临床表现】

老年人心力衰竭临床表现各异、预后不佳。主要有以下特点：①症状不典型，可无任何症状或仅表现为极度疲倦、大汗或干咳。②神经精神症状较为突出，容易发生意识障碍、烦躁不安等。③心衰体征不典型。④多同时并存多种原发病。

【辅助检查】

（1）X线检查可观察心影大小和外形以及有无肺淤血、水肿。

（2）放射性核素和超声心动图可了解各心腔大小和瓣膜功能。

【诊断和鉴别诊断】

（1）老年人心力衰竭的诊断主要根据综合病因、病史、症状、体征和客观检查。

（2）老年人心力衰竭主要与支气管哮喘、心包积液、缩窄性心包炎和肝硬化腹水伴下肢水肿等鉴别。

【治疗】

治疗原则同一般心力衰竭，包括治疗原发病，去除诱因，减轻心脏负荷，增强心肌收缩力及对症治疗等。用洋地黄、利尿剂等药物时注意根据老年人的特点选用合适剂量。

第三节　老年消化系统疾病及特点

一、老年消化性溃疡

老年消化性溃疡病和青年人一样为多因素疾病，主要可能与幽门螺杆菌感染和服用非甾体类消炎药有关，发病机制尚不明确。老年人消化性溃疡多为胃溃疡，好发部位多在胃体上部。

【临床表现】

老年人消化性溃疡症状不典型，常无明显腹痛，或有腹痛而无明显的周期性和节律性。大约13%患者以食欲不振，恶心、呕吐，体重减轻，贫血，上消化道出血等症状为首发症状。老年人巨大溃疡多见，愈合较慢，容易复发，易发生上消化道出血，且不易止血。

老年人消化性溃疡体征多不明显，即使有穿孔，也有约30%的患者不出现明显的腹肌紧张。

老年消化性溃疡并发症发生率较高，主要有上消化道出血、穿孔、幽门梗阻、癌变。

【辅助检查】

（1）胃镜检查和胃黏膜活检是消化性溃疡的首选检查方法。

（2）X线钡餐检查适用于不能或不愿行胃镜检查者。

（3）幽门螺杆菌检测结果决定治疗方案的选择。

【诊断和鉴别诊断】

（1）老年消化性溃疡因症状不典型，诊断应以胃镜检查为主，或结合X线钡餐。

（2）鉴别诊断主要考虑以下疾病：功能性消化不良、胃食管反流症、癌性溃疡、心脏病等。

【治疗】

治疗原则同青壮年人，主要有制酸，保护胃黏膜，抗幽门螺杆菌等。但因老年消化性溃疡愈合慢，所以疗程一般较长。发生穿孔，幽门梗阻，癌变时手术为首选治疗方法。发生上消化道出血时，若内科治疗效果不佳，应及时手术。

二、食管裂孔疝

食管裂孔疝是部分胃经膈食管裂孔进入胸腔的疾病，多见于60岁以上老年人。食管裂孔疝形成的主要原因是由于年龄增大，膈食管膜弹力组织萎缩，食管周围韧带松弛引起的食管裂孔松弛增宽。此外，肥胖、巨大腹内肿瘤、慢性便秘、剧烈咳嗽等引起腹内压力增高也是诱发食管裂孔疝的常见原因。

【临床表现】

食管裂孔疝主要表现为胸骨后闷胀、疼痛、反酸、嗳气、呕吐、吞咽困难等，巨大裂孔疝压迫心、肺、纵隔可产生咳嗽气急、心悸、发绀等症状，疝突然破入胸腔时，可出现剧烈胸痛、严重呼吸困难、低血压、休克。

常见并发症主要有反流性食管炎、食管溃疡、食管缩短及狭窄、上消化道出血等。巨大裂孔疝扭转嵌顿可出现梗阻、坏死、穿孔等严重并发症。

【辅助检查】

X线钡餐检查可发现膈上胃泡及胃黏膜影。

【诊断和鉴别诊断】

（1）食管裂孔疝诊断确诊主要依靠X线钡餐检查。

（2）食管裂孔疝应与心绞痛、心肌梗死、胃炎、消化性溃疡、上消化道肿瘤以及为胃肠或咽喉神经官能症等鉴别。

【治疗】

内科治疗措施主要有促胃动力和抗酸治疗，降低腹压，减肥，戒烟酒等，症状严重者需手术治疗。

第四节　泌尿系统疾病及特点

一、尿路感染

尿路感染是老年人常见的疾病，老年人由于全身抵抗力下降和尿路局部抵抗力下降，加之有其他基础疾病导致卧床，留置导尿等使老年人尿路感染的发生率较高，在老年人常见的感染性疾病中居第二位，仅次于呼吸道感染。肠道革兰阴性杆菌和变形杆菌是老年尿路感染最常见的致病菌。

【临床表现】

老年人尿路感染症状不典型，有的患者无明显临床症状，仅表现为无症状性菌尿。

老年急性膀胱炎可表现出尿痛、尿急、尿频，尿灼热及尿失禁等典型症状。急性肾盂肾炎可表现为发热、寒战、腰痛、排尿困难和尿血。也有老年人尿路感染时表现出疲劳、头晕、乏力、精神症状等非特异性症状。

并发症：急性肾盂肾炎可并发肾乳头坏死和肾周围脓肿等。

【辅助检查】

（1）尿常规检查　清洁尿标本白细胞≥5个/高倍视野即为白细胞尿。白细胞管型有助于肾盂肾炎的诊断，少部分患者有镜下血尿或肉眼血尿。

（2）尿细菌学检查　老年男性清洁中段尿细菌培养≥10^3/ml，女性中段尿细菌培养>10^4/ml即可诊断为真性细菌尿。

（3）男性和复发性女性尿路感染急性期过后可行X线静脉肾盂造影排除梗阻或结石。

【诊断和鉴别诊断】

（1）老年尿路感染的诊断，常常不能依靠临床症状和体征，要根据尿细菌学检查。

（2）老年尿路感染应与慢性肾盂肾炎、肾结核和尿道综合征鉴别。

【治疗】

治疗原则与青壮年相似。

（1）多饮水并注意休息。

（2）去除病因，积极治疗基础疾病及解除尿路梗阻。

（3）抗感染治疗，宜选用肾毒性小的抗生素，剂量应偏小，疗程宜偏长。

（4）老年女性尿道炎患者可行局部雌激素治疗。

二、前列腺增生症

前列腺增生症是老年男性的常见疾病，发病机制尚不完全清楚，可能与性激素的变化和前列腺慢性炎症等有关。睾丸存在和增龄是前列腺增生发生的两个重要条件。

【临床表现】

早期症状不明显，随着病程进展，逐渐出现尿频、尿急、夜间排尿次数增多、急性压迫性尿失禁等膀胱刺激症状和排尿困难、尿流变细、排尿费力、尿末淋漓等下尿路梗阻症状。当憋尿、受凉、饮酒和房事后腺体充血水肿，梗阻突然加重可致急性尿潴留。若合并结石和尿路感染会出现血尿和脓血尿。直肠指诊可触及增大的前列腺，压痛阳性。

前列腺增生症常见并发症有泌尿系感染、膀胱结石、肾功能损害及肾积水等。

【辅助检查】

（1）尿液分析和肾功能检查。

（2）B超、CT检查可了解前列腺的形态、大小，也可用于测定残余尿。

（3）尿动力学检查了解排尿功能。

【诊断和鉴别诊断】

（1）凡50岁以上的男性出现下尿路梗阻症状和膀胱刺激症状时，应考虑前列腺增生症的可能，并行B超、残余尿等相应检查确诊。

（2）前列腺增生症主要应与以下疾病鉴别诊断：膀胱颈挛缩、前列腺癌、尿道狭窄以及神经源性膀胱。

【治疗】

（1）药物治疗主要有α－受体阻滞剂和雄激素抑制剂。

（2）梗阻症状严重，残余尿60ml以上适宜手术治疗，包括开放手术、经尿道旁前列腺电切和气化电切术等。

三、老年人慢性肾衰竭

随着老年人群的迅速增长，老年人慢性肾衰竭的诊治问题日益受到重视。老年人慢性肾衰竭多为继发性肾损害，常见病因肾动脉硬化和糖尿病。

【临床表现】

老年人慢性肾衰竭的临床特点除了贫血、代谢性酸中毒、高血压及一般尿毒症所引起的各系统症状外，神经精神症状较突出，如发音含糊、癫痫样发作、肌肉震颤、偏瘫及意识障碍等尿毒症脑病常见。

并发症：①水电解质和酸碱失衡。②消化系统：消化性溃疡、消化道出血。③心血管系统：心包炎、心力衰竭、高血压、动脉粥样硬化。④呼吸系统：尿毒症肺炎、肺水肿。⑤神经系统：尿毒症脑病、尿毒症周围神经病变。⑥血液系统：贫血。⑦内分泌代谢系统：高脂血症、甲状腺和性腺功能减低。⑧肾性骨病。

【诊断和鉴别诊断】

（1）老年人慢性肾衰竭的诊断主要根据病史、临床表现，结合肾功能检查。

（2）大约40%的老年人慢性肾衰竭无慢性肾脏病史，出现消化系统症状、贫血等并发症时，需与原发病及急性肾衰竭等相鉴别诊断。

【治疗】

治疗原则同中青年慢性肾衰竭，主要包括治疗原发病、对症治疗和血液透析等，75岁以下老年人慢性肾衰竭仍可做肾移植。

第五节　老年代谢内分泌疾病及特点

一、甲状腺功能亢进症

甲状腺功能亢进症（简称甲亢）是由于甲状腺合成和分泌甲状腺激素过多引起的临床综合征，任何年龄均可发病，老年人甲亢并非罕见，在所有甲亢患者中，老年人约占10%～37%。老年甲亢患者以多结节性毒性甲状腺肿和毒性腺瘤多见。女性多见于男性，女:男约3.5:1。

【临床表现】

老年人甲亢临床表现往往很轻微或不典型，可能与增龄改变了靶器官或组织对甲状腺激素的敏感性有关。有如下特点：

（1）不典型甲亢多见　很少出现食欲亢进症状，常有厌食、上腹部不适、恶心、呕吐、腹泻或腹泻与便秘交替出现；体重减轻明显，甚至呈恶病质；有些心血管系统症状表现突出，如心悸、心绞痛、心衰、房颤。

（2）淡漠型甲亢多见　此型甲亢主要表现为乏力、淡漠、嗜睡、消瘦，有时仅有厌食、腹泻等消化系症状，或仅表现为原因不明的阵发性或持续性房颤，易漏诊、误诊。

（3）甲状腺肿大及其血管杂音、突眼症状少见。

【诊断与鉴别诊断】

本病诊断有赖于甲状腺功能检查。多数患者血清 TT_3、FT_3、TT_4 和 FT_4 显著升高，TSH 降低。需与单纯性甲状腺肿、嗜铬细胞瘤等相鉴别。

【治疗】

抗甲状腺药物治疗为首选治疗，原则是从足量开始逐渐减至维持量，疗程要足够。过早停药、不规则服药以及精神刺激易导致复发。放射性 ^{131}I 治疗具有简便经济、安全有效、不良反应少、显效快等优点，有适应证的患者亦宜列为首选治疗方法。原则上不宜手术治疗，但甲状腺肿大明显压迫周围组织或自主性高功能性甲状腺瘤可考虑手术治疗。

二、糖尿病

糖尿病是由多种病因引起的以慢性高血糖为特征的代谢紊乱。老年糖尿病是指年龄在 60 岁以上的糖尿病患者。老年糖尿病是临床常见病、多发病，并发症涉及全身各种组织器官，对人体健康危害极大，是严重威胁人类健康的世界性公共卫生问题。

【临床表现】

95% 以上患者属 2 型糖尿病且患者多肥胖。起病隐匿，半数以上患者无症状，或仅有疲倦、无力、轻度口渴、尿频、多汗、皮肤瘙痒等非特异性症状，多饮、多尿、多食和体重减轻（即“三多一少”）症状少见。也有不少患者以并发症为首发症状，如慢性神经系统及心血管系统并发症或急性感染。糖尿病酮症酸中毒和高渗性非酮症糖尿病昏迷临床并不少见，可继发于各种严重病症，易被原发病掩盖而漏诊、误诊。对有高血压、脑血管病以及肥胖、感染久治不愈的患者应想到糖尿病可能，并做相应检查以早期明确诊断。

【诊断与鉴别诊断】

目前仍以血糖异常升高作为诊断依据。单纯空腹血糖正常不能排除糖尿病的可能性，应加验餐后血糖，必要时做负荷试验。本病需与各种原因引起的继发性糖尿病相鉴别。

【治疗】

老年糖尿病治疗目标是使血糖降至正常或接近正常水平，纠正代谢紊乱，消除糖尿病症状，及时发现和处理合并症、并发症，延长寿命，降低死亡率。强调早期治疗、长期治疗、综合治疗、治疗措施个体化的原则。应当把糖尿病健康教育、适当的饮食控制、合理的运动作为老年糖尿病的最根本的治疗措施。

经以上措施治疗而血糖未能满意控制时，需同时使用降糖药物治疗。磺脲类降糖药格列齐特（达美康）主要作用是促进早期胰岛素分泌，较少发生低血糖症，还具有抗血小板聚集作用，对防治老年糖尿病并发症有益，故被推荐为重要药物。双胍类降糖药尽量少用。α－葡萄糖苷酶抑制剂可明显降低餐后血糖，长期应用可降低空腹血糖，使全天血糖谱平稳，可单独或与以上两药合用。其他可选药物有胰岛素增敏剂（曲格列酮）及瑞格列奈（诺和龙）等。胰岛素治疗用于口服降糖药失效或对口服降糖药过敏或有禁忌证者；出现急性或严重慢性并发症；外科治疗的围手术期等。现有提倡选择性地对新诊断的2型糖尿病患者早期使用胰岛素治疗。降糖药物治疗应从小剂量开始，根据血糖情况逐步调整，直至血糖控制满意。防治低血糖反应，积极处理并发症。

三、老年骨质疏松症

骨质疏松症是一种是以低骨量和骨组织微结构破坏为特征，导致骨质脆性增加和易于骨折的代谢性骨病。骨质疏松症一般分为原发性和继发性两种类型，继发性常由内分泌代谢疾病（甲状腺功能亢进症、甲状腺旁腺功能亢进症、性腺功能减退症等）、全身性疾病（慢性肾衰竭、骨髓纤维化、营养不良症等）或药物（类固醇类药物）等引起。

原发性骨质疏松症多见于老年，主要与遗传、激素、营养、失用、年龄等多种因素的交互作用有关，其中性激素被认为在骨质疏松症的发生中起了重要作用。

原发性骨质疏松症具体发病机制尚未完全阐明，凡可引起骨的净吸收增加，促进骨微结构紊乱的因素都会促进骨质疏松症的发生。随着年龄的增长，老年人的骨丢失与骨重建处于负平衡状态，破骨细胞的吸收增加，成骨细胞功能衰减致骨量减少，所以老年人易发生骨质疏松症。

【临床表现】

原发性骨质疏松症又分为Ⅰ型（绝经后骨质疏松症）和Ⅱ型（老年性骨质疏松症）两种亚型。

老年骨质疏松症早期可无明显症状和体征，以后逐渐出现全身疼痛、乏力，驼背、身材缩短等临床表现。疼痛以脊柱和骨盆区多见，疼痛为持续性，程度与骨质疏松程度平行，用力或负重时明显，严重者造成行动困难，肌无力，甚至卧床不起。骨折好发部位为脊椎、桡骨远端及股骨颈或大小转子之间，肋骨、肱骨近段和骨盆也可累及。

【辅助检查】

（1）X线检查　可见骨皮质变薄，骨小梁减少变细，骨密度减低，晚期出现骨变形和骨折。

（2）骨量测定　单光子吸收仪、双光子吸收仪、定量CT以及双能X线吸收仪可准确测定骨密度（BMD）和骨矿含量（BMC），WHO 1994年规定骨质疏松症的诊断标准为骨量低于同性别峰值骨量的2.5个标准差以上。

（3）生化检查　血清碱性磷酸酶（AKP）、血清骨钙素（BGP）、空腹尿钙/肌酐比值、空腹尿羟脯氨酸/肌酐增高，血清钙降低。

【诊断和鉴别诊断】

（1）老年性骨质疏松症的诊断首先应排除各种继发性骨质疏松症，然后根据病史、临床表现、体格检查、X线检查和骨量测定等作出诊断。

（2）老年性骨质疏松症主要需与多发性骨髓瘤、骨转移癌以及甲状旁腺功能亢进症、肾性骨病、类固醇性骨质疏松症等继发性骨质疏松症鉴别。

【治疗】

合理活动，适当锻炼，合理饮食，适当补钙是预防老年骨质疏松症的有效措施。

骨质疏松症目前无特殊有效治疗措施，药物治疗主要有以下几种：雌激素和选择性雌激素受体调节剂，主要用于绝经期妇女骨质疏松症；雄激素用于老年男性骨质疏松症的治疗；降钙素用于抑制骨吸收，维生素 D 用于促进钙剂吸收等，以上药物均需配合适当钙剂治疗。

其他对症治疗包括止痛，有骨折者给予牵引、固定或手术治疗等。

第六节　老年神经系统疾病及特点

一、帕金森病

帕金森病是一种由基底节病变引起的以震颤、肌强直、动作减少和姿势反射障碍为特点的进行性神经系统变性疾病。本病常导致患者劳动能力丧失，严重影响中老年人的生活质量。临床上分为病因不明的原发性帕金森病和继发于明确病因的帕金森综合征以及症状性帕金森病综合征。纹状体多巴胺缺乏是各类帕金森病的共同特点。

【临床表现】

少动和肌强直为老年人帕金森病的突出表现。少动表现有：肢体少动，行走呈小步态或碎步，动作缓慢；面部少动，面具脸，瞬目减少；言语减弱；开关现象等，少动受气候和昼夜时间的影响。肌强直表现为齿轮样肌张力增高。其他表现尚有自主神经功能紊乱及情感障碍。

【诊断与鉴别诊断】

本病主要根据临床症状和体征，详细病史、神经系统检查及头颅 CT 或 MRI 扫描有助于区别三种不同类型的帕金森病。需注意与老年性震颤相鉴别。

【治疗】

本病尚无根治性治疗措施，几乎所有患者均需终身服药以控制症状。治疗原则是早期以理疗、医疗体育为主，尽量推迟用药时间，药物治疗应以最小剂量获得最佳效果，不求消除全部症状、体征。药物主要是补充外源性的左旋多巴。近年开展的立体定向苍白球切开术和脑组织移植以及基因治疗尚在深入研究中。

二、阿尔茨海默病

阿尔茨海默病（Alzheimer disease）是一种不可逆的慢性进行性神经精神疾病，以进行性认知功能减退、丧失及情感、行为障碍为特征，其发病率随增龄而增高。在发达国家已经成为仅次于心血管病、肿瘤和卒中而位居第四位的致死原因。

【临床表现】

本病起病隐匿，常无特殊起病症状，不易早期发现，无法确定发病时间，但一旦发生，即呈不可逆的缓慢进展，表现为进行性智能衰退和精神心理障碍。疾病表现谱也较大，从轻度记忆、认知功能障碍直至智能丧失，生活完全不能自理，进展速度无法预测，病程从 2～20 年不等，个体差异大，最后多死于肺部或尿路感染。

【诊断与鉴别诊断】

在明确痴呆基础上，凡 40 岁以上出现进行性加重的记忆及识别障碍，无意识障碍的老年患者应考虑本病可能性。需排除血管性、混合性及全身性疾病引起的老年性痴呆。

【治疗】

本病目前尚无特效治疗药物，现有的治疗措施也不能逆转病情发展，但早期应用脑血管扩张剂或改善脑代谢的药物可延缓痴呆的进程，部分改善患者的认知功能。及时发现并正确处理并发症是临床治疗的重要方面，加强家庭护理看管也是提高患者生活质量的重要措施。近期开展的神经干细胞移植治疗为治愈这一疾病提供了可能。

第七节 老年人肿瘤特点

任何年龄的人均可患肿瘤，但随着年龄的增长，机体免疫监视功能降低、接触致瘤因素的增多、致癌潜伏期长等使肿瘤垂青于老年人，成为老年人健康的一大危害。老年人肿瘤发病率高，但恶性程度相对低，多无明显临床症状，不易早期发现而致患者长期带瘤生存，影响生活质量。故对进入多事之秋的老年人，应定期进行健康体检，争取早期发现肿瘤，根据病情积极进行综合治疗。

（范晓云 刘荣玉）

各　　论

第四篇　内科疾病

第十章

呼吸系统疾病

第一节　慢性阻塞性肺部疾病

一、概述

慢性阻塞性肺部疾病（chronic obstructive pulmonary disease，COPD）是一种以气流受限为主要特征的慢性肺部疾病，气流受限不完全可逆，进行性发展，可伴有气道的高反应性。

慢性阻塞性肺部疾病患病率和死亡率均高，由于其缓慢进行性发展，肺功能进行性减退，严重影响患者的劳动能力和生活质量。世界卫生组织资料显示慢性阻塞性肺部疾病的死亡率居所有死因的第4位，且有逐年增加的趋势。

慢性阻塞性肺部疾病与慢性支气管炎和慢性阻塞性肺气肿密切相关，当慢性支气管炎或（和）慢性阻塞性肺气肿肺功能检查出现气流受限且不完全可逆时，则诊断为慢性阻塞性肺部疾病。

【病因和发病机制】

慢性阻塞性肺部疾病的确切病因不清楚，与下述因素有关。

1. 吸烟　是重要的发病因素。烟草中含焦油、尼古丁和氢氰酸等物质，可损伤气道上皮细胞，使纤毛运动受抑制，巨噬细胞吞噬能力降低；支气管黏液腺体肥大、杯状细胞增生，黏膜分泌增多，使气道净化能力减弱；支气管黏膜充血、水肿、黏液积聚，这些因素均有利于继发感染。还可使支气管平滑肌痉挛，气流受限。

2. 职业性粉尘和化学性污染　职业性粉尘和化学物质如烟雾、过敏物质、工业废气浓度过高或接触时间过长，可引起慢性阻塞性肺部疾病。

3. 空气污染　大气中的有害物质如二氧化氮、二氧化硫、氯等刺激性烟雾可损害气道上皮细胞，使纤毛运动受抑制，黏膜分泌增多，有利于细菌感染。

4. 感染　是慢性阻塞性肺部疾病发生和发展的重要因素。病毒、细菌感染是本病急性加重的重要原因。病毒主要为流感病毒、鼻病毒、腺病毒和呼吸道合胞病毒，细菌主要为肺炎链球菌、流感嗜血杆菌、卡他莫拉菌及葡萄球菌。

5. 蛋白酶和抗蛋白酶失衡　蛋白水解酶对组织有损伤、破坏作用，抗蛋白酶对弹性蛋白酶等多种蛋白酶有抑制作用。蛋白酶增多及抗蛋白酶缺乏均可导致肺组织结构的破坏产生肺气肿。

6. 其他因素 如营养、自主神经功能失调、气候突变等。

慢性阻塞性肺部疾病的病理表现主要为慢性支气管炎及肺气肿的病理变化。

【临床表现】

1. 症状 起病缓慢，病程较长。主要症状有：

（1）慢性咳嗽 随病程发展可终身不愈，一般晨间咳嗽明显，夜间有阵咳或排痰，白天较轻。

（2）咳痰 一般为白色黏液或浆液性泡沫痰，偶可带血，常于清晨排痰较多，急性发作伴有细菌感染时，痰液增多，可为黏液脓性痰。

（3）气短或呼吸困难 是慢性阻塞性肺部疾病的标志性症状，早期在劳力时出现，后逐渐加重，严重者日常生活或休息也感到气短。

（4）喘息和胸闷 部分患者尤其是急性加重期或重度患者出现喘息。

此外，可有体重下降、食欲减退等表现。

2. 体征 早期可无任何异常体征，随着疾病的进展可有胸廓的前后径增加，剑突下胸骨角增宽，肋间隙增宽，肋骨走向变平，严重者呈桶状胸，呼吸运动减弱，部分患者呼吸变浅、变快，严重者有缩唇呼吸；触诊语颤减弱；叩诊过清音，心浊音界缩小，肺下界和肝浊音界下降；听诊呼吸音减弱，呼气延长，部分患者可闻及干、湿啰音。

【辅助检查】

1. 肺功能检查 是判断气流受限的主要客观指标。第一秒用力呼气容积占用力肺活量的百分比（FEV_1/FVC）是评价气流受限的敏感指标，第一秒用力呼气容积占预计值的百分比（$FEV_1\%$预计值）是评价慢性阻塞性肺部疾病严重程度的良好指标，吸入支气管扩张剂后$FEV_1/FVC<70\%$或$FEV_1\%$预计值$<80\%$者，可确定为不完全可逆的气流受限。肺总量（TLC）、功能残气量（FRC）和残气量（RV）增加，肺活量（VC）降低，表明肺过度充气，有参考价值。

2. X线检查 胸片早期可无异常，随着疾病的进展可有肺纹理增粗、紊乱呈网状或条索状、斑点状阴影等非特异性改变。也可出现肺气肿改变。

3. 血气分析 对低氧血症、高碳酸血症、酸碱失衡、电解质紊乱和呼吸衰竭的类型判断有指导意义。

4. 痰液检查 可检出病原体。

5. 血常规检查 有细菌感染时可有白细胞总数、中性粒细胞比例增加。

【诊断和鉴别诊断】

主要根据吸烟等高危因素、临床表现及肺功能检查等综合分析判断。不完全可逆的气流受限是诊断慢性阻塞性肺部疾病必备的条件，吸入支气管扩张剂后$FEV_1/FVC<70\%$或$FEV_1\%$预计值$<80\%$者，可以确定为不完全可逆的气流受限。

本病应与支气管哮喘、支气管扩张、肺结核、肺癌等疾病鉴别。

【治疗】

1. 急性加重期 主要是控制炎症，祛除气道痰液，解除平滑肌痉挛，通畅呼吸道，改善通气功能。

（1）控制炎症

1）抗生素的应用：若为细菌感染，可根据患者居住地常见病原菌类型及药物敏感情况积极选用抗生素治疗。常用的有β-内酰胺类、大环内酯类、喹诺酮类等抗生素。

2）糖皮质激素的应用：可全身用药或吸入用药，全身用药可产生全身的毒副反应，而吸入疗法既可在支气管内发挥其抗炎作用，又可避免全身的毒副作用。口服常用的有泼尼松（prednisone）和泼尼松龙（prednisolone）。静脉注射常氢化可的松（hydrocortisone）和甲泼尼龙（methylprednisolone）。吸入用药不良反应少，常用的吸入剂有丙酸氟替卡松、二丙酸倍氯米松、丁地去炎松等。

（2）祛除痰液

1）化痰药物的应用：痰液停留在呼吸道加重了呼吸道的阻塞，使气流受限，同时痰液有利于细菌感染。可选用祛痰药，主要：①增加痰液的水分，稀释痰液的药物如氯化铵、碘化钾。②降低痰液黏度的药物如溴已新。③促进纤毛运动的药物。

2）雾化、湿化疗法：呼吸道干燥不利于痰液的排出，湿化气道可用蒸馏水或生理盐水雾化吸入，此外还可加入糜蛋白酶、抗生素达到湿化气道、稀释痰液、控制感染的目的。

3）解除支气管平滑肌痉挛：应用支气管扩张药，主要有：①β_2受体激动剂，吸入给药较口服起效快，心血管作用少。②茶碱类药物，口服茶碱缓释或控释片昼夜血药浓度稳定，不良反应较少。③抗胆碱药，是慢性阻塞性肺部疾病常用的制剂。

4）控制性吸氧：发生低氧血症者可用鼻导管吸氧，吸入的氧浓度一般在28%～30%，吸入的氧浓度与氧流量有关。估算公式为吸入的氧浓度（%）=21+4×氧流量（L/min）。

2. 稳定期　临床症状虽有所缓解，但其肺功能仍可继续恶化，并且由于自身防御和免疫功能的降低，以及外界各种有害因素的影响，经常反复发作，逐渐产生各种心肺并发症。稳定期治疗的目的在于预防急性发作，改善日常活动能力，尽可能恢复受损的心肺功能，防止或减缓心肺功能的继续减退，预防或减轻慢性缺氧和CO_2潴留引起的各种并发症。主要处理措施包括卫生宣教、避免高危因子、药物治疗、预防感染、长期氧疗、物理治疗和运动锻炼、心理支持、营养治疗、呼吸肌功能锻炼等。

（1）加强教育　尽管患者教育本身不能改善运动能力或肺功能，但它在改善应付疾病的能力、技巧和健康状况方面有一定的作用。另外，患者教育有助于完成某些特定目标（如戒烟），理解疾病进展的方向和终末期的情况，以及改善患者对急性发作的反应。

（2）药物治疗　药物治疗能够改善和预防症状，减少发作的频率和严重程度，改善健康状况和提高活动耐受能力，主要采用吸入途径治疗。

1）支气管扩张剂的应用：是缓解慢性阻塞性肺部疾病症状的主要药物。所有种类的支气管舒张剂均可增加慢性阻塞性肺部疾病患者的运动能力。使用短效支气管舒张剂进行规律治疗，费用较便宜，但不如长效支气管舒张剂使用方便。联合使用不同作用机制和作用时间的药物可增加支气管舒张的作用，而不良反应相似或更少。如合用短效β_2激动剂和抗胆碱药比单用一种药物可产生更大更持久的FEV_1的改善。

2）祛痰药的应用：有利于促进排痰，充分引流呼吸道分泌物，保持气道通畅。

（3）预防感染 包括戒烟、改善环境卫生、加强劳动保护、耐寒锻炼以及空气的湿化、净化和消毒等。免疫治疗包括应用气管炎菌苗、卡介苗制剂、转移因子、核酪、胸腺激素、胎盘多肽、肺炎球菌疫苗和流感疫苗等。

（4）长期家庭氧疗 对慢性阻塞性肺部疾病呼吸衰竭患者可提高生活质量和生存率。对血流动力学、运动能力、肺生理和精神状态均产生积极的影响。对 $PaO_2 \leqslant$ 7.32kPa（55mmHg）或 $SaO_2 \leqslant 88\%$，有或没有高碳酸血症；PaO_2 7.32～7.98kPa（55～60mmHg），或 $SaO_2 < 89\%$，并有肺动脉高压、心力衰竭水肿或红细胞增多症（红细胞比容 >0.55）。一般用鼻导管吸氧，氧流量为 1.0～2.0L/min，吸氧时间 >15h/d。目的使患者在海平面，静息状态下，达到 $PaO_2 \geqslant$ 7.98kPa（60mmHg）和（或）使 SaO_2 升至 90%。

（5）物理治疗和运动锻炼 是患者易于接受的一种体育锻炼方法。传统的康复医疗手段如气功、太极拳等更为广大患者所接受。物理治疗也非常简便，可控制或缓解呼吸症状，为进一步进行康复锻炼提供条件。

1）骨骼肌放松锻炼：慢性阻塞性肺部疾病患者由于呼吸功能存在不同程度的损害，活动后气促症状往往出现或加重。为了减轻症状，病人除了减少体力活动以外，还努力增加呼吸运动以代偿，继而出现呼吸频率和心率加快。并因此产生恐惧和紧张，使全身骨骼肌特别是呼吸肌群长期处于紧张状态，肌群的持久紧张使组织耗氧量增加，更加重缺氧。肌群的持久紧张又加重焦虑、恐惧和紧张的心理，产生恶性循环。放松全身肌群有利于清除紧张的情绪，减少不必要的氧耗。

2）运动锻炼：选择适合患者的运动方式、锻炼强度、锻炼时间以及运动量应根据患者情况从小开始，量力而行，逐渐增强运动耐受能力。

锻炼强度根据患者的呼吸和心血管反应情况而定，一般以出现轻微气急和心率增快为限，然后逐渐增加至可耐受的程度。锻炼时间受锻炼强度影响。慢性阻塞性肺部疾病患者容易接受低强度、长时间锻炼或较高强度、短时间的锻炼，并且比较安全。在开始锻炼时，每次坚持 5～10min，每日 4～5 次。逐渐适应后，可延长时间至每次 20～30min，每日 3～4 次。锻炼方式有步行、慢跑、登梯、踏车、家务、太极拳、广播体操、柔软操、气功等。

二、慢性支气管炎

慢性支气管炎（chronic bronchitis）是指气管、支气管黏膜及其周围组织的慢性非特异性炎症，临床上以反复发作的慢性咳嗽、咳痰为主要症状或伴有喘息。病情进展可并发慢性阻塞性肺气肿及慢性肺源性心脏病。

慢性支气管炎的病因尚未完全明了，目前认为它的发生与下述因素有关。

1. 吸烟 吸烟与慢性支气管炎有密切关系。国内外大量的科学研究都证明吸烟是慢性支气管炎的主要病因。吸烟的时间越长，吸烟的量越大，患病率越高。而戒烟可使病情减轻。吸烟者患慢性支气管炎的死亡率高于不吸烟者，且随吸烟量的增加而增高。吸烟能使支气管上皮纤毛变短、不规则，使纤毛运动受抑制；支气管杯状细胞增生，黏膜分泌增多，使气道净化能力减弱，支气管黏膜充血、水肿、黏液积聚，肺泡中吞噬细胞功能减弱；还可使支气管发生痉挛。这些因素均有利于细菌移植到支气管。

2. 感染　感染是慢性支气管炎发生和发展的一个重要因素。主要为病毒和细菌感染，病毒感染以流感病毒、鼻病毒、黏液病毒、腺病毒、呼吸道合胞病毒多见。病毒感染使呼吸道的防御、愈合功能下降，易继发细菌感染。细菌感染以流感嗜血杆菌、肺炎球菌、甲型链球菌及奈瑟菌多见。

3. 理化因素　大气污染与慢性支气管炎的发病有重要的关系。空气中二氧化氮、二氧化硫、氯气、烟草的烟雾等刺激性烟雾、粉尘等的慢性刺激是慢性支气管炎的发病原因。

4. 过敏反应　过敏往往与遗传有关。过敏反应使支气管收缩或痉挛、组织损害和炎症反应。

5. 机体本身因素　机体因素也参与慢性支气管炎的发生。①自主神经功能失调，副交感神经功能亢进，呼吸道反应性增高，对正常人不起作用的微弱刺激，可引起支气管痉挛、分泌物增多，产生咳嗽、咳痰等表现。②机体防御功能下降，老年人生理功能退化，呼吸道防御功能减弱，受外界刺激容易引起慢性支气管炎。③营养因素对慢性支气管炎的发病也有一定关系，营养不良使机体的抵抗力下降，同时营养物质缺乏，如维生素A、维生素C等缺乏使支气管黏膜修复受到影响，容易引起慢性支气管炎。④遗传因素可能在慢性支气管炎的发病过程中起一定的作用，如先天性IgA分泌不足，α_1－抗胰蛋白酶缺乏等，均是慢性支气管炎好发因素。

以上各种有害因素刺激气管及支气管，导致黏膜及其周围组织的炎症。早期表现为气道上皮细胞的纤毛发生粘连、倒伏、脱失，上皮细胞空泡变性、坏死、增生、鳞状上皮化生。黏膜的杯状细胞肥大、增生，分泌增加，是慢性支气管炎咳嗽、咳痰的病理基础。病程较久而病情较严重者炎症有支气管壁向周围扩散，黏膜下层平滑肌束断裂、萎缩。病变发展至晚期，黏膜有萎缩性改变，气管周围纤维组织增生，造成管腔的僵硬和塌陷。病变蔓延至细支气管、肺泡形成肺组织结构破坏或纤维组织增生，进而发生慢性阻塞性肺气肿。

【临床表现】

1. 症状　多缓慢起病，病程较长。反复发作而加重。主要症状有慢性咳嗽、咳痰，有些患者伴有喘息。开始症状轻微，如吸烟、接触有害气体、过度劳累、气候变化或受凉感冒后，则引起急性发作或加重。

咳嗽是慢性支气管炎的特征性表现，支气管黏膜充血、水肿，气道内存有分泌物或异物均可引起咳嗽，一般以夜间睡眠及早晨起床时明显，白天较轻。

咳痰是由于夜间睡眠后，管腔内积聚痰液，此外夜间副交感神经相对兴奋，支气管分明泌物增加，因此起床后或体位改变引起刺激性排痰，常于清晨排痰较多，痰液为白色黏液或浆液泡沫痰，偶可带血。急性发作伴有细菌感染时，则为黏液脓性痰。

喘息是由于支气管痉挛引起。部分患者有喘息，程度轻重不一，轻者仅感气短，重者可有端坐呼吸。有喘息者为喘息型慢性支气管炎，咳嗽、咳痰，而无喘息者为单纯型慢性支气管炎。

2. 体征 早期可无任何异常体征，急性发作时可有散在干、湿啰音，多在背部或肺底部，咳嗽后可减轻或消失。喘息者可有哮鸣音。

【辅助检查】

1. 血常规检查 急性发作期可见白细胞总数、中性粒细胞比例增加，喘息型嗜酸粒细胞可增多。

2. 痰液检查 痰涂片或培养可见致病菌，常见的是流感嗜血杆菌、肺炎球菌、甲型链球菌及奈瑟菌等，涂片可见大量的中性粒细胞，喘息型可见较多的嗜酸性粒细胞。

3. X线检查 胸片早期可无异常，反复发作可有肺纹理增粗、紊乱呈网状或条索状、斑点状阴影。

4. 肺功能检查 早期可无异常，反复发作可有阻塞性通气功能障碍，表现为第一秒用力呼气容积占用力肺活量百分比减少，最大通气量减少，最大流量－容量曲线减低。

【诊断和鉴别诊断】

根据咳嗽、咳痰，或伴有喘息，每年发病3个月，连续2年以上，并排除其他心肺疾病时，可作出诊断，如每年发病不足3个月，而有明确的客观检查依据（X线、肺功能表现）也可诊断。

慢性支气管炎应与支气管哮喘、支气管扩张、肺结核、肺癌、尘肺等鉴别。

【治疗】

对于急性发作的患者应以控制感染、祛痰止咳为主，伴有喘息时，应予解痉平喘治疗。缓解期应加强身体锻炼，增强体质，提高机体抵抗力，预防复发。

1. 控制感染 是治疗本病的主要措施。临床上常用的抗生素有β－内酰胺类、大环内酯类、氨基糖苷类、喹诺酮类。对于门诊轻症患者可选择口服或肌内注射抗菌药物，而对住院较重的病人应选择抗菌谱较广、并静脉注射的抗生素。

2. 祛痰止咳 慢支呼吸道产生大量的黏液分泌物，痰液潴留促使继发感染，并影响气道通畅。常用的祛痰药物有氯化铵合剂、溴环己胺醇、乙酰半胱氨酸等。对老年体弱无力咳嗽或痰量较多者应以祛痰为主，以畅通呼吸道，避免应用强镇咳药，以免抑制呼吸中枢及加重呼吸道阻塞和炎症。

3. 解痉平喘 常用的有β_2受体激动剂、抗胆碱药和茶碱类等。β_2受体激动剂有羟甲叔丁肾上腺素（沙丁胺醇）、间羟叔丁肾上腺素等制剂，短期定量雾化吸入，每次1～2喷，每3～6h 1次。抗胆碱药有异丙托品，定量吸入，不良反应小可长期吸入。茶碱类应用最广的是氨茶碱，可口服、注射。口服缓释型或控释型茶碱制剂，每天1次或2次可达到稳定的血浆浓度，对夜间发生的支气管痉挛有较好的疗效。

4. 气雾疗法 生理盐水气雾湿化吸入或加用抗生素、祛痰剂，可稀释气管内分泌物，以利排痰。

5. 其他 停止吸烟，控制职业性环境污染，中医中药治疗等。

三、慢性阻塞性肺气肿

慢性阻塞性肺气肿（chronic obstructive emphysema）是指呼吸细支气管、肺泡管、肺泡囊及肺泡的持久扩大，并伴有气道壁的破坏且无明显的纤维化。临床上以渐进性气促和肺气肿征为主要表现。多为慢性支气管炎的并发症。

慢性阻塞性肺气肿的病因很复杂，多由慢性支气管炎、反复发作的支气管哮喘、支气管扩张等慢性呼吸系统疾病引起。此外抗胰蛋白酶缺乏、贫困等与其发生也有关。

慢性阻塞性肺气肿的发病机制至今尚未完全明了，一般认为是多种因素共同作用形成的。①气体潴留肺内：慢性支气管炎等反复发作导致管壁的破坏，使管腔发生不完全性阻塞并形成活瓣，吸气时管腔扩张，气体容易进入肺内，呼气时管腔缩小，气体排出困难。肺泡过度充气、膨胀、破裂。②肺组织的弹性下降：吸烟、慢性炎症等使白细胞及巨噬细胞释放的蛋白分解酶增加，损害肺组织；使肺泡毛细血管血液供应减少，肺组织营养障碍，肺组织弹性下降。抗胰蛋白酶缺乏者，弹性蛋白酶分解弹力纤维的作用增强，弹力纤维减少，肺组织弹性下降。

慢性阻塞性肺气肿的病理表现为肺过度膨胀而使肺的容积增大，失去弹性，细支气管、肺泡管、肺泡囊扩大及肺泡壁变薄、膨大、破裂，形成肺大疱，血液供应减少，弹力纤维网破坏。细支气管有炎症细胞浸润，管壁黏液腺体及杯状细胞增生、肥大，纤维上皮破损、纤毛减少。有的管腔纤细狭窄或扭曲扩张，管腔内有痰液存留。细支气管血管内膜可增厚或管腔闭塞。

细支气管、肺泡管、肺泡囊扩大及肺泡破裂，形成肺大疱等造成肺泡通气不足、通气/血流比例失调，弥散面积的减少，使肺通气和换气功能障碍，引起缺氧和 CO_2 潴留。

【临床表现】

1. 症状 在慢性支气管炎原有咳嗽、咳痰的基础上出现逐渐加重的呼吸困难。初为劳动、上楼或登山、爬坡时气促，随着病情的进展，继而出现平地快步走路气促、日常生活气促，甚至卧床休息也气促。当慢性支气管炎急性发作时，支气管分泌物增多，进一步加重呼吸功能障碍，使胸闷、气促加剧，严重时可有发绀、头痛、嗜睡、神志恍惚等。

2. 体征 早期体征不明显，随着病情的进展可有肺气肿征，表现为胸廓的前后径增加，严重者呈桶状胸，肋间隙增宽，肋骨走向变平，呼吸运动减弱；触诊语颤减弱；叩诊过清音，心浊音界缩小，肺下界和肝浊音界下降；听诊呼吸音减弱，呼气延长。

【辅助检查】

1. X线检查 胸片表现为胸廓扩张，肋间隙增宽，肋骨走向变平，膈肌下降，膈顶平坦，活动减弱，肺野透亮度增加。此外可有外带肺纹理纤细，稀疏，内带肺纹理增粗。心脏多呈垂直位，心胸比例减小。

2. 肺功能检查 表现为阻塞性通气功能障碍。最大通气量低于预计值的80%，第一秒用力呼气容积占用力肺活量百分比小于60%，残气量占肺总量的比值大于40%，并有气体分布不均匀的现象。

3. 血气分析 早期可无变化，随着病情的发展，可见动脉氧分压下降，CO_2 分压上升和程度不同、类型各异的酸碱失衡和电解质紊乱。

【诊断】

根据慢性支气管炎、肺气肿病史及肺气肿的典型临床特征，结合X线胸片、肺功能检查一般能明确诊断。

【治疗】 改善呼吸功能，提高患者工作、生存能力。

1. 治疗原发病 如慢性支气管炎应戒烟、消除和控制气道感染、控制痰液的生成并促进其排出、解除气道阻塞的可逆性因素等。

2. 呼吸肌功能锻炼 腹式呼吸、缩唇呼吸、体外膈肌起搏等加强呼吸肌的活动。

3. 加强支持疗法 本病常并发营养不良，因此应补充营养。主要补充蛋白质、糖类、脂肪。可通过口服、鼻饲。有消化吸收功能障碍或严重的患者，可静脉滴注葡萄糖、复方氨基酸、脂肪乳剂等。

4. 氧疗 吸氧是有效纠正缺氧的方法。吸氧可改善患者的生活质量，延长其寿命。

第二节 慢性肺源性心脏病

慢性肺源性心脏病（chronic corpulmonale）是由于支气管肺组织、胸廓、肺血管的慢性病变引起肺组织的结构和功能异常，产生肺循环血管阻力增加，肺动脉压力增高，长久的肺动脉高压使右心肥厚、扩大、甚至发生右心衰竭的心脏病。

慢性肺源性心脏病是一种常见病，我国肺心病的患病率约为0.4%。患病年龄多在40岁以上，男女性别无显著差异，但有地区差异，东北、西北、华北地区患病率高于南方地区，农村的患病率高于城市。吸烟者比不吸烟者患病率明显增加。冬春季、气候骤变是肺心病急性发作的重要因素。其常见诱因是呼吸道感染。

【病因】

慢性肺源性心脏病的病因有支气管肺组织疾病、胸廓疾病和肺血管病变等。

1. 支气管肺组织疾病 以慢性阻塞性肺部疾病最常见，占80%以上。其次为支气管哮喘、支气管扩张、肺结核、尘肺、慢性弥漫性肺间质纤维化、结节病等。

2. 胸廓疾病 较少见。严重的胸廓或脊柱畸形、脊柱结核、类风湿性关节炎、胸膜广泛粘连或胸廓改形术后造成的严重胸廓或脊柱畸形，以及神经肌肉疾病等可引起胸廓活动受限、肺受压、支气管扭曲或变形，导致肺功能受限，气道引流不畅，肺部反复感染，并发肺气肿或肺纤维化，进而发展为肺心病。

3. 肺血管病变 甚少见。反复发生的广泛的肺小动脉栓塞、各种原因所致的肺小动脉炎、慢性高原缺氧致肺小动脉长期收缩、睡眠呼吸暂停低通气综合征、原发性肺动脉高压等均可使肺小动脉狭窄、阻塞，引起肺动脉血管阻力增加，进而导致肺心病。

4. 其他 原发性肺泡通气不足及先天性口咽畸形等疾病导致低氧血症，使肺血管收缩反应性增高，导致肺动脉高压，发展为肺心病。

【发病机制】

支气管肺组织疾病、胸廓疾病和肺血管病变等引起肺组织的结构和功能异常，产生肺循环血管阻力增加，肺动脉压力增高，长久的肺动脉高压使右心肥厚、扩大、甚至发生右心衰竭的心脏病。因此肺动脉高压是肺心病产生的先决条件。

1. 肺动脉高压的形成

（1）肺血管阻力增加的功能性因素 支气管肺组织疾病等导致缺氧、高碳酸血症和呼吸性酸中毒使血管收缩、痉挛。缺氧可通过神经、体液等因素使肺血管收缩，尤其是体液因素如花生四稀烯酸环氧化酶产物前列腺素、脂氧化酶产物白细胞三烯等起重要作用。高碳酸血症产生过多的 H^+，使血管对缺氧收缩敏感性增强。

（2）肺血管阻力增加的解剖学因素

1）反复发作的慢性支气管炎等炎症累及周围的肺小动脉，引起血管炎，管壁增厚，管腔狭窄或纤维化，甚至完全闭塞，使肺血管阻力增加，产生肺动脉高压。

2）肺气肿使肺泡内压增加，压迫肺泡毛细血管，引起毛细血管管腔狭窄闭塞，同时肺大疱的形成，造成肺泡壁毛细血管网的毁损，使肺血管循环阻力增加。

3）肺血管的重构 慢性缺氧使肺血管收缩，管壁张力增加可直接刺激管壁增生，使血管壁增厚硬化，管腔狭窄，血流阻力增大。

（3）血容量增加 缺氧可使醛固酮增加，造成钠、水潴留，血容量增加，血流阻力增大。

（4）血液黏稠度增加 慢性缺氧产生继发性红细胞增多，血液黏稠度增加，血流阻力增大。

2. 心脏病变 肺循环阻力增加、肺动脉高压，使右心室负荷加重，导致右心肥厚、扩大，随着病情的发展，肺动脉压力持续升高且严重，超过右心负荷，右心排血量下降，右心收缩末期残留血量增加，舒张末压增高，促使右心扩大和右心衰竭。

此外，心肌缺氧，酸性产物的积聚，细菌毒素对心肌的损害，以及酸碱平衡失调、电解质紊乱等也可使右心衰竭，少数也可发生左心室肥厚。

3. 其他重要脏器损害 缺氧也可使其他重要脏器如脑、肾、肝等发生病理改变，引起多脏器的功能损害。

【临床表现】

1. 肺、心功能代偿期的表现 主要有原发病的表现和右心肥大的表现。原发病的表现如慢性阻塞性肺部疾病的表现；右心肥大的表现有剑突下见心搏动，剑突下心音强于心尖区，三尖瓣听诊区可闻及收缩期吹风样杂音。

2. 肺、心功能失代偿期的表现 主要有呼吸衰竭和心力衰竭，也可出现心律失常。急性呼吸道感染为常见的诱因。

（1）呼吸衰竭 表现为呼吸困难、发绀，心律失常、血压波动、甚至周围循环衰竭，失眠、烦躁、严重时神志淡漠、肌肉震颤、间歇抽搐、昏睡、甚至昏迷。

（2）心力衰竭 表现为体循环淤血，颈静脉怒张、肝大、肝颈静脉回流征阳性、腹水、下肢浮肿。

【辅助检查】

1. X 线检查 胸片可有原发病（如慢性阻塞性肺疾病）、急性肺部感染（失代偿期）、肺动脉高压（右下肺动脉干横径增宽等）、右心肥大的表现。

2. 心电图检查 主要表现为右心肥大的改变。

3. 心电向量图检查 主要表现为右心房、右心室肥大的图形。

4. 超声心动图检查 可测定右心流出道内径，右心室内径，右肺动脉内径或右肺动脉干或右心房肥大等指标。

5. 肺阻抗血流图检查 测定肺心病肺阻抗血流图的波幅及其微分波值，肺心病患者多降低。

6. 血气分析 失代偿期可有 $PaO_2 \leqslant 8kPa$，或伴有 $PaCO_2 \geqslant 6.67kPa$。及电解质、酸碱平衡失调。

7. 血液检查 红细胞和血红蛋白可升高。全血黏度及血浆黏度可增加。合并感染，白细胞总数、中性粒细胞数可增加。

8. 痰液检查 痰细菌学检查对急性加重期可指导抗生素的选用。

【诊断和鉴别诊断】

根据病史、临床表现，结合辅助检查结果可作出诊断。应与冠状动脉硬化性心脏病、风湿性心脏病、原发性心肌病鉴别。

【治疗】

1. 肺、心功能代偿期的治疗

（1）治疗原发病如慢性阻塞性肺部疾病，支气管哮喘。

（2）增强病人的抗病力，避免使病情加重的因素。逐渐恢复病人的心、肺功能。

2. 肺、心功能失代偿期的治疗 积极控制感染；畅通呼吸道，改善呼吸功能；纠正缺氧和 CO_2 潴留，纠正电解质、酸碱平衡失调；控制呼吸、心力衰竭。

（1）控制感染 引起肺心病急性加重的首要原因是肺部感染，因此控制感染是本病失代偿期的主要治疗环节。

（2）畅通气道 在积极控制感染的基础上，同时采用各项措施，保持呼吸道通畅。如痰液黏稠不易咳出，可用化痰药、支气管扩张剂如溴己新（Bromhexine）、β_2 受体激动剂、激素等喷雾吸入；用多孔导管将口腔、咽喉部将分泌物或胃内反流物吸出。

（3）纠正缺氧和 CO_2 潴留 给予吸氧，可用鼻导管、面罩吸氧，必要时也可用机械通气。缺氧伴有 CO_2 潴留时，应低流量持续吸氧，机械通气可适当增加氧浓度。合理应用呼吸兴奋剂，增加通气量，减少 CO_2 潴留。当呼吸道阻塞不严重，呼吸肌疲劳不明显，及呼吸中枢因纠正缺氧和 CO_2 潴留而反应低下时，可应用呼吸兴奋剂，如尼可刹米（Nikethamide）等。

（4）合理应用利尿剂 利尿剂能减少血容量，减轻心脏负荷。但过度利尿会导致血液浓缩，血液黏稠度增高，血管阻力增大；痰液浓缩不易咳出；电解质紊乱。因此应小剂量、间歇、短程应用缓和的利尿剂。如氢氯噻嗪（Hydrochlorothiazide）或氨苯蝶啶（Triamterene）。应用利尿剂时应注意水、电解质平衡。

（5）合理应用血管扩张剂 血管扩张剂有动脉扩张剂如酚妥拉明（Phentolamine，立其丁 regitine），动、静脉扩张剂如硝普钠（Sodium Nitroprusside），静脉扩张剂如硝酸甘油（Nitroglycerin）。酚妥拉明在扩张动脉的同时，也扩张支气管。常用剂量为酚妥拉明 5mg 加入 5% 葡萄糖盐液中静脉滴注。

（6）适当应用强心剂 肺心病由于感染、缺氧、电解质、酸碱平衡失调尤其是低钾血症，使用洋地黄类强心剂容易中毒。因此应小剂量应用快速剂型。如西地兰（Cedilanid）0.2～0.4 mg，或毒毛花苷 K（Strophanthin K）0.125～0.25mg，加入 10% 葡萄糖液内缓慢静脉注射。

(7) 纠正电解质、酸碱平衡失调。

(8) 控制心律失常 参见相应章节。

第三节 支气管哮喘

支气管哮喘（bronchial asthma）是一种以嗜酸粒细胞、肥大细胞等多种炎症细胞相互作用、多种介质和细胞因子参与的气道慢性炎症。这种炎症使易感者对各种激发因子具有气道高反应性，并引起气道缩窄。临床上表现为反复发作的伴有哮鸣音的呼气性呼吸困难。可逆性的气流受限，多数患者可自行缓解或经治疗后缓解，但长期反复发作或治疗不当可有不完全可逆的气道缩窄。支气管哮喘是一种常见病，男女患病率大致相等，儿童高于成人，城市高于农村。

【病因】

支气管哮喘的病因目前还不十分清楚，大多认为与遗传因素和环境因素有关。

1. 遗传因素 许多研究资料表明哮喘患者亲属患病率高于群体患病率，并且亲缘越近，患病率越高，患者病情越严重，其亲属的患病率也越高。

2. 环境因素 主要是某些激发因素如尘螨、花粉、真菌、毛屑、有害气体（二氧化硫、氨等）等特异性和非特异性吸入物；细菌、病毒、寄生虫等病原体，鱼、虾、蛋、奶等食物，阿司匹林等药物，气候变化、运动等均可成为哮喘的激发因素。

【发病机制】

支气管哮喘的发病机制与下述因素有关。

1. 变态反应 特异性体质的人接触变应原，通过 T 淋巴细胞的传递，由 B 淋巴细胞产生特异性的抗体 IgE，IgE 抗体与肥大细胞或嗜碱粒细胞的 IgE 受体结合，使机体处于致敏状态，当机体再次接触该变应原时，抗原与结合在肥大细胞或嗜碱粒细胞 IgE 受体上的 IgE 交联，使该细胞合成并释放多种活性介质，使支气管平滑肌痉挛、黏膜分泌增加、血管通透性增加和炎症细胞浸润。

2. 气道炎症 是哮喘的本质。表现为气道的变应性炎症，此时支气管壁内有大量炎性细胞（肥大细胞、巨嗜细胞、淋巴细胞、嗜酸粒细胞、中性粒细胞等）浸润，这些细胞相互作用，释放炎症介质和细胞因子，如组胺、前列腺素、白三烯、血小板活化因子、嗜酸粒细胞趋化因子、嗜酸粒细胞阳离子蛋白、嗜酸粒细胞过氧化酶、嗜酸粒细胞神经毒素、中性粒细胞趋化因子、血栓素等。这些炎症介质、细胞因子与炎症细胞相互作用，构成复杂的网络，使气道反应性增加，气道收缩，腺体分泌增加，微血管渗漏，支气管黏膜的肿胀，导致气道阻塞。

3. 气道高反应性 表现为轻微的刺激就使气道出现过强的反应。这是哮喘患者发生和发展的另一个重要因素。气道高反应性具有家族倾向，受遗传因素影响。也气道炎症反应密切相关。

4. 神经机制 神经因素是支气管哮喘发病的重要环节，支气管哮喘与 β 肾上腺受体功能低下和迷走神经功能亢进有关。

支气管哮喘的病理主要表现为气道有多种炎症细胞如肥大细胞、肺泡巨噬细胞、淋巴细胞、嗜酸粒细胞、中性粒细胞等浸润，气道黏膜下组织水肿，微血管通透性增加，杯状细胞增殖及支气管内分泌物增多，支气管平滑肌痉挛。

【临床表现】

1. 症状 发作性伴有哮鸣音的呼气性呼吸困难或发作性胸闷和咳嗽。严重者端坐呼吸，干咳或咳大量白色泡沫痰。甚至出现发绀等缺氧的表现。

2. 体征 肺过度充气的体征。双肺布满哮鸣音及呼气音延长。严重者可出现心率加快、奇脉、胸腹反常运动、发绀等。

【辅助检查】

1. 血常规检查 发作时可有嗜酸粒细胞增高，伴有感染可有白细胞总数、中性粒细胞数增加。

2. 痰液检查 痰中可见较多的嗜酸粒细胞、尖棱结晶、黏液栓和透明哮喘珠。

3. 呼吸功能检查 发作时第一秒用力呼气容积（FEV_1）、第一秒用力呼气容积占用力肺活量的百分比（FEV_1/FVC）、最大呼气中期流速（MMER）、25%与50%肺活量时的最大呼气流量（MEF 25%、MEF 50%）、呼气流量峰值（PEF）均降低。此外发作时可有肺总量（TLC）、功能残气量（FRC）、残气量（RV）增加，残气量占肺总量（RV/TLC）、用力肺活量（VC）降低。

4. 血气分析 严重发作时可有 PaO_2 降低，由于过度通气可使 $PaCO_2$ 下降，如病情进一步发展，气道严重阻塞，PaO_2 进一步降低，而 $PaCO_2$ 由于 CO_2 潴留而升高。

5. X 线检查 发作时呈肺过度充气状态，可见双肺透亮度增加。

【诊断和鉴别诊断】

根据反复发作的喘息、呼吸困难、胸闷或咳嗽，多与接触理化刺激、感染、运动等有关，双肺散在性弥漫性哮鸣音，经治疗或自行缓解，一般可诊断。

应与心源性哮喘、喘息型慢性支气管炎、支气管肺癌、变态反应性肺浸润相鉴别。

【治疗】

消除病因、控制发作、改善肺功能、防止复发，提高患者的生活、工作质量。

1. 消除病因 应避免或消除引起哮喘的变应原和其他非特异性刺激，去除各种诱发因素。

2. 控制发作 应解除支气管平滑肌的痉挛、消除变应性炎症、去除气道黏液栓，保持呼吸道通畅；防止继发感染。

（1）支气管扩张剂 常用的有拟肾上腺药物、茶碱类药物、抗胆碱药物。

1）拟肾上腺药：国内常用的定量雾化吸入 β_2 受体激动剂有沙丁胺醇（Salbutamol，舒喘灵、舒喘宁 Ventrolin）、间羟叔丁肾上腺素（Terbutaline）、沙美特罗（Salmeterol）、福美特罗（Formeterol）、普卡特罗（Procaterol）。β_2 受体激动剂吸入给药较口服起效快，心血管作用少。

2）茶碱类药物：本类药物中氨茶碱（Aminophylline）应用最广泛，可口服、肌内注射，也可静脉滴注，不良反应较多。近来应用的茶碱控释或缓释片，其特点为血中浓度波动小，能维持有效的血浓度。常用的有舒氟美（缓释片），优喘平（Protheo，控释片）、茶喘平（Theovent－LA，缓释片）等。

3）抗胆碱药物：作用机制主要是通过拮抗支气管树中丰富的副交感神经而起作用。溴化异丙托品（Ipratropine Bromide）为阿托品季铵盐衍生物，它吸收性差，抗胆碱作用较阿托品强1.4~2倍，应用时主要采用气雾吸入，吸入后易到达气道受体部位，使支气管扩张。

（2）消除变应性炎症

1）糖皮质激素：是目前治疗支气管哮喘最有效的抗炎平喘药。可全身用药或吸入用药，全身用药可产生全身的毒副反应，而吸入疗法既可在支气管内发挥其抗炎作用，又可避免全身的毒副作用。全身用药包括口服给药和静脉注射。口服应选用短效与水盐代谢影响小的药物，以减少水钠潴留、高血压等不良反应，也便于调节炎症与免疫过程。常用的有泼尼松（Prednisone）和泼尼松龙（Prednisolone）。静脉注射常用的有氢化可的松（Hydrocortisone）和甲泼尼龙（Methylprednisolone）。氢化可的松的作用开始最快，常用剂量为100~200mg加入5%葡萄糖液500ml中静脉滴注。甲泼尼龙效力强且水盐代谢影响小，常用剂量为每日100~300mg。吸入用药不良反应少，常用的吸入剂有丙酸氟替卡松（Fluticasone Propionate）、二丙酸倍氯米松（Beclomethasone Dipropionate）、丁地去炎松（Budesonide）、曲胺奈德（Teiamcinolone Acetonide）、氟尼缩松（Flunisolide）等。

2）色甘酸钠（Sodium Cromolicate）：能稳定肥大细胞膜，抑制炎症介质的释放。主要有粉雾剂和混悬气雾剂，粉雾剂每日4次，每次20 mg，混悬气雾剂每日3次，每次2~3喷。

3）H_1受体拮抗剂：常用有酮替芬（Ketotifen）、特非那丁（Terfenadine）、阿斯咪唑（Astemizole）、西替利嗪（Cetirizine，仙特敏（Zyrtee）、氯雷他啶（Loratadine）等。

4）白三烯调节剂：白三烯是哮喘发病过程中的重要炎症介质，可应用可其拮抗剂拮抗白三烯的作用。拮抗剂主要有白三烯5-脂氧酶抑制剂和半胱氨酰白三烯受体拮抗剂如扎鲁司特20 mg，每日2次；孟鲁司特10 mg，每日1次。

（3）促进排痰　应用黏痰促动剂，注意保持水电解质平衡，促进痰液的排出。

（4）其他 积极控制感染，吸氧，注意水、电解质、酸碱平衡。

3. 缓解期治疗　①脱敏疗法：针对特异性变应原作脱敏疗法，可以减轻或减少哮喘发作。②预防用药：可用色苷酸二钠、H_1受体拮抗剂等。③增强体质。

第四节　肺部感染

肺部感染（lung infection）是最常见和最重要的感染之一，无论是在呼吸系统疾病，还是在感染性疾病均占有相当重要的地位。肺部感染亦称下呼吸道感染或支气管-肺感染，包括气道感染（急性气管-支气管炎、慢性支气管炎急性发作、支气管扩张继发感染等）和肺实质感染（肺炎、肺脓肿），肺部感染可由多种病原体引起，如细菌、病毒、真菌、寄生虫等。

一、肺炎概述

肺炎（pneumonia）是肺部感染的代表性疾病，它是指终末气道、肺泡腔及肺间质的肺实质炎症。抗生素应用之前，肺炎常威胁儿童及老年人的健康，抗生素的应用和发展使肺炎的病死率一度下降。近来，虽然抗生素和其他抗微生物药物迅速发展，重症护理水平不断提高，但由于病原体的变迁、细菌耐药菌株的增多、人口的老化以及免疫损害宿主的增多等，使肺部感染的总体死亡率并没有明显下降。

【病因和分类】

1. 病原体　引起肺炎的病原体有：细菌、真菌、病毒、立克次体、衣原体、支原体、钩端螺旋体、寄生虫等。

（1）细菌　革兰阳性球菌（肺炎链球菌、化脓性链球菌、葡萄球菌等），革兰阴性杆菌（肺炎克雷白杆菌、大肠杆菌、铜绿假单孢菌、流感嗜血杆菌、军团菌），厌氧菌、卡他莫拉菌、脑膜炎双球菌等。

（2）病毒　流行性感冒病毒、副流感病毒、呼吸道合胞病毒、腺病毒、巨细胞病毒、水痘病毒、麻疹病毒等。

（3）真菌　念珠菌、曲菌、新型隐球菌、毛霉菌、组织胞浆菌、球孢子菌、奴卡菌、放线菌等。

（4）寄生虫　肺吸虫、肺血吸虫、卡氏肺孢子虫、弓形虫等。

肺炎的发生与否取决于病原体和宿主因素，如果病原体的数量多、毒力强和（或）宿主的免疫防御功能下降。即可发生肺炎。正常的呼吸道免疫防御机制使气管隆突以下的呼吸道保持无菌状态，当呼吸道或全身的免疫防御系统损害，病原体可通过吸入、血流或邻近感染的脏器到达下呼吸道，生长繁殖，引起肺毛细血管充血、水肿，肺泡内纤维蛋白渗出及细胞浸润。除金黄色葡萄球菌、铜绿假单胞菌、肺炎克雷白杆菌等可引起肺组织的坏死性病变，形成空洞外，一般肺炎痊愈后不留瘢痕，肺的结构、功能均恢复正常。

2. 肺炎分类　肺炎可按病因、解剖、患病环境分类。

（1）病因分类　按病因分类可分为细菌性肺炎、病毒性肺炎、真菌性肺炎、寄生虫性肺炎等。

1）细菌性肺炎：如肺炎链球菌肺炎、金黄色葡萄球菌肺炎、甲型溶血性链球菌肺炎肺炎、克雷白杆菌肺炎、大肠杆菌肺炎、铜绿假单胞菌肺炎、流感嗜血杆菌肺炎、军团菌肺炎等。

2）病毒性肺炎：如冠状病毒性肺炎、流行性感冒病毒性肺炎、呼吸道合胞病毒性肺炎、腺病毒性肺炎、巨细胞病毒性肺炎、麻疹病毒性肺炎等。

3）真菌性肺炎：如白色念珠菌肺炎、曲菌肺炎、放线菌肺炎等。

4）寄生虫性肺炎：肺吸虫病、肺血吸虫病、包虫病、卡氏肺孢子虫病、肺弓形虫病等。

5）其他肺炎：立克次体肺炎、衣原体肺炎、支原体肺炎、钩端螺旋体肺炎等。

几种常见肺炎的症状、体征、X线表现、抗生素的选用见表10－1。

表 10-1 常见肺炎的症状、体征、X 线表现、抗生素的选用

致病菌	症状、体征	X 线表现	首选抗生素	其他选择
肺炎球菌	急起病、寒战高热、铁锈色痰、胸痛、肺实变体征	肺叶、肺段或亚肺段实变，无空洞	青霉素	红霉素、林可霉素、头孢菌素、氟喹诺酮类
葡萄球菌	急起病、寒战高热、脓血痰、气促、毒血症状明显	肺叶或小叶浸润、多变、早期空洞、脓胸肺气囊肿、脓气胸	耐酶青霉素氨基糖苷类合用	青霉素、第三代头孢菌素、克林霉素、万古霉素、红霉素、舒它西林阿莫西林-克拉维酸
克雷白杆菌	急起病、寒战高热、全身衰弱、痰稠、呈砖红色胶胨状	肺小叶实变、蜂窝状脓肿、叶间隙下坠	氨基糖苷类半合成广谱青霉素合用	第二、三代头孢菌素、氟喹诺酮类、舒它西林
绿脓杆菌	院内感染、毒血症状明显、痰稠、呈蓝绿色	弥漫性支气管肺炎、早期脓肿	同上	头孢哌酮、头孢他定、氟喹诺酮类、亚胺培南西拉司丁
大肠杆菌	原有慢性病、发热、脓痰、呼吸困难	支气管肺炎、肺小脓肿、脓胸	同上	氟喹诺酮类、第三代头孢菌素、多黏菌素
流感杆菌	似急性肺炎、高热、呼吸困难、衰竭	支气管肺炎、少数呈肺叶实变，无空洞	氨苄青霉素	第二、三代头孢菌素、舒它西林、氧氟沙星、阿莫西林-克拉维酸
军团菌	高热、肌痛、相对缓脉	肺下叶斑片状浸润，进展迅速，无空洞	红霉素	利福平、四环素、复方新诺明、强力霉素
厌氧菌	吸入感染，高热、痰臭毒血症状明显	支气管肺炎、脓胸、脓气胸、多发性肺脓肿	青霉素	克林霉素、甲硝唑、舒它西林、阿莫西林-克拉维酸
支原体	缓起病、发热、乏力、肌痛	下叶间质性支气管肺炎、3~4 周自行消散	红霉素	四环素族
流感病毒	流感症状、咳嗽、咽痛肌痛、痰少、可带血	节段性均匀片状阴影多集中在肺野内中带似肺水肿	金刚烷胺、中医中药	利巴韦林
念珠菌	久用广谱抗菌药物、激素或免疫抑制剂等、缓起病、痰粘胶冻样，可带血	支气管肺炎、两肺中下野肺弥漫性斑点或片状阴影、空洞内可有曲菌球	氟康唑、两性霉素 B	氟胞嘧啶、酮康唑

（2）解剖分类　按解剖分类可分为大叶性肺炎、小叶性肺炎和间质性肺炎。

1）大叶性（肺泡性）肺炎：病原体先在肺泡引起炎变，经肺泡间孔向其他肺泡扩延，致肺段的一部分或整个肺段、肺叶发生炎变。典型者表现为肺实质炎变，通常不累及支气管。

2）小叶性（支气管性）肺炎：病原体经支气管入侵，引起细支气管、终末支气管及肺泡的炎变。常继发于其他疾病。支气管腔内有分泌物，故可闻及湿啰音，无实变体征。

3）间质性肺炎：以肺间质炎变为主。累及支气管壁及支气管周围，有肺泡壁增生和肺间质水肿。因病变主要在肺间质，呼吸道症状较轻，异常体征较少。

（3）患病因素分类　按患病环境分类可分为社区获得性肺炎和医院获得性肺炎。

1）社区获得性肺炎：又称院外获得性肺炎，是指居民在社区环境中受感染因子侵袭所发生的肺部炎症。应除外在医院感染而在出院后发生的肺炎，但包括在社区感染，尚在潜伏期，因其他原因住院后始发病者。

2）医院获得性肺炎：是指患者在入院时不存在肺部炎症。也不在感染的潜伏期，而是入院48h后在医院内发生的肺炎。

【临床表现】

1. 症状　细菌性肺炎的症状变化较大。轻重决定于病原体和宿主状态。常见的症状为咳嗽、咳痰、或原有呼吸道症状的加重，并出现脓性痰或血痰，伴或不伴有胸痛。病变范围大者可有呼吸困难，大多数患者有发热。

2. 体征　细菌性肺炎早期肺部无明显异常，重症患者可有呼吸频率加快，鼻翼扇动，发绀。肺实变有典型的实变体征，如触觉语颤增强、叩诊浊音或实音、可闻及支气管呼吸音等。

【辅助检查】

1. 血常规检查　血常规可有感染征象（白细胞总数、中性粒细胞增加，核型左移，可有中毒颗粒）。

2. 痰液检查　是确定病原体的重要手段。包括标本的采集和病原体的检测。标本采集常用的方法有痰标本、经环甲膜穿刺气管吸引、经胸壁穿刺肺吸引、经支气管镜或人工气道吸引、防污染样本毛刷采样、支气管肺泡灌洗采样等。常用的检测方法包括光镜检查、培养鉴定、组织病理检查、免疫学和分子生物学技术检测等，此外血培养和胸水培养也是确定病原体常用的方法。

3. X线检查　X线胸片可明确感染部位与范围，了解疾病的严重程度及评价治疗效果。大叶性肺炎可见肺叶或肺段实变阴影。小叶性肺炎可见沿肺纹理分布的不规则斑片阴影，边缘密度浅而模糊，间质性肺炎可见一侧或双侧下肺不规则条索状阴影，从肺门向外伸展，可呈网状，其间可有小片肺不张阴影。

【诊断和鉴别诊断】

根据病史、临床表现、X线征象、呼吸道分泌物涂片及培养等可作出诊断。应与肺结核、肺癌、急性肺脓肿、肺血栓栓塞症、非感染性肺部浸润相鉴别。

【治疗】

1. 对症治疗　患者适当卧床休息，注意补充足够的蛋白质、热量和维生素。密切观察病情变化。剧烈胸痛者适当给予镇痛药，发热者，一般不用解热药，以免过度出汗引起水电解质平衡失调。

2. 抗感染治疗　抗感染治疗是肺炎治疗的最主要环节。细菌性肺炎选用抗生素治疗，抗生素能抑菌或杀菌，其作用对机体彻底消灭病原体、制止疾病发展、促进疾病的痊愈具有十分重要的意义。抗生素的应用已使不少肺部感染的预后得到改善，尤其是社区获得性肺炎。但抗生素的广泛应用，使肺部感染的病原体发生了变化。同时耐药菌株的产生、环境污染的加重、人口的老龄化以及机体抗病力的下降等给肺部感染的治疗造成了一定的困难，这也是近来肺炎总体病死率居高不下的原因。

目前常用于治疗肺部感染的抗生素有β－内酰胺类（β－lactams）、氨基糖苷类（Aminoglycoside）、大环内酯类（Macrolides）、喹诺酮类（Quinolones）、磺胺类（Sulfomycin）及林可霉素类（Lincomycins）、万古霉素（Vancomycin）、四环素类（Tetracyclines）、氯霉素（Chloramphenicol）、甲硝唑（Metronidozole）、利福平（Rifampicin）、磷霉素（Fosfomycin）等。

（1）β－内酰胺类 包括青霉素类（Penicillins）、头孢菌素类（Cephalosporins）和不典型β－内酰胺类（atypical B－lactams），是临床上最广泛应用的抗生素。此类抗生素具有杀菌活性强、毒性低、适应证广和临床疗效好的特点。

（2）氨基糖苷类 包括链霉素（Streptomycin）、庆大霉素（Gentamicin）、核糖霉素（Ribostamycin）、妥布霉素（Tobramycin）、小诺霉素（Micronomicin）、新霉素（Neomycin）、阿米卡星（Amikacin，丁胺卡那霉素）、奈替米星（Netimicin）、西索米星（Sisomicin）、阿司米星（Astromicin）、异帕米星（Isepamicin）、地贝卡星（Dibekacin）、大观霉素（Spectinomycin）等。肺部感染常用的有庆大霉素、妥布霉素和阿米卡星。对各种需氧革兰阴性杆菌有高度抗菌活性，对革兰阴性球菌抗菌作用较差。

（3）大环内酯类 国内常用的有红霉素（Erythromycin）、乙酰螺旋霉素（Acetylspiramycin）、麦迪霉素（Midecamycin）、交沙霉素（Josamycin）、吉他霉素（Kitasamycin）等。新品种有以伊托红霉素的衍生物居多。有罗红霉素（Roxithromycin）、阿奇霉素（Azithromycin）、地红霉素（Dirithromycin）、氧甲红霉素（Clarithromycin，克拉霉素）以及乙酰麦迪霉素（Acetyl Medecamycin，美欧卡霉素）等。大环内酯类抗生素属窄谱抗生素，主要作用于需氧革兰阳性球菌和阴性球菌、某些厌氧菌，以及军团菌、支原体、衣原体等。

（4）喹诺酮类 常用的有氟喹诺酮类，其抗菌谱广、口服易吸收、不良反应少、与其他抗菌素无交叉耐药。包括依诺沙星（Enoxacin）、诺氟沙星（Norfloxacin）、氧氟沙星（Ofloxacin）、环丙沙星（Ciprofloxacin）、培氟沙星（Pefloxacin）、洛美沙星（Lomefloxacin）、氟罗沙星（Fleroxacin）、左氟沙星（Levofloxacin）、芦氟沙星（Rufloxacin）、司帕沙星（Sparfloxacin）和妥氟沙星（Tosufloxacin）等，其中以环丙沙星的抗菌作用最强，其次为氧氟沙星，两者对结核菌及其他分枝杆菌、支原体、衣原体也有一定活性。喹诺酮类对革兰阴性杆菌的抗菌活性明显强于革兰阳性球菌，其抗菌谱与第三代头孢菌素相似。

（5）磺胺类 国内常用的有复方新诺明（Sinomin Compound，复方磺胺甲噁唑 Sulfamethoxazole Compound SMZCo）和复方磺胺嘧啶（Sulfadiazine Compound SDCo）。抗菌谱广，对金黄色葡萄球菌、溶血性链球菌、脑膜炎球菌、志贺菌属、大肠杆菌、伤寒杆菌、产气杆菌及变形杆菌等有良好的抗菌活性。

（6）其他抗生素

1）四环素类：主要包括四环素（Tetracycline）、土霉素（Terramycin，氧四环素 Oxytetracycline）、多西环素（Doxycycline）、美他环素（Metacycline）、米诺霉素（Minocycline，二甲胺四环素）等，四环素类的抗菌谱极广，对许多革兰阳性和阴性菌均有抗菌活性，对厌氧菌、流感嗜血杆菌、军团菌、支原体、衣原体、立克次体和非典型分枝杆菌有一定的抗菌活性。

2）甲硝唑：对原虫和大多数专性厌氧菌具有强大的杀灭作用，但对需氧菌和兼性厌氧菌则无作用。

3）林可霉素类：常用的有林可霉素（Lincomycin，洁霉素）、克林霉素（Clindamycin）。对金黄色葡萄球菌、溶血性链球菌、草绿色链球菌、肺炎球菌及大多数厌氧菌有良好的抗菌活性。对革兰阴性菌无效。与红霉素相互竞争结合部位，而起拮抗作用，不宜合用。

4）氯霉素：对革兰阳性和阴性菌均有抑制作用，对阴性菌的作用较强。

5）万古霉素：仅对革兰阳性菌有强大的杀菌作用。细菌对本药不产生耐药性，且与其他抗生素无交叉耐药。

6）利福平：有广谱抗菌作用，对结核菌、麻风杆菌和革兰阳性球菌特别是耐药金黄色葡萄球菌都有很强的抗菌作用，对革兰阴性菌、某些病毒、沙眼衣原体也有抑制作用。

3. 抗生素的选择　由于肺部感染的病原谱广，耐药菌比例较高，目前临床上可供选用的抗生素又较多，因此如何正确选用抗生素是治疗肺部感染的关键。

（1）原则　①对病原体有效。②使用方便，既可口服，又可注射。③对人类肠道菌群不造成选择性作用，而不引起耐药菌株的产生。④对全身组织有良好的渗透性。⑤有良好的药代动力学特性。⑥毒性低，妊娠、哺乳妇女能安全使用。⑦价格低廉。目前我们选用抗生素的主要原则是选用高效、低毒，对病变组织有良好的渗透性，不易产生耐药菌株的抗生素。

（2）方法　选择抗生素的方法有经验性选药和病原学诊断选药。

1）经验性选药：是指根据临床资料，结合以往积累的病原学诊断和治疗经验，以及本地区肺部感染的常见病原体及其耐药规律，分析本次可能感染的病原体和药物敏感特点，选择可能敏感的抗生素，积极进行抗感染治疗的选药方法。

肺部感染经验性治疗的效果虽然不及根据药敏试验结果选药的治疗效果，但多数情况下仍能获得满意的疗效。经验性治疗必须遵循下述原则：①参考流行环节、病原学分布、以及临床资料推测可能感染的病原体。②熟悉抗生素的抗菌谱、抗菌活性、药代动力学、不良反应等。③了解病情的严重程度和影响用药的有关因素如肝、肾功能。④本地区细菌的耐药情况及细菌的变迁。⑤既往用药史及疗效。

2）病原学诊断选药：是指根据细菌培养及其药物敏感试验结果，选择敏感抗生素进行治疗的选药方法。在选择药物时，当药物敏感试验结果显示同时对数种药物敏感，则选择敏感度高、抗菌谱窄、低毒、在呼吸道分泌物中浓度较高、价廉的药物。

在治疗肺部感染的常用抗生素中，β－内酰胺类抗生素在支气管分泌物中药物浓度仅达血药浓度的10%，但其不良反应轻，可适当提高其用药剂量而达到治疗效果。氨基糖苷类抗生素在支气管分泌物中药物浓度稍高约占10%～40%，大环内酯类、喹诺酮类抗生素、氯霉素和甲氧苄啶（Trimethoprim，甲氧苄氨嘧啶）等在支气管分泌物中具有较高药物浓度，达血药浓度的50%以上。

（3）特殊情况的选药

1）肝肾功能不良：肝是药物代谢的主要器官，肝功能减退，药物代谢受到影响。因此对肝功能减退患者应谨慎或避免使用主要在肝脏清除或代谢的药物；肾是药物排泄的主要器官，肾功能减退影响药物的排泄，造成血中药物浓度较高或维持时间较长。

2）免疫抑制者：由于缺乏免疫防御功能，感染的微生物完全靠药物来清除，因此给药要足量。而且需注意预防二重感染。

3）新生儿、老年、妊娠、哺乳妇女：新生儿发育尚未成熟，酶系统发育不全，老年人脏器功能（如肾功能等）减退，其血药浓度较高，半衰期较长，因此新生儿及老年人应用抗生素时剂量应偏小为宜。妊娠妇女肝脏易遭受药物的损害，此外应注意药物通过胎盘屏障对胎儿的影响，应用的抗生素应为毒性小，对母体及胎儿都安全的药物。哺乳妇女应注意药物分泌到乳汁对婴儿造成的影响。

抗生素治疗后48～72h应对病情进行评价，治疗有效表现为体温下降，症状改善，白细胞逐渐降低或恢复正常，而线胸片病灶吸收较慢。如用药72h后症状无明显改善，可能与下述因素有关：①药物未覆盖致病菌，或细菌耐药。②特殊病原体感染，如结核杆菌、真菌、病毒等。③出现并发症或存在影响疗效的宿主因素，如免疫抑制。④非感染性疾病的误诊。⑤药物热。需仔细分析，作必要检查，进行相应处理。

二、肺炎球菌肺炎

肺炎球菌肺炎（pneumococcal pneumonia）是由肺炎链球菌引起的急性肺部感染，占社区生物性肺炎的半数以上，近来由于葡萄球菌和革兰阴性杆菌的院内感染的增加，肺炎链球菌肺炎不像过去那样重要，但它仍是常见病之一。肺炎链球菌肺炎通常急骤起病，肺段或肺叶呈急性炎性实变。患者可有寒战、发热、咳嗽、血痰、胸痛、呼吸困难等表现。近来由于抗生素的应用，临床上轻症或不典型的病例较为多见。

肺炎链球菌为革兰阳性球菌，属链球菌科的链球菌属。其主要寄生于人的上呼吸道，正常人40%～70%鼻咽部存在本菌，其中20%～40%可分离出此菌。已知86个血清型。大多数菌株不致病或致病力很弱，仅部分菌株有致病力。成人致病菌多属1～9、12型，而儿童为6、14、19及23型，以第3型毒力最强。致病力主要是含高分子多糖体的荚膜对组织的侵袭作用。它不产生内毒素、外毒素，但可产生溶血素、杀细胞素和皮肤致病毒素，这些亦与其致病性有一定关系。

肺炎链球菌的表面蛋白和人类鼻咽部上皮细胞表面受体相互作用而使细菌黏附于细胞。在呼吸道上皮层无损伤时，细菌与人处于共生状态。当全身或呼吸道的防御机能受损或下降时，如上呼吸道病毒感染、受凉、酗酒等，细菌侵入下呼吸道，在肺泡内繁殖并通过肺泡间孔扩散。

典型的病理变化可分为四期：充血水肿期（肺泡毛细血管扩张充血、肺泡内水肿和浆液渗出）、红色肝变期（肺泡内有大量吞噬作用活跃的中性粒细胞和大量的红细胞浸润）、灰色肝变期（肺泡内充满大量的白细胞）和消散期（纤维蛋白渗出物，被蛋白水解酶溶解，肺炎吸收消散，肺泡重新充气）。各期无明显分界，多重叠在同一病变区域内。肺炎链球菌不产生毒素，一般不引起原发性组织坏死或形成空洞，病变消散后肺组织恢复正常，不留纤维瘢痕。偶尔肺炎链球菌肺炎出现坏死和空洞，通常是由于第3型肺炎链球菌所致，极个别病人因机体反应性差，肺泡内纤维蛋白吸收完全，甚至有成纤维细胞形成，发生纤维化，成为机化性肺炎。

【临床表现】

1. 症状　多数患者有全身或呼吸道防御机能下降的诱因如淋雨、受凉、醉酒、疲劳、精神刺激、病毒感染史，半数病例有数日的上呼吸道感染的先驱症状。起病多急骤，有高热，体温可达39～41℃，半数患者伴有寒战。咳嗽初始为干性咳嗽，随后出现咳痰。痰呈黄色或绿色，有时带有血丝或铁锈色。患者全身酸痛，患侧胸痛，可放射至肩部、腹部，咳嗽或深呼吸时加剧。胃纳减退，偶尔有恶心、呕吐、腹痛、腹泻。

2. 体征　患者呈急性面容，呼吸浅速，鼻翼扇动，皮肤干燥。少数患者口唇周围出现单纯性疱疹，常见发绀及焦虑。患侧呼吸运动幅度减小，可有触觉语颤增强。大约半数患者叩诊呈浊音，呼吸音减低，可闻及异常支气管肺泡呼吸音。绝大多数患者可闻及捻发音。病变累及胸膜时，患侧局部可听到胸膜摩擦音。严重时可伴休克、心肌炎、弥散性血管内凝血、急性肺损伤等。

【辅助检查】

1. 血常规检查　发现感染征象（白细胞总数、中性粒细胞增加，核型左移，可有中毒颗粒）。

2. 痰液检查　痰涂片检查有大量的中性粒细胞和革兰阳性成对或短链状球菌，在细胞内者更有意义。痰培养在24～48h可确定病原体。

3. X线检查　早期仅见肺纹理增粗或受累肺叶或肺段模糊，典型表现为肺叶、肺段或亚肺段分布的均匀性密度增高阴影，近来大多数患者表现为一个肺段中单一区域或几个区域的浸润，病变消散时阴影密度逐渐减低，变为散在不均匀片状阴影。

【诊断和鉴别诊断】

根据病史、典型的临床表现、X线征象、呼吸道分泌物涂片及培养可作出诊断，需与肺结核、肺癌、急性肺脓肿、肺血栓栓塞症、非感染性肺部浸润相鉴别。

【治疗】

1. 抗生素治疗　一经诊断立即用抗生素治疗，不必等待细菌培养结果。青霉素（Penicillin）为治疗肺炎链球菌的首选药物，已有半个世纪的历史。用药剂量及途径视病情轻重、有无不良征兆和并发症而定。无青霉素过敏且病情很轻者，可口服青霉素V（penicillin V），轻症患者可用80万U肌内注射，每日3次，或用普鲁卡因青霉素（procaine benzylpenicillin）80万U肌内注射，每12h 1次，较重患者则宜用240～480万U青霉素静脉滴注，每6h 1次，重症患者青霉素用量每日可达1000～3000万U，分2～4次滴注。可用5%葡萄糖盐或葡萄糖液稀释，如无禁忌证，应尽可能在1h内滴完，尤其在气温较高时，以防药效降低及减少青霉素过敏反应。

患者如对青霉素过敏，轻症可用红霉素（Erythromycin）每日2g，分4次口服，或每日1.5g，静脉滴注；林可霉素（Lincomycin）2g，口服、肌内注射或静脉滴注；喹诺酮类如环丙沙星（Ciprofloxacin）每日0.5～1g，分2次口服，或每日0.4g，分2次静脉滴注；亦可用复方新诺明（SMZCo）、四环素（Tetracycline）、强力霉素（Doxycycline）、氯霉素（Chloramphenicol）、克林霉素（Clindamycin）等。

1967 年南非首先发现耐青霉素的肺炎链球菌，随后中国、法国、日本均有报道耐青霉素的肺炎链球菌，并发现多重耐药菌株。中度以下耐药菌所致的感染增加青霉素的用量即可，头孢菌素类如头孢噻吩（Cefalotin）对耐药菌株有效，每日 4.0 g，分 3 ~4 次肌内注射。多重耐药菌株可用万古霉素（Vancomycin）。但目前对多数国家来说，耐药率仍较低，故青霉素仍可作为肺炎链球菌肺炎的首选药物。

抗生素的疗程一般为 5 ~7 天，或热退后 3 天停药。对衰弱的病人，疗程应适当延长。治疗肺炎链球菌肺炎的最佳疗程很难确定。

2. *对症治疗*　咳嗽、咳痰者可用化痰止咳药，如复方甘草合剂每日 30ml，分 3 次口服；有明显胸痛者，可给少量的止痛剂，如可待因（Codeine）15mg 可予缓解。发热一般不用阿司匹林（Aspirin）或其他退热药，以免大量出汗、脱水，可予物理降温。鼓励饮水。

3. *支持辅助疗法*　注意足够的蛋白质、糖类、维生素的摄入。注意保暖，吸氧、湿化气道、保持痰液引流通畅。

第五节　肺　结　核

肺结核（pulmonary tuberculosis）是结核分枝杆菌入侵体内，在免疫力降低的条件下引起的肺部慢性感染性疾病，其病理特点是结核结节和干酪样坏死，易形成空洞。临床上多呈慢性过程。常有低热、盗汗、乏力等全身症状和咳嗽、咯血等呼吸系统表现。

由于免疫缺陷病毒感染的流行、多重耐药结核菌的产生、贫困等因素，20 世纪 80 年代中期以来，结核病出现全球恶化趋势，大多数结核病发病率很低的发达国家结核病卷土重来，众多发展中国家的结核病疫情出现明显回升。全球有 1/3 的人曾受到结核杆菌的感染，印度、中国、俄罗斯、南非、秘鲁等 22 国家被世界卫生组织列为结核病高负担、高危险性国家。

我国的结核病疫情特点有：①感染率高，全国约有 5.5 亿人口曾感染过结核菌，城市人群的感染率高于农村；②患病率高；③耐药性高；④死亡人数多，每年约有 13 万人死于结核病；⑤递降率低；⑥中青年患病多；⑦地区差异大，西部地区患病率明显高于全国平均水平，东部地区低于全国平均水平；⑧实施全程督导短程化学治疗的地区患病率低。

【病因和发病机制】

肺结核的病因为结核杆菌，结核杆菌属于分枝杆菌，生长缓慢，在改良的罗氏培养基上培养 2 ~4 周才见菌落，使用抗结核药者则需要 6 ~8 周，甚至 20 周。涂片染色具抗酸性，亦称抗酸杆菌（抗酸菌除了结核菌外，还包含一些非结核分枝杆菌）。对人类致病的结核杆菌主要为人型结核杆菌，牛型、非洲型极少，鼠型对人类无致病性。

结核菌生长缓慢，根据结核菌在病灶中的生长速度，结核菌可分为：A 群：代谢旺盛、不断繁殖，致病力强，易被抗结核药物杀灭；B 群：在吞噬细胞内的酸性环境受到抑制，只对少数药物（如吡嗪酰胺）敏感；C 群：偶尔繁殖，只对少数药物（如利福平）敏感。B 群、C 群是日后复发的根源；D 群：处于休眠状态，一般耐药，逐渐被吞噬细胞消灭。

结核菌对外界的抵抗力较强，在干燥的环境下可存活数月至数年，在阴暗潮湿处，能存活数月。但烈日暴晒 2h、70% 酒精接触 2min 或煮沸 1min 则可杀灭结核菌。将痰吐在纸上直接焚烧是最简易的灭菌方法。

结核菌无荚膜，不能抵御吞噬细胞的吞噬作用，亦无内、外毒素，它含有类脂质、蛋白质和多糖类。致病力可能与其类脂质中的索状因子或磷脂有关。类脂质中的磷脂能增强菌体蛋白的致敏作用，产生干酪样坏死，脂肪酸可促进结核结节的形成，索状因子（类脂质 -6）有加强磷脂的作用。蛋白质是过敏反应的反应原，多糖类则与结核菌的免疫反应有关。

结核菌的耐药有先天耐药与继发耐药，在繁殖过程中结核菌由于染色体上基因突变出现极少量天然耐药菌，现代化学治疗药物把绝大多数敏感菌杀灭，而极少量先天耐药基因的结核菌迅速生长繁殖，成为优势菌群（选择性耐药）。另一种则是后天获得性耐药，是由于细菌在药物作用下修正酶系统、改变代谢途径或基因突变而产生。耐药结核菌其毒力显著降低。

结核菌主要通过呼吸道传播。传染源是排菌的结核病人，病牛的牛奶曾作为重要传染源，现已很少。患者咳嗽排出的结核菌附着在飞沫上而悬浮于空气中，当健康人中的易感者吸入飞沫则可引起肺部感染；此外结核菌也可通过消化道如饮用病牛牛奶等途径侵入机体。

结核菌侵入机体后，能否致病取决于入侵细菌的数量和毒力、机体的自然抵抗力以及机体的免疫反应。当含菌的飞沫进入肺泡后，结核菌被肺泡的巨噬细胞吞噬，如在出现有意义的细菌增殖和宿主细胞反应之前，结核杆菌即被消灭，则不留任何痕迹和感染证据。然而，一旦细菌增殖复制致肺泡巨噬细胞死亡，释出的结核菌又被肺泡的巨噬细胞和其他来自循环单核细胞池的巨噬细胞吞噬。结核菌及其碎屑、宿主产生的补体则吸引更多的巨噬细胞及中性粒细胞向局部聚集，形成早期病灶。在这种早期病灶中结核菌和巨噬细胞处于共生状态。经 2 ~4 周，机体产生两种对结核病发病和预后有决定意义的免疫反应，即细胞免疫反应和迟发性变态反应。

肺结核的基本病变有渗出性病变、干酪样坏死、增殖性病变。渗出性病变表现为充血、水肿、白细胞浸润和纤维蛋白渗出。干酪样坏死表现为细胞浑浊肿胀，继而细胞质脂肪变性，细胞核碎裂、溶解，甚至完全坏死。坏死组织外观呈黄色，似乳酪般半固体或固体密度。增殖性病变典型表现为结核结节，中央为多核巨细胞（Langhan 细胞），周围有类上皮细胞（大单核细胞吞噬结核菌后转化而来），外围还有淋巴细胞和浆细胞散在分布与覆盖。

由于机体的反应性、免疫状态、局部组织的抵抗力的不同，入侵菌量、毒力和感染的方式差别，以及治疗措施的影响，在某一病灶上述三种基本病变可以互相转化，交错存在，而以某一病变为主。

结核病灶可消散吸收、纤维化、钙化、骨化，空洞可缩小、关闭或形成净化空洞。

也可干酪样坏死、液化，扩散或静止后结核菌重新活动（病变复燃）。

【临床表现】

肺结核的临床表现多种多样，临床上根据其X线表现可分为原发型肺结核、血行播散型肺结核、继发型肺结核和结核性胸膜炎。各型结核表现可各不相同，但具有共性表现。

1. 呼吸系统症状　可有咳嗽、咳痰，痰呈黏液性或黏液脓性；不同程度的咯血；胸痛，咳嗽、深呼吸时加重；呼吸困难、发绀等。

2. 全身中毒症状　午后低热（最常见的中毒症状，当肺部病灶急剧进展播散时可有高热）、倦怠、乏力、盗汗等。此外还可有食欲减退、体重下降、妇女月经失调、易激惹、心悸、面颊潮红等轻度毒性和自主神经功能紊乱表现。

3. 体征　早期病变小或位于肺组织深部，多无异常体征，若病变范围较大，可有实变征。浸润型肺结核好发于上叶尖后段，肩胛间区可闻及细湿啰音。慢性纤维空洞型可有胸廓塌陷、气管和纵隔移位、叩诊浊音、听诊呼吸音减弱或有啰音等。原发型肺结核和血行播散型肺结核肺部体征较少。

【辅助检查】

1. X线检查　是诊断肺结核的重要方法，可以发现早期轻微的结核病变。确定病变部位、范围、有无空洞或空洞大小和洞壁特点。其常见的表现有纤维钙化的硬结病灶（斑点、条索、结节状，密度较高，边缘清晰）、浸润性病灶（云雾状、密度较淡，边缘模糊）、干酪性病灶（密度较高，浓密不一）和空洞（有环型边界的透光区）。

2. 痰液检查　痰结核杆菌检查是确诊肺结核最特异的方法，痰菌较多时，直接涂片检查易呈阳性。痰菌较少时，可用集菌法或培养法。痰中找到结核菌是确诊肺结核的主要依据。

3. 结核菌素试验　主要用于结核感染的流行病学调查。阳性表示结核感染，阴性除表示无结核感染外，还可能是结核感染早期（4~8周过敏反应尚未形成）以及免疫抑制状态。

【诊断和鉴别诊断】

根据病史、临床表现、X线征象、痰涂片或培养找到结核菌可作出诊断。应与肺炎、慢性阻塞性肺部疾病、支气管扩张、肺癌、肺脓肿、纵隔和肺门疾病等鉴别。

【治疗】

1. 化学药物治疗

(1) 化学药物治疗原则　现代化学药物治疗的目标是杀灭结核菌以控制疾病；防止耐药菌株的产生；杜绝或防止复发。其原则是坚持早期、联用、适量、规律和全程使用敏感药物。

早期活动性病灶处于渗出阶段，或有干酪样坏死，甚至形成空洞。病灶内结核菌以A群为主，生长旺盛，对药物敏感，同时病灶局部血管丰富，药物易于渗入病灶内，达到较高的浓度，因此早期用药，可获良好疗效。联合用药可提高疗效，降低毒性，延缓耐药性，并可交叉消灭对其他药物耐药的菌株，实验证明大约每10^5~10^6条结核菌中可有1个菌因基突变而对异烟肼或链霉素耐药，同时对两种药物均耐药则约在10^{11}条结核菌中才有1个，同时对三种药均耐药者则更少。用药适量是为了防止继发耐药和减少不良反应。药量不足，组织内药物达不到有效浓度，疗效不佳，且易使细菌产生继发耐药。滥用药物或药量过大，不但造成浪费，而且易产生毒副作用。规律、全程用药是为了减少复发。结核菌生长缓慢，有些只偶尔繁殖（B、C群），因此应使药物在体内长期保持有效浓度，才能有效地杀灭结核菌。

（2）常用的抗结核治疗药物 抗结核药有杀菌剂和抑菌剂。常规剂量的异烟肼（isoniazid）或利福平在细胞内外均能起杀菌作用，称为全杀菌剂。链霉素或吡嗪酰胺（pyrazinamide）也是杀菌剂，但链霉素在偏碱的环境下才能发挥最大的作用，且对细胞内的细菌无效。吡嗪酰胺可渗入吞噬细胞，只在偏酸环境中才有杀菌作用。因此它们称为半杀菌剂。乙胺丁醇、对氨水杨酸等具有抑菌作用，称为抑菌剂。

（3）化学药物治疗方法

1）标准化疗：联合应用异烟肼、链霉素、乙胺丁醇（Ethambutol）或对氨水杨酸（Aminosalicylic Acid）。每日用药。异烟肼0.1g，每日3次，或0.3 g，每日1次；链霉素0.5 g，肌内注射，每日2次，或0.75g，肌内注射，每日1次；乙胺丁醇0.25g，每日3次，或0.75g，每日1次；对氨水杨酸2~3g，每日4次（餐后服）。总疗程1.5年，其中链霉素3个月。疗效确切，5年复发率低。缺点是疗程长、费用高，不易坚持规律治疗和完成规定疗程，容易造成治疗失败。

2）短程化疗：联用异烟肼和利福平等2个以上的杀菌剂，总疗程为6~9个月。疗效同标准化疗，复发率很低，而疗程缩短，便于督促，保证规则用药，费用亦有降低。如异烟肼0.3 g，每日1次；利福平0.45 g，早晨空腹顿服，贯穿全程。最初2月加用吡嗪酰胺0.5 g，每日3次。

3）间歇化疗：近来提倡全程间歇化疗以尽可能减少投药次数，减少督导的工作量和药物的不良反应。实验研究表明，结核菌在一次接触高浓度的抗结核药物后生长抑制期延长，只要在重新生长繁殖之前再次投于高剂量药物，则细菌持续受抑直至最终被消灭。临床上采用每周3次用药，能达到每天用药同样的效果。

（4）初治与复治

1）初治：新发现或已知病人开始规则化疗1个月，以及不规则化疗未满3个月者均属初治。其化疗分两阶段，第一阶段强化治疗，目前多采用每天给药的方法，主要是杀灭生长繁殖期细菌，迅速控制病情。第二阶段巩固治疗，可采用间歇给药的方法，在于消灭生长代谢缓慢及间歇生长的半休眠菌，避免复发。

2）复治：初治失败，不规则化疗超过3个月、观察期或取消登记的非活动性肺结核复发列为复治。由于细菌产生继发耐药以及组织破坏严重并伴有广泛纤维增生、药物不易渗入病灶，使复治较为困难。复治时选用初治未用的或曾规则联合使用过的、推测敏感的2~3种药物。初治未用利福平、乙胺丁醇、吡嗪酰胺者，则此2~3种药物联合应用，疗效最佳，已用过上述药物者，仅能在第二线抗结核药物中选择。耐异烟肼菌株毒力降低，复治时可以选用，但不能视为可依赖药物，而必须与2~3种敏感药物联合应用。

2. 对症治疗 发热、盗汗等症状一般无需特殊处理，在有效抗结核治疗后1~2周内可消退。毒性症状明显、胸水吸收缓慢时，在使用有效抗结核药物的同时，加用糖皮质激素，以减轻炎症和毒性反应，促进渗液吸收，减少纤维组织形成和胸膜粘连的发生。毒性症状减退后，逐渐减量；小量咯血，病人安静休息，消除紧张情绪，多可自行停止，大咯血，应注意保持呼吸道通畅，并给予药物治疗，目前临床上仍以垂体后叶素为主要药物，它能减少肺血流量，从而减少咯血。

（黄建明）

第十一章

循环系统疾病

第一节　心力衰竭

心力衰竭（heart failure）是一种复杂的临床综合征，是由各种原因的初始心肌损害，引起心脏结构和功能变化，最后导致心室泵血功能低下，不足以满足机体代谢的需要，并由此产生一系列症状和体征。

【病因】

1. 基本病因

（1）原发性心肌舒缩功能障碍　是引起心力衰竭最常见的原因。①心肌病变。②心肌原发或继发性代谢障碍。

（2）心脏负荷过度　①压力负荷过度：常见于高血压、主动脉瓣狭窄、主动脉缩窄、肺动脉高压、肺栓塞、肺动脉狭窄等。②容量负荷过度：见于二尖瓣、主动脉瓣关闭不全及左向右或右向左分流的先天性心脏病、肺动脉瓣或三尖瓣关闭不全、严重贫血、甲状腺功能亢进症（简称甲亢）、维生素 B_1 缺乏病（脚气病）及动静脉瘘等。

（3）心脏舒张受限　常见于冠心病心肌缺血、肥厚性心肌病、心包疾病（缩窄或填塞）。二尖瓣和三尖瓣狭窄使心室充盈受限，导致心房衰竭。

2. 诱因　①感染：最常见为呼吸道感染，特别是肺部感染。急性风湿热复发、感染性心内膜炎、感染性疾病所致的心肌炎症及各种变态反应性炎症均会直接损害心肌和瓣膜并诱发心力衰竭。②心律失常：特别是快速性心律失常，如伴有快速心室率的心房颤动（简称房颤）、心房扑动（简称房扑）。③肺栓塞。④劳力过度和情绪激动，钠盐摄入过多。⑤妊娠和分娩。⑥贫血与出血。⑦其他：输液（特别是含钠盐的液体）、输血过快和（或）过多、电解质紊乱、洋地黄过量或不足、心脏抑制药物和抗心律失常药物，以及糖皮质激素造成的水、钠潴留等。

【病理生理】

1. Frank－Starling 机制　前负荷主要受静脉回心血量和室壁顺应性的影响，临床上常用左心室舒张末期压作为前负荷的指标。

2. 神经激素系统的变化

（1）交感神经－肾上腺系统激活　心搏量的降低或低血压通过动脉压力感受器引起的降压反射激活交感神经 肾上腺系统，使肾上腺儿茶酚胺分泌增多，产生下列改变：

①心率增快，在一定限度内可使心肌收缩力相应增强。②心肌β受体兴奋，心肌收缩性增强。③全身外周血管收缩。静脉收缩使回心血量增多，选择性小动脉收缩则起维持血压并保证重要脏器血供的作用。通过上述改变可部分代偿心力衰竭血流动力学异常，但交感神经张力持续及过度的增高可引起β受体下调，使β受体介导的腺苷酸环化酶活性降低，并激活肾素－血管紧张素－醛固酮（RAAS）系统。④肾交感神经活性增高所致肾灌注压下降，刺激肾素释放，激活肾素－血管紧张素（RAS）系统。⑤兴奋α_1和β受体，促心肌生长。

（2）肾素－血管紧张素－醛固酮系统（RAAS）激活　RAAS 的激活是心力衰竭中另一重要的神经体液调节过程。心力衰竭时肾血流灌注的降低及肾小球旁器中β_1交感受体的刺激可能是 RAAS 激活的主要机制。

研究表明，RAAS 被激活后，AT－Ⅱ及相应增加的醛固酮使心肌、血管平滑肌、血管内皮细胞等发生一系列变化，称之为细胞和组织的重构。在心肌上 AT－Ⅱ通过各条途径使新的收缩蛋白合成增加；细胞外的醛固酮刺激成纤维细胞转变为胶原纤维，使胶原纤维增多，促使心肌间质纤维化。在血管中使平滑肌细胞增生，管腔变窄，同时降低血管内皮细胞分泌一氧化氮（NO）的能力，使血管舒张受影响。这些不利因素的长期作用，对慢性心力衰竭患者可导致心力衰竭的恶化，促进死亡。

（3）心力衰竭时各种体液细胞因子的改变　近年来不断发现一些新的肽类因子参与心力衰竭的发生和发展，重要的有以下。①血管加压素：由下丘脑分泌，心搏量下降或低血压严重影响组织灌注时，通过神经反射作用，血管加压素分泌增多，发挥缩血管、抗利尿、增加血容量的作用，也属于心力衰竭的代偿机制之一。②心钠素：又称心房利钠因子（atrial natriuretic factor，ANF），主要由心房合成和分泌，具有利钠排尿、扩血管及抑制肾素和醛固酮作用。③脑钠素（BNP）：是由心室分泌的心肌激素，具有强大的利钠排尿、扩血管及抑制 RAS 系统的作用。④缓激肽：心力衰竭时缓激肽生成增多，与 RAS 激活有关。血管内皮细胞受缓激肽刺激后，产生内皮依赖性释放因子（EDRF）即 NO，有强大的扩血管作用，在心力衰竭时参与血管舒缩的调节。⑤炎性细胞因子：如肿瘤坏死因子α（TNF－α）能诱发心力衰竭，在体外能减弱细胞内Ca^{2+}。炎性细胞因子 IL－1 能诱导心肌细胞肥厚和一氧化氮合酶（NOS）表达，使 NO 水平升高，NO 能减弱心肌细胞对β肾上腺素能激动剂的正性变力性效应，促进心肌细胞肥厚与凋亡。

3. 心肌损害和心肌重塑　心肌重塑是由于一系列复杂的分子和细胞机制导致的心肌结构、功能和表型的变化，临床上表现为心肌重量、心室容量的增加和心室形态的改变。

4. 舒张性心力衰竭　这是由于舒张期心室的主动松弛能力受损和心室顺应性降低导致心室在舒张期的充盈障碍，因而心搏量降低，左心室舒张末压增高而发生心力衰竭，而 EF 正常。心力衰竭发展中的各种因素是互相关联、互为因果的。

一、慢性心力衰竭

慢性心力衰竭（chronic heart failure）也称慢性充血性心力衰竭，是绝大多数心脏疾病的最终归宿。目前其发病率和死亡率在国内尚未有确切的统计。在我国，以往是心脏瓣膜病为首要病因，但是随着高血压、冠心病发病率的逐年上升，其所占的比例呈明显上升趋势。

【临床表现】

一般以左心衰竭最常见，单纯性右心衰竭少见。左心衰竭的临床特点主要是由于左心房和（或）右心室衰竭引起肺瘀血、肺水肿；而右心衰竭的临床特点是由于右心房和（或）右心室衰竭引起体循环静脉淤血和水钠潴留。在发生左心衰竭后，右心也常常相继发生功能损害，最终导致全心衰竭。出现右心衰竭时，左心衰竭症状可有所减轻。

1. *左心衰竭*

（1）症状

1）呼吸困难：可表现为劳力性呼吸困难、端坐呼吸、夜间阵发性呼吸困难、急性肺水肿。劳力性呼吸困难是左心衰竭最早出现的症状，病人常在熟睡中憋醒，有窒息感，被迫坐起，咳嗽频繁，出现严重的呼吸困难。而急性肺水肿则是左心衰呼吸困难最严重的形式。

2）咳嗽、咳痰、咯血：患者常于夜间发生咳嗽、咳痰，坐位或立位时咳嗽可减轻，痰呈白色浆液性泡沫状，偶见痰中带血，可有粉红色泡沫痰，严重时可出现大咯血。

3）乏力、疲倦、头晕、心慌：是心排血量不足，器官、组织灌注不足及代偿性心率加快所致的主要症状。

4）少尿及肾功能损害症状：严重的左心衰竭可导致肾的血流量明显减少，患者可出现少尿、尿素氮和肌酐升高，甚至可有肾功能不全的相应症状。

（2）体征

1）肺部啰音：双肺或双肺底出现细湿啰音，部分患者还可出现哮鸣音。

2）心脏体征：一般有心脏扩大、肺动脉瓣区的第二心音亢进及心尖区舒张期奔马律，还有心率快和交替脉等。

2. *右心衰竭*

（1）症状

1）消化道症状：上腹部饱胀感是右心衰竭较早出现的症状，常伴有食欲不振、恶心、呕吐及上腹部胀痛。

2）劳力性呼吸困难：继发于左心衰的右心衰呼吸困难已存在，单纯性右心衰为分流性先天性心脏病或肺部疾患所致，也均有明显的呼吸困难。

3）神经系统症状：有神经过敏、失眠、嗜睡等症状。

（2）体征

1）水肿：水肿首先出现于身体最低垂的部位，常常表现为对称性凹陷性浮肿，下肢水肿多于傍晚出现或加重，休息一夜后可减轻或消失。还可出现胸水和腹水，严重者可波及全身。

2）颈静脉征：肝颈静脉反流征阳性是右心衰竭的一个较明显征象。

3）肝大压痛：因淤血肿大肝区常伴压痛，持续慢性右心衰可致心源性肝硬化，晚期可出现黄疸及大量腹水。

4）发绀：多有不同程度的发绀。

5）心脏体征：主要是为原有心脏病表现，当右心室显著扩大还可出现三尖瓣关闭不全的反流性杂音。

3. 全心衰竭

可同时存在左、右心衰竭的临床表现，也可以左或右心衰竭的临床表现为主。

【辅助检查】

1. X线检查　心影大小及外形为心脏病的病因诊断提供重要的参考资料，根据心脏扩大的程度和动态改变也间接反映心脏功能状态。早期主要表现为肺门血管影增强，上肺血管影增多与下肺纹理密度相仿，甚至多于下肺。可见右下肺动脉增宽，进一步出现间质性肺水肿可使肺野模糊，可见Kerley B线，是慢性肺淤血的特征性表现。急性肺泡性肺水肿时肺门呈蝴蝶状，肺野可见大片融合的阴影。

2. 超声心动图　能更准确地提供各心腔室大小变化、心瓣膜结构及功能情况。

（1）估计收缩功能　计算射血分数（EF值）。正常EF值>50%，运动时至少增加5%。

（2）估计舒张功能　超声多普勒是临床上最实用的判断舒张功能的方法。正常人E/A值不应小于1.2，中青年应更大。舒张功能不全时，E峰下降，A峰增高。

3. 心－肺吸氧运动试验

（1）最大耗氧量［VO_2max，单位：ml/（min·kg）］　即运动量虽继续增加，耗氧量已达峰值，不再增加时的值，此时心排血量已不能按需要继续增加。心功能正常时，此值应>20，轻至中度心功能受损时为16～20，中至重度损害时为10～15，极重损害时则<10。

（2）无氧阈值　即呼气中的CO_2的增长超过了氧耗量的增长，标志着无氧代谢的出现，以开始出现两者增加不成比例时的氧耗量作为代表值，故此值愈低说明心功能愈差。

4. 放射性核素检查　放射性核素心血池显影，除有助于判断心腔大小外，还可计算EF值，记录放射活性－时间曲线计算左心室最大充盈速率来反映心脏舒张功能。

5. 有创性血流动力学检查　对心功能不全患者多采用漂浮导管在床边进行，测定各部位的压力及血液含氧量，计算心脏指数（CI）及肺小动脉楔压（PCWP），直接反映左心功能，正常时CI>2.5L/（min·ml）；PCWP 1.33～1.60kPa（10～12mmHg）。

【诊断和鉴别诊断】

1. 诊断　首先应有明确的器质性心脏病，结合病因、病史、症状、体征和辅助检查可明确诊断，一般心衰的症状是诊断的重要依据。左心衰竭的肺淤血引起不同程度的呼吸困难，右心衰竭的体循环淤血引起的颈静脉怒张、肝大、水肿等是诊断心衰的重要依据。

（1）NYHA心功能分级 心功能分4级，心力衰竭分为3度。

Ⅰ级：体力活动不受限，一般体力活动不引起过度乏力、呼吸困难或心悸，即心功能代偿期。

Ⅱ级：轻度体力活动受限，静息时无症状，日常活动量即致乏力、心悸、呼吸困难或心绞痛，亦称Ⅰ度心力衰竭。

Ⅲ级：体力活动明显受限，静息时无不适，但低于日常活动量即致上述症状，亦称Ⅱ度心力衰竭。

Ⅳ级：不能进行任何体力活动，休息时可有心力衰竭或心绞痛症状，任何体力活动都会加重不适，亦称Ⅲ度心力衰竭。

（2）泵衰竭分型 Forrester泵衰竭分型。

（3）泵衰竭分级（按Killip分级） 按急性心肌梗死心力衰竭程度分为5级。

Ⅰ级：无心力衰竭征象，肺部无啰音，但PCWP可升高。

Ⅱ级：轻至中度心力衰竭，肺啰音范围小于肺野的50%，可出现S_3奔马律、持续性窦性心动过速及肺淤血的X线表现。

Ⅲ级：重度心力衰竭，肺啰音范围大于两肺的50%，可出现急性肺水肿。

Ⅳ级：心源性休克。

Ⅴ级：心源性休克并急性肺水肿。

2. 鉴别诊断 需要与支气管哮喘、心包积液、缩窄性心包炎、肝硬化腹水伴下肢浮肿等相鉴别。

【治疗】

心力衰竭的治疗需采取长期的综合性治疗措施，包括原发病的病因和诱因的治疗、调节神经体液因子的过度激活及改善心室功能等，达到提高运动耐量、改善生活质量、防止左心室进行性扩大、纠正血流动力学异常、缓解症状及降低病死率的目的。对不同患者治疗方案的制订要按心力衰竭不同的临床阶段并注意个体化。

1. 病因治疗 ①去除或缓解基本病因；②消除心力衰竭的诱因，如控制感染，治疗心律失常，纠正贫血、电解质紊乱等因素。

2. 减轻心脏负荷

（1）休息 限制体力活动，但不主张完全卧床休息，防止肺栓塞静脉血栓形成。

（2）控制钠盐摄入 减少钠盐的摄入，可减少体内水潴留，减轻心脏的前负荷，是治疗心力衰竭的重要措施。

（3）利尿剂的应用

1）利尿剂的治疗作用：减轻心脏前负荷，减轻肺淤血，增加心排血量而改善左心室功能。

2）分类：分为排钾和潴钾两大类。

3）合理应用利尿剂：①严格掌握适应证，使用快速强效利尿剂，要避免发生严重电解质紊乱、低血容量、休克等严重并发症。②利尿剂选用原则：急性心力衰竭或肺水肿，首选呋塞米静脉注射，如伴心源性休克，则不宜应用；轻度心力衰竭首选噻嗪类；中度心力衰竭一般需加用潴钾类利尿剂，如无效加袢利尿剂；重度心力衰竭选用袢利尿剂与潴钾利尿剂合用，效果不佳时加用噻嗪类，或间断给予呋塞米静脉注射或肌内注射，或布美他尼（丁尿胺）口服；顽固性水肿可予大剂量呋塞米，80~120mg 静脉注射，每日 1~2 次，或联合应用噻嗪类或袢利尿剂和 ACEI。③联合应用：如排钾和潴钾利尿剂合用，有明显协同作用，并防止低钾，一般不必补充钾盐。保钾利尿剂不能和钾盐合用。④肾功能不全时应选择袢利尿剂，禁用潴钾利尿剂；⑤间断用药；⑥注意水、电解质紊乱。

4）扩张剂的应用：血管扩张剂治疗心力衰竭的基本原理是通过减轻前或（和）后负荷来改善心脏功能。可分为：①静脉扩张剂，如硝酸甘油（Nitrioglycerin）和硝酸盐类等；②动脉扩张剂，如肼苯哒嗪、敏乐啶等；③动脉和静脉扩张剂，如硝普钠（Sodium Nitroprusside）、酚妥拉明（Phentolamine）、哌唑嗪（Prazosin hydrochloride）、卡托普利（巯甲丙脯酸）等。静脉扩张剂可减轻后负荷。长期使用利尿剂最容易出现电解质紊乱，特别是高血钾或低血钾均可导致严重的后果，故在临床应用时需监测血电解质的情况。

3. 加强心肌收缩力

（1）洋地黄类药物的应用　常用制剂如毛花苷 C（Lanatoside）、地高辛（Digaoxin）、洋地黄、洋地黄毒苷等。

1）药理作用：①正性肌力作用：主要是通过抑制心肌细胞膜上的 Na^+-K^+ ATP 酶，使细胞内 Na^+ 浓度升高，K^+ 浓度降低，Na^+ 与 Ca^{2+} 进行交换，使细胞内 Ca^{2+} 浓度升高而使心肌收缩力增加。②电生理作用：一般治疗剂量洋地黄可抑制心脏传导系统，对房室交界区的抑制最为明显。大剂量时可提高心房、交界区及心室的自律性，当血钾过低时，更易发生各种快速性心律失常。③迷走神经兴奋作用：洋地黄的一个独特的优点是对迷走神经系统的直接兴奋作用。

2）应用洋地黄的适应证：①洋地黄适应证：各种心脏病引起的充血性心力衰竭、快速性室上性心律失常如心房颤动、心房扑动、房性心动过速、阵发性房室交界区心动过速、反复性心动过速。②禁忌证：洋地黄中毒、洋地黄过敏。③相对禁忌证：肥厚型梗阻性心肌病、室性心动过速、高度或完全性房室传导阻滞、急性心肌梗死 24h 内、病窦综合征、预激综合征并发房颤。

3）洋地黄中毒及其处理：①影响洋地黄中毒的因素：洋地黄用药安全范围很小。心肌在严重缺血、缺氧情况下、电解质紊乱特别是低血钾、肾功能不全以及与其他药物的相互作用均可引起洋地黄中毒，其中胺碘酮、维拉帕米（异搏定）及阿司匹林等均可降低地高辛的经肾排泄率而容易导致洋地黄中毒。②洋地黄中毒表现：洋地黄中毒最重要的表现是各类心律失常，最常见者为室性期前收缩，多表现为二联律，非阵发性交界性心动过速，房性期前收缩，心房颤动及房室传导阻滞。快速性心律失常又伴有传导阻滞是洋地黄中毒的特征性表现。此外还有胃肠道反应以及中枢神经系统表现如视力模糊、黄视、倦怠等。③洋地黄中毒的处理：在治疗剂量下，地高辛血浓度 1.0~2.0ng/ml。测定血药浓度有助于洋地黄中毒的诊断。洋地黄中毒时首先应立即停药。单发性室性期前收缩、第一度房室传导阻滞等停药后常自行消失。快速性心律失常者，如血钾浓度低则可用静脉补钾，房室传导阻滞时禁用，如血钾不低可用利多卡因或苯妥英钠。因易致心室颤动，电复律一般禁用。有传导阻滞及缓慢性心律失常者可用阿托品 0.5 ~ 1.0mg 皮下或静脉注射，如无血流动力学障碍，一般不需安置临时心脏起搏器。

（2）非洋地黄类正性肌力药

1）肾上腺能受体兴奋剂：多巴胺及多巴酚丁胺可用于心衰的治疗。多巴胺较小剂量表现为心肌收缩力增强，血管扩张，特别是肾小动脉扩张，心率加快不明显。大剂量可出现于血管收缩，不利于心衰治疗。故宜用小剂量，应自小剂量开始逐渐增量，以不引起心率加快及血压升高为宜。

2）磷酸二酯酶抑制剂：作用机制是抑制磷酸二酯酶活性，使细胞内的 cAMP 降解受阻，cAMP 浓度升高，使细胞膜上的蛋白激酶活性增高，促进 Ca^{2+} 通道膜蛋白磷酸化，Ca^{2+} 通道激活，使 Ca^{2+} 内流增加，心肌收缩力增强。临床应用的制剂有氨力农（Amrinone）和米力农（Milrinone），后者增加心肌收缩力的作用比氨力农强 10 ~ 20 倍。作用时间短。不良反应也较少，两者均能改善心衰症状及血流动力学各参数，但它的远期结果并不能降低死亡率。

4. 其他治疗

（1）抗肾素 - 血管紧张素系统相关药物的应用

1）血管紧张素转换酶抑制剂（ACEI）的应用：ACEI 主要通过抑制缓激肽的降解和抑制肾素血管紧张素系统（RAS）来改善心室及血管的重构，明显改善远期预后，降低死亡率。其常见的不良反应是刺激性咳嗽，低血压，有肾功能不全者应慎用，双侧肾动脉狭窄的患者应禁用。

2）血管紧张素转Ⅱ受体拮抗剂（ARB）的应用：可以通过与血管紧张素受体Ⅰ（ATⅠ）结合阻断 AngⅡ的作用。研究表明与 ACEI 比较，ARB 更能抑制心脏释放去甲肾上腺素释放从而减少心源性猝死的发生率；且无抑制激肽降解，故无干咳的不良反应。

（2）β 受体阻滞剂的应用　可以对抗代偿机制中交感神经兴奋性的增强。

（3）抗醛固酮制剂的应用　小剂量的螺内酯对抑制心血管的重构、改善慢性心力衰竭的远期预后有很好的作用。中、重度心力衰竭和左心室射血分数降低、并且经仔细监测证明肾功能正常、血钾浓度正常的患者，应当给予醛固酮拮抗剂。

（4）起搏器治疗　可采用双心室起搏的心脏再同步治疗。心脏再同步治疗是在传统右心房、右心室双心腔起搏基础上增加左心室起搏，以恢复房室、室间和室内运动的同步性。长期应用还可改善神经激素环境、逆转心肌重构。

二、急性心力衰竭

急性心力衰竭（acute heart failure）由于急性心脏病变引起心排血量显著，急骤降低导致组织器官灌注不足和急性淤血综合征。临床以上急性左心衰常见，主要表现为急性肺水肿。

常见的病因：①与冠心病有关的乳头肌梗死断裂，急性广泛前壁心肌梗死、室间隔破裂穿孔。②感染性心内膜炎引起的瓣膜穿孔、腱索断裂所致瓣膜性急性反流。③其他，如高血压心脏病血压急剧升高，原有心脏病的基础上快速性心律失常或严重缓慢心律失常，输液过多过快等。其主要的发病机制是由于上述诸病因引起的肺静脉和肺毛细血管压力突然明显增高，当肺毛细血管渗透压超过 4.79kPa（36mmHg）时，则有大量浆液由毛细血管渗出至肺间质和肺泡内，发生急性肺水肿严重者左心室排血量急剧下降，严重时可出现心源性休克。

【临床表现】

1. 症状　病人常突然感到极度呼吸困难，端坐呼吸，恐惧表情，烦燥不安、频繁咳嗽，咯大量白色或血性泡沫状痰液，严重时可有大量泡沫样液体由鼻涌出，面色苍白，口唇青紫，大汗淋漓，四肢湿冷，，严重者可血压下降，出现心源性休克。

2. 体征　两肺布满湿啰音和哮鸣音，心尖部第一心音减弱，心率快，同时有舒张期奔马律，肺动脉瓣第二心音亢进，交替脉。

【辅助检查】

X 线检查心肺对诊断也有帮助，必要时可行血流动力学监测以明确诊断。

【诊断与鉴别诊断】

根据典型症状与体征，一般不难作出诊断。但需要注意与支气管哮喘的鉴别，而咳粉红色泡沫痰和心尖部舒张期奔马律有助于诊断肺水肿与肺水肿并存的心源性休克与其他原因所致休克的鉴别。

【治疗】

1. 减少静脉回流　患者取坐位或卧位，两腿下垂，以减少静脉回流。必要时，可加止血带于四肢，轮流结扎三个肢体，每 5min 换一肢体，平均每肢体扎 15min，放松 5min，以保证肢体循环不受影响。

2. 吸氧　立即高流量给氧 6 ~ 8L/min；可流经 25% ~ 70% 酒精后用鼻管吸入，酒精能降低泡沫的表面张力使泡沫破裂，从而改善通气，也可使用有机硅消泡剂消除泡沫；动脉氧分压不能维持 7.98kPa（60mmHg），宜加用正压呼吸（PEEP）。

3. 吗啡　5 ~ 10mg 静脉缓注，必要时每间隔 15min 重复 1 次，共 2 ~ 3 次。

4. 快速利尿　一般使用呋塞米（lasix）20 ~ 40mg 静脉注射，以减少血容量，减轻心脏负荷，应注意防止或纠正大量利尿时所伴发的低钾血症和低血容量。

5. 血管扩张剂　①硝普钠（Sodium Nitroprusside）为动、静脉血管扩张剂，一般用于高血压引起的急性心衰、二尖瓣反流时，需根据血压调整用量，维持收缩压在 13.3kPa（100mmHg）左右；对原有高血压者血压降低幅度（绝对值）以不超过 10.64kPa（80mmHg）为度，应从小剂量开始逐渐增大剂量，停药前应逐渐减量，以避免反跳，密切监测血压，对严重的肝肾功能衰竭的患者避免使用该药。②硝酸甘油（Nitrioglycerin）应在监测血压的基础上，逐渐增加到能够耐受的大剂量，一般以平均动脉压下降 1.33kPa（10mmHg）为宜。收缩压不宜低于 11.97 ~ 13.3kPa（90 ~ 100mmHg）。③奈西利肽（Nestritide）是新型血管扩张剂，是重组人脑钠肽（BNP），与内源 BNP 完全相同，对静脉、动脉和冠脉均有扩张作用，降低前、后负荷，增加心输出量。

6. 洋地黄类药物　最适用于有心房颤动伴有快心室率并已知有心室扩大伴左心室收缩功能不全者。禁用于重度二尖瓣狭窄伴窦性心律者。

7. 氨茶碱（Aminophylline） 为有效解除支气管痉挛药物，还有正性肌力作用，外周血管扩张作用，利尿作用。

8. 糖皮质激素 氢化可的松 100～200mg 或地塞米松 10mg 加入葡萄糖液中静脉滴注亦有助肺水肿的控制。

9. 重组 B 类利钠肽 充血性心力衰竭急性失代偿，血压正常，无血容量的不足，在严密监测血压及肾功能的情况下可以考虑使用重组 B 类利钠肽。

10. 对诱因及基本病因进行治疗 如有发作快速性心律失常，应迅速控制。

第二节 心律失常

心律失常（cardiac arrhythmias）是指心脏冲动的频率、节律、起源部位、传导速度与激动次序的异常。

其发病机制包括冲动形成异常和冲动传导异常。分类按其发生原理可分为冲动形成异常和冲动传导异常两大类。

1. 冲动形成异常

（1）窦房结心律失常 ①窦性心过速；②窦性心动过缓；③窦性心律不齐；④窦性停搏。

（2）被动性异位心律 ①逸搏（房性、房室交界区性、室性）；②逸搏心律（房性，房室交界性，室性）。

（3）主动性异位心律 ①过早搏动（房性，房室交界性，室性）②阵发性心动过速（房性、房室交界区性、室性）；③心房扑动、心房颤动；④心室扑动、心室颤动。

2. 冲动传导异常

（1）生理性 干扰及房室分离。

（2）病理性 ①窦房传导阻滞；②房内传导阻滞；③房室传导阻滞；④室内传导阻滞（左、右束支及左束支分支传导阻滞）。

（3）房室间传导途径异常如预激综合征。

一、窦性心律失常

（一）窦性心动过速

由窦房结所控制的心律，成人心率超过 100 次/min，称为窦性心动过速（sinus tachycardia）。常见的病因见于运动或情绪激动，也可见于感染、发热、休克、贫血、甲状腺功能亢进症、心肌炎、心衰等。

【临床表现】

患者的临床症状轻重不一，可有心悸、乏力、眩晕和胸闷等不适症状，少数病例可发生晕厥。

【心电图特点】

见诊断技术篇器械检查章节。

【治疗】

一般不需治疗，部分病人针对原发病的治疗。少数病人可酌情用镇静剂、β 受体阻滞剂。

（二）窦性心动过缓

由窦房结所控制的心律，成人心率低于 60 次/min，称为窦性心动过缓（sinus bradycardia）。常见于健康的青年人、运动员与睡眠状态。其他原因包括颅内疾患、严重缺氧、低温、甲状腺功能减退症、阻塞性黄疸，以及应用拟胆碱药物、胺碘酮、β 受体阻滞剂、非二氢吡啶类的钙通道阻滞剂或洋地黄等药物。窦房结病变、急性下壁心肌梗死亦常发生窦性心动过缓。

【临床表现】

无症状，或偶诉心悸、心跳沉重感等不适症状。

【心电图特点】

见诊断技术篇器械检查章节。

【治疗】

无症状者通常无需治疗。如因心率过慢，出现心排血量不足症状，可应用阿托品（Atropine）、麻黄碱（Pseudoephedrine Hydrochloride）或异丙肾上腺素（Isoprenline）等药物，但长期应用往往效果不确定，易发生严重不良反应，故应考虑人工永久心脏起搏器治疗。

（三）窦性停搏

窦性停搏（sinus pause）或窦性静止（sinus arrest）是指窦房结不能产生冲动。常见的病因有迷走神经张力增高、颈动脉窦过敏、急性心肌梗死、窦房结变性与纤维化、脑血管意外等病变，此外应用洋地黄类药物、乙酰胆碱等药物亦可引起窦性停搏。

【临床表现】

偶发短暂的窦性停止，病人可无症状，如长时间的窦性停搏无逸搏发生，可出现黑矇、短暂意识障碍或晕厥，严重者可发生 Adams - Stokes 综合征甚至死亡。

【心电图特点】

见诊断技术篇器械检查章节。

【治疗】

治疗可参照病态窦房结综合征。

（四）窦房传导阻滞

窦房传导阻滞（sinoatrial block，SAB，窦房阻滞）指窦房结冲动传导至心房时发生延缓或阻滞。常见的原因有迷走神经张力增高、颈动脉窦过敏、各种器质性心脏病和药物影响。

【临床表现】

可无症状或有心悸、停搏感、黑矇、晕厥。

【心电图特点】

由于体表心电图不能显示窦房结电活动，因而无法确立第一度窦房传导阻滞的诊断；第二度窦性传导阻滞分为两型：莫氏（Mobitz）Ⅰ型即文氏（Wenckebach）阻滞，表现为P－P间期进行性缩短，直至出现一次长P－P间期，该长P－P间期短于基本P－P间期的2倍，此型窦房传导阻滞应与窦性心律不齐鉴别；莫氏Ⅱ型阻滞时，长P－P间期为基本P－P间期的整倍数。窦房传导阻滞后可出现逸搏心律；第三度窦房传导阻滞与窦性停搏鉴别困难，特别当发生窦性心律不齐时。

【治疗】

治疗参见窦性停搏。

（五）病态窦房结综合征

病态窦房结综合征（sick sinus syndrome，SSS，简称病窦综合征）是由窦房结病变导致功能减退症，造成窦房结的起搏和传导功能失常，以至产生一系列的心律失常。病窦综合征经常同时合并心房自律性异常。部分患者同时有房室传导功能障碍。

许多病变过程，如淀粉样变性、甲状腺功能减退症、某些感染（布氏杆菌病、伤寒）、纤维化与脂肪浸润、硬化与退行性变等，均可损害窦房结，导致窦房结起搏与窦房传导功能障碍；窦房结周围神经和心房肌的病变，窦房结动脉供血减少亦是病态窦房结综合征的病因。迷走神经张力增高，某些抗心律失常药物抑制窦房结功能，亦可导致窦房结功能障碍，应注意鉴别。

【临床表现】

患者出现与心动过缓有关的心、脑等脏器供血不足的症状，如发作性头晕、黑矇、乏力等，严重者可发生晕厥；有心动过速，则可出现心悸、心绞痛等症状；部分病人还表现尿量减少、食欲不振、吸收不良等肾脏和胃肠道症状。

【心电图特点】

见诊断技术篇器械检查章节。

【诊断和鉴别诊断】

一般根据心电图的典型表现，以及临床症状与心电图改变存在明确的相关性，便可确定诊断。对于可疑为病窦综合征的患者，经上述检查仍未能确定诊断，下列试验将有助诊断：

1. *固有心率（IHR）测定* 应用药物完全阻断自主神经系统对心脏的支配后，测定窦房结产生冲动的频率。方法：以普萘洛尔（Propranolol，0.2mg/kg）静注后10min，再以阿托品（Atropine，0.04mg/kg），然后检测心率。固有心率正常值可参照以下公式计算：118.1－(0.57×年龄)。病窦综合征患者的固有心率低于正常值。

2. *窦房结恢复时间与窦房传导时间测定* 可应用心内电生理检查技术或食管心房电刺激方法。

【治疗】

若患者无心动过缓有关的症状，不必治疗，但需要定期随诊观察。对于有症状的病窦综合征患者，应接受起搏器治疗。心动过缓－心动过速综合征患者发作心动过速，单独应用抗心律失常药物治疗，可能加重心动过缓。应用起搏治疗后，患者仍有心动过速发作，可同时应用抗心律失常药物。

二、期前收缩

（一）房性期前收缩

房性期前收缩（atrial premature beats），激动起源于窦房结以外的提前出现的心房激动。

【临床表现】

患者的临床症状轻重不一，可有心悸、胸闷等不适症状。

【心电图特点】

见诊断技术篇器械检查章节。

【治疗】

若无症状通常无需治疗。无器质性心脏病者如患者症状明显，治疗以消除症状为目的，减轻患者焦虑与不安，避免诱发因素。药物宜用β受体阻滞剂或维拉帕米。

（二）房室交界区性期前收缩

房室交界区性期前收缩（premature atrioventricular junctional beats）简称交界性期前收缩。

【心电图特点】

见诊断技术篇器械检查章节。

【治疗】

一般不需要治疗。

（三）室性期前收缩

室性期前收缩（premature ventricular beats）是希氏束分叉以下部位的心肌提前激动，是心室提前除极引起的心律失常，是一种最常见的心律失常。常见于冠心病，风心病，心肌病，二尖瓣脱垂病人。心肌炎、缺血、缺氧、麻醉、手术等均可使心肌受到机械、电、化学性刺激而发生室性期前收缩。电解质紊乱、过量烟、酒、咖啡亦可以诱发室性期前收缩。

【临床表现】

患者可感到心悸不适。可引起晕厥、心绞痛与低血压。听诊时，室性期前收缩后出现较长的停歇，室性期前收缩之第二心音强度减弱，仅能听到第一心音。桡动脉搏动减弱或消失。颈静脉可见正常或巨大的a波。

【心电图特点】

见诊断技术篇器械检查章节。

【治疗】

（1）无器质性心脏病如患者症状明显，治疗以消除症状为目的，减轻患者焦虑与不安，避免诱发因素。药物宜用β受体阻滞剂或美西律。

（2）急性心肌缺血早期出现频发性室性期前收缩、多源（形）性室性期前收缩、成对或连续出现的室性期前收缩、室性期前收缩落在前一个心搏的T波上（R－on－T）时，预防性应用抗心律失常药物。可选用利多卡因，急性心肌梗死早期应用β受体阻滞剂能降低心梗后猝死发生率。

(3) 慢性心脏病变应当避免应用Ⅰ类药物治疗心肌梗死后室性期前收缩。目前主张应用Ⅲ类抗心律失常药胺碘酮治疗心肌梗死后合并心力衰竭伴有室性期前收缩的患者。

三、阵发性心动过速

(一) 阵发性室上性心动过速

阵发性室上性心动过速（paroxysmal supraventricular tachhycardia，PSVT，简称室上速）是一种临床上常见的规则的窄 QRS 心动过速。大部分室上速由折返机制引起，折返可发生在窦房结、房室结和心房。

【临床表现】

可见于任何年龄，一般以中年女性多见，与器质性心脏病无明确的关系。

本病特点是突然发病和终止，每次发作可持续数秒、数分、数小时、甚至数天。多有心悸、胸闷、头颈部发胀、乏力、出汗、呕吐、四肢发麻等，严重时可出现晕厥。体检时心律规则，多有 160 ~ 220 次/min，第一心音强度不变。

【诊断】

1. 心电图特点　见诊断技术篇器械检查章节。

2. 心电生理检查　可确定心动过速时折返运动的部位。

【治疗】

1. 发作时的治疗　①刺激迷走神经使发作终止，包括压迫颈动脉窦（有脑血管病者禁用），压迫眼球（青光眼、深或高度近视患者禁用），吸气后屏住气，用力作呼气运动，刺激咽喉引起恶心或呕吐。②药物疗法：常静脉用维拉帕米（Verpamil）、普罗帕酮（Propafenone）、三磷酸腺甘（ATP）、洋地黄类药物等，但预激综合征旁路前传心室的（QRS 增宽）患者应慎用或禁用洋地黄。③同步直流电复律：当患者出现心绞痛、低血压、充血性心力衰竭时，应立即电复律。④食管或右房超速调搏终止心动过速。

2. 射频消融治疗　是目前最有效、最彻底的治疗方法，可根治室上性心动过速。

(二) 预激综合征

预激综合征（preexcitation syndrome）是一种房室传导异常，表现为心房冲动通过房室旁路部分或全部提前到达心室，并易伴发快速心律失常。一般发病率为 0.01% ~ 3%，其真正的病因尚未完全明确。

【临床表现】

预激综合征本身不引起症状。频率过于快速的心动过速（特别是持续发作心房颤动），可导致充血性心力衰竭、低血压甚至死亡。

【心电图】

见诊断技术篇器械检查章节。

【治疗】

(1) 药物宜选择普鲁卡因（Procaine）或普罗帕酮（Propafenone）。

(2) 综合征患者发作心房扑动与颤动时伴有晕厥或低血压，应立即施行电复律。

(3) 射频消融治疗　作为根治预激综合征室上速发作的首选。

（三）室性心动过速

室性心动过速（ventricular tachycardia，VT）是指发生在希氏束分叉以下的束支、浦肯野纤维、心室肌的快速心律失常。多发生于各种器质心脏病患者，极少数可见于无明显器质性心脏病的正常人。

【临床表现】

患者的临床表现并不一致，可无症状，也可出现低血压、少尿、晕厥、气促、心绞痛等。

听诊心律轻度不规则，第一、二心音分裂，收缩期血压可随心搏变化。如发生完全性房室分离，第一心音强度经常变化，颈静脉间歇出现巨大 a 波。

【心电图】

见诊断技术篇器械检查章节。

【治疗】

无器质性心脏病患者发生非持续性室速，无需进行治疗；持续性室速发作和有器质性心脏病的非持续性室速均应考虑治疗。

1. 终止室速发作 室速患者如无显著的血流动力学障碍，首选药物复律。静注利多卡因或普鲁卡因胺。症状明显者，应迅速施行直流电复律。洋地黄中毒引起的室速，不宜用电复律，应给予药物治疗。

2. 预防复发应努力寻找及治疗诱发与使室速持续的可逆性病变。单一药物或多药联合应用。还可选用导管消融、植入型心律转复除颤器、外科手术治疗复发性室性心动过速。

四、扑动与颤动

（一）心房扑动

心房扑动（atrical flutter，简称房扑）是指快速、规则的心房电活动。一般心房率为 240 ~ 340 次/min，往往有不稳定的倾向，可恢复窦性心律或进展为心房颤动。

【临床表现】

患者的症状和体征取决于潜在的心脏病变和房扑时心室率的快慢。心室率快时可出现心悸、头晕、耳鸣、呼吸困难、黑矇、晕厥、心绞痛等。

体检发现房扑患者心间搏动和脉搏通常快速而规则，可见快速的颈静脉扑动。当房室传导比率发生变动时，第一心音强度亦随之变化。

【心电图】

见诊断技术篇器械检查章节。

【治疗】

应针对原发疾病进行治疗，最有效终止房扑的方法是直流电复律。

（1）钙通道阻滞剂维拉帕米能有效减慢房扑之心室率，静脉给药可使新发生之房扑转复窦性心律。超短效的 β 受体阻滞剂，艾司洛尔（Esmolol）可用作减慢房扑时的心室率。

（2）若上述治疗方法无效，可应用较大剂量洋地黄制剂地高或毛花苷 C 减慢心室率，或联合应用普萘洛尔（Propranolol）或钙通道阻滞剂可有效控制心室率。

（3）IA（如奎尼丁 Quinidine）或 IC（如普罗帕酮 Propafenone）类抗心律失常药能有效转复房扑并预防复发。事先以洋地黄、钙通道阻滞剂或 B 受体阻滞剂减慢心室率。

（4）射频消融对 I 型房扑疗效好。

（二）心房颤动

心房颤动（atrial fibrillation，简称房颤）是有心房主导折返环引起的许多小折返环导致的房律紊乱。最常见病因为风湿性心脏病、二尖瓣狭窄；其次是冠心病、甲亢性心脏病、心肌病、心肌炎、高血压性心脏病等。少数阵发性房颤找不到明显病因，称特发性房颤。

根据房颤发作的特点，房颤分为阵发性、持续性、永久性房颤。阵发性持续时间<7天，一般<24h；持续性则>7 天，多数不易自行转复为窦律，需药物或电复律；永久性为复律失败不能维持窦性心律或没有复律适应症的房颤。

【临床表现】

表现多样，与发作时的心室率、心功能、伴随的疾病等有关。心悸、气急、焦虑、胸闷、自觉心跳不规则。阵发性发作或心室率较快时，症状较为明显，常伴有心力衰竭症状。可有心房血栓，引起栓塞。

听诊主要是心律绝对不规则，第一心音强弱不等，患者脉搏次数显著少于心搏数，称为脉搏短绌。

【心电图】

见诊断技术篇器械检查章节。

【治疗】

1. 药物治疗

治疗的主要目标：控制心室率、维持窦性心律和预防血栓栓塞形成。

（1）急性房颤　首先应针对原发病治疗，对于症状显著者，可静脉注射洋地黄、β 受体阻滞剂或钙通道阻滞剂，使安静时心率保持在 60～80 次/min。必要时，洋地黄可与 β 受体阻滞剂或钙通道阻滞剂合用。未能恢复窦性心律者，若症状仍严重，则可行电复律治疗可应用药物或电击复律。

（2）慢性房颤　①复律：持续性房颤应给予至少一次复律机会，药物有普罗帕酮（Propafenone Hydrochloride）、氟卡尼（Flecainide）、索他洛尔（Sotalol Hydrochloride）与胺碘酮（Amiodarone Hydrochloride）均可供选用。如选用电复律治疗，应在电复律前给予抗心律失常药和抗凝药。②维持窦性心律药物：可选用奎尼丁（Quinidine Sulfate）、普罗帕酮（Propafenone Hydrochloride）、胺碘酮（Amiodarone Hydrochloride）。③减慢心室率并控制在合理范围：心率控制的效果不比心律控制的效果差。心率控制的方案已提高到首选治疗的地位。首选的药物为地高辛（Digaoxin），伴有心功能不全时更为适宜，地高辛降低静息时心室率。可单独或与 β 受体阻滞剂或钙通道阻滞剂合用能较好控制运动时心率增快。

2. 预防栓塞　有栓塞病史、严重瓣膜病、高血压、糖尿病、老年患者、左心房扩大、冠心病等均为发生栓塞的危险因素，应接受长期抗凝治疗。可口服华法林（warfarin)。不适宜应用华法林的患者、以及无以上危险因素的患者，可改用阿司匹林（Aspirin)。发病持续2天以上者则应用抗凝剂，防止并发症。抗凝治疗3周，使凝血酶原时间（PT）国际正常化比例（INR）达2~3，房颤转复后仍应抗凝治疗4周。

3. 非药物治疗

（1）体外同步直流电转复 适用于持续性房颤伴有血流动力学恶化，作为一线治疗或用于药物转复失败的患者。要适当的抗凝准备。

（2）外科手术 改进的Cox迷宫术和左房隔离术。

（3）射频消融治疗 环肺静脉电隔离术，肺静脉前庭消融术，左心房基质改良术。并发症包括严重或较严重的有心房穿孔、心包填塞、肺静脉狭窄、心脏骤停和脑卒中偏瘫等。

（4）心房除颤 植入型心房除颤器：植入后好处是尽早转复房颤为窦性心律，可防止历时长的房颤发作伴随的电重构。

（三）心室扑动与心室颤动

心室扑动（ventricular futter）是极快的、规则的心室收缩；心室颤动（ventricular fibrillation）是快速、不规则的、不同步的心室收缩。是临床中最常见的、危及生命的心律失常。缺血性心脏病、抗心律失常药物，特别是引起Q-T间期延长与尖端扭转的药物，严重缺氧、缺血、预激综合征合并房颤与极快的心室率、电击伤等亦可引起。

【临床表现】

临床症状包括意识丧失、抽搐、呼吸停顿甚至死亡。听诊心音消失、脉搏触不到、血压亦无法测到。

【心电图】

见诊断技术篇器械检查章节。

【治疗】

参见心脏骤停与心脏性猝死。

五、房室传导阻滞

房室传导阻滞（atrioventricular block）指房室交界区脱离了生理不应期后，心房冲动传导延迟或不能传导至心室。可发生在房室结，希氏束，以及其他等不同部位。按照传导阻滞的严重程度，通常分为三度。第一度房室阻滞的心房与心室的传导时间延长。第二度房室阻滞，心房与心室间呈间歇性传导，分为两型：莫氏（Mobitz）Ⅰ型和Ⅱ型。第三度房室阻滞又称完全性传导阻滞，心房与心室之间的传导全部阻断。

【临床表现】

房室阻滞病人的症状除受原有心脏病和心功能的影响，还取决于阻滞的程度与部位。第一度房室阻滞时患者通常无症状，亦可出现乏力、头晕、胸闷等不适。第二度房室阻滞：可引起心悸与心搏脱漏。第三度房室阻滞时可出现疲倦、乏力、晕眩、晕厥、心绞痛、心力衰竭等。当心率过慢时，可因脑缺血可出现短暂性意识丧失，甚至抽搐。

第一度房室阻滞听诊时第一心音强度减弱；第二度房室阻滞Ⅰ型者第一心音强度逐渐减弱并有心搏脱漏。Ⅱ型者也有间歇性心搏脱漏，但第一心音强度恒定；第三度房室阻滞的第一心音强度经常变化，第二心音可呈正常或反常分裂。间或听到心房音及响亮清晰的第一心音（大炮音）。颈静脉出现巨大 a 波。

【心电图表现】

1. 第一度房室阻滞　见诊断技术篇器械检查章节。

2. 第二度房室阻滞　见诊断技术篇器械检查章节。

3. 第三度（完全性）房室阻滞　见诊断技术篇器械检查章节。

【治疗】

(1) 第一度房室阻滞与第二度Ⅰ型房室阻滞心室率不太慢并且无症状者，无需接受治疗。第二度Ⅱ型与第三度房室阻滞如心室率显著缓慢，伴有血流动力学障碍，甚至 Adams - Stokes 综合征发作者，应给予适当治疗。阿托品，适用于阻滞位于房室结的患者。异丙肾上腺素适用于任何部位的房室传导阻滞，但急性心肌梗死时应十分慎重。由可逆原因引起的房室传导阻滞应予临时性心脏起搏。

(2) 永久性心脏起搏治疗　指征：①有症状、第三度和高度房室阻滞性心动过缓；②需要药物治疗其他心律失常或其他疾病，而所用药物治疗可导致症状性心动过缓；③无症状，但已证实心室停搏 >2.5s 或清醒状态时逸搏心律 <40 次/min；④症状性第二度房室阻滞伴心动过缓。

第三节　原发性高血压

高血压（hypertension）是以血压增高为主要临床表现的综合症。可分为继发性高血压和原发性高血压。目前我国采用 1999 年 WHO 标准，即收缩压≥18.62kPa（140mmHg）和（或）舒张压≥11.97kPa（90mmHg）即诊断为高血压，血压定量有预后的意义。根据血压水平可分为 1、2、3 级。

原发性高血压的病因为多因素，可分为遗传因素和环境因素两个方面。其发病机制尚未明确。包括交感神经活性亢进、循环和局部 RASS 的激活、肾脏潴留过多的钠盐、血管重建（包括血管壁增厚、血管壁腔比增加、小动脉稀少以及血管功能异常）、内皮细胞功能障碍以及存在胰岛素抵抗现象。

高血压早期无明显病理改变，长期高血压引起全身小动脉中层平滑肌细胞增殖和纤维化，管壁增厚和管腔狭窄，导致心、脑、肾等重要靶器官组织缺血。

【临床表现】

1. 血压的变化　初期血压呈波动性，可暂时性升高，以后血压逐渐稳定而持性升高。医院内或诊所血压持续和明显升高而在院外环境中血压正常，称为“单纯性诊所高血压”或“白大衣高血压”。此种状况可通过家庭自测血压或动态血压监测加以证实或排除。

2. 症状体征　现早期常无症状，有头痛、眩晕、气急、疲劳、心悸、耳鸣等症状，体检时可听到主动脉瓣第二心音亢进、主动脉瓣区收缩期杂音或收缩早期喷射音。长期持续高血压可有左心室肥厚并可闻及第四心音。

3. 并发症　心脏受累时可有左心室肥厚的体征，晚期可发生心力衰竭；合并冠心病时可有心绞痛、心肌梗死和猝死；脑血管并发症早期可有一过性脑缺血发作，以后可发生脑血栓形成、脑栓塞、高血压脑病以及颅内出血等；眼底血管累及可出现视力进行性减退；肾脏受累严重者可出现肾功能减退的表现。

【诊断与鉴别诊断】

诊断高血压须根据在未服用降压药物的情况下，至少非同一天测量血压2次且2次测量值≥18.62/11.97kPa（140/90mm Hg）才能成立。一旦诊断高血压，必需鉴别原发性与继发性。

原发性高血压需与肾血管性高血压、原发性醛固酮增多症、嗜铬细胞瘤、皮质醇增多症和主动脉缩窄等相鉴别。

【治疗】

1. 治疗的目标　降低血压，使血压降至正常范围；防止或减少心脑血管及肾脏并发症，降低病死率和病残率。

2. 血压控制目标　至少将血压降至 SBP < 18.62kPa（140mmHg）和 DBP < 11.97kPa（90mmHg）；糖尿病患者 SBP < 17.29kPa（130mmHg）和 DBP < 10.64kPa（80mmHg）；肾脏病患者 SBP < 17.29kPa（130mmHg）和 DBP < 10.64（80mmHg）。

3. 非药物治疗

（1）合理膳食　①限制钠盐摄入，每日食盐量以不超过6g为宜。②减少膳食脂肪，补充适量蛋白质，多吃蔬菜和水果，摄入足量钾、镁、钙。③限制饮酒。

（2）减轻体重和运动。

（3）其他保持健康的心理状态、减少精神压力和抑郁、戒烟。

4. 药物治疗

（1）药物治疗对象　高血压2级或以上患者（≥21.28/1.33kPa）；高血压合并糖尿病，或者已经有心、脑、肾靶器官损害和并发症患者；凡血压持续升高6个月以上，调整生活方式后血压仍未获得有效控制者；高危和极高危患者。

（2）降压药物治疗

1）利尿剂：可减少和降低并发症发生率和病死率，并能对靶器官有保护作用。可作为无并发症高血压的首选药，主要适用于轻中度高血压，尤其是老年高血压、肥胖以及并发心力衰竭者。伴糖尿病或糖耐量异常、高尿酸血症以及肾功能不全者不宜应用，伴高脂血症者慎用。

2）β受体阻滞剂：降压作用安全可靠，并能降低总病死率和心血管病的发生率，改善预后，并有逆转左心室肥厚的作用。主要适用于轻中度高血压，尤其是静息时心率较快者，也适用于高肾素活性的高血压、伴心绞痛或心肌梗死者。伴心脏传导阻滞、哮喘、慢性阻塞性肺疾病及周围血管疾病者禁用，胰岛素依赖糖尿病者慎用。

3）钙通道阻滞剂：降压作用可靠而稳定，长期应用能降低心、脑血管并发症的发生率和病死率，且不影响糖和脂质代谢，具有靶器官保护作用。适用于各种程度的高血压，尤其是老年高血压伴心绞痛、周围血管疾病、糖尿病或糖耐量异常以及合并肾功能损害者。

4）血管紧张素转换酶抑制剂：单用降压强度与利尿剂或β受体阻滞剂相当，且有很重要的靶器官保护作用，包括减轻左心室肥厚；改善心肌梗死患者的预后，降低其病死率；降低心力衰竭患者的病死率；降低高血压伴糖尿病肾病患者的微量蛋白尿，延缓慢性肾衰竭的发生和进展。适用于各种程度的高血压，尤其是伴左心室肥厚、左心室功能不全或心力衰竭、糖尿病伴蛋白尿、肾脏损害者。双侧肾动脉狭窄或单侧肾动脉严重狭窄、合并高钾血症或严重肾衰竭、严重主动脉瓣狭窄、梗阻性肥厚型心肌病以及合并妊娠者禁用。

5）血管紧张素Ⅱ受体阻滞剂：有明确的降压效应，且呈明显的剂量依赖关系，降压效应和靶器官保护作用均与 ACEI 相似。适用和禁用对象与 ACEI 相同，特别适用于 ACEI 治疗后发生干咳等不良反应且不能耐受者。

6）α 受体阻滞剂：同时可降血脂，对胰岛素抵抗有较好作用。可出现体位性低血压。

7）其他：中枢交感神经抑制剂、周围交感神经抑制剂、直接血管扩张剂等。

（3）降压药物的选择 ①合并心力衰竭者，宜选择 ACE 抑制剂、利尿剂。②老年人收缩期高血压者，宜选择利尿剂、长效二氢吡啶类钙通道阻滞剂。③合并糖尿病、蛋白尿或轻、中度肾功能不全者（非肾血管性），可选用 ACE 抑制剂。④心肌梗死后的患者，可选择无内在拟交感作用的 β 受体阻滞剂或 ACE 抑制剂（尤其伴收缩功能不全者）。对稳定型心绞痛患者，也可选择用钙通道阻滞剂。⑤对伴有脂质代谢异常的患者可选用 α 受体阻滞滞剂，不宜用 β 受体阻滞剂及利尿剂。⑥伴妊娠者，不宜用 ACE 抑制剂、血管紧张素Ⅱ受体阻滞剂，可选用甲基多巴。⑦对合并支气管哮喘、抑郁症、糖尿病患者不宜用 β 受体阻滞剂；痛风患者不宜用利尿剂。合并心脏起搏传导障碍者不宜用 β 受体阻滞剂及非二氢吡啶类钙通道阻滞剂。

5. 高血压危象的治疗

（1）选择作用快而不良反应少的降压药物，以硝普钠、硝酸甘油、尼卡地平、拉贝洛尔等为优先选择的药物。

（2）采用正确的给药方法，静脉给药 1～2 天后加用口服药，然后逐渐停止静脉给药而维持口服药。

（3）把握好降压速度和时间，高血压危症立即降压，高血压急症可在数小时至 24h 内将血压逐渐降至安全水平。

（4）确定降压的目标水平，降压的安全水平为 21.28～23.94/13.3kPa（160～180/100mmHg），或平均动脉压降低 20%～25%，起始 48h 的舒张压不应降至 13.3kPa（100mmHg）以下，收缩压不低于 21.28kPa（160mmHg）。

第四节 动脉粥样硬化与冠状动脉粥样硬化性心脏病

一、动脉粥样硬化

动脉粥样硬化（atherosclerosis）是动脉的一种非炎症性、退行性和增生性的病变，可引起动脉的增厚、变硬、失去弹性，最终可导致管腔狭窄，多见于老年人。大、中、小动脉均可受累。动脉粥样硬化的特点是受累动脉的病变从内膜开始，先后有多种病变合并存在，包括局部有脂质和复合糖类积聚、纤维组织增生和钙质沉着，动脉中层的逐渐退变，继发性病变尚有斑块内出血、斑块破裂及局部血栓形成。动脉粥样硬化病变具有巨噬细胞游移、平滑肌细胞增生；大量胶原纤维、弹力纤维和蛋白多糖等结缔组织基质形成；以及细胞内、外脂质积聚的特点。

病因尚未完全确定，目前认为是多种易感因素所致。本病多见于40岁以上的中、老年人。男性与女性相比，女性发病率较低，但在更年期后发病率增加。血脂异常脂质代谢异常、血压增高都与本病密切相关。吸烟者本病的发病率和病死率增高，与每日吸烟的支数呈正比。糖尿病和糖耐量异常患者中本病发病率较非糖尿病者高。

对本病的发病机制，曾有多种学说从不同角度来阐述，包括脂质浸润学说、血栓形成学说、平滑肌细胞克隆学说等。近年来多数学者认为本病各种主要危险因素最终都损伤动脉内膜，而粥样硬化病变的形成是动脉对内膜损伤作出的炎症－纤维增生性反应的结果。

【临床表现】

主要是有关器官受累后出现的病象。

1. 一般表现　可能出现脑力与体力衰退。

2. 主动脉粥样硬化　大多数无特异性症状。主动脉广泛粥样硬化病变，可出现主动脉弹性降低的相关表现：如收缩期血压升高、脉压增宽、桡动脉触诊可类似促脉等。X线检查可见动脉结向左上方凸出，有时可见片状或弧状钙质沉着阴影。

形成主动脉瘤是主动脉粥样硬化最主要的后果，肾动脉开口以下的腹主动脉处最为多见，其次在主动脉弓和降主动脉。腹主动脉瘤体检时查见腹部有搏动性肿块，腹壁上相应部位可听到杂音，股动脉搏动可减弱。胸主动脉瘤可引起胸痛、气急、吞咽困难、咯血、声音嘶哑、气管移位或阻塞、上腔静脉或肺动脉受压等表现。X线检查可见主动脉的相应部位增大；主动脉造影可显示梭形或囊样的动脉瘤。二维超声或磁共振显像可显示瘤样主动脉扩张。主动脉瘤一旦破裂，可迅速致命。在动脉粥样硬化的基础上也可发生动脉夹层分离，但较少见。

3. 冠状动脉粥样硬化　详见下节。

4. 脑动脉粥样硬化　可引起眩晕、头痛和晕厥等症状；还可引起脑血管意外，有头痛、眩晕、呕吐、意识丧失、肢体瘫痪、偏盲或失语等表现；能引起痴呆，有精神变态、行动失常、智力和记忆力减退以至性格完全变态等。

5. 肾动脉粥样硬化　可引起顽固性高血压，如发生肾动脉血栓形成，可引起肾区疼痛、尿闭和发热等。长期肾脏缺血可肾萎缩并发展为肾衰竭。

6. 肠系膜动脉粥样硬化　可能引起消化不良、肠道张力减低、便秘和腹痛等症状。血栓形成时，有剧烈腹痛、腹胀和发热。肠壁坏死时，可引起便血、麻痹性肠梗阻和休克等症状。

7. 四肢动脉粥样硬化　以下肢动脉较多见，引起下肢发凉、麻木和典型的间歇性跛行，即行走时发生腓肠肌麻木、疼痛以至痉挛，休息后消失，再走时又出现，严重者持续性疼痛，下肢动脉尤其是足背动脉搏动减弱或消失。如动脉管腔完全闭塞时可产生坏疽。

【辅助检查】

本病尚缺乏敏感而又特异性的早期实验室诊断方法。

1. 血液检查　部分患者有脂质代谢异常，主要表现为血总胆固醇增高、LDL 胆固醇增高、HDL 胆固醇降低、甘油三酯增高。

2. 多普勒超声检查　有助于判断颈动脉、四肢动脉和肾动脉的血流情况和血管病变。

3. 脑电阻抗图、脑电图、X 线、电子计算机断层显像（CT）或磁共振显像　有助于判断脑动脉的功能情况以及脑组织的病变情况。

4. 放射性核素心脏检查、超声心动图检查、心电图检查和它们的负荷试验　所示的特征性变化有助于诊断冠状动脉粥样硬化性心脏病。

5. 血管造影包括冠状动脉造影　是诊断动脉粥样硬化最直接的方法。

6. 血管内超声显像和血管镜检查　是辅助血管内介入治疗的新的检查方法。

【诊断和鉴别诊断】

本病发展到相当程度，尤其是有器官明显病变时，诊断并不困难，但诊断很不容易。年长患者如检查发现血脂异常，动脉造影发现血管狭窄性病变，应首先考断本病。

本病需与梅毒性主动脉炎、主动脉瘤、纵隔肿瘤、冠状动脉其他病变所引起心绞痛和心肌梗死、原发性扩张型心肌病、其他原因引起的脑血管意外、其他原因的高血压、肾结石等相鉴别。

【治疗】

1. 一般防治措施

（1）合理的膳食

1）控制膳食总热量，以维持正常体重为度。

2）超过正常标准体重者，应减少每日进食的总热量，食用低脂（脂肪摄人量不超过总热量的30%，其中动物性脂肪不超过10%）、低胆固醇（每日不超过500mg）膳食，并限制酒和蔗糖及含糖食物的摄人。饮食清淡，多食富含维生素 C（如新鲜蔬菜、瓜果）和植物蛋白（如豆类及其制品）的食物。尽量以植物油为食用油。

3）避免经常食用过多的动物性脂肪和含胆固醇较高的食物。以食用低胆固醇、低动物性脂肪食物。

4）已确诊有冠状动脉粥样硬化者，严禁暴饮暴食，合并有高血压或心力衰竭者，应同时限制食盐。

（2）适当的体力劳动和体育活动　体力活动量以不过多增加心脏负担和不引起不适感觉为原则。

（3）合理安排工作和生活

（4）提倡不吸烟，不饮烈性酒。

2. 药物治疗

（1）扩张血管药物　解除血管运动障碍。

（2）调整血脂药物　目标水平根据患者的具体情况不同而有区别，如对于无动脉粥样硬化疾病，亦无冠心病危险因素的健康者，目标水平：TC <5.72mmol/L（220mg/dl），LDL-C <3.64mmol/L（140mg/dl），TG <1.69mmol/L（150mg/dl），如已有动脉粥样硬化性疾病者，目标水平应更为严格，TC <4.68mmol/L（180mg/dl），LDL-C <2.60mmol/L（100mg/dl），TG 同上。

可按血脂的具体情况选用下列调整血脂药物：

1）主要降低血胆固醇，也降低血甘油三酯的药物：3羟3甲戊二酰辅酶A（HMG-CoA）还原酶抑制剂类。可和 HMG-CoA 竞争与酶的活性部位相结合，从而阻碍 HMG-CoA 还原酶的作用（后者是胆固醇合成过程中的限速酶）降低血胆固醇水平，促进 LDL、VLDL 通过受体途径代谢，降低血清 LDL 含量，又能增高 HDL。本类药物不仅有调脂作用，在稳定动脉粥样斑块，防止斑块破裂、继发出血、血栓形成方面发挥着重要作用。不良反应有乏力、肌痛、胃肠道症状、皮疹等。要注意监测肝、肾功能和肌酸磷酸激酶的变化。常用制剂有洛伐他汀、普伐他汀、辛伐他汀、氟伐他汀，1次/日；阿托伐他汀。用量宜从小剂量开始。睡前服用。

2）贝特类：降血甘油三酯的作用强于降总胆固醇，并使 HDL 增高，且可减少组织胆固醇沉积；降低血小板黏附性，增加纤维蛋白溶解活性和减低纤维蛋白原浓度，从而削弱凝血作用。少数患者有胃肠道反应、皮肤发痒和荨麻疹，以及一过性血清转氨酶增高和肾功能改变，定期检查肝、肾功能。长期应用可使胆石症发病率增高。现多用不良反应较少的药物非诺贝特、吉非贝齐。

3）胆酸隔置剂：为阴离子交换树脂，服后吸附肠内胆酸，阻断胆酸的肠肝循环，加速肝中胆固醇分解为胆酸，与肠内胆酸一起排出体外而使血总胆固醇下降。有考来烯胺，考来替泊等。可引起便秘等胃肠反应，近年采用微粒型制剂，不良反应减少，患者较易耐受。

4）其他调整血脂药物还有：不饱和脂酸类，包括从植物油提取的配立油酸乙酯等。

二、心绞痛

（一）稳定型心绞痛

心绞痛（angina pectoris）是冠状动脉供血不足，心肌急剧的、暂时的缺血与缺氧所引起的临床综合征。其特点为阵发性的前胸压榨性疼痛感觉，主要位于胸骨后部，可放射至心前区和左上肢，在劳动或情绪激动、饱餐、受寒等时诱发。历时短暂，持续几秒到十几分钟，一般不超过20min，休息或舌下含服硝酸甘油片，即可缓解。本病多见于男性，多数病人在40岁以上。

当冠状动脉血流量不能满足心肌代谢的需要，引起心肌急剧的暂时的缺血缺氧时即可发生心绞痛。

【临床表现】

1. *症状* 心绞痛以发作性胸痛为主要临床表现，疼痛的特点为：①部位：主要在胸骨体上段或中段之间可波及心前区，有手掌大小范围，甚至横贯前胸，界限不很清楚。常放射至左肩、左臂内侧达无名指和小指，或至颈、咽或下颌部。②性质：常为压迫、发闷或紧缩性。也可有烧灼感但不尖锐，不像针刺和刀扎，偶伴濒死的恐惧感觉，病人不自觉停止原来活动。③诱因：发作常由体力劳动或情绪激动所激发，饱食、寒冷、吸烟、心动过速、休克等亦可诱发。④持续时间：一般3~5min。

根据心绞痛的严重程度及其对体力活动的影响，加拿大心脏协会（CCS）将稳定型心绞痛分为4级。Ⅰ级：日常体力活动不引起心绞痛。通常的步行或上楼并不引起心绞痛发作，但可发生于强烈或长时间的劳力情况下。Ⅱ级：日常体力活动轻度受限。心绞痛发生于快速步行或上楼、上坡，餐后步行或上楼，或者在寒冷的情况下，顶风逆行时，情绪激动时，或醒来时的最初几小时内。平地行走两个街区，或常速情况下上相当于3楼以上的高度能诱发心绞痛。Ⅲ级：日常体力活动明显受限。心绞痛发生于平地行走1~2个街区，或以平常的速度上3楼。Ⅳ级：任何体力活动均可引起心绞痛发作。

2. 体征　平时一般无异常体征。心绞痛发作时常见心率增快、血压升高、表情焦虑、皮肤冷或出汗，有时出现第四或第三心音奔马律。可有暂时性心尖部收缩期杂音，多为乳头肌缺血功能失调引起二尖瓣关闭不全所致，第二心音可有逆分裂或出现交替脉。

【辅助检查】

1. 心电图　是发现心肌缺血、诊断心绞痛最常见的检查方法。

（1）静息心电图　静息心电图多正常，静息心电图可表现出冠心病的迹象，如陈旧性心肌梗死或异常复极。

（2）胸痛发作时的心电图　ST段抬高或压低、“假性正常化”。剧烈胸痛发作时记录的心电图正常也并不罕见，不应该排除心肌缺血诊断。与胸痛同时出现快速性心律失常、房室传导阻滞、左前分支阻滞或束支传导阻滞，可以增加诊断的可能性。

2. 运动心电图运动　运动心电图除了具有诊断价值外，它对于证实无症状性缺血，对于预测慢性稳定型心绞痛病人的预后和随访疾病的进展，以及评价患者经药物治疗或再血管化的治疗效果，均具有重要价值。当存在左束支阻滞、起搏心律、WPW综合征、左室高电压、电解质失衡、室内传导阻滞和服用洋地黄药物等，运动心电图没有诊断价值。

3. 动态心电图监测（Holter）　诊断冠状动脉疾病的敏感性和特异性要低于运动试验，但可以显示运动没有诱发的心肌缺血。

4. 超声心动图

（1）二维超声心动图检查有助于评价心腔的大小、左心室局部和全心功能。此外，对于有心肌梗死病史的患者可帮助了解梗死范围、室壁瘤、二尖瓣情况及附壁血栓等。

（2）胸痛发作或缓解后30min内超声检查可评估心肌缺血范围，如左室节段运动异常。

5. 负荷影像检查（超声心动图和核素）　最成熟的负荷影像检查是超声心动图检查和核素灌注扫描。两者都可和运动负荷或药物负荷联合应用，运动负荷方法有活动平板及直立或卧位踏车两种，药物负荷包括多巴酚丁胺或血管扩张剂。

6. 电子计算机断层扫描（CT），EBCT和HDCT　在发现冠状动脉钙化和对冠状动脉钙化程度定量上证实是有效的。通过对冠状动脉钙化探测的研究，可以识别冠状动脉疾病高危风险的患者。多排 CT 可清晰的显示冠脉血管壁和斑块的性质。

7. 冠状动脉造影术　通常作为明确诊断和制定治疗方案系列检查的一部分。冠脉造影可进一步进行危险分层。

对可疑心绞痛患者，包括心绞痛症状发生明显改变的已知 CAD 患者，做冠状动脉造影以明确诊断：①心源性猝死抢救存活的已知或可能有心绞痛的患者。②无创性检查未能确诊并且其获益超过冠状动脉造影的危险性和费用的患者。③由于伤残、疾病或病态性肥胖而不能进行无创性检查的患者。④因职业要求必须确诊的患者。⑤由于出现症状时的年龄较轻，无创性成像或其他临床资料怀疑存在非动脉粥样硬化性心肌缺血病因的患者。⑥怀疑冠状动脉痉挛并且需要进行激发试验的患者。⑦高度怀疑左主干或 3 支血管病变的 CAD 的患者。

对于反复因胸痛住院并且需确诊的患者，或自己强烈要求确诊但 CAD 可能性稍低的患者，也可行冠脉造影术以明确诊断或排除诊断。

【诊断和鉴别诊断】

1. 诊断　根据典型的发作特点和体征，含服硝酸甘油后缓解，结合危险因素，出外其他原因所致的心绞痛，即可建立初步诊断。心绞痛依据其严重度可分为 4 级：Ⅰ级：一般体力活动不受限，仅在强、快或长时期劳力时发生心绞痛。Ⅱ级：一般体力活动轻度受限。快步、饭后、寒冷或刮风中、精神刺激或醒后数小时内步行或登楼；步行两个街区以上、登楼一层以上和爬山，均引起心绞痛。Ⅲ级：一般体力活动明显受限，步行 1～2 个街区，登楼一层引起心绞痛。Ⅳ级：一切活动都引起不适，静息时可发生心绞痛。

2. 鉴别诊断　需与心脏神经症、急性心肌梗死、肋间神经痛、食管病变、膈疝、颈椎病等相鉴别。

【治疗】

治疗原则：改善冠状动脉的血供和减轻心肌的耗氧，同时治疗动脉粥样硬化。

1. 发作时的治疗

（1）休息　一般患者在停止活动后症状即可消除。

（2）药物治疗　硝酸甘油舌下含化：第一次用药时，患者宜平卧片刻，必要时吸氧；硝酸异山梨酯舌下含化，也可用喷雾吸入；亚硝酸异戊酯以手帕包裹敲碎，立即盖于鼻部吸入作用快而短。

2. 缓解期的治疗　宜尽量避免各种确知足以诱致发作的因素。调节饮食，特别是一次进食不应过饱；禁绝烟酒。调整日常生活与工作量；减轻精神负担；保持适当体力活动，以不致发生疼痛症状为度；一般不需卧床休息。

（1）药物治疗　①硝酸酯制剂：硝酸异山梨酯、长效硝酸甘油制剂，口服后 30min 起效，持续 8～12h。硝酸甘油油膏适于预防夜间心绞痛发作。②β 受体阻滞剂：最常用的制剂是普萘洛尔，通过阻断拟交感作用，减低心肌氧耗，缓解心绞痛发作。③钙通道阻滞剂：常用制剂有维拉帕米、硝苯地平、地尔硫䓬。通过抑制 Ca^{2+} 入胞内，抑制心肌和平滑肌收缩，缓解症状，还可降低血液黏度。治疗变异型心绞痛以钙通道阻滞剂的疗效最好。④中医中药治疗：以“活血化瘀”和“祛痰通络”为最常用。⑤其他治疗：右旋糖酐或羟乙基淀粉注射液；高压氧治疗；洋地黄类制剂。

(2) 外科手术治疗 主要是施行主动脉、冠状动脉旁路移植。适应证：①左冠状动脉主干病变；②冠状动脉3支病变；③稳定型心绞痛对内科治疗反应不佳，影响工作和生活；④恶化型心绞痛；⑤变异型心绞痛冠状动脉有固定狭窄者；⑥急性冠状动脉功能不全；⑦梗死后心绞痛。患者冠状动脉狭窄的程度应在管腔阻塞70%以上、狭窄段的远端管腔要畅通和心室功能要好。

(3) 经皮穿刺腔内冠状动脉成形术，有时可起到类似外科手术同样的效果。

(4) 运动锻炼疗法。

(二) 不稳定型心绞痛

冠心病中除上述典型的稳定型劳力型心绞痛之外的缺血性胸痛统称之为不稳定型心绞痛（unstable angina pectoris，UAP）。这不仅是基于对不稳定的粥样斑块的深入认识，也表明这类心绞痛患者临床上的不稳定性，进展至心肌梗死的危险性，必须予以足够的重视。

急性冠脉综合征（acute coronary syndrome，ACS)）是由于冠脉易损性斑块的破裂，继发了血栓形成，导致冠脉管腔急性闭塞或狭窄，包括STEMI和非STEMI（NSTEMI）或不稳定性心绞痛，也可因心肌缺血发生致命性心律失常如室速、室颤或心室停搏、心血管崩溃而表现为猝死。

与稳定型劳力性心绞痛的差别主要在于冠脉内不稳定的粥样斑块继发的病理改变，如斑块内出血、斑块纤维帽出现裂隙、表面上有血小板聚集及（或）刺激冠状动脉痉挛，使局部心肌血流量明显下降，导致缺血性心绞痛，也可因劳力负荷诱发但劳力负荷中止后胸痛并不能缓解。

【临床表现】

胸痛的部位、性质与稳定型心绞痛相似，但具有以下特点。

(1) 原为稳定型心绞痛，在1个月内疼痛发作的频率增加，程度加重、时限延长、诱发因素变化，硝酸类药物缓解作用减弱。

(2) 1个月之内新发生的心绞痛，并因较轻的负荷所诱发。

(3) 休息状态下发作心绞痛或较轻微活动即可诱发，发作时表现有ST段抬高的变异型心绞痛也属此列。

【治疗】

不稳定型心绞痛病情发展常难以预料，应使患者处于医生的监控下，疼痛发作频繁或持续不缓解及高危组的患者应立即住院。

(1) 一般处理 卧床休息1～3天，床边24h心电监测。有呼吸困难、发绀者应吸氧，维持血氧饱和度90%以上，烦躁不安、剧烈疼痛者可给以吗啡5～10mg，皮下注射。有必要应重复检测心肌坏死标记物。

(2) 缓解疼痛 此型心绞痛单次含化或喷雾吸人硝酸酯类制剂往往不能缓解症状，建议每隔5min 1次，共用3次，再用硝酸甘油或硝酸异山梨酯持续静脉滴注或微泵输注，以10μg/min开始，每3～5min增加10μg/min，直至症状缓解或出现血压下降。硝酸酯类制剂静脉滴注疗效不佳或不能应用β受体阻滞剂者，可用非二氢吡啶类钙拮抗剂，如地尔硫䓬静脉滴注 1～5μg/（kg·min），可控制发作。

治疗变异型心绞痛以钙通道阻滞剂的疗效最好。停用本类药时也宜逐渐减量然后停服，以免诱发冠状动脉痉挛。如无低血压等禁忌证应及早开始应用 β 受体阻断药，口服剂量应个体化。

（3）抗栓（凝）　阿司匹林及肝素是 UA 中的重要治疗措施，其目的在于防止血栓形成，阻止病情向心肌梗死方向发展。

（4）对于个别病情极端严重者，保守治疗效果不佳，在有条件的医院应行急诊冠脉造影介入治疗或外科手术治疗。经治疗病情稳定，出院后应继续强调抗凝及降脂治疗以促使斑块稳定。缓解期的进一步检查及长期治疗方案与稳定型劳力性心绞痛相同。

三、急性心肌梗死

急性心肌梗死（acute myocardial infarction）是指冠状动脉急性闭塞，血流中断，所引起的局部心肌的缺血性坏死，临床表现可有持久的胸骨后疼痛、休克、心律失常和心力衰竭，并有血清心肌酶增高以及心电图的改变。

冠状动脉粥样硬化，造成管腔严重狭窄和心肌供血不足，而侧枝循环未充分建立。在此基础上，血供进一步急剧减少或中断，使心肌严重而持久地急性缺血达 1h 以上，即可发生心肌梗死。

【临床表现】

1. 先兆　半数以上患者在发病前数日有乏力，胸部不适，活动时心悸、气急、烦躁、心绞痛等前驱症状，其中以新发生心绞痛和原有心绞痛加重最为突出，心绞痛发作较以前频繁，硝酸甘油疗效差，应警惕心梗的可能。

2. 症状

（1）疼痛　最先出现，多发生于清晨，疼痛部位和性质与心绞痛相同。但程度重，持续时间长，休息或硝酸甘油无效，可伴濒死感，少数人以休克或急性心衰为首发症状。

（2）全身症状　发热、心动过速、白细胞增高和血沉增快等。发热多在疼痛发生后 24～48h 后出现，体温多在 38℃左右。

（3）胃肠道症状　恶心，呕吐和上腹胀痛，重者有呃逆。

（4）心律失常　约 75%～95% 的病人伴有心律失常，多见于起病 1～2 周内，而以 24h 内为最多见，心律失常中以室性心律失常最多，如室性早搏，部位病人可出现室性心动过速或心室颤动而猝死。房室传导阻滞、束支传导阻滞也不少见，室上性心律失常较少发生。前壁心肌梗死易发生束支传导阻滞，下壁心肌梗死易发生房室传导阻滞，室上性心律失常多见于心房梗死。

（5）低血压和休克　休克多在起病后数小时至 1 周内发生，多为心源性。

（6）心力衰竭　梗死后心脏收缩力显著减弱且不协调，故在起病最初几天易发生急性左心衰竭，主要是急性左心衰竭。

3. 体征　心率快，心尖部第一心音减弱，可出现第四心音奔马律，多在 2～3 天有心包摩擦音。心尖区可出现粗糙的收缩期杂音或收缩中晚期喀喇音；也可伴有心律失常、休克或心力衰竭有关的其他体征。

4. *并发症* 乳头肌功能失调或断裂、心脏破裂及室间隔穿孔、栓塞、心室壁瘤、心肌梗死后综合征。

【辅助检查】

1. *心电图* 见诊断技术篇器械检查章节。

2. *超声心动图* 有助于了解心室壁的运动和左心室功能，诊断室壁瘤和乳头肌功能失调。

3. *放射性核素检查* 可显示心肌梗死的部位和范围，还可观察心室壁的运动和左心室的射血分数、有助于判断心室功能、诊断梗死后造成的室壁运动失调和心室壁瘤。

4. *血液检查*

（1）血常规检查 白细胞增多，中性粒细胞增多，嗜酸性粒细胞减少或消失，血沉加快，血清肌凝蛋白轻链增高。

（2）血清心肌酶学检查 血清心肌酶升高。肌酸磷酸激酶（CPK）、肌酸磷酸激酶同功酶（CK－MB）在6～8h开始升高，24h达最高峰。2～3天下降至正常，肌钙蛋白I（cTnI）或肌钙蛋白T（cTnT）起病3～4h后升高，10～24h达高峰，持续5～10天，肌钙蛋白T持续可达14天。门冬氨酸氨基转移酶（AST）：6～12h出现，24～48h达高峰，持续3～5天；乳酸脱氢酶（LDH）6～10h出现，2～3天达高峰，持续1～2周才恢复正常；其中肌酸磷酸激酶同功酶（CK－MB）、cTnI或cTnT的增高是诊断心肌梗死的敏感指标。

【诊断和鉴别诊断】

根据典型的临床表现，特征性的心电图改变以及心肌酶学等辅助检查进行诊断。对老年患者出现严重心律失常、休克、心力衰竭而原因未明或突然发生较重而持久的胸闷或胸痛者应考虑本病。

应与心绞痛、急性心包炎、急性肺动脉栓赛、主动脉夹层及急腹症相鉴别。

【治疗】

原则是保护和维持心脏功能，改善心肌血液供应，挽救濒死心肌，缩小心肌梗死范围，及处理并发症防止猝死。

1. *监护和一般治疗* 监护、休息吸氧。

2. *对症处理*

（1）解除疼痛 应尽早解除疼痛，一般可肌注杜冷丁50～100mg，或吗啡5～10mg，为避免恶心呕吐可同时给予阿托品0.5mg肌注。

（2）控制休克 根据休克纯属心源性，抑或尚有周围血管舒缩障碍，或血容量不足等因素存在，而分别处理。

1）补充血容量：用于中心静脉压和肺小动脉楔压低者。右心室梗死时，中心静脉压的升高则未必是补充血容量的禁忌。

2）应用升压药：补充血容量，血压仍不升，而肺小动脉楔压和心排血量正常时，可用多巴胺、间羟胺或去甲肾上腺素。

3）应用血管扩张剂：经上述处理，血压仍不升，而肺小动脉楔压增高，心排血量低，或周围血管显著收缩，以至四肢厥冷，并有发绀时，可使用硝普钠、硝酸甘油或酚妥拉明静脉滴注。

4）治疗休克的其他措施：包括纠正酸中毒、避免脑缺血、保护肾功能，必要时应用糖皮质激素和洋地黄制剂。

上述治疗无效时，用主动脉内气囊反搏术进行辅助循环，然后作选择性冠状动脉造影，随即施行冠状动脉旁路移植手术，可挽救一些患者的生命。

（3）消除心律失常 心律失常是引起病情加重及死亡的重要原因。

1）室性心动过速，静脉应用利多卡因或胺碘酮。

2）发生心室颤动时，尽快采用非同步直流电除颤；室性心动过速疗效不满意时，也应尽早应用同步直流电复律。

3）对缓慢的心律失常，可用阿托品。

4）房室传导阻滞发展到二度或三度，伴有血流动力学障碍者，宜用人工心脏起搏器做临时的经静脉心内膜右心室起搏治疗。

5）室上性快速心律失常用洋地黄制剂、维拉帕米等药物不能控制时，可考虑用同步直流电转复窦性心律，或采用快速起搏的超速抑制疗法。

（4）治疗心力衰竭 主要是治疗左心室衰竭，以应用吗啡（或哌替啶）和利尿剂为主，也可选用血管扩张剂减轻左心室负荷，或用多巴酚丁胺10μg/（kg·min）静脉滴注等治疗。因此在梗死发生后24h内，宜尽量避免使用洋地黄制剂。有右心室梗死的患者，应慎用利尿剂。

3. 挽救濒死心肌、缩小梗死范围

（1）药物溶栓治疗 可经冠状动脉或静脉，其中经静脉溶栓方便，适合于基层医院开展在患者症状出现后1~2h开始用药，治疗效果最为显著。

1）适应证：①持续性胸痛超过30min；②相邻两个或更多导联ST段抬高>0.2mV；③发病6h以内者，若刚超过6h，患者仍有严重胸痛，并且ST段抬高导联有R波者，也可以考虑溶栓治疗；④年龄在70岁以下者。

2）禁忌证：绝对禁忌证：①近期（14天内）有活动性出血、外科手术、活体组织检查、心肺复苏术后（体外心脏挤压、心内注射、气管插管）、不能实施压迫的血管穿刺，以及外伤史者；②血压>21.28/13.3kPa（160/100mmHg），或不能排除主动脉夹层分离者；③有出血性脑血管意外史，或半年内有缺血性脑血管意外（包括一过性脑缺血发作）史者；④休克；⑤妊娠、感染性心内膜炎、二尖瓣病变合并心房纤颤且高度怀疑左心房内有血栓者；⑥糖尿病合并视网膜病变者；⑦出血性疾病或有出血倾向者，严重的肝、肾功能障碍及进展性疾病（如恶性肿瘤）。相对禁忌证：①血小板计数 $<10\times10^9/L$；②患者已服用华法林类药，但凝血酶原时间延长不超过正常值3s；③体质过度虚弱者。

3）溶栓药物：①非特异性溶栓剂，对血栓部位或体循环中纤溶系统均有作用的尿激酶和链激酶；②选择性作用于血栓部位纤维蛋白的药物，有组织型纤维蛋白溶酶原激活剂（t-PA）、重组型组织纤维蛋白溶酶原激活剂（rt-PA）、TNK-PA等；③单链尿激酶型纤溶酶原激活剂（SCUPA）甲氧苯基化纤溶酶原链激酶激活剂复合物（AP-

SAC）

4）给药方案：①尿激酶30min内静脉滴注100万～150万U；②链激酶150万U静脉滴注，60min内滴完；③rt－PA，100mg在90min内静脉给予：先静脉注射15mg，继而30min内静脉滴注50mg，而后60min内再给予35mg，冠状动脉内用药剂量减半。用rt－PA前后应用肝素抗凝。用链激酶时，注意观察是否有过敏发生。

5）溶栓再通的判断指标：直接指征有冠状动脉造影TIMI分级达到2、3级。间接指征：①心电图抬高的ST段于2h内回降>50%；②胸痛于2h内基本消失；③2h内出现再灌注性心律失常（短暂的加速性室性自主节律，房室或束支传导阻滞突然消失，或下后壁心肌梗死的患者出现一过性窦性心动过缓、窦房传导阻滞或低血压状态；④血清CK－MB峰值提前出现，在发病14h内具备上述4项中2项或以上者，考虑再通；但②和③两项组合不能被判定为再通。

（2）冠状动脉腔内血管成形术（PTCA） 经球囊扩张或植入支架的PCI已被公认为是一种目前最安全、有效的恢复心肌再灌注的手段，需要有经验的介入心脏病医师和心血管造影设备。

（3）抗凝疗法 关于肝素在急性心肌梗死中的应用一直存在着分歧，应视临床情况而定。对未用溶栓治疗的患者，肝素可以减低病死率、再梗死和血栓栓塞等并发症。因此，急性心肌梗死患者，若无抗凝治疗的禁忌证，应常规应用普通肝素或低分子肝素。

（4）β受体阻滞剂 能减慢心率及降低动脉血压，从而降低心肌需氧。AMI早期几小时，使用β受体阻滞剂可以限制梗死面积，并能缓解疼痛，减少镇静剂的应用。有窦性心动过速和高血压的患者最适合使用β受体阻滞剂。钙通道拮抗剂不像β受体阻滞剂，对AMI的急性期毫无价值，并且有害，不宜应用。

（5）钙拮抗剂 对预防或减少再灌注心律失常保护心肌有一定作用。

（6）其他营养心肌治疗 ①促进心肌代谢药物：维生素C，辅酶A，细胞色素C，维生素B_6等。②极化液疗法：氯化钾，胰岛素，葡萄糖配制而成，促进心肌摄取和代谢葡萄糖。

4. 恢复期处理 可长期口服阿司匹林100mg/d，有抗血小板聚集，预防再梗死作用。广谱血小板聚集抑制剂抵克力得有减少血小板的黏附，抑制血小板聚集和释放凝血因子等作用，可预防心肌梗死后复发，剂量：250mg，1～2次/d，口服。病情稳定并无症状，3～4个月后，体力恢复，可酌情恢复部分轻工作，应避免过重体力劳动或情绪紧张。

5. 右心室心肌梗死的处理 ①低血压无左心衰时宜扩张血容量，无效时用正性肌力药。②不宜用利尿剂。③房室传导阻滞安装临时起搏。

6. 无Q波心肌梗死的处理 措施与有Q波心梗基本相同，地尔硫䓬，阿司匹林联用可降低再梗死率。

第五节　心脏瓣膜病

风湿性心瓣膜病（valvular heart disease）是由于反复风湿性心脏炎发作，发生心瓣膜及其附属结构（腱索、乳头肌）病变，导致瓣膜狭窄和关闭不全的瓣膜功能异常，产生血流动力学障碍，即为慢性风湿性瓣膜病，心瓣膜损害患者往往有反复风湿活动史，但近1/2病人无明确风湿热病史而出现心瓣膜病。本病为我国常见的心脏病之一，多见于20～40岁成人。风湿性心瓣膜病以二类瓣受累最常见，其次为主动脉瓣，后者常与二尖瓣病损同时存在称联合瓣膜病。易侵犯二尖瓣及主动脉瓣原因，可能与两者所承受压力负荷较大有关。

一、二尖瓣狭窄

二尖瓣狭窄（mitral stenosis）的最常见病因为风湿热，为反复链球菌感染。病理生理改变：①二尖瓣狭窄对左房室跨瓣压差和左心房压影响：跨瓣压差升高，左心房压升高。②左心房压升高对肺循环和呼吸的影响：左心房压升高引起肺静脉和肺毛细血管压被动性升高，导致劳力性呼吸困难，甚至肺泡性肺水肿。③肺动脉高压对右心室的影响：严重的肺动脉高压导致右心室代偿肥厚扩张和右心衰竭，继发三尖瓣和肺动脉瓣关闭不全。二类瓣狭窄主要累及左心房和右心室。严重二尖瓣狭窄时有左心室的失用性萎缩。

成人的二尖瓣的瓣口面积为4～6cm^2。当瓣口面积狭窄到2cm^2，将产生明显的血流动力学改变。可使血液不能顺利地通过二尖瓣孔，引起左心房的血液滞留，房腔扩大。压力增高，并直接促使肺静脉和肺毛细血管的淤血和扩大，增加肺循环血容量，而使肺小泡内气体交换失常。一般说来，早期轻度狭窄由于心脏和肺小动脉的代偿作用，尚不致发生明显症状。但当剧烈运动时，肺部淤血益加重，遂出现呼吸困难和咯血。随着瓣孔狭窄程度的加重，血流动力学的改变愈加显著，肺小动脉由于长期处在痉挛和高血压的情况下，管壁发生纤维组织增生，引起硬化和管腔窄小，而形成肺动脉高压，并促使右心室扩大肥厚，当右心代偿作用逐渐丧失时，即发生肝脏肿大、下肢水肿和颈静脉怒张等的右心衰竭现象。

【临床表现】

1. 症状　一般在二尖瓣中度狭窄即瓣口面积<1.5cm^{2}时始有明显症状。多先有劳力性呼吸困难，随狭窄加重，出现静息时呼吸困难、端坐呼吸和阵发性夜间呼吸困难，甚至发生急性肺水肿。

（1）咯血　突然咯大量鲜血，通常见于严重二尖瓣狭窄，可为首发症状；阵发性夜间呼吸困难或咳嗽时血性痰或痰中带血；急性肺水肿时咳大量粉红色泡沫状痰；肺梗死伴咯血。

（2）咳嗽　冬季明显。

（3）声嘶　扩大的左心房和肺动脉压迫左喉返神经引起。

2. 体征　重度二尖瓣狭窄常有“二尖瓣面容”，双颧绀红。

（1）心脏体征 心尖搏动正常或不明显；心尖区可闻及第一心音亢进和开瓣音，提示前叶柔顺、活动度好；如瓣叶钙化僵硬，第一心音减弱，开瓣音消失；开瓣音在第二心音后越早，左房压高、狭窄严重；心尖区有低调的隆隆样舒张中晚期杂音，常可触及舒张期震颤。房颤时，舒张晚期杂音消失。

（2）肺动脉高压和右心室扩大的心脏体征 肺动脉高压时，胸骨左下缘可扪及右心室收缩期抬举样搏动，第二心音的肺动脉瓣成分亢进。在胸骨左上缘可闻及短的收缩期喷射性杂音和递减型高调叹气样舒张早期杂音，称为 Graham－Steell 杂音。右心室扩大伴三尖瓣关闭不全时，胸骨左缘第4、5肋间有全收缩期吹风样杂音，吸气时增强。

3. 并发症 心房颤动、急性肺水肿、血栓栓塞、右心衰竭、感染性心内膜炎、肺部感染。

【辅助检查】

1. X线检查 轻度狭窄者心影可正常。中度以上狭窄者，可见左心房增大，肺动脉干突出；右心室增大，与左心房增大呈双重影；左前斜位可见食管后移有左心房压迹；慢性肺静脉高压及肺淤血时，血管影明显，血流重新分布，肺上部血管影较下部多。

2. 心电图 窦性心律时，由于左房增大，P波增宽有切迹。肺动脉高压时有右心室肥厚，晚期常有心房颤动。

3. 超声心动图 明确和量化二间瓣狭窄的可靠方法。

4. 心导管检查 右心导管检查可计算二尖瓣口面积，肺血管阻力及肺毛细血管嵌一顿压。

【诊断和鉴别诊断】

心尖区有隆隆样舒张期杂音伴X线或心电图示左心房增大，一般可诊断二尖瓣狭窄，超声心动图检查可确诊。

需与严重二尖瓣反流、房缺等通过二尖瓣口血流增加的疾病、Austin Flint 杂音、左房黏液瘤等相鉴别。

【治疗】

1. 一般治疗 ①预防风湿热复发：青霉素；②预防感染性心内膜炎；③无症状者避免剧烈体力活动，定期（6～12个月）复查；④呼吸困难者应减少体力活动，限制钠盐摄人，口服利尿剂，避免和控制诱发急性肺水肿的因素，如急性感染，贫血等，必要时应用β受体阻滞剂。

2. 并发症的处理 ①大量咯血：应取坐位、用镇静剂、静脉注射利尿剂、以降低肺静脉压。②急性肺水肿：注意不用扩张小动脉扩血管药；当房颤伴快心室率可用毛花苷C。③心房颤动治疗目的为满意控制心室率，争取恢复和保持窦性心律，预防血栓栓塞。④预防栓塞有栓塞史或超声检查示有左心房附壁血栓，应使用华法林。⑤右心衰竭限制钠盐摄入，应用利尿剂和地高辛。

3. 介入和手术治疗 为治疗本病的有效方法。

（1）经皮球囊二尖瓣成形术，为缓解二尖瓣梗阻的首选方法。

（2）闭式分离术，适用于无明显钙化，前叶活动好，未有左房血栓的患者。

(3) 直视分离术适于瓣叶严重钙化、病变累及腱索和乳头肌、左心房内有血栓或狭窄的患者。

(4) 工瓣膜置换术适应证 ①重瓣叶和瓣下结构钙化、畸形，不宜作分离术者；②尖瓣狭窄合并明显二尖瓣关闭不全者。手术应在有症状而无肺动脉高压时考虑，但肺动脉高压并非绝对禁忌。

二、二尖瓣关闭不全

二尖瓣关闭不全（mitral incompetence）最常见的病因是风心病，其他病因包括：二尖瓣脱垂、冠心病、腱索断裂、二尖瓣环和环下部钙化退行性变、感染性心内膜炎、左心室显著扩大等。急性二尖瓣关闭不全的病因有：腱索断裂、感染性心内膜炎损伤瓣叶或致腱索断裂、急性心肌梗死致乳头肌急性缺血、坏死或断裂等。

急性收缩期左心室射出的部分血流经关闭不全的二尖瓣口反流至左心房，与自肺静脉至左心房的血流汇总，在舒张充盈左心室，使左心房和左心室容量负荷骤增，左心室舒张末压急剧上升。左心房压也急剧升高，导致肺淤血，甚至肺水肿。之后可致肺动脉高压和右心衰竭。慢性左房顺应性增加，扩大心房和心室在长时间内，适应容量负荷增加。持续严重的过度容量负荷终致左心衰竭，左心房和左心室舒张末压明显上升，导致肺淤血、肺动脉高压和右心衰竭发生。

【临床表现】

早期可无明显症状，或仅有劳力性心悸、气促，无症状期可以较长。一旦发生症状，病情多较严重，可表现为呼吸困难、咳嗽、咯血。后期出现腹胀、食欲下降、双下肢水肿、黄疸等。体检时发现心尖搏动呈抬举性，向左下移位，心尖区可有收缩期震颤，心界向左下扩大。心尖区第一心音减弱或消失，肺动脉瓣区第二心音亢进、分裂。心尖区有Ⅲ级以上粗糙吹风样全收缩期杂音，常向左腋下或背部传导。

并发症：心房颤动、感染性心内膜炎、体循环栓塞；二尖瓣脱垂的并发症包括感染性心内膜炎、脑栓塞、心律失常、猝死、腱索断裂、严重二尖瓣关闭不全和心力衰竭。

【辅助检查】

1. *X线检查* 左心房及左心室增大，以后可有肺动脉干凸出，肺血管影增多，右前斜位可见食管因左心房增大向右向后移位。

2. *心电图* 左心室肥大，电轴左偏，P波双峰及增宽。

3. *超声心动图* M型仍呈双峰，但EF下降较快，左心房前后径增大；二尖瓣膜及腱索增厚，回声增强，收缩期前后叶不能闭合完全，左心房左心室内径增大；多普勒超声在二尖瓣上可测出收缩期反流束。

【诊断和鉴别诊断】

急性者，如突然发生呼吸困难，心尖区出现收缩期杂音，X线心影不大而肺淤血明显和有病因可寻如二尖瓣脱垂感染性心内膜炎急性心肌梗死。诊断不难。慢性者，心尖区有典型杂音伴左心房室增大，诊断可以成立，确诊有赖超声心动图。同时应与三尖瓣关闭不全，室间隔缺损，胸骨左缘喷射性杂音相鉴别。

【治疗】

（1）较轻的二尖瓣关闭不全、无症状者，可追踪观察，注意预防风湿热复发和感染性心内膜炎。若左房左室已扩大，可用血管扩张剂，以减少二尖瓣反流。

（2）合并心衰时，按充血性心力衰竭进行治疗。

（3）严重的二尖瓣关闭不全，应进行瓣膜替换术或瓣膜成形术。

三、主动脉瓣关闭不全

主动脉瓣关闭不全（aocrtic incompetence）主要由于主动脉瓣和（或）主动脉根部疾病所致。慢性者主要病因为：①主动脉瓣疾病，主要为风心病，其次为感染性心内膜炎、先天性畸形、先天性主动脉瓣穿孔、主动脉瓣黏液样变性、强直性脊柱炎等。②主动脉根部扩张，包括梅毒性主动脉炎、马方综合征、强直性脊柱炎、特发性升主动脉扩张、严重高血压和（或）动脉粥样硬化。急性者系感染性心内膜炎、创伤、主动脉夹层分离、人工瓣膜破裂等所致。

急性主动脉瓣关闭不全者，舒张期血流从主动脉返流入左心室，左室同时接纳左房前向充盈血流，左心室舒张压急剧上升，导致左心房压增高和肺淤血，甚至肺水肿。慢性者由于代偿机制，左心室能较长期维持正常心排血量和肺静脉压无明显升高。失代偿的晚期心室收缩功能降低，左心衰竭发生；左心室心肌重量增加使心肌氧耗增多，主动脉舒张压低使冠状动脉血流减少，二者引起心肌缺血，促使左心室心肌功能恶化，直至发生左心衰竭。

【临床表现】

1. 症状 ①急性轻者可无症状，重者出现急性左心衰竭和低血压。②慢性可多年无症状。最先的主诉为与心搏量增多有关的心悸、心前区不适、头部强烈搏动感等症状。晚期始出现左心衰竭表现。心肌缺血所致心绞痛少见，常有体位性头晕。

2. 体征

（1）慢性

1）血管收缩压升高，舒张压降低，脉压增大。周围血管征常见，包括点头征（De Musset 征）、颈动脉和桡动脉扪及水冲脉或陷落脉、股动脉枪击音（Traube 征）、听诊器轻压股动脉闻及双期杂音（Duroziez 征）和毛细血管搏动征等，主动脉根部扩大，胸骨旁左第 2、3 肋间扪及收缩期搏动。

2）心尖搏动：向左下移位，常弥散而有力。

3）心音：第一心音减弱，第二心音主动脉瓣成分减弱或缺如；但梅毒性主动脉炎时常亢进呈击鼓音。第二心音多为单一音。心底部可闻及收缩期喷射音，心尖区常有第三心音。

4）心脏杂音：与第二心音同时开始的高调哈气样递减型舒张早期杂音，坐位前倾和深呼气时易听到。心底部常有主动脉瓣收缩期喷射性杂音，较粗糙，强度 2/6～4/6 级，可伴有震颤，重度反流在心尖区可闻及舒张中晚期隆隆杂音（Austin Flint 杂音）。

（2）急性

1）收缩压、舒张压和脉压正常或舒张压稍低，脉压稍增大。无明显周围血管征。

2）心尖搏动正常。心动过速常见。

3）心音：第一心音减低或消失。第二心音肺动脉瓣成分增强，第三心音常见。

4）心脏杂音：主动脉瓣舒张期杂音较慢性者短而调低，如出现 Austin Flint 杂音，舒张晚期成分消失。

（3）并发症 感染性心内膜炎、室性心律失常、心脏性猝死、心力衰竭。

【辅助检查】

1. X 线检查 正位胸片示左心缘延长，升主动脉扩张。侧位片，左心室向后扩大，重症患者左心房也可扩大。荧光透视可见左心室和主动脉搏动增强。主动脉瓣关闭不全瓣叶钙化较为少见。

2. 心电图检查 轻度主动脉瓣关闭不全的心电图改变不明显。早期心电图的改变为 V_5。导联的 QRS 波电压增高和 ST 段的改变。多数病例的心电图电轴正常或稍左偏，重症者出现左心室肥厚。

3. 超声心动图 主要表现为彩色多普勒血流现象显示左心室流出道彩色反流束；主动脉瓣口下方出现反流频谱图形；二维及 M 型超声见主动脉瓣关闭不能合拢；受反流的血流束冲击，二尖瓣的前瓣，甚至后瓣的舒张期震颤，幅度达 2～3mm 以上；主动脉瓣叶增厚、纤维化及钙化；左心室容量负荷增大，主动脉瓣环增大。

【诊断和鉴别诊断】

有典型主动脉瓣关闭不全的舒张期杂音伴周围血管征，可诊断。超声心动图可助确诊。

主动脉瓣关闭不全应与肺动脉瓣关闭不全、主动脉窦瘤破裂、冠状动静脉瘘等相鉴别。

【治疗】

1. 急性 外科治疗（人工瓣膜置换术或主动脉瓣修复术）为根本措施。内科治疗一般为术前准备过渡措施，应尽量在球囊飘浮导管床旁血流力学监测下进行。

2. 慢性

（1）内科治疗 预防感染性心内膜炎，预防风湿热；梅毒性主动脉炎应予一疗程青霉素治疗；舒张压 >11.97kPa（90mmHg）者应用降压药；无症状的轻或中度反流者，应限制重体力活动，并每 1～2 年随访一次，应包括超声心动图检查。在有严重主动脉瓣关闭不全和左心室扩张者，即使无症状，亦可使用 ACEI；心力衰竭时应用血管扩张药、利尿剂和洋地黄类药物；心绞痛可用硝酸酯类药物；积极纠正心房颤动和缓慢性心律失常；如有感染应及早积极应用敏感抗菌素。

（2）外科治疗 人工瓣膜置换术为主要治疗方法。手术指征：有症状和左心室功能不全者；无症状伴左心室功能不全者，经系列无创检查显示持续或进行性左心室收缩末容量增加或静息射血分数降低者应手术，如左心室功能测定为临界值或不恒定的异常，应密切随访；有症状而左心室功能正常者，先试用内科治疗，如无改善，不宜拖延手术时间。手术的禁忌证为 LVEF <0.15～0.20，LVEDD >80mm 或 LVEDVI >300ml/m^2。

四、风湿性多瓣膜病

风心病患者约 1/2 合并多瓣膜损害。血流动力学特征和临床表现取决于受损瓣膜的组合形式和各瓣膜受损的相对严重程度。各瓣膜损害程度不等时，严重者所致血流动力学异常和临床表现突出，常掩盖轻的损害，导致后者漏诊。各瓣膜损害程度大致相等时，近端（上游）瓣膜对血流动力学和临床表现的影响较远端者大。明显多瓣膜受损时，总的血流动力学异常较各瓣膜单独损害者严重。两个体征轻的瓣膜损害可产生较明显的症状。

【临床表现】

1. 二尖瓣狭窄伴主动脉瓣关闭不全　左心室扩大延缓，周围血管征不明显，易将主动脉瓣关闭不全的胸骨左缘舒张早期叹气样杂音误认为 Graham Steell 杂音，诊断为单纯二尖瓣狭窄。约 2/3 严重二尖瓣狭窄患者有胸骨左缘舒张早期杂音，其中大部分有不同程度的主动脉瓣关闭不全，并非 Graham Steell 杂音。

2. 二尖瓣狭窄伴主动脉瓣狭窄　后者的一些表现常被掩盖。延缓左心室肥厚和减少心肌氧耗，故心绞痛不明显。跨主动脉瓣压差降低，可能导致低估主动脉瓣狭窄的严重程度。

3. 主动脉瓣狭窄伴二尖瓣关闭不全　为危险的多瓣膜病。前者增加左心室后负荷，加重二尖瓣反流，心搏量减少较二者单独存在时明显，肺淤血加重。X 线见左心房、左室扩大最为明显，这可进一步加重二尖瓣反流。

4. 主动脉瓣关闭不全伴二尖瓣关闭不全　左心房和左心室扩大最明显，可进一步加重二尖瓣反流。

5. 二尖瓣狭窄伴三尖瓣和（或）肺动脉瓣关闭不全　常见于晚期风湿性二尖瓣狭窄。

【治疗】

内科治疗同单瓣膜损害者。手术治疗为主要措施。多瓣膜人工瓣膜置换术死亡危险高，预后不良，术前确诊和明确相对严重程度对治疗决策至关重要。左心人工瓣膜置换术时，如不对明显受累的三尖瓣作相应手术，术后临床改善不佳。继发于主动脉瓣关闭不全的二尖瓣关闭不全，轻者于主动脉瓣置换术后可缓解，需作瓣环成形术。因此，术前应进行左、右心导管检查和心血管造影以确定诊断。

第六节　心 肌 疾 病

心肌疾病（cardiomyopathy）是指一组以心肌损害为特征，伴有心功能障碍的心脏疾病，共分两大类：①病因未十分明确的，称特发性或原发性心肌病；②病因已明确的或是全身疾病的一部分，称特异性或继发性心肌病。

特发性心肌病：根据 WHO/ISFC 命名小组的报告，1995 年将本组疾病分为四个基本类型：①扩张型心肌病（dilated cardiomyopathy，IDCM）；②肥厚型心肌病（hypertrophic cardiomyopathy，IHCM）；③限制型心肌病（restrictive cardiomyopathy，IRCM）；④致心律失常性右室发育不良（arrhythmogenic right ventricular cardiomyopathy，ARVC）。

此外，尚有一些新的心肌病类型，如心动过速性心肌病，表现为反复出现快速性心律失常，但无明确心脏病因，由于心律失常心脏电重构、组织重构心脏扩大（心肌病）、心律失常恶性反复发作、心肌病变恶化。其他尚有其他类型的心律失常和传导系统病变的心肌病变尚未列入该分类范畴。

一、扩张型心肌病

扩张型心肌病（dilated cardiomyopathy）以单侧心室或双侧心室扩大伴收缩功能受损为主的心肌病变。本病病因尚不清楚，部分病例与遗传有关，约20%～30%有家族史，亦可能与感染特别是病毒感染和免疫有关，其中，病毒性心肌炎是最主要原因。

病理改变以心腔扩张为主，镜下检查心肌细胞变性、萎缩、纤维化、肥大，病变多呈弥漫性分布，以左室损害为主，常有心室附壁血栓。早期左心室等容收缩期左心室内压力上升速度减慢，射血速度也减慢。至心功能不全阶段时，左室收缩末容积和左室舒张末容积均增加，心输出量下降，左房压及肺动脉压升高。严重者呈现全心衰竭。

【临床表现】

1. *症状*　起病缓慢，心功能代偿而无自觉不适。经过一段时间后症状逐步出现，气急或夜间阵发性气急甚至端坐呼吸，浮肿和肝大等充血性心力衰竭的症状。

2. *体征*　主要体征为心脏扩大，心尖搏动向左下移位，心浊音界向左扩大，可听到第三或第四心音呈奔马律。常合并各种类型的心律失常。可有相对性二尖瓣或三尖瓣关闭不全所致的收缩期吹风样杂音。血压多数正常。肝脏肿大，下肢水肿等。

【辅助检查】

1. *胸部X线*　心影多呈普遍性增大，心胸比大于0.5，肺淤血。

2. *心电图*　以异位搏动和异位心律最常见，其次为传导阻滞和ST－T改变。低电压，R波减低，少数病例有病理性Q波。此外T波交替常常是DCM患者发生室性快速心律失常的危险预测因子。

3. *超声心动图*　心脏扩大尤以左室、左房扩大常见，并伴心室收缩功能普遍减弱，室壁厚度可正常、增厚或变薄，二、三尖瓣可发生相对性关闭不全。还可显示心腔内附壁血栓。

4. *放射性核素检查*　心肌灌注显像则见多节段性花斑状改变或节段性减低，无再分布现象；心血池扫描显示心脏扩大，室壁搏动减弱，整体及各节段局部射血分数均下降。

5. *心导管检查和心血管造影*　心导管检查左室舒张末压、左房压及肺毛细血管楔压升高，心排出量和搏出量减少，射血分数降低。左室造影可见左室腔扩大，左室壁运动减弱，而冠状动脉造影多为正常。

6. *心内膜心肌活检*　可见心肌细胞肥大、变性、间质纤维化等。

【诊断与鉴别诊断】

本病缺乏特异性诊断指标，临床上看到不明原因的左心室或双心室扩大，心室收缩功能受损，伴或不伴有充血性心力衰竭和心律失常，如超声心动图证实有心腔扩大与心脏弥漫性搏动减弱，即应考虑有本病的可能。

本病需排除其他原因后方能作出本病的诊断，如急性病毒性心肌炎、风湿性心脏病、心包积液、冠心病、先天性心脏病等。

【治疗】

治疗原则是针对充血性心力衰竭和各种心律失常。防治病毒感染、高血压、糖尿病、饮酒、营养障碍等使病情恶化的因素；限制体力活动；应用洋地黄和利尿剂；在强心、利尿、血管扩张剂、β受休阻滞剂和ACE抑制剂等用药基础上，植入DDD型起搏器。晚期者可行心脏移植术。

二、肥厚型心肌病

肥厚型心肌病（hypertrophic cardiomyopathy）是以心肌非对称性肥厚、心室腔变小为特征，以左心室血液充盈受阻，舒张期顺应性下降为基本病态的心肌病，根据左心室流出道有无梗阻可分为梗阻性和非梗阻性肥厚型心肌病。

目前认为本病是常染色体显性遗传疾病。其病理学表现主要为不能以其他原因解释的不均等心室壁增厚，亦有心肌均匀肥厚（或）心尖部肥厚的类型。室间隔的厚度与左心室后壁厚度之比≥1.3。心肌细胞肥大，形态特异，排列紊乱。左心室间隔部的心肌细胞尤其如此。

【临床表现】

本病男女间有显著差异，大多在30~40岁出现症状，随着年龄增长，症状更加明显，主要症状：①呼吸困难：劳力性呼吸困难，严重呈端坐呼吸或阵发性夜间呼吸困难。②心绞痛：常有典型心绞痛，劳力后发作。胸痛持续时间较长，用硝酸甘油不但无效且可加重。③晕厥与头晕：多在劳累时发生。血压下降所致，发生过速或过缓型心律失常时，也可引起晕厥与头晕。④心悸：患者感觉心脏跳动强烈，尤其左侧卧位更明显，可能由于心律失常或心功能改变所致。

体征：①心浊音界向左扩大；②胸骨左缘下段心尖内侧可听到收缩中期或晚期喷射性杂音，向心尖部传播，可伴有收缩期震颤。增加心肌收缩力或减轻心脏负荷的措施可使杂音增强；减弱心肌收缩力或增加心脏负荷的措施可使杂音减弱；③第二心音呈反常分裂。

【辅助检查】

1. *X线检查* 心影增大多不明显。

2. *心电图* 最常见的表现为左心室肥大，ST-T改变，胸前导连常出现巨大倒置的T波。肢体导联可见深而不宽的病理性Q波。常见室内传导阻滞和期前收缩。

3. *超声心动图* 是临床上主要诊断手段，室间隔非对称性肥厚，舒张期室间隔的厚度与后壁之比≥1.3，间隔运动低下。梗阻者可见室间隔流出道部分向左心室内突出、二尖瓣前叶在收缩期前移、左心室顺应性降低致舒张功能障碍等。

4. *心导管检查和心血管造影* 左室舒张末压升高，梗阻者在左室腔与流出道间存在收缩压差，心室造影显示左室腔变形。

5. *心内膜活检* 可见心肌细胞畸形、肥大，排列紊乱。

【诊断和鉴别诊断】

对临床或心电图表现类似冠心病的患者，如患者较年轻，诊断冠心病依据不充分又不能用其他心脏病来解释，则应想到本病的可能。结合心电图、超声心动图及心导管检查作出诊断。如有阳性家族史（猝死、心脏增大等）更有助于诊断。超声心动图检查对梗阻性与非梗阻性的鉴别有帮助。心导管检查显示左心室流出道压力差可以确立诊断。

可通过超声心动图、心血管造影、心肌活检等方法与高血压心脏病、冠心病、先天性心血管病、主动脉瓣狭窄等相鉴别。

【治疗】

治疗的目标：为解除症状和控制心律失常。包括：①β受体阻滞剂；②钙拮抗剂口服。β受体阻滞剂与钙拮抗剂合用可以减少不良反应而提高疗效。③晚期治疗与其他原因所致的心力衰竭相同。药物治疗效果不佳者可植入双腔起搏器、化学消融及手术治疗。

三、限制型心肌病

限制型心肌病（restrictive cardiomyopathy）的主要特征是心室的舒张充盈受阻。以心脏间质纤维化增生为其主要病理变化，即心内膜及心内膜下有数毫米的纤维性增厚，心室内膜硬化，扩张明显受限。

【临床表现】

起病比较缓慢。早期可有发热，逐渐出现乏力、头晕、气急。病变以左心室为主者有左心衰竭和肺动脉高压的表现如气急、咳嗽、咯血、肺基底部啰音，肺动脉瓣区第二音亢进等；病变以右心室为主者有左心室回血受阻的表现如颈静脉怒张、肝大、下肢水肿、腹水等。心脏搏动常减弱，浊音界轻度增大，心音轻，心率快，可有舒张期奔马律及心律失常。心包积液也可存在。内脏栓塞不少见。

【辅助检查】

1. *血常规检查* 白细胞增多，特别是嗜酸粒细胞增多较为明显。

2. *心电图检查* 心电图呈窦性心动过速，心房肥大，T波低平或倒置。

3. *X线检查* X线检查示心影扩大，可能见到心内膜心肌钙化的阴影。心室造影见心室腔缩小。

4. *超声心动图检查* 可见心内膜增厚，心尖部心室腔闭塞，心肌心内膜结构超声回声密度异常，室壁运动减弱。在原发性患者室壁不增厚，在浸润性病变室壁可以增厚，舒张早期充盈快，中、后期则极慢。心包膜一般不增厚。

5. *心导管检查* 心室的舒张末期压逐渐上升，造成下陷后平台波型，在左室为主者肺动脉压可增高，在右室为主者右房压高，右房压力曲线中显著的v波取代a波。收缩时间间期测定不正常。

【治疗】

本病预后较差，只能对症治疗。心力衰竭对常规治疗反应不佳，栓塞并发症较多，可考虑使用抗凝药物。近年用手术剥离增厚的心内膜效果较好，肝硬化出现前可作心脏移植。

第七节 心包疾病

心包疾病包括感染性、自身免疫疾病性、代谢性疾病性、外伤性、肿瘤性心包疾病等。按病程可分为急性心包炎、缩窄性心包炎、慢性心包积液等。

一、急性心包炎

急性心包炎（acute pericarditis）是心包壁层和脏层的急性炎症，可由细菌、病毒、自身免疫等因素引起。常是某种疾病表现的一部分或为其并发症，常被原发疾病所掩盖，但也可以单独存在。

急性心包炎大都继发于全身性疾病，临床上以结核性、非特异性多见，其次是风湿性、化脓性及病毒性等。①结核性：多见于儿童及青年，常由肺结核，纵隔淋巴结核及胸膜结核直接蔓延，或由血液、淋巴播散而来。②化脓性：常继发于败血症或脓毒血症、细菌由血行或淋巴侵入心包。③病毒性：以柯萨奇病毒、流感病毒（A、B 型），埃可病毒较多见。④真菌性：以荚膜组织胞浆菌较多见。⑤寄生虫性：阿米巴所致左叶肝脓肿常穿破入心包发生急性心包炎。

【临床表现】

1. 纤维蛋白性心包炎

（1）症状　心前区疼痛为主要症状或最初表现，疼痛性质尖锐，与呼吸运动有关，常因深呼吸、咳嗽或变换体位而加重；位于心前区，可放射到颈部、左肩、左臂及左肩胛骨，也可达上腹部；疼痛也可呈压榨样，位于胸骨后。

（2）体征　心包摩擦音是纤维蛋白性心包炎的典型体征，为抓刮样，粗糙的高频音；多数为双相性摩擦音；多位于心前区，以胸骨左缘第 3、4 肋间最为明显；坐位时身体前俯、深吸气时更容易听到。

2. 渗出性心包炎　临床表现取决于积液对心脏的压塞程度，轻者仍能维持正常血流动力学；重者则出现循环障碍或衰竭。

（1）症状　最突出的症状是呼吸困难，严重时，患者呈端坐呼吸、身躯前倾、呼吸浅快、面色苍白、可有发绀。也可产生干咳、声音嘶哑及吞咽困难。也可有心前区或上腹部闷胀、乏力、烦躁等症状。

（2）体征　心脏叩诊浊音界向两侧扩大，均为绝对浊音区；心尖搏动微弱，位于心浊音界左缘的内侧或不能触及；心音低而遥远；在左肩胛骨下，可出现浊音及支气管呼吸音以及语颤增强，称 Ewart 征；脉搏可正常、减弱或出现奇脉；颈静脉的怒张、肝大、皮下水肿；Rotch 征：胸骨右缘第 3～6 肋间出现实音。

（3）心脏压塞　急性心脏压塞表现为急性循环衰竭、休克等。如渗液积聚较慢，可出现亚急性或慢性心脏压塞，表现为体循环静脉淤血、奇脉等。①颈静脉怒张，静脉压显著升高。②收缩压下降，而舒张压不变，脉压变小，伴明显心动过速；严重时可发生休克。③奇脉只有与大量心包积液的其他体征同时存在，对心脏压塞的诊断才有价值。

【辅助检查】

1. 实验室检查　白细胞计数增加与否，视病因而定，化脓性心包炎者白细胞计数及中性粒细胞明显增高。

2. X 线检查　成人心包积液少于 300ml 时，X 线征象不多，难以发现，积液 300～

500ml 或更多时，心脏阴影才出现普遍性的向两侧扩大，心影形态可因体位不同而改变。

3. 超声心动图检查　当心包积液量超过 50ml 时，M 型超声心动图即显示在心室收缩时，左心室后壁与后心包壁层间有液性暗区，心脏压塞时的特征为：右心房及右心室舒张期塌陷；吸气时有心室内经增大，左心室内径减小，室间隔左移。

4. 心电图检查　急性心包炎时，由于炎症常波及心外膜下心肌，而出现广泛的心肌损伤型心电图改变，典型者早期，除 AVR 导联外。

5. 核素扫描　静脉注射 125 标记的白蛋白进行血池扫描。核素可示真正的心腔大小，X 线片中心脏影如大于扫描图，则表示增大的部分系渗液。

6. 心包穿刺　穿刺液可进行生物学、生化、细胞分类的检查，也可解除心脏压塞症状。

【诊断和鉴别诊断】

根据临床表现、X 线、心电图及超声心动图检查可作出心包炎诊断，然后需结合不同病因性心包炎的特征及心包穿刺、活体组织检查等资料对其病因学作出诊断。

【治疗】

1. 一般治疗　急性期应卧床休息，呼吸困难者取半卧位，吸氧，胸痛明显者可给予镇痛剂，必要时可使用可待因或哌替啶。加强支持疗法。

2. 病因治疗　结核性心包炎给予抗痨治疗，用药方法及疗程与结核性胸膜炎相同，也可加用泼尼松每日 15～30mg，以促进渗液的吸收减少粘连。风湿性者应加强抗风湿治疗。

3. 解除心包填塞　大量渗液或有心包填塞症状者，可施行心包穿刺术抽搐液减压。

二、缩窄性心包炎

缩窄性心包炎（constrictive pericarditis）是指心脏被增厚、僵硬、纤维化或钙化的心包所包绕，心脏舒张期充盈受限而产生一系列循环障碍的症状。部分由结核性、化脓性和非特异性心包炎引起，也见于心包损伤后或类风湿性关节炎的病人。有许多缩窄性心包炎病人虽经心包病理组织检查也不能确定其病因。心包肿瘤和放射治疗也偶可引起本病。

【临床表现】

主要表现是疲倦、呼吸困难、食欲不振、腹胀或疼痛等。体检时发现颈静脉怒张、肝肿大、下肢水肿、胸腔积液与腹水，可出现 Kussmaul 征。可闻及心包叩击音，心音减低。

【辅助检查】

1. X 线检查　心影正常或轻度扩大，左右心缘变直，上腔静脉影增宽，心脏搏动减弱，可有心包钙化或胸腔积液征。

2. 心电图检　多数有低电压，窦性心动过速，少数可有房颤，多个导联 T 波平坦或倒置。有时 P 波增宽或增高呈“二尖瓣型 P 波”或“肺型 P 波”表现左、右心房扩大，也可有右心室肥厚。

3. *超声心动图检查* 可见心包增厚、粘连、积液和钙化、心房扩大，心室缩小，心功能减退。

4. *右心导管检查* 心排血量低于正常。心腔各部位压力普遍升高，肺毛细压亦升高，右室舒张压升高明显，舒张早期低垂，晚期升高。

【诊断和鉴别诊断】

典型者根据临床表现和辅助检查即可确诊。需与肝硬化、充血性心力衰竭及结核性腹膜炎相鉴别。鉴别限制性心肌病与缩窄性心包炎的最佳方法是通过多普勒超声测定在前负荷改变或不改变时的呼吸周期改变、MRI 或 CT 亦有帮助。

【治疗】

尽早心包切除，怀疑有结核者，术前抗结核治疗 4 周，术后用药 1 年。

（黄 晏）

第十二章

消化系统疾病

第一节　胃食管反流病

胃食管反流病（gastroesophageal reflux disease，GERD）是指胃、十二指肠内容物反流入食管引起烧心、反酸、食管炎症及食管外组织损伤的一种疾病，包括反流性食管炎（reflux esophagitis，RE）和非糜烂性反流病（non－erosive reflux disease，NERD）。国外报道人群发病率为10%，而在我国发病率较低，病情亦较轻。发病的年龄高峰为40～60岁，而且随年龄的增加而增高，男女发病比例接近，但有反流性食管炎者，男性多于女性（2:1～3:1）。

GERD患者内镜下见食管黏膜糜烂、溃疡等炎症病变，称RE；实际上，大部分的患者在内镜下可无RE的表现，称为NERD，又称为内镜阴性反流病或症状性GERD。NERD患者较少发展为明显的食管炎或Barrett食管，可能在GERD疾病谱中相对独立，其发病机制、诊治均有自身的特殊性。

GERD是多因素造成胃内容物（酸和/或胆汁）反流至食管造成黏膜损伤，是食管本身及其他抗反流防御机制缺陷、反流物和外界环境对食管黏膜攻击作用的结果。发病机制包括：①抗反流功能降低；②食管酸清除能力下降；③食管黏膜防御功能的削弱；④食管感觉异常；⑤胃排空的延迟。

NERD患者中，光镜下食管黏膜无明显病理改变，电镜观察，早期食管黏膜上及黏膜间的紧密连接部分受损，细胞通透性增加。RE患者主要病理改变：①食管鳞状上皮增生；②乳头向上皮腔面延长，达上皮层厚度的2/3；③固有层内中性粒细胞和淋巴细胞浸润；④鳞状上皮气球样变；⑤糜烂及溃疡；⑥齿状线上＞3cm出现Barrett食管改变。内镜下不同程度的食管炎则表现为水肿，潮红，糜烂、溃疡、增厚转白，瘢痕狭窄。

【临床表现】

GERD的临床表现多样，轻重不一，有食管炎患者其症状与食管炎程度不一定呈正相关。

1. *反流症状*　有反酸、嗳气、反食、伴有酸味或苦味。严重者反流明显，带有强烈的酸味。可在熟睡时，反流物吸入气管，引发呛咳、气喘，甚至有窒息感。

2. *反流物刺激食管引起的症状*　有烧心、胸痛、吞咽困难。约半数以上的GERD

患者有烧心症状。酸性反流物还可刺激食管引起胸痛，多为胸骨后疼痛，有时发生在剑突下，重者为剧烈疼痛，可放射到后背、胸部、肩部、甚至耳后，酷似心绞痛或胸膜炎。30%以上GERD患者有吞咽困难，其原因可能是反流性食管炎、食管狭窄以及食管运动功能失调所致。当吞咽困难逐渐加重时，烧心在频度和程度上也逐渐减轻，甚至到后期不再出现烧心。

3. 食管以外的刺激症状　包括呛咳、气急、咽喉炎等。GERD可触发哮喘，特点为症状发作无季节性，夜间哮喘或夜间咳嗽、噎塞、喘息，睡醒后声嘶常提示睡眠时发生过GER。

4. 并发症　上消化道出血、食管狭窄、Barrett食管及食管腺癌等。

【辅助检查】

1. 食管吞钡X线检查　轻症病例常无阳性发现，病变较重的患者中可发现食管下段黏膜皱襞粗乱，食管蠕动减弱，运动不协调或不规则收缩；重症或晚期患者可发现食管龛影或狭窄。

2. 内镜与活组织检查　能直接观察黏膜病变，结合活检更有价值，是诊断RE准确的方法。内镜下Barrett食管的典型表现为粉红带灰白的食管黏膜出现胃橘红色，可呈环形、舌型或岛状分布。

3. 24h食管pH监测　为诊断GERD的重要手段。

4. 食管测压　是诊断食管动力异常的重要方法，对指导GERD患者选用适当的手术方式及术后疗效判断有重要意义，适用于拟行抗反流手术的患者及对LES低压力的患者在药物治疗后的疗效观察。

5. 核素检查　该检查不仅能显示酸反流，而且能显示胆汁等碱性反流。

6. 24h胆汁监测　24h胆汁监测对于GERD的诊断，特别是治疗无效的酸反流、疗效较差的反流性食管炎、胃切除术后有反流症状患者及抗反流手术的术前及术后评价很有帮助。

7. 食管滴酸试验　常作为GERD的初步筛选实验及鉴别诊断措施。

8. 诊断性治疗试验

对有烧心、反酸等反流症状而疑有GERD的患者，可以通过服用奥美拉唑（20mg，每天2次，连用7天）确定是否为GERD，如果症状消失或基本好转则GERD诊断一般可成立。

【诊断和鉴别诊断】

GERD的诊断应结合：①有明显的反流症状；②内镜下可能有RE表现；③食管过度酸反流的客观证据。对于经常发生与体位改变有关的烧心、反流、胸骨后疼痛以及吞咽困难等症状，或发生不明原因的非季节性哮喘、夜间发作性呛咳、反复发作性肺炎或咽喉炎、夜间呼吸暂停；小儿出现不明原因哭闹、不适、拒食、呼吸系统感染等，均应怀疑GERD。可行钡餐或内镜检查作为初诊手段，着重了解食管反流导致食管损害的后果。如果无异常发现，则可选用滴酸试验，此项检查对于胸骨后疼痛的鉴别有帮助。如果滴酸试验可疑，可考虑食管测压及24h食管pH监测等检查。

本病需与冠心病、胸膜炎、食管癌、贲门失弛缓症、消化性溃疡、胆道疾病及其他原因引起的食管炎症相鉴别。

【治疗】

GERD 的治疗原则是控制症状、促进食管黏膜炎症恢复、防治并发症和预防复发。治疗措施包括一般治疗、药物治疗及手术治疗等。

1. *一般治疗*　①改变体位，餐后保持直立，避免用力提物，勿穿紧身衣服，睡眠时抬高床头 15～20cm，可减少卧位和夜间反流。②戒烟和停止过量饮酒。③改变饮食成分和习惯，避免进食高脂肪、咖啡、刺激性食物等，减少每餐食量或酸性食物，睡前不宜进食，控制体重。④尽量避免服用一些促进反流的药物（表 12－1）。

表 12－1　锈发反流和导致食管黏膜损害的药物

LESP 下降	食管黏膜损害
抗胆碱能药	非甾体类抗炎药
苯二氮草类	铁及钾离子制剂
β 受体激动剂	奎宁丁衍生物
钙离子拮抗剂	四环素衍生物
阿片类麻醉止痛药	
孕酮药物	
黄嘌呤	
三环类抗抑郁药	

2. *药物治疗*　目的在于中和胃酸或减少胃酸分泌，改善 LES 功能和保护食管黏膜。

（1）抗酸治疗　①中和胃酸：常用的药物是含铝、镁、铋等的碱性盐及其不同配方的复合制剂，作用较弱，可用于轻症患者解除症状，但对食管炎的愈合几乎没有作用。②H_2 受体拮抗剂（H_2－RA）：对大多数患者在缓解症状和促进内镜下病灶愈合有效。常用药物：西咪替丁（Cimetidine）、雷尼替丁（Ranitidine）等。③质子泵抑制（proton pump inhibitor，PPI）：是强有力的抑酸药，可产生显著而持久的抑酸效果，缓解症状快，RE 愈合率高。常用药物：奥美拉唑（Omeprazole）、兰索拉唑（Llansoprazole）、泮托拉唑（Pantoprazole）、雷贝拉唑（Rabeprazole）、埃索美拉唑（Esomeprazole）等。

（2）黏膜保护剂　能增加黏膜对酸碱的抵抗力、保护黏膜，促进受损黏膜上皮的修复。黏膜保护剂包括硫糖铝、胶体铋制剂、前列腺素 E_2 等，一般不单独用于 GERD 的治疗，多与抑酸剂或促动力药一起使用。

（3）促动力药　包括甲氧氯普胺（Metoclopramide）、多潘立酮（Domperidone）、西沙比利（Cisapride）、莫沙比利（Mosapride）等。

（4）维持治疗　GERD 具有慢性复发倾向，为减少复发，防止反复复发引起并发症，可考虑给予维持治疗。制酸药物与促动力药物均可用于维持治疗，PPI 维持治疗的效果优于 H_2－RA 和促动力药，一般用常规剂量，按需（on－demand）服药。

3. *内镜治疗*　通过物理手段增加 LES 压力，减少胃食管反流的频率，缓解患者的临床症状，减少手术干预的创伤性，提高生活质量。常用方法有内镜下胃腔内折叠缝合术、内镜下注射植入术、内镜下射频消融术等。

4. *外科治疗* GERD 患者抗反流术的适应证：①经内科综合治疗反流及食管炎症状仍很严重者；②经久不愈的 Barrett 溃疡及出血者，特别是合并有不典型增生者；③良性复发性食管狭窄；④合并食管裂孔疝者；⑤病情重，需要长期内科大量药物治疗的年轻患者；⑥既往抗反流手术失败者。外科治疗的方式包括：①开放式手术：Nissen 胃底折叠术，Belsey 胃底部分折叠术和 Hill 手术。②腹腔镜下手术。

5. *Barrett 食管治疗* ①抑酸是治疗反流症状的主要药物，在抑酸药物中，PPI 优于 H_2 - RA，PPI 使用时推荐应用大剂量。促动力药、黏膜保护剂等对控制症状和治疗 RE 亦有一定疗效。②内镜治疗：适用于伴有异型增生和黏膜内癌的 RE 患者。常采用氩等离子凝固术、高频电治疗、激光治疗、射频消融、光动力治疗、内镜下黏膜切除术和冷冻消融等。③对已证实有癌变的 BE 患者，原则上应手术治疗。④定期随访：目的是早期发现异型增生和早期癌。

第二节 胃 炎

胃炎（gastritis）是指任何病因引起的胃黏膜的炎症，而仅有上皮损伤和上皮细胞再生则称胃病（gastropathy）。但临床习惯上仍将本属于胃病的范畴归入胃炎中。胃炎是最常见的消化疾病之一，大多数胃炎患者并无症状，诊断主要依靠内镜检查和病理组织学检查。新悉尼分类（1996）将胃炎分成急性胃炎、慢性胃炎和特殊类型胃炎三大类。

一、急性胃炎

急性胃炎（acute gastritis）是指各种有害因素引起的胃黏膜的急性、弥漫性炎症，内镜检查可见胃黏膜充血、水肿、糜烂、出血等改变，甚至一过性浅表溃疡形成。有明显的糜烂出血称为急性糜烂出血性胃炎（acute erosive - hemorrhagic gastritis）。由特殊病因引起的，根据病因可分别称腐蚀性胃炎、应激性胃炎、化脓性胃炎或药物性胃炎等。

病因包括：①感染因素：常见的致病细菌有沙门菌属副溶血弧菌（嗜盐菌）、幽门螺旋杆菌（Hp），流感病毒和肠道病毒等。②理化因素：物理因素如进食过热、过冷粗糙的食物、X 线照射等。化学因素如烈酒、咖啡、浓茶、酗酒、香料，药物如：水杨酸制剂、洋地黄、碘、金霉素或其他抗生素、保泰松、辛可芬、氯化铵、奎宁、咖啡因等。③应激：急性应激可由严重的脏器疾病，大手术，大面积烧伤、休克或颅内病变，甚至精神心理因素引起。④其他：暴饮暴食、过度疲劳、受凉等使机体抵抗力下降或胃黏膜屏障遭受破坏，易于受以上因素侵袭而发病。

胃黏膜病变主要为充血、水肿、黏液分泌增多，表面覆盖白色或黄色渗出物，可伴有点状出血和（或）轻度糜烂。黏膜内有中性粒细胞浸润。

【临床表现】

临床上以感染或细菌毒素所致急性单纯性胃炎为多见。一般起病较急，在进食污染食物后数小时至24h发病（沙门菌感染4~24h，葡萄球菌感染1~8h，嗜盐杆菌9~12h后发病）。表现为上腹不适，疼痛、厌食、恶心、呕吐等，因伴发肠炎而有腹泻，粪便呈水样；常有发热。上腹部或脐周有轻压痛，肠鸣音亢进。病程一般自限。数天内症状消失。由药物或物理因素所致急性单纯性胃炎，症状主要限于上腹部。

【辅助检查】

多数患者白细胞在正常范围内或轻度增高，沙门菌属感染者可轻度减少。呕吐物或可疑食物培养可能发现致病菌，血培养阴性。内镜下可见黏膜点片状表面糜烂，不累及深层，多伴一定程度的出血，重者可见有浅表溃疡。

【诊断和鉴别诊断】

临床诊断急性胃炎时，须同时指出胃黏膜病理变化及发病部位。依据病史和临床表现，诊断一般不难。确诊有赖于急诊内镜检查，一般应于发病后24~48h进行。

本病应注意与消化性溃疡、胃癌、急性胰腺炎、急性心肌梗死等鉴别。

【治疗】

1. *一般治疗* 祛除病因，卧床休息，给予流质或清淡且温度适宜的饮食，呕吐严重者暂禁食1~2天。

2. *纠正水电解质紊乱* 口服葡萄糖盐水或补液盐（ORS），呕吐严重或脱水者应给予静脉补液，生理盐水或平衡盐与5%葡萄糖液按2:1或3:1的比例配合静脉滴注。

3. *抑制胃酸分泌* 有胃黏膜糜烂出血者，可用H_2-RA（雷尼替丁、法莫替丁、尼扎替丁、罗沙替丁）或PPI（奥美拉唑、兰索拉唑、潘妥拉唑、雷贝拉唑、埃索美拉唑）。一旦发生大出血则应采取综合措施进行抢救。

4. *对症治疗* 腹痛明显者可用解痉剂，如颠茄合剂、普鲁苯辛、阿托品等；呕吐可用甲氧氯普胺、多潘立酮等处理。

二、慢性胃炎

慢性胃炎（chronic gastritis）系指不同病因引起的各种慢性胃黏膜炎性病变，是一种常见病，其发病率在各种胃病中居首位，随年龄而增长。

病因包括：①幽门螺杆菌（Hp）感染：是慢性胃炎的主要病因。②免疫因素：见于萎缩性胃炎。③十二指肠液的反流。④其他：如浓茶、烈酒、辛辣或NSAIDs类药物，或进食时不充分咀嚼，粗糙食物反复损伤胃黏膜、或过度吸烟等直接作用于胃黏膜所致。

2000年5月江西井冈山慢性胃炎研讨会上结合临床、内镜和病理组织学结果将胃炎分为：①浅表性胃炎；②萎缩性胃炎：自身免疫性、多灶萎缩性。③特殊型：化学性、放射性、淋巴细胞性、非感染性、嗜酸细胞性、其他感染性疾病（非Hp感染）。具体表现为黏膜层的病变，很少影响到黏膜下层，主要组织学特点：①炎症：胃黏膜固有层中有浆细胞、淋巴细胞为主炎症细胞浸润，如有中性粒细胞表示有活动性。②萎缩：指固有腺体减少，黏膜层变薄。③肠腺化生：出现吸收细胞、杯状细胞和潘氏细胞；酸性黏液取代中性黏液；细胞刷状缘出现小肠双糖酶和碱性磷酸酶、岩藻糖酶以及甲胎蛋白等异常蛋白。④幽门腺化生：胃底腺黏膜由于炎症长期刺激化生成幽门腺。⑤异型增生。

【临床表现】

慢性胃炎进展缓慢，常反复发作，中年以上好发病，并有随年龄增长而发病率增加的倾向。部分患者可无任何症状，多数患者可有不同程度的消化不良症状，体征不明显。各型胃炎其表现不尽相同。

1. 症状

（1）浅表性胃炎　可有慢性不规则的上腹隐痛、腹胀、嗳气等，尤以饮食不当时明显，部分患者可有反酸，上消化道出血，此类患者胃镜证实糜烂性及疣状胃炎居多。

（2）萎缩性胃炎　不同类型、不同部位其症状亦不相。胃体胃炎一般消化道症状较少，有时可出现明显厌食、体重减轻，舌炎、舌乳头萎缩。可伴有贫血，在我国发生恶性贫血者罕见。萎缩性胃炎影响胃窦时胃肠道症状较明显，特别有胆汁反流时，常表现为持续性上中腹部疼痛，于进食后即出，可伴有含胆汁的呕吐物和胸骨后疼痛及烧灼感，有时可有反复小量上消化道出血，甚至出现呕血，此系胃黏膜屏障遭受破坏而发生急性胃黏膜糜烂所致。

2. 体征　多无明显体征，有时可有上腹部轻压痛。

【辅助检查】

1. 胃液分析　有助于萎缩性胃炎的诊断及指导临床治疗。

2. 血清学检测　自身免疫性胃炎血清促胰液素常中度升高。若病变严重，不但胃酸和胃蛋白酶原分泌减少，内因子分泌也减少，导致维生素 B_{12} 也下降；血清抗壁细胞抗体（约 90%）和抗内因子抗体（75% 以上）阳性。

3. X 线钡餐检查　气钡双重造影显示萎缩性胃炎可出现胃黏膜皱襞相对平坦、减少。胃窦胃炎表现为胃窦黏膜呈钝锯齿状及胃窦部痉挛，或幽门前段持续性向心性狭窄，黏膜粗乱等。疣状胃炎 X 线餐特征改变为胃窦部有结节状粗大皱襞，一些皱襞结节的中央有钡斑。

4. 内镜和活组织检查　是诊断慢性胃炎的主要方法。

5. Hp 检测　证实有 Hp 现症感染有组织学、尿素酶、细菌培养、^{13}C 或 ^{14}C，尿素呼气试验，结合病理切片检查有慢性胃炎组织学改变者，可诊断为 Hp 相关性慢性胃炎。

6. 维生素 B_{12} 吸收试验。

【诊断和鉴别诊断】

病史、临床症状可提供参考，确诊有赖于胃镜及黏膜活检作组织病理学检查。Hp 检测可确定病因。怀疑自身免疫性胃炎应检测相关自身抗体及血清胃泌素等。

本病需与消化性溃疡、胃癌、慢性胆道疾病、肝炎、肝癌及胰腺疾病等相鉴别。

【治疗】

对慢性胃炎治疗应及早从浅表性胃炎开始，对萎缩性胃炎也应坚持治疗。

1. 消除病因　祛除各种可能致病的因素，如戒酒，减少食盐摄入，避免对胃有刺激的饮食及纠正不良习惯，防止暴饮暴食。停服药物，特别是阿司匹林、吲哚美辛（消炎痛）等NSAIDs药。

2. 抗Hp治疗　成功根除Hp可使胃黏膜慢性活动性炎症得到明显改善。根除Hp治疗适用于下列Hp相关性慢性胃炎患者：①有明显异常（指胃黏膜糜烂、中至重度萎缩、中至重度肠化、不典型增生）；②有胃癌家族史；③伴糜烂性十二指肠炎；④消化不良症状经常规治疗疗效差者。治疗方案见消化性溃疡。

3. 对症治疗　对已形成的胃黏膜炎症，无特殊治疗，主要是对症处理。

（1）疼痛发作时可用阿托品、溴丙胺太林、颠茄合剂、哌仑西平（Pirenzepine）等。

（2）胆汁反流明显者可用甲氧氯普胺、多潘立酮、西沙必利、莫沙必利等促动力药物，增强胃窦部蠕动，减少胆汁反流。考来烯胺、硫糖铝、铝碳酸镁可与胆汁酸结合、减轻症状。

（3）缺铁性贫血患者可口服硫酸亚铁或肌内注射右旋糖酐铁。恶性贫血时注射维生素B_{12}可获纠正。

4. 手术治疗　慢性萎缩性胃炎伴重度异型增生为癌前病变，应考虑手术治疗。

第三节　消化性溃疡

消化性溃疡（peptic ulcer）因溃疡的形成和发展与胃液中胃酸和胃蛋白酶的消化作用有关而得名。主要指发生在胃和十二指肠的慢性溃疡，即胃溃疡（gastric ulcer，GU）和十二指肠溃疡（duodenal ulcer，DU），也可发生于其他部位，如食管下段、胃空肠吻合口附近及Meckel憩室等。消化性溃疡是一种常见病，流行病学调查表明，人口中约有10%在其一生中曾患过本病。

消化性溃疡的病因及发病机制较为复杂，迄今尚未完全阐明。一般认为是胃、十二指肠局部黏膜有损害（致溃疡）作用的侵袭因素和黏膜自身防御（黏膜屏障）/修复因素之间失去平衡所致，当侵袭因素增强和（或）防御/修复因素削弱时，就可出现溃疡，这是溃疡发生的基本原理。GU和DU发病机制不完全相同，GU主要是防御/修复因素减弱，DU主要是侵袭因素增强所致。各种与发病有关的因素包括：①Hp感染；②胃酸分泌过多；③胃十二指肠黏膜防御功能减弱；④非甾体抗炎药等因素；⑤胃十二指肠动力障碍；⑥遗传因素；⑦环境因素；⑧精神因素等。

DU多发生在球部，前壁比较常见；GU则多发生在胃角及胃小弯。溃疡一般为单个，也可多个，直径多小于1cm，呈圆形或椭圆形，边缘光整、底部洁净，由肉芽组织构成，上面覆有灰白色或灰黄色纤维渗出物。活动性溃疡周围黏膜常有炎症水肿。溃疡浅表者累及黏膜肌层，深者达肌层甚至浆膜层，溃破血管时引起出血，穿破浆膜层时引起空孔。溃疡愈合时周围黏膜炎症，水肿消退，边缘上皮细胞增生覆盖溃疡面，其下的肉芽组织纤维化，变为瘢痕，瘢痕收缩使周围黏膜皱襞向其集中。

【临床表现】

多数消化性溃疡患者具有典型临床表现。症状主要特点是：慢性、周期性、节律性上腹痛，体征不明显。部分患者（约10%～15%）平时缺乏典型临床表现。而以大出血、急性穿孔为其首发症状，称为无痛性溃疡。

1. 症状

（1）上腹疼痛 是消化性溃疡的主要症状，90%以上的患者均有上腹部疼痛，其部位多位于上腹中部、偏左或右侧。GU疼痛可位于剑突下或剑突下偏左。十二指肠球后溃疡多发生于十二指肠乳头的近端，疼痛的位置多位于有上腹或脐的右侧。消化性溃疡的疼痛多为持续性钝痛、灼痛或饥饿样痛，较轻多能忍受，可连续出现0.5h至数小时，个别溃疡穿透到浆膜，可出现持久而剧烈的疼痛。溃疡出血时，疼痛可减轻。

典型疼痛表现：①慢性过程：有长期反复发作史，甚至几十年。②周期性发作，每次发作可持续数日到数月，继以数月至数年的缓解期而后再次复发。通常春、秋两季是多发的高峰期。③节律性：消化性溃疡疼痛与饮食有明显的相关性。DU疼痛好在两餐间发生，持续不减直至下餐或服用制酸药。GU疼痛多发生于餐后1h进内，经1～2h逐渐缓解，直至下餐进食后复发。④夜间痛：部分DU患者在凌晨1:00～2:00时出现上腹疼痛，且常被疼醒。十二指肠球后溃疡患者常有夜间背部放射性疼痛。⑤服用制酸药有明显的止痛作用。

（2）反酸、嗳气 因胃酸分泌增加及消化功能紊乱所致，DU患者往往更为明显。

（3）恶心、呕吐 溃疡活动期常伴有恶心、呕吐，呕吐后可使症状暂时缓解，特别是幽门梗阻与痉挛的患者更容易发生。

2. 体征 溃疡病患者可因消化功能紊乱，溃疡部位出血而出现营养不良、面色苍白等现象。局部体征多有上腹部的局限性压痛，GU的压痛在剑突下偏左，DU的压痛区在剑突下偏右。少数患者无明显压痛。后壁穿透性溃疡在背部第10～12胸椎棘突右侧3cm处可有局部压痛点。

3. 特殊类型的消化性溃疡

（1）无症状性溃疡 约15%～25%的消化性溃疡患者可无上腹部疼痛等临床表现，因其他疾病做内镜检查或X线钡餐检查时偶然发现，或当发生出血或穿孔等并发症时甚至于尸解时发现有溃疡的存在。其特点：①老年人居多，女性多于男性。②多有服用NSAIDs病史。③常合并肝硬化、梗阻性黄疸、肺气肿和糖尿病等全身疾病。④以DU居多，溃疡直径多≤1cm。⑤并发症发生率高，52%～87%，以出血和穿孔多见。

（2）球后溃疡 约占DU的5%。其特点：①青壮年人多见；②症状与典型的DU相同，但疼痛更严重而顽固，夜间痛和背部放射更多见；③常发生在上曲段和降部上段，常与球部溃疡同时存在；④并发症发生率高，出血率比一般球部溃疡高约3倍；⑤溃疡以后壁多见，常为单发，溃疡直径多≤1cm。球后溃疡常易漏诊，对有典型而严重的DU表现的患者，经钡餐透视及内镜检查未发现球部溃疡时，应注意观察十二指肠降段，防止漏诊。

（3）幽门管溃疡 极似DU，伴有高胃酸分泌，但疼痛性质多变，大多为不典型疼痛，餐后立即出现疼痛，持续时间长。出血机会多，常有呕血和（或）黑便。幽门梗阻出现早，恶心、呕吐多见。病程较长，内科治疗效果差。

（4）老年人溃疡。

（5）巨大溃疡　指 GU 的直径 > 3.0cm，DU 直径 > 2.0cm 的溃疡。疼痛常严重而顽固，范围较广泛，伴体重减轻，低蛋白血症（与溃疡面蛋白渗出有关），大出血及穿孔较常见。内科治疗无效者比例较高。

4. *并发症*　上消化道出血、穿孔和幽门梗阻是消化性溃疡主要并发症，极少部分的 GU 可以发生癌变。

【辅助检查】

1. *X 线钡餐检查*　龛影是溃疡的直接征象，GU 多在小弯侧突出腔外，球部前后壁溃疡的龛影常呈圆形密度增加的钡影，周围环绕月晕样浅影或透明区，有时可见皱襞集中征象。

2. *内镜检查*　内窥镜不仅可清晰、直接地观察胃、十二指肠黏膜变化及溃疡大小、形态，还可直视下刷取细胞或钳取组织作病理学和 Hp 检查。对消化性溃疡可作出准确诊断及良性恶性溃疡的鉴别诊断。此外，还能动态观察溃疡的活动期及愈合过程。观察药物治疗效果等。

3. *Hp 检测*　Hp 感染的诊断已成为消化性溃疡的常规检测项目，Hp 的感染率在活动性 DU 中达 85% ~95%，而 GU 中达 80% ~90%。

4. *粪便隐血检查*　溃疡活动期，粪隐血试验阳性，经积极治疗，多在 1 ~ 2w 内阴转。

5. *血清促胃液素测定*　如怀疑有促胃液素瘤，应做此项检查。

6. *胃液分析*　多用五肽促胃液素或增大组织胺胃酸分泌试验，分别测定基础胃酸排泌量（BAO）及最大胃酸（MAO）和高峰排泌量（PAO）。GU 患者的胃酸分泌正常或稍低于正常，DU 患者则多增高，以夜间及空腹时更明显。

【诊断和鉴别诊断】

详细了解病史是诊断的基础。慢性病程，周期性发作及节律性上腹痛等典型表现是诊断消化性溃疡的重要线索。但消化性溃疡的确定诊断，尤其是症状不典型者，需通过钡餐 X 线和（或）内镜检查才能建立，后者价值更优。

本病需与功能性消化不良、慢性胃十二指肠炎、促胃液素瘤、胃癌、钩虫病、胃黏膜脱垂症、胆囊炎及胆石症等鉴别。

【治疗】

消化性溃疡治疗的目标是消除症状，促进愈合，预防复发及防治并发症。治疗原则需注意整体治疗与局部治疗相结合，发作期治疗与巩固治疗相结合。具体措施包括：

1. *一般治疗*　建立规律的生活饮食制度，避免发病与复发诱因，如戒烟、慎用 NSAID 类药物等。

2. *药物治疗*

（1）根除 Hp　单独一种药物根除 Hp 效果有限，多采用联合用药方案。大体分为以 PPI 为基础或以胶体铋为基础的两类方案（中华医学会消化病学分会关于幽门螺杆菌共识意见（2003·安徽桐城）推荐根除 Hp 治疗方案（表 12－2）。

表 12－2 中华医学会消化病学分会推荐 Hp 治疗方案

一线治疗方案
PPI/RBC（标准剂量）＋A（1.0 g）＋C（0.5 g） b.i.d. ×7 d
PPI/RBC（标准剂量）＋M（0.4 g）＋C（0.5 g） b.i.d. ×7 d
PPI/RBC（标准剂量）＋A（1.0 g）＋F（0.1 g）/M（0.4 g） b.i.d. ×7 d
B（标准剂量）＋F（0.1 g）/M（0.4g）＋C（0.5 g） b.i.d. ×7 d
B（标准剂量）＋M（0.4 g）＋T（0.75 或 1.00 g） b.i.d. ×14 d
B（标准剂量）＋M（0.4 g）＋A（0.5 g） b.i.d. ×14 d
二线治疗方案
PPI（标准剂量）＋B（标准剂量）＋M（0.4 g t.i.d.）＋T（0.75 或 1.00 g） b.i.d. ×7～14d
PPI（标准剂量）＋B（标准剂量）＋F（0.1 g）＋T（0.75 或 1.00 g） b.i.d. ×7～14 d

注：① 标准剂量及代号说明：药名后面的剂量即为标准剂量。PPI：包括埃索美拉唑 20mg、雷贝拉唑 10mg、兰索拉唑 30mg 和奥美拉唑 20mg。RBC：枸橼酸铋雷尼替丁 350mg 或 400mg；B：铋剂，包括枸橼酸铋钾 220mg 或 240mg、果胶铋 240mg。F：呋喃唑酮；A：阿莫西林；C：克拉霉素；M：甲硝唑；T：四环素。② 一线方案中的 PPI 可用 H_2 受体阻断剂（H_2－RA）替代，如西米替丁 400mg、雷尼替丁 150mg 或法莫替丁 20mg，但根除率可能会有所降低。PPI＋铋剂＋2 种抗生素组成的四联疗法多用于治疗失败者，应尽量选患者未用过的抗生素。③b.i.d. 为 2 次/日；t.i.d. 为 3 次/日

（2）抑制胃酸作用　溃疡的愈合特别是 DU 的愈合与抗酸治疗强度和时间成正比。碱性抗酸药物中和胃酸，对缓解溃疡疼痛症状有较好的效果，但要促使溃疡愈合则须大剂量多次服用才能奏效，现已少用。临床上常用的抑制胃酸分泌药物有 H_2－RA 与 PPI。常用 H_2－RA：雷尼替丁（Ranitidine）、法莫替丁（Famotidine）、尼扎替丁（Nizatidine）、罗沙替丁（Roxatidine）。PPI 的作用是通过抑制壁细胞分泌面的 H^+，K^+－ATP 酶（质子泵），从而阻断了胃酸的分泌的最后环节，制酸作用强大、持续时间长。常用 PPI：奥美拉唑（Omeprazole）、兰索拉唑（Lansoprazole）、潘妥拉唑（Pantoprazole）、雷贝拉唑（Rebeprazole）、埃索美拉唑（Esomeprazole）。H_2－RA 与 PPI 治疗溃疡的疗程一般为 DU 4～6 周，GU 6～8 周。

（3）增强胃黏膜保护　目前较常用的胃黏膜保护剂有硫糖铝（Sucralfate）、铋剂、前列腺素 E_2（Prostaglandins E_2，PGE_2）等。

3. *药物维持治疗*　对原因可查的消化性溃疡，如药物性、应激性、Hp 感染性消化性溃疡，消除病因，经药物治愈的溃疡后很少复发，可停药观察。但下述情况宜维持治疗：①老年人伴有严重心肺疾患；②术后复发性溃疡；③以穿孔为首发症状或只做单纯修补术者；④有大出血或反复出血者；⑤必须同时服用 NSAIDs、皮质激素及抗凝剂者；⑥Hp 治疗失败的高危患者。维持治疗方式：①连续性维持治疗：即溃疡愈合后剂量的一半。②间歇全程给药：即出现症状时给 4～8 周的全治疗量。③症状性自我疗法（SSC）：症状出现时服药，症状消失即停药。在药物选用上，凡对溃疡病治疗有效的药物均可用于维持治疗，包括硫糖铝、哌伦西平、H_2－RA、PPI 等。

4. *手术治疗*。

第四节　胃　　癌

胃癌（gastric carcinoma）通常指发生在胃的腺癌，占胃的恶性肿瘤 95% 以上。日

本、中国、俄罗斯、南美及东欧等为高发区，而北美、西欧、澳大利亚和新西兰等为低发区。高、低发区之间的年发病率可相差10倍以上。胃癌的好发年龄为中老年人，55～70岁为最高发年龄段，并且存在明显的性别差异，一般男性为女性的2倍。

胃癌的确切病因尚未完全阐明，但病因涉及多种因素的共同作用，主要包括：①环境和饮食因素；②Hp感染；③遗传因素。胃癌很少直接从正常的胃黏膜上皮发生，大多数发生于原有病理变化的基础上，即癌前疾病和（或）癌前病变，前者是指与胃癌相关的胃良性疾病，包括：①慢性萎缩性胃炎；②胃息肉；③胃溃疡；④胃良性疾病手术后残胃；⑤黏膜巨大皱襞症。后者指较易转变为癌组织的病理学改变，包括肠型化生与异型增生。

胃腺癌好发的部位依次为胃窦、贲门、胃体、全胃或大部分胃。胃癌可分为早期和进展期。早期胃癌的癌组织局限于黏膜和黏膜下层，而不论有无淋巴结转移。进展期胃癌深度超过黏膜下层，其中侵入肌层者称为中期，侵及浆膜或浆膜外组织者称为晚期。胃癌有4种扩散方式：①直接蔓延扩散至相邻器官如大、小网膜，肝，胰，脾，横结肠。②淋巴结转移：局部和远处：左锁骨上（virchow）、左腋窝（irish）、脐。③血行播散：肝、肺、骨、中枢神经系统。④腹腔内种植：盆腔：卵巢（krukenberg）、直肠窝（blumer）。

【临床表现】

1. 早期胃癌　多见于30岁以上的患者，有慢性胃痛或上腹部胀满病史，近期加重或疼痛规律改变而又有上腹部轻压痛。另外，虽无胃病史，但有原因不明的消瘦、黑便或有食欲不振、乏力、上腹饱满、嗳气、恶心、呕吐、反酸、贫血等症状时，需要进一步检查排除早期胃癌。

2. 进展期胃癌　①最早和最常见的症状是上腹胀痛，进展期上腹痛规律改变。上腹痛向腰背部放射时，与肿瘤累及胰腺有关。穿孔时剧痛难忍。②消瘦、乏力、食欲不振。③恶心、呕吐，胃癌引起的梗阻或胃功能紊乱所致。④上消化道出血，呕血、黑便，小量者仅大便隐血阳性，并可有贫血表现。⑤腹部包块，上腹部包块。直肠前凹包块、脐部和左锁骨上淋巴结肿大（约10%）与肿瘤转移有关。

3. 胃癌的伴癌综合征　系指胃癌细胞直接或间接产生的某些特殊激素和生理活性产物所致的特殊临床表现，并非肿瘤本身浸润、转移的机械作用所造成的表现。①皮肤黏膜：痛痒感、痒疹、带状疱疹、皮肌炎、黑棘皮病。②内分泌与代谢：低T_3综合征、雌激素升高、皮质醇增多症、类癌综合征。③神经肌肉综合征：癌症引起非转移性神经疾病称“副肿瘤综合征”或称癌对神经系统的“远隔作用”，同时又有肌肉病变的称癌性神经肌病。常见的是亚急性或慢性多远端感觉运动性神经病。

4. 转移灶改变　可出现相应的临床表现，甚至为首发症状。

5. 并发症　主要有出血、幽门或贲门梗阻、穿孔。

【辅助检查】

1. 血常规检查　约半数患者有缺铁性贫血。

2. 粪隐血试验　可持续阳性。

3. 内镜检查　大多数胃癌通过胃镜检查加活检可确诊，内镜检查是目前最可靠的诊断手段。色素内镜及放大内镜可进一步提高胃癌诊断的灵敏度、分期或分型，已在逐步应用于临床。

4. *超声内镜检查（EUS）* 适合内镜下发现病灶，但反复活检并不能获取恶性肿瘤证据的病例以及确诊为胃癌需术前进行分期指导者。

5. *X线钡餐检查* 应用气钡双重对比法、压迫法和低张造影技术，可更清楚显示病灶，提高诊断准确率。胃癌主要表现为充盈缺损，边缘欠规则或腔内龛影和胃壁僵直失去蠕动等。

6. *CT和MRI检查* CT检查可发现胃壁局限性或弥漫性增厚。大网膜、肠系膜密度增高伴有壁层腹膜结节增厚及腹水。可确定淋巴结及肝、肺、卵巢、直肠等远处转移。CT仿真胃镜具有检测速度快、无创伤、一次扫描可进行多次回顾性重建等优点，目前已经逐渐进入实用阶段。MRI检查可最大限度减少部分容积效应的影响，更好地显示病灶与周围解剖结构的关系，可较好显示肿大淋巴结、转移灶和腹部脏器的侵犯。

7. *正电子发射断层扫描（PET）* 对肿瘤的显示和判断胃癌浸润转移等优于其他检查。

8. *肿瘤标志物* 如CEA、CA_{19-9}、CA_{72-4}、E－钙蛋白、端粒酶－HTK、MMP或癌基因等，缺乏灵敏度与特异性，不做常规检查。

【诊断和鉴别诊断】

胃癌的诊断主要依靠内镜检查加活检以及X线检查。早期诊断是根治胃癌的前提。对以下情况应及早和定期胃镜检查：①40岁以上，特别是男性，近期出现消化不良、呕血或黑便者；②慢性萎缩性胃炎伴胃酸缺乏，有肠化生或不典型增生者；③良性溃疡但胃酸缺乏者；④胃溃疡经正规治疗2个月无效，X线钡餐示溃疡增大者；⑤X线发现直径大于2cm的胃息肉，应进一步做胃镜检查；⑥胃切除术后10年以上者。

本病需要与胃炎、胃溃疡、胃良性肿瘤及幽门良性狭窄等进行鉴别。确诊有赖于X线钡餐检查和胃镜加活检等。

【治疗】

以手术治疗为主的综合治疗方法为最佳治疗方案。

（1）手术治疗（见外科章节）。

（2）内镜下治疗 早期胃癌可做内镜下黏膜切除（endoscopic mucosal resection，EMR），激光或微波治疗，特别适用不耐受手术的患者。中晚期胃癌患者不能手术者可经内镜做激光、微波或局部注射抗癌药等，可暂时缓解。贲门癌所致的食管下端，贲门口狭窄，可行扩张，放置内支架解除梗阻。

（3）化学治疗 抗癌药物常用于辅助手术治疗，在术前、术中及术后应用以防止癌细胞扩散和杀灭残存的癌细胞，从而提高手术的效果。一般早期胃癌无淋巴结转移者术后不化疗，中晚期胃癌术后应给予化疗。常用的化疗药物有5－氟尿嘧啶、丝裂霉素、多柔比星、亚硝脲类、顺铂和依托泊苷等。

（4）生物治疗 包括免疫调节剂治疗，单克隆抗体及其交联物的治疗，细胞因子与过继免疫治疗以及基因治疗等。近年来该类疗法不断见有报道，但其确切的疗效尚需进一步证实。

第五节　溃疡性结肠炎

溃疡性结肠炎（ulcerative colitis，UC）亦为炎症性肠病的一种，但有别于Crohn病，两者是既有联系又有明显区别的不同疾病。病变主要部位见于直肠和结肠，限于黏膜与黏膜下层。在我国发病明显多于Crohn病，且有增多的趋势。本病可发生在任何年龄，多见于20~40岁，男女发病无明显差别。

溃疡性结肠炎与Crohn病一样，病因与发病机制至今未明确，亦可能与遗传、感染、免疫及多种因素的相互作用有关。

本病病变位于大肠，呈连续性弥漫性分布。大体形态可见黏膜弥漫性充血、水肿，表面呈细颗粒状，脆性增加，糜烂及溃疡。少见瘘管或周围脓肿。小数可发生中毒性巨结肠，肠壁重度充血、肠腔膨大、肠壁变薄，溃疡累及肌层至浆膜层，常并发急性穿孔。组织学上可见固有层内弥漫性淋巴细胞、浆细胞、单核细胞等细胞浸润，隐窝脓肿及溃疡常见。炎症的反复过程中，腺体变形、排列紊乱、数目减少并伴杯状细胞减少和潘氏细胞化生。可形成息肉。少数出现异形增生，发生癌变。

【临床表现】

1. 腹泻　为最常见的症状。特点是黏液脓血便，粪质糊状，重者水样便，为炎症渗出、黏膜糜烂及溃疡所致。大便的次数及便血的程度反映病情的轻重。病变局限于直肠或及乙状结肠患者，除可有便频、便血外，偶尔有便秘，多由于病变引起直肠排空功能障碍所致。

2. 腹痛　轻型患者可无腹痛或仅有有腹部不适。多表现为左下腹或下腹的阵痛，亦可涉及全腹。有疼痛－便意－便后缓解的规律。疼痛有活动期及缓解期交替出现。并发中毒性巨结肠或炎症波及腹膜，有持续性剧烈腹痛。

3. 其他症状　可有腹胀，食欲不振、恶心、呕吐。

4. 全身表现　活动期重度患者常有低中度发热、衰弱、消瘦贫血、低蛋白血症、水电解质紊乱。

5. 肠外表现　口腔溃疡最多见，其他有外周关节炎，强直性脊柱炎，皮肤有结节性红斑和化脓性坏疽，眼部有葡萄膜炎，肝胆系有原发性硬化性胆管炎及少见的淀粉样病。

6. 体征　轻、中型患者仅有左下腹轻压痛，有时可触及痉挛的结肠。重型与爆发型患者常有明显压痛和鼓肠。中毒性巨结肠或穿孔有腹肌紧张、反跳痛、肠鸣音减弱甚至消失。

7. 临床分型　①临床类型：分为初发型、慢性复发型、慢性持续型，急性暴发型。②严重程度：根据腹泻次数、体温、脉搏、血红蛋白量和血沉5项指标分为轻、中、重三度。③病变的范围：分为直肠、直乙状结肠、左半结肠、全结肠、区域性结肠受累。④病情分期：分为活动期与缓解期。

8. 并发症　主要为中毒性巨结肠、癌变、出血和穿孔等。

【辅助检查】

1. 血液检查　中重度患者多有贫血。白细胞在活动期可增高。血沉加快和C－反应蛋白增高是活动期的标志。严重者血清白蛋白下降。

2. 粪便检查 肉眼观常有黏液脓血，镜检见红细胞和脓细胞。

3. 结肠镜检查 病变多从直肠开始，呈连续性、弥漫性分布，其特点：①黏膜血管网模糊，充血、水肿、易脆、呈颗粒状。②黏膜上有多发性溃疡，散在或弥漫性分布。③慢性病变时结肠袋囊变浅或消失、假息肉、桥形黏膜形成。

4. 肠道X线钡灌检查 主要表现：①黏膜粗乱及颗粒样改变。②肠管黏膜锯齿状或毛刺样，肠壁多发性小充盈缺损。③肠管变短、袋囊消失呈铅管样。

5. 其他检查 抗中性粒细胞胞质抗体鉴别Crohn病与溃疡性结肠炎；核素扫描γ照相术作^{99m}Tc标记白细胞扫描可确定肠道炎症部位及评估免疫反应的严重度。

【诊断和鉴别诊断】

根据溃疡性结肠炎的典型特点按诊断标准作出诊断，但需排除其他结肠炎才能作出诊断，如细菌性痢疾、阿米巴痢疾、慢性血吸虫病、肠结核等感染性结肠炎及非感染性克罗恩病，缺血性肠炎、放射性肠炎、胶原性或显微镜性结肠炎等。诊断标准为：①根据典型临床表现和结肠镜检查三项中之一项及（或）病检可诊断。②根据典型临床表现和钡灌肠检查三项中之一项可诊断。③临床表现不典型而有典型结肠镜或钡灌肠改变可拟诊断，并观察发作情况。④临床表现典型而目前结肠镜或钡灌肠不典型则可疑诊。应随访。⑤初发病例，临床表现和结肠镜改变不典型，可随访3～6个月，观察发作情况。本病的完整诊断包括上述临床类型，严重程度，病变范围，病情分期及有无并发症。

本病应与慢性细菌性痢疾、阿米巴肠炎、血吸虫病、Crohn病、大肠癌、肠易激综合征等疾病相鉴别。

【治疗】

主要采用内科综合治疗，治疗的目的是控制急性发作，维持缓解、减少复发，防治并发症。缓解期主要是防止复发，监测癌变。

1. 一般治疗

（1）休息 避免精神应激、妊娠、过劳、上呼吸道感染及饮食刺激等加重因素，急性发作期，特别是重型和暴发型者应卧床休息，住院治疗。

（2）饮食和营养 发作期流质饮食，病情严重者应禁食。病情控制后改为高热量、高蛋白、高维生素的低渣饮食。牛奶制品一般不宜。注意补充铁剂和叶酸，长期腹泻者应充钙、镁、锌等微量元素。完全胃肠外营养的指征：①严重脱水、极度消瘦伴营养不良；②严重腹泻一般治疗措施效果不佳；③营养状况差的患者术前准备。

（3）心理治疗 伴有焦虑、紧张、多疑及自主神经功能紊乱表现者，心理治疗有一定效果。过度紧张者可适当给予镇静剂。

（4）纠正水、电解质平衡和酸碱失衡 重症并严重腹泻、发热者，应密切观察病情变化，及时纠正水、电解质平衡和酸碱失衡。

（5）对症处理 腹痛或腹泻明显者，可给予少量阿托品、溴丙胺太林等药物，应注意大剂量使用有引起中毒性结肠扩张的危险。

2. 药物治疗

（1）水杨酸制剂　①水杨酸偶氮磺胺吡啶（SASP）：作为首选药物，适用于轻型或重型经糖皮质激素治疗已有缓解者，疗效较好。口服在结肠内经细菌分解为5－氨基水杨酸（5－ASA）与磺胺吡啶，前者是主要有效成分。不良反应有恶心、呕吐、皮疹、白细胞减少及溶血反应等。②5－氨基水杨酸（5－ASA）：近年已研制成5－ASA新型制剂，能到达结肠发挥药效，代表药物有美沙拉秦（Mesalazine）、奥沙拉秦（Olsalazine）和巴柳氮（Balsalazide）。5－ASA的灌肠剂及栓剂，适用于病变局限在直肠者。

（2）糖皮质激素　适用于暴发型或重型患者，可控制炎症，抑制自体免疫过程，减轻中毒症状，有较好疗效，但使用时应注意不良反应。常用制剂氢化可的松200～300mg/d，或地塞米松10mg/d静脉滴注，疗程7～10天，症状缓解后改用泼尼松龙40～60mg/d，分4次口服，病情控制后，递减药量，停药后可给予SASP，避免复发。

（3）免疫抑制剂　适用于慢性反复发作者，或用磺胺及激素治疗无效者。硫唑嘌呤1.5mg/（kg·d），分次口服，疗程1年，不良反应主要是骨髓抑制和并发感染。环孢菌素A（cyclosporin A，CyA）对重度活动性溃疡性结肠炎效果较好，部分患者可免除急诊手术。用药期间应严密监测环孢菌素A的血药浓度，肝肾功能和血压。此外甲氨蝶呤、羟基氯喹、Tacrolimus（FK－506）等也可选用，但疗效有待评价。

3. 手术治疗　紧急手术的适应证：①中毒性肠扩张；②重症暴发型，有生命危险者；③急性肠穿孔；④肠道大出血，内科治疗无效。择期手术适应证：①后期并发症：瘘管、肠梗阻、癌变；②病情反复发作，内科治疗效果不好；③难以耐受长期应用激素的不良反应者；④儿童期患病，有发育不良者。紧急手术通常采取回、结肠双造瘘术，根治手术主要包括全结肠切除和回肠造瘘和全结肠切除和回肠肛门吻合术等。

第六节　功能性胃肠病

一、功能性消化不良

功能性消化不良（functional dyspepsia）是一种位于上腹部正中疼痛或腹胀，早饱，胀气，恶心等不适，详细检查除外器质性病变的临床症候群。人群中约有20%～40%的人有过消化不良症状，西方国家资料统计功能性消化不良约占消化系疾病的20%～40%。

病因和发病机制仍未完全阐明，可能与多因素综合作用有关。目前认为上胃肠动力障碍和感觉异常是FD的主要病理生理学基础。多数FD患者有胃固体排空延缓、近端胃及胃窦运动异常、胃－十二指肠协调运动障碍、胃电活动异常等表现。促胃动力药可使大部分FD患者的症状得到不同程度的改善。研究发现相当一部分FD患者胃对容量扩张的感觉阈值明显降低，存在胃感觉过敏。其他病因包括：间歇性胃酸排出量升高、慢性胃炎、十二指肠炎、Hp感染、精神和应激、环境和遗传因素等。

【临床表现】

1. 症状　FD无特异性临床表现，病程迁延，反复发作，也可相当一段时间无任何症状。不少患者有饮食、精神等诱发因素。

(1) 上腹痛　常见症状，呈阵发性或持续性，多无规律，与进食无确切的关系。

(2) 其他消化道症状　腹胀、早饱、嗳气等。早饱是指有饥饿感，但进食后不久即有饱感，导致摄入食物明显减少。腹胀多于餐后发生或呈持续进餐后加重。也可伴有嗳气、厌食、恶心、呕吐等。

(3) 精神症状　可同时伴有失眠、焦虑、抑郁、头疼、注意力不集中等精神症状。

2. *体征*　上腹部振水音可阳性，可有轻压痛，余无异常。

3. *分型*　根据临床特点，本病分为：①溃疡型消化不良：以上腹痛为主；②动力障碍型消化不良：以上腹不适为主；③非特异性消化不良：无法确定主要症状。

【辅助检查】

(1) 常规检查　为排除器质性疾病，应检查血、尿、粪常规，肝、肾功能，血糖、血沉，病毒性肝炎血清标志物，必要时测定相应的肿瘤标志物。

(2) 影像学检查　可进行 X 线检查，肝胆胰 B 型超声波检查，必要时行上腹部 CT、MRI、ERCP 检查。

(3) 内镜检查　以反酸、烧心、胸骨后不适和上腹疼痛为主要症状的患者应行胃镜检查以除外 GERD、胃炎、消化性溃疡、胃癌和其他疾病。

(4) 胃肠运动功能检查　包括 24h 食管测压、24h 食管 pH 检测、胃排空功能测定、胃腔内压力测定、全胃肠通过时间等。

(5) 胃电图测定。

(6) 幽门螺杆菌（Hp）检测。

【诊断和鉴别诊断】

诊断标准（罗马Ⅲ标准）：必须包含一下 1 条或多条：①餐后饱胀不适；②早饱感；③上腹痛；④上腹烧灼感。同时，没有可以解释上述症状的器质性疾病，而且症状开始于诊断的 6 个月前，当前症状（符合标准）存在 3 个月。FD 诊断属排除诊断，根据症状类型不足以将器质性与功能性消化不良加以鉴别，必须做相应的检查以排除有关的器质性疾病。

【治疗】

治疗的目的是缓解或消除消化不良症状，改善患者的生活质量。

1. *一般治疗*　建立良好的生活习惯，饮食规律、避免烟、酒、刺激性食物。尽量避免非甾体类抗炎药物（NSAIDs），对无法停药者同时服用胃黏膜保护药或制酸药。

2. *精神心理调整*　①心理治疗：从社会、心理、行为入手，仔细寻找可能的心理刺激因素，耐心解释这些因素在疾病发生发展中的作用，使患者认识到调整生理秩序、稳定心理情绪的重要性。②抗焦虑及抗抑郁药物：对某些有心理应激、抑郁、失眠等患者，使用安定类、地西泮、阿普唑仑、三唑仑、阿米替林及氟西汀类可能对缓解上述症状、改善生活质量有帮助。

3. *药物治疗*

(1) 抗酸药和制酸药　对溃疡样功能性消化不良合并促胃肠动力药可能取得的意外的疗效。抗酸药有碳酸氢钠、氢氧化铝、氧化镁和三硅酸镁等。制酸药有 H_2-RA：

西米替丁、雷尼替丁、法莫替丁、尼扎替丁和罗沙替丁等；PPI：奥美拉唑、兰索拉唑和潘妥拉唑等可适当选用。

（2）胃黏膜保护药　可选用胶体铋、硫糖铝、前列腺素 E_1、替普瑞酮（Teorebibe）、思密达等。

（3）抗 Hp 治疗　对功能性消化不良并 Hp 感染的抗 Hp 治疗问题仍有不同的看法，但对年龄超过 45 岁的功能性消化不良患者，经积极治疗效果不佳，可考虑抗 Hp 治疗。

（4）促胃肠动力药　①甲氧氯普胺（Metoclopramide）：是中枢和外周抗多巴胺能药物，并从肠肌丛释放乙酰胆碱，对胃酸无影响。②多潘立酮（Domperidone）：为外周多巴胺拮抗剂，但不具胆碱能活性，由于其穿透血脑屏障的能力很弱，故神经系统不良反应少见。③西沙必利（Cisapride）：选择性地作用于肠肌丛，刺激乙酰胆碱释放且对胃酸分泌无影响，可增加胃窦收缩，改善胃窦十二指肠协调运动，降低幽门时相性收缩频率，使胃电活动趋于正常。④莫沙必利（Mosapride）：对功能性消化不良患者症状有显著的缓解作用。⑤红霉素：胃动素的激动剂，可刺激胃肠动力。⑥其他：包括胆囊收缩素（CCK）拮抗剂、鸦片制剂拮抗剂等。

（5）内脏感觉调节药物　如非多托秦（Fedotozine），为外周阿片 κ 受体激动剂，作用于消化道，可调节整个消化道内脏感觉，使消化道对应激产生正常的反应，增加胃肠运动。

二、肠易激综合征

肠易激综合征（irritable bowel syndrome，IBS）是一组功能性肠道疾病，主要表现为下腹部不适或疼痛，与排便或排便习惯改变有关，并有不正常排便的特点。持续存在或间歇发作，但无器质性疾病（形态学、细菌学及生化代谢等异常）的证据，为最常见的一种功能性肠道疾病，又称为肠功能紊乱、过敏性结肠炎、痉挛性结肠炎、黏液性结肠炎等。

IBS 的病因和发病机制仍不清楚。目前认为，IBS 的病理生理学基础主要是胃肠动力学异常与内脏感觉异常，而导致发生这些变化的机制未明。可能涉及遗传因素、肠道感染、胃肠道激素分泌异常、药物、情绪紧张、食物不耐受、结肠运动功能异常、小肠功能障碍及食管、胆囊运动异常、内脏感觉异常等因素，其中肠道功能的改变在 IBS 发病机制中占有重要地位。IBS 是在特殊体质的基础上，以神经系统、免疫系统和内分泌系统为中介，以社会心理因素刺激为扳机而触发的心身疾病。

【临床表现】

临床表现无特异性，病程可长达数年至数十年。常有反复发作。症状以腹部不适、腹痛、排便异常为主。常伴有不同程度的精神症状。临床上一般分为腹泻型、便秘型，腹泻与便秘交替型三种。

1. 症状

（1）腹痛　为最常见的症状。腹痛可长达数年，常发生在餐后或排便前，部分患者在便后可缓解。下腹痛者占 73.7%，有时难以准确定位。疼痛性质以钝痛和胀痛多见，一般无放射。疼痛程度多为轻中度，可耐受，不影响工作和生活。

（2）腹泻 腹泻次数一般不超过5次/日，稀糊状便或大量黏液便，也可最初为成形软便，随后为溏便或黏液便，最后为水样便但绝无脓、血便。便前常伴有腹部绞痛或排便窘迫感，排便后缓解，部分患者不伴腹痛。排便不干扰睡眠，且无大便失禁。部分患者腹泻、便秘交替出现。

（3）便秘 排便困难，可数日无排便，粪便干结，量少，石卵状或羊粪状，表面可附着黏液。多数便秘患者排便时伴有痉挛性腹痛或腹部不适，排便后有不同程度的缓解。

（4）其他 部分患者可有排便不尽感、直肠下坠感，常有腹胀、消化不良、嗳气、恶心、呕吐、胸前区烧灼感、食欲不振等消化不良表现。部分患者可伴有头晕、失眠、焦虑、紧张或抑郁等精神症状和心悸、气短、疲乏、胸闷、四肢出汗、头面部发热等自主神经功能紊乱的表现。

2. 体征 多数患者营养状态及一般情况良好，即便有严重腹痛也无明显体征。左下腹可有压痛，无反跳痛和肌紧张，部分患者可触及腊肠样肠管，腹痛、腹泻时可有肠鸣音增强或亢进。直肠指检可感觉肛门痉挛，张力较高，可有触痛，但肠黏膜光滑，指套无血迹

【辅助检查】

1. 血液检查 血常规、血沉、血糖、肝肾功能、甲状腺功能检查无异常。

2. 粪便检查 粪便常规、粪便隐血和粪便微生物及培养（连续至少3次）阴性。

3. 乳糖耐量试验或氢呼吸试验。

4. X线钡剂灌肠 小肠运动增快，可见过度的结肠袋形成，多位于左半结肠。或缺乏正常结肠袋形而见光滑且直径变小的肠腔。

5. 内镜检查 胃镜检查可排除上消化道器质性病变。结肠检查时可有肠腔痉挛收缩，严重者甚至影响插镜，镜下肠黏膜正常，柔软性好而无病损。

6. 结肠腔内压力测定及肌电图检查 可显示压力波和肌电波的异常变化。

【诊断和鉴别诊断】

由于IBS缺乏特异性的临床表现，与一些器质性肠道疾病的症状多有重叠，缺少客观、可靠的病理学和生物化学诊断指标。因此，该病的诊断原则是正确认识特征性临床表现；排除其他器质性病变。

1. 诊断标准（罗马Ⅲ标准） 反复发作的腹痛或不适，最近3个月内每个月至少有3天出现症状，且合并以下2项或多项：①排便后症状缓解；②发作时伴有排便频率的改变；③发作时伴有大便性状（外观）改变。诊断前症状出现至少6个月，而且近3个月满足以上标准。

2. 鉴别诊断 需与引起腹痛、腹泻和便秘的疾病进行鉴别。包括肠道器质性疾病、肠道感染性疾病、内分泌性疾病及其他功能性肠道疾病鉴别。

【治疗】

目前对IBS的治疗尚未有一种药物或单一疗法对患者完全有效，治疗应遵循个体化原则，采取综合治疗措施，包括饮食治疗、药物治疗及心理和行为治疗等，消除患者顾虑、缓解症状、提高生活质量。

1. 一般治疗　①积极诊断与解释，使患者能够正确的认识自己所患疾病的良性本质，树立治疗信心。②调整生活方式：对于与食物不耐受关系明显的 IBS 患者，选择饮食是控制病情的有效方法。加强锻炼。③心理相关疗法：如松弛疗法、生物反馈疗法、催眠疗法、认知行为疗法和动态心理疗法。

2. 药物治疗

（1）解痉剂　①钙通道阻滞剂：适用于腹泻型和便秘型患者。常用药物：匹维溴胺（Pinaverium bromide）、奥替溴胺（Otilonium bromide）。②多离子通道调节剂：曲美布汀（Trimebutine maleate）适用于腹泻型和便秘型。③抗胆碱能药：常用药物有阿托品、溴丙胺太林、颠茄、莨菪碱类（654－2 等），有时可使腹胀加重，使用时应注意。选择性肠 M_3 毒蕈碱拮抗剂扎非那新（Zamifenacin）已试用于临床。

（2）促动力药　5－羟色胺（5－HT）受体激动剂西沙必利（Cisapride）、莫沙必利（Mosapride）可兴奋肠肌间神经丛 5－HT_4 受体，释放乙酰胆碱，增强胃肠运动，缩短胃肠通过时间。

（3）通便剂　对以便秘为主要症状的患者不主张用刺激性泻剂如酚酞类、大黄、番泻叶等。高渗性泻药如山梨醇、乳果糖可加重腹胀。可试用纤维素制剂果胶、车前草、燕麦麸等可溶性纤维素有助于保持粪便中的水分，而植物纤维素、木质素等不可溶纤维素可增加大便量。

（4）止泻剂　①洛哌丁胺（Loperamide）用于改善腹泻、便急等。②复方地芬诺酯。③钙通道阻滞剂。④吸附性止泻剂适用于腹泻伴腹胀患者，常用药物有思密达。⑤氢氧化铝凝胶 10～20ml，3 次/d。⑥可乐定（Clonidine）可通过兴奋肠道 α_2 肾上腺素能受体，使 cAMP 分泌降低，抑制肠道分泌蠕动。⑦考来烯胺（Colestyramine）对某些原发性胆酸吸收不良患者可能有效。

（5）抗抑郁药　对存在抑郁症状的 IBS 患者可试用抗抑郁药，能提高患者的情绪，帮助改善肠道症状。

（6）调节内脏感觉药物　①生长抑素（Somatostatin）及其类似物对消化道功能具有多重作用，具有缓解躯体和内脏疼痛的作用。②5－HT_3 受体拮抗剂阿洛斯琼（Alosetron），具有缓解腹痛不适、减少大便频率、促进大便成形的作用。③κ 受体激动剂非多托秦（Fedotozine）仅作用于周围 κ 受体，而无吗啡样中枢作用，对胃肠道动力也无影响，因此对存在肠道感觉过敏但胃肠道转运正常的 IBS 患者效果较好。

（7）其他　亮丙瑞林（Leuprorelin）对伴随女性患者月经周期出现或加重的症状有一定疗效。胆囊收缩素（CCK）拮抗剂可增加慢性便秘 IBS 患者的大便次数，并减轻内脏感觉。阿尔维林－二甲硅油对缓解腹痛、腹胀、黏液便有效。

第七节　肝　硬　化

肝硬化（hepatic cirrhosis）是一种常见的慢性肝病，是由一种或多种病因长期或反复作用，引起肝脏弥漫性损害。肝硬化是我国常见疾病和主要死亡病因，发病高峰在 35～48 岁，男女比例约为 3.6∶1～8∶1。

引起肝硬化的原因很多，在我国以病毒性肝炎所致的肝硬化最为常见，在国外，特别是北美、西欧，则以酒精性肝硬化多见。常见病因包括：①病毒性肝炎；②慢性酒精中毒；③寄生虫感染；④胆汁淤积；⑤循环障碍；⑥药物及化学毒物；⑦营养不良；⑧肠道感染及炎症；⑨代谢性疾病；⑩原因不明。

在大体形态上，肝脏变形，早期肿大，晚期明显缩小，质地变硬，重量减轻，外观呈棕黄色或灰褐色，表面有弥漫性大小不等的结节和塌陷区，边缘较薄而硬，肝包膜增厚。切面可见肝正常结构消失，被圆形或近圆形的岛屿状结节代替。在组织学上，正常肝小叶结构消失或破坏，全被假小叶所取代。根据结节形态，肝硬化的病理分类分为四个类型：①小结节性肝硬化；②大结节性肝硬化；③大小结节混合性肝硬化；④不完全分隔性肝硬化。

【临床表现】

肝硬化的起病与病程发展一般均较缓慢，可隐伏 3～5 年或十数年之久，早期症状不典型，且症状缺乏特异性。肝硬化临床表现可分为肝功能代偿与失代偿期，但两者界限并不明显或有重叠现象。

1. 肝功能代偿期　症状较轻，常缺乏特异性。可有疲倦、乏力、食欲减退、消化不良、恶心、厌油、腹部胀气、上腹不适、隐痛及腹泻。症状多间歇出现，因劳累或伴发病而加重，经休息或适当治疗后可缓解。体征不明显，肝轻度肿大、无或轻压痛，部分患者脾脏呈轻度或中度肿大，肝功能检查结果可正常或轻度异常。

2. 肝功能失代偿期

（1）肝功能减退的临床表现　①食欲减退，为最常见症状，有时伴恶心、呕吐。②全身乏力，常与肝病活动程度一致。③腹胀，为常见症状，可能与低钾血症，胃肠胀气，腹水和肝脾肿大所致。④腹痛，常有肝区疼痛，与肝肿大累及包膜有关，脾周围炎或伴发溃疡病、胆道或肠道感染时亦可有上腹痛。⑤腹泻，较普遍，常与肠壁水肿，吸收不良和肠腔菌群失调有关。⑥体重减轻。⑦出血倾向，常有鼻衄、齿龈出血、皮肤瘀斑和胃肠黏膜糜烂出血，为凝血功能障碍所致。⑧内分泌系统失调，主要有雌激素增多，雄激素减少，有时糖皮质激素亦减少。男性患者常有性欲减退、睾丸萎缩、毛发脱落及乳房发育等；女性患者有月经不调、闭经、不孕等。面部、出现蜘蛛痣和（或）毛细血管扩张、肝掌。醛固酮和抗利尿激素增多使尿量减少和浮肿。肾上腺皮质功能受损，则面部和其他暴露部位，可出现皮肤色素沉着。⑨精神神经症状。

（2）门脉高压征的临床表现　①脾大，多为轻、中度增大，部分可达脐下。脾肿大常伴有脾功能亢进造成白细胞、血小板和（或）红细胞减少。②侧枝循环的建立与开放，可出现食管下段和胃底静脉、腹壁和脐周静脉、及痔静脉曲张。③腹水，是肝硬化失代偿最突出的表现。腹水的形成是由门静脉压力增高、低蛋白血症、肝淋巴液生成增多、继发性醛固酮增多、抗利尿激素分泌增多、有效循环血量不足等所致。

（3）体征　代偿期体征不明显，失代偿期可出现以下体征：患者呈慢性病容，面色黝黑，面部有毛细血管扩张、口角炎等。皮肤表现常见蜘蛛痣、肝掌，可出现男性乳房发育，胸、腹壁皮下静脉显露或曲张，甚至在脐周静脉突起形成水母头，静脉上可听到静脉杂音。黄疸常提示病程已达到中期，随着病变进展而加重。1/3 患者常有不规则发热，与病情活动及感染有关。腹水、肝性胸水、下肢水肿常发生在晚期患者。肝脏在早期肿大，晚期坚硬缩小，肋下常不易触及。35% ~50% 患者有脾脏肿大，常为中度，少数重度。

(4) 并发症　肝硬化患者在失代偿期常有并发症发生，主要有上消化道出血、肝性脑病、感染、肝肾综合征（hepatorenal syndrome，HRS）、肝肺综合征（hepatopulmonary syndrome，HPS）、原发性肝癌等。

【辅助检查】

1. 血常规　代偿期多正常，失代偿期多有程度不等的贫血，脾功能亢进时白细胞和血小板计数减少。

2. 尿常规　代偿期一般无变化，有黄疸及腹水时，尿中尿胆原增加，也可出现胆红素。有时可出现蛋白及管型。

3. 大便常规　消化道出血时出现肉眼可见的黑粪，门静高压性胃病引起的慢性出血，隐血试验阳性。

4. 肝功能实验　代偿期肝功能试验大多正常或有轻度异常，失代偿期可出现血清白蛋白降低，球蛋白增高，白/球蛋白比率降低或倒置。血清蛋白电泳中白蛋白减少，γ-球蛋白显著增高，血清胆红素不同程度升高，血清胆固醇脂降低，血清 ALT 轻、中度增高，肝细胞严重坏死时，则 AST 活力常高于 ALT。单胺氧化酶（MAO）、前胶原Ⅲ肽（PⅢP）、透明质酸等增高。凝血酶原时间延长，注射维生素 K 亦不能纠正。肝脏靛青绿（ICG）廓清试验潴留率明显增高。

5. 免疫学检查　病毒性肝炎患者可查出乙型、丙型或乙型加丁型肝炎病毒标志物。细胞免疫检查约半数以上患者的 T 淋巴细胞降低，E-玫瑰花结、淋巴细胞转化率降低。体液免疫显示血清免疫球蛋白增高，以 IgG 增高最为明显，通常与 γ-球蛋白的升高相平行。此外，可出现自身抗体，如抗核抗体、平滑肌抗体、线粒体抗体和抗肝细胞特异性脂蛋白抗体等。

6. 腹水检查　一般为漏出液，如并发自发性腹膜炎时可转变为渗出液，或介于漏出及渗出液之间，应及时送细菌培养及药敏试验。

7. 超声检查　早期肝硬化使可见肝脏轻度肿大，晚期肝右叶缩小。

8. 内镜检查　能清楚显示曲张静脉的部位与程度，在并发上消化道出血时，在探明出血部位和病因有重大价值。腹腔镜检查可直接观察肝脏表面、色泽、边缘及脾脏情况，并可在直视下有选择性的穿刺活检，对鉴别肝硬化、慢性肝炎、原发性肝癌，以及明确肝硬化的病因都很有帮助。

9. X 线检查　食管吞钡检查可显示食管及胃底静脉曲张。

10. CT 检查　主要表现为肝脏形态与各叶比例的变化；肝脏密度的变化；肝门增宽和胆囊移位；门脉高压征象。

11. MRI 检查　可显示肝脏外形的变化、脂肪浸润、脾肿大、腹水及血管是否通畅等。一般认为，诊断肝硬化 MRI 并不比 CT 优越。

12. 血管造影检查　选择性动脉造影对肝硬化和原发性肝癌的鉴别有助，门静脉造影有利于诊断门脉高压及侧枝循环的建立。

13. 放射性核素检查 可显示肝脏摄取核素减少，核素分布不匀，脾脏核素浓集并增大，有脾功能亢进时^{51}Cr标记红细胞在脾内破坏增强。

14. 肝穿刺活组织检查 对疑难病例必要时可作经皮肝穿肝活组织检查，可确定诊断。

【诊断和鉴别诊断】

1. 诊断 失代偿期肝硬化，根据临床表现和有关检查常可作出诊断。对早期患者应仔细询问过去有无病毒性肝炎、血吸虫病、长期酗酒或营养失调等病史，注意检查肝脾情况，结合肝功及其他必要的检查，方能确定诊断。肝硬化的主要诊断依据是：①病毒性肝炎（乙型及丙型）史、血吸虫病、酗酒及营养失调史。②有一般肝病的表现，肝脏可稍大，晚期常缩小、质地变硬、表面不平。③门静脉高压的临床表现。④肝细胞损害、肝纤维化和定量肝功能等指标异常。⑤影像学改变。⑥肝活检有假小叶形成。

2. 鉴别诊断 ①与伴有肝肿大和脾肿大的疾病相鉴别：如慢性肝炎和原发性肝癌等。②与引起腹水和腹部胀大的疾病相鉴别：常见的有缩窄性心包炎、结核性腹膜炎、腹腔内肿瘤、巨大卵巢囊肿及慢性肾炎等。③与肝硬化并发症鉴别的疾病：上消化道出血应与消化性溃疡，急、慢性胃黏膜病变，胃癌、食管癌及胆道出血等鉴别。④肝性昏迷应与低血糖、糖尿病、尿毒症、药物中毒、严重感染和脑血管意外等所致的昏迷相鉴别。⑤功能性肾衰竭应与慢性肾炎、慢性肾盂肾炎以及由其他病因引起的急性肾功能衰竭相鉴别。

【治疗】

肝硬化治疗应该是综合性的，首先是针对病因进行治疗，如酒精性肝硬化患者必须戒酒，乙型肝炎病毒复制活跃伴肝纤维化患者可行抗病毒治疗，自身免疫性肝病、血色病、Wilson 病等应作相应治疗，晚期主要针对并发症治疗。

1. 一般治疗 ①休息：肝功能代偿者，宜适当减少活动；失代偿期患者应卧床休息。②饮食：应保证各种营养，进食易消化、含高热量，高蛋白质、高维生素和适当脂肪的食物为宜。有腹水时饮食宜少盐。应禁酒和避免进食粗糙及坚锐性食物。③支持疗法：失代偿期应加支持治疗，可静脉输注葡萄糖，维生素 C、氯化钾、肌苷、胰岛素等，应特别注意维持水、电解质和酸碱平衡。此外，还可酌情应用复方氨基酸、鲜血、血浆及白蛋白等。

2. 药物治疗 目前无特效药，不宜滥用药物，否则将加重肝脏负担而适得其反。常用的药物有：①维生素：可给多种维生素 A、B、C、D、E，酌情补充维生素 K、B_{12}和叶酸。②保护肝细胞：如三磷腺苷、泛葵利酮（Ubidecarenone）、极化液、葡醛内酯、水飞蓟素片、肌苷及肌苷酸钠、支链氨基酸、还原型谷胱甘肽等。③抗纤维化，秋水仙碱（Colchicine）、*D*－青霉胺（*D*－PA）、葫芦素、脯氨酰羟化酶抑制剂、前列腺素、干扰素－γ 等。

3. 腹水的治疗 腹水治疗的难易取决于腹水持续时间的长短与肝功损害的程度。因此治疗腹水的基本措施应着重于改善肝脏功能，包括临床休息、加强营养及支持疗法等。

（1）一般治疗 肝硬化腹水呈漏出液又无合并症者，只要卧床休息，限制盐的摄入就可达到消除腹水的目的。

(2) 利尿剂 利尿剂的使用原则为联合、间歇、交替用药。主要使用螺内酯和呋塞米、氨苯蝶啶、氢氯噻嗪（双氢克尿塞）、利尿酸钠、丁苯氧酸等，根据病情可选用。

(3) 导泻 利尿剂治疗效果不佳时，可口服甘露醇，通过胃肠道排出水分，一般无严重反应。适用于并发上消化道出血、稀释性低钠血症和功能性肾衰竭的患者。

(4) 提高血浆胶体渗透压 每周定期、小量、多次静脉输注新鲜血液、血浆或蛋白，对改善机体的一般状况、恢复肝功能、提高血浆胶体渗透压、促进腹水的消退，均有很大的帮助。

(5) 腹腔穿刺大量排放腹水（LVP） 每次排放腹水4～6L，直至腹水消除；或一次性将腹水放尽。并按每升补10g白蛋白比例，于排液后静脉注射无盐白蛋白，同时给予限钠、利尿。

(6) 自身腹水浓缩后静脉回输。

(7) 自身腹水浓缩后腹腔内回输。

(8) 经颈静脉肝内门脉大循环分流术（TIPS） 用于治疗肝硬化门静脉压的顽固性腹水患者，更适合伴食管静脉曲张破裂出血者。

(9) 腹腔－静脉短路法（PVS） 主要有Leveen和Denven两种短路方式。

4. 门脉高压和脾亢的治疗。

5. 肝移植 对慢性终末期肝病患者来说，如果估计其1年的存活率低于90%，则应考虑进行肝移植：①肝硬化患者Child－Turcotte－Pugh（CTP）积分≥7分者。②出现门脉高压所致消化道出血者。③发生自发性腹膜炎者。一般认为如果CTP积分超过10分且伴有多器官系统晚期疾病者、需要机械通气支持者，则生存的机会极小。肝肾综合征不是肝移植的禁忌证，但增加手术过程的风险，而且影响术后近期存活率。对于合并原发性肝癌者，如符合下列条件也可考虑进行肝移植：①单个肿瘤，直径＜5cm。②大于1个肿瘤，且每个直径应＜3cm。③B超、CT、MRI显示无血管浸润。④无肝外转移。⑤无门脉癌栓者。因胆管癌术后复发率高，故目前一般不进行肝移植。

6. 并发症的治疗。

第八节 原发性肝癌

原发性肝癌（primary carcinoma of the liver）是指肝细胞或肝内胆管细胞发生的癌。世界各地原发性肝癌发病率都有上升趋势，其中约40%发生在中国，可能与肝炎病毒感染有关。本病可发生于任何年龄，以40～49岁为多，男女之比为3:1～5:1。

原发性肝癌的发生病因与发病原理迄今尚未确定，可能是多因素综合作用的结果：①病毒性肝炎；②肝硬化；③黄曲霉毒素；④饮用水污染；⑤化学物质；⑥寄生虫感染；⑦其他：如遗传因素、微量元素、营养不良和营养缺乏等可能与原发性肝癌有关。

原发性肝癌病理：大体分型：①巨块型；②结节型；③弥漫型。组织分型：①肝细胞型；②胆管细胞型；③混合型。

原发性肝癌的转移：肝内转移：肝癌最早在肝内转移，侵犯门静脉及分支并形成瘤栓，脱落后在肝内引起多发性转移灶。肝外转移：①血行转移，以肺转移率最高，尚可引起胸、肾上腺、肾及骨等部位的转移。②淋巴转移，局部转移至肝门淋巴结最为常见，也可转移致胰、脾、主动脉旁及锁骨上淋巴结。③种植转移，少见，偶可种植在腹膜、横膈、胸腔等处。

【临床表现】

早期的肝癌缺少临床症状和体征而被称之为“亚临床肝癌”或“Ⅰ期肝癌”，仅能靠普查随访慢性肝病患者或健康检查出现甲胎蛋白异常升高或（和）超声异常而发现。当出现症状或体征而就诊者多属中晚期。常见的症状和体征如下。

1. 症状　肝区痛、无力、纳差、消瘦是最具特征性的体征。

（1）肝区疼痛　呈间歇性或持续性钝痛或胀痛，当肿瘤侵犯膈肌时疼痛可放射至右肩和右背，向后生长的肿瘤可引起腰痛，突然发生剧烈疼痛或腹膜刺激征提示肝癌结节破裂，致使肝包膜下出血或血性腹水，严重时可出现休克状态。

（2）消化道病状　有纳差、恶心、腹胀及腹泻等，以纳差和腹胀最常见。

（3）乏力、消瘦、全身衰竭，晚期患者可呈恶病质。

（4）发热　发热多因肿瘤坏死、合并感染及肿瘤代谢产物引起。一般在37.5～38℃左右，也可呈不规则或间歇性及持续性高热，似肝脓肿，但发热前不伴有寒战，应用抗生素治疗无效。

（5）转移灶症状　如转移至肺可引起咳嗽咳血，胸膜转移可引起胸痛和血性胸水。癌栓栓塞肺动脉或分支可引起肺梗塞，可突然发生严重呼吸困难和胸痛。癌栓阻塞下腔静脉可出现下肢严重水肿，阻塞肝静脉，可出现 Budd－Chiari 综合征，亦可出现下肢水肿，转移至骨髓可引起局部疼痛或病理性骨折，转移至脊柱或压迫脊髓神经可引起局部疼痛和截瘫。颅内转移可出现相应的定位症状和体征。

（6）伴癌综合征（paraneoplastic syndrome）　部分患者由于肿瘤本身代谢异常，出现特殊表现：①低血糖症；②红细胞增多症；③高钙血症；④高脂血症、高胆固醇血症；⑤性征改变；⑥皮肤卟啉症；⑦类白血症样反应；⑧血小板增多症；⑨高纤维蛋白原血症；⑩其他：多发性神经病变、溶血性贫血、肥大性骨关节病、甲状腺功能亢进症等亦有少数报道。

2. 体征

（1）肝肿大　进行性肝肿大是最常见的特征性体征之一，肝质地坚硬，表面及边缘不规则，呈结节状，肝右叶膈顶部癌肿可使右侧膈肌局限性抬高。

（2）脾肿大　多见于合并肝硬化和门静脉高压病例。门静脉或脾静脉内癌栓或肝癌压迫门静脉或脾静脉也引起充血性脾肿大。

（3）腹水　呈淡黄色或带血性腹水，多因合并肝硬化门静脉高压或门静脉癌栓所致，癌肿向肝表面浸润导致局部破溃、糜烂或肝脏凝血功能障碍而出现血性腹水。

（4）黄疸　当癌肿广泛浸润肝脏时可引起肝细胞损害而出现肝细胞性黄疸，当肿瘤浸润肝内胆管或肝门淋巴结转移肿大而压迫胆道时，黄疸进行性加深可出现阻塞性黄疸。

（5）肝区血管杂音　由于肿瘤压迫肝内大血管或肿瘤巨大本身血管丰富而产生的局部血管杂音。

（6）肝区摩擦音　在肝区表面偶可听见摩擦音，常伴上腹部疼痛，提示肝包膜被肿瘤所浸润。

（7）转移灶体征　可见锁骨上淋巴结肿大，胸膜转移可出现胸腔积液或血性胸水，骨转移可见骨髓表面肿瘤浸润，向外突出，有时可出现病理性骨折，颅内转移可出现偏瘫等神经性病理体征。

3. 并发症　原发性肝癌可有上消化道出血、肝性脑病、肝癌结节破裂出血、继发感染等并发症。

【辅助检查】

1. 肝癌标志物

（1）甲胎蛋白（alpha－fetoprotein，AFP）　对原发性肝癌有诊断价值的生化标志物，在肝癌普查、早期诊断、疗效判断等方面有重要作用。动态观察 AFP 的含量，可在症状出现前 8 个月或更早发现肝癌。在排除妊娠和生殖腺胚胎瘤的基础上，①AFP＞500μg/L 持续 4 周；②AFP 200～500μg/L 持续 8 周，③AFP 由低浓度逐渐升高不降，结合影像学检查，可作出肝癌的诊断。

AFP 异质体有助于鉴别良恶性肝病，还可以检测 AFP mRNA，对诊断、治疗及预后判断有重要意义。

（2）γ－谷氨酰转肽酶同工酶Ⅱ（GGTⅡ）　是诊断肝癌重要的标志物，其诊断肝癌阳性率 80% 左右，特异性达 97.1%。

（3）异常凝血酶原（DCP）其阳性率与肿瘤的大小有关，肿瘤直径＜2cm 阳性率 3%，直径＜3cm 19.0%，直径 3～5cm 55.6%，直径＞5cm 66.2%，对早期诊断价值有限。

（4）α－*L*－岩藻糖苷酶（AFU）在原发性肝癌的活性较继发性和肝硬化高，阳性率可达 70%～80%，对 AFP 阴性肝癌和小肝癌有一定价值。

（5）铁蛋白和酸性同工铁蛋白（HIF）　肝癌还含有一种酸性的异铁蛋白，称为癌胚异铁蛋白，可能有助于早期诊断。血清铁蛋白并非特异性，但除肝癌、胰腺癌中度升高外，其他消化道肿瘤如食管癌、胃癌、直结肠癌均不升高。血清铁蛋白测定可作为疗效监测手段之一，特别是对 AFP 阴性的患者有意义。

（6）其他　碱性磷酸酶同工酶Ⅰ（ALP－Ⅰ）、α_1－抗胰蛋白酶（α_1－AT）、α_1－抗糜蛋白酶（α_1－AC）、醛缩酶同工酶 A（ALD－A）、5′－核苷酸磷酸二酯同工酶Ⅴ（5′－NPD－Ⅴ）、丙酮酸激酶同工酶（M_2PyK）、α－酸性糖蛋白等。

2. 肝功能检查　肝功能试验包括血清胆红素、白/球蛋白比值、ALT、AST、凝血酶原时间等，一般对肝癌诊断价值不大，但对了解肝癌的肝病背景及疗效的预测可能有帮助。

3. B 型超声检查　可检出 2～3cm 以上的肝癌，可显示肿瘤大小、形态、部位及与血管的关系，可判断肝静脉、门静脉有无癌栓等，结合 AFP 检查有助于肝癌的早期诊断。术中超声有助于检出术前遗漏的小病灶。彩色多普勒超声的应用更有助于了解占位性病变的血供情况，为肝癌和血管瘤的鉴别有帮助。

4. CT 能较灵敏地分辨组织密度的差异，肝癌的CT图像通常表现为边缘模糊大小不等的密度减低阴影（低密度区）。但也有少数肝癌密度与正常肝组织相似，或出现与其他占位性病变相似的间接征象，如肝脏外形局部隆起，肝门移位，邻近器官移位，门静脉增粗及密度减低区（癌栓）等。CT可检出肝癌的最小直径为1cm左右，诊断正确率为77.3%～94%。

5. MRI 具有高组织分辨率、多参数、多方位成像等特点，成为继CT之后的又一有效而无创伤性的肝癌检查诊断方法。MRI可发现 <1.5cm的癌灶及转移灶和癌栓，对癌结节和肝硬化结节的鉴别也有帮助。但早期诊断价值并不优于CT。

6. 正电子发射断层扫描（PET） 可发现局部病灶，判断是否有远处转移。

7. 肝动脉造影 可用于了解肿瘤的大小、浸润情况、有无静脉癌栓，以决定能否手术及制定手术方式，还可经导管注入化疗药物或栓塞剂进行治疗。

8. 放射性核素扫描 可检出直径约3cm以上的病灶，对弥漫型肝癌显示较差，对巨块型肝癌的诊断符合率为92.3%。单光子发射CT（SPECT）可诊断直径 >2cm的肝血管瘤，特异性达95%～100%，超过常规CT。最近肝癌单抗 HAb_{18} 的放免显像剂 I－HAb_{18} 的临床应用，为肝癌的早期诊断奠定了基础。

9. 腹腔镜检查 腹腔镜可直接观察肝脏表面情况，用纤维腹腔镜及手术腹腔镜可在直视下进行活检止血，对其他方法难以诊断或剖腹探查有顾虑者，不失为一种可行的诊断方法。

10. 肝穿刺活检 在超声引导下用细针穿刺病变部位吸取组织可获得病理诊断、并发症少，取得组织代表性好，多用于AFP阴性占位性病变的诊断。

11. 剖腹探查 对可疑有肝癌的病例，经上述检查仍不能证实或否定时应进行剖腹探查。

【诊断和鉴别诊断】

对可疑患者进行AFP的动态观察，结合超声，选择性肝动脉造影，CT等检查，可早期发现原发性肝癌并确定诊断。以下几点有助于临床的诊断：①来自肝癌高发区，中年男性，有家族史。②有肝硬化，HBV或HCV感染证据。③有肝区疼痛、纳差、乏力、消瘦、上腹部包块或肝大有结节，或右膈抬高等。④不伴有肝病活动证据的AFP增高。⑤超声显示有声晕的实质性占位性病变，特别是门静脉癌栓者。⑥CT显示实质性占位性病变增强后无填充者。肝血管造影示肿瘤血管，肿瘤染色，肝内动脉移位等。⑦^{99m}Tc－PMT呈阳性显像者为肝癌或肝腺瘤。⑧少数以肝癌结节破裂急腹症或远处转移为首发表现。⑨黄疸、腹水、恶病质伴有肝内占位病变者。

原发性肝癌需与下列疾病进行鉴别：继发性肝癌、活动性肝病及肝硬化、肝脓肿、肝海绵状血管瘤、肝包虫病和邻近肝区的肝外肿瘤如腹膜后的软组织肿瘤，及来自肾、肾上腺、胰腺、结肠等处的肿瘤等。

【治疗】

肝癌患者应争取手术切除，并辅以其他有效治疗。亚临床肝癌及小肝癌术后5年存活率已达70%左右，对大多数中晚期肝癌患者，往往失去手术机会，而各种非手术综合治疗方法对减轻患者痛苦、延长生命仍是十分必要。

1. 手术治疗。

2. 介入治疗　①经肝动脉灌注化疗（TAI）；②经肝动脉化疗栓塞（TACE）；③肝节段动脉化疗栓塞（SLP－TAE）；④埋入式药物泵系统；⑤经皮无水酒精局部注射（PEI）；⑥经皮微小凝固疗法（PMCT）。

3. 局部消融治疗　利用化学和物理（热、冷效应）作用杀伤肿瘤组织。通常应用于瘤体直径小于5cm，而且伴有慢性肝病或一般情况较差，不适合手术的患者。

4. 肝移植　近年报道，对小肝癌而言，肝移植的疗效优于切除，在有条件的情况下，肝移植是小肝癌可取的治疗方法，因肝移植不仅切除了肝癌，而且切除了肝癌多中心发生的土壤——肝硬化。另外，对肝癌的一种特殊病理类型——纤维板状型肝细胞癌（fibrolmellar hepatocellular carcinoma）患者肝移植也多持积极的态度。

5. 放射治疗　早期肝癌所在部位不便切除或因肝硬化严重，凝血功能不佳，或患者有心、肺、肾功能欠佳，若病变较局限，可考虑行局部放射治疗，同时合并化疗及中医药治疗效果更好。对中晚期肿瘤过大，肝功能尚可者也可行放射治疗，但肝癌对放疗不甚敏感，且邻近器官易受放射损害，疗效不够满意。

6. 化学抗癌药物治疗　全身化学治疗较其他癌肿不敏感，疗效不满意，可能与多药耐药基因（MDR）有关。常用药物5－氟尿嘧啶（5－Fluorouracil，5－Fu）、顺铂（Cisplatin，DDP）、多柔比星（Doxorubicin）、表柔比星、丝裂霉素（Mitomycin，MMC）、氟尿苷（Floxuridine，5－FUDR）、塞替哌（Thiotepa，TSPA），长春新碱（Vincristinc，VCR），长春地辛（Vindesine），羟基喜树碱（Hydroxy Camptothecine）等均有一定疗效。

化学抗癌药物易引起胃肠道反应及造血功能抑制，肝动脉插管灌注，可提高疗效。

7. 导向治疗　通过药物、毒素、核素与抗甲胎蛋白或抗铁蛋白的单克隆抗体偶联，使单克隆抗体发挥指向导航作用、选择性作用于肝癌细胞，已在临床中应用，取得较好的效果。

8. 免疫治疗　在手术切除、放疗或化疗后，可应用免疫治疗，调整免疫功能，增强抗肿瘤能力。常用有α－干扰素、白细胞介素－2、肿瘤坏死因子、细胞生长刺激因子（G－CSF、GM－CSF）等。过继细胞免疫有LAK细胞、TIL细胞等。其他有卡介苗、短小棒状杆菌、转移因子、免疫核糖核酸、左旋咪唑、胸腺素等。

9. 基因疗法　基因治疗是近年来研究的热点，国内外许多学者针对肝癌基因治疗做了大量工作，但目前肝癌基因治疗尚处于体外研究和动物实验阶段。

10. 中医治疗。

11. 并发症治疗。

第九节　急性胰腺炎

急性胰腺炎（acute pancreatitis，AP）是指多种病因引起的胰酶激活，继以胰腺局部炎症反应为主要特征，伴或不伴有其他器官功能改变的疾病。本病好发年龄为 20～50 岁，女性较男性多见。

引起急性胰腺炎的病因很多，在国内，胆道病症为主要病因，而西方国家除胆石症外，大量饮酒也是主要病因。其他的病因有：暴饮暴食、高三酰甘油血症、高钙血症、腹部手术、ERCP 术后、急性传染、药物、胰腺分裂症、原因不明的特发性胰腺炎等。急性胰腺炎的发病机制较为复杂，已知核因子－κB 活化及其所调节的炎症介质、细胞因子等表达上调与其密切相关。

按病理学来分，急性胰腺炎可分为急性水肿型和急性坏死型胰腺炎：①水肿型：肉眼所见胰腺肿大、质地结实、胰腺和周围有少量脂肪坏死。组织学检查见间质水肿、充血、炎性细胞浸润，少量胰泡坏死，血管变化不明显。②出血坏死型：肉眼所见胰腺肿大变硬，出血严重时，外观呈暗红色或棕黑色，可见灰白色或黄褐色脂肪坏死，肠系膜、后腹膜有钙化斑，脓肿、假性囊肿或瘘管形成（病史长者）。组织学检查腺泡及脂肪组织坏死、血管出血坏死是本型的主要病变特点。可见静脉炎、淋巴管炎和血栓形成。

临床上根据急性胰腺炎临床病情的严重程度，将其分为轻症和重症两种类型。轻型急性胰腺炎（mild acute pancreatitis，MAP）具有急性胰腺炎的临床表现，而无器官功能障碍或局部并发症，对液体补充反应良好，占急性胰腺炎的 70%～80%。病情较轻，病程多在 1～2w，预后良好。重型急性胰腺炎（sever acute pancreatitis，SAP）指具有急性胰腺炎的临床和生化改变，且具有下列改变之一者：①局部并发症（胰腺坏死、假性囊肿、胰腺脓肿）；②器官衰竭；③Ranson 评分≥3；④APACHE－Ⅱ评分≥8；⑤CT 分级为 D、E。重型急性胰腺炎病情危重，病死率高。重型急性胰腺炎患者起病后 72h 内出现下列之一者，称为暴发性胰腺炎（fulminate pancreatitis）：肾功能衰竭（血清肌酐 > 176.8μmol/L）、呼吸衰竭［$PaO_2 \leqslant 7.98kPa$（60mmHg）］、休克（收缩压≤10.64kPa，持续 15 min）、凝血功能障碍［凝血酶原时间 < 70% 和（或）部分凝血活酶时间 > 45s］、败血症（T > 38.5℃、WBC > 16.0×10^9/L、剩余碱≤4mmol/L，持续 48h，血/抽取物细菌培养阳性）、全身炎症反应综合征（T > 38.5℃、WBC > 12.0×10^9/L、剩余碱≤2.5 mmol/L，持续 48 h，血/抽取物细菌培养阴性）。

【临床表现】

由于病理变化的性质和程度不同，临床表现轻重不一。重型急性胰腺炎常伴有休克及多种并发症。

1. 症状

（1）腹痛　为本病的主要症状和首发症状，发生率 90% 以上。多为突然发作，常在暴饮暴食、大量酗酒后 1～2h 发病，疼痛多位于上中腹，可偏左或偏右，也可因胰腺病变部位不同而异。如病变在胰头及合并胆道疾病时，右上腹痛并向右腰部放射；病变位于胰尾时，左上腹痛并向左腰部放射；整个胰腺受累时，疼痛在整个上腹部成束带状放射。疼痛性质多为持续性钝痛、刀割或绞痛，可阵发性加剧；进食后或仰卧位时加重，弯腰屈膝位时可减轻。少数老年体弱患者腹痛极轻微或无腹痛。

（2）恶心、呕吐　常见，呕吐不能使腹痛缓解。

（3）发热　多数患者为中度发热，常低于38.5℃，持续3～5天。如高热持续不退或逐日升高，白细胞升高，应怀疑胰腺或腹腔有继发感染如胰腺脓肿、胆道感染或败血症等。

（4）低血压和休克　多为重型胰腺炎，极少数患者可突然出现休克，甚至发生猝死。

（5）水电解质及酸碱平衡紊乱　部分患者起病后2～3天可出现轻重不等的脱水。呕吐严重可引起代谢性碱中毒。重症者可出现代谢性酸中毒，伴血钾、血镁、血钙降低。低血钙可引发抽搐。

2. 体征

（1）轻型急性胰腺炎　腹部体征较轻，多数有上腹压痛，但常与主诉腹痛程度不相符，可有腹胀和肠鸣音减少，但无肌紧张和反跳痛。

（2）重型急性胰腺炎　出血坏死型胰腺炎出现急性腹膜炎体征，伴麻痹性肠梗阻而有腹胀，肠鸣音弱至消失。可能叩出移动性浊音，腹水常为血性。淀粉酶明显增高。少数患者出现两侧胁腹部皮肤蓝棕色斑（Grey－Turner）或脐围皮肤蓝棕色斑（Gullen征）。起病后2～4w发生胰腺及周围脓肿或囊肿时，上腹可能触及肿块。有时可出现右侧肺底不张或肺炎、左侧或双侧胸腔积液体征。积液亦含高淀粉酶。低血钙抽搐很少见，示预后不良。偶见远处皮肤红斑结节，为皮下脂肪坏死所致。

3. 并发症

（1）局部并发症　①胰腺或周围脓肿：若起病2周后出现持续性寒战、高热、腹痛加剧，腹部扪及包块、高淀粉酶血症提示可能有脓肿形成。②胰腺囊肿：好发于胰体、胰尾处，囊壁为坏死、肉芽和结缔组织形成，无上皮的假囊，多在起病后3～4周形成，是胰源性腹水的主要原因。③门脉高压：可因胰腺纤维化或假性囊肿挤压脾静脉形成血栓，而出现节段性门静脉高压等症状。

（2）全身并发症　重型急性胰腺炎除胰组织局部出血、坏死外，还可造成多器官功能衰竭（multiple organ failure，MOF）。全身并发症：①心血管系统：休克、心包积液、心律失常、心力衰竭；②呼吸系统：胸水、肺不张、肺炎、急性呼吸窘迫综合征（acute respiratory distress syndrome，ARDS）；③消化系统：肝功能衰竭、消化道出血；④肾脏：急性肾衰竭；⑤血液系统：DIC、败血症、血栓性静脉炎；⑥内分泌和代谢改变：糖尿病、电解质紊乱、高脂血症、皮下及骨脂肪坏死；⑦胰性脑病：为重症的严重并发症，偶亦见于轻症的恢复期。表现为神经精神异常，定向力缺乏，精神混乱，伴有幻想、幻觉、躁狂状态等。急性胰腺炎还可演变为慢性胰腺炎。

【辅助检查】

1. 血常规　多有白细胞增多，粒细胞核左移。重型患者因血液浓缩红细胞压积可达50%以上。

2. 淀粉酶测定　仍是诊断急性胰腺炎最常用的实验室指标。①血清淀粉酶：发病2～12h开始增高，高达正常值3倍以上，48～72h后开始下降，历时3～5天。②尿淀粉酶：在发病后12～24h上升，3～5天降低，持续1～2 w。③胸、腹水淀粉酶：显著升高对诊断重症胰腺炎具有重要意义。④同工酶：正常人血清中淀粉酶包括胰淀粉酶（P－Am）和唾液淀粉酶（S－Am）两型。其中活性的40%来自P－Am。分别检测这两型淀粉酶，对诊断与鉴别诊断有很大的价值。

3. 淀粉酶、肌酐清除率比值（CAm/CCr）CAm/CCr ＝尿淀粉酶/血淀粉酶×血肌酐/尿肌酐×100%。正常值一般不超过5%，＞5%提示可能发生急性胰腺炎，其他原因所致的高淀粉酶血症CAm/CCr ACCR则正常或减低，巨淀粉酶血症则低于正常，但糖尿病、烧伤、肾功能不全患者可增高。

4. *血清脂肪酶* 血清脂肪酶对急性胰腺炎诊断的特异性强，敏感性高，病后24h即升高达峰值，持续5～10天才降回正常。

5. *血清标志物* ①C－反应蛋白（CRP），于发病后72h－CRP≥150 mg/L，提示胰腺组织坏死可能。②动态测定血清白介素6（IL－6），其水平增高提示预后不良。

6. *X线检查* 腹部有胀气、肠麻痹，甚至有哨兵征或结肠切割征，还可鉴别有无胃肠穿孔。

7. *B型超声检查* 在发病初期24～48 h行B型超检查，可以初步判断胰腺组织形态学变化，同时有助于判断有无胆道疾病，但受急性胰腺炎时胃肠道积气的影响，对急性胰腺炎常不能作出准确判断。

8. *CT检查* CT扫描是急性胰腺炎诊断和鉴别诊断、评估病情严重程度的重要检查，也可发现局部合并症。疑有坏死合并感染时可在CT引导下，经皮细针抽吸坏死组织进行细菌培养。

【诊断和鉴别诊断】

根据典型的临床表现和实验室检查，常可作出诊断。①急性上腹部疼痛伴有上腹部压痛或腹膜刺激征。②血、尿或腹水中淀粉酶明显升高。③影像学检查有急性胰腺炎的改变。如患者有暴饮暴食或酗酒等诱因，而且具有含第1项在内的2项以上指标并除外消化性溃疡急性穿孔、胆石症和急性胆囊炎、急性肠梗阻、心肌梗死、肠系膜血管栓塞、高位阑尾穿孔、肾绞痛、脾破裂、异位妊娠破裂、糖尿病酮症酸中毒和尿毒症等疾病时诊断可以成立。完整诊断应该包括病因诊断、分级诊断和并发症诊断，如：急性胰腺炎（胆源性、重型、急性呼吸窘迫综合症），急性胰腺炎（胆源性、轻型）。

【治疗】

1. *内科治疗* 内科治疗主要包括：重症监护、纠正休克与水电解质紊乱、抑制胰酶分泌、镇痛、防治继发感染及各种并发症。

（1）监护 对重症患者：①严密观察体温、呼吸、脉搏、血压和尿量。②密切观察病情变化。③定期复查WBC、血尿淀粉酶、电解质和血气等。

（2）抗休克和纠正水电解质平衡 积极补充液体和电解质，维持有效循环血量。

（3）解痉镇痛 可用阿托品或山莨菪碱（654－2），疼痛剧烈者可加用哌替啶不宜使用吗啡。普鲁卡因或利多卡因静脉滴注，有缓解腹痛作用。硝酸甘油舌下含化，有缓解胆管和括约肌痉挛的作用。异丙嗪25～50mg肌内注射，可加强镇静剂效果。

（4）抑制胰液分泌

1）禁食和胃肠减压可减少胃酸和食物刺激引起的胰液分泌。腹痛和腹部压痛消失，体温和血淀粉酶降至正常后可逐步进食流质。

2）生长抑素（Somatostatin）及其类似物、为治疗重型急性胰腺炎效果较好的药物可减少并发症和缩短病程，降低手术率和死亡率。

3）抑制胃酸分泌：可用 H_2 – RA 拮抗剂或 PPI。

4）前列腺素 E_1（PGE_1）：可改善微循环，抑制血小板聚集和血小板合成血栓素 A_2；强烈抑制胰腺外分泌；保护细胞膜和细胞器的稳定性，可有效地防止胰腺溶酶体内各种消化酶的释放，阻止胰腺细胞的溶解破坏。

5）碳酸酐酶抑制剂：可使碳酸氢钠合成减少，从而减少胰腺水分和碳酸氢钠，可降低胰管压力。常用乙酰唑胺 0.25 ~ 0.5g，2 ~ 3 次/日。

6）胰高血糖素：抑制胰腺分泌，选择性扩张肠系膜动脉。

7）降钙素：能减少胃、胰腺分泌、减少止痛药的用量，使血清淀粉酶较早地恢复正常。

（5）抑制胰酶活性

1）5 – 氟尿嘧啶（5 – FU）：通过干扰正常 DNA、RNA 和蛋白质的合成，阻断胰腺外分泌细胞合成和分泌胰酶。

2）抑肽酶（Aprotinin）：抑制已逸脱的胰蛋白分解酶的活性，但不能降低合并症发生率和死亡率。

3）加贝酶（Gabexate Mesilate）：有较强的抑制胰酶自身消化作用。

4）盐酸普鲁卡因（Procaine）：有一定抑制磷脂酶 A 作用。

5）胞磷胆碱（Citicoline）：抑制磷脂酶 A 的活性，多用于治疗轻型急性胰腺炎。

6）抗生素：应用于胆道疾病所致的急性胰腺炎或并发感染者，常用药物包括青霉素、链霉素、氨卞西林、喹诺酮类或头孢菌素类等。

7）糖皮质激素：出现以下情况时，可短期使用糖皮质激素：①全身中毒症状明显或病情突然恶化；②休克难以纠正；③出现 ARDS；④心脏明显损害。可使用氢化可的松 200 ~ 300mg 或地塞米松 20 ~ 40mg/d，最长不应超过 2w。

8）血小板活化因子拮抗剂：来昔帕泛（Dexipafant）是有效的血小板活化因子拮抗剂，可减轻胰腺炎患者炎症过程及器官衰竭发生率。

9）腹腔灌洗：适用于重型急性胰腺炎伴腹腔内大量渗液或伴急性肾衰竭患者。通过腹腔灌洗可将腹腔内大量有毒性作用的酶、肽类和其他毒物连同渗液一同排除体外。

10）内镜治疗：急诊 ERCP 与经内镜十二指肠乳头括约肌切开（EST）取石可清除胆道结石，恢复胆汁引流，减少胆汁胰管反流，减少重症胆源性胰腺炎复发，疗效优于传统常规治疗，成功率可达 90% 以上。

（6）营养治疗　重症患者给予静脉高营养可减少胃肠负担，补充代谢需要；增强患者机体免疫功能；降低死亡率；有利于外科手术治疗。

2. *并发症处理*　出现心、肺、肾或肝等重要脏器功能不全或 DIC 等严重并发症，必须加强疾病进程中对脏器功能的监测和损伤的预防，采取相应的抢救措施。

3. *外科治疗* 手术适应证：①诊断不明，未能除外其他急腹症（如腹腔脏器穿孔或肠坏死等）；②壶腹部有结石嵌顿，无条件在内镜下取石或取石失败者；③胰腺坏死组织继发感染或胰腺脓肿或假性囊肿。下列情况是否手术存在争议：①坏死胰腺组织虽未继发感染，但其病变范围超过胰腺组织的50%；②虽经保守治疗24～48h，但病情不断恶化，并发一个或多个器官功能衰竭。手术方式可选择胰腺引流术，胰腺规则性切除术以及胰腺坏死组织切除术等。

（龙友明　陈　垦）

第十三章

泌尿系统疾病

泌尿系统主管机体尿液的生成和排泄功能，由肾脏、输尿管、尿道及有关的血管神经等组成。肾脏的生理功能主要是排泄代谢产物及调节水、电解质和酸碱平衡，维持机体内环境的稳定，肾脏也是一个重要的内分泌器官，分泌的激素有肾素等血管活性物质和促红细胞生成素等非血管活性物质，这些激素通过作用于肾脏和（或）全身发挥其生理作用。本章主要讨论内科范畴内常见的肾脏疾病。

第一节　肾小球肾炎

一、急性肾小球肾炎

急性肾小球肾炎（acute glomerulonenephritis，AGN）简称急性肾炎，是一组以急性肾炎综合征为主要临床表现，以血尿、蛋白尿、高血压和水肿为特征的肾脏疾病，可伴有一过性肾功能损害。多见于链球菌感染后，其他病原微生物如细菌、病毒及寄生虫感染也可致病。

本病多为β-溶血性链球菌“致肾炎菌株”（常为A组12型）感染后所致。常在呼吸道感染、皮肤感染、猩红热等链球菌感染后发生。以前认为主要是链球菌胞壁上的M蛋白引起的免疫反应所致的肾脏损伤，现在多认为胞浆或分泌蛋白的某些成分可能为主要致病抗原。其发病机制有：①免疫复合物沉积在肾脏；②抗原原位种植于肾脏；③改变肾脏正常抗原，诱导自身免疫反应。

急性期肾脏的体积较正常增大，病理类型为弥漫性毛细血管内增生性肾小球肾炎，以肾小球内系膜细胞和内皮细胞增生为主。肾间质可有水肿和炎性细胞的浸润。免疫荧光检查可见毛细血管壁和系膜区有IgG和C_3呈弥漫粗颗粒状沉积。电镜检查可见肾小球上皮细胞下有“驼峰状”电子致密物沉积。

【临床表现】

多见于儿童，发病前1~3周常有前驱感染。急性肾炎起病较急，病情轻重不一。

1. *尿检异常*　几乎所有患者均有肾小球源性血尿，表现为肉眼血尿和（或）镜下血尿。40%的病人以肉眼血尿为首发症状和就诊原因。常伴有轻、中度的蛋白尿，部分可有大量蛋白尿。

2. *水肿*　典型表现是晨起颜面浮肿或伴有双下肢轻度可凹性水肿，严重者可波及全身。

3. *高血压* 80%患者会出现轻、中度高血压，少数因血压过高出现高血压脑病。其原因是水钠潴留，利尿治疗后逐渐好转。

4. *肾功能异常* 部分患者在早期可因肾小球滤过率下降，尿量减少而出现一过性肾功能损害，表现为轻度氮质血症。多随着尿量的增加肾功能逐渐恢复正常。极少数病人可发展至急性肾衰竭。

5. *并发症* 主要有心力衰竭、高血压脑病和急性肾衰竭。

【辅助检查】

1. *尿液检查* 几乎全部患者均有镜下血尿或肉眼血尿。尿沉渣中红细胞以畸形红细胞为主，还可见白细胞和上皮细胞，可有红细胞管型、颗粒管型等。常伴有轻、中度蛋白尿。

2. *血液检查* 血常规可见轻度贫血，白细胞计数可升高或正常。血沉在急性期常加快。血清白蛋白浓度可因血液稀释而轻度下降。

3. *肾功能检查* 急性期因肾小球滤过率下降可出现一过性氮质血症。肾小管的浓缩功能多正常。

4. *病灶细菌学及血清学检查*

（1）咽拭子和细菌培养 早期从咽部或皮肤感染灶细菌培养，约25%病例可获得阳性结果。

（2）抗链球菌溶血素O抗体（ASO） 约2/3上呼吸道感染患者有ASO滴度上升，90%咽部感染患者ASO滴度大于200U。ASO滴度上升2倍以上高度提示近期有链球菌感染。

5. *免疫学检查* 早期血清C3及总补体下降，8周内恢复正常，是急性肾炎的重要特征。部分患者循环免疫复合物在急性期上升，随着疾病的恢复渐降至正常。

【诊断和鉴别诊断】

链球菌感染后1~3周出现血尿、蛋白尿、水肿和高血压，甚至少尿和氮质血症等典型临床表现，伴血清C3的典型动态变化者，即可作出临床诊断。对于诊断有困难者，应及时做肾活检明确诊断。本病需与系膜增生性肾小球肾炎、膜增生性肾小球肾炎、急进性肾小球肾炎、其他病原微生物感染后肾小球肾炎、狼疮性肾炎等全身性疾病引起的继发性肾脏损害相鉴别。

【治疗】

治疗以休息和对症支持为主，同时防治并发症和保护肾功能。本病为自限性疾病，不宜用糖皮质激素和细胞毒药物治疗。

1. *一般治疗* 急性期应卧床休息2~3周，待肉眼血尿消失、水肿消退及血压恢复正常。明显少尿、严重水肿及高血压者应限制水钠摄入。有氮质血症者适当限制蛋白质的摄入。

2. *治疗感染灶* 有感染者可选用无肾毒性抗生素治疗，多用青霉素。反复发作的扁桃体炎可于病情稳定后行扁桃体摘除术。

3. *对症治疗* 包括利尿消肿、降压和防治心脑血管并发症。

4. 透析治疗　发生急性肾衰竭有透析指征者应及时行透析治疗。

5. 中药治疗　急性期多采用祛风利水、清热解毒、凉血止血等法则。

二、急进性肾小球肾炎

急进性肾小球肾炎（rapidly progressive glomerulonephritis，RPGN）简称急进性肾炎，是以急性肾炎综合征为临床表现，肾功能急剧恶化、多早期出现无尿或少尿性急性肾衰竭的临床综合征。病理类型为新月体肾小球肾炎。

根据免疫病理可将本病分为3型：①Ⅰ型：抗肾小球基底膜型RPGN，由于抗肾小球基底膜抗体和肾小球基底膜（GBM）抗原结合后激活补体而致病。②Ⅱ型：免疫复合物型RPGN，因循环免疫复合物或原位免疫复合物在基底膜或系膜区沉积，激活补体而致病。③Ⅲ型：非免疫复合物型RPGN，50%～80%患者为系统性血管炎的肾脏表现，其血清抗中性粒细胞胞浆抗体（ANCA）常为阳性。也有学者根据ANCA检测结果将RPGN分为5型：原Ⅰ型中ANCA阳性者称为Ⅳ型，原Ⅲ型中ANCA阴性者称为Ⅴ型。

急性期肾脏肿大。病理类型是新月体肾小球肾炎。光镜下50%以上的肾小球囊腔内有大新月体形成（占肾小球囊腔50%以上），病变早期为细胞性新月体，后期为纤维性新月体。免疫荧光检查可见Ⅰ型IgG和C3沿基底膜呈线样沉积；Ⅱ型IgG和C3在系膜区及毛细血管壁呈颗粒样沉积；Ⅲ型肾小球内无或仅有微量免疫复合物沉积。电镜下可见Ⅱ型系膜区和内皮下电子致密物沉积，Ⅰ型和Ⅲ型无电子致密物沉积。

【临床表现】

我国以Ⅱ型多见，男女比例为2∶1。Ⅰ型以青、中年常见，Ⅱ型和Ⅲ型常见于中、老年患者。

起病前多有呼吸道感染史，发病急，病情进展快。临床表现以血尿、蛋白尿、水肿及高血压等为特征，短期内出现少尿或无尿，肾功能急剧恶化并发展为尿毒症。Ⅱ型患者常伴肾病综合征，Ⅲ型患者可以不明原因的发热、关节痛、腹痛和肌痛为首发症状而就诊。

并发症：可出现高血压脑病，少数患者可发生上消化道出血。感染是常见并发症和致死原因。

【辅助检查】

1. 尿液检查　尿中红细胞和白细胞增多，常见红细胞管型及少量或中等量蛋白。

2. 血液检查　常有严重的贫血，有时存在微血管病性溶血性贫血。

3. 肾功能检查　血尿素氮、肌酐进行性增高，内生肌酐清除率（Ccr）进行性下降。

4. 免疫学检查　Ⅰ型抗GBM抗体阳性；Ⅱ型血循环免疫复合物及冷球蛋白阳性，可伴血清补体C3降低；Ⅲ型ANCA阳性。

5. 腹部平片及肾脏超声检查　可见双肾增大。

【诊断和鉴别诊断】

急性肾炎综合征伴肾功能急剧恶化，无论是否达到少尿性急性肾衰竭，应疑似本病并及时肾活检明确诊断，如50%肾小球有大新月体，并除外继发性肾脏疾病即可确诊。本病应与急性肾小管坏死、急性过敏性间质性肾炎、梗阻性肾病、慢性肾脏疾病的急骤进展、继发性急进性肾炎及血栓性微血管病相鉴别。

【治疗】

早期诊断并及时强化治疗是本病治疗成功的关键。

1. 肾上腺皮质激素与免疫抑制剂治疗 甲泼尼龙0.5～1g静脉滴注，每日或隔日1次，3次1个疗程。间歇3～5天可重复1个疗程，一般3个疗程。同时配合糖皮质激素（口服泼尼松1mg/（kg·d），2～3个月后渐减）及细胞毒药物［环磷酰胺2～3 mg/（kg·d）口服，总量6～8g］。近年来有人用环磷酰胺冲击疗法（1g溶于5%葡萄糖溶液静脉滴注，每月1次，连续6次），替代常规口服。治疗同时要注意继发感染和水钠潴留等不良反应，定期复查血常规和肝功能。该疗法主要适用于Ⅱ型和Ⅲ型RPGN。

2. 血浆置换 每日或隔日1次，每次置换2～4L，直到血清抗体或免疫复合物转阴。同时联合应用激素和细胞毒药物（用法同前）。该法适用于各型RPGN，但主要用于Ⅰ型；Goodpasture综合征和原发性小血管炎所致Ⅲ型RPGN伴有肺出血时应首选。

3. 替代治疗 进入终末期肾衰竭的患者应透析治疗。对强化治疗无效或肾功能无法逆转者，需维持透析治疗；或病情稳定6～12个月（血清抗GBM抗体、ANCA转阴）后行肾移植。

4. 对症治疗 包括降压、控制感染和纠正水、电解质酸碱平衡紊乱等。

三、慢性肾小球肾炎

慢性肾小球肾炎（chronic glomerulonephritis）简称慢性肾炎，是一组以血尿、蛋白尿、水肿和高血压为基本临床表现，起病方式各有不同，病情迁延，病变发展缓慢，可有不同程度的肾功能减退，最终发展为慢性肾衰竭的一组疾病。

多数病例病因不清楚，仅少数由急性肾炎发展而来，其发病机制主要与免疫炎症有关，还与高血压、大量蛋白尿等非免疫因素有关。

慢性肾炎病理类型主要有系膜增生性肾小球肾炎（包括IgA肾病和非IgA系膜增生性肾小球肾炎）、系膜毛细血管性肾小球肾炎、膜性肾病及局灶性节段性肾小球硬化等。随着病变发展上述各型均可转化为肾小球硬化、肾小管萎缩和肾间质纤维化。晚期可进展为硬化性肾小球肾炎。

【临床表现】

慢性肾炎以青、中年男性多见，起病缓慢，以血尿、蛋白尿、水肿及高血压等为基本临床表现。早期可有乏力、疲倦、腰部酸痛、纳差，水肿时有时无，病情时轻时重。肾功能正常或轻度受损，随着病情的发展，肾功能逐渐恶化，最终发展至尿毒症。

有的患者可有肾病综合征水平的蛋白尿。部分病人有中度以上的高血压，眼底出血、渗出，甚至视乳头水肿。如血压控制不好，则肾功能恶化较快，预后较差。

患者可因感染、过度劳累等急性发作，出现大量蛋白尿、肉眼血尿、明显水肿和高血压，肾功能急剧恶化，及时去除诱因和适当治疗后病情可缓解，也可能因此进入不可逆慢性肾衰竭。

并发症：慢性肾炎合并重度高血压时可出现高血压脑病和高血压心脏病等。

【辅助检查】

1. *尿液检查*　早期表现为轻度的蛋白尿和（或）血尿，可有红细胞管型，部分病人可出现大量蛋白尿（24h 尿蛋白定量大于 3.5g）。

2. *血常规检查*　血色素正常或有轻度贫血，白细胞和血小板多正常。

3. *肾功能检查*　早期肾功能正常或轻度异常，可持续数年至数十年，晚期可出现血清肌酐升高和内生肌酐清除率下降，肾小管浓缩功能减退。

4. *腹部超声*　早期肾脏大小正常，晚期可出现双侧肾脏对称性缩小，皮质变薄。

5. *肾活检*　表现为原发病的各种病理类型。

【诊断和鉴别诊断】

凡血尿、蛋白尿、水肿及高血压等病史达一年以上者，无论是否有肾功能损害均应该考虑本病。要确诊本病，需要与慢性肾盂肾炎、狼疮性肾炎、糖尿病肾病、高血压肾损害、Alport 综合征、感染后急性肾炎及隐匿性肾小球肾炎相鉴别。

【治疗】

治疗应以防止或延缓肾功能进行性恶化、改善或缓解临床症状及防治严重合并症为主要目的，而不以消除血尿或蛋白尿为目标。

1. *控制高血压*　治疗原则：①血压控制的理想目标：蛋白尿≥1g/d，血压应控制在 16.63/9.96kPa（125/75mmHg）以下；蛋白尿＜1g/d，血压控制在 17.29/10.64kPa（130/80 mmHg）以下；②选择能延缓肾功能恶化、具有肾脏保护作用的降压药物。

对肾素依赖性高血压多选用血管紧张素转换酶抑制剂（ACEI），如贝那普利 10～20mg，每日 1 次；或血管紧张素Ⅱ受体拮抗剂（ARB），如氯沙坦 50～100mg，每日 1 次。对容量依赖性高血压选用噻嗪类利尿药，如氢氯噻嗪 12.5～50mg，1 次或分次口服。其他降压药物如钙通道阻滞剂、β 受体阻滞剂、α 受体阻滞剂及血管扩张药等也可选用。血压控制不佳时可联合应用不同类型降压药。尽量选用对肾脏有保护作用的降压药如 ACEI 和 ARB。

2. *限制蛋白及磷的摄入*　氮质血症患者应给予低蛋白饮食（每日 0.6～1.0g/kg），同时控制饮食中磷的摄入。

3. *糖皮质激素和细胞毒药物*　一般不主张积极使用，但如患者肾功能正常或轻度受损，病理类型较轻，尿蛋白较多，无禁忌者可试用，无效则逐步撤去。

4. *对症治疗*　预防感染、防止水电解质和酸碱平衡紊乱，避免用肾毒性药物。

第二节　肾病综合征

肾病综合征（nephrotic syndrome，NS）是以：①大量蛋白尿（＞3.5g/d）；②低蛋白血症（血浆白蛋白＜30g/L）；③水肿；④高脂血症为主要特征的临床综合征。其中①②两项是诊断所必需。

本病可分为原发性和继发性。前者由多种不同病理类型的肾小球肾炎引起，如微小病变型肾病、系膜增生性肾小球肾炎、系膜毛细血管性肾小球肾炎、膜性肾病和局灶性节段性肾小球硬化。

肾病综合征时，肾脏滤过膜的电荷屏障和分子屏障受损，血浆蛋白质从肾小球滤过增加，当原尿中的蛋白质含量超过肾小管的重吸收能力时，形成蛋白尿。随着尿中大量蛋白的丢失，蛋白质在肾小管分解代谢增加，当肝脏白蛋白代偿性合成不足以克服丢失和分解时，导致低蛋白血症。同时，消化道黏膜水肿导致蛋白的摄入、吸收减少，进一步加重低蛋白血症。低蛋白血症引起血浆胶体渗透压下降，水分从血管腔进入组织间隙，是NS水肿的重要原因。另外，近来有研究提示原发于肾内的水钠潴留因素在NS水肿发生机制中起一定作用。NS患者表现为高胆固醇和（或）高甘油三酯血症，可伴有LDL、VLDL和脂蛋白（a）的升高，其发生的主要原因是肝脏脂蛋白合成的增加和外周利用及分解减少。

【原发性肾病综合征的病理类型及临床特点】

1. 微小病变型肾病　光镜下肾小球基本正常，近曲小管上皮细胞可见脂肪变性。免疫荧光检查阴性。电镜下广泛的肾小球脏层上皮细胞足突融合是本病的特征性改变和主要诊断依据。

多发于儿童，成人发病率较低，典型临床表现是NS。约15%的患者可见镜下血尿，肾功减退和高血压少见。严重水钠潴留时可导致一过性高血压，常于利尿后消失。

对糖皮质激素敏感，但易复发。

2. 系膜增生性肾小球肾炎　光镜下可见肾小球系膜细胞和基质弥漫增生，可分为轻、中、重度。根据免疫病理检查将本病分为IgA肾病（以IgA沉积为主）和非IgA系膜增生性肾小球肾炎（以IgG或IgM沉积为主），伴有C3在肾小球系膜区或毛细血管壁呈颗粒状沉积。电镜下可见系膜区有电子致密物沉积。

在我国，系膜增生性肾小球肾炎约占原发性NS的30%。本病男性多见，好发于青少年。约50%患者起病前有前驱感染。IgA肾病患者几乎都有血尿，15%表现为NS；非IgA系膜增生性肾小球肾炎患者约50%表现为NS，70%可出现血尿。

本病对激素和细胞毒药物的疗效与病理改变程度有关，轻者效果好，重者效果差。

3. 系膜毛细血管性肾小球肾炎　光镜下系膜细胞和系膜基质弥漫重度增生，插入到肾小球基底膜和内皮细胞之间，使毛细血管袢呈现“双轨征”。免疫病理检查可见IgG和C3呈颗粒状沉积于毛细血管壁和系膜区。电镜下可见电子致密物沉积于系膜区和内皮下。

男性多见，好发于青壮年。约30%患者发病前有呼吸道的前驱感染，表现为急性肾炎综合征。约半数病人表现为NS，几乎所有患者均伴有血尿。高血压、贫血及肾功能损害常见，呈持续性发展。50%～70%的患者有持续低补体血症，是本病的重要特征。

目前尚无有效治疗方法，激素和细胞毒药物只对部分儿童患者有效，成人疗效较差。病情持续进展，约50%病人在10年内发展至终末期肾衰。

4. 膜性肾病　光镜下可见肾小球毛细血管基底膜弥漫性增厚。免疫病理可见IgG和C3沿毛细血管壁呈颗粒状沉积。电镜下可见基底膜上皮侧有整齐的电子致密物沉积，上皮细胞足突广泛融合。

膜性肾病约占我国原发 NS 的 25% ~30%，好发于中老年，男性多于女性。起病较隐匿，约 80% 病人表现为 NS，肾功能正常或轻度受损。动静脉血栓的发生率较高，肾静脉血栓最常见。

约 25% 患者的临床表现可在 5 年内自发缓解。早期使用激素和细胞毒药物治疗仅可使部分病人缓解。随着病理变化的加重，治疗效果较差。

5. *局灶性节段性肾小球硬化*　光镜下肾小球病变呈局灶性、节段性分布，系膜基质增多、毛细血管闭塞和球囊粘连，相应的肾小管萎缩和肾间质纤维化。免疫病理可见 IgM 和 C3 在肾小球病变节段呈团块状沉积。电镜下可见病变部位电子致密物沉积及肾小球上皮细胞足突广泛融合。

该类型占我国原发 NS 的 5% ~10%，好发于青少年男性，部分病例可由微小病变型肾病转变而来。起病较隐匿，主要临床表现为 NS，多伴有血尿。常出现高血压和肾功能损害。

激素和细胞毒药物治疗效果较差，约半数以上患者逐渐发展到肾衰竭。部分病人可经治疗得到临床缓解，病情较稳定。

6. *并发症*　常见并发症有感染、血栓和栓塞、急性肾衰竭和蛋白质及脂肪代谢紊乱。

【诊断和鉴别诊断】

根据临床表现确诊 NS，确认病因，最好通过肾活检作出病理诊断。同时要判定有无并发症。本病需与过敏性紫癜肾炎、狼疮性肾炎、乙型肝炎病毒相关性肾炎、糖尿病肾病、肾淀粉样变性及骨髓瘤性肾病等相鉴别。

【治疗】

1. *一般治疗*　严重水肿和低蛋白血症者需卧床休息，病情好转后可适当活动。给予正常量 0.8 ~1.0g/（kg·d）的优质蛋白饮食，水肿时应限制水钠摄入。

2. *对症治疗*　对于在使用激素和限制水钠后仍不能消肿者可选用利尿剂；持续性大量蛋白尿可加重肾脏病变，应用 ACEI 和 ARB 能够降低肾小球内高压，减少尿蛋白，延缓肾功能恶化；当血浆白蛋白低于 20g/L 时，提示存在高凝状态，应开始抗凝治疗；降脂药可选用洛伐他汀、辛伐他汀和非诺贝特等。

3. *主要治疗*

（1）糖皮质激素　使用原则为①起始足量：常用泼尼松 1mg/（kg·d），口服 8 周，必要时延长至 12 周；②减药缓慢：每 1 ~2 周减 10%，当减至 20mg/d 症状易反复，应更加缓慢减量；③长期维持：最后以最小有效剂量 10mg/d 维持半年左右。有肝功能损害或泼尼松疗效欠佳时，可选用等剂量泼尼松龙口服或静脉滴注。不良反应有感染、药物性糖尿病、骨质疏松等。

（2）细胞毒药物　可用于“激素依赖型”或“激素无效型”患者。①最常用环磷酰胺，剂量为每日 100 ~200mg，分次口服或隔日静脉注射，累计达 6 ~8g 后停药。主要不良反应是骨髓抑制、肝功能损害及出血性膀胱炎等。②氮芥，因不良反应较多目前临床应用很少。③其他，苯丁酸氮芥、硫唑嘌呤等。

（3）环孢素　用于激素抵抗及细胞毒药物无效者。起始剂量为 5mg/（kg·d），分

2 次口服，血清浓度谷值维持在 100 ~200ng/ml，用药 2 ~3 个月后缓慢减量，共服半年左右。长期使用有肝肾毒性，可引起高血压、高尿酸血症、多毛及牙龈增生等。

（4）麦考酚吗乙酯　用于激素抵抗及细胞毒药物无效者。常用剂量为每天 1.5 ~2.0g。分 1 ~2 次口服，共用 3 ~6 月，减量维持半年。不良反应相对较少。

4. 不同病理类型的循证医学治疗方案

（1）微小病变型肾病　约 90% 的病例对糖皮质激素治疗敏感，初治者可单用激素治疗。短期复发者去除诱因后不缓解者可再使用激素，疗效差或反复发作者使用细胞毒药物。

（2）系膜增生性肾小球肾炎　系膜细胞增生较少，无广泛 IgM 和 C3 沉积及局灶性节段性肾小球硬化者，可按微小病变型肾病的激素治疗方案进行，但疗程需适当延长。系膜细胞增生显著，激素依赖或无效，激素治疗反应性较差，则需加用细胞毒药物。

（3）系膜毛细血管性肾小球肾炎　本病疗效差，长期足量激素治疗对部分儿童有效，而成年患者无使用激素与细胞毒药物的依据。口服 6 ~12 个月的阿司匹林和（或）双嘧达莫可减少尿蛋白，但不能延缓肾功能恶化。

（4）膜性肾病　①单用激素无效，需联合使用环磷酰胺等烷化剂；效果不佳可试用小剂量环孢素，也可联合使用激素。②激素联合烷化剂的治疗对象主要为持续的严重 NS、肾功恶化和肾小管间质较重的可逆性病变等有病变进展高危因素的患者，如患者血肌酐 >354μmol/L 或有严重间质纤维化则不予上述治疗。③无病变进展高危因素的患者可予降压和 ACEI 降尿蛋白，观察 6 个月无好转再用激素联合烷化剂治疗。④易发生血栓和栓塞并发症，应积极防治。

（5）局灶性节段性肾小球硬化　30% ~50% 患者激素治疗有效，但显效较慢，足量激素治疗应延长至 3 ~4 个月，足量激素用 6 个月无效才称为激素抵抗。激素效果不佳者可试用环孢素。

5. 中医药治疗　可与激素及细胞毒药物合用。常用雷公藤多苷，1mg/（kg · d），分 3 次口服，有降蛋白尿的作用。常见不良反应为肝功能损害、性腺抑制及外周血白细胞减少等，停药可恢复。

第三节　尿路感染

尿路感染（urinary tract infection，UTI）简称尿感，是指各种病原微生物在泌尿系统生长繁殖所致的尿路急、慢性炎症反应。分为上尿路感染（主要是急、慢性肾盂肾炎）和下尿路感染（主要是膀胱炎）。本节主要介绍细菌感染引起的尿感。

尿感最常见的致病菌为肠道革兰阴性杆菌，其中大肠埃希菌占 70% 以上，其次是变形杆菌、克雷白杆菌、产气杆菌等。约 5% ~10% 的尿感由革兰阳性细菌引起，主要为粪链球菌和葡萄球菌。致病菌多为一种，偶为两种以上细菌混合感染。

约 95% 的尿感由上行感染引起，即细菌沿尿道上行至膀胱、输尿管及肾脏导致感染。性生活、尿流不畅、尿道插管及器械检查等因素可导致上行感染。此外，临床上还可见血行感染、直接感染及淋巴道感染。入侵的细菌是否引起尿感与机体的防御功能及细菌的致病力有关。使尿路的防御力下降的常见易感因素有尿路梗阻、泌尿系统畸形和结构异常、器械使用、机体抵抗力下降、慢性肾脏病及代谢性疾病等。女性由于尿道短，直而宽，尿道括约肌作用弱及尿道口和肛门接近，比男性更易发生尿感。

急性膀胱炎的病理改变是黏膜充血、潮红，上皮细胞肿胀，黏膜下组织充血、水肿和白细胞浸润，较重者有出血和黏膜溃疡。

急性肾盂肾炎病变可为单侧或双侧肾，肾小球一般无形态改变。肾盂肾盏黏膜充血、水肿，黏膜下细小脓肿，重者乳头及锥体可见坏死。肾小管腔内有脓性分泌物，小管上皮细胞肿胀、坏死、脱落。肾间质水肿及炎症细胞浸润。

慢性肾盂肾炎时两侧肾脏病变常不对称，肾脏变小，表面凹凸不平。肾盂扩大、畸形，肾皮质及肾乳头可见瘢痕形成，肾皮、髓质变薄，严重者肾实质广泛萎缩形成固缩肾。

【临床表现】

1. 膀胱炎　一般无明显的全身感染症状，典型的临床表现为尿频、尿急、尿痛及下腹部不适等。尿检查有白细胞尿、脓尿，可有血尿。尿细菌培养阳性。某些女性膀胱炎患者尿中细菌只有 10^2 ~ 10^4/ml，应考虑沙眼衣原体、淋球菌、毛滴虫、单纯疱疹病毒等。

2. 急性肾盂肾炎　起病急骤，常有腰痛、肋脊角压痛和（或）叩痛和全身感染症状如发热、寒战、头痛、全身乏力、恶心、呕吐及血白细胞升高等。尿频、尿急、尿痛及下腹部不适等膀胱炎症状可有可无。血培养可能为阳性。肾浓缩功能在急性期可下降，治疗后恢复正常。

3. 慢性肾盂肾炎　50%有急性肾盂肾炎病史。常有腰部酸痛不适、间歇性尿频、排尿不适。急性发作时可有急性肾盂肾炎的全身感染和膀胱炎症状。肾小管功能受损时可出现夜尿增多、低渗和低比重尿。病情持续发展可导致尿毒症。

4. 无症状细菌尿　患者有细菌尿而无任何尿感症状，多在健康体检或慢性肾病常规尿细菌学检查时发现。常见于老年女性及孕妇等。

5. 并发症　尿感治疗不当、有复杂性尿路感染或免疫力低下时，可出现肾乳头坏死、肾周围脓肿、革兰阴性杆菌败血症以及肾结石和尿路梗阻等并发症。

【辅助检查】

1. 尿常规检查　尿白细胞增加，清洁尿标本尿沉渣的白细胞≥5 个/每高倍视野。发现白细胞管型有助诊断急性肾盂肾炎。患者的尿蛋白常为微量或阴性。部分患者可有镜下血尿或肉眼血尿。

2. 尿细菌学检查　是诊断的主要依据。

（1）标本可取自清洁中段尿、导尿和膀胱穿刺尿。清洁中段尿容易被污染，所以用做细菌定性培养结果很不可靠。膀胱穿刺尿作细菌定性培养是诊断尿感的金标准。

（2）尿细菌定量培养　尿含菌量≥10^5/ml 为有意义的细菌尿；10^4 ~ 10^5/ml 为可疑阳性，需复查；<10^4/ml 则可能为污染。

（3）尿沉渣镜检细菌　高倍镜下清洁中段尿的沉渣如平均每个视野细菌数≥20 个，

即有意义。

（4）化学性检查 诊断尿感的敏感性是70.4%，特异性是99.5%，常用的是亚硝酸盐试验。临床上常和白细胞酯酶测定合用作尿感的筛选试验。

（5）细菌学检查的假阳性和假阴性 假阳性见于中段尿标本被污染、尿标本在室温下放置1h后才做检验和检验技术错误。假阴性见于消毒液混入标本、近期用过抗生素、L型细菌和厌氧菌等感染未作相应特殊培养、尿液在膀胱内停留时间不足6h。

3. 影像学检查 急性期的尿感一般不进行静脉肾盂造影（IVP）检查，可作B超以排除结石和梗阻。IVP的适应证为：①尿感反复发作者；②复杂的尿感；③尿感持续存在，对治疗反应差；④男性尿感患者。另外，还可选择电子计算机断层扫描（CT）、磁共振成像（MRI）和放射性核素显像等。

【诊断和鉴别诊断】

本病的诊断主要依靠实验室检查，特别是细菌学检查。凡是有真性细菌尿者，均可诊断为尿感。真性细菌尿指：①在排除假阳性的前提下，清洁中段尿细菌定量培养 $\geq 10^5$/ml；如无临床症状，则要求两次细菌培养均为有意义的细菌尿，且为同一菌种；②膀胱穿刺尿细菌定性培养有细菌生长。但女性有明显尿路刺激症，尿白细胞增多，可疑为尿感，如尿细菌定量培养 $\geq 10^2$/ml，且为尿感常见致病菌则可拟诊为尿感。肾盂肾炎持续不愈超过半年，同时伴下列情况之一者，可诊断为慢性肾盂肾炎：①IVP示肾盂肾盏变形、缩窄；②肾外形凹凸不平，且两肾大小不等；③肾小管功能有持续性损害。

临床上还应要鉴别上、下尿路感染，主要鉴别方法为：①膀胱灭菌后尿标本细菌培养阳性多为肾盂肾炎，阴性为膀胱炎；②有全身感染中毒症状伴腰痛、肾区叩击痛或尿中有白细胞管型者多为肾盂肾炎，否则为膀胱炎；③尿抗体包裹细菌检查阳性者多为肾盂肾炎，阴性多为膀胱炎；④尿液NAG酶、Tamm-Horsfall蛋白和视黄醇结合蛋白升高者为肾盂肾炎，否则为膀胱炎；⑤经治疗后仍有肾功能损害，能排除其他原因所致者，或肾脏影像学检查肾盂有改变者为肾盂肾炎。

尿路感染应与肾结核、慢性肾炎、尿道综合征及前列腺炎等疾病相鉴别。

【治疗】

鼓励病人多饮水以促进细菌和炎性渗出物从尿中排出，纠正结石、梗阻等易感因素。

1. 抗感染治疗 使用抗生素的原则：①在获得药物敏感试验结果前，选用针对革兰阴性杆菌的抗生素；②抗生素在尿和肾脏内的浓度要高；③选用对肾脏损害和不良反应较小的药物；④严重感染、混合感染和治疗无效时应联合用药。尿感疗效的评定标准为：①见效：治疗后复查细菌尿阴转；②治愈：完成抗菌药物疗程后，细菌尿阴转，在停止抗菌药物后1周和1个月再追踪复查1次，如没有细菌尿，或虽有细菌尿，但仅为重新感染，则可认为原先的尿路感染已治愈；③治疗失败：在治疗后仍持续有细菌尿或复发。

（1）急性膀胱炎 一般采用单剂量或短程疗法的抗生素治疗。单剂量可选用氧氟沙星0.4g或阿莫西林3.0g一次顿服。短程疗法为氧氟沙星0.2g，每日2次；或阿莫西林0.5g，每日4次；或复方磺胺甲噁唑2片，每日2次，均连用3天。短程疗法效果优于单剂量疗法。

疗程结束1周后，尽管无临床症状，仍需进行尿细菌定量培养。如无细菌尿，则停药；仍有细菌尿按肾盂肾炎治疗。短程疗法结束后如仍有临床症状，应根据有无细菌尿和（或）白细胞尿，分别按肾盂肾炎和尿道综合征处理。

（2）急性肾盂肾炎　初发急性肾盂肾炎，全身感染症状不明显，无药敏结果前，可选用喹诺酮类药物，如口服氧氟沙星0.2g，每日3次；或环丙沙星0.25g，每日2次，疗程7～14天。如72h仍未见效，则按药敏结果更换抗菌药物。严重感染有明显全身症状者需要静脉给药，可选用喹诺酮类、氨基苷类或头孢类抗生素等，如氧氟沙星0.2g，每12h 1次，或庆大霉素1mg/kg，每8h 1次，或头孢噻肟2g，每8h 1次。获得药敏报告后，可酌情改用肾毒性小且比较便宜的抗生素。静脉用药至患者退热72h后，可改口服有效抗菌药物，疗程2周。

（3）慢性肾盂肾炎　关键是应积极寻找并及时去除易感因素。慢性肾盂肾炎急性发作期治疗与急性肾盂肾炎相似，但常需联合用药，并适当延长疗程，通常为2～4周。对经常再发者（平均每年发作超过3次），应考虑用长疗程低剂量抑菌疗法作预防性治疗。可选用下述药物之一，在每晚临睡前排尿后服用1次，如氧氟沙星100mg、呋喃妥因50mg或复方磺胺甲噁唑半片。通常使用半年，如果停药后仍再发频繁，则再给予此疗法1～2年或更长些。

（4）无症状性细菌尿　妇女无症状性细菌尿不予治疗，但妊娠妇女的无症状性细菌尿必须治疗，因对于保护母亲和胎儿都有好处。学龄前儿童的无症状性细菌尿需要治疗。老年人无症状性细菌尿不予治疗。肾移植、尿路梗阻及其他尿路有复杂情况者，根据药敏试验选择抗生素口服7天，必要时可长疗程（4～6周）治疗。

2. 中医治疗　急性尿路感染时以清热利湿、通淋解毒为主；慢性肾盂肾炎按中医辨证治疗。

第四节　肾　衰　竭

一、急性肾衰竭

急性肾衰竭（acute renal failure，ARF）是由各种原因引起的肾功能在短时间（几小时至几天）内突然下降而出现的临床综合征。表现为血肌酐（Scr）和尿素氮（BUN）的升高，水、电解质和酸碱平衡紊乱，及全身各系统并发症。常伴少尿（$<400ml/d$），但非少尿型者也可无少尿表现。

【病因和发病机制】

引起ARF的病因有狭义和广义之分，狭义的ARF指急性肾小管坏死（ATN），广义的ARF包括肾前性、肾性和肾后性。肾前性ARF是由血容量减少、有效动脉血容量不足及肾内血流动力学改变导致肾脏低灌注所致。肾后性ARF主要由急性尿路梗阻所致，梗阻可以发生在尿路从肾盂到尿道的任一水平。肾性ARF最常见的原因为肾缺血或肾毒性物质损伤肾小管上皮细胞所致。本节主要以ATN为代表进行叙述。

ATN 发病机制尚不完全清楚，目前主要解释有：

1. 肾脏血流动力学异常　肾毒性损伤或肾缺血均可使肾血流量下降，激活体内多种神经及体液调节机制，最终导致肾内血流重新分布，表现为肾皮质血流量减少，肾髓质充血等。

2. 肾小管上皮细胞代谢障碍　由于缺血或低氧引起细胞缺氧，细胞内 ATP 含量明显下降，细胞膜 Na^+-K^+-ATP 酶活力下降，而磷脂酶和蛋白激酶活性上调，导致细胞肿胀及细胞内酸中毒等。

3. 肾小管上皮脱落，管腔中管型形成　肾小管上皮细胞严重受损后发生变性、坏死而脱落入管腔中，与管腔中的蛋白质共同形成管型，堵塞肾小管；同时，原尿通过断裂的肾小管基底膜反渗入肾间质造成肾间质水肿，进一步降低了肾小球滤过，加重肾小管间质损害。

病理改变可因病因和病变的程度不同而不同。肉眼见肾体积增大，质软，皮质肿胀且苍白，髓质呈暗红色。典型的缺血性 ATN 在光镜下见肾小管上皮细胞坏死、脱落，堵塞肾小管管腔，基底膜常遭破坏。管型由未受损或变性的上皮细胞、细胞碎片、Tamm－Horsfall 黏蛋白和色素组成。肾毒性 ARF 病变最明显部位在近端肾小管的曲部和直部，小管上皮细胞坏死较轻。

【临床表现】

典型的临床病程可分为三个阶段。

1. 起始期　几小时至几天，肾脏的灌注开始减少，随着肾小管上皮细胞损伤加重，GFR 突然下降，临床上进入 ARF 的维持期。

2. 维持期　平均 7～14 天。肾小球滤过率保持在低水平，血肌酐和尿素氮持续上升。多数患者出现少尿，部分患者可没有少尿，尿量保持在 400ml/d 以上，称为非少尿型 ARF，此型预后较好。随着肾功能的减退，出现一系列尿毒症状。

（1）全身并发症　①消化系统症状，表现为食欲减退、恶心、呕吐、腹胀、腹泻，重者可出现上消化道出血。②呼吸系统症状，可出现咳嗽、胸痛、气急、呼吸困难、感染等症状。③循环系统症状，有高血压、心力衰竭、肺水肿等体液过多表现；因毒素滞留，电解质紊乱、贫血及酸中毒可致心律失常及心肌病变。④神经系统症状，有意识障碍、躁动、谵妄、抽搐及昏迷等尿毒症脑病症状。⑤血液系统症状，可有出血倾向和轻度贫血现象。

（2）水、电解质及酸碱平衡紊乱　①代谢性酸中毒，主要因体内酸性代谢产物增多及肾脏排泄障碍所致，表现为恶心、呕吐、疲乏、嗜睡和深大呼吸。②高钾血症，为少尿期的重要死因，由酸中毒、组织分解过快以及钾的排泄减少引起。③低钠血症，主要由体内水过多引起。④低钙、高磷血症，程度不如慢性肾衰竭时明显。⑤水过多，可出现全身浮肿、血压升高等。重者可导致心、脑、肺水肿而危及生命。

3. 恢复期　肾小管上皮细胞再生、修复，肾小球滤过率逐渐正常，血肌酐和尿素氮下降，但肾小管上皮细胞功能的恢复较迟，常需数月才能恢复。少尿型患者出现多尿表现，可持续 7～21 天，此时仍可出现水、电解质及酸碱平衡紊乱。

【辅助检查】

1. 血液检查　①轻、中度贫血；②血肌酐和尿素氮进行性上升，高分解代谢者上升更快；③血清钾浓度多大于5.5mmol/L，部分可正常或偏低；④血pH常低于7.35，碳酸氢根离子浓度多低于20mmol/L；⑤血清钠浓度正常或偏低；⑥血钙降低，血磷升高。

2. 尿液检查　尿常规检查有轻、中度尿蛋白，以中、小分子蛋白为主；尿沉渣检查可见肾小管上皮细胞、上皮细胞管型、颗粒管型及少量红、白细胞；尿比重多小于1.015；尿渗透压低于350mmol/L；尿钠含量增高，多在20～60mmol/L；肾衰指数多大于1；滤过钠排泄分数常大于1。

3. 影像学检查　可行尿路超声、CT检查、肾盂造影及放射核素检查等明确ARF的发生原因，功能性磁共振检查也有助于早期诊断。

4. 肾活检　是重要的诊断手段。指征为排除了肾前性和肾后性原因的无明确致病因素的肾性ARF。

5. 生物学标志物　肾损伤分子1（KIM－1）、富含半胱氨酸肝素结合蛋白（Cyr61）、中性粒细胞明胶酶相关蛋白（NGAL）、白介素18（IL－18）等是ATN的早期生物学标志物。

【诊断和鉴别诊断】

根据原发病因，肾功能进行性减退（血肌酐绝对值每日平均增加44.2μmol/L或88.4μmol/L，或在24～72h内血肌酐值相对增加25%～100%），结合相应的临床表现和实验室检查，对ATN一般不难作出诊断。本病应与肾前性少尿、肾后性尿路梗阻、肾小球或肾微血管疾病、间质性肾炎及肾血管阻塞等相鉴别。

【治疗】

1. 纠正可逆的病因，预防额外的损伤　首先要治疗严重的外伤、心力衰竭、急性失血、感染等。

2. 维持体液平衡　每日补液量为显性失液量加非显性失液量减去内生水量，一般按前一日尿量加500ml计算。

3. 饮食和营养　患者每日所需能量应为每公斤体重147kJ，主要由糖类和脂肪供应，蛋白质的摄入量多为每日每公斤体重0.8g。不能口服者可以静脉补充葡萄糖和必需氨基酸。

4. 高钾血症　血钾大于6.5mmol/L，心电图有QRS波增宽等表现时，应该紧急处理，包括：①10%葡萄糖酸钙10～20ml稀释后缓慢静注，拮抗高钾对心肌的作用；②11.2%乳酸钠或5%碳酸氢钠100～200ml静脉滴注，纠正酸中毒和促进钾离子向细胞内移动；③50%葡萄糖溶液50ml加普通胰岛素10U缓慢静脉注射，促进糖原合成，使钾离子向细胞内移动；④口服离子交换树脂。以上措施无效或伴高分解代谢的患者，尽快行透析治疗。

5. 代谢性酸中毒　碳酸氢根低于15mmol/L时，可选用5%碳酸氢钠100～250ml静脉滴注。严重酸中毒患者应立即开始透析。

6. 感染　是常见的并发症，也是导致死亡的主要原因。应根据药物敏感试验结果尽快给予无肾毒性或低肾毒性的抗生素，注意根据内生肌酐清除率调整药物剂量。

7. 心力衰竭 处理措施基本同一般的心力衰竭。药物治疗以扩血管为主，使用减轻前负荷的药物。容量负荷过重的心力衰竭应尽早行透析治疗。

8. 透析疗法 透析治疗的指征为明显尿毒症综合征，包括心包炎、严重脑病、高钾血症、严重代谢性酸中毒、容量负荷过重对利尿剂治疗无效者。重症患者倾向于早期进行透析，其目的是：尽早清除体内过多的水分和毒素；纠正高钾血症和代谢性酸中毒；有助于液体、热量、蛋白质及其他营养物质的摄入；有利于肾损伤细胞修复和再生。透析治疗包括腹膜透析（PD）、间歇性血液透析（IHD）或连续性肾脏替代治疗（CRRT）。

9. 多尿的治疗 多尿开始时，肾小球滤过功能尚未恢复，肾小管的浓缩功能仍较差，治疗仍以维持水、电解质和酸碱平衡，控制氮质血症和防止各种并发症为主。1 周以后可见血肌酐和尿素氮水平逐渐降至正常范围，可增加蛋白质的摄入，逐渐减少透析次数直至停止透析。

10. 恢复期治疗 一般无特殊处理，避免使用肾毒性药物，定期随访肾功能。

二、慢性肾衰竭

慢性肾衰竭（chronic renal failure，CRF）是指各种慢性肾脏病进行性进展，使肾脏不能维持基本功能，临床以代谢产物和毒素潴留，水、电解质和酸碱平衡紊乱以及某些内分泌功能异常等表现为特征的一组综合征。

按肾功能损害的程度可分为：①肾贮备能力下降期：肾小球滤过率（GFR）减少至正常的约50% ~80%，血肌酐正常，患者无症状；②氮质血症期：GFR 减少至正常的约25% ~50%，血肌酐高于正常，但小于450μmol/L，通常无明显症状，可有轻度贫血、多尿和夜尿；③肾衰竭期：GFR 减少至正常的约 10% ~25%，血肌酐显著升高，约为 450 ~707μmol/L，贫血较明显，夜尿增多及水电解质失调，并可有轻度胃肠道、心血管和中枢神经症状；④尿毒症期：GFR 减少至正常的 10% 以下，血肌酐 >707 μmol/L，肾衰的临床表现和血生化异常非常明显。

各种原发或继发的肾脏疾病，能破坏肾脏正常结构和功能者，都可引起 CRF。我国常见的病因为：肾小球肾炎、糖尿病肾病、高血压肾病、多囊肾及梗阻性肾病等。CRF 的发病机制目前还不太清楚，一般认为与肾小球的高滤过、肾小管高代谢、血压增高及脂质代谢紊乱等因素有关。病情发展到晚期，由于尿毒症毒素的潴留、机体营养和代谢的失调、肾脏的内分泌功能障碍等共同作用，出现尿毒症症状和体征。

【临床表现】

早期往往仅表现为基础疾病的症状，若病情进一步发展，使“健存”肾单位不能适应机体最低要求时，就会逐渐出现尿毒症症状。尿毒症时全身各个器官均可受损而出现相应的临床表现。

1. 水、电解质和酸碱平衡失调

（1）钠、水平衡失调 CRF 时肾脏对水、钠的调节能力下降。如果摄入过量的钠和水，易导致体液过多，发生水肿、高血压和心力衰竭，此时多伴低钠血症，严重者可出现肺水肿和脑水肿。如果病人有发热、呕吐、腹泻时，又容易导致有效血容量不足，使肾小球滤过率进一步下降，尿毒症症状恶化。

（2）钾平衡失调　尿毒症晚期，由于少尿、肾排泄功能下降、代谢性酸中毒及摄入钾增加等可引起高钾血症。患者出现心律失常、肌无力或麻痹等。CRF 时很少见低钾血症，主要与小管间质疾病、恶心、呕吐、钾摄入不足以及利尿剂的使用有关。

（3）代谢性酸中毒　CRF 时肾脏对磷酸、硫酸等酸性代谢产物排泄功能降低，肾小管分泌氢离子和泌氨能力下降，共同使得血阴离子间隙增加，碳酸氢根浓度下降。当二氧化碳结合力 < 13.5mmol/L，可出现明显酸中毒症状，如呼吸深长、恶心、呕吐、烦躁不安等，严重者可出现昏迷、心力衰竭和血压下降等。

（4）钙、磷代谢失衡　随着 GFR 下降，肾脏对磷的排泄逐渐下降，血磷浓度逐渐升高。血磷在体内和血钙结合成磷酸钙沉积于组织，使得血钙浓度也不断下降；同时，高血磷可使肾小管产生的骨化三醇减少，最终血钙浓度下降。低钙是促进甲状旁腺激素（PTH）分泌增加的主要因素，而 PTH 使肾小管对磷的重吸收减少，血磷浓度降低。PTH 也可引起骨磷释放增加，加重高磷血症。

（5）高镁血症　CRF 的晚期，肾脏对镁的排泄减少，患者会有轻度高镁血症，但常无任何临床症状。

2. 心血管系统

（1）高血压和左心室肥大　由于 CRF 常伴有水钠潴留和肾素增高，所以大部分患者有程度不等的高血压，部分可为恶性高血压。高血压可以使心室肥厚、动脉硬化和心力衰竭。此外，长期高血压还能使健存肾单位数量进一步减少、功能进一步减退，血压持续升高，形成恶性循环。贫血和血透用的动静脉内瘘会引起心脏高输出量状态，加重左心室负荷。

（2）心力衰竭　严重水钠潴留、高血压、贫血、酸中毒及尿毒症心肌病等可引起心力衰竭。心力衰竭是 CRF 的主要死亡原因之一，其临床表现与一般的心力衰竭相同，经过透析后症状可以改善。

（3）心包炎　部分 CRF 患者可发生心包炎及心包积液。心包炎可分为尿毒症性和透析相关性心包炎，临床表现为持续心前区疼痛，心包积液多呈血性，常有心包摩擦感和心包摩擦音。当发生心包填塞时需紧急处理。

（4）动脉粥样硬化　高血压、高脂血症、高同型半胱氨酸血症和血 PTH 增高等可导致 CRF 患者发生动脉粥样硬化，可波及脑动脉、冠状动脉及全身动脉。钙、磷代谢失衡引起的转移性血管钙化也加重血管硬化。

3. 呼吸系统　可出现尿毒症性胸膜炎、肺活量降低、肺水肿及“尿毒症肺”等。“尿毒症肺”与肺间质水肿、低蛋白血症等有关，胸部 X 线检查可见肺门两侧出现“蝴蝶翼”征。

4. 血液系统　随着 GFR 的下降，CRF 患者可出现不同程度的贫血。其原因主要有：①肾脏产生促红细胞生成素（EPO）减少；②红细胞寿命缩短；③铁剂和叶酸不足；④透析及化验失血；⑤尿毒症毒素抑制骨髓；⑥体内缺乏蛋白质。

此外，患者有出血倾向，与血小板功能障碍、凝血酶原消耗过多等有关。病人可因白细胞趋化、吞噬和杀菌能力受损而容易并发感染。

5. 神经、肌肉系统症状 CRF患者早期易疲乏，注意力不集中，表情淡漠或易激动,失眠等，随着肾功能的减退而加重。还可出现精神错乱、幻觉、幻听等精神症状。严重者可出现意识障碍、昏迷等。尿毒症可有周围神经病变，下肢感觉障碍明显，如灼热感、肢端袜套样感觉丧失等。此外，患者还可出现肌无力，近端肌受累较常见。

6. 胃肠道症状 早期有食欲不振、恶心、呕吐等，晚期口气常有尿味。患者多有胃肠道黏膜糜烂、溃疡，消化道出血较常见。发病机制主要与尿素等代谢废物对胃肠道黏膜的刺激有关。

7. 皮肤症状 皮肤瘙痒较常见，可能与继发性甲状旁腺功能亢进症有关。同时，由于贫血、色素沉着于皮肤以及颜面浮肿可形成尿毒症面容。

8. 肾性骨营养不良 又称为肾性骨病。根据常见顺序排列包括：纤维囊性骨炎、肾性骨软化症、骨质疏松症和肾性骨硬化症。因其临床表现出现较晚，早期要通过骨活检确诊。①纤维囊性骨炎：主要由于PTH增加引起，使破骨细胞的活性增强，骨盐溶化，骨质吸收增加，骨的胶原纤维基质破坏，而代以纤维组织，形成纤维囊性骨炎。最早见于末端指骨，X线有纤维囊性骨炎的表现。②肾性骨软化症：主要由于骨化三醇不足和铝中毒引起。表现为骨组织钙化障碍，X线有骨软化症的表现，成人以脊柱和骨盆表现较突出，小儿为肾性佝偻病。③骨质疏松症：由于代谢性酸中毒使骨钙被动员到体液中，致使骨质脱钙和骨质疏松症。X线有骨质疏松症的表现，常见于脊柱、骨盆和股骨等处。④肾性骨硬化症：发生机制未明，骨皮质增厚，骨小梁增多、变粗并相互融合，多见于腰椎。

9. 内分泌失调 CRF时多种内分泌功能紊乱，血浆骨化三醇和促红细胞生成素生成减少，肾素正常或升高。肾脏对胰岛素、胰高血糖素及甲状旁腺素的降解时间延长。本病常有性功能障碍，女性患者雌激素水平降低，出现闭经、不孕及流产率增高等，男性患者可有性欲缺乏及阳痿等。小儿性成熟延迟。

10. 感染 由于机体免疫功能低下、白细胞功能异常等原因，CRF患者晚期易并发感染。感染时体温上升没有正常人明显，以肺部感染最常见。透析患者可发生动静脉瘘或腹膜入口感染、肝炎病毒感染等。

11. 代谢失调及其他 ①体温过低：本病的基础代谢率常下降，体温常低于正常人约1℃。体温与氮质血症程度呈负相关。②糖类代谢异常：由于尿毒症毒素使外周组织对胰岛素的应答受损，糖利用率下降，表现为空腹血糖轻度升高、糖耐量异常。胰岛素在远端肾小管降解减少，所以糖尿病患者肾衰时胰岛素用量减少。③高尿酸血症：尿酸主要由肾清除。当GFR <20ml/min时，有持续的高尿酸血症。发生痛风性关节炎者少见。④脂代谢异常：尿毒症患者常有高甘油三酯血症，血浆高密度脂蛋白水平降低，极低及低密度脂蛋白升高，胆固醇水平正常。发生机制可能与尿毒症毒素、胰岛素的代谢异常等有关。

【辅助检查】

1. 血常规检查 正细胞正色素贫血，血红蛋白一般在80g/L以下。白细胞多正常，在感染和酸中毒时增高。血小板数正常或偏低，但功能减退。

2. 尿液检查　尿渗透压降低，多<450mOsm/L，比重降低；尿蛋白随原发病和尿量多少而不同，晚期肾小球大量纤维化时尿蛋白反而减少；尿沉渣检查可见红细胞、白细胞、上皮细胞和颗粒管型，如有粗而短、均质性、边缘有裂口的蜡样管型，有助于CRF的诊断。

3. 肾功能检查　①肾贮备能力下降期：肌酐清除率下降，血尿素氮和肌酐正常；②氮质血症期：肌酐清除率下降，血尿素氮和肌酐升高；③尿毒症期：当肌酐清除率小于25ml/min时，血尿素氮和肌酐显著上升。因血尿素氮可受很多因素影响，临床上一般根据血肌酐水平和内生肌酐清除率来评估患者的肾功能。

4. 血生化检查　血浆蛋白降低，总蛋白小于60g/L，以白蛋白降低较明显，常低于30g/L；血钙常在2mmol/L左右，血磷多高于1.7mmol/L；后期常有碳酸氢盐水平降低。

5. B超检查　可见肾脏体积明显缩小，皮质变薄，肾血流明显减少。

【诊断和鉴别诊断】

患者有血肌酐和尿素氮的明显升高及CRF的临床表现时，可考虑为CRF。但注意与ARF鉴别，有慢性肾脏病史、贫血、低钙血症、高磷血症、血PTH升高、尿毒症面容、双肾缩小等，则支持CRF诊断。

在CRF早期可根据影像学和肾活检等诊断基础疾病，晚期诊断较难，由于狼疮肾炎、肾结核、缺血性肾病、药物性肾病和高钙血症肾病等仍有治疗价值，所以发现原发病依然很重要。

积极寻找促使肾功能恶化的因素，常见的诱因有：①血容量不足：可使GFR下降，加重CRF；②感染：常见的是呼吸道感染、尿路感染，败血症伴低血压时对CRF的影响尤其大；③尿路梗阻：最常见的是尿路结石；④心力衰竭和严重心律失常：使心输出量减少，肾脏灌注降低加重肾损害；⑤肾毒性药物：如氨基糖苷类抗生素、X线造影剂等；⑥急性应激状态：如严重创伤、大手术；⑦高血压：如恶性高血压或高血压的降压过程太快太剧；⑧高钙血症、高磷血症或转移性钙化。

【治疗】

1. 治疗基础疾病和使肾衰竭恶化的因素　一些引起CRF的基础疾病在治疗后有可逆性，即使肾脏病理改变有轻微改善，也可望肾功能有不同程度改善；及时纠正使肾衰竭加重的可逆因素，也可使肾功能获得改善。

2. 延缓慢性肾衰竭的发展

（1）饮食治疗　饮食治疗可以缓解尿毒症症状，延缓“健存”肾单位的破坏速度。同时，注意监测营养指标，防止营养不良的发生。①限制蛋白饮食：蛋白质的摄入量，应根据GFR作适当调整，GFR为10～20ml/min者，每日用0.6g/kg；大于20ml/min者，可加5g。一般认为，当GFR降至50ml/min以下时，便需限制蛋白质摄入，其中约50%～60%必须是富含必需氨基酸的蛋白质，如鸡蛋、瘦肉、鱼和牛奶等。②高热量摄入：热量每日至少需要125.6kJ/kg（30kcal/kg），并根据体重酌情增减，主要用糖类和脂肪补充。③其他：钠的摄入，除有水肿、高血压和少尿者要限制钠的摄入外，一般不宜严格限制；钾的摄入，只要每日尿量超过1000ml，则无需限制；低磷饮食，每日磷的摄入量应小于600mg；饮水，有水肿、少尿和心力衰竭时，应控制进水量，尿量大于1000ml/d又无水肿者，无需限制水的入量。

（2）必需氨基酸的应用 必需氨基酸或α-酮酸可维持尿毒症患者的营养状态，α-酮酸在体内与氨结合成相应的必需氨基酸，必需氨基酸在合成蛋白的过程中可利用一部分尿素，故可减少血中尿素氮的水平，改善尿毒症的症状。必需氨基酸的适应证为晚期尿毒症患者，一般用法为每日0.1~0.2g/kg，分3次口服。

（3）控制全身性和（或）肾小球内高压 全身性高血压既会促使肾小球硬化，还能增加心血管并发症；而肾小球内高压会促使肾小球硬化，故必须控制。血管紧张素Ⅱ抑制剂不仅能降低全身和肾小球内高压，还可以减少蛋白尿、抑制肾组织细胞炎症反应和硬化的过程而延缓肾功能减退，所以作为首选。血肌酐大于350μmol/L者慎用。

（4）其他 治疗高脂血症。高尿酸血症者如有痛风表现，可给予别嘌醇口服。

3. 并发症的治疗

（1）水、电解质失调 ①钠、水平衡失调，无水肿者，只需低盐饮食即可；水肿者应限水盐摄入，使用呋塞米（速尿）20mg，每日3次，效果不佳者，可试加大剂量；水肿伴稀释性低钠血症者需严格限制水的摄入；②高钾血症，如血钾仅轻度升高，应首先治疗引起高钾的原因和限制钾的摄入量；如果血钾大于6.5mmol/L，出现心电图高钾表现，甚至肌无力，需紧急处理，经处理后仍不能改善者，应紧急透析；③代谢性酸中毒，一般口服碳酸氢钠片治疗，如HCO_3^-小于13.5mmol/L，尤其伴昏迷或深大呼吸时，应静脉补碱，效果不佳者应及时透析；④钙磷失调和肾性骨营养不良症，早期积极限制磷摄入和使用肠道磷结合药，可以防治高血磷。肾性骨病者可口服骨化三醇或钙剂，服药期间要定期监测血钙、磷浓度，保持其在正常范围，以免发生异位钙化。同时避免铝的摄入。

（2）心血管和肺并发症 ①高血压：CRF血压控制的目标值为17.29/10.64kPa（130/80mmHg）以下，如尿蛋白大于1g/d，则要降至16.63/9.98kPa（125/75mmHg）以下。首先限制水钠摄入和使用利尿剂，无效加用降压药，降压药的使用同一般高血压患者，首选ACEI；②尿毒症性心包炎：应积极透析治疗；③心力衰竭：治疗方法同一般心力衰竭的治疗，要特别强调清除水、钠潴留；④尿毒症性肺炎：透析可迅速改善症状。

（3）血液系统并发症 主要是肾性贫血的治疗，可口服叶酸10mg，每日3次；硫酸亚铁0.1g，每日3次，静脉使用右旋糖酐铁效果更好；皮下注射重组人红细胞生成素（EPO）治疗肾性贫血效果显著，是目前纠正肾性贫血最好的方法。EPO每周用量开始为80~120U/kg，分2~3次皮下注射。每2~4周查1次血红蛋白（Hb）和血红细胞比容（HCT），如每月Hb增加少于10g/L或HCT少于0.03，则EPO每周的剂量须增加50U/kg，直至Hb上升至110~120g/L或HCT上升至0.33~0.36。以后可逐渐减少EPO用量。EPO的不良反应主要是高血压。

（4）感染 应选用肾毒性最小的抗生素，注意剂量的调整。

（5）神经精神和肌肉症状 充分透析或肾移植可以改善神经肌肉症状。

（6）其他 糖尿病肾衰竭患者随着GFR下降，应逐渐减少胰岛素的用量；有皮肤瘙痒者，可口服抗组胺药，外用乳化油剂，控制高血磷及强化透析。

4. 药物的使用　根据药物代谢和排泄途径、内生肌酐清除率及透析对其影响等因素，决定药物的用量。首次使用时可给予1次正常人的药物量，作为负荷量，以后按照内生肌酐清除率调整。

5. 追踪随访　患者应至少3个月就诊一次，以便监测病情变化。

6. 替代治疗　当肌酐高于707μmol/L，且患者出现尿毒症的临床表现，经治疗不能缓解时，应该开始替代治疗。包括血液透析、腹膜透析和肾移植。

（1）血液透析（简称血透）患者血液通过非生物半透膜与透析液进行广泛物质交换，以达到清除体内过多水分和尿毒症毒素的目的。血透前数周，应预先建立血管通路，常在前臂做动静脉内瘘，作为血透时的血流通道。一般每周血透3次，每次4～6h。疗效与腹膜透析相近，但清除小分子溶质和脱水效果优于腹膜透析。

（2）腹膜透析（简称腹透）　是利用腹膜作为透析膜，使腹膜毛细血管的血液与腹膜内透析液进行交换，以达到清除体内潴留的水分和毒素的目的。将一医用硅胶透析管永久地插入腹腔内，透析液通过它进入腹腔，每次约2L，6h交换1次，1天换4次透析液。腹透可以持续清除尿毒症毒素，在保存残余肾功能方面优于血透，对心血管疾病的保护也较好。它特别适用于老年人、有心血管合并症的患者、糖尿病患者、小儿患者或做动静脉内瘘有困难者。

（3）肾移植　成功的肾移植可以恢复肾脏的全部功能。移植肾可由尸体或亲属供肾，在ABO血型配型和HLA配型合适的基础上选择供肾者。肾移植后需要长期使用免疫抑制剂防止排斥反应，常用的药物有糖皮质激素、环孢素、硫唑嘌呤和（或）麦考酚吗乙酯等。肾移植的并发症有排斥反应、感染和恶性肿瘤发病率增高等。

（李荣山　李彩霞）

第十四章

造血系统疾病

造血系统包括血液、骨髓、脾、淋巴结以及分散在全身各处的淋巴和单核/吞噬细胞组织。反映造血系统病理生理以及血浆成分发生异常的疾病均属于造血系统疾病，习惯上称为血液病。

第一节 贫　血

一、概述

贫血是指外周血红细胞容量减少，低于可比人群正常值的下限的一种常见的临床症状。其中以血红蛋白最为可靠，也是临床上诊断贫血最常用的实验室指标。年龄、性别和长期居住地的海拔高度均可影响血红蛋白浓度。国内诊断贫血的标准一般定为：成年男性血红蛋白 <120g/L，成年女性血红蛋白 <110g/L，妊娠期血红蛋白 <100g/L。

【分类】

1. 形态学分类　按照红细胞形态进行分类（表 14－1）。

表 14－1　贫血的细胞形态学分类

类型	MCV（fl）	MCHC（%）
大细胞性贫血	>100	32～35
正常细胞性贫血	80～100	32～35
小细胞低色素性贫血	<80	<32

注：MCV 表示红细胞平均体积（mean cell volume），MCHC 表示红细胞平均血红蛋白浓度（mean cell hemoglobin concentration）

2. 根据血红蛋白浓度分类（表 14－2）

表 14－2　贫血的严重度划分标准

血红蛋白浓度	<30g / L	30～59g / L	60～90g	> 90g / L
贫血的严重度	极重度	重度	中度	轻度

3. 根据骨髓红系增生情况分类（表 14－3）

表 14－3　贫血的骨髓增生情况分类

骨髓增生分类	相关疾病
增生不良性贫血	再生障碍性贫血
增生性贫血	除再生障碍性贫血以外的贫血

4. 根据病因和发病机制分类

（1）红细胞生成减少性贫血　红细胞的生成主要取决于三大因素：造血细胞、造血调节、造血原料。①造血干祖细胞异常；②造血调节异常，如骨髓基质细胞受损、淋巴细胞功能亢进、造血调节因子水平异常、造血细胞凋亡亢进等所致贫血；③造血原料不足或利用障碍，如叶酸或维生素 B_{12} 缺乏或利用障碍，缺铁或铁利用障碍所致贫血。

（2）细胞破坏过多性贫血　此类贫血的共同特点是红细胞寿命缩短，称为溶血性贫血。

（3）失血性贫血　慢性失血性贫血往往合并缺铁性贫血。

【临床表现】

1. 皮肤黏膜　皮肤黏膜苍白是贫血最常见的体征。贫血的其他皮肤改变还有干枯无华，弹性及张力降低。皮肤附属器的变化包括毛发枯细，指甲薄脆。

2. 呼吸系统　轻度贫血，由于机体有一定的代偿和适应能力，平静时呼吸次数可能不增加，活动后机体处于低氧和高二氧化碳状态，刺激呼吸中枢，进而引起呼吸加快加深。重度贫血时，即使在平静状态也可有气短甚至端坐呼吸。

3. 循环系统　严重贫血可造成组织缺氧，引起代偿性心跳和呼吸加快，长期严重的贫血可引起心力衰竭。心脏杂音是贫血常伴有的体征，发生于收缩期，多呈吹风样，心电图改变见于病情较重的贫血患者，表现为窦性心动过速、窦性心率不齐、ST 段降低和 T 波低平或倒置等非特异性变化。严重贫血患者可伴发心房颤动。

4. 神经肌肉系统　严重贫血常有头痛、头晕、耳鸣、晕厥、倦怠、注意力不集中和记忆力减退等神经系统表现，肌肉无力和易疲劳是肌肉组织缺氧的结果。

5. 消化系统　常有食欲不振、恶心、腹胀、腹部不适、便秘或腹泻等消化系统症状。

6. 泌尿系统　贫血患者因肾小球滤过和肾小管重吸收功能障碍　从而引起多尿和低比重尿。严重者可有轻度蛋白尿。

7. 内分泌系统　贫血会影响甲状腺、肾上腺、性腺、胰腺的功能，引起相应的症状。

8. 生殖系统　贫血可导致睾丸的生精细胞缺血坏死，影响睾酮的分泌，减弱男性特征。

9. 免疫系统　所有继发于免疫系统疾病的贫血患者，均有原发的免疫系统疾病的临床表现。贫血本身也会引起免疫系统的改变。

10. 血液系统　外周血的改变主要表现在血细胞量、形态和生化成分上，某些情况下还可合并血浆或血清成分的异常。

【诊断】

1. 病史　详细的病史采集可为贫血病因的查寻提供有用的线索。

2. 体格检查　全面而有序的体格检查对贫血的病因诊断极有帮助。①贫血对各系统的影响；②贫血的伴随表现。

3. 实验室检查

（1）血常规检查　血常规检查可以确定有无贫血，贫血是否伴有白细胞和血小板数量的变化。血红蛋白的测定可判断贫血的严重程度。网织红细胞计数反映骨髓红系增生的情况；外周血涂片可观察红细胞、白细胞及血小板的数量及形态的改变、是否有疟原虫和异常细胞等。

（2）髓检查 骨髓检查是贫血诊断过程中的主要内容。骨髓检查分为穿刺涂片和活检两种。骨髓检查能为贫血时红细胞生成活性的变化和原因提供直接的依据

（3）贫血的发病机制检查 缺铁性贫血的铁代谢及引起缺铁的原发病检查；巨幼细胞贫血的叶酸和维生素 B_{12} 水平的测定及导致此类造血原料缺乏的原发病的检查。失血及溶血的原因检查以及其他系统继发贫血的原发病检查等。

分析从采集病史、体格检查和辅助检查获得的有关贫血的临床资料，通常可以查明贫血的发病机制或病因，做出贫血的疾病诊断。

【治疗】

1. 对症治疗 目的是减轻重度血细胞减少对患者的致命影响，为对因治疗发挥作用赢得时间。具体内容包括：重度贫血患者、老年或合并心肺功能不全的贫血患者应输注红细胞。

2. 病因治疗 是贫血治疗的关键。

二、缺铁性贫血

铁是合成血红蛋白必需的元素。当机体对铁的需求与供给失衡，导致体内储存铁耗尽时，血红蛋白合成减少引起的贫血称为缺铁性贫血（iron deficiency anemia，IDA）。

无论在发达国家还是发展中国家，缺铁性贫血都是最常见的营养性贫血。各国报道的缺铁性贫血发病率不同，但均以儿童和女性人群尤其是妊娠妇女的发病率最高。

造成缺铁的原因：①铁摄入不足和需求增加；②铁吸收障碍；③铁丢失过多。当机体贮存铁减少到不能补偿功能状态铁时，铁代谢指标发生异常：贮存铁指标减低，血清铁和转铁蛋白饱和度减低，总铁结合力和未结合铁的转铁蛋白升高，组织缺铁，红细胞内缺铁。当红细胞内缺铁时，血红素合成障碍，血红蛋白生成减少，红细胞浆少、体积小，发生小细胞低色素性贫血；严重时粒细胞、血小板的生成也受到影响。组织缺铁，细胞中含铁酶和铁依赖酶的活性降低，进而影响患者的精神、体力、免疫功能及患儿的生长发育和智力。

【临床表现】

1. 缺铁原发病的表现 如消化性溃疡、肿瘤或痔疮导致的黑便和腹部不适，肿瘤性消瘦等。

2. 贫血表现 常见症状和体征有皮肤黏膜苍白、乏力、心悸、头晕、头痛、耳鸣、眼花等非特异性症状。

3. 组织缺铁表现 精神行为异常，体力耐力下降，易感染；儿童生长发育迟缓，缺铁性贫血较特殊的表现有缺铁性吞咽困难（Plummer - Vinson 综合征）和异食癖（pica）。

【辅助检查】

1. 形态学检查 ①血象：缺铁性贫血属小细胞低色素性贫血（MCV < 80fl，MCH < 27pg，MCHC < 32%）。血片中红细胞大小不一，红细胞分布宽度（red cell distribution

width，RDW）增加，细胞中心淡染区扩大。网织红细胞计数正常或轻增加。白细胞和小板计数正常或减低。②骨髓：增生活跃或明显活跃，以红系增生为主，粒系和巨核系无明显异常，红系中以中晚幼红细胞增生为主。幼红细胞体积较小，外形不规则，胞浆量减少且发育滞后。有血红蛋白形成不良的表现，即所谓的老核幼浆。成熟红细胞变化同外周血。

2. 生化检查　①铁代谢检查：血清铁降低，<8.95μmol/L（500μg/L）。总铁结合力多升高，>64.44μmol/L（360μg/L），但也可正常。运铁蛋白饱和度降低<15%。STFR浓度超过8MG/L，血清铁蛋白是反映机体铁储备的良好指标，缺铁性贫血时降低（<12μg/L）。骨髓铁染色细胞内外铁均减少，尤以细胞外铁为明显，铁幼粒细胞少于15%。是诊断缺铁性贫血的可靠指标。②缺铁性红细胞生成检查：缺铁性贫血时血红素合成障碍，红细胞游离原卟啉（free erythrocyte protoporp protoporphyrin，FEP）升高。红细胞游离原卟啉与血红蛋白的比例亦升高。

【诊断和鉴别诊断】

1. 诊断　根据缺铁的程度可分为三个阶段。早期隐性缺铁期或称铁耗减期，此期特点为血清铁水平正常，铁储备耗竭（iron depletion，ID），但血红蛋白仍保持在正常范围。继之红细胞内铁缺乏（iron deficient erythropoiesis，IDE），最终引起缺铁性贫血（iron deficiency anemia，IDA）。IDA是铁缺乏的最终阶段。

2. 鉴别诊断　主要是与其他小细胞低色素性贫血鉴别，如珠蛋白异常所致贫血、慢性病性贫血、铁粒幼细胞贫血。

【治疗】

治疗原则：根除病因，补足贮铁。

1. 病因治疗　是缺铁性贫血能否得以根治的关键所在。

2. 铁剂治疗　为治疗缺铁性贫血的有效措施。治疗性铁剂有无机铁和有机铁两类。首选口服铁剂，安全且疗效可靠。常选用硫酸亚铁0.3g，每日3次口服。多数患者对口服铁剂耐受良好。少数患者可出现消化道刺激症状，铁剂与进餐同时或餐后服用可减轻其不良反应，但亦减少其吸收。饮茶影响铁的吸收，故不应同时服用。维生素C有助于铁吸收，可配伍应用。服用铁剂后，患者网织红细胞开始上升，7~10天左右达高峰。血红蛋白多在治疗2周后开始升高，1~2个月后恢复正常。血红蛋白正常后，仍应继续服用铁剂3~6个月，以补足机体铁储备，防止复发。

注射铁剂治疗仅限于不能口服铁剂的患者，其不良反应较多且严重，常用注射铁剂是右旋糖酐铁，深部肌内注射。注射铁剂治疗前应计算总剂量，计算公式为：补铁总剂量（mg）=［150-患者血红蛋白（g/L）］×体重（kg）×0.33。

三、巨幼细胞性贫血

是由于叶酸和（或）维生素B_{12}缺乏或某些影响核苷酸代谢的药物导致细胞核脱氧核苷酸合成障碍所致的贫血称巨幼细胞性贫血（megaloblastic anemia，MA）。在经济不发达地区或进食新鲜蔬菜、肉类较少的人群多见。国内巨幼细胞贫血以营养性为多见，其中又以叶酸缺乏者为主。欧美国家维生素B_{12}缺乏或有内因子抗体者多见。

巨幼细胞贫血病因：

（1）叶酸缺乏 ①摄入减少。②吸收障碍如小肠炎症、肿瘤、肠切除术后等。③需求量增加，生长快速的婴幼儿、妊娠、慢性炎症及感染、恶性肿瘤等情况。④药物影响：甲氨蝶呤是直接的叶酸拮抗剂。其他影响叶酸代谢或吸收的药物有苯妥英钠、苯巴比妥、卡马西平、磺吡啶等。⑤叶酸排泄量增加如血液透析等。

（2）维生素 B_{12}缺乏 ①摄入减少。②吸收不良：如全胃切除后所有分泌内因子的细胞均丢失，恶性贫血患者出现抗壁细胞抗体和抗内因子抗体，造成维生素 B_{12}吸收障碍。

叶酸和维生素 B_{12}均为DNA合成过程中的重要辅酶，缺乏时将造成细胞DNA合成障碍。造血细胞受累的特点是细胞核/浆发育失衡，细胞核分化落后于细胞浆，细胞体积大，呈现巨幼变形态。受累的红系前体细胞不能正常分化发育成熟，大部分在骨髓中原位破坏，称为无效造血。维生素 B_{12}缺乏所致的巨幼细胞贫血可引起神经脱髓鞘变，出现相应神经系统表现。

【临床表现】

1. 血液系统表现 患者发病缓慢，特别是维生素 B_{12}缺乏所致者。就诊时多呈中至重度贫血，并伴有贫血的一般表现，如头晕、乏力、活动后心悸气促等。部分患者出现轻度黄疸。少数患者可有脾大。

2. 消化系统 常见症状有食欲不振、腹胀、腹泻或便秘。部分患者可发生舌炎，表现为舌痛和舌质绛红（牛肉舌），可伴有舌乳头萎缩，多见于恶性贫血。

3. 神经系统 见于维生素 B_{12}缺乏，特别是恶性贫血，病变主要累及脊髓后侧束的白质和脑皮质，周围神经亦可受累，出现周围神经病和亚急性脊髓联合变性的表现，如四肢远端麻木、深感觉障碍、共济失调和锥体束征阳性。轻度脑功能障碍以抑郁和记忆障碍为常见，严重者偶可出现妄想、幻觉及躁狂等精神异常症状。

【辅助检查】

1. 血象 贫血呈大细胞性（MCV＞100fl），也可为正常细胞正常色素性。血片中可见红细胞大小不均，以大细胞为主，椭圆红细胞和异形红细胞增多，中性粒细胞分叶过多。网织红细胞正常或轻度增多。严重者可呈全血细胞减少。

2. 骨髓象 增生活跃，以红系细胞增生为主。各系细胞均呈巨幼变特征，胞体增大，细胞核发育落后于细胞浆。可见双核或多核巨幼红细胞。巨晚幼粒细胞和巨杆状核粒细胞在发病早期即可出现。巨核细胞胞体巨大，分叶过多，胞浆内颗粒稀少。

3. 生化检查 ①叶酸和维生素 B_{12}测定：是诊断的重要依据。血清叶酸＜6.81 nmol/L，可诊断为叶酸缺乏。血清维生素 B_{12}＜74 pmol/L可诊断为维生素 B_{12}缺乏。②胆红素代谢：因无效造血，胆红素可轻度升高，尿胆原排出增多。③铁代谢：如不伴有缺铁，多数患者血清铁升高，骨髓内外铁正常或轻度增多。④红细胞酶类：大多数患者的血清乳酸脱氢酶升高。

【诊断和鉴别诊断】

1. 诊断 根据营养史、特殊用药史、临床贫血表现、体征、辅助检查符合大细胞贫血，中性粒细胞核分叶过多，骨髓三系造血细胞呈典型的巨幼变，一般可明确诊断。

必要时可选用有关辅助检查，进一步确定维生素缺乏的原因和种类。治疗试验性给予叶酸和维生素 B_{12}，如4～6天后网织红细胞上升，有助于诊断。

2. 鉴别诊断　主要与可引起全血细胞减少和骨髓中出现细胞巨幼样变的疾病相鉴别，前者如再生障碍性贫血，后者如红白血病及骨髓增生异常综合征等。

【治疗】

1. 原发病的治疗　有原发病的MA，应积极根治原发病，用药后继发的MA应酌情停药。

2. 叶酸治疗　一般选用口服制剂，叶酸5～10 mg，每日3次。吸收障碍者可改用注射制剂四氢叶酸钙，3～6 mg肌内注射，每日1次，直至血象完全恢复。如伴有维生素 B_{12} 缺乏，单用叶酸可加重神经系统症状，应配伍应用维生素 B_{12}。

3. 维生素 B_{12} 治疗　维生素 B_{12} 100μg肌内注射，每日1次，直至血象完全恢复。全胃切除或恶性贫血患者因维生素 B_{12} 吸收障碍为不可逆性，需终生维持治疗，维生素 B_{12} 100μg肌内注射，每月1次。

叶酸和维生素 B_{12} 治疗开始后，患者的网织红细胞在4～6天内即见上升，10左右达高峰，骨髓细胞巨幼变亦迅速改善，伴以血红蛋白的上升。大多数患者血象在1～2个月内恢复正常。如病情恢复不满意，应注意查找原因并加以纠正（如伴有缺铁，应补充铁剂）。

四、再生障碍性贫血

再生障碍性贫血（简称再障）（aplastic anemia）是指由于骨髓功能衰竭，造成全血细胞减少的一种疾病。临床上以红细胞、粒细胞和血小板减少所致的贫血、感染和出血为特征。国内流行病学调查资料表明，呈散发性，发病以青中年居多，男性略高于女性，原发性稍多于继发性。

再生障碍性贫血病因：①化学因素：包括药物和化学物质，其中高度相关的有苯及其衍生物和各种抗肿瘤药物。特别是氯霉素、磺胺类药物、抗肿瘤化疗药物以及笨等。②物理因素：长期接触γ射线和X射线等高能射线产生的离子辐射能造成组织细胞损伤，阻止DNA复制。③生物因素：再障发病可能与多种病毒感染有关，肝炎病毒、微小病毒 B_{19} 等。发病机制：①造血干细胞缺陷；②造血微环境缺陷；③免疫功能紊乱。

根据患者的病情、血象、骨髓象及预后，通常将该症分为重型（SAA）和非重型（NSAA），国内学者曾将AA分为急性型（AAA）和慢性型（CAA）；1986年以后，又将AAA改称为重型再障－Ⅰ型（SAA－Ⅰ），将CAA进展成的急性型称为重型障－Ⅱ型（SAA－Ⅱ）。

【临床表现】

1. 重型再生障碍性贫血（SAA）　起病急，进展快，病情重；少数可由非重型进展而来。①贫血：多呈进行性加重，苍白、乏力、头晕、心悸和气短等症状明显。②感染：多数患者有发热，体温在39℃以上，个别患者自发病到死亡均处于难以控制的高热之中。③出血：均有不同程度的皮肤、黏膜及内脏出血。

2. 非重型再障（NSAA）　起病和进展较缓慢，病情较重型轻。①贫血：慢性过程，常见苍白、乏力、头晕、心悸、活动后气短等。②感染：高热比重型少见，感染相对易控制，很少持续 1 周以上。③出血：出血倾向较轻，以皮肤、黏膜出血为主，内脏出血少见。

【辅助检查】

1. 血象 SAA 呈重度全血细胞减少：重度正细胞正色素性贫血，网织红细胞百分数多在 0.005 以下，且绝对值 $<15\times10^9/L$；白细胞计数 $<2\times10^9/L$，中性粒细胞 $<0.5\times10^9/L$，淋巴细胞比例明显增高；血小板计数 $<20\times10^9/L$。NSAA 也呈全血细胞减少，但三系细胞减少程度不一，少数患者可呈二系细胞减少，网织红细胞计数降低。

2. 骨髓象 骨髓穿刺可见脂肪滴增多，骨髓颗粒减少。多部位穿刺涂片增生不良，三系造血有核细胞均减少，非造血细胞成分如淋巴细胞、浆细胞、组织嗜碱细胞和网状细胞增多。轻型或慢性病例骨髓中仍可残存造血增生灶。该部位穿刺涂片可见有核细胞增生良好，但巨核细胞减少。

3. 其他检查 主要用于不典型病例的诊断。①$CD4^+$ 细胞：$CD8^+$ 细胞比值减低，Th1∶Th2 型细胞比值增高，$CD8^+$ T 抑制细胞、$CD25^+$ T 细胞和 $\gamma\delta TCR^+$ T 细胞比例增高；②体外造血祖细胞培养：细胞集落明显减少或缺如；③粒细胞碱性磷酸酶活性升高；④血清 IL－2、IFN－γ、TNF 水平增高。

【诊断和鉴别诊断】

1. AA 诊断标准 ①全血细胞减少，网织红细胞百分数 <0.01，淋巴细胞比例增高；②一般无肝、脾大；③骨髓多部位增生减低（<正常 50%）或重度减低（<正常 25%），造血细胞减少，非造血细胞比例增高，骨髓小粒空虚（有条件者作骨髓活检可见造血组织均匀减少）；④除外引起全血细胞减少的其他疾病，如 PNH、Fanconi 贫血、Evans 综合征、免疫相关性全血细胞减少、MDS 等。

2. AA 分型诊断标准 ①SAA－Ⅰ：又称 AAA，发病急，贫血进行性加重，常伴严重感染或（和）出血。血象具备下述三项中两项：网织红细胞绝对值 $<15\times10^9/L$，中性粒细胞 $<0.5\times10^9/L$ 和血小板 $<20\times10^9/L$。骨髓增生广泛重度减低。如 SAA－Ⅰ的中性粒细胞 $<0.2\times10^9/L$，则为极重型再障（VSAA）。②NSAA：又称 CAA，指达不到 SAA－Ⅰ型诊断标准的 AA。如 NSAA 病情恶化，临床、血象及骨髓象达 SAA－Ⅰ型诊断标准时，称 SAA－Ⅱ型。

3. 鉴别诊断 主要与表现为外周血全血细胞减少的疾病相鉴别。包括：①阵发性睡眠性血红蛋白尿症（paroxysmal nocturnal hemoglobinuria，PNH）；②骨髓增生异常综合征；③非白血性白血病（aleukemic leukemia）；④恶性组织细胞病（malignant histiocytosis）。

【治疗】

1. 支持治疗 ①纠正贫血：通常认为血红蛋白低于 60g/L 且患者对贫血耐受较差时，可输注浓缩红细胞。②控制出血：用促凝血药（止血药），如酚磺乙胺（止血敏）等。输浓缩血小板对血小板减少引起的严重出血有效。③控制感染：感染性发热，应取可疑感染部位的分泌物或尿、大便、血液等作细菌培养和药敏试验，并用广谱抗生素治疗；待细胞培养和药敏试验有结果后再换用敏感的抗生素。

2. 促造血治疗 ①雄激素：适用于全部 AA。常用四种：司坦唑醇（康力龙）2mg，每日三次；十一酸睾酮（安雄）40～80mg，每日三次；达那唑 0.2，每日三次；丙酸睾酮 100mg 肌内注射，每日一次。疗程不短于 4 个月。雄激素治疗的主要不良反应是雄性化作用和肝功能损害。②造血生长因子：目前临床上应用的造血生长因子有红细胞生成素、粒细胞集落刺激因子和粒－单核细胞集落刺激因子。

3. 免疫抑制治疗 常用的免疫抑制剂有：①抗淋巴/胸腺细胞球蛋白（ALG/ATG）主要用于 SAA，用药前需做过敏试验；②环孢素：适用于全部 AA。6 mg/（kg·d）左右，疗程一般长于 1 年。使用时应个体化，应参照患者造血功能和 T 细胞免疫恢复情况、药物不良反应（如肝、肾功能损害、牙龈增生及消化道反应）等调整用药剂量和疗程。

4. 异基因骨髓移植 适用于 40 岁以下、无感染及其他并发症的急性或重型再障，且有 HLA 相合供者的患者。50%～70 %的患者移植后可获长期生存。

五、溶血性贫血

溶血性贫血（hemolytic anemia，HA）是由于红细胞破坏速率增加（寿命缩短），超过骨髓造血的代偿能力而发生的贫血。溶血发生而骨髓能够代偿时（骨髓有正常造血 6～8 倍的代偿潜力）可以不出现贫血，称为溶血性疾病。

【病因和发病机制】

溶血性贫血的根本原因是红细胞寿命缩短。造成红细胞破坏加速的原因可概括分为红细胞本身的内在缺陷和红细胞外部因素异常。

1. 红细胞内在缺陷 ①红细胞膜缺陷；②红细胞酶缺陷；③珠蛋白异常。

2. 红细胞外部因素异常 ①免疫性因素；②非免疫性因素：物理和创伤性因素、生物因素、化学因素等。

3. 溶血发生的场所 红细胞破坏可发生于血循环中或单核－巨噬细胞系统，分别称为血管内溶血和血管外溶血。

【临床表现】

急性溶血性贫血时，可在短期内大量血管溶血。如异型输血时起病急骤，可有严重的腰背及四肢酸痛，伴头痛、呕吐、寒战，随后高热、面色苍白和血红蛋白尿、黄疸。严重者出现周围循环衰竭和急性肾衰竭。

慢性溶血性贫血以血管外溶血多见，有贫血、黄疸、肝、脾大三大特征。长期高胆红素血症可并发胆石症和肝功能损害。

【辅助检查】

溶血性贫血的辅助检查传统上可分为三类：①提示溶血的检查：胆红素代谢（游离胆红素升高）；尿分析（尿胆原升高）；血清结合珠蛋白（降低）；血浆游离血红蛋白（升高）；尿血红蛋白（阳性）；乳酸脱氢酶（升高）；红细胞寿命测定（缩短）。②提示骨髓代偿增生的检查：网织红细胞计数（升高），外周血涂片（出现有核红细胞），骨髓检查（红系造血增生）。③提示红细胞有缺陷、寿命缩短的检查：观察红细胞形态改变；红细胞吞噬现象及自身凝集反应检查；海因小体检查；红细胞渗透脆性异常检查；红细胞寿命测定。

【诊断与鉴别诊断】

1. 诊断 临床上慢性溶血有贫血、黄疸和脾大表现，辅助检查有贫血、红细胞破坏增多和骨髓代偿性增生及红细胞有缺陷或寿命缩短的证据，如能确定血管内或血管外溶血，将有利于进一步的疾病诊断。

2. 鉴别诊断 贫血伴有骨髓红系造血旺盛和网织红细胞增生或贫血伴有黄疸的疾病可与溶血性贫血混淆。贫血伴有网织红细胞增多：失血性及缺铁性贫血或巨幼细胞贫血的恢复期。贫血伴有无胆色素尿性黄疸：无效造血（骨髓内溶血）或体腔或组织内出血。无胆色素尿性黄疸不伴贫血：胆红素结合障碍（如 Crigler－Najjar 综合征）、新生儿高胆红素血症、药物诱发性高胆红素血症、家族性非溶血性黄疸（Gilbert 综合征）。

【治疗】

1. 去除病因 是最合理的治疗方法。如药物诱发的溶血性贫血，停用药物后溶血很快停止，血红蛋白也迅速恢复正常。

2. 糖皮质激素和其他免疫抑制剂 主要用于某些免疫性溶血性贫血。糖皮质激素对温抗体型自身免疫性溶血性贫血有较好的疗效。环孢素和环磷酰胺对某些糖皮质激素治疗无效的温抗体型自身免疫性溶血性贫血或冷抗体型自身免疫性溶血性贫血可能有效。

3. 输血 可改善患者的情况，但可能加重自身免疫性溶血性贫血或诱发阵发性睡眠性血红蛋白尿发作。所以输血的指征宜从严掌握。必要时采用红细胞悬液或洗涤红细胞。

4. 脾切除术 适用于红细胞破坏主要发生在脾脏的溶血性贫血，如遗传性球形红细胞增多症、对糖皮质激素反应不良的自身免疫性溶血性贫血及某些血红蛋白病，脾切除后红细胞寿命延长，不同程度的缓解病情。

第二节 骨髓增生异常综合征

骨髓增生异常综合征（myelodysplastic syndrome，MDS）是一种造血干细胞克隆性疾病。以外周血细胞减少，骨髓出现病态造血为特点。这些表现可渐进发展，导致细胞减少加剧，部分病例可转化为急性白血病。MDS 男女均可发病，男性多于女性，大多发生于中老年，但最近诊断的儿童病例有增加。

研究发现，MDS 是起源于造血干细胞的克隆性疾病。MDS 患者的细胞遗传学的异常较为常见。Ras 癌基因的突变和凋亡相关基因的表达改变可见于部分 MDS 病例。法美英（FAB）协作组根据血象和骨髓象改变将 MDS 分为 5 个类型：即难治性贫血（refractory anemia，RA）、环形铁粒幼细胞性难治性贫血（RA with ringed sideroblasts，RAS）、难治性贫血伴原始细胞增多（RA with excess blasts，RAEB）、难治性贫血伴原始细胞增多转变型（RAEB in transformation，RAEB－T）、慢性粒－单核细胞性白血病（chronic myelomonocytic leukemia，CMML），MDS 的分型见表 14－4。

表 14－4　骨髓增生异常综合征的分型特点

分型	RA	RAS	RAEB	RAEB－T	CMML
血液原始细胞（%）	<1	<1	<5	≥5	<5
骨髓原始细胞（%）	<5	<5	5～20	20～30	5～20
其他特点		环形铁粒幼细胞占全骨髓有核细胞 >15%		可有 Auer 小体	血象中单核细胞增多（绝对值 >1 × 10^9/L）

注：若 RAEB 幼粒细胞出现 Auer 体，则应归入 RAEB－T。

最近，WHO 提出了新的 MDS 分型标准，保留了 FAB 的 RA、RAS、RAEB，将 CMML 归为 MDS/MPD（骨髓增殖性疾病），RAEB－T 归为急性髓系白血病（AML）；并将 RA 或 RAS 中伴有 2 系或 3 系增生异常者单独列为难治性细胞减少伴多系异常（refractory cytopenia with multilineage dysplasia，RCMD），将伴 5q－的 RA 单独列为 5q－综合征；还新增加了 MDS 未能分类（u－MDS）。不过，WHO 的分型尚未获得广泛的认同。

【临床表现】

原发性 MDS 多为 50 岁以上老年人，男女均可发病，男性多于女性。绝大多数患者主要表现为不同程度的贫血，出现头晕、乏力等症状。常伴有粒细胞减少及功能障碍而易于感染，或血小板减少及功能缺陷而出现出血。

各型之间表现略有差别。RA 及 RAS 以贫血为主，可伴出血，呈慢性过程，病情可长期无明显变化。RAS 的患者可因感染出血死亡。仅少部分人发展成白血病。

RAEB 及 RAEB－T 则常有全血细胞减少，明显贫血、出血或感染，可伴肝脾大。病情呈进行性发展，多在短期内转变成急性白血病。有的患者虽未发展成白血病，可因感染、出血而死亡。

CMML 以贫血为主，血中单核细胞 >1 × 10^9/L，bcr－abl 基因阴性。常有脾大，牙龈肥厚、糜烂。有 1/3 的患者转变为急性白血病。

【辅助检查】

1. *血象和骨髓象*　患者血象常为全血细胞减少，亦可为一个或二个系列血细胞减少。骨髓多增生活跃或明显活跃，少数病例可增生减低。血象和骨髓象病态造血表现，归纳于表 14－5 中。

表 14－5　骨髓增生异常综合征病态造血表现

	红系	粒－单核系	巨核系
血象	大小和形态不一，巨大红细胞和椭圆形细胞，染色过浅或点彩红细胞，可见有核红细胞	粒细胞核分叶过多，胞浆内颗粒少，核浆发育不平衡；单核细胞增多，形态异常	巨大血小板，缺乏颗粒
骨髓	巨幼样红细胞，多核或畸形核幼红细胞，环形铁粒幼细胞增多，幼红细胞 PAS 染色阳性	原幼细胞比例增高，核分叶过多或过少，浆内颗粒减少或缺乏	单核、双核或多核幼巨核细胞增多，出现淋巴样小巨核细胞，浆中颗粒变大或形状异常

2. *骨髓病理学*　正常人原粒和早幼粒细胞沿骨小梁内膜分布，MDS 患者在骨小梁

旁区和间区出现3～5个或更多的呈簇状分布的原粒和早幼粒细胞，称为不成熟前体细胞异常定位（abnormal localization of immature precursor，ALIP）。

3. 骨髓细胞培养 粒－单系祖细胞（CFU－GM）集落减少、无生长而集簇增多，集簇/集落比值增大。

4. 细胞遗传学异常 40%～70%的MDS有克隆性染色体核型异常，多为缺失性改变，以+8、－5/5q－、－7/7q－、20q－最为常见。

【诊断与鉴别诊断】

MDS是一个排除性诊断，应与下列几种疾患鉴别：

1. 具有病态造血的其他疾患 病态造血并非MDS所特有，轻度病态造血还可见于骨髓增殖性疾患（如慢粒、原发性血小板增多症、骨髓纤维化、红白血病、多发性骨髓瘤、恶性组织细胞病等）以及非造血组织的肿瘤。

2. 溶血性贫血 MDS患者骨髓中红系增生易与溶血性贫血相混淆。MDS时网织红细胞绝对值低于正常或正常，骨髓有两系或三系病态造血，有关溶血性贫血的特异性辅助检查大多为阴性。

3. 巨幼细胞贫血 MDS患者的骨髓象常有红细胞系的“类巨幼样变”，应与巨幼细胞贫血鉴别。后者常有导致叶酸或（和）维生素B_{12}缺乏的原因，血清叶酸或（和）维生素B_{12}含量减低，对维生素B_{12}与叶酸的治疗有良好的反应可资鉴别。

4. 再生障碍性贫血 MDS患者可有全血细胞减少，且少数患者骨髓增生低下，应与再生障碍性贫血（再障）鉴别。MDS的骨髓病态造血明显，有特征性克隆性染色体核型改变，小粒中主要是造血细胞，有时可见一小簇不典型的原始细胞；而再障的骨髓小粒中主要是非造血细胞。

5. 急性白血病、红白血病和CML MDS的RAEB和RAEB－T型患者骨髓中均有一定程度的原始细胞的增多，但均≤30%。

【治疗】

1. 支持治疗 对于严重贫血和有出血症状的患者，可输注红细胞和血小板。粒细胞减少和缺乏的患者应注意防治感染。

2. 诱导分化治疗 可使用全反式维甲酸20～60mg/d和骨化三醇［1，25$(OH)_2D_3$］0.25～0.5μg/d，少部分患者会出现血象的改善。

3. 促造血治疗 可使用雄激素（如司坦唑醇、十一庚酸睾酮等）和造血生长因子（如粒系集落刺激因子、红细胞生成素等），能使部分患者改善造血功能。

4. 生物反应调节剂 包括干扰素、血管新生抑制剂等，疗效尚不确切。

5. 联合化疗 对于年龄<60岁、一般情况良好的高危患者可考虑使用联合化疗，如蒽环类抗生素联合阿糖胞苷。MDS较原发性AML在化疗后骨髓抑制期长，要注意加强支持治疗和隔离保护。

有报道用小剂量阿糖胞苷作诱导分化治疗，剂量10～20mg/天，肌内、皮下或静脉注射均可，疗程20天。疗效尚不肯定，一般不作为首选方案。

6. 骨髓移植 年龄<45岁，尤其是年轻的继发于化疗或（和）放疗的MDS患者，应首选异基因骨髓移植治疗。这是目前惟一能治愈MDS的疗法。

第三节 白 血 病

白血病（leukemia）是一类造血干细胞的恶性克隆性疾病。其克隆中的白血病细胞增殖失控、分化障碍、凋亡受阻，而停滞在细胞发育的不同阶段。在骨髓和其他造血组织中白血病细胞大量增生累积，并浸润其他器官和组织，而正常造血受抑制。

一、急性白血病

急性白血病（AL）是造血干细胞的恶性克隆性疾病，发病时骨髓中异常的原始细胞及幼稚细胞（白血病细胞）大量增殖并广泛浸润肝、脾、淋巴结等各种脏器，抑制正常造血。主要表现为贫血、出血、感染和浸润等征象。

【分类】

国际上常用的法美英（FAB）分类法将 AL 分为 ALL 及 ANLL（或急性髓系白血病，acute myelogenous leukemia，AML）两大类。这两类再分成多种亚型。AML 共分 8 型如下：

M0（急性髓细胞白血病微分化型，minimally differentiated AML）：骨髓原始细胞 >30%，无嗜天青颗粒及 Auer 小体，核仁明显，髓过氧化物酶（MPO）及苏丹黑 B 阳性细胞 <3%；电镜下 MPO 阳性；CD_{33} 或 CD_{13} 等髓系标志可呈阳性，淋巴系抗原通常为阴性，血小板抗原阴性。

M1（急性粒细胞白血病未分化型，AML without maturation）：原粒细胞（Ⅰ型 + Ⅱ型）占骨髓非红系有核细胞的 90% 以上，至少 3% 以上的细胞为 MPO（+）。

M2（急性粒细胞白血病部分分化型，AML with maturation）：原粒细胞占骨髓 NEC 的 30% ~89%，其他粒细胞 >10%，单核细胞 <20%。

M3（急性早幼粒细胞白血病，acute promyelocytic leukemia，APL）：骨髓中以颗粒增多的早幼粒细胞为主，此类细胞在 NEC 中 >30%。

M4（急性粒 - 单核细胞白血病，acute - myelomonocytic leukemia，AMML）：骨髓中原始细胞占 NEC 的 30% 以上，各阶段粒细胞占 30% ~80%，各阶段单核细胞 >20%。

M4E0（AML with eosinophilia）：除上述 M4 型的各特点外，嗜酸性粒细胞在 NEC 中 ≥5%。

M5（急性单核细胞白血病，acute monocytic leukemia，AMoL）：骨髓 NEC 中原单核、幼单核及单核细胞 ≥80%。如果原单核细胞 ≥80% 为 M5a，<80% 为 M5b。

M6（红白血病，erythroleukemia，EL）：骨髓中幼红细胞 ≥50%，NEC 中原始细胞（Ⅰ型 + Ⅱ型）≥30%。

M7（急性巨核细胞白血病，acute megakaryoblastic leukemia，AMeL）：骨髓中原始巨核细胞 ≥30%。血小板抗原阳性，血小板过氧化物酶阳性。

我国将 M2 型又分为 M2a 和 M2b 两型。M2a 型即 M2 型，M2b 是我国提出的一个亚型，其特点为骨髓中原始及早幼粒细胞增多，但以异常的中性中幼粒细胞为主，有明显的核浆发育不平衡，核仁常见，此类细胞 >30%。

ALL 共分 3 型如下：

L1：原始和幼淋巴细胞以小细胞（直径≤12μm）为主。

L2：原始和幼淋巴细胞以大细胞（直径≥12μm）为主。

L3（Burkitt 型）：原始和幼淋巴细胞以大细胞为主，大小较一致，细胞内有明显空泡，胞浆嗜碱性，染色深。

除形态学（morphology）细胞化学外，还应做免疫学（immunology）、细胞遗传学（cytogenetics）和分子生物学（molecular biology）分析，即 MICM 分型。

【临床表现】

1. 正常骨髓造血功能受抑制表现 ①贫血：部分患者因病程短，可无贫血。半数患者就诊时已有重度贫血，尤其是继发于 MDS 者。②发热：半数患者以发热为早期表现。③出血：以出血为早期表现者近 40%。出血可发生在全身各部位。

2. 白血病细胞增殖浸润的表现 ①淋巴结和肝、脾大：淋巴结肿大以 ALL 多见。②骨骼和关节：常有胸骨下段局部压痛。可出现关节、骨骼疼痛，尤以儿童多见。③眼部：粒细胞白血病形成的粒细胞肉瘤（granulocytic sarcoma）或绿色瘤（chloroma）常累及骨膜，以眼眶部位最常见，可引起眼球突出、复视或失明。④口腔和皮肤：由于白血病细胞浸润可使牙龈增生、肿胀；皮肤可出现蓝灰色斑丘疹，局部皮肤隆起、变硬，呈紫蓝色结节。⑤中枢神经系统白血病（CNSL）：CNSL 可发生在疾病的各个时期，但常发生在治疗后缓解期，以 ALL 最常见，儿童尤甚，其次为 M4、M5 和 M2。临床上轻者表现为头痛、头晕，重者有呕吐、颈项强直，甚至抽搐、昏迷。⑥睾丸：睾丸出现无痛性肿大，多为一侧性，另一侧虽无肿大，但在活检时往往也发现有血病细胞浸润。睾丸白血病多见于 ALL 化疗缓解后的幼儿和青年，是仅次于 CNSL 的白血病髓外复发的根源。

【辅助检查】

1. 血象 大多数患者白细胞数增多，最高者可超过 100×10^9/L，称为高白细胞性白血病。也有不少患者的白细胞计数在正常水平或减少，低者可 $<1.0\times10^9$/L，称为白细胞不增多性白血病。白血病患者有不同程度的正常细胞性贫血。约 50% 的患者血小板低于 60×10^9/L，晚期血小板往往极度减少。

2. 骨髓象 是诊断 AL 的主要依据和必做检查。FAB 协作组提出原始细胞占全部骨髓有核细胞（ANC）≥30% 为 AL 的诊断标准。多数病例骨髓象有核细胞显著增生，以原始细胞为主，而较成熟中间阶段的细胞缺如，并残留少量成熟粒细胞，形成所谓“裂孔“现象。

3. 细胞化学 主要用于协助形态学鉴别各类白血病表 14－6。

表 14－6 常见急性白血病的细胞化学鉴别

	急淋白血病	急粒白血病	急性单核细胞白血病
过氧化物酶（POX）	（－）	分化差的原始细胞（－）～（＋） 分化好的原始细胞（＋）～（＋＋＋）	（－）～（＋）
糖原反应（PAS）	（＋）成块或颗粒状	（－）/（＋）弥漫性淡红色	（－）/（＋）弥漫性淡红色或颗粒状
非特异性脂酶（NSE）	（－）	（－）～（＋）NaF 抑制不敏感	（＋）能被 NaF 抑制
碱性磷酸酶（NAP）	增加	减少或（－）	正常或增加

4. 免疫学检查 根据白血病细胞表达的系列相关抗原，确定其系列来源，如淋巴

系T/B、粒-单系、红系、巨核系，后三者统称为髓系。白血病免疫分型欧洲组（EGIL）提出了白血病免疫学积分系统，见表14-7，14-8。

表14-7　白血病免疫学积分系统（EGIL，1998）

分值	B系	T系	髓系
2	CD79a、CyCD22 CylgM	CD3、TCR-αβ TCR-γδ	MPO
1	CD19、CD20、CD10	CD2、CD5、CD8、CD10	CD117、CD13、CD33、CD65
0.5	CD24	CD7、CD1a	CD14、CD15、CD64

注：Cy，胞浆内；TCR，T细胞受体

表14-8　急性淋巴细胞白血病的亚型和分布

	免疫表型	儿童（%）	成人（%）	FAB分型
B系	$CD19^+$，HLA^-DR^+	88	76	
早前B^-ALL	$CD10^-$	5	11	L1、L2
普通B-ALL	$CD10^+$	65	51	L1、L2
前B-ALL	$CD10^+$，$CyIg^+$	15	10	L1
成熟B-ALL	$CD10^{\pm}$，SIg^+	3	4	L3
T系	$CyCD3^+$，$CD7^+$	12	24	
前T-ALL	$CD2^-$，$CD1a^-$，$sCD3^-$	1	7	L1、L2
T-ALL	$CD2^+$，$CD5^{\pm}$，$CD8^{\pm}$，$CD4^{\pm}$	11	17	L1、L2

5. 染色体和基因改变　白血病常伴有特异的染色体和基因异常改变。例如90%的M3有t（15；17）（q22；q21），该易位使15号染色体上的PML（早幼粒白血病基因）与17号染色体上的维甲酸受体基因（RARa）形成PML-RARa融合基因。这是M3发病及应用全反式维甲酸治疗有效的分子基础。其他常见的异常见表14-9。

表14-9　白血病部分亚型的染色体和基因改变

类型	染色体改变	基因改变
M2	t（8；21）（q22；q22）	AMLl-ETO
M3	t（15；17）（q22；q21）	PML-RARa
M4EO	inv（16）（p13；q22）	CBFβ-MYH11
M5	t（variable；11q23）	MLL
L3（B-ALL）	t（8；14）（q24；q32）	MYC- IgH
CML，ALL（5%~20%）	t（9；22）（q34；q11）	BCR-ABL

6. 血液生化改变　血清尿酸浓度增高，特别在化疗期间。尿酸排泄量增加，甚至出现尿酸结晶。患者发生DIC时可出现凝血异常。M5型血清和尿溶菌酶活性增高，其他类型AL不增高。出现CNSL时脑脊液压力升高，白细胞数增加，蛋白质增多，而糖定量减少。涂片中可找到白血病细胞。

【诊断与鉴别诊断】

虽然根据临床表现、血象和骨髓象特点，诊断白血病一般不难。但因白血病细胞类型、染色体改变、免疫表型和融合基因的不同，治疗方案及预后亦随之改变。因此初诊时应对患者做 MICM 检查分析，并应注意排除下述疾病：①骨髓增生异常综合征；②类白血病反应；③再生障碍性贫血及特发性血小板减少性紫癜；④急性粒细胞缺乏症恢复期。

【治疗】

近些年来急性白血病治疗已有显著进展。化学治疗使成人急非淋白血病和急淋白血病完全缓解（complete remission，CR）率分别达 60%～85% 和 72%～77%；5 年无病生存率分别达 30%～40% 和 50%。

1. 一般治疗

(1) 紧急处理高白细胞血症　当循环血液中白细胞数大于 $200\times10^9/L$ 时，患者可产生白细胞淤滞症（leukostasis）。表现为呼吸困难，甚至呼吸窘迫、低氧血症、反应迟钝、言语不清、颅内出血、阴茎异常勃起等。病理学显示白血病血栓梗死与出血并存。当血中白细胞 $>100\times10^9/L$ 时，宜先行白细胞单采清除过高的白细胞，然后化疗。

(2) 防治感染　白血患者正常粒细胞减少，在化疗、放疗后正常的粒细胞恢复较慢，易发生各种感染。使用集落刺激因子可以促使粒细胞恢复，如发生感染应及时使用抗生素治疗。病原菌不明时，应先使用广谱抗生素，待药敏试验后使用敏感的抗生素。必要时可以使用静脉用免疫球蛋白增加患者的抵抗力。

(3) 成分输血支持　严重贫血可输浓集红细胞，积极争取白血病缓解是纠正贫血最有效办法。如果因血小板计数过低而引起出血，输注浓集血小板悬液是控制出血比较有效的措施。弥散性血管内凝血引起的出血（如 M3），应立即给以肝素等治疗。

(4) 防治尿酸性肾病　由于白血病细胞大量破坏，特别在化疗时更甚，血清和尿中尿酸浓度增高，积聚在肾小管，引起阻塞而发生尿酸性肾病。因此应鼓励患者多饮水，最好 24h 持续静脉补液，并保持碱性尿。在化疗同时给予别嘌呤醇每次 100mg，每日 3 次，以抑制尿酸合成。少数患者对别嘌醇会出现严重的皮肤过敏，应予注意。当患者出现少尿和无尿时，应按急性肾衰竭处理。

(5) 维持营养　白血病系严重消耗性疾病，特别是化疗、放疗的不良反应可引起患者消化道黏膜炎及功能紊乱。故应注意补充营养，维持水、电解质平衡，给患者高蛋白、高热量、易消化食物，必要时经静脉补充营养。

2. 抗白血病治疗

(1) 诱导缓解治疗　目标是使患者迅速获得完全缓解，化疗实施的原则为早治、联合、充分、间歇、分阶段。

(2) 缓解后治疗　目的是争取患者长期无病生存（DFS）和痊愈。急性白血病未治疗时体内白血病细胞的数量估计为 $10^{10}\sim10^{12}$。需要经诱导缓解，巩固缓解和维持缓解三个阶段，逐步消灭残存白血病细胞，实现防止复发，延长无病生存期的目的。达到完全缓解标准时体内白血病细胞约 $10^6\sim10^8$ 左右。此时髓外某些隐蔽之处仍可有白血病细胞浸润，因此，完全缓解后应实施巩固缓解的治疗 4～6 疗程，使白血病细胞减少

到 10^4 然后进入维持阶段。

(3) 中枢神经系统白血病的治疗　中枢神经系统白血病是最常见的髓外白血病，以急淋白血病尤为突出。通常在急淋白血病缓解后开始预防性鞘内注射甲氨蝶呤，每次10mg，每周2次，共3周。

(4) 睾丸白血病治疗　药物对睾丸白血病疗效不佳，必须放射治疗（总剂量约2000cGy），即使一侧睾丸肿大，也须采用两侧放射。

(5) 造血干细胞移植（HSCT）据患者年龄，白血病类型，核型分析，是否有合适供者综合考虑。

二、慢性粒细胞白血病

慢性粒细胞白血病（chronic myelogenous leukemia，CML）病程发展较慢，临床症状轻微，可有明显脾大，甚至巨脾，周围血的中性粒细胞显著增多。在受累的细胞系中可找到Ph标记染色体和bcr－abl基因重排。大多数患者因急变而死亡。

【临床表现】

慢粒白血病占白血病的15%～25%，各种年龄均可发病，以中年最多见，男性略多于女性。慢粒白血病可分为三期，慢性期（稳定期）、加速期（活动期）和急变期。

1. 慢性期　患者有乏力、低热、多汗或盗汗、体重减轻等代谢亢进的症状，由于脾大而自觉左上腹坠胀感。常以脾大为最显著的体征，往往就医时已达脐或脐以下，质地坚实，平滑，无压痛。如果发生脾梗死，则脾区压痛明显，并有摩擦音。肝明显肿大者较少见。部分患者有胸骨中下段压痛。当白细胞显著增高时，可有眼底充血及出血。白细胞极度增高时，可发生“白细胞淤滞症”，慢性期一般约1～4年。

2. 加速期　患者常有发热、虚弱、进行性体重下降、骨骼疼痛，逐渐出现贫血和出血。脾持续或进行性肿大。对原来治疗有效的药物无效。加速期可维持几个月到数年。

3. 急变期　为CML的终末期，临床表现与AL类似。多数为急粒变，少数为急淋变和急单变，偶有巨核细胞及红细胞等类型的急性变。急性变预后极差，往往在数月内死亡。

CML病程演变的分子机制尚未明了。有研究表明，恶性克隆染色体的不稳定性导致了新的染色体异常出现，如17p－使抑癌基因p53丢失，不能产生视网膜母细胞瘤Rb抑癌基因蛋白，与部分CML的进展有关。此外，RAS改变、MYC异常、$p190^{bcr-abl}$出现、bcr－abl位点DNA甲基化、IL－1β等均涉及CML病程的演变。

【辅助检查】

1. 血象　白细胞数明显增高，常超过 $20\times10^9/L$，疾病早期多在 $50\times10^9/L$ 以下，晚期增高明显，可达 $100\times10^9/L$ 以上。血片中性粒细胞显著增多，可见各阶段粒细胞，以中性中幼，晚幼和杆状核粒细胞居多；原始细胞一般为1%～3%，不超过10%。嗜酸、嗜碱粒细胞增多，后者有助于诊断。疾病早期血小板多在正常水平，部分患者增多。晚期血小板渐减少，并可出现贫血。

2. 骨髓 骨髓增生明显至极度活跃，以粒细胞为主，粒：红比例可增至10:1～50:1，其中中性中幼、晚幼及杆状核粒细胞明显增多。原粒细胞不超过10%。嗜酸、嗜碱性粒细胞增多。红系细胞相对减少。巨核细胞正常或增多，晚期减少。偶见Gaucher样细胞（系吞噬细胞吞噬大量粒细胞膜而形成的）。

3. 中性粒细胞碱性磷酸酶（NAP）活性减低或呈阴性反应。治疗有效时NAP活性可以恢复，疾病复发时又下降；合并细菌性感染时可稍升高。

4. 细胞遗传学及分子生物学改变 90%以上的慢粒白血病患者的血细胞中出现Ph染色体即t（9；22）（q34；q11），因9号染色体长臂上c－abl原癌基因易位至22号染色体长臂的断裂点集中区（bcr），形成bcr－abl融合基因。Ph染色体可见于粒、红、单核细胞、巨核细胞及淋巴细胞中。PCR查bcr－abl融合基因灵敏度达$1/10^6$，对微小残留病灶的检测很有帮助。慢粒急变过程中，尚可有其他染色体畸变，例如+8、额外的Ph染色体或17号染色体长臂的等臂染色体等。

5. 血液生化 血清及尿中尿酸浓度增高，主要是化疗后大量白细胞破坏所致。血清维生素B_{12}浓度及维生素B_{12}结合力显著增加，且与白血病细胞增多程度呈正比。其原因与白血病粒细胞和正常粒细胞产生过多的运输维生素B_{12}的钴胺传递蛋白Ⅰ、Ⅲ有关。

【诊断与鉴别诊断】

1. 诊断 凡有不明原因的持续性白细胞数增高，根据典型的血象、骨髓象改变、脾大、Ph染色体阳性即可作出诊断。对于临床上符合CML而Ph染色体阴性者，应进一步作bcr－abl融合基因检测。Ph染色体尚可见于2%的AML、5%的儿童ALL及25%的成人ALL，应注意鉴别。其他需鉴别的疾病如下：①其他原因引起的脾大如血吸虫病、慢性疟疾、黑热病、肝硬化、脾功能亢进等。②类白血病反应。③骨髓纤维化。

2. 分期

（1）慢性期 无临床症状或有低热，乏力，多汗，体重减轻和脾大等。白细胞计数增多，主要为中性中幼、晚幼和杆状粒细胞。原始细胞＜10%。嗜酸和嗜碱细胞增多，可有少量幼红细胞。骨髓增生活跃，以粒系增生为主，中晚幼粒细胞和杆状核粒细胞增多，原始细胞＜10%。CFU－GM培养集落和集簇较正常明显增加。

（2）加速期 具有下列之二者，可考虑为本期。①不明原因的发热，贫血和出血加重，可伴骨骼疼痛。②脾进行性肿大。③非药物引起的血小板减少或增加。④原始细胞在血或骨髓中占10%～20%。⑤嗜碱性粒细胞在外周血中＞20%。⑥骨髓中有明显的胶原纤维增生。⑦出现Ph以外的染色体畸变。⑧抗慢粒白血病的化疗药物治疗无效。⑨CFU－GM培养集簇增多，集簇和集落的比值增高。

（3）急变期 加速期的临床症状进一步恶化，如具有下列之一即可诊断本期。①原始细胞或原淋巴细胞+幼淋巴细胞，或原单+幼单在血或骨髓中＞20%。②外周血中原始细胞+早幼粒细胞＞30%。③骨髓中原始细胞+早幼粒细胞＞50%。④有髓外原始细胞浸润的临床表现和病理证据。

【治疗】

1. 化疗 化疗虽可使大多数慢粒白血病患者达到血液学完全缓解，但患者的中数生存期（40个月左右）并未改善。

（1）羟基脲 为S期特异性抑制DNA合成的药物，起效快，但持续时间较短。用该药治疗慢粒白血病其中数生存期比用白消安者长些，且急性变率也低些。为当前首选化疗药物。

（2）白消安 作用于血细胞的前体细胞水平。用药2～3周，外周血白细胞才开始减少，停药后白细胞减少可持续2～4周。故应掌握剂量。

（3）小剂量Ara－C 15～30mg/（m^2·d）静脉滴注 不仅可控制病情发展，且可使Ph细胞减少甚或转阴。

2. 干扰素－α 剂量为（3～9）×10^6U/d，皮下或肌内注射，每周3～7次。持续用数月至2年不等。药物起效慢。对白细胞过多者，宜在第1～2周并用羟基脲或白消安。约1/3患者Ph染色体阳性细胞减少。

化疗时宜加用别嘌醇（100mg，每6h 1次）。并保持每日尿量在1500ml以上和尿碱化，防止尿酸性肾病。待白细胞下降后停药。

3. 伊马替尼（Imatinib） 为2－苯胺嘧啶衍生物，能特异性阻断ATP在abl激酶上的结合位置，使酪氨酸残基不能磷酸化，从而抑制bcr－abl阳性细胞的增殖。

4. 异基因造血干细胞移植 移植应在慢粒白血病慢性期缓解后尽早进行。其3～5年无病存活率60%。以45岁以下为宜。

5. 白细胞单采 采用血细胞分离机可除去大量白细胞，减少体内白细胞数量。主要用于白细胞淤滞症，以缓解危险状况。也可用于急需治疗的孕妇。

6. 脾放射和脾切除 目前脾区放射偶用于伴有胀痛的巨脾以缓解症状。曾研究脾切除作为治疗方法之一，但脾切除后既对慢性期无作用，也不能阻止急性变，更不能延长生存期，故目前多已弃用。

7. 慢粒急变的治疗 慢粒急性变可按急性白血病化疗方法治疗，但患者对药物耐受性差，缓解率低且缓解期很短。取慢性期缓解时骨髓低温保存，作为急性变时自身骨髓移植应用，虽部分患者可进入第二次慢性期，但维持时间短，多不超过3个月。

第四节 淋 巴 瘤

淋巴瘤（lymphoma）的发生与免疫应答反应中淋巴组织增殖分化产生的某种免疫细胞恶变有关，是起源于淋巴结和结外淋巴组织的免疫系统的恶性肿瘤。淋巴组织遍布全身且与单核巨噬系统，血液系统关系密切，所以淋巴瘤可发生在身体的任何部位。

淋巴瘤的病因和发病机制不完全清楚。病毒学说颇受重视。EB病毒与HD关系极为密切。人类T细胞白血病/淋巴瘤病毒（HTLV1）被证明是这类T细胞淋巴瘤的病因（见白血病章）。另一逆转录病毒HTLVⅡ近来被认为与T细胞皮肤淋巴瘤（蕈样肉芽肿）的发病有关。Kaposi肉瘤病毒也被认为是原发于体腔的淋巴瘤（primary body cavity lymphoma）的病因。幽门螺杆菌（Hp）抗原的存在与胃黏膜低度淋巴瘤发病有密切的关系，Hp 可能是该淋巴瘤的病因。患者的免疫功能也与淋巴瘤的发病有关。

【病理和分型】

组织病理学上淋巴瘤分成霍奇金病（Hodgkin disease，HD）和非霍奇金淋巴瘤（non - Hodgkin lymphoma，NHL）两大类。

1. 霍奇金病　必须在炎症浸润性背景上找到 R - S 细胞，才能作出 HD 的组织学诊断。其典型的形态为巨大双核和多核细胞，直径为 25μm ~ 30μm，核仁巨大而明显。可伴毛细血管增生和不同程度纤维化。

国内以混合细胞型为最常见，结节硬化型次之，其他各型均较为少见。各型并非固定不变，尤以淋巴细胞为主型，2/3 可向其他各型转化。仅结节硬化型较为固定。

HD 的组织分型与预后有密切的关系。预后以淋巴细胞为主型最好，其次是结节硬化型，混合细胞型较差，淋巴细胞减少型预后最差。

HD 转移时，通常从原发部位向邻近淋巴结依次转移，有时也可以有淋巴结区间的跳跃。

2. 非霍奇金淋巴瘤　受侵犯的淋巴结其切面外观呈鱼肉样，镜下正常的淋巴结构破坏，淋巴滤泡和淋巴窦消失。增生或浸润的淋巴瘤细胞排列紧密，细胞成分单一，与 HD 不同。其病理分型尚在发展中，以下为当前的分型概况。

（1）边缘带淋巴瘤（marginal zone lymphoma，MZL）　边缘带系指淋巴滤泡及滤泡外套（mantle）之间的结构，从此部位发生的边缘带淋巴瘤系 B 细胞来源，$CD5^+$，表达 bcl - 2，在 1982 年的国际工作分类中往往被列入小淋巴细胞型或小裂细胞型，临床经过较缓慢，属于“惰性淋巴瘤”的范畴。

（2）皮肤 T 细胞淋巴瘤（cutaneous T - cell lymphoma）　常见者为蕈样肉芽肿（mycosis fungoides），侵及末梢血液者称为 Sézary 综合征，临床经过缓慢，属惰性淋巴瘤类型。

（3）套细胞淋巴瘤（mantle cell lymphoma）　曾被称为外套带淋巴瘤（mantle zone lymphom）或中介淋巴细胞淋巴瘤（intermediate cell lymphocytic lymphoma）。在 1982 年的国际工作分类中常被列入弥漫性小裂细胞型。系来自滤泡外套的 B 细胞（$CD5^+$ 细胞），常有 t（11；4），表达 bcl - 1。

（4）周围性 T 细胞淋巴瘤（peripheral T - cell lymphoma）　所谓“周围性”，指 T 细胞已向辅助 T 细胞或抑制 T 细胞分化，可表现为 $CD4^+$ 或 $CD8^+$，而未分化的胸腺 T 细胞 CD4，CD8 均呈阳性。本型为侵袭性淋巴瘤的一种，化疗效果可能比 B 细胞型大细胞淋巴瘤较差。成人 T 细胞白血病/淋巴瘤是周围性 T 细胞淋巴瘤的一个特殊类型，已知与 HTLV - 1 病毒感染有关，具有地区流行性，主要见于日本及加勒比海地区。

（5）血管免疫母细胞性 T 细胞淋巴瘤（angio - immunoblastic T cell lymphoma）　近年来的研究确定为侵袭性 T 细胞型淋巴瘤的一种，为中高度恶性，应使用含阿霉素的化疗方案治疗。

（6）弥漫性大 B 细胞淋巴瘤（diffuse large B cell lymphoma，DLBCL）　是最常见的侵袭性 NHL，常有 t（3；14），与 bcl - 6 的表达有关，其 bcl - 2 表达者治疗较困难，

5 年生存率在 25% 左右，而低危者可达 70% 左右。

(7) Burkitt 淋巴瘤 由形态一致的小无裂细胞组成，是严重的侵袭性 NHL。

(8) 间变性大细胞淋巴瘤（anaplastic large cell lymphoma）亦称 Ki－1 淋巴瘤。细胞形态特殊，类似 R－S 细胞，有时可与霍奇金病混淆。细胞呈 $CD30^+$，亦即 Ki－1（+），常有 t（2；5）染色体异常。

(9) 滤泡性淋巴瘤（follicular lymphoma） 发生在生发中心的淋巴瘤，为 B 细胞来源，也为“惰性淋巴瘤”，化疗反应好，但不能治愈。

【临床表现】

由于病变部位和范围不相同，临床表现很不一致。原发部位如在淋巴结，以相应局部肿块及器官压迫症状为主。病变如在结外的淋巴组织，例如扁桃体、鼻咽部、胃肠道、脾、骨骼或皮肤等，则以相应组织受损的症状为主。

1. 霍奇金病 多见于青年、儿童少见。首发症状常是无痛性的颈部或锁骨上的淋巴结进行性肿大（占 60% ~80%），其次为腋下淋巴结肿大。肿大的淋巴结可以活动，也可互相粘连，融合成块，触诊有软骨样感觉。如果淋巴结压迫神经，可引起疼痛。少数患者仅有深部淋巴结肿大。深部淋巴结肿大可压迫邻近器官，例如纵隔淋巴结肿大，可致咳嗽、胸闷、气促、肺不张及上腔静脉压迫症等；腹膜后淋巴结肿大可压迫输尿管，引起肾盂积水；硬膜外肿块导致脊髓压迫症等。

另有一些 HD 患者（30% ~40%）以原因不明的持续或周期性发热为主要起病症状。这类患者一般年龄稍大，男性较多，病变较为弥散，常已有腹膜后淋巴结累及。部分患者还有盗汗、疲乏及消瘦等全身症状。周期性发热（Pel－Ebstein 热）约见于 1/6 患者。部分患者可有局部及全身皮肤瘙痒，多为年轻患者，特别是女性。全身瘙痒可为 HD 的惟一全身症状。饮酒后引起淋巴结疼痛这是 HD 特有的，但并不是每一个 HD 患者都是如此。

体检可发现脾大，肝实质受侵可引起肿大和肝区压痛，少数有黄疸。

2. 非霍奇金淋巴瘤 可见于各年龄组，但随年龄增长而发病增多。男较女为多。大多也以无痛性颈和锁骨上淋巴结进行性肿大为首发表现，但较 HD 为少。易侵犯纵隔。肿大的淋巴结也可引起相应压迫症状。发热、消瘦、盗汗等全身症状仅见于晚期或病变较弥散者。全身瘙痒很少见。除淋巴细胞分化良好型外，NHL 一般发展迅速，易发生远处扩散。

咽淋巴环病变通常占 NHL 的 10% ~15%，发生部位最多在软腭、扁桃体，其次为鼻腔及鼻窦，临床有吞咽困难、鼻塞、鼻出血及颌下淋巴结肿大。

胸部以肺门及纵隔受累最多，半数有肺部浸润或（和）胸腔积液。尸解中近 1/3 可有心包及心脏受侵。NHL 较 HD 更有结外侵犯倾向，结外累及以胃肠道、骨髓及中枢神经系统为多。

【辅助检查】

1. 血液和骨髓 HD 常有轻或中度贫血，少数白细胞轻度或明显增加，伴中性粒细胞增多。约 1/5 患者嗜酸粒细胞升高。骨髓被广泛浸润或发生脾功能亢进时，可有全血细胞减少。骨髓涂片找到 R－S 细胞对诊断 HD 骨髓浸润有助。骨髓浸润大多由血源播散而来，骨髓穿刺涂片阳性率仅3%，但活检法可提高至9%～22%。

NHL白细胞数多正常，伴有淋巴细胞绝对和相对增多。晚期并发急性淋巴细胞白血病时，可呈现白血病样血象和骨髓象。

2. 其他化验 疾病活动期有血沉增速，血清乳酸脱氢酶活性增高。乳酸脱氢酶升高提示预后不良。当血清碱性磷酸酸活力或血钙增加，提示骨骼累及。B细胞NHL可并发抗人球蛋白试验阳性或阴性的溶血性贫血。NHL可有多克隆球蛋白增多，少数可出现单克隆IgG或IgM，以后者为多见。必要时进行脑脊液的检查。

用淋巴细胞分化抗原的单抗（流式细胞仪或酶标法）测定淋巴瘤细胞免疫表型，区分B细胞（骨髓来源）或T细胞（胸腺来源）。还可根据细胞表面的分化抗原的多少了解淋巴瘤细胞的成熟程度，一般分化抗原少，细胞比较幼稚，增生比较活跃。

染色体易位的检查有助分型诊断。t（14；18）是滤泡细胞淋巴瘤的标记，t（8；14）是Burkitt淋巴瘤的标记，t（11；14）是外套细胞淋巴瘤的标记，t（2；5）是ki－1^+（$CD30^+$）间变性大细胞淋巴瘤的标记，3q27异常是弥漫性大细胞淋巴瘤的染色体标志。

可应用PCR技术检测bcl－2基因或T细胞受体（TCR）基因重排和B细胞H链的基因重排。

3. 影象学检查

（1）浅表淋巴结的检查 B超检查和淋巴结核素显象可以发现体检时触诊的遗漏。

（2）纵隔与肺的检查 胸部摄片了解纵膈增宽、肺门增大及肺部病灶情况，胸部CT可确定纵膈与肺门淋巴结肿大。

（3）肝脾的检查 CT、B超、放射性核素显像及MRI只能查出单发或多发结节，对弥漫浸润或粟粒样小病灶难以发现。

（4）正电子发射计算机体层显像（PET） 可以显示淋巴瘤或淋巴瘤残留病灶。

4. 病理学检查

选取较大的淋巴结，避免挤压，完整地取出，切开，在玻片上作淋巴结印片，然后迅速置固定液中送检。淋巴结印片Wright染色后做细胞病理形态学检查，固定的淋巴结经切片和HE染色后做组织病理学检查。深部淋巴结可依靠B超或CT引导下细针穿刺，如病理组织太少，形态学检查有困难，可用免疫组化和分子生物学方法进行诊断。

【诊断与鉴别诊断】

进行性、无痛性淋巴结肿大要考虑本病的可能，应做淋巴结印片及病理切片或淋巴结穿刺物涂片检查。当有皮肤损害可作皮肤活检及印片。如有血细胞数量异常，血清碱性磷酸酶增高或有骨骼病变时，可做骨髓活检和涂片寻找R－S细胞或淋巴瘤细胞了解骨髓受累的情况。根据组织病理学结果作出淋巴瘤的诊断和分类分型诊断。

近年报道R－S细胞可见于传染性单核性细胞增多症、结缔组织病及其他恶性肿瘤。因此在缺乏HD其他组织学改变时，单独见到R－S细胞，不能确诊HD。

淋巴瘤须与其他淋巴结肿大疾病相区别。结核性淋巴结炎多局限于颈两侧，可彼此融合，与周围组织粘连、晚期由于软化、溃破而形成窦道。以发热为主要表现的淋巴瘤，须和结核病、败血症、结缔组织病和恶性组织细胞病等鉴别。结外淋巴瘤须和相应器官的其他恶性肿瘤相鉴别。

淋巴瘤除了要求诊断，分类分型和鉴别诊断外，还需要进行临床分期和分组。Ann Arbor（1966 年）提出的临床分期方案现主要用于 HD，NHL 也参照使用。

Ⅰ期：病变仅限于一个淋巴结区（Ⅰ）或单个结外器官局限受累（ⅠE)。

Ⅱ期：病变累及横膈同侧二个或更多的淋巴结区（Ⅱ)，或病变局限侵犯淋巴结以外器官及横膈同侧一个以上淋巴结区（ⅡE)。

Ⅲ期：横膈上下均有淋巴结病变（Ⅲ)，可伴脾累及（ⅢS)，结外器官局限受累（ⅢE)，或脾与局限性结外器官受累（ⅢSE)。

Ⅳ期：一个或多个结外器官受到广泛性或播散性侵犯，伴或不伴淋巴结肿大。如肝或骨髓受累，即使局限性也属Ⅳ期。

分期纪录符号：E：结外；S：脾脏。

病理确认的淋巴瘤患者，其他肿大淋巴结必要时可作穿刺涂片进行细胞形态学、免疫学和分子生物学检查以提高临床分期判断的准确性。

各期按全身症状有无分为 A、B 二组。无症状者为 A，有症状为 B。全身症状包括 3 个方面：①发热 38℃以上，连续 2 天以上，且无感染原因；②6 个月内体重减轻 10% 以上；③盗汗。

【治疗】

1. 目前治疗淋巴瘤的基本治疗策略是以化疗为主的放、化疗结合的综合治疗表14－10，14－11。

（1）霍奇金病

表 14－10　霍奇金病治疗方法的选择

临床分期	主要疗法
ⅠA，ⅡA，ⅠB，ⅡB，ⅢA，ⅢB，Ⅳ	扩大照射：膈上用斗篷式，膈下用倒“Y”字式联合化疗＋局部照射

表 14－11　霍奇金病的主要化疗方案

方案	药物	用法		备注
MOPP	（M）氮芥	$4mg/m^2$ 静注，第 1 天及第 8 天		如氮芥改用环磷酰胺 $600mg/m^2$ 静注，即为 COPP 方案。
	（O）长春新碱	1～2mg 静注，第 1 天及第 8 天		
	（P）甲基苄肼	$70mg/(m^2 \cdot d)$ 口服，第 1～14 天		两疗程间可间歇 2 周
	（P）泼尼松	40mg/d 口服，第 1～14 天		
ABVD	（A）阿霉素	$25mg/m^2$	均在第 1 及第 15 天静注 1 次	两疗程间可间歇 2 周
	（B）博莱霉素	$10mg/m^2$		
	（V）长春碱	$6mg/m^2$		
	（D）甲氮咪胺	$375mg/m^2$		

（2）非霍奇金淋巴瘤　因为 NHL 不是沿淋巴结区依次转移，而是跳跃性播散并有

较多结外侵犯，所以临床分期的价值不如 HD，扩大照射的治疗作用也不如 HD。NHL 的多中心发生的倾向决定其治疗策略应以化疗为主。化疗的疗效取决于 NHL 病理组织类型。

1）惰性淋巴瘤：该组Ⅰ期及Ⅱ期放疗或化疗后存活可达 10 年。Ⅲ及Ⅳ期患者化疗后，虽会多次复发，但中位生存时间也可达 10 年。部分早期患者有自发性肿瘤消退，所以主张尽可能推迟化疗，定期密切观察。

2）侵袭性淋巴瘤：不论分期均应以化疗为主，仅对化疗残留肿块或局部巨大肿块或中枢神经系统累及者，可行局部放疗扩大照射作为化疗的补充。

2. 生物治疗

（1）单克隆抗体　凡 $CD20^+$ 阳性的 B 细胞淋巴瘤，均可用 CD20 单抗治疗。

（2）干扰素　有生长调节及抗增殖效应。对蕈样肉芽肿和滤泡性小裂细胞型有部分缓解作用。

（3）胃黏膜相关性淋巴样组织淋巴瘤　可使用抗幽门螺杆菌的药物杀灭幽门螺杆菌，经抗菌治疗后部分患者症状改善，淋巴瘤消失。

（4）bcl－2 的反义寡核苷酸　可减少 bcl－2 基因的表达，促使表达 bcl－2 的淋巴瘤细胞凋亡，靶向治疗淋巴瘤，可与其他各种治疗手段联合使用。

3. 骨髓或造血干细胞移植　55 岁以下、重要脏器功能正常的患者、如属缓解期短，难治易复发的侵袭性淋巴瘤，4 个 CHOP 能使淋巴结缩小大于四分之三者，可考虑全淋巴结放疗（即斗蓬式合并倒“Y”字式扩大照射）及大剂量联合化疗后进行异基因或自身骨髓（或外周造血干细胞）移植，以期最大限度杀灭肿瘤细胞，取得较长期缓解和无病存活表 14－12。

4. 手术治疗　合并脾功能亢进者如有切脾指征，可行切脾术以提高血象，为以后化疗创造有利条件。

表 14－12　非霍奇金淋巴瘤常用联合化疗方案

方案简称	药物	剂量和用法
COP	环磷酰胺	400mg/m²，每日口服，第 1～5 天
	长春新碱	1.4mg/m²，静注，第 1 天
	泼尼松	100 mg/m²，每日口服，第 1～5 天（每 3 周为一周期）
CHOP	环磷酰胺	750 mg/m²，静注，第 1 天
	阿霉素	50 mg/m²，静注，第 1 天
	长春新碱	1.4mg/m²，静注，第 1 天
	泼尼松	100 mg/m²，每日口服，第 1～5 天（每 3 周为一周期）
m－BACOB	博莱霉素	4 mg/m²，静注，第 1 天
	阿霉素	45 mg/m²，静注，第 1 天
	环磷酰胺	600 mg/m²，静注，第 1 天
	长春新碱	1 mg/m²，静注，第 1 天
	地塞米松	6 mg/m²，每日口服，第 1～5 天
	甲氨蝶呤	200 mg/m²，静注，第 8 及 15 天
	亚叶酸钙	10 mg/m²，口服，每 6 小时 1 次，共 6 次，第 9 及 16 天开始（每 3 周为一周期）

续表

方案简称	药物	剂量和用法
COP－BLAM	环磷酰胺	400 mg/m^2，静注，第1天
	长春新碱	1 mg/m^2，第1天
	泼尼松	40 mg/m^2，口服，第1～10天
	博莱霉素	15 mg，静注，第14天
	阿霉素	40 mg/m^2，静注，第1天
	甲基苄肼	100 mg/m^2，口服，第1～10天（每3周为一周期）
ESHAP（用于复发淋巴瘤）	依托泊甙	40mg/m^2，静脉滴注2h，第1～4天
	甲泼尼龙	500mg/m^2，静脉滴注，第1～4天
	阿糖胞苷	2 g/m^2，静脉滴注3h，第5天
	顺铂	25 mg/m^2，静脉滴注，第1～4天（每3周为一周期）

注：上述方案中药物剂量摘自文献，仅供参考，实际应用需按具体情况酌情增减。

第五节　多发性骨髓瘤

多发性骨髓瘤（multiple myeloma，MM）是浆细胞克隆性增生的恶性肿瘤。骨髓内有浆细胞（或称骨髓瘤细胞）的克隆性增殖，引起溶骨性骨骼破坏，血清出现单克隆免疫球蛋白，正常的多克隆免疫球蛋白合成受抑，尿内出现本周蛋白，最后导致贫血和肾功能损害。我国骨髓瘤发病率约为1/10万，低于西方工业发达国家（约4/10万）。发病年龄大多在50～60岁之间，40岁以下者较少见，男女之比为3∶2。

病因尚不明确。有学者认为人类8型疱疹病毒（human herpes virus－8，HHV－8）参与了骨髓瘤的发生。目前认为骨髓瘤细胞起源于B记忆细胞或幼浆细胞。细胞因子白介素6（1L－6）是促进B细胞分化成浆细胞的调节因子。进展性骨髓瘤患者骨髓中IL－6异常升高，提示以IL－6为中心的细胞因子网络失调可引起骨髓瘤细胞增生。

【临床表现】

1. 骨髓瘤细胞对骨骼和其他组织器官的浸润与破坏所引起的临床表现

（1）骨骼破坏　骨髓瘤细胞在骨髓腔内大量增生的同时，由基质细胞衍变而来的成骨细胞过度表达IL－6，激活破骨细胞，导致骨质疏松甚至溶骨性破坏。骨痛常为早期的主要症状，随病情发展而加重。疼痛部位多在骶部，其次是胸廓和肢体。

（2）髓外浸润　经尸解证实，约70%的患者有髓外骨髓瘤细胞浸润。病程长者，机会更多。

2. 血浆蛋白异常引起的临床表现

（1）感染　正常多克隆免疫球蛋白减少及中性粒细胞减少者，容易发生细菌性肺炎和尿路感染，甚至败血症。病毒感染以带状疱疹多见。

（2）高黏滞综合征　血清中M蛋白增多，尤以IgA易聚合成多聚体，可使血液黏滞性过高，引起血流缓慢、组织淤血和缺氧。

（3）出血倾向　以鼻出血和牙龈出血为多见，皮肤紫癜也可发生。

（4）淀粉样变性和雷诺现象　少数患者，尤其是IgD型，可发生淀粉样变性，主要见于舌、心脏、骨骼肌、韧带、胃肠道、皮肤、外周神经以及其他内脏。如果M蛋白为冷球蛋白，则可引起雷诺现象。

3. 肾功能损害　为本病的重要表现之一。临床表现有蛋白尿、管型尿甚至急性肾衰竭，为仅次于感染的致死原因。发病机制有以下几方面：①游离轻链（本周蛋白）被近曲肾小管吸收后沉积在上皮细胞浆内，使肾小管细胞变性，功能受损，如蛋白管型阻塞，则导致肾小管扩张；②高血钙引起多尿，以至少尿；③尿酸过多，沉积在肾小管，导致尿酸性肾病。

【辅助检查】

1. 血象　贫血可为首见征象，多属正常细胞性贫血。血片中红细胞排列成钱串状（缗钱状叠连），可伴有少数幼粒、幼红细胞。血沉显著增快。晚期有全血细胞减少，并可发现骨髓瘤细胞在血中大量出现，超过2.0×10^9/L者称为浆细胞白血病。

2. 骨髓　主要为浆细胞系异常增生（至少占有核细胞数的15%），并伴有质的改变。骨髓瘤细胞大小形态不一，成堆出现，细胞浆呈灰蓝色，有时可见多核（2～3个核），核内有核仁1～4个，核旁淡染区消失，胞浆内可有少数嗜苯胺蓝颗粒，偶见嗜酸性球状包涵体（Russel小体）或大小不等的空泡（mott cell）。核染色质稍疏松，有时凝集成大块，但不呈车轮状排列。浆细胞瘤的细胞免疫表型为$CD38^+$、$CD56^+$，80%的骨髓瘤患者IgH基因克隆重排阳性。

3. 血液生化检查

（1）蛋白电泳　75%的患者血清或尿液在蛋白电泳时可见一浓而密集的染色带，扫描呈现基底较窄单峰突起的M蛋白（myeloma protein）。

（2）免疫电泳　可确定M蛋白的性质并对骨髓瘤进行分型：IgG型骨髓瘤约占52%，IgA型占21%，个别为IgD型，IgE型及IgM型均极罕见。游离的κ或λ链，轻链型骨髓瘤约占11%。约1%的患者血清或尿中不能分离出M蛋白，称为不分泌型骨髓瘤。

（3）血清免疫球蛋白定量测定　显示骨髓瘤患者单克隆免疫球蛋白增多的同时，正常免疫球蛋白减少。

（4）血钙、磷测定　因骨质广泛破坏，出现高钙血症。晚期肾功能减退，血磷也增高。

（5）血清β_2-微球蛋白及血清乳酸脱氢酶活力　两者均高于正常。β_2-微球蛋白与全身骨髓瘤细胞总数有显著相关性，血清乳酸脱氢酶也可反映肿瘤负荷，所以可用以提示预后和预测治疗效果。

（6）白细胞介素6（IL-6）和C-反应蛋白（CRP）　骨髓瘤患者的血清IL-6和CRP呈正相关。血清IL-6反映疾病的严重程度。

（7）尿和肾功能检查　90%以上的患者有蛋白尿。血清尿素氮和肌酐可增高。约半数患者尿中出现本周蛋白。

4. X线检查　可有以下三种X线发现：①早期为骨质疏松，多在脊柱、肋骨和盆骨；②典型病变为圆形、边缘清楚如凿孔样的多个大小不等的溶骨性损害，常见于颅骨、盆骨、脊柱、股骨、肱骨等处；③病理性骨折，常发生于肋骨、脊柱、胸骨。少数早期患者可无骨骼X线表现。

【诊断与鉴别诊断】

多发性骨髓瘤的诊断依据：①骨髓中浆细胞>15%，且有形态异常；②血清中有大量的M蛋白（1gG>35g/L，IgA>20g/L，IgM>15g/L，IgD>2g/L，IgE>2g/L）或尿中本周蛋白>1g/24h；③溶骨性病变或广泛的骨质疏松。诊断IgM型时一定要具备3项，仅有①、③两项者属不分泌型；如仅有①、②两项者，须除外反应性浆细胞增多症及意义未明的单克隆免疫球蛋白血症。

本病须与下列病症鉴别：①反应性浆细胞增多症；②巨球蛋白血症；③意义未明的单克隆免疫球蛋白血症；④反应性单克隆免疫球蛋白增多症：偶见于慢性肝炎、自身免疫病、淋巴瘤、白血病等；蛋白尿也偶见于淋巴瘤、白血病和恶性肿瘤患者；⑤骨转移瘤；⑥多发性骨髓瘤的骨病变还须与老年性骨质疏松症、肾小管性酸中毒及甲状旁腺功能亢进症相鉴别。

【治疗】

1. *化学治疗*　骨髓瘤化学治疗的疗效标准，以M蛋白减少75%以上或尿中本周蛋白排出量减少90%以上（24h尿本周蛋白排出量小于0.2g），即认为治疗显著有效。

初治病例可先选用MP方案。如果MP无效或缓解后又复发者，应作为难治性病例，可使用VAD或M2方案。MP方案对90%左右的患者有效，其中40%达上述疗效标准，中位存活期为21~30个月。VAD方案对45%~66%的难治病例有效，中位存活期为11~16个月。M2方案的有效率为80%，中位存活期为48个月，但各家报道很不一致。但对MP方案无效者试用M2方案，部分能达缓解。

2. *沙利度胺（Thalidomide）*　有抑制新生血管生长的作用，近年用来治疗多发性骨髓瘤取得了一定疗效。

3. *骨质破坏的治疗*　二膦酸盐有抑制破骨细胞的作用，常用帕米膦酸钠每月60~90mg，静脉滴注，可减少疼痛，部分患者出现骨质修复。

4. 造血干细胞移植。

第六节　出血、凝血性疾病

人体血管受到损伤时，血液可自血管外流或渗出。此时，机体将通过一系列生理性反应使出血停止，此即止血。止血过程有多种因素参与，并包含一系列复杂的生理、生化反应。因止血功能缺陷而引起的以自发性出血或血管损伤后出血不止为特征的疾病，称为出血性疾病。

一、过敏性紫癜

过敏性紫癜（allergic purpura）又称Schönlein－Henoch综合征，为一种常见的血管变态反应性疾病，因机体对某些致敏物质发生变态反应，导致毛细血管脆性及通透性增加，产生皮肤、黏膜及某些器官出血。可同时伴发血管神经性水肿、荨麻疹等其他过敏表现。本病多见于青少年，男性发病略多于女性，春、秋季发病较多。

致敏因素甚多，与本病发生相关的主要包括：①感染：细菌、病毒、某些寄生虫感染等。②食物：见于动物性食物。是人体对异性蛋白过敏所致。如鱼、虾、蟹、蛋、鸡及其他类食物。③药物：抗生素类、解热镇痛药、磺胺类、噻嗪类利尿药等。④其他：花粉、尘埃、菌苗或疫苗接种、虫咬、受凉及寒冷刺激等。

【临床表现】

多数患者发病前1~3周有全身不适、低热、乏力及上呼吸道感染等前驱症状，随之出现典型临床表现。依其症状、体征的不同，可分为如下几种类型。

1. 单纯型（紫癜型） 为最常见的类型。主要表现为皮肤紫癜，局限于四肢，尤其是下肢及臀部，躯干极少受累及。紫癜常成批反复发生、对称分布，可同时伴发皮肤水肿、荨麻疹。紫癜大小不等，初呈深红色，按之不褪色，可融合成片形成瘀斑，数日内渐变成紫色、黄褐色、淡黄色，经7~14日逐渐消退。

2. 腹型（Henoch型） 除皮肤紫癜外，因消化道黏膜及腹膜脏层毛细血管受累而产生一系列消化道症状及体征，如恶心、呕吐、呕血、腹泻及黏液便、便血等。其中腹痛最为常见，常为阵发性绞痛，多位于脐周、下腹或全腹，发作时可因腹肌紧张及明显压痛、肠鸣音亢进而误诊为外科急腹症。在幼儿可因肠壁水肿、蠕动增强等而致肠套叠。腹部症状、体征多与皮肤紫癜同时出现，偶可发生于紫癜之前。

3. 关节型（Schydnlein型） 除皮肤紫癜外，因关节部位血管受累出现关节肿胀、疼痛、压痛及功能障碍等表现。多发生于膝、踝、肘、腕等大关节，呈游走性、反复性发作，经数日而愈，不遗留关节畸形。

4. 肾型 病情最为严重，发生率可达12%~40%。在皮肤紫癜的基础上，因肾小球细血管袢炎症反应而出现血尿、蛋白尿及管型尿，偶见水肿、高血压及肾衰竭等表现。肾损害多发生于紫癜出现后1周，亦可延迟出现。多在3~4周内恢复，少数病例因反复发作而演变为慢性肾炎或肾病综合征。

5. 混合型 皮肤紫癜合并上述两种以上临床表现。

6. 其他 除以上常见类型外，少数本病患者还可因病变累及眼部、脑及脑膜血管而出现视神经萎缩、虹膜炎、视网膜出血及水肿、中枢神经系统相关症状、体征。

【辅助检查】

1. 毛细血管脆性试验 半数以上阳性。

2. 尿常规检查 肾型或混合型者可有血尿、蛋白尿、管型尿。

3. 血小板计数、功能及凝血相关检查 除BT可能延长外，其他均为正常。

4. 肾功能 肾型及合并肾型表现的混合型者，可有程度不等的肾功能受损，如血尿素氮升高、内生肌酐清除率下降等。

【诊断与鉴别诊断】

1. 诊断要点 主要诊断依据如下：①发病前1~3周有低热、咽痛、全身乏力或上呼吸道感染史；②典型四肢皮肤紫癜，可伴腹痛、关节肿痛及血尿；③血小板计数、功能及凝血检查正常；④排除其他原因所致的血管炎及紫癜。

2. 鉴别诊断 本病需与血小板减少性紫癜、风湿性关节炎、肾小球肾炎、系统性红斑狼疮（SLE）、外科急腹症等进行鉴别。

【治疗】

1. 消除致病因素 感染，清除局部病灶（如扁桃体炎等），驱除肠道寄生虫，避免致敏的食物及药物等。

2. 一般治疗 组胺药：盐酸异丙嗪、氯苯那敏（扑尔敏）、阿司咪唑（息斯敏）、去氯羟嗪（克敏嗪）及静脉注射钙剂等；②改善血管通透性药物：维生素C、曲克芦丁等，维生素C以大剂量疗效较好，持续用药5~7天。

3. 糖皮质激素 糖皮质激素有抑制抗原－抗体反应、减轻炎症渗出、改善血管通透性等作用。一般用泼尼松30mg/d，顿服或分次口服。重症者可用氢化可的松100~200mg/d，或地塞米松5~15mg/d，静脉滴注。症状减轻后改口服。糖皮质激素疗程一般不超过30天。

4. 对症治疗 腹痛较重者可予阿托品或山莨菪碱口服或皮下注射；关节痛可酌用止痛药；呕吐严重者可用止吐药；伴发呕血、血便者，可用奥美拉唑等治疗。

5. 其他 如上述治疗效果不佳或近期内反复发作者，可酌情使用：①免疫抑制剂：如硫唑嘌呤、环孢素、环磷酰胺等；②抗凝疗法：适用于肾型患者，初以肝素钠或低分子肝素；③中医中药：以凉血解毒、活血化瘀为主，适用于慢性反复发作或肾型紫癜患者。

二、特发性血小板减少性紫癜

特发性血小板减少性紫癜（idiopathic thrombocytopenia purpura，ITP）是因血小板免疫性破坏，导致外周血中血小板减少的出血性疾病。以广泛皮肤、黏膜及内脏出血、血小板减少、骨髓巨核细胞发育、成熟障碍，血小板生存时间缩短及抗血小板自身抗体出现等为特征。

【病因与发病机制】

1. 感染 细菌或病毒感染与ITP的发病有密切关系。

2. 免疫因素 感染不能直接导致ITP的发病。免疫因素的参与可能是ITP发病的重要原因。

3. 肝、脾的作用 外周血中血小板1/3滞留于脾，血小板在通过脾时易在脾窦中被扣留，增加了血小板在脾的滞留时间及被单核－巨噬细胞系统吞噬、清除的可能性。肝在血小板的破坏中有类似脾的作用。

4. 遗传因素 HLA－DRW9及HLA－DQW3阳性与ITP密切相关的事实表明，ITP的发生在一定程度上可能受基因调控。其机制有待进一步阐明。

5. 其他因素 鉴于ITP在女性多见，且多发于40岁以前，推测本病的发病可能与雌激素有关。现已发现，雌激素可能有抑制血小板生成和（或）增强单核－巨噬细胞系统对与抗体结合的血小板的吞噬作用。

【临床表现】

1. 急性型 半数以上发生于儿童。

（1）起病方式 80%以上在发病前1~2周有上呼吸道等感染史，特别是病毒感染史。起病急骤，部分患者可有畏寒、寒战、发热。

（2）出血 皮肤、黏膜出血及内脏出血。常可危及生命。

2. 慢性型 主要见于40岁以下的青年女性，

（1）起病方式 起病隐袭，一般无前驱症状，较难确定发病时间。近年发现，有相当数量的患者可无症状，而是在常规查血时偶然发现。

（2）出血倾向 多数较轻而局限，但易反复发生。可表现为皮肤、黏膜出血，如瘀点、

瘀斑及外伤后止血不易等，鼻出血、牙龈出血亦甚常见。严重内脏出血较少见，但月经过多甚常见，在部分患者可为惟一的临床症状。

患者病情可因感染等而骤然加重，出现广泛、严重的皮肤黏膜及内脏出血。

【辅助检查】

1. 血小板 ①急性型血小板多在20×10^9/L以下，慢性型常在50×10^9/L左右；②血小板平均体积偏大，易见大型血小板；③出血时间延长，血块收缩不良；④血小板的功能一般正常。

2. 骨髓象 ①急性型骨髓巨核细胞数量轻度增加或正常，慢性型骨髓象中巨核细胞显著增加；②巨核细胞发育成熟障碍，急性型者尤为明显，表现为巨核细胞体积变小，胞浆内颗粒减少，幼稚巨核细胞增加；③有血小板形成的巨核细胞显著减少（<30%）；④红系及粒、单核系正常。

3. 血小板相关抗体（PAIg）及血小板相关补体（PAC3） 80%以上的ITP患者PAIg及PAC3阳性，主要抗体成分为IgG，亦可为IgM、IgA，偶有两种以上抗体同时出现。

4. 血小板生存时间 90%以上的患者血小板生存时间明显缩短。

5. 其他 可有程度不等的正常细胞或小细胞低色素性贫血。少数可发现溶血的证据。

【诊断与鉴别诊断】

1. 诊断要点 ①广泛出血累及皮肤、黏膜及内脏；②多次检验血小板计数减少；③脾不大或轻度肿大；④骨髓巨核细胞增多或正常，有成熟障碍；⑤具备下列五项中任何一项：a. 泼尼松治疗有效；b. 脾切除治疗有效；c. PAIg阳性；d. PAC3阳性；e. 血小板生存时间缩短。

2. 鉴别诊断 本病的确诊需排除继发性血小板减少症，如再生障碍性贫血、脾功能亢进、MDS、白血病、SLE、药物性免疫性血小板减少等。本病与过敏性紫癜不难鉴别。

【治疗】

1. 一般治疗 出血严重者应注意休息。血小板低于20×10^9/L者，应严格卧床，避免外伤。

2. 糖皮质激素 一般情况下为首选治疗，近期有效率约为80%。

（1）作用机制 减少PAIg、抑制单核-巨噬细胞系统对血小板的破坏、改善毛细血管通透性、刺激骨髓造血及血小板向外周血的释放。

（2）剂量与用法　常用泼尼松 30～60mg/d，分次或顿服，病情严重者用等效量地塞米松或甲泼尼龙静脉滴注，好转后改口服。待血小板升至正常或接近正常后，逐步减量（每周减 5mg），最后以 5～10mg/d 维持治疗，持续 3～6 个月。国外有学者认为，ITP 患者如无明显出血倾向，血小板计数 $>30\times10^9/L$ 者，可不予治疗。国内学者多数将此指标定在 $50\times10^9/L$ 以上。

3. 脾切除　适应证：①正规糖皮质激素治疗 3～6 个月无效；②泼尼松维持量需大于 30mg/d；③有糖皮质激素使用禁忌证；④^{51}Cr 扫描脾区放射指数增高。禁忌证：①年龄小于 2 岁；②妊娠期；③因其他疾病不能耐受手术。脾切除治疗的有效率约为 70%～90%，无效者对糖皮质激素的需要量亦可减少。近年有学者以脾动脉栓塞替代脾切除，亦有良效。

4. 免疫抑制剂治疗　不宜作为首选。适应证：①糖皮质激素或脾切除疗效不佳者；②有使用糖皮质激素或脾切除禁忌证者；③与糖皮质激素合用以提高疗效及减少糖皮质激素的用量。主要药物包括：长春新碱、环磷酰胺、硫唑嘌呤、环孢素。

5. 其他　达那唑、氨肽素、中医药等均有一定疗效。

6. 急症的处理　适用于：血小板低于 $20\times10^9/L$ 者；出血严重、广泛者；疑有或已发生颅内出血者；近期将实施手术或分娩者。方法：①血小板输注；②静脉注射丙种球蛋白，0.4g/kg，静脉滴注，4～5 天为 1 个疗程；③血浆置换：3～5 天内连续 3 次以上，每次置换 3000ml 血浆，可有效清除患者血浆中的 PAIg；④大剂量甲泼尼龙。

（马艳萍）

第十五章

内分泌系统及代谢性疾病

人体内分泌系统由内分泌腺体（垂体、甲状腺、甲状旁腺、肾上腺、性腺和胰岛）、内分泌组织和内分泌细胞（存在于心、肝、肺、胃肠、肾等器官）组成，在神经系统、免疫系统等的辅助下，通过分泌激素（hormone）或激素类似物来调节人体的新陈代谢、生长发育、生殖、运动、衰老和病态等重要的生理过程。

内分泌系统疾病是指各种原因引起内分泌腺体或内分泌组织出现病理和病理生理改变，导致激素合成和分泌减少甚至缺失；或合成、分泌过多；或激素的结构异常；或激素的作用下降。此外。某些非内分泌组织来源的恶性肿瘤也可分泌过多激素或激素样物质，不恰当地应用激素或影响激素分泌和作用的药物还可引起医源性内分泌疾病。因此，内分泌疾病很多属于临床常见病、多发病。

第一节　下丘脑-垂体疾病

一、垂体瘤

垂体瘤（pituitary tumors）是指来源于垂体以及颅咽管上皮残余细胞的肿瘤。本病男性略多于女性，发病年龄大多在20～40岁之间。垂体瘤的发生可能与垂体细胞自身缺陷和下丘脑的调控失常有关。垂体瘤目前多按肿瘤有无功能分为功能垂体瘤（垂体瘤细胞可分泌过多的垂体促激素）和无功能垂体瘤。垂体瘤大多数为良性腺瘤，少数为增生和腺癌。一般把直径≤10mm称为微腺瘤，直径>10mm者为大腺瘤。

【临床表现】

垂体瘤（尤其是微腺瘤）早期可没有明显的临床表现，发展到症状明显时主要有两大症群：①肿瘤压迫肿瘤以外的垂体组织或垂体周围组织出现的压迫症群，包括头痛、视力减退、视野缺损以及嗜睡、多食、多尿等。②因垂体瘤细胞分泌过多的垂体促激素导致的功能亢进，包括巨人症-肢端肥大症、库欣病（Cushing disease）、泌乳-闭经症、Nelson综合征、垂体性甲状腺功能亢进症（pituitary hyperthyroidism）等。

【辅助检查】

1. 内分泌功能检查　各种垂体促激素检测以及动态功能试验对垂体瘤的诊断、鉴别诊断可提供一定的参考价值，并可用于疗效判断。

2. 影像学检查　多推荐头颅CT或核磁共振（MRI）检查，尤其是MRI不仅可显示

3mm 以上的微腺瘤，还能显示下丘脑结构，对垂体瘤有较高的诊断价值。

【诊断和鉴别诊断】

详细询问病史和仔细体格检查，包括神经系统、眼底、视力、视野检查，可提供重要的诊断线索。结合影像学检查和内分泌激素检测，可以得出初步诊断。最终诊断决定于病理检查。

【治疗】

治疗的目的是减轻或消除肿瘤引起的损害和压迫症群，以及纠正肿瘤分泌过多激素。主要有手术治疗、放射治疗和药物治疗三种方式。

1. *手术治疗*　除泌乳素瘤首选药物治疗外，所有垂体瘤尤其大腺瘤和功能性肿瘤均宜考虑手术治疗。对于局限于蝶鞍内的微腺瘤可采用经蝶显微外科手术切除，治愈率高达 70% ~80%。

2. *放射治疗*　多作为手术后的辅助治疗，对于肿瘤体积小，蝶鞍未受压迫、侵蚀，不需手术者也可单独使用。目前使用的直线加速器等高能粒子照射效果较佳。部分患者的有效率可达 70% ~80%。

3. *药物治疗*　泌乳素瘤首选溴隐亭（Bromocriptine）治疗。此外，药物还用于其他垂体瘤轻症患者或手术、放射治疗的辅助治疗。常用药物包括：生长抑素类似物、酮康唑（Ketoconaole）、甲吡酮（Mepyrapone）、米托坦（Mitotane）、赛庚啶（Cyproheptadine）等。伴有垂体功能减退者可用靶腺激素替代治疗。

二、巨人症和肢端肥大症

各种原因引起生长激素（growth hormone，GH）分泌过多时，可导致全身骨骼、软组织、内脏等肥大。发生在青春期前，骨骺未闭合时引起巨人症（gigantism），而在骨骺闭合后则导致肢端肥大症（acromegaly）。同一患者可兼有巨人－肢端肥大症。

GH 分泌过多的原因包括垂体性和垂体以外的原因，绝大多数为垂体性。①垂体性：最常见的原因是垂体前叶的 GH 细胞腺瘤，其次是 GH 和泌乳素（PRL）混合细胞腺瘤或多激素分泌细胞腺瘤。引起该病的垂体瘤所占比例仅次于泌乳素瘤。②垂体外性：包括异位 GH 分泌瘤（肺癌、胰腺癌）和异位生长激素释放激素（GHRH）瘤（下丘脑错构瘤、类癌等）。

【临床表现】

1. *巨人症*　幼年起病，生长速度明显快于同龄儿童，持续长高直到性腺发育成熟、骨骺闭合，身高显著高于同龄人，可高达 2m 以上。当生长达到高峰后，逐渐进入衰退期，出现精神不振、全身无力、毛发脱落、性器官萎缩。

2. *肢端肥大症*　成人起病，但起病缓慢，早期常不能发现。患者逐渐出现典型的肢端肥大症外貌，面部皮肤增厚变粗、额纹增多、鼻耳增大、嘴唇增厚、牙齿稀疏，舌大而厚，音调低沉。因骨骺已经闭合，骨的生长主要发生在肢端和头面部，因此患者出现手足变粗，脸部增长，下颌、前额、颧骨、眼眶增大变粗，容貌日趋丑陋。患者多具有明显头痛、失眠、乏力以及血压升高、心脏增大、肝脾肿大等表现。多数患者可出现继发性糖尿病（垂体性糖尿病）。疾病后期患者进入衰退期，出现精神萎靡、极度乏力、性腺萎缩。患者还可出现垂体瘤的压迫症状。

【辅助检查】

1. 内分泌功能检查 ①多次测定血清 GH 水平超过正常（正常值 0~5μg/L），达 20μg/L 以上；②葡萄糖负荷（100g）抑制实验不能将血清 GH 抑制到 5μg/L 以下；③血清胰岛素样生长因子（IGF-1）明显升高。IGF-1 是 GH 的作用介质，其测定值比 GH 更稳定，更能反应病情的活动程度；④PRL、甲状腺激素测定、葡萄糖耐量实验、血脂等检查有利于诊断和评价病情。

2. 影像学检查 CT、MRI 对诊断很有帮助，不仅可以探察是否存在下丘脑-垂体病变，还可用于胸腔、腹腔等部位的病变检查。

【诊断和鉴别诊断】

根据身高、生长速度、典型外貌、肢端肥大以及内分泌功能紊乱等表现可作出初步诊断。结合内分泌功能检查和影像学资料，诊断可基本成立，但要注意尽快确定肿瘤的位置、大小和特性，以保证及时治疗。

【治疗】

1. 药物治疗 主要用于轻症患者或作为手术、放射治疗前后的辅助治疗。首选溴隐亭，有抑制 GH 分泌、缩小肿瘤和改善症状等效果。奥曲肽（Octreotide）对肢端肥大症也有一定效果。

2. 放射治疗 多认为是目前本症治疗中最有效的首选疗法，包括内照射和外照射两种，多在疾病的形成期使用，有效率可达 80% 左右。放射治疗还可作为手术后的辅助治疗，但已有压迫症群者不宜单独放射治疗。

3. 手术治疗 适用于放射治疗无效或不宜放射治疗或放射治疗后复发的患者。

三、腺垂体功能减退症

腺垂体功能减退症（hypopituitarism）是指各种原因导致腺垂体分泌的促激素不足，不能满足机体的需要而出现的功能减退综合征。患者可以是单一促激素缺乏，也可是几种促激素同时缺乏。由垂体本身病变引起者称为原发性，由下丘脑病变导致各种促激素释放激素分泌不足而引起者称为继发性。引起腺垂体功能减退症最常见的原因是垂体瘤，约占 50%。产后大出血、休克引起的垂体缺血性坏死和纤维化，是该病以前最常见的原因，称为希恩综合征（sheehan's syndrome）。下丘脑-垂体区域的外伤、手术、放射治疗和浸润性疾病（淋巴瘤、白血病等）也是引起腺垂体功能减退的常见原因。

【临床表现】

据估计，约 50% 以上腺垂体组织破坏后才有症状。促性腺激素、生长激素和泌乳素（PRL）缺乏为最早表现；促甲状腺激素（TSH）缺乏次之，最后是促肾上腺皮质激素（ACTH）缺乏的表现。

1. 促性腺激素和 PRL 分泌不足症群 若发生在产后，产妇可出现产后无乳、闭经、不育、乳房萎缩、毛发脱落，尤其是阴毛和腋毛明显。男性患者可出现阳痿、生殖器萎缩和肌力减退等表现。

2. 促甲状腺激素分泌不足症群 患者表现出继发性甲状腺功能减退的表现，出现怕冷、嗜睡、食欲减退、表情淡漠、皮肤干燥、浮肿少汗和心率缓慢。

3. 促肾上腺皮质激素不足症群　患者出现极度乏力，厌食、抵抗力下降、体温和血压偏低，严重时可有低血糖、低钠血症。此外，患者皮肤色泽减退，面色苍白，乳晕、外阴色泽变淡，不同于原发性肾上腺皮质功能减退症的表现。

4. 垂体功能减退性危象（垂体危象）　某些垂体功能严重受损的患者，在严重感染、腹泻、饥饿或创伤、手术及使用镇静剂、降糖药等因素诱发下可诱发垂体危象。严重时患者可出现低体温、低血压、低血糖、休克、意识障碍甚至昏迷，需要紧急抢救。

【辅助检查】

1. 内分泌功能检查

（1）靶腺激素测定　反映肾上腺皮质功能的24h尿17－羟皮质类固醇（17－OH）和血、尿皮质醇水平降低；反映甲状腺功能的^{131}I摄取率和血清甲状腺腺素水平均降低；反映性腺功能的血清雌二醇或睾酮水平降低。

（2）垂体促激素水平测定　腺垂体分泌的各种激素，包括GH、ACTH、PRL、TSH、卵泡刺激素（FSH）和黄体生成素（LH）水平均降低。与靶腺激素水平同时测定，可以更好地判断靶腺功能减退为原发性或继发性。

（3）腺垂体储备功能试验　了解腺垂体内分泌细胞的储备功能可采用兴奋试验，即用垂体促激素释放激素来探测垂体促激素的分泌反应。若兴奋试验结果低于正常，有诊断意义。

2. 影像学检查　CT、MRI检查可以显示下丘脑－垂体病变，可以发现蝶鞍扩大、床突被侵蚀和钙化等表现。

3. 其他检查　患者可出现空腹血糖降低、血清胆固醇水平降低或正常，血钠、血氯偏低。心电图多显示心动过缓，低电压，T波低平或倒置。

【诊断和鉴别诊断】

本病诊断需根据病史、症状和体征，结合实验室检查和影像学资料进行全面分析，排除其他疾病和影响因素后才能确诊。

需要鉴别的疾病包括多发性内分泌腺功能减退症、神经性厌食和失母爱综合征等。

【治疗】

腺垂体功能减退症可由多种原因引起，治疗应针对病因治疗，肿瘤患者要及时采取手术、放射治疗等措施，治疗中也要尽量预防本病的发生。孕妇要做好产前检查和围产期监护，防止产后大出血和感染。

1. 补充垂体促激素　理论上补充垂体激素是最理想的治疗方法，目前用于临床的有人工合成的GH、ACTH和FSH制剂，但这些药物价格昂贵、来源困难、远期疗效欠佳，因此应用受限。

2. 补充靶腺激素　采用靶腺激素替代治疗是目前该病的首选治疗手段，但需要长期、甚至终身维持治疗。必须注意补充靶腺激素的顺序：先补充肾上腺皮质激素，如氢化可的松、可的松、泼尼松等，然后补充甲状腺激素，如甲状腺素片、左甲状腺素钠片（优甲乐）等，最后补充性腺激素。所有药物都宜口服给药，剂量从小剂量开始，根据病情需要逐渐调整剂量，给药时间应符合激素的作用规律。对于育龄的女性患者，可联合补充雌激素和孕激素进行人工周期治疗，男性可补充丙酸睾丸酮、安特尔等雄激素以改善性功能。

第二节 甲状腺疾病

一、单纯性甲状腺肿

单纯性甲状腺肿（simple goiter）是指多种原因引起的甲状腺非炎症、非肿瘤性肿大，不伴有甲状腺功能异常。本病一般分为地方性和散发性两种类型，主要病因主要包括：①缺碘：是地方性甲状腺肿的首要病因。碘是甲状腺激素（thyroid hormone，TH）合成的必需原料，在流行地区（山区和高原）因饮水和食物中含碘量缺乏，可导致 TH 合成不足。在青春期、妊娠、哺乳期以及感染时机体对 TH 需要量增加，若碘补充不足也可引起相对性缺碘。②致甲状腺肿物质增多：某些药物（硫脲类、咪唑类、硫氰酸盐、对氨基水杨酸等）可以阻止 TH 合成或抑制甲状腺摄碘。当这些物质摄入过多，也可引起该病。③先天性 TH 合成障碍：由于某些酶类的先天性缺陷而导致 TH 合成或分泌障碍而引起甲状腺肿。

【临床表现】

本病发病年龄多在 10～40 岁，临床上除甲状腺肿大外，往往无其他症状。甲状腺多呈轻度或中度弥漫性肿大，表面光滑，质地柔软，无压痛。随着病情的进展，甲状腺可进一步增大、质地变硬，并出现结节。肿大特别严重者，可出现压迫症状，如咳嗽、气促、吞咽困难、声音嘶哑等。在地方性甲状腺肿流行地区，如自幼缺碘严重，可出现呆小症。个别结节性甲状腺肿患者，大量补碘后可诱发碘源性甲状腺功能亢进症（碘甲亢）。

【辅助检查】

本病患者基础代谢率和甲状腺功能一般正常，血清甲状腺素（T_4）正常或偏低，三碘甲状腺原氨酸（T_3）正常或偏高，TSH 正常或偏高。甲状腺摄^{131}I 大多增高，但高峰不提前，且可被 T_3 抑制。放射性核素扫描大多可见弥漫性甲状腺肿大，核素分布多均匀，部分患者可有结节。

【诊断和鉴别诊断】

本病的诊断依据主要是甲状腺肿大而甲状腺功能基本正常。地方性甲状腺肿流行病史有助于本病的诊断。本病需要与慢性淋巴性甲状腺炎、甲状腺腺瘤和甲状腺癌相鉴别。

【治疗】

本病的治疗方案取决于病因。

1. *补碘* 缺碘所致患者，应多进食海带、紫菜等富碘食物和使用加碘食盐，严重时可肌内注射碘油。在地方性甲状腺肿流行地区，应集体补充加碘盐进行预防。补碘一般可使甲状腺肿明显缩小，但对结节性甲状腺肿患者无效。

2. *补充 TH* 甲状腺激素制剂（甲状腺素片、左甲状腺素等）可替代内源性 TH 不足，抑制TSH过度分泌，因此可用于各种原因所致的本病，可使甲状腺肿明显缩小或消失，但应长期用药。

3. 手术治疗　出现以下情况时，应及时行甲状腺大部切除术：①气管、食管或喉返神经受压而引起临床症状者；②胸骨后甲状腺肿；③巨大甲状腺肿；④继发功能亢进者；⑤怀疑恶变者。

二、甲状腺功能亢进症

甲状腺功能亢进症（hyperthyroidism，简称甲亢），是指由多种原因导致甲状腺功能亢进，甲状腺激素（thyroid hormone，TH）分泌过多引起的一组临床内分泌综合征。甲亢是内分泌系统最常见的疾病之一，病因比较复杂，以Graves病（又称弥漫性甲状腺肿伴功能亢进）最为多见。本节只叙述Graves病。

Graves病是一种自身免疫性疾病，发病与甲状腺兴奋性自身抗体有关。90%～95%本病患者血清中可检出一种特异性自身抗体，能与甲状腺滤泡上皮细胞上的TSH受体相结合，故称TSH受体抗体（TRAb）。TRAb可分为甲状腺兴奋性抗体（TSAb）和TSH结合抗体（TBAb）。TBAb可抑制TSH与TSH受体结合，TSAb则可与TSH特异性结合，通过腺苷酸环化酶－cAMP和磷脂酰肌醇－Ca^{2+}两个途径产生TSH样作用，刺激TH的合成和分泌而引发该病。

【临床表现】

本病多见于女性，男女之比为1∶4～6，发病年龄多在20～40岁，起病多缓慢，少数在感染或精神刺激后急性起病。典型表现为TH分泌过多症候群、甲状腺肿和眼征。

1. TH分泌过多症候群

（1）高代谢症群　患者出现乏力、消瘦、怕热多汗、皮肤湿润温暖和低热等表现。患者还容易可出现糖耐量减低或糖尿病加重。

（2）神经系统　患者情绪容易激动、烦躁易怒、多有不同程度失眠，双手平举时手指有不同程度的震颤。腱反射亢进是本病特征之一。

（3）心血管系统和消化系统　患者出现心动过速、心悸气促、心音亢进、心律失常、心脏增大和收缩压增高。此外，患者还可出现多食易饥、食欲亢进、大便次数增多或腹泻、消化吸收不良和体重下降。

（4）运动系统　多出现肌群萎缩、软弱、乏力、行动困难，严重者称为“甲亢性肌病”。少数男性患者可伴发周期性麻痹，发作时血钾降低但尿钾正常。本病患者还容易伴发重症肌无力。

（5）生殖系统　女性可出现月经紊乱、经期延后、经量减少甚至闭经、受孕率低。男性可出现阳痿和不育。

2. 甲状腺肿　甲状腺弥漫性肿大，质软，无压痛，随吞咽上下移动。在肿大的甲状腺上下极可闻及血管杂音和扪及震颤，为本症的特征之一。

3. 眼征　主要表现为突眼，是本病的特征之一，可分为非浸润性突眼（良性突眼）和浸润性突眼（恶性突眼）两种类型。前者比较常见，患者眼球多轻度突出，无眼部自觉症状。后者较少见，患者眼球重度突出，常伴有怕光、流泪、疼痛、复视等症状。

4. 甲亢危象（甲状腺危象） 各种原因（感染、创伤、精神刺激、重度甲亢在手术或^{131}I治疗前未控制病情等）导致甲亢病情急剧恶化的严重表现。患者表现为甲亢症状加重，并出现高热、心率加快或出现房颤、大汗淋漓、呼吸急促、恶心呕吐、烦躁不安，严重时可谵妄甚至昏迷死亡。

【辅助检查】

1. 甲状腺功能检查

（1）血清总T_3（TT_3）、T_4（TT_4）测定 Graves病患者的TT_3、TT_4均高于正常。

（2）血清游离T3（FT_3）、游离T4（FT_4）Graves病时FT_3、FT_4均高于正常。FT_3、FT_4是甲状腺激素的生物活性部分，其血清水平可直接反映甲状腺的功能状态。

（3）血清促甲状腺激素（TSH）测定 Graves病时患者血清TSH水平降低。如果T_3、T_4和TSH同时升高，则需考虑垂体性甲亢（垂体TSH瘤）。

（4）甲状腺摄^{131}I率测定 Graves病患者的摄碘高峰时间前移，且峰值升高。单纯性甲状腺肿患者的摄碘率峰值也升高，但高峰不前移，可以鉴别。

（5）T_3抑制试验 正常人和单纯性甲状腺肿患者服用T_3后可使甲状腺摄^{131}I率下降50%，本病患者则没有明显下降或下降$<50\%$，称T_3抑制试验未被抑制。

（6）甲状腺自身抗体测定 临床多测定TRAb、甲状腺过氧酶体抗体（TPO）和甲状腺球蛋白抗体（TG）三种自身抗体。TRAb对Graves病诊断有特殊价值，而且还是判断能否停药、是否复发以及疗效的重要指标。Graves病患者的TG、TPO若长期持续强阳性，提示患者有发展为甲状腺功能减退症的可能。

2. 影像学检查 甲状腺B超和放射性核素扫描可了解甲状腺位置、大小、形态以及结节性质。头颅CT或MRI可了解眼外肌受累情况。

【诊断和鉴别诊断】

典型病例仅根据病史、症状和体征即可作出初步诊断。但症状不典型者，如早期、轻型、老年和儿童患者容易误诊，必须结合实验室检查，尤其是甲状腺功能检查来确诊。本病需要与单纯性甲状腺肿、嗜铬细胞瘤、神经症、结核、恶性肿瘤等相鉴别。突眼严重者需与眶内肿瘤相鉴别。心血管系统表现明显者需与风湿性心脏病、冠心病相鉴别。

【治疗】

包括药物治疗、放射性碘治疗和手术治疗。治疗前应根据患者年龄、甲状腺肿的大小和性质、病情轻重以及其他有关因素进行分析，选择最合适的治疗方法。

1. 一般治疗 注意休息、避免精神刺激、加强营养、避免海带等富碘食物，必要时可适当使用镇静剂。

2. 抗甲状腺功能亢进症的治疗

（1）抗甲状腺药物治疗 抗甲状腺药物（anti－thyroid drug，ATD）包括硫脲类和咪唑类两类，前者多使用丙硫氧嘧啶（Propylthiouracil，PTU），后者多使用甲硫咪唑（Methimazole，MM）。两类药物的作用机制都是抑制无机碘氧化为活性碘来减少TH的合成，但不影响TH的释放。抗甲状腺药物不宜用于外周血白细胞持续低于$3\times10^9/L$，或对该药物有变态反应的患者。

长期治疗分初治期、减量期及维持期，并按病情轻重决定的剂量增减。

1）初治期：丙硫氧嘧啶 300 ~ 450mg/d，或甲巯咪唑 30 ~ 40mg/d，分 2 ~ 3 次口服，至症状缓解或血 TH 恢复正常时即可减量。初治期需 1 ~ 3 个月。

2）减量期：每 2 ~ 4 周减量 1 次，丙硫氧嘧啶每次减 50 ~ 100mg，甲巯咪唑每次减 5 ~ 10mg，至症状完全消除、体征明显好转后再减至最小维持量。减量期一般需 2 ~ 3 个月。

3）维持期：丙硫氧嘧啶 50 ~ 100mg/d，或甲巯咪唑 5 ~ 10mg/d，维持 1.5 ~ 2 年。必要时可在停药前将维持量再减半。

（2）放射性碘（^{131}I）治疗　甲状腺组织对碘有高度选择性摄取能力，口服的^{131}I 可绝大多数被甲状腺摄取，其释放的 β 射线可破坏甲状腺组织，从而减少 TH 合成。^{131}I 治疗的适应证：ATD 治疗无效、过敏或有手术禁忌症等。禁忌证：妊娠、哺乳期妇女、儿童和严重突眼者。

（3）手术治疗。

3. 其他治疗　①碘剂，复方碘液仅用于甲状腺前准备、甲亢危象，以减少甲状腺充血，阻抑 TH 释放和合成，并抑制外周 T_4 向 T_3 转换。②β 受体阻滞剂：在抗甲状腺药物治疗的最初 1 ~ 2 个月内可联合使用普萘洛尔（Propranolol）10 ~ 20mg，每日 3 次，可以阻滞肾上腺素能 β 受体以减慢心率及减轻其他症状，并抑制外周组织中 T_4 向 T_3 转换。患者血 T_3、T_4 正常后逐渐减量到停用，停药太快可能反跳。禁用于支气管哮喘、喘息型支气管炎等。③升白细胞药物：不常规使用，仅用于白细胞计数正常偏低或轻度低于正常的患者。药物有利可君（利血生）、鲨肝醇、维生素 B_{12} 和茜草双酯等。④甲状腺制剂：建议用于有突眼和甲状腺肿大的患者，在抗甲状腺药物治疗至血 T_3、T_4 接近正常后开始加用直到停药。剂量为左甲状腺素 25μg 或甲状腺片 20mg。

三、甲状腺功能减退症

甲状腺功能减退症（hypothyroidism，简称甲减）是指多种原因引起甲状腺激素（TH）合成、分泌不足或生理效应降低所致的一组内分泌疾病。本病按发病年龄可分为胎儿或新生儿起病的呆小症（克丁病）；儿童起病的幼年型甲减和成人起病的成年型甲减。本节只叙述成年型甲减。甲减按病因主要分为三类：①原发性甲减（甲状腺性甲减）。约占 90% 以上，是指甲状腺本身病变引起的甲减，大多为获得性甲状腺组织被破坏的后果，如慢性淋巴细胞性甲状腺炎、放射性损伤和甲状腺全部或大部分切除等。②继发性甲减。是下丘脑 - 垂体疾病导致 TSH 分泌不足而引起的继发性甲减，多因肿瘤、手术、放射治疗和产后垂体缺血性坏死等原因所致。③周围性甲减。罕见，大多有家族史，可能是由于 TH 受体基因突变导致周围靶组织对 TH 不敏感所致。

【临床表现】

本病临床表现取决于起病年龄。成年型甲减以女性多见，男女比例为 1∶5 ~ 10，好发年龄 40 ~ 60 岁，起病多缓慢而隐袭。

1. 全身状况和特殊面容　患者表现为怕冷、少汗、乏力、动作缓慢、食欲减退、声音低沉和体温偏低等。典型患者出现面部浮肿、表情淡漠、面色苍黄、皮肤粗糙、鼻大唇厚、毛发稀疏，形成典型的黏液性水肿面容。

2. 神经精神系统　可有嗜睡、记忆力减退、精神抑郁、感觉减退。跟腱反射减退是本病的特征之一。严重病例可出现幻觉、木僵、痴呆等精神失常，甚至昏迷（即黏液性水肿昏迷）。

3. 肌肉和骨骼系统　肌肉松弛，无力，也可有暂时性肌强直、痉挛和疼痛。黏液性水肿严重的患者可伴有关节病变。

4. 心血管系统　心动过缓、多为窦性。心界扩大、心音低沉，血压偏低或正常。超声检查可有心包积液，可同时伴胸腔或腹腔积液。

5. 消化系统和呼吸系统　常有厌食、腹胀、便秘，严重者可出现麻痹性肠梗阻。可同时伴有呼吸频率减慢和呼吸功能减低。

6. 内分泌系统　患者性欲减退，男性出现阳痿，女性常有月经过多、经期延长和不育，可有高泌乳素血症和溢乳。

7. 黏液性水肿昏迷　见于病情严重者。在中断TH替代治疗、寒冷、感染、手术和使用麻醉剂等诱因的作用下，患者可出现嗜睡、低体温（<35℃）、心动过缓、呼吸徐缓，血压下降，四肢肌肉松弛，腱反射减弱甚至消失，严重者出现休克、昏迷而危及生命。

【辅助检查】

1. 血清甲状腺激素测定　血清 TT_3、TT_4、FT_3、FT_4 均降低，尤其是 FT_4 变化敏感。

2. 促甲状腺激素（TSH）测定　对诊断本病有重要价值。原发性甲减者，血清TSH水平明显升高；继发于下丘脑-垂体甲减，血清TSH水平多降低。周围性甲减患者TSH一般轻度升高，但TH水平升高。

3. 甲状腺自身抗体测定　原发性甲减，特别是自身免疫性甲状腺炎所引起者，血清TG、TPO等自身抗体滴度升高或强阳性。

4. 其他检查　血常规检查多有轻中度贫血，空腹血糖多偏低，原发性甲减者血清胆固醇多升高，继发性甲减者血脂则多降低。甲状腺摄 ^{131}I 率低于正常。心电图多为心动过缓，低电压，T波低平。

【诊断和鉴别诊断】

典型病例诊断并不困难，但早期或不典型者常易误诊或漏诊，凡是全身乏力、贫血、畏寒、浮肿、食欲减退而体重增加者，尤其是伴有胆固醇增高者，应高度怀疑本病。本病需与贫血、特发性水肿、肾病综合征、肾小球肾炎和冠心病等疾病鉴别。

【治疗】

1. 替代治疗　克汀病或永久性甲减患者必须终身依赖甲状腺激素制剂来替代治疗。继发性甲减患者需解除或治愈病因，而后补充甲状腺素制剂。目前多采用左甲状腺素（$L-T_4$）或甲状腺素片。使用时从小剂量开始，老年患者和病情较重者尤其需要注意，以后逐渐调整到所需维持剂量并终身服用。使用过程中要注意观察药物的不良反应，并定期复查甲状腺激素水平。

2. 对症治疗　包括增加营养、注意休息等。

第三节　肾上腺疾病

一、皮质醇增多症

皮质醇增多症（hypercortisolism）又称库欣综合征，是由于各种原因所致皮质醇增多，引起体内蛋白质、脂肪、糖类和电解质等物质代谢紊乱而产生的一组内分泌疾病。本病多见于20～40岁的中、青年人，女性多于男性，男女比例1∶2.3。主要病因包括：①原发性肾上腺皮质腺瘤和腺癌。约占本病的20%，绝大多数为腺瘤，少数为腺癌。肿瘤细胞能自主性分泌皮质醇，且不受ACTH影响。②垂体ACTH分泌过多。约占本病的80%，是由于下丘脑－垂体病变引起ACTH分泌过多引起肾上腺皮质增生所致，又称库欣病（Cushing disease）。其中80%是垂体微腺瘤所致。③异位ACTH综合征。某些恶性肿瘤如肺癌（约占50%）、胸腺癌、胰腺癌等可分泌大量类ACTH样活性物质，引起双侧肾上腺皮质增生。④医源性糖皮质激素增多症（类库欣综合征）。长期大剂量应用皮质激素可引起类似库欣病的表现，伴有肾上腺皮质萎缩和分泌功能减低，血ACTH浓度减低。

【临床表现】

本病起病多缓慢，个别病例也可能在数周内出现典型的临床体征。

1. 脂肪代谢障碍　典型表现为向心性肥胖（系脂肪分布异常所致）。其特点是：满月脸、水牛背、颈部脂肪垫，患者躯干肥胖而肢体纤细。

2. 蛋白质代谢障碍　患者肌肉萎缩，颜面潮红，呈多血质面容。皮肤可有特征性改变——紫纹，尤以腹部，股部及臀部多见。患者多伴骨质疏松症，严重时可发生病理性骨折。

3. 糖代谢障碍　约70%患者可有糖耐量低减或糖尿病，称类固醇性糖尿病，治疗后糖代谢可恢复正常。但如果病程太长，胰岛β细胞衰竭，则将导致永久性糖尿病。

4. 电解质紊乱　患者血钾多偏低，严重低血钾应考虑腺癌和异位ACTH综合征。

5. 高血压　本症有高血压者占90%。表现为头晕、头痛、心肌缺血、心功能不全、脑供血不足及视网膜病变等。

6. 性功能障碍　女性患者多有月经减少或闭经，乳腺萎缩，阴蒂增大。如有明显女性男性化者应考虑腺癌。男性患者有阳痿和睾丸萎缩。

7. 神经、精神障碍　患者情绪不稳定，失眠，严重者可呈抑郁状态，个别病例可出现幻觉。

【辅助检查】

1. 一般检查　红细胞计数和血红蛋白含量偏高。白细胞总数及中性粒细胞增多，淋巴细胞和嗜酸粒细胞绝对值减少。

2. 24h尿17羟皮质类固醇（17－OH）测定　患者明显升高。17－酮类固醇（17－KS）水平也较正常人升高。

3. 血清和尿皮质醇水平测定　患者均显著升高。

4. 血浆皮质醇昼夜规律 患者的血浆皮质醇浓度无明显节律变化或节律紊乱。本病在发病早期即可出现昼夜节律消失。

5. 小剂量地塞米松抑制试验 口服地塞米松剂量为2mg/d后。若血浆皮质醇浓度或尿17－OH含量下降超过基础值的50%，为可被抑制。皮质醇增多症患者不受抑制，单纯性肥胖等功能性皮质醇增多症则可被抑制。

6. 大剂量地塞米松抑制试验 地塞米松抑制剂量为8mg/d。在皮质醇增多症患者中，库欣病患者可抑制超过50%，肾上腺腺瘤或腺癌则不受抑制。

7. 血清ACTH水平测定 库欣病患者高于正常，异位ACTH综合征者显著升高，而肾上腺腺瘤或腺癌则明显低于正常。

8. 影像学检查 属于定位性检查，包括B型超声波检查、CT、MRI和血管造影等。有条件时也以进行^{131}I标记胆固醇的同位素扫描或γ照相以辅助诊断。

【诊断和鉴别诊断】

结合典型临床表现和仔细分析化验室结果和其他检查结果，诊断并不困难，关键是要及时病因诊断。常规进行尿17－OH和血清皮质醇测定，以及地塞米松抑制试验和影像学检查，对诊断很有帮助。本病主要与单纯性肥胖、糖尿病以及其他肾上腺皮质继发性病变相鉴别。

【治疗】

1. 一般治疗 包括纠正低钾血症、糖代谢紊乱和加强营养等。

2. 肾上腺皮质腺瘤或腺癌 应及时施行手术切除肿瘤。皮质激素应合理使用于术前准备、术中对抗应激和术后替代治疗。不能手术者可选用肾上腺阻滞药物，如米托坦（双氯苯二氯乙烷）、氨鲁米特（氨基导眠能）等。

3. 肾上腺皮质增生 肾上腺皮质增生患者若由垂体瘤引起，可经手术、放射治疗和药物治疗。对于增生的肾上腺，则多主张两侧肾上腺全切除术，缓解率较高，但需终生用皮质激素替代疗法，并且术后应垂体放射治疗，否则数年后部分病人可出现垂体分泌ACTH腺瘤（Nelson综合征）。

二、原发性醛固酮增多症

原发性醛固酮增多症（primary aldosteronism，简称原醛症）是由于肾上腺皮质肿瘤或增生致醛固酮分泌增多，引起潴钠排钾、体液容量扩张等紊乱的一组内分泌疾病。本病多见于成年人，女性较男性多见。病因主要包括：①醛固酮瘤：最常见的病因，约占60%～85%，多为单侧腺瘤。肿瘤细胞能分泌大量醛固酮。②特发性醛固酮增多症（简称特醛症）：为本病第二常见类型，约占15%～14%，为双侧肾上腺球状带增生，原因不明。③醛固酮癌：少见，为分泌大量醛固酮的肾上腺皮质癌。④糖皮质激素可治性醛固酮增多症：多见于青少年，大多有家族史，外源性糖皮质激素可以使醛固酮分泌量、血压和血钾恢复正常。

【临床表现】

本病起病一般多缓慢，主要临床表现为：

1. 高血压 为最常见的症状，血压一般轻度到中度升高，随着病情进展，血压可逐渐升高。

2. 神经肌肉功能障碍　患者可出现低钾血症。低钾严重时，患者可出现肢端麻木、手足搐搦、肌无力，部分患者可出现周期性麻痹。

3. 肾脏表现　患者可有多尿、夜尿并继发口渴、多饮，并容易尿路感染。

4. 其他表现　低钾严重者可出现早搏和阵发性室上性心动过速等心律失常。由于缺钾引起胰岛素释放减少，可出现糖耐量低减。

【辅助检查】

1. 血、尿生化检查

（1）低血钾　为本病的特征生化异常之一，血钾多在 2～3mmol/L，严重者更低。低血钾一般为持续性。

（2）高尿钾　在低血钾的条件下，每日尿钾排出量仍在 25mmol/L 以上，为本病特征之一。

（3）碱血症　血 pH 和 CO_2 结合力轻度升高。

2. 内分泌检查

（1）血、尿醛固酮测定　均显著高于正常。

（2）肾素－血管紧张素Ⅱ测定　醛固酮增多，而肾素、血管紧张素Ⅱ降低，是原醛症的特点。如果醛固酮－肾素－血管紧张素Ⅱ三者皆升高，则应考虑继发性醛固酮增多症。

3. 螺内酯试验　螺内酯是醛固酮的拮抗剂，每日 320～400mg，1～2 周，可使本病患者的电解质紊乱得到纠正，血压不同程度的下降。

4. 上午直立前后血浆醛固酮浓度变化　正常人隔夜卧床后，在上午 8 时开始取站立位 4h，站立后血浆醛固酮水平较站立前上升。醛固酮瘤患者站立后血浆醛固酮水平反而下降。特醛症患者站立后醛固酮水平显著上升，超过正常人。本试验可用于原醛症的病因诊断。

5. 影像学检查　肾上腺 B 型超声可显示直径 1.3cm 以上的醛固酮瘤，CT 或 MRI 则可显示直径 1cm 以下的小肿瘤，但对增生型患者常显示正常或弥漫性增大。放射性碘化胆固醇肾上腺扫描或照相若显示一侧肾上腺有放射性浓集，表示该侧有腺瘤，若两侧均有放射性浓集，则提示为双侧增生。

【诊断和鉴别诊断】

临床上凡是有高血压伴低血钾的患者，均要怀疑本病。若有典型的血、尿生化改变，螺内酯试验阳性，则诊断可基本成立。但更重要的是区分醛固酮瘤和特发性醛固酮增多症。本病主要需与原发性高血压、肾性高血压、肾素瘤、Liddle 综合征和库欣综合征等相鉴别。

【治疗】

1. 手术治疗　是醛固酮瘤和醛固酮癌的首选治疗手段而且效果显著。特醛症患者也可手术治疗，但疗效较差。手术前需进低盐饮食和口服螺内酯，以改善低血钾和降低血压。手术前夕、手术中和手术后 1 周均需加用氢化可的松或可的松。

2. 药物治疗　对不能手术治疗的肿瘤和增生型患者，宜用螺内酯、氨苯蝶啶等药物以助排钠保钾，同时合并使用钙拮抗剂或血管紧张素转换酶抑制剂降低血压。

三、肾上腺皮质功能减退症

肾上腺皮质功能减退症（adrenalcortical insufficiency）分为原发性及继发性两类，原发性又称 Addison 病，是由于肾上腺本身病变引起肾上腺皮质激素分泌不足所致。继发性可见下丘脑-垂体功能低下患者，是由于 ACTH 释放激素或 ACTH 分泌不足，引起肾上腺皮质萎缩所致。本节只叙述 Addison 病。

本病以中青年多见，主要病因包括：①肾上腺结核：男性居多。只有双侧肾上腺结核导致大部分肾上腺组织被破坏才出现临床症状。多伴有肺或其他部位结核灶。②特发性肾上腺萎缩：为本病目前最多见的原因，女性多见，多伴有其他自身免疫紊乱疾病，如甲状腺功能减退症、甲状旁腺功能减退症、1 型糖尿病等。③其他：包括恶性肿瘤肾上腺转移和双侧肾上腺切除术后等。

【临床表现】

1. 一般表现　乏力、消瘦、虚弱、精神萎靡、嗜睡、迷糊、甚至精神失常。

2. 皮肤　皮肤和黏膜明显色素沉着，多呈弥漫性，以暴露部，经常摩擦部位和指（趾）甲根部、瘢痕、乳晕、外生殖器、肛门周围、牙龈、口腔黏膜、结膜为明显，为本病的特征性表现之一。原因与糖皮质激素减少时，对 ACTH 分泌的反馈抑制减弱所致有关。

3. 消化功能减退　食欲不振、恶心、呕吐、腹痛，有时有腹泻或便秘。多喜高钠饮食。经常伴有消瘦。消化道症状多见于病程久，病情严重者。

4. 心血管系统　由于缺钠，脱水和皮质激素不足，病人多有低血压（收缩压及舒张压均下降）和直立性低血压。心脏较小，心率减慢，心音低钝。

5. 性腺功能异常　女性阴毛、腋毛脱落、稀疏，月经失调或闭经。男性常有性功能减退。

6. 肾上腺危象　为本病的危重情况。患者常因感染、外伤、手术、麻醉等诱因诱发急性肾上腺皮质功能减退性危象。表现为恶心、呕吐、腹泻、严重脱水、低血压、精神异常，伴高热、低血糖、低钠血症。

【辅助检查】

1. 一般检查　多有轻度正细胞正色素性贫血，部分病人血清钠偏低，血清钾偏高，血糖偏低，部分患者可有抗肾上腺自身抗体阳性。心电图低电压和 T 波低平或倒置，X 线检查可见心影缩小，呈垂直位。

2. 肾上腺皮质功能检查

（1）尿 17-OH 和 17-酮皮质类固醇（17-KS）排出量　均低于正常，减低程度与肾上腺皮质呈功能平行关系。

（2）血浆皮质醇测定　多明显降低，而且昼夜节律消失。

（3）ACTH 兴奋试验　此试验为检查肾上腺皮质的功能贮备，是鉴别原发性和继发性慢性肾上腺皮质功能减退的首选试验。正常人注射 ACTH 后皮质醇浓度或尿 17-OH 含量升高 2.5 倍以上，本病则无明显升高。

（4）血浆 ACTH 基础值测定　原发性肾上腺皮质功能减退者明显增高，而继发性肾上腺皮质功能减退者血浆 ACTH 浓度极低。

3. *影像学检查*　X 线或 CT 检查可发现有无肾上腺或其他部位的结核。

【诊断和鉴别诊断】

临床表现有皮肤和黏膜广泛的色素沉着，乏力、消瘦等症状时应考虑本病。确诊主要依靠对肾上腺皮质激素测定和 ACTH 兴奋试验，同时进行病因检查。本病需要与其他色素沉着性疾病相鉴别。如黑变病、血色病、慢性肝病、异位 ACTH 分泌征、Nelson 综合征和氯丙嗪、米帕林（阿的平）等药物所致的色素沉着。

【治疗】

1. *替代治疗*　用糖皮质激素替代治疗，应模仿激素分泌生理节律给药，首选氢化可的松，也可使用可的松或泼尼松。注意要长期坚持，甚至终身用药。

2. *病因治疗*　自身免疫反应所致者使用免疫抑制剂，结核所致者抗结核治疗等。

3. *肾上腺危象治疗*　在补充盐水的基础上，立即静脉注射氢化可的松，使血浆皮质醇浓度达到正常人在发生严重应激时的水平。以后逐渐减量，并可改为口服氢化可的松。

四、嗜铬细胞瘤

嗜铬细胞瘤（pheochromocytoma）多数起源于肾上腺髓质，少数起源于交感神经节或其他部位的嗜铬组织。由于肿瘤细胞持续或间断分泌大量儿茶酚胺（catecholamine），导致持续性或阵发性高血压以及多个器官功能和代谢紊乱。嗜铬细胞瘤约 90% 为良性，10% 为嗜铬细胞癌。绝大多数（90%）的嗜铬细胞瘤位于肾上腺髓质，10% 位于肾上腺外的交感神经节或其他嗜铬组织。

【临床表现】

本病好发于 20～50 岁的成年人，男性较女性略多。

1. *高血压症群*

本病最主要症状。是由于儿茶酚胺兴奋 α、β 两类肾上腺素能受体，引起血管收缩和心率加快所致。分阵发性和持续性两型。

（1）阵发性高血压　为本病的特征性表现。患者平时血压不高，在精神刺激、运动、挤压肿瘤等诱因作用下，血压骤升，伴剧烈头痛，大汗淋漓，面色苍白，心动过速，恶心呕吐，焦虑恐惧，视力模糊等。发作时间持续长短不一，发作频率多少不一，可发展为持续性高血压伴阵发性加剧。

（2）持续性高血压　以持续性高血压起病或由阵发性高血压演变而来。患者多有怕热多汗、心悸、头晕、头痛等表现，病程较长者可出现心脏增大、心律紊乱、心力衰竭。患者常出现体位性低血压或血压骤然下降。少数患者可呈恶性高血压经过。

2. *其他表现*　患者多有血糖升高或糖耐量低减、四肢无力、消瘦，少数患者可出现低血钾等电解质紊乱。部分嗜铬细胞癌的患者还可扪及上腹部包块。久病者可出现肾动脉硬化或肾功能不全。

【辅助检查】

1. 儿茶酚胺及其代谢产物测定

（1）血、尿儿茶酚胺测定　持续性高血压患者，测定结果增高。阵发性高血压患者在发作后升高，非发作期可以正常，因此需要反复测定才有临床意义。

（2）尿香草基苦杏仁酸（VMA）、尿甲氧基肾上腺素和尿甲氧基去甲肾上腺素测定　三者均为儿茶酚胺的代谢产物。本病患者常明显升高，但阵发性患者非发作期可以正常，因此应反复测定。

2. 药理试验　包括激发试验和阻滞试验。对阵发性高血压患者，若一直等不到发作，可做激发试验。目前多做胰高糖素试验。本病患者静脉注射胰高糖素后，血压显著上升，血浆儿茶酚胺浓度可上升3倍以上。阻滞试验用于持续性高血压患者，但若已有血尿儿茶酚胺和代谢产物显著升高，可无需再做。

3. 影像学检查　通过B超、CT、MRI检查，大部分患者可定位肿瘤。如果一般方法仍不能定位的患者，可行^{131}I－间碘苄胍（MIBG）扫描检查，该方法可显示嗜铬组织和转移病灶，对多发性、转移性和肾上腺髓质增生的诊断以及手术后随访有重要价值。

【诊断和鉴别诊断】

典型病例诊断并不困难，早期或不典型病例常被漏诊。凡是年轻者、阵发性高血压或持续性高血压有前述特点者均应警惕该病。本病需要与原发性高血压、急进性高血压、肾性高血压、肾动脉狭窄、原发性醛固酮增多症以及更年期综合征相鉴别。

【治疗】

1. 发作期治疗　当患者骤发高血压危象时，应积极抢救。立即静脉注射酚妥拉明使血压降低到21.28/13.3kPa（160/100mmHg），再改为缓慢静脉滴注以维持。同时防止出现心律失常、心力衰竭和高血压脑病发生。

2. 手术治疗　切除嗜铬细胞瘤或次全切除增生的肾上腺是根治本病的重要方法，大多数患者疗效显著，早期治疗预后很好。注意术前应至少使用2周α受体阻滞剂（苯苄胺或哌唑嗪等）以稳定血压和减轻心脏负担。

3. 药物治疗　对于嗜铬细胞癌和各种原因不能手术者，可使用肾上腺素能阻受体阻滞剂如或酪氨酸羟化酶抑制剂（如α－甲基对位酪氨酸）以减少儿茶酚胺合成。

第四节　甲状旁腺疾病

一、甲状腺旁腺功能亢进症

甲状旁腺功能亢进症（hyperparathyroidism，简称甲旁亢）是由于甲状旁腺分泌过多的甲状旁腺素（PTH）所引起的一种以高血钙、低血磷以及肾结石和骨吸收为特征的疾病。本病可分为①原发性：最常见，是由于甲状旁腺本身的病变（腺瘤、增生或腺癌等）所引起；②继发性：是由于肾功能不全、骨软化症等原因引起低钙血症，刺激甲状旁腺，使其肥大、增生所致；③三发性：是在继发性甲旁亢的基础上，由于腺体受到持久刺激，部分增生组织转变为自主功能性腺瘤所致。本节只叙述原发性甲旁亢。

【临床表现】

本病以20~50岁者较多见，女性多于男性。起病多缓慢，临床表现主要包括以下两个症群：

1. *高血钙、低血磷症群* PTH可促进骨骼脱钙和肾、肠对钙的吸收，促进尿磷排泄，因此本病患者可出现明显高血钙和低血磷。患者可有纳差、便秘、恶心、呕吐等症状。部分患者伴有十二指肠溃疡病。同时出现四肢肌肉松弛，心动过缓或心律不齐。由于血钙过高致大量钙自尿排出，患者尿路结石发生率较高，且具有多发性、反复发作性和逐渐增多、增大等特点，若伴有肾实质钙盐沉积，对本病具有诊断意义。

2. *骨关节症状* 初期有骨痛，多位于背部、髋部、胸肋骨处，伴有压痛。下肢不能支持重量，行走困难。严重时引起多房囊肿样病变及“棕色瘤”，易发生病理性骨折及畸形，甚至卧床不起。

【辅助检查】

1. *实验室检查*

（1）血钙测定 高血钙是本病的最主要特征之一，对诊断最有意义。血钙如反复多次超过2.7mmol/L，应怀疑本病，超过2.8mmol/L意义更大，但应多次反复测定。

（2）血磷测定 甲旁亢患者血磷低于正常，大多低于1.0mmol/L，但诊断意义不如血钙增高。

（3）血清PTH测定 90%的原发性甲旁亢患者的血清PTH和血钙均明显高于正常。继发性甲旁亢时血清PTH也可明显增高，但血钙多数正常或偏低。

（4）血清碱性磷酸酶活性 早期可正常，有骨病者几乎均有不同程度的增高。

（5）尿钙、尿磷测定 本病患者不仅尿磷、尿钙排泄增多。尿cAMP及羟脯氨酸排泄也可增多，系骨质吸收增多的表现。

2. *X线检查* X光片主要改变为：①骨膜下皮质吸收、脱钙；②囊肿样变化和棕色瘤虽少见，但为本病特征；③骨折及（或）畸形。X线中尚可见到多发性的尿结石及肾钙盐沉着症。

【诊断和鉴别诊断】

临床上屡发活动性尿结石或肾钙盐沉着，或有骨质吸收、甚而囊肿形成时应考虑本病。如果同时存在血钙过高和血清PTH增高，结合临床可基本确诊。本病主要与其他原因所致的高钙血症相鉴别，如恶性肿瘤、多发性骨髓瘤、结节病、维生素D以及噻嗪类利尿剂中毒等。

【治疗】

本病以手术治疗为主，仅在轻症患者，或年老、重度肾功能衰竭不能进行手术时，可试用药物治疗。

1. *手术治疗* 术中可用B超协助定位，术中快速冰冻切片检查有助于定性诊断。甲状旁腺腺瘤可行手术切除，早期病例疗效良好。对晚期病例，由于钙盐沉积所引起的肾严重损害，疗效较差。甲状旁腺增生可行甲状旁腺次全切除术或全切术加甲状旁腺自体移植术。甲状旁腺癌应作整块切除术。如手术成功，血清甲状旁腺激素浓度及血、尿钙、磷异常代谢可获得纠正，血磷可于术后迅速升至正常，血钙亦可在1~3天后下降至正常范围内。除腺癌外，手术时多保留一枚正常腺体，切除过多有导致永久性甲状旁腺功能减退可能。

2. *药物治疗* 主要使用西咪替丁（Cimetidine），可阻滞 PTH 的合成和（或）分泌，从而降低 PTH 浓度。

二、甲状腺旁腺功能减退症

甲状旁腺功能减退症（hypoparathyroidism，简称甲旁减）是指各种原因导致体内甲状旁腺激素分泌量减少，以神经、肌肉兴奋性增高为临床特点，以低血钙、高血磷为生化特点的一种内分泌疾病。本病的主要病因包括：①甲状旁腺破坏：甲状腺或颈部手术是造成原发性甲旁减的主要原因。一般因手术出血、水肿或神经受损所致，也可由甲状旁腺直接受损引起。②功能性低血钙：PTH 的合成及释放需要镁，长期低血镁时可导致 PTH 不足。③特发性甲旁减：原因不明。可能与自身免疫反应有关。

【临床表现】

本病多见于成年人，起病快慢不一，手术等所引起者可在术后迅速出现症状。

1. *手足搐搦症* 本病特征性表现之一，发生在 90% 以上的病人，是低血钙所致，严重度与血钙下降程度相关，典型发作时出现鹰爪样的“助产士手”。严重时影响平滑肌，产生哮喘，肠痉挛，胆绞痛等。部分患者可出现心律失常，心绞痛甚至心力衰竭。本病患者面神经叩击试验（Chvostek 征）和束臂加压试验（Trousseau 征）多阳性，具有一定的诊断价值。

2. *神经精神症状* 多见于急性低血钙者，尤其是甲状旁腺腺瘤摘除术后，由于血钙急剧下降，患者可出现意识模糊、谵妄甚至昏迷等严重的精神症状。

3. *外胚层器官营养性损害* 白内障在本病常见。多数患者可有皮肤粗糙，脱屑，色素沉着，脱发明显。患者还可出现指甲变脆，易裂，牙齿釉质易剥落和成人提早脱牙等表现。患者还容易出现念珠菌感染。

【辅助检查】

1. 实验室检查

（1）血清钙测定 患者血钙明显降低，对本病有重要诊断价值。血钙多 <2 mmol/L，有症状时大多 <1.8mmol/L。

（2）血清磷测定 患者血磷水平多升高，但诊断意义不及低血钙。

（3）血清 PTH 水平测定测定 多测定中段 PTH（iPTH）水平，本病患者 iPTH 水平多低于正常。

2. *影像学检查* X 线检查可见全身或局部骨密度增加，外生骨疣。颅骨 X 线片或头颅 CT 可见钙化点，以基底节及小脑齿状核为主，为异位钙化表现。

3. *其他检查* 心电图示 Q－T 间期延长，T 波低平，传导阻滞。低血钙严重时脑电图可呈癫痫样脑电图改变。眼科检查可发现白内障。

【诊断和鉴别诊断】

临床上凡是有手足搐搦、神经精神症状和低血钙者，均应考虑此病。结合高血磷、低血清 PTH 水平和排除肾功能不全，可基本确诊。本病主要需与假性甲旁减、严重低血镁、维生素 D 缺乏和碱中毒相鉴别。

【治疗】

本病的治疗目的主要是控制手足搐搦及精神症状，同时尽量减少白内障、异位钙化等并发症。

1. 补充钙剂　应合理选择钙剂，每日需补充的钙元素量约为 800～1000mg。目前多使用碳酸钙和氨基酸螯合钙，因具有易吸收，含钙量高等优点。

2. 补充维生素 D 制剂　维生素 D 制剂可促进胃肠道对钙的吸收，可以显著改善低血钙。因维生素 D 在体内必须转化后才能作用，故目前推荐使用活性维生素 D，包括 $1,25-(OH)_2D_3$ 和 $1\alpha-OH-D_3$ 两种制剂，前者如二氢速固醇（Dihydrotachysterol）、骨化三醇（Calcitriol），后者如阿尔法骨化醇（α－vio－D）等。

3. 谨防维生素 D 中毒　同时补充维生素 D 制剂和钙剂的患者，在治疗期间必须定期复查血钙，开始时一周查一次，以调整药物剂量，稳定后一月查一次。

第五节　糖　尿　病

糖尿病（diabetes mellitus，DM）是一组极为常见的代谢综合征，是因胰岛素分泌绝对不足或相对不足或靶细胞对胰岛素的敏感性下降或无反应（胰岛素抵抗）等原因，引起葡萄糖、脂肪、蛋白质以及电解质、酸碱平衡等代谢紊乱，以高血糖为共同主要特征，常伴有心血管、肾脏、神经、眼部及皮肤等器官的慢性并发症，严重时可因酮症酸中毒、非酮症高渗性昏迷等急性代谢紊乱而威胁生命。糖尿病是一种常见病、多发病，其患病率近年来呈直线上升。我国 1998 年患病率为 3.5%，在欧美国家可高达 7%～10%。由糖尿病引起的死亡人数仅次于心脑血管疾病、恶性肿瘤，居第 3 位。

糖尿病的分类目前采用病因学分类。按病因，糖尿病分为四类，即：1 型糖尿病、2 型糖尿病、其他特殊类型（继发性糖尿病）和妊娠糖尿病（gestational diabetes mellitus，GDM）。临床上常见的糖尿病为 1 型和 2 型糖尿病，一般讲的糖尿病就指这两种类型，其中 2 型糖尿病患者占 90%～95%。糖尿病的病因尚不完全清楚，一般认为与遗传、环境和免疫因素有关。其中，遗传缺陷是 2 型糖尿病的首要病因之一，免疫缺陷则是 1 型糖尿病的首要病因，因此 1 型糖尿病属于自身免疫性疾病。环境因素方面，1 型糖尿病的发病与病毒感染有关，2 型糖尿病发病最主要的环境因素是肥胖。糖尿病的发病机制目前也不完全清楚，一般认为，胰岛细胞破坏导致的胰岛素绝对不足是 1 型糖尿病的首要发病机制，而 2 型糖尿病的发病与胰岛素抵抗和胰岛细胞功能障碍都有密切关系。此外，糖尿病患者的长期慢性高血糖导致的“葡萄糖毒性”作用被认为引发糖尿病慢性并发症的主要因素。

【临床表现】

1. 主要临床表现　本病的主要临床表现是“三多一少”（多饮、多尿、多食和体重下降）和乏力。这些症状都是由于葡萄糖、蛋白质和脂肪代谢紊乱所致。但必须注意，2 型糖尿病患者，尤其是早期、轻型患者可以没有任何明显临床症状，相当多的患者是健康体检或因需要手术治疗时，才发现高血糖，有些患者甚至因为并发症就诊时才发现。

2. 糖尿病并发症

(1) 急性并发症

1) 糖尿病酮症酸中毒(diabetic ketoacidosis, DKA)和高渗性非酮症糖尿病昏迷(hyperosmolar nonketotic diabetic coma):是糖尿病最常见的两种急性并发症,患者多表现为血糖急剧升高、脱水、电解质紊乱等,前者还可出现酸中毒、血酮体、尿酮体升高,后者可出现血浆渗透压明显升高,二者严重时均可引起昏迷,甚至威胁生命,需要紧急处理。

2) 感染:糖尿病患者,尤其是血糖控制差的患者,很容易出现各种感染,以反复发生的疖、痈等化脓性感染、真菌感染和结核多见。

(2) 慢性并发症 目前认为是长期慢性高血糖通过各种复杂机制引起血管损伤所致,包括大血管并发症和微血管并发症。主要有以下几种:

1) 心血管病变:即大血管并发症,是最为常见的糖尿病慢性并发症。主要累及大中动脉,病理变化以动脉粥样硬化为主,引起心肌梗死、卒中和肢体坏疽,占糖尿病死因的70%以上。糖尿病患者还常合并高血压病。

2) 糖尿病肾病:为最常见的糖尿病微血管并发症,以肾小球硬化症为主要病理特点,早期患者主要表现为尿微量白蛋白排泌增加,没有明显临床表现,后期典型病例可有蛋白尿、高血压、水肿和低蛋白血症,晚期出现肾功能衰竭。

3) 糖尿病神经病变:以多发性外周神经病变最为常见。早期以感觉神经受累为主,如疼痛、灼热、麻木、针刺感等,后期出现运动神经受累表现,同时可累及植物神经。

4) 糖尿病眼部病变:以视网膜病变最为常见,也是临床常见的糖尿病微血管并发症之一。早期以视网膜微血管瘤为主要表现,后期可有新生血管形成、出血甚至引起视网膜剥离而失明。

【辅助检查】

1. 尿糖测定 患者的尿糖一般为阳性。但尿糖只能用于糖尿病的辅助诊断和疗效观察,不能用于糖尿病确诊。

2. 血糖测定 血糖是确诊糖尿病的惟一指标和判断糖尿病疗效最直接的指标。在糖尿病的治疗过程中应随时监测血糖,以及时调整治疗方案。血糖按测定时间分为空腹血糖(FPG)和餐后血糖(PPG)。正常人FPG为3.9~5.6mmol/L,PPG一般测定早餐后2h血糖(2h PPG),正常人不超过7.8mmol/L。糖尿病患者的空腹和/或餐后血糖升高。

3. 葡萄糖耐量试验 对于空腹或餐后血糖高于正常但又未达到诊断标准,怀疑有糖尿病者可做此试验以进行确诊或排除,目前多做口服葡萄糖耐量试验(OGTT),观察FPG和口服75g葡萄糖后1h、2h和3h的血糖值。

4. 糖基化血红蛋白(HbA1c)测定 血中的葡萄糖可与血红蛋白结合形成HbA_1c,其反映近2~3月血糖的平均水平。该指标用于评价糖尿病患者在较长时间内的血糖总体控制情况,但不能用于糖尿病诊断。

5. *血清胰岛素测定及胰岛素释放试验* 用于1型患者和2型患者的鉴别。1型患者的空腹血清胰岛素低于正常，餐后无明显变化。2型患者空腹血清胰岛素可高于正常或接近正常，餐后显著升高，但分泌高峰延迟。

6. *血清C肽测定及C肽释放试验* C肽与胰岛素等分子由胰岛分泌。在各种影响胰岛素测定的情况下，如已经使用了胰岛素治疗时可测定该指标以反映胰岛的分泌功能。C肽和C肽释放试验的意义同胰岛素和胰岛素释放试验。

7. *自身抗体测定* 谷氨酸脱羧酶（GAD）抗体、胰岛细胞抗体（ICA）在1型糖尿病患者多为阳性，正常人和2型糖尿病患者多为阴性，因此检测这些抗体可用于糖尿病的分型。

【诊断和鉴别诊断】

1. *诊断标准* 目前国内外通用1997年美国糖尿病协会（ADA）/世界卫生组织（WHO）颁布的糖尿病诊断标准如下：①有多饮、多尿、无原因的体重下降，同时任意时间静脉血浆血糖≥11.1mmol/L；②空腹静脉血浆血糖≥7.0mmol/L；③OGTT中，口服葡萄糖2h后静脉血浆血糖≥11.1mmol/L。具备上述三项中任何一项，即可怀疑糖尿病，在另一天，如果再次具备上述三项中的任何一项（包括同一项重复）即可确诊糖尿病。

如果FPG在6.1~7.0mmol/L，称为空腹血糖受损（IFG），OGTT 2h血糖在7.8~11.1mmol/L，称为糖耐量减低（IGT），二者统称为糖调节异常（IGR），被认为是糖尿病的前期状态。

糖尿病诊断包括三个部分：先判断有无糖尿病，然后确定糖尿病的分型，最后判断有无并发症以及是何种并发症。

2. *鉴别诊断* 本病主要需与尿崩症等所致多尿鉴别；需与肢端肥大症、库欣综合征等所致糖尿鉴别；需与假性糖尿鉴别。

【治疗】

强调早期治疗、长期治疗、综合治疗、治疗措施个体化的原则。治疗的目的是使血糖达到或接近正常水平，纠正代谢紊乱，消除糖尿病症状，防止或延缓并发症，维持良好健康和劳动能力，保障儿童生长发育，延长寿命，降低病死率。具体措施包括：饮食治疗、体育锻炼、药物治疗、糖尿病教育和血糖监测。

1. *糖尿病知识宣教* 对患者及其家属进行相关知识宣教，教会他们自行监测血糖、尿糖和学会注射胰岛素的技术等。

2. *饮食治疗和运动治疗* 根据标准体重和工作性质，计算每日应摄入的总热量并长期坚持。根据具体情况适当的运动可以降低血糖和减少药物剂量。

3. *药物治疗* 糖尿病的药物治疗包括口服抗糖尿病药物（OAD）和胰岛素（Insulin）。

（1）口服抗糖尿病药物治疗 目前临床使用的主要有五类。

1）磺脲类（sulfonylureas）：主要作用机制是通过与胰岛B细胞膜上的特异性受体结合后，关闭ATP依赖的钾离子通道，从而刺激胰岛素分泌。此类药物主要用于单纯饮食控制和运动不能良好控制血糖的轻中度的2型患者，不能用于1型糖尿病患者。主要不良反应是低血糖。临床常用的有第二代的格列苯脲（glibenclamide）、格列齐特（gliclazide）、格列吡嗪（glipizide）和第三代的格列美脲（glimepiride）等；

2）双胍类（biguanides）：重要作用机制是促进外周组织对葡萄糖的摄取和利用，并减少肝脏的葡萄糖输出，但不刺激胰岛素分泌。双胍类是肥胖2型糖尿病患者的首先药物之一，1型糖尿病患者胰岛素治疗时，若血糖波动较大，也可使用。主要不良反应是胃肠道反应。但要注意在肝肾功能不全、缺氧时不能使用，因为有诱发乳酸酸中毒的危险。目前常用的是二甲双胍（metformin）。

3）α-糖苷酶抑制剂（α-glucosidase inhibitor）：主要通过抑制小肠黏膜上皮细胞避免的α糖苷酶，从而延缓碳水化合物的吸收，从而降低餐后血糖。该药主要用于降低餐后血糖，因此特别适合以餐后血糖升高为主的2型糖尿病患者。主要不良反应是胃肠道反应。目前常用的是阿卡波糖（Acarbose）、伏格列波糖（Voglibose）。

4）噻唑烷二酮类（Thiazolidinedione）：又被称为胰岛素增敏剂。主要是通过增强胰岛素靶组织对胰岛素的敏感性，减轻胰岛素抵抗。主要用于其他降糖药物疗效不佳的2型尤其是胰岛素抵抗的患者，也可用于胰岛素治疗的患者以减少胰岛素用量，但不能用于1型糖尿病以及有肝病和心功能不全者。目前常用罗格列酮（Rosiglitazone）和吡格列酮（Pioglitazone）等。

5）非磺脲类胰岛素促分泌剂（non-sulfonylurea insulin secretagogue）：通过作用于胰岛B细胞上的磺脲类受体，从而促进胰岛素分泌，但药物结构和作用位点与磺脲类不同，具有起效快、作用时间短的特点，不易引起低血糖，主要用于2型患者降低餐后血糖。主要不良反应是低血糖。目前常用瑞格列奈（Repaglinide）和纳格列奈（Nateglinide）等。

口服抗糖尿病药物可单独使用，也可不同种类联合使用（磺脲类和非磺脲类胰岛素促分泌剂不宜合用），或与胰岛素合用，一般主张小剂量联合用药，但不能用于孕妇、糖尿病酮症酸中毒等急性并发症、严重感染、手术、肝肾功能不全的糖尿病患者。

（2）胰岛素治疗　主要适应证：①1型患者；②口服降血糖药治疗无效的2型患者；③有酮症酸中毒等急性并发症者；④妊娠或分娩；⑤严重感染、创伤和手术；⑥有严重慢性并发症者。目前临床使用的胰岛素只有注射制剂，一般采用皮下注射，多推荐采用简单、易学的笔式胰岛素注射器注射，还可采用胰岛素泵进行持续皮下胰岛素输注（CSII）。需紧急处理时可以静脉给药。

胰岛素的使用是一个复杂而细致的过程，应该在饮食治疗和一般治疗的基础上进行。初期使用或急需控制血糖的患者多用短效胰岛素或超短效胰岛素类似物每天多次注射，还可配合每天注射1次中效或长效胰岛素，病情稳定后用中效或长效。胰岛素的剂量应根据病情轻重，血糖水平以及个体情况，从小剂量逐渐加大，并及时调整。胰岛素的主要不良反应是低血糖，与剂量过大和（或）饮食不当有关。少数患者可出现皮肤过敏。

4. 治疗中的监测　糖尿病治疗过程中需要监测的指标包括空腹血糖、餐后2h血糖、糖化血红蛋白、血压、体重指数（BMI）、血脂。

（1）空腹血糖　为测定即刻的血糖值，反应肝糖原的释放情况。理想值为空腹4.4～6.1mmol/L。餐后2h的血糖理想值为空腹4.4～8.0mmol/L。

（2）糖化血红蛋白（HbA1c）　葡萄糖与血红蛋白的结合产物，反应2～3个月来总体血糖水平，与糖尿病微血管并发症的发生密切相关。理想值为<6.5%。

（3）体重　标准体重：BMI=体重（kg）/身高（m）^{2}。理想值：男<25，女<24。

（4）血压　与糖尿病大血管病变和肾脏病变的发生和发展相关。理想值为<17.29/10.64kPa（130/80mmHg）。

（5）血脂　与糖尿病的大血管病变相关。理想值：TC<4.5 mmol/L，HDL－C>1.1mmol/L，TG<1.5mmol/L，LDL－C<2.6mmol/L。

（6）尿微量白蛋白　为早期糖尿病肾脏病变的指标。正常值：<30mg/24h尿或<20μg/min。

5. *糖尿病酮症酸中毒的治疗*　治疗原则：应鼓励酮症患者尽早进食，以减少酮体的产生。治疗措施包括：①胰岛素治疗：小剂量胰岛素［0.1U/（kg·h）］是简便、有效、安全的治疗方法。最常采用胰岛素持续静脉滴注。开始时，胰岛素加入生理盐水中以4～6U/h的速度持续静脉滴注，每2h测血糖，根据血糖下降情况进行调整，使血糖平均下降3.9～5.6mmol/（L·h）。当血糖下降至14.0mmol/L时，将原输液生理盐水改为5%葡萄糖或糖盐水，按葡萄糖与胰岛素之比例为2～4g：1U加入胰岛素，持续静脉滴注。至尿酮稳定转阴后，过渡到平时的治疗。②补液：通常使用生理盐水，补液量和速度需视失水程度而定。如无心力衰竭，开始时补液速度应较快，2h内输入1000～2000ml，以后根据血压、心率、每小时尿量、末梢循环情况以及必要时根据中心静脉压决定输液量和速度。从第2～6h约输入1000～2000ml。第1个24h输液总量为4000～5000ml，严重失水者可达6000～8000ml。③纠正电解质紊乱：酮症患者一般有严重缺钾。根据尿量、肾功能情况和血钾浓度等，决定补钾的速度。严重低钾，治疗开始就应补钾；血钾正常，有尿也应尽早补钾；血钾升高，暂缓补钾，待有尿后开始补钾。④纠正酸中毒：一般输液后，酸中毒随代谢紊乱的纠正而恢复。如血pH<7.1，CO_2结合力降至4.5～6.7mmol/L，可给予5%碳酸氢钠84ml。当血pH升在7.2或CO_2结合力升至11.2～13.5mmol/L以上，应停止补碱。⑤其他并发症的治疗和保护心、脑、肾功能。

6. *其他并发症的治疗。*

第六节　血脂异常和脂蛋白异常血症

高脂血症（hyperlipidemia）是由于脂肪代谢或运转异常使血浆一种或多种脂质高于正常的一组代谢综合征。由于脂质不溶或微溶于水，必须与蛋白质（载脂蛋白）结合以脂蛋白形式存在，因此，高脂血症实际上表现为高脂蛋白血症（hyperlipoproteinemia）。血脂主要指血浆中的胆固醇（TC）和甘油三酯（TG），血浆脂蛋白则包括乳糜微粒（CM）、极低密度脂蛋白（VLDL）、低密度脂蛋白（LDL）和高密度脂蛋白（HDL）四类。由于血浆HDL水平降低也是一种重要的血脂代谢紊乱，故目前建议改称为血脂异常（dyslipidemia）和脂蛋白异常血症（dyslipoproteinemia）。临床上一般把血脂异常分为高胆固醇血症、高甘油三酯血症和二者同时升高的混合性高脂血症三种类型。本病按病因可分为：①原发性，罕见，属遗传性脂代谢紊乱疾病；②继发性，常见于控制不良糖尿病、甲状腺功能减退症、肾病综合征、饮酒、肾移植、胆道阻塞性疾病和使用口服避孕药等。

【临床表现】

原发性者见于儿童，继发性者多在20岁后发病，多数人无症状仅于体检时发现。也可早年发生冠心病及其他动脉粥样硬化性疾病如脑卒中、周围血管病。常伴有肥胖、葡萄糖耐量异常（或糖尿病）、高胰岛素血症和高尿酸血症，较容易发生急性胰腺炎。部分患者可出现黄斑瘤，位于上、下眼睑或肢体伸侧肌腱，如鹰嘴、髌、足跟部，伴有肌腱炎时有痛感和压痛。

【辅助检查】

1. *血脂* 血浆总胆固醇（TC）<5.2mmol/L是理想水平；5.2~6.2mmol/L为临界；≥6.2mmol/L为过高。血浆甘油三酯（TG）<1.7mmol/L为理想；1.7~2.3mmol/L为临界；>2.3mmol/L为过高。

2. *血浆脂蛋白* 测定LDL和HDL水平比测定TC更有意义。LDL<3.12 mmol/L为理想，水平升高则与心血管疾病患病率和病死率升高相关。HDL>1.04mmol/L为理想水平，水平过低则与动脉粥样硬化发生有关。

【诊断和鉴别诊断】

本病患者多数没有任何临床表现，因此诊断本病必须依靠实验室血脂和血浆脂蛋白检测。本病应与过度高脂饮食、糖尿病、甲状腺功能减退症、肾病、胆道阻塞等继发性高脂蛋白血症相鉴别。

【治疗】

本病应长期坚持综合治疗。强调以控制饮食及体育锻炼为主，效果不理想才佐以药物治疗。继发性者应积极治疗原发病。

1. *饮食和运动治疗* 合理的低脂饮食和控制热量，结合适当的运动，有利于降低血浆胆固醇和TG，增加HDL胆固醇水平。

2. *药物治疗* 无冠心病和其他动脉粥样硬化者，下列情况应考虑用药物治疗：①无心血管危险因子（例如吸烟、高血压、早年发生冠心病家族史等），TC>6.24mmol/L，LDL>4.16mmol/L；②有心血管危险因子，TC>5.72mmol/L，LDL>3.64mmol/L（160mg/dl）。已有冠心病和其他动脉粥样硬化者，下列情况考虑药物治疗：TC>5.20mmol/L，LDL>3.12 mmol/L。降脂药物主要有：

（1）他汀类 该类药物是胆固醇合成的关键酶——羟甲基戊二酰辅酶A（HMG-CoA）还原酶的抑制剂，可明显抑制胆固醇的合成。他汀类是目前治疗高胆固醇血症或以胆固醇升高为主的混合高脂血症的首选药物。临床上常用的有辛伐他汀（Simvastatin）、阿托伐他汀（Atorvastatin）、氟伐他汀（Fluvastatin）和普伐他汀（Pravastatin）等。

（2）苯氧芳酸（Fibrate）类 又称贝特类，能显著降低血清TG水平和升高HDL水平，是高TG血症和低HDL血症的首选药物。临床常用非诺贝特（Fenofibrate）、苯扎贝特（Benzafibrate）和氯贝特（Clofibrate）等。贝特类不宜和他汀类合用，因为有增大横纹肌溶解等严重不良反应的危险。

(3) 胆酸结合树脂 包括考来烯胺(Cholestyramine)和考来替泊(Colestipol)等，主要通过促进胆固醇转变为胆汁酸而降低血浆胆固醇水平。临床上用于以LDL升高为主的脂代谢紊乱。

(4) 烟酸类(Nicotinic Acid)可同时降低血清胆固醇和血清TG水平，用于不适合使用他汀或贝特类的混合高脂血症患者。目前多使用阿西莫司(Acipimox)。

第七节 肥胖症

肥胖症(obesity)是机体脂肪组织的量过多和(或)脂肪组织与其他软组织的比例过高所致的一种代谢性紊乱。按病因肥胖一般可分为单纯性肥胖症和继发性肥胖症两类，前者即一般所指的肥胖。后者则见于甲状腺功能减退症、库欣综合征、下丘脑综合征等疾病，又称病理性肥胖症。肥胖症的病因较为复杂，可能与遗传、神经系统、饮食及生活习惯等导致能量摄入和消耗失去平衡，过多的能量以脂肪形式储存，使机体脂肪增多，脂肪组织增生有关。单纯性肥胖症一般又分为：①中心性肥胖(腹型肥胖)：脂肪主要积聚在内脏和躯干部，危害最大，常与心血管疾病、糖尿病等危险因子联系在一起；②全身性肥胖：脂肪主要积聚在皮下，且全身分布较均匀。

【临床表现】

1. 一般表现 包括体重增加、全身脂肪堆积、容易饥饿、气促、乏力、嗜睡、心悸、下腰痛、月经紊乱等表现。

2. 肥胖的合并症

(1) 心血管疾病 肥胖与心血管疾病密切相关。肥胖症患者发生冠心病、脑卒中、外周血管动脉硬化和高血压病的机会显著增加，而且进展快、疗效差。

(2) 2型糖尿病和血脂紊乱 肥胖是引发2型糖尿病最重要的环境因素，大多数肥胖症患者都有不同程度的糖耐量异常。肥胖症患者还常伴有血浆中甘油三酯和(或)胆固醇升高，和高密度脂蛋白降低。

(3) 呼吸影响 肥胖症患者容易出现睡眠呼吸暂停综合征。呼吸影响严重者会发生肺源性高血压、心脏扩大和充血性心衰。

(4) 其他 肥胖症患者胆囊疾病、骨关节炎、痛风以及恶性肿瘤的发生都相对较高。

【辅助检查】

1. 一般检查 肥胖患者多有糖耐量异常，血清甘油三酯、胆固醇、尿酸多升高，血浆HDL水平和CO_2结合力则通常降低。心电图低电压，X线检查多见动脉硬化、横位心和骨关节病变。

2. 特殊检查 腹型肥胖患者腹部CT或MRI检查可发现腹腔有大量脂肪沉积。骨密度检查可见骨质疏松。体脂含量测定可见脂肪含量高于正常。

【诊断和鉴别诊断】

评价体重是否正常最普遍和最重要的方法是测定体重指数(body mass index BMI)。BMI = 体重(kg)/[身高(m)^2]。亚洲成年人的评判标准是：BMI正常范围18.5～

22.9 kg/m^2，BMI>22.9 kg/m^2 为超重，BMI>24.9 kg/m^2 则为肥胖。此外，测定腰围或腰臀围比可以区分腹型肥胖和全身性肥胖。

【治疗】

肥胖症防治的关键是祛除不良生活方式并长期坚持。

1. 饮食控制 饮食控制是肥胖症治疗的基础。限制每日总热量的摄入，使其略低于消耗量以使体重逐步下降。关键是要长期坚持。

2. 运动治疗 运动可以促进能量的消耗，但要和饮食控制相结合，并要持之以恒。

3. 药物治疗 药物在肥胖症治疗中不列为首选，只作为饮食控制与运动治疗的辅助手段。目前我国批准使用的减肥药只有以下两种。

(1) 西布曲明（Sibutramine） 属于5-羟色胺和去甲肾上腺素的再摄取抑制剂，通过降低食欲和促进能量消耗来减轻体重。不良反应包括血压升高、便秘、胃痛、头晕，个别患者出现肺动脉高压。长期使用需注意安全性。

(2) 奥利斯他（Orlistat）属于选择性脂肪酶抑制剂，通过减缓脂肪的吸收来降低体重。该药对于不能有效控制饮食者有一定减肥效果，长期服用没有明显不良反应。

(3) 其他 合并2型糖尿病的肥胖患者可选用二甲双胍来控制体重。某些中药，如番泻叶、大黄等轻泻剂都也用于肥胖症的治疗。

4. 外科治疗 除非极度顽固性肥胖或上述方法无效才考虑手术。包括空肠回肠旁路手术、胃成形术、吸脂和脂肪切除术等。

第八节 痛风和高尿酸血症

痛风（gout）是因为嘌呤代谢紊乱，其终末代谢产物尿酸产生过多或（和）排泄减少，使血尿酸水平升高（即高尿酸血症，hyperuricemia）以及尿酸盐结晶、沉引起关节病变炎，痛风石和间质性肾炎等损害的代谢性疾病。高尿酸血症者仅20%～30%会有痛风表现，可见二者并不等同。高尿酸血症和痛风分为：①原发性：除极少数为遗传缺陷引起酶活性异常者外，大多数病因不明。②继发者：主要由于肾脏病变、骨髓增生性病变、血液病及肿瘤治疗等引起。原发性高尿酸血症和痛风常与2型糖尿病、高血压病、脂代谢紊乱、肥胖症、冠心病等伴发。

【临床表现】

多见于40岁以上的以中老年，以男性多见，男与女之比约为20:1，女性患者多在绝经后出现。本病临床表现可分为三期：

1. 急性痛风性关节炎期 急性关节炎是本病的特征性表现，发作前常有无症状的高尿酸血症。60%～70%患者首发在第一跖趾关节，也多见于踝、膝、足跟等下肢关节。患者多在夜间突然发病，劳累、饮酒、进食高嘌呤类食物和创伤等是常见诱因。病变关节发红、肿、热和剧痛，经过1～2天或1～2周后可自行缓解，缓解期长短不一，期间无任何症状。

2. 慢性关节炎期 急性关节炎反复发作可发展为多关节受累，引起关节畸形、局部骨质缺损。尿酸盐结晶沉积于关节附近，形成大小不一的痛风石，多在跖趾、手指、肘部、耳廓等处。

3. 痛风性肾病　尿酸盐结晶可沉积于肾间质，引起慢性间质性肾炎。病情严重时可出现持续性蛋白尿、高血压并引起肾功能不全。此外，由于尿酸盐通过尿路排出量增多，可发生尿酸性结石，引起肾绞痛、血尿等表现。

【辅助检查】

1. 血尿酸和尿尿酸测定　高尿酸血症（血尿酸水平男性超过 420μmol/L，女性超过 350μmol/L）是本病的特征性生化异常，尤其是急性关节炎发作前的高尿酸血症，有诊断价值。24h 尿尿酸测定可判断高尿酸血症是尿酸生成过多（尿尿酸升高）还是尿酸排泄障碍（尿尿酸水平正常）所致。

2. 关节腔液检查　关节腔滑囊液经偏振光显微镜检查，若见白细胞内有双折光的针形尿酸盐结晶，对本病有确诊价值。

3. 痛风石检查　痛风石穿刺检查若证实为尿酸盐结晶有诊断价值。

4. X 线检查　X 片上可见受累关节软骨缘的骨质缺损，呈圆形或不规则的穿凿样或虫蚀样透亮缺损，骨关节间隙狭窄。尿酸盐结石因可通过 X 线，因此 X 线检查一般不能被发现，但如果有钙盐联合沉积则可发现。

【诊断和鉴别诊断】

凡是中年以上、肥胖的男性突发性下肢单关节炎症，均要考虑此病。结合血尿酸测定、关节滑液检查等可初步诊断。秋水仙碱试疗有一定诊断价值。本病在急性发作期应与急性化脓性关节炎、创伤性关节炎等鉴别。慢性关节炎期应与类风湿性关节炎等鉴别。痛风性肾病则应与继发于肾病性高尿酸症的鉴别。

【治疗】

1. 一般治疗　患者应禁食或少食富含嘌呤的动物内脏、海产品，并严格禁酒。并鼓励患者多饮水，以利于尿酸的排出。

2. 药物治疗

（1）碱化尿液　碳酸氢钠或枸橼酸合剂等可以碱化尿液，促进尿酸排泄而减少尿酸盐结石形成。

（2）急性痛风性关节炎发作期　首选秋水仙碱（Colchicine），对急性痛风性关节炎有特殊疗效，对其他关节炎无效。也可用吲哚美辛（Indomethacin，消炎痛）、双氯芬酸（Diclofenac）、布洛芬（Ibuprofen）等非甾体类抗炎药（NASID）。病情较重时，也可选用糖皮质激素和促肾上腺皮质激素。

（3）急性发作间歇期及慢性期治疗　应用促尿酸排泄或抑制尿酸合成的药物来降低过高的血尿酸。促尿酸排泄药物常使用苯溴马龙（Benzbromarone）和丙磺舒（Probenecid），适用于尿尿酸正常，无尿路尿酸结石形成和肾功能尚好者。抑制尿酸合成的药物目前仅有别嘌呤醇，适用于尿尿酸升高或有尿路结石者。

第九节　骨质疏松症

骨质疏松症（Osteoporosis）是一种以骨量减少，骨组织微细结构受损，导致骨脆性增加，骨折危险性升高为特点的全身性代谢性骨病。骨质疏松症一般分为三大类：①原发性：最常见。原发性骨质疏松症又分为绝经后骨质疏松症和老年性骨质疏松症两种类型。前者多见于55~70岁的绝经后妇女，后者多见于70岁以上的老年人。②继发性：可由多种病因造成，如糖皮质激素过多、甲状腺、甲状旁腺功能紊乱、肾功能衰竭、骨髓瘤、长期制动等。③特发性：包括特发性青少年骨质疏松症和特发性成人骨质疏松症，原因不明。本节仅叙述原发性骨质疏松症。

【临床表现】

骨质疏松症在不伴骨折时几乎没有症状。本病症状主要有两种类型：①轻微外伤或用力引起腰椎压缩性骨折时，患者可立即出现局部锐痛，一般在4~6周内缓解。②有的患者以腰背部广泛性钝痛为主要表现。腰椎骨折时多伴身高缩短，脊椎后突，胸廓畸形等表现。骨折也可见于近端股骨和远端桡骨。

【辅助检查】

1. 骨密度检查　骨密度检查是诊断本病的主要依据。目前多使用双能X线吸收仪（DXA）测定中轴骨和近端肢体骨的骨密度，也可使用定量超声扫描（QUS）来测量骨量。根据骨密度测量结果可分为骨量正常、骨量减少、骨质疏松症和严重骨质疏松症四种。我国的原发性骨质疏松症诊断标准规定，当骨密度低于成人骨量峰值2倍标准差为骨质疏松症，同时伴有骨折者为严重骨质疏松症。

2. 骨生化指标的检测　有助于了解骨转换类型、骨丢失速度及对治疗的反应性。反映骨形成的指标有血清骨特异碱性磷酸酶和骨钙素等；反映骨吸收的指标有尿羟脯氨酸/肌酐比值、尿脱氧吡啶酚等。CT、MRI和肝功能、肾功能等检测有助于发现其他病因。

【诊断和鉴别诊断】

虽然绝经后和老年性骨质疏松症占本病大多数，但仍应根据病史、体检了解有无继发性原因。疑有骨折者应行X线摄片，所有疑诊者均应检测骨密度。骨质疏松症主要应与骨软化症、骨髓瘤和骨转移癌相鉴别。

【治疗】

1. 钙剂　多和其他抗骨质疏松症药物联合使用。我国推荐剂量是绝经期妇女每日1200~1500mg，老年人每日1000~1200mg。目前多使用碳酸钙和氨基酸螯合钙制剂。

2. 维生素D制剂　活性维生素D制剂对老年性、绝经后骨质疏松症和糖皮质激素引起的骨质疏松症效果明显。目前主要包括1，25-（OH）$_2$-D$_3$和1α-OH-D$_3$两种制剂，前者如骨化三醇，后者如α-骨化醇等。用药过程中应注意监测血钙。

3. 雌激素和选择性雌激素受体调节剂　雌激素可提高骨密度和降低骨折率，但有增加子宫内膜癌、乳腺癌和心血管疾病发生的危险性，目前仅建议在有严重骨质疏松症症状、伴明显绝经后症状的患者中使用。常用的雌激素药物有结合雌激素等。选择性雌激素受体调节剂（SERM），如雷诺昔芬等，对骨骼具有雌激素样的作用并有高度选择性，对子宫内膜作用很小，因此用于骨质疏松症治疗的安全性更好。

4. 双磷酸盐　双磷酸盐具有较强的骨吸收抑制活性，可以减少骨量丢失。目前多使用依替磷酸盐（Etidronate）和阿仑磷酸盐（Alendronate）。

5. 其他药物　降钙素有抗骨吸收的作用，还具有中枢和外周镇痛作用，因此适用于有明显疼痛的骨质疏松症患者，常用的有鲑鱼降钙素（Salmon Calcitonic ）和鳗鱼降钙素（Eel Calcitonic）两种。氟化物可明显提高松质骨骨量，也可用于骨质疏松症的治疗。常用氟制剂有氟化钠（Sodium Fluoride）和一氟磷酸二钠（Disodium Monofluorophosphate）

（李晨钟）

第十六章

风湿病和结缔组织病

风湿病（rheumatic diseases）原指包括所有影响骨、关节及关节周围组织如肌腱、滑囊、筋膜等的一类疾病。随着对此类疾病的认识深入，人们逐渐认识到风湿病其实是一种全身性疾病。有学者认为这些疾病是全身胶原系统受损害的结果，因而又提出结缔组织病的概念。但两种病名均不能解释这类疾病的全部，因而当今临床学家多主张使用风湿病和结缔组织病这种称谓或称风湿性疾病，泛指以关节、肌肉病变为主要特征，累及全身结缔组织，与机体免疫异常有关的一组自身免疫性疾病。

风湿性疾病包括类风湿关节炎、系统性红斑狼疮、骨关节炎、各种脊柱关节病、系统性硬化、炎症性肌病、血管炎综合症、风湿热等多种疾病。随着免疫学、分子生物学、遗传学等学科的发展，风湿病的诊断水平不断提高，越来越多的风湿性疾病被发现，目前风湿性疾病病种已达100多种，但由于篇幅有限，本章节不能一一阐述，仅将临床比较常见的一些风湿性疾病作扼要介绍。

第一节　类风湿性关节炎

类风湿性关节炎（rheumatoid arthritis，RA）是一种以关节滑膜为主要靶组织的慢性系统性炎症性的自身免疫性疾病。全世界患病率0.5%～1%，我国约为0.3%，多发于中年女性，男女比例1∶2～4。

类风湿关节炎的病因和发病机制尚未明确，目前认为与易感基因和环境因素相关：①HLA－DR区的共同表位，即HLA－DR β链第三高变区的70～74位氨基酸，谷氨酸－亮氨酸－精氨酸－丙氨酸－丙氨酸（QKRAA），可能为抗原决定簇，与发病和疾病的严重程度相关；②HLA－DQ区，可能通过某些特定DQ分子介导的自身抗原递呈参与疾病的发生；③免疫球蛋白基因型异常，造成IgG的半乳糖化缺陷可能具有致病性；④细胞因子多态现象和相关的基因附近的微卫星序列可能通过间接改变基因表达导致连接失平衡而参与致病；⑤感染，各种病原体可能通过分子模拟使具有易感基因的病人产生主要是针对QKRAA抗原决定簇的自身抗体，或改变滑膜B型细胞的功能，导致对关节软骨的侵蚀；⑥抗免疫球蛋白Fc段的自身抗体，即类风湿因子可能通过形成免疫复合物及激活补体等引发的自身免疫反应造成滑膜组织和关节软骨的改变，抗Ⅱ型胶原抗体、抗软骨糖蛋白gp39抗体等也可能参与其中；⑦针对非关节成分的自身免疫，如抗环瓜氨酸肽、抗葡萄糖－6－磷酸酶、抗hnRNP－A2、抗应激蛋白免疫球蛋白重链结合蛋白、抗热休克蛋白抗体等可能参与滑膜和关节的破坏。在诱导期非特异免疫激活间叶细胞和巨噬细胞导致细胞的募集和细胞因子的产生；抗原激活 T 细胞，进而激活 B 细胞，同时 T 细胞与滑膜 B 型细胞、巨噬细胞相互作用，通过细胞因子网络、抗原递呈、自身抗体、前列腺素、蛋白酶等，造成炎症；这三种细胞相互作用，通过血管翳形成、破骨细胞活化、体细胞变异及蛋白酶，造成对关节软骨和骨的破坏。

病理：①滑膜炎是基本改变，可见大量单个核细胞浸润，滑膜细胞增殖，血管增生，侵蚀性血管翳侵袭关节软骨及骨组织；②血管炎，多累及中小动脉，类风湿结节具有典型表现，中心为纤维素样坏死，周围为栅栏样排列的成纤维细胞增生，外围是淋巴细胞、浆细胞等浸润。

【临床表现】

多起病隐袭、缓慢，先出现疲乏、不适、手部浮肿、或弥漫性肌肉骨骼疼痛等非特异性症状，少数可有低热，继而出现关节症状，多为对称性，部分急性起病，数日内达到高峰。部分呈中间型方式起病。

1. 关节表现　多对称性分布，先累及肢端小关节，继而大关节。以掌指、近端指间、跖趾、腕关节最常见，其次为膝、踝、肘关节等，特殊关节如颞颌、肩、颈椎、髋关节等亦可受累，远端指间关节极少见。主要表现为关节肿胀、疼痛，皮温升高轻微，一般不发红。肿胀为炎症或积液所致，关节僵硬，以晨起或持久不动后明显，称晨僵，持续大于 1h，活动后缓解。关节疼痛呈持续性酸胀痛、钝痛，活动后减轻，休息时明显。关节炎呈慢性、反复发作，由滑膜炎渐出现关节及关节周围结构破坏，肌肉萎缩，相互拮抗肌群间力量失衡，可出现关节畸形，如“尺侧偏斜”、“纽扣花”、“天鹅颈”、“槌状指”等典型表现，关节活动障碍。关节炎表现多持续大于 6 周，出现关节破坏前尚有一定程度的逆转。

2. 关节外表现　疾病严重时可累及关节外组织器官，可增加死亡率。

（1）骨骼　可出现骨质疏松。

（2）肌肉组织　可有肌无力、肌萎缩，少数疾病严重发作可有肌痛。

（3）皮肤及皮下组织　15% ~25% 病人可出现类风湿结节，多位于骨性凸起、伸肌处，如鹰嘴、前臂伸侧等，为皮下圆形或卵圆形小结，约 0.2 ~3cm 大小，质韧，无压痛，多对称分布。多提示疾病活动，有时也与病情不一致。另外可有皮肤变薄、萎缩，尤其手部，可有掌部红斑、网状青斑等血管炎表现。

（4）眼　可有巩膜炎、巩膜外层炎、葡萄膜炎等，可有眼痒、痛、少见流泪，继发角膜炎、白内障可影响视力。

（5）肾脏　很少见，往往继发于药物毒性、继发干燥综合征肾间质病变、并发淀粉样变性。

（6）呼吸系统　①胸膜炎，胸腔积液，多无明显症状，呈自限性或间断性；②间质性肺炎及肺纤维化，可有广泛细干啰音，胸片可见弥漫性网状甚至蜂窝状阴影；③肺内结节样病灶，多分布于肺周，大小不一，可形成空洞或破溃；④伴尘肺的病人常突然出现多发性肺结节，同时伴关节症状的加重，称 Caplan 综合征。

（7）心脏　①心包炎、心包积液，多无症状，少数可形成缩窄性心包炎或心包填塞；②心肌炎，可出现结节性肉芽肿、弥漫性纤维化病变；③可出现冠状动脉炎、瓣膜受累等，多无明显症状，严重可影响心功能。

（8）神经系统　多由关节病变继发，由脊髓、外围神经受压引起，可有多发性单神经炎，或由血管炎造成。常见有感觉异常、感觉减退、肌无力、肌萎缩，可有腕管综合征等，严重可有脑血管意外等表现，甚至死亡。

（9）继发干燥综合征　30%～40%的病人可出现，表现为口干、眼干、肾小管酸中毒，症状往往较轻。

（10）Felty综合征　指类风湿关节炎病人伴脾大、中性粒细胞减少，甚至贫血、血小板减少。关节病变很常见，常伴高滴度类风湿因子。

（11）其他　易并发感染，以肺部感染、皮肤感染、关节化脓最常见。类风湿关节炎病人并发淋巴瘤、白血病、肺癌等风险明显增高，但胃肠道肿瘤少见，可能与疾病本身及其药物毒副作用有关。

【辅助检查】

1. 一般血液学检查　可有轻度贫血，活动期可有血沉、C－反应蛋白升高。

2. 类风湿因子　分为IgM、IgG、IgA、IgE型，70%病人IgM阳性，也可出现于其他结缔组织病、感染性疾病、肿瘤甚至少数正常人。

3. 其他自身抗体　抗环瓜氨酸肽抗体、抗核周因子抗体、抗角蛋白抗体、抗Sa抗体，其靶抗原为细胞基质的聚角蛋白微丝蛋白，以环瓜氨酸肽为主要成分，对早期诊断有一定意义，特异性达90%以上，但敏感性不高。

4. 关节液检查　草绿色，轻微浑浊，WBC约5000～25000/mm^3，中性粒细胞大于50%，可发现免疫球蛋白、补体等。

5. 影像学检查　X线，尤其是手、足部位，是诊断和疗效观察的重要指标。分为四期：Ⅰ期：关节两端骨质疏松，可见关节周围软组织肿胀影；Ⅱ期：关节间隙狭窄；Ⅲ期：骨质破坏，可见骨侵蚀、囊性变；Ⅳ期：关节半脱位，纤维化或骨性强直。MRI、CT可发现早期改变。

6. 类风湿结节病理活检　可有典型表现。

【诊断和鉴别诊断】

诊断依据美国风湿病学院1987年修订的类风湿关节炎分类标准：①晨僵持续至少1h；②3个及3个以上关节肿；③有腕、掌指或近端指间关节肿；④对称性关节肿；⑤类风湿结节；⑥X线改变（至少有骨质疏松和关节间隙狭窄）；⑦类风湿因子阳性。其中①～④持续需大于6周。满足4个及以上则可诊断类风湿关节炎。需与强直性脊柱炎、银屑病关节炎、赖特综合征、系统性红斑狼疮、骨性关节炎、风湿性关节炎、痛风性关节炎等相鉴别。

【治疗】

类风湿关节炎是一种严重致残性疾病，目前尚无根治方法，关键在于早期诊断、早期治疗。治疗原则为控制关节炎症，减轻病人痛苦；控制疾病发展，阻止关节破坏；促进关节修复，改善关节功能。

1. 一般治疗　加强宣教，取得病人的长期积极配合。急性期、发热、内脏受累时应注意休息；慢性期适当关节锻炼，防止肌肉萎缩，最大限度保持关节功能。适当补充营养，增加优质蛋白和高纤维素食物。

2. *药物治疗* 是最重要的手段。目前主要有四类：①非甾体类抗炎药：有水杨酸类、萘普生、吲哚美辛、双氯芬酸、萘丁美酮及美洛昔康、塞来昔布等，主要起消炎止痛作用，起效快，但不能控制病情，有胃肠道损害、肝肾损害、出血倾向等不良反应，一般不联合；②糖皮质激素：能迅速缓解关节炎症状，不宜长期使用，适应于急性发作期伴有发热、关节肿痛严重，严重关节外表现，如严重的血管炎、心包炎、胸膜炎、神经病变、巩膜炎、Felty 综合征等；③改变病情药物：以甲氨蝶呤为首选，还有抗疟药、柳氮磺吡啶、青霉胺、来氟米特及金制剂、硫唑嘌呤、环磷酰胺、环孢素、雷公藤制剂等，能延缓和阻止关节结构破坏，减少残疾，但毒副作用大，需密切注意，主张尽早联合使用两到三种，多以甲氨蝶呤联合另一种或两种改变病情药物；④生物制剂：有 TNF-α 拮抗剂，如 Etanercept、Infliximab，及 IL-1 受体拮抗剂，如 Anakinra，能迅速改善症状和改变病情，但仍需进一步观察其疗效和副作用。多主张与甲氨蝶呤联用。

3. *手术治疗* 关节功能障碍者可考虑行关节置换术和滑膜切除术。

第二节 系统性红斑狼疮

系统性红斑狼疮（systemic lupus erythematosus，SLE）是一种病因不明的，自身免疫介导的，累及多个器官、系统、组织的炎症性结缔组织病。患病率与种族有关，有色人种比白人高发，我国约 30～70/10 万人。好发于育龄女性，女男比例 7～9:1，儿童与老人中比例可下降至 3:1。

病因和发病机制尚不明确，目前认为：①易感基因，与 HLA-Ⅲ的 C_2 或 C_4 缺损、HLA-Ⅱ的 DR_2、DR_3 频率异常相关，还有 lq23、lq41、lq42 等；②环境因素，包括紫外线 B，含芳香族胺基团或联苯基团的药物（肼苯哒嗪、普鲁卡因胺、异烟肼、乙内酰脲、氯丙嗪、甲基多巴、青霉胺、四环素、TNF-α、IFN-α），某些金属（汞、金、镉等），食物（含 L-刀豆氨基酸的苜蓿、异十八烷、过度摄入不饱和脂肪酸），感染，过敏，社会与心理压力等；③性激素代谢异常（雌激素的分泌增加、雄激素的减少、泌乳素的增加等）有关。多个易感基因（或保护性基因的缺陷）和环境刺激的相互作用下，自身抗原暴露给免疫系统，T 细胞、B 细胞过度激活，而同时免疫调节缺陷，无法对这一自身过程进行调控，导致大量的病理性自身抗体和免疫复合物的产生，T 细胞过度激活，致使组织器官的破坏。病理性自身抗体和免疫复合物是导致靶器官损伤的主要原因。

病理可见结缔组织纤维蛋白样变性，基质黏液性水肿和坏死性血管炎。特征性表现有：①苏木紫小体；②“洋葱皮”样病变。免疫荧光病理可见免疫球蛋白和补体沉积。

【临床表现】

起病多隐匿，开始仅累及 1～2 个系统，渐出现多系统损害，部分可长期稳定于亚临床或轻型状态，也有一开始便出现多系统损害，甚至狼疮危象，危及生命。自然病程多表现为疾病的加重与缓解交替。轻型的症状轻微，仅表现为光过敏、皮疹、关节炎或轻度胸膜炎，而无明显内脏损害；重型的累及内脏。狼疮危象是指出现严重的系统损害，以致危及生命，如急进性狼疮性肾炎、严重中枢神经系统损害、溶血性贫血、血小板减少性紫癜、粒细胞缺乏症、严重心脏损害、严重狼疮性肾炎、严重狼疮性肝炎、严重的血管炎等。

1. 全身表现　多有发热，疲乏，无力，食欲不振，体重下降等非特异性症状。

2. 皮肤黏膜损害　最具有特征性的是颊部蝶形红斑，可有盘状红斑、结节性红斑、网状青斑、甲周或掌面红斑、雷诺现象、光敏现象、脱发、口腔溃疡和黏膜糜烂等，为诊断疾病及评估疾病活动度的依据之一。

3. 关节和肌肉表现　常见非侵蚀性关节炎，多为对称性、游走性，可有轻度关节周围发热、肿胀。侵蚀性和进展为关节畸形罕见。可有腱鞘炎、滑囊炎表现。有的可见手部屈肌肌腱形成小结。肌痛和肌无力常见，肌炎少见。

4. 血液系统损害　常见贫血（慢性），自身免疫性溶血，白细胞减少，以淋巴细胞减少为主，血小板减少。部分可见脾大和淋巴结肿大，见于疾病初期和活动期。

5. 肾脏损害　几乎所有病人有肾脏病理改变，不少病人以肾炎为首发症状。临床表现为蛋白尿，管型尿，血肌酐、尿素氮升高等。出现高血压、低补体血症、淋巴细胞减少预示肾功能恶化。狼疮性肾炎对预后很重要，肾功能衰竭是SLE主要死因之一。

6. 浆膜炎　常出现胸膜炎、心包炎、腹膜炎，为渗出性。

7. 肺部损害　SLE病人可出现咳嗽、胸痛、呼吸困难等表现，多为上呼吸道感染引起。但需警惕急性狼疮性肺炎，其主要表现为发热、咳嗽、呼吸困难及胸膜炎症状，放射学可见肺部浸润。其预后差，存活者往往遗留严重限制性肺病。少数见间质性肺炎，可导致肺纤维化。肺动脉高压、急性呼吸窘迫综合征、肺泡广泛出血少见。

8. 心脏损害　可累及瓣膜、心肌、传导系统、心包膜、冠脉等，表现为心脏增大、心律失常、心绞痛或心肌梗死、心肌炎、心力衰竭等。可出现Libman－Sack心内膜炎，主要累及二尖瓣、主动脉瓣，超声可见小赘生物，无心脏杂音改变，可能与抗磷脂抗体综合征相关。

9. 神经精神表现　可累及各个部位，多表现为头痛、认知障碍、情绪障碍、抑郁和焦虑，少见的有单或多神经病、脑血管疾病、脱髓鞘综合征、横贯性脊髓炎、无菌性脑膜炎、假性脑瘤、意识障碍等。

10. 消化系统表现　可有恶心、呕吐、轻度腹痛、腹泻，可由狼疮性腹膜炎引起，且往往是SLE突发的征兆。肠道血管炎表现为痉挛性腹痛、呕吐和腹泻，严重可出现肠出血、穿孔。可伴有蛋白丢失性肠病。肝脏转氨酶常见升高，但严重肝损害很少见。偶可发生急性胰腺炎。

11. 眼睛　视网膜血管炎是较严重的临床表现，可于数日内失明。其他包括结膜炎、巩膜炎、视神经炎。

12. 继发性干燥综合征　表现为眼干、口干、阴道干，常伴有血清抗SSA、抗SSB抗体阳性。

13. 抗磷脂抗体综合征　主要表现为血栓形成、习惯性流产、血小板减少、神经精神损害，抗心磷脂抗体、狼疮抗凝物阳性。

【辅助检查】

1. *抗核抗体谱*　抗核抗体（ANA）是主要的筛选试验，浓度愈高意义愈大，敏感性95%，特异性65%。抗双链DNA（ds－DNA）抗体特异性95%，敏感性70%，与疾病活动性及预后有关。抗Sm抗体特异性高达99%，敏感性25%，与活动性无关。抗核糖体P蛋白抗体与精神症状有关。另外也可出现血清抗单链DNA、抗组蛋白、抗RNP、抗SSA、抗SSB抗体，但特异性低。

2. *其他自身抗体*　抗磷脂抗体（抗心磷脂抗体和狼疮抗凝物）与抗磷脂抗体综合征有关，抗红细胞抗体与溶血有关，抗血小板抗体与血小板减少有关，抗神经元抗体与神经精神性狼疮有关。新近发现抗hnRNP抗体、抗端粒抗体、抗C1q抗体、抗卵巢抗体及抗N－甲基－D－天冬氨酸受体抗体与SLE相关，有望应用于诊断。

3. *免疫病理*　皮肤狼疮带试验特异性高。肾脏活检可行病理分型，对估计预后和指导治疗有积极的意义。肾脏病理分型：Ⅰ型：正常或轻微病变型；Ⅱ型：系膜病变型；Ⅲ型：局灶增殖型；Ⅳ型：弥漫增殖型；Ⅴ型：膜性病变型；Ⅵ型：肾小球硬化型。

4. *其他检查*　血沉通常升高，C－反应蛋白不高，可有血细胞一系或多系减少，可有蛋白尿，红、白细胞尿，管型尿，血补体与活动度呈负相关。

【诊断和鉴别诊断】

临床上可有各种各样的表现，特别是轻型。当出现有两个或以上系统的症状，应警惕SLE。诊断标准目前采用美国风湿病学会1982年制定1997年修订的SLE分类标准，符合4项或4项以上者，可诊断系统性红斑狼疮表16－1。注意与风湿热、类风湿性关节炎、慢性肾炎、皮肤过敏、结核性胸膜炎、特发性血小板减少性紫癜、神经系统疾病、精神疾病、药物性狼疮等鉴别。

表16－1　美国风湿病学会1982年制定1997年修订的SLE分类标准

1. 颊部红斑	固定红斑，扁平或高起，在两颧突出部位
2. 盘状红斑	片状高起于皮肤的红斑，黏膜有角质脱屑和毛囊栓，陈旧病变可发生萎缩性瘢痕
3. 光过敏	对日光有明显的反应，引起皮疹
4. 口腔溃疡	口腔或鼻咽部溃疡，一般为无痛性
5. 关节炎	非侵蚀性关节炎，累及2个或以上的外周关节，有压痛，肿胀或积液
6. 浆膜炎	胸膜炎或心包炎
7. 肾脏病变	尿蛋白>0.5g/24h或+++，或管型（红细胞、血红蛋白、颗粒或混合管型）
8. 神经病变	癫痫发作或精神病，除外药物或已知的代谢紊乱
9. 血液学疾病	溶血性贫血，或白细胞减少，或淋巴细胞减少，或血小板减少
10. 免疫学异常	抗ds－DNA抗体阳性，或抗SM抗体阳性，或抗磷脂抗体阳性
11. 抗核抗体	在任何时候和未用药物诱发“药物性狼疮”的情况下，抗核抗体滴度异常

【治疗】

1. *一般治疗*　加强宣教，消除病人的恐惧心理，明白规律用药的意义，强调长期随访的必要性。注意休息，避免不利因素，如过敏原、紫外线照射、避孕药、防治感染等。

2. *药物治疗* 无根治的办法，但可使大多数病人达到病情的完全缓解。强调早期诊断和早期治疗。用药应根据病情的轻重程度，药物的毒副反应及药物能给病人带来的益处，注意个体差异性，掌握好剂量和用药时间及药物恰当联合。

（1）轻型的治疗 可用非甾体类抗炎药控制关节炎，氯喹、羟氯喹可控制皮疹和减轻光过敏。也可加用小剂量激素，必要时考虑使用免疫抑制剂。

（2）重型的治疗 分两阶段：诱导缓解和巩固治疗。

1）诱导缓解：目的在于迅速控制病情，阻止或逆转内脏损害，力求疾病完全缓解，包括血清学、症状和受损器官的功能恢复。但应注意过分免疫抑制会诱发并发症，尤其是感染、性腺抑制等。多需要超过半年至一年。糖皮质激素为基础用药，环磷酰胺是主要药物之一，硫唑嘌呤对浆膜炎、血液系统、皮疹等较好，甲氨蝶呤主要用于关节炎、肌炎、浆膜炎、皮肤损害为主的病人，其他免疫抑制剂还有雷公藤制剂、环孢素、FK－506、吗替麦考酚酯等。

2）巩固治疗：目的在于用最少的药物防止疾病复发，尽可能使病人维持在“无病状态”。多用小剂量泼尼松，部分可能需加用硫唑嘌呤，重者及顽固者还常需用环磷酰胺间断冲击。

（3）狼疮危象的治疗 目的在于挽救生命、保护器官功能、防止后遗症。主要有甲泼尼龙冲击疗法、大剂量免疫球蛋白及根据具体情况对症治疗，如肾功能衰竭予透析治疗，心衰予抗心衰治疗等。当病人度过危象，可按重症处理。

3. *其他特殊治疗* 主要有血浆置换、干细胞移植等，目前仍存在问题和争议。

4. *生物制剂及展望* 目前有：①抗 CD20 单抗（利妥昔单抗）：临床研究表明其对难治性 SLE 如中枢神经系统、肾脏、血液系统受累及血管炎有效。②抗共刺激因子治疗： anti－BlyS（B 细胞刺激因子）、anti－BAFF（B 细胞活化因子）和 CTLA－4 已被应用于治疗。③细胞因子治疗：TNF－α 抗体在 SLE 治疗中有争议，其他细胞因子抗体如 IL－6 和 IL－10 抗体的治疗作用尚在研究中。基因治疗也是未来的一个研究方向。

（潘云峰）

第十七章

理化因素所致疾病

第一节　中　毒

一、概述

化学物进入人体，在效应部位积累到一定的量而产生损害的全身性疾病叫做中毒（poisoning），引起中毒的化学物称毒物（poison），毒物根据来源和用途可分为：①工业性毒物；②药物；③农药；④有毒动植物；⑤军事毒剂；⑥细菌引起的食物中毒，详见传染病学有关章节。学习中毒性疾病的目的在于了解毒物如何进入人体，以及进入人体后产生危害的规律，掌握和运用这些规律，可以指导预防、早期诊断和治疗。

临床上中毒可分急性和慢性两大类，主要由接触毒物的剂量和时间决定。短时间接触大剂量毒物可以引起急性中毒，长时间接触小剂量毒物可以引起慢性中毒。

【病因】

1. *职业性中毒*　在生产过程中，有些原料、辅料、中间产物、成品是有毒的。如果不注意劳动保护，在生产过程中与毒物密切接触可发生中毒。在保管、使用、运输方面，如不遵守安全防护制度，也可能发生中毒。

2. *生活性中毒*　在误食、意外接触有毒物质、用药过量、自杀或投毒等情况下，过量毒物进入人体，都可引起中毒。

【毒物的吸收和代谢和排出】

毒物可通过呼吸道、消化道、皮肤黏膜、伤口等途径进入人体。在工农业生产中，毒物主要以粉尘、烟、雾、蒸汽、气体的形态由呼吸道吸入，肺泡的吸收能力很强。在生活性中毒，毒物大多数是经口食入，由呼吸道进入的毒物较少，后者主要是一氧化碳。少数脂溶性毒物如苯胺、硝基苯、四乙铅、有机磷农药等可通过完整的皮肤、黏膜侵入。毒蛇咬伤时，毒液可经伤口注入体内。

毒物吸收后进入血液，分布于全身，主要在肝通过氧化、还原、水解、结合等作用进行代谢。大多数毒物经代谢后毒性降低，这是解毒过程，但也有少数在代谢后毒性反而增加，如对硫磷氧化为毒性大的多的对氧磷。

气体和易挥发的毒物吸收后，一部分以原型经呼吸道排出，大多数毒物由肾排出。很多重金属如铅、汞、锰，以及生物碱可由消化道排出。少数毒物经皮肤排出，有时可引起皮炎。此外，铅、汞、锰、砷等可由乳汁排出。有些毒物排泄缓慢，蓄积在体内某些器官或组织内，可产生慢性中毒。

【发病机制】

毒物种类繁多，不同的毒物其作用机制不一样，中毒性疾病的主要发病机制有：①局部刺激、腐蚀作用：强酸、强碱可吸收组织中的水分，并与蛋白质或脂肪结合，使细胞变性、坏死。②缺氧：一氧化碳、硫化氢、氰化物等窒息性毒物通过不同的途径阻碍氧的吸收、转运或利用。脑和心肌对缺氧敏感，易发生损害。③麻醉作用：有机溶剂和吸入性麻醉药有强亲脂性。脑组织和细胞膜脂类含量高，因而上述化学物可通过血脑屏障，进入脑内而抑制脑功能。④抑制酶的活力：很多毒物是由其本身或其代谢产物抑制酶的活力而产生毒性作用。有机磷农药可抑制胆碱酯酶，氰化物可抑制细胞色素氧化酶，重金属可抑制含巯基酶等。⑤干扰细胞或细胞器的生理功能：四氯化碳在体内经酶催化而形成三氯甲烷自由基，自由基作用于肝细胞膜中不饱和脂肪酸，产生脂质过氧化，使线粒体内质网变性，肝细胞坏死。酚类如二硝基酚、五氯酚、棉酚等可使线粒体内氧化磷酸化作用解偶联，妨碍三磷酸腺苷的形成和贮存而释放热能。⑥受体的竞争作用：阿托品可阻断毒蕈碱受体。

【影响毒性作用的因素】

影响毒性作用的因素主要与毒物的化学结构和个体易感性有关。①毒物的化学结构：毒物的化学结构决定了其理化性质，而其理化性质又决定了其生物活性，毒物的化学结构与其作用机制有直接关系。另外，空气中毒物的颗粒愈小，挥发性愈强，溶解度愈大，则吸入肺内的量愈多，毒性也愈大。②个体的易感性：个体对毒物的敏感性不同，与遗传、性别、年龄、营养、健康状况、生活习惯等因素有关。

【临床表现】

1. 急性中毒　急性中毒在短时间内可产生严重的症状，如发绀、昏迷、惊厥、呼吸困难、休克、无尿等。

（1）皮肤黏膜表现　①皮肤及口腔黏膜灼伤：见于强酸、强碱、甲醛、苯酚、甲酚皂溶液（来苏儿）等腐蚀性毒物灼伤。硝酸可使皮肤黏膜痂皮呈黄色，盐酸痂皮呈棕色，硫酸痂皮呈黑色。②发绀：麻醉药、有机溶剂可抑制呼吸中枢，刺激性气体引起的肺水肿等都可产生发绀。各种中毒导致的呼吸衰竭引起氧合血红蛋白不足可产生发绀。亚硝酸盐、苯的氨基和硝基化学物等中毒产生高铁血红蛋白血症而出现发绀。③黄疸：四氯化碳、毒蕈、鱼胆、二甲基甲酰胺中毒损害肝脏可致黄疸。砷化氢中毒引起急性溶血也可引起黄疸。④其他：一氧化碳、氰化物中毒可使皮肤黏膜呈现特殊的樱桃红色。铊中毒可引起脱发。

（2）眼部表现　①瞳孔扩大：见于阿托品、莨菪碱类中毒。②瞳孔缩小：见于有机磷类杀虫药、氨基甲酸酯类杀虫药中毒及吗啡中毒等。③视神经炎：见于甲醇中毒等。④眼结膜充血：见于刺激性气体中毒等。

（3）消化系统表现　①恶心、呕吐、腹痛、腹泻是中毒性疾病的常见症状，毒物经口吸收时尤为明显。②经口误服强酸、强碱可使胃肠道黏膜损伤，导致消化道出血，严重者可到发生胃肠穿孔及食管狭窄。③毒蕈、四氯化碳、三硝基甲苯、二甲基甲酰胺等可引起严重的肝损害，并可导致肝细胞坏死。

（4）神经系统表现　①昏迷：见于麻醉药、催眠药、安定类等中毒；有机溶剂中毒；窒息性毒物中毒，如一氧化碳、硫化氢、氰化物等中毒；高铁血红蛋白生成性毒物中毒；农药中毒，如有机磷杀虫药、有机汞杀虫药、拟除虫菊酯杀虫药、溴甲烷等中毒。②谵妄：见于阿托品、乙醇、抗组胺药等中毒。③肌纤维颤动：见于有机磷杀虫药、氨基甲酸酯类杀虫药中毒等。④惊厥：见于窒息性毒物中毒，有机氯杀虫药、拟除虫菊酯类杀虫药中毒以及异烟肼等中毒。⑤瘫痪：见于可溶性钡盐、三氧化二砷、磷酸三邻甲苯酯、正己烷、蛇毒等中毒。⑥精神失常：见于四乙铅、二硫化碳、一氧化碳、有机溶剂、酒精、阿托品、抗组胺药等中毒，戒断综合征等。⑥肢体麻木：见于砷及铊等中毒、有机磷杀虫剂迟发性神经病等。

（5）呼吸系统表现　①呼吸气味：有机溶剂挥发性强，而且有特殊气味，如酒味；氰化物有苦杏仁味；有机磷杀虫药、黄磷、铊等有蒜味；苯酚、甲酚皂溶液（来苏儿）有苯酚味。②呼吸加快：引起酸中毒的毒物如水杨酸类、甲醇等可兴奋呼吸中枢，使呼吸加快。刺激性气体引起肺水肿时，呼吸加快。③呼吸减慢：见于催眠药、吗啡中毒等，也可见于中毒性脑水肿、呼吸系统过度抑制导致的呼吸麻痹。④肺水肿：刺激性气体、安妥、磷化锌、有机磷杀虫药、百草枯等中毒可引起肺水肿。⑤急性气管支气管炎表现：可有咳嗽、咯痰症状，见于刺激性气体中毒等。

（6）循环系统表现　①心律失常：洋地黄、夹竹桃、乌头、蟾蜍等兴奋迷走神经，拟肾上腺素类、三环抗抑郁药等兴奋交感神经，以及氨茶碱等中毒都可引起心律失常。②心脏骤停：可能由于：毒物直接作用于心肌，见于洋地黄、奎尼丁、氨茶碱、锑剂、吐根碱等中毒；缺氧所致，见于窒息性毒物中毒；低钾血症所致，见于可溶性钡盐、棉酚、排钾性利尿药等中毒。③休克：剧烈的吐泻导致血容量减少引起，见于三氧化二砷中毒等；严重的化学灼伤引起，由于血浆渗出而致血容量减少，见于强酸、强碱等中毒；毒物抑制血管舒缩中枢引起周围血管扩张，致有效血容量不足引起，见于三氧化二砷中毒、巴比妥类等中毒。④心肌损害：见于吐根碱、锑、砷、有机磷杀虫剂等中毒。

（7）泌尿系统表现　主要是急性肾功能衰竭，中毒后肾小管受损害，出现尿少以至无尿。见于三种情况：①肾小管坏死：见于升汞、四氯化碳、头孢菌素类、氨基糖苷类抗生素、毒蕈、蛇毒、生鱼胆、斑蝥等中毒；②肾缺血：产生休克的毒物可导致肾缺血；③肾小管堵塞：砷化氢中毒可导致血管内溶血，游离血红蛋白由肾排出时可导致肾小管堵塞。

（8）血液系统表现　①溶血性贫血：中毒性溶血见于砷化氢、苯胺、硝基苯等中毒。②白细胞减少和再生障碍性贫血：见于氯霉素、抗癌药等中毒。③出血：血小板量或质的异常见于阿司匹林、氯霉素、氢氯噻嗪、抗癌药等引起。凝血功能障碍可由肝素、双香豆素、水杨酸类、敌鼠、蛇毒等引起。

（9）肌肉损害表现　毒鼠强等致惊厥性毒物中毒可损害肌肉，使肌酶明显升高。一氧化碳中毒可引起横纹肌溶解症，海蛇咬伤也可引起肌肉损害。

（10）全身症状　发热见于金属烟雾热及抗胆碱药、二硝基酚、棉酚等中毒。

2. 慢性中毒　长期接触低剂量的毒物，可引起慢性中毒，多见于职业病、环境病、地方病等。慢性中毒神经系统症状主要有痴呆、震颤麻痹综合征和周围神经病。痴呆多见于四乙铅中毒；震颤麻痹综合征见于锰中毒等；周围神经病见于铅、砷、铊、二硫化碳、正已烷、氯丙烯、丙烯酰胺等中毒。消化系统症状主要是中毒性肝病，见于四氯化碳、三硝基甲苯、乙醇等中毒。中毒性肾病见于镉、汞等中毒。血液系统症状有白细胞减少及再生障碍性贫血，见于苯、三硝基甲苯中毒。骨骼系统症状有氟中毒引起氟骨症、黄磷引起下颌骨坏死、镉引起的骨骼损害等。

【辅助检查】

急性中毒时，应常规留取剩余毒物或可能含有毒物的标本，并及时进行毒物分析。必须指出的是，临床抢救不能等待检查结果报告后再进行。对于慢性中毒，检测环境中和人体内毒物的存在有助于疾病的确诊。血液、尿液及粪常规检查，肝肾功能检查，血清电解质检查，心电图检查，动脉血气分析、颅脑 CT 及神经肌电图检查对于某些中毒性疾病的病情判断是有益的。

【诊断和鉴别诊断】

急性中毒应及早做出诊断，慢性中毒如不注意病因，往往容易误诊和漏诊。①毒物接触史：中毒性疾病往往有明确的毒物接触史，对于隐匿式中毒应提高警惕。②临床表现：对于突然出现的不明原因的发绀、黄疸、呕吐、昏迷、惊厥、呼吸困难、休克患者，应考虑到急性中毒的可能性。对于原因不明的贫血、白细胞减少、血小板减少、周围神经病、肝损害的病人应考虑到慢性中毒的可能性。③实验室检查毒物分析结果对于中毒性疾病的确诊非常有帮助，但是往往需要一定的时间和仪器，故不能等待检查结果出来后再治疗。对于疑诊慢性中毒的患者，应注意检查环境中和人体内毒物的存在。

【治疗】

1. *急性中毒的治疗* 治疗原则：立即终止接触毒物；清除进入人体内尚未被吸收或已被吸收的毒物；如有可能，尽早使用特效解毒药；积极对症治疗，维持基本生命体征的稳定。以上各项应尽快实施。对于危重病人，应当首先对病人的神志、呼吸、循环功能进行检查，争分夺秒维持基本生命体征稳定。

（1）立即终止接触毒物 毒物经呼吸道或皮肤侵入时，应立即使患者脱离中毒现场，转至空气新鲜的地方，脱去被污染的衣服，清洗被污染的皮肤。经口摄入者立即停止摄入。

（2）清除毒物

1）清除胃肠道内未被吸收的毒物：①催吐：适用于神志清醒且合作者。让患者饮温水 300～500ml，然后用手指或压舌板刺激咽喉壁或舌根以诱发呕吐。当患者处于昏迷、惊厥状态，或吞腐蚀剂或石油蒸馏物时不宜催吐。药物催吐目前临床已少用。②洗胃：对于经口摄入毒物者洗胃应尽快进行，但对于吞服强腐蚀剂者、食管静脉曲张者一般不宜进行洗胃。惊厥患者洗胃应小心。插胃管时胃管头部涂石蜡油润滑，经口腔向下插入约 50cm 左右，吸出胃液可证明胃管在胃内。如不能确定，可经胃管注入适量空气，如在胃区听到咕噜声，则胃管在胃内。洗胃时患者取左侧卧位，头低位并转向一侧，解开衣领和腰带。如不能明确毒物，宜给予温水洗胃，每次注入量约 200～250ml，反复洗胃至洗出液澄清、无异味为止。洗胃液量根据毒物情况而定，少则几千毫升，多则上万毫升甚至更多。拔胃管时，应先将胃管前部夹住。若摄入毒物明确，洗胃液则可根据情况给予保护剂、溶剂、解毒剂、吸附剂、中和剂和沉淀剂等。近来有临床研究表明二次洗胃对于彻底清除毒物有益。③导泻：洗胃结束时可经胃管注入泻药以清除胃肠道内毒物。可给予硫酸钠或硫酸镁 15g 注入。但硫酸镁不适用于昏迷和肾功不全患者。④灌肠：对于清除肠道内毒物有益，但不适用于腐蚀性毒物口服中毒患者。

2）清除其他部位的毒物：清除皮肤上的毒物可给予大量肥皂水和清水反复冲洗；清除眼内的毒物可用清水彻底清洗，一般不用化学拮抗剂；清除伤口中的毒物参见毒蛇咬伤有关章节。

（3）促进已吸收毒物的排除　①输液、利尿：对于中毒患者给予大剂量输液、利尿有助于毒物的排除。给予 5% 碳酸氢钠碱化尿液，有助于某些弱酸性毒物的排泄。②氧疗：对于中毒引起的缺氧应积极给予氧疗。高压氧疗是一氧化碳中毒的特效疗法。③血液净化：血液灌流：血液流过装有活性炭或树脂的灌流柱，有些脂溶性或与蛋白结合的化学物可被吸附清除。应注意，在血液灌流中，血液中的正常成分如血小板、凝血因子等也能被吸附排除，因此需要监测和补充。血液透析：可用于清除血液中的苯巴比妥、水杨酸类、甲醇、茶碱、乙二醇等，对于中毒引起的急性肾功能衰竭，血液透析有指征。血浆置换：可置换出血浆中的某些毒物。腹膜透析：透析指征同血液透析，但是效果较前者差。血液净化治疗一般用于中毒较严重、血液中毒物浓度较高的病例。血液净化同时也把一些治疗药物一并排除，在治疗过程中应合理掌握适应证。

（4）特效解毒剂的应用　①金属中毒解毒剂：常用的有氨羧络合剂和巯基络合剂。依地酸二钠钙（$CaNa_2EDTA$），用于治疗铅中毒。二巯丙醇（BAL），用于治疗砷、汞中毒。二巯基丙磺酸钠（Na－DMPS），用于治疗汞、砷、铜、锑等中毒。二巯基丁二酸（DMS），用于治疗锑、铅、汞、砷、铜中毒。②高铁血红蛋白血症解毒剂：小剂量亚甲蓝（美蓝）用于治疗亚硝酸盐、苯胺、硝基苯等引起的高铁血红蛋白血症。③氰化物中毒解毒剂：氰化物中毒可采用亚硝酸盐－硫代硫酸钠疗法。④有机磷杀虫剂中毒解毒剂：主要有抗胆碱能药物阿托品以及肟类复能剂氯磷定、解磷定等。⑤中枢神经抑制剂解毒剂：纳洛酮是阿片类药物的解毒药，用法：0.4～0.8mg，静脉注射，可重复给药。氟马西尼是苯二氮卓类中毒的解毒剂，用法：给予氟马西尼 0.5mg 稀释后静脉注射，可重复给药。⑥灭鼠剂中毒解毒剂：乙酰胺是氟乙酰胺中毒的特效解毒剂。⑦其他：甲酰四氢叶酸是甲氨蝶呤的解毒剂。

（5）对症治疗　应当指出的是，很多的急性中毒并无特效解毒剂，积极对症治疗，保护重要脏器的功能对于中毒患者的成功抢救非常重要。

2. 慢性中毒的治疗　①解毒治疗：慢性金属中毒可给予金属中毒特效解毒剂治疗。②对症治疗：对于无特效疗法的慢性中毒应积极对症治疗。

二、农业杀虫药中毒

（一）有机磷杀虫剂中毒

急性有机磷杀虫剂中毒（acute organophosphorus insecticides poisoning）是短时间内接触较大量有机磷杀虫剂后，引起以神经系统损害为主的全身性疾病。临床表现包括胆碱能兴奋或危象以及其后可能发生的中间期肌无力和迟发性神经病三类综合征，严重者可导致死亡。

由于化学结构中的取代基不同，不同的有机磷杀虫剂毒性相差很大，国内按照大鼠急性经口 LD_{50}将其分为四类：①剧毒类：LD_{50} < 10mg/kg，如对硫磷（1605）等；②高毒类：LD_{50}10 ~ 100mg/kg，如甲胺磷等；③中等毒类：LD_{50}100 ~ 1000mg/kg，如乐果等；④低毒类：LD_{50}1000 ~ 5000mg/kg，如马拉硫磷等。

有机磷杀虫剂中毒的常见病因有：①生活性中毒的常见病因：主要由于自服、误服或摄入被杀虫剂污染的蔬菜、食物、水源等引起；也有应用有机磷杀虫剂治疗皮肤病或驱虫发生中毒的病例报道。②生产和使用过程中发生的中毒的常见病因：主要是由于生产和使用过程中接触有机磷杀虫剂经皮肤或呼吸道吸收所导致。

有机磷杀虫剂可经胃肠道、呼吸道、皮肤和黏膜吸收。吸收后随血液循环迅速分布于各脏器，其中肝内浓度最高。有机磷杀虫剂大多在肝内进行生物转化，有些经氧化后毒性反而增强，如对硫磷氧化成对氧磷，内吸磷氧化形成亚砜等，其抑制胆碱酯酶的能力也增加。有机磷杀虫剂主要经肾脏由尿排出。

有机磷杀虫剂能抑制多种酶，但是对人的毒性主要表现在抑制胆碱酯酶。体内胆碱酯酶可分为乙酰胆碱酯酶和丁酰胆碱酯酶。乙酰胆碱酯酶即真性胆碱酯酶，水解乙酰胆碱作用最强。乙酰胆碱酯酶被有机磷杀虫剂抑制后，在神经末梢恢复较快，红细胞中的乙酰胆碱酯酶被抑制后，一般不能自行恢复，需待数月至红细胞再生后全血胆碱酯酶活力才能恢复。丁酰胆碱酯酶即假性胆碱酯酶，对有机磷杀虫剂敏感，但抑制后恢复较快。有机磷杀虫剂与乙酰胆碱酯酶的酯解部位结合成磷酰化胆碱酯酶，从而失去分解乙酰胆碱的能力。乙酰胆碱积聚引起胆碱能神经先兴奋后抑制，临床上出现相应的症状。长期接触有机磷杀虫剂时，其胆碱酯酶活力可明显下降而临床表现往往较轻，可能是由于人体对积聚的乙酰胆碱耐受性增高的原因。

【临床表现】

1. 急性中毒　急性中毒的发病时间与有机磷杀虫剂的种类、剂量和侵入途径有关。口服中毒者在数分钟内即可出现症状，且病情迅速发展。经皮肤和呼吸道吸收中毒，发病时间相对迟些。①毒蕈碱样症状：主要是副交感神经末梢兴奋所致，类似毒蕈碱作用，表现为平滑肌痉挛和腺体分泌增加。临床上有恶心、呕吐、腹痛、多汗、流泪、流涕、流涎、腹泻、尿频、大小便失禁、心跳减慢、瞳孔缩小、咳嗽、气急，肺部干湿啰音、严重者出现肺水肿。②烟碱样症状：乙酰胆碱在横纹肌神经肌肉接头处过度蓄积和刺激，使面、眼睑、舌、四肢和全身横纹肌发生肌纤维颤动，甚至全身肌肉强直性痉挛。患者常有全身紧束感和压迫感，然后发生肌力减退和瘫痪。呼吸肌麻痹可导致周围性呼吸衰竭。交感神经节受乙酰胆碱刺激，其节后交感神经末梢释放儿茶酚胺使血管收缩，血压增高、心跳加快和心律失常。③中枢神经系统症状：有头晕、头痛、共济失调、烦躁不安和昏迷等。④迟发性神经病：有些患者在急性中毒后2 ~ 4周左右，胆碱能症状消失后出现感觉、运动型多发性神经病。主要累及肢体末端，可有下肢瘫痪、四肢肌肉萎缩等神经系统症状。重者出现脊髓侧索运动神经障碍，称为有机磷中毒迟发性多发性神经病（Organophosphate induced delayed poly - neuropathy，OPIDP）。神经 - 肌电图检查显示神经源性损害。全血或红细胞胆碱酯酶活性可正常。这种病变不是由胆碱酯酶抑制引起的，而是由于有机磷杀虫剂抑制神经靶酯酶并使其老化所致。⑤中间期肌无力综合征（Intermediate Myasthenia Syndrome，IMS）：指在有机磷中毒急性期胆碱能危象消失后 1 ~4d 左右，出现以呼吸肌、颅神经运动支所支配的肌肉以及肢体近端肌肉无力为特征的临床表现。中间期肌无力综合征的肌无力危及生命，如未及时发现并迅速救治，病死率较高。⑥其他：急性有机磷杀虫剂中毒，特别是重度中毒患者，常可出现不同程度的心脏损害，主要表现为心律不齐、ST－T 改变和 QT 间期延长等。对有机磷杀虫剂中毒引起的心脏损害应加以重视。

2. *局部表现* 部分有机磷杀虫剂如敌敌畏、对硫磷等接触皮肤后可引起过敏性皮炎，局部可出现是水泡和脱皮。有机磷杀虫剂滴入眼中尚可引起结膜充血和瞳孔缩小。

3. *分级标准* 急性中毒根据临床表现和实验室检查可分为：①轻度中毒：短时间内接触较大量有机磷杀虫剂后，在 24h 内出现较明显的毒蕈碱样自主神经和中枢神经系统症状，如头晕、头痛、乏力、恶心、呕吐、多汗、胸闷、视物模糊、瞳孔缩小等。全血或红细胞胆碱酯酶活性一般在 50% ~70%。②中度中毒：在轻度中毒基础上。出现肌束震颤等烟碱样表现。全血或红细胞胆碱酯酶活性一般在 30% ~50%。③重度中毒：除上述胆碱能兴奋或危象的表现外，具有肺水肿、昏迷、呼吸衰竭、脑水肿表现之一者，可诊断为重度中毒。全血或红细胞胆碱酯酶活性一般在 30% 以下。

【辅助检查】

全血胆碱酯酶活力测定是诊断有机磷杀虫剂中毒的特异性实验室指标，对于病情、疗效判断和预后估计都非常重要。正常人胆碱酯酶活力为 100%，轻度中毒时为 70% ~50%，中度中毒时为 50% ~30%，重度中毒时常在 30% 以下。对于长期接触有机磷杀虫剂者其胆碱酯酶活力可处于较低水平。

【诊断和鉴别诊断】

主要根据有机磷杀虫剂接触史，典型临床表现如呼出气有蒜味、瞳孔针尖样缩小、多汗、腺体分泌物增多，肌纤维颤动和神志变化等中毒表现，可做出初步诊断。如有胆碱酯酶活力降低则可确诊，阿托品试验有助于诊断。

本病应与中暑、急性胃肠炎等其他内科疾病鉴别，同时也应注意有无有机磷杀虫剂与其他农药混配中毒的可能性。中间期肌无力综合征应与急性有机磷杀虫剂中毒“反跳”鉴别。所谓中毒“反跳”系指少数急性中毒患者经治疗好转后，重新出现较重的毒蕈碱样、烟碱样和中枢神经系统的临床表现。

【治疗】

1. *急性中毒的治疗应采取综合措施* 包括清除农药和防止农药继续吸收、及早合理应用特效解毒药物以及给予对症和支持治疗等。迅速离开中毒现场，脱去污染衣服，用肥皂和温水彻底清洗污染的皮肤、头发和指甲以清除毒物。口服中毒者应立即给予清水洗胃，直至洗清、没有异味为止。如有机磷品种明确，洗胃液也可用 2% 的碳酸氢钠或 1:5000 的高锰酸钾溶液。应注意敌百虫忌用碳酸氢钠、对硫磷忌用高锰酸钾。

2. *特效解毒剂* ①抗胆碱药阿托品：阿托品能阻断乙酰胆碱对副交感神经和中枢神经系统毒蕈碱的作用，对缓解毒蕈碱症状和对抗呼吸抑制有效，但是对于烟碱样症状和恢复胆碱酯酶活力没有作用。阿托品采用静脉注射给药，使用剂量和间隔时间应根据患者病情、有机磷杀虫剂的品种、摄入量和中毒时间而定。使用阿托品治疗重度中毒病人的原则是早期、足量、重复给药，直到毒蕈碱症状好转达到阿托品化状态。阿托品化（atropinization）临床表现是瞳孔较前散大、口干、皮肤干燥、颜面潮红、肺部湿啰音消失、心律加快等。一旦出现阿托品化即应减少阿托品用量，包括减少一次给药剂量和延长给药时间间隔。如果在使用阿托品的过程中出现瞳孔散大固定、狂躁不安、高热、神志不清、昏迷加重、尿潴留等症状，则提示阿托品中毒（atropinism），应暂停用观察。②胆碱酯酶复活剂：胆碱酯酶复活剂即肟类复能剂，能使被抑制的胆碱酯酶恢复活性，对解除烟碱样症状较为明显，但对于不同有机磷杀虫剂的作用并不完全相同。常用药物有氯磷定、解磷定，还有双复磷、双解磷等。对复能剂有效的有机磷杀虫剂中毒，除要尽早应用外，还应根据中毒程度，给予合理的剂量和应用时间。

有机磷杀虫剂中毒的治疗可采用胆碱酯酶复活剂和阿托品联合应用。

3. *对症治疗* 有机磷杀虫剂中毒的主要死因有呼吸衰竭、神经中枢衰竭、心肌损害、心脏骤停、休克等，因此积极对症治疗、维持生命体征的稳定非常重要。有条件者应常规给予动态生命体征监护，保持呼吸道通畅，合理氧疗，发生中间期肌无力综合征或呼吸衰竭时应及时给予机械通气。中毒患者常规给予糖皮质激素，应用脱水剂治疗脑水肿，抗生素预防及控制感染，危重病人可输血或成分输血，一般至少观察一周左右。应当指出的是，对于急性有机磷杀虫剂中毒患者，应当根据其具体病情制定出符合病人实际情况的个体化诊治方案，且方案应随病情变化而不断调整。

（二）氨基甲酸酯类杀虫剂中毒

急性氨基甲酸酯杀虫剂中毒（acute carbamate insecticides poisoning）是短时间密切接触氨基甲酸酯杀虫剂后，因体内胆碱酯酶活性下降而引起的以毒蕈碱样、烟碱样和中枢神经系统症状为主的全身性疾病。氨基甲酸酯类杀虫剂主要有萘基氨基甲酸酯类（西维因），苯基氨基甲酸酯类（叶蝉散），杂环二甲基氨基甲酸酯类（异索威），杂环甲基氨基甲酸酯类（呋喃丹）等品种，有选择性强、作用迅速、毒性低等优点。

多为自服或误服中毒，生产性中毒少见。

氨基甲酸酯类杀虫剂可经消化道、呼吸道和皮肤吸收，吸收后主要分布于肝、肾、脂肪和肌肉中。主要在肝脏进行代谢，一部分经水解、氧化或与葡萄糖醛酸结合而解毒，一部分以原型或其代谢产物经肾脏排泄。

氨基甲酸酯类杀虫剂可与乙酰胆碱酯酶的阴离子部位和酯解部位结合，形成氨基甲酰化胆碱酯酶，从而失去水解乙酰胆碱的能力，导致胆碱酯酶蓄积并出现相应的临床表现。但氨基甲酰化胆碱酯酶易水解，胆碱酯酶活力恢复较快。

【临床表现】

口服中毒者可在10～30min内出现中毒症状，经呼吸道或皮肤吸收者一般在2～6h内发病。

1. *轻度中毒* 有头痛、头晕、乏力、视物模糊、恶心、呕吐、流涎、多汗、食欲不振、瞳孔缩小等。

2. *中度中毒* 除上述症状加重外，还出现肌纤维颤动。

3. *重度中毒*　除上述症状加重外，并有肺水肿、脑水肿或昏迷任何一项者，可诊断为重度中毒。

【诊断和鉴别诊断】

主要诊断依据有毒物接触史、临床表现和全血胆碱酯酶活力降低等。需与急性有机磷杀虫剂中毒鉴别，应注意有无本品与有机磷杀虫剂混配中毒的可能。需要进行鉴别诊断的疾病主要有急性有机磷中毒、中暑、急性胃肠炎和食物中毒等。根据毒物接触史、临床特征、血液胆碱酯酶测定及动态观察一般不难做出鉴别。

【治疗】

（1）迅速离开中毒现场，脱去污染衣服，用肥皂和温水彻底清洗污染的皮肤、头发和指甲。清除毒物：洗胃液用2%碳酸氢钠溶液。

（2）特效解毒药物　轻度中毒者脱离接触后缓解较快，可不用特效解毒药物，必要时可口服或肌内注射阿托品，1～2mg，必要时重复1～2次，但不必阿托品化。重度中毒者根据病情应尽快达阿托品化，但一般所需总剂量比有机磷中毒时小，用药间隔时间可适当延长，维持时间相对较短。单纯氨基甲酸酯杀虫剂中毒不用肟类复能剂。

三、急性一氧化碳中毒

急性一氧化碳中毒（acute carbon monoxide poisoning）是常见的生活中毒和职业中毒，它是一种吸入较高浓度一氧化碳后引起的急性组织缺氧性疾病，少数患者可有迟发的神经精神症状，部分患者亦可有其他脏器的缺氧性改变。

一氧化碳中毒病因：①生活性中毒：多发生在我国北方冬季，燃煤取暖时室内通风不良或烟囱堵塞漏气、倒风以及使用燃气热水灶不当均可引起急性一氧化碳中毒。也有煤气管道破裂引起中毒的报道。另外，失火现场一氧化碳浓度过高也可引起急性中毒。②生产性中毒：多见于炼钢、炼焦、烧窑、室内试车、矿井打眼放炮、煤井瓦斯爆炸等。

一氧化碳中毒主要引起组织缺氧，一氧化碳与血红蛋白的亲和力比氧大240倍，它进入人体后85%与血液红细胞血红蛋白结合，形成稳定的碳氧血红蛋白，碳氧血红蛋白不能携带氧，且不易分离，其解离速度是氧和血红蛋白解离速度的1/3600。碳氧血红蛋白的存在还能使氧和解离曲线左移，血氧不易释放给组织而造成细胞缺氧。此外，一氧化碳还可与肌球蛋白和线粒体中还原型细胞色素氧化酶的二价铁结合，抑制细胞呼吸，影响氧的利用。一氧化碳中毒时，脑和心脏由于代谢旺盛且血管吻合枝较少最易受损。

【临床表现】

急性一氧化碳中毒症状主要与血液中碳氧血红蛋白的所占比例、中毒时间长短密切相关。中毒患者皮肤黏膜呈现特有的樱桃红色，根据其中毒程度可分三级。

1. *轻度中毒*　有剧烈头痛、头晕、四肢乏力、恶心、呕吐、嗜睡、意识模糊症状，无昏迷。血液碳氧血红蛋白浓度可高于10%。

2. *中度中毒*　呈浅至中度昏迷状态，对疼痛刺激有反应，瞳孔对光反射和角模反射可迟钝，腱反射减弱。可有呼吸、血压、脉搏改变。血液中碳氧血红蛋白浓度可高于30%。

3. 重度中毒 呈深昏迷状态，各种反射消失。可出现惊厥、呼吸抑制、脑水肿、休克、严重心肌损害、并可出现去皮质综合征，血中碳氧血红蛋白浓度可高于50%。此期可出现多种并发症如脑梗死、心肌梗死、横纹肌溶解症、肺水肿、呼吸衰竭、急性肾功能衰竭、消化道出血、肺部感染、皮肤大疱等，可有锥体系和锥体外系损害体征。

4. 急性一氧化碳中毒迟发脑病（delayed encephalopathy） 急性一氧化碳中毒意识障碍恢复后，经过约2～60天的“假愈期”，又出现下列临床表现之一者：①精神及意识障碍：呈痴呆状态、谵妄状态或去大脑皮质状态；②锥体外系神经障碍：出现帕金森综合征的表现；③锥体系神经损害：如偏瘫、病理反射或小便失禁等；④大脑皮质局灶性功能障碍：如失语、失明，或出现继发性癫痫等。

【辅助检查】

1. 脑CT或核磁共振检查 脑水肿时脑部出现病理性低密度区。迟发性脑病常有脱髓鞘病变。

2. 血中碳氧血红蛋白测定 有加碱法和分光镜检查法。轻度中毒血液中碳氧血红蛋白浓度可高于10%，中度中毒可高于30%，重毒中度可高于50%。

3. 脑电图检查 脑电图检查可发现中度及高度异常。

4. 血生化检查 可有电解质变化。

【诊断和鉴别诊断】

主要根据高浓度一氧化碳吸入史，急性神经系统损害的症状和体征，结合碳氧血红蛋白等相关实验室及辅助检查，按照国家诊断标准（GBZ23－2002）可做出急性一氧化碳中毒的诊断。急性一氧化碳中毒应与急性脑血管病变及其他原因引起的昏迷相鉴别。轻度急性一氧化碳中毒需与感冒、高血压、食物中毒、梅尼埃综合征等鉴别，中度及重度中毒者应注意与其他病因如糖尿病、脑血管意外、催眠药中毒等引起的昏迷鉴别，对迟发脑病患者，需与其他精神病、帕金森病、脑血管病等进行鉴别诊断。

【治疗】

迅速将患者移离中毒现场，松开衣领，注意保暖，密切观察意识状态。

1. 纠正缺氧 给予高流量吸氧，条件允许应尽快行高压氧疗。

2. 积极治疗脑水肿 给予脱水、利尿及糖皮质激素治疗。

3. 控制抽搐与高热 可给予地西泮、苯巴比妥等镇静剂治疗。高热患者可给予物理降温。

4. 抗感染治疗 有感染者给予广谱抗生素治疗。必要时做细菌培养及药敏试验。

5. 促进脑细胞代谢 给予能量合剂等药物治疗。

6. 积极治疗并发症和后发症 保持呼吸道通畅，必要时气管切开。注意昏迷期间的护理，防止发生褥疮和吸入性肺炎，加强营养支持。

7. 防治迟发脑病 可给予高压氧、糖皮质激素、血管扩张剂或抗帕金森氏病药物与其他对症与支持治疗。

四、镇静催眠药中毒

镇静催眠药是中枢神经系统抑制药，具有镇静、催眠作用，剂量过大可麻醉全身，包括延髓中枢。一次服用大剂量可引起急性镇静催眠药中毒（acute sedative - hypnotic poisoning）。长期滥用催眠药可引起耐药性和依赖性而导致慢性中毒。突然停药或减量可引起戒断综合征（withdrawal syndrome）。

1950 年以前常用的镇静催眠药是巴比妥类，20 世纪 50 年代以后开始使用非巴比妥类药。1960 年开始使用抗焦虑药物苯二氮䓬类，目前此类药几乎取代了大部分其他镇静催眠药。

苯二氮䓬类分为长效类，半衰期 > 30h，包括氯氮䓬、地西泮、氟西泮等；中效类，半衰期 6 ~ 30h，包括阿普唑仑、奥沙西泮、替马西泮等；短效类，包括三唑仑等。

巴比妥类也可分为长效类，包括巴比妥、苯巴比妥；中效类，包括戊巴比妥、异戊巴比妥、异丁巴比妥；短效类，包括司可巴比妥、硫喷妥钠。

非巴比妥非苯二氮卓类为中效 ~ 短效类，包括水合氯醛、格鲁米特、甲喹酮、甲丙氨酯等。

镇静催眠药中毒为城市中常见的生活中毒，急性中毒主要病因是自杀、误服、投毒等。慢性中毒主要是长期服用此类药物治疗失眠症引起。

【毒物的吸收和代谢】

镇静催眠药均具有脂溶性，其吸收、分布、蛋白结合、代谢，排出以及起效时间和作用时间，都与药物的脂溶性有关。脂溶性强的药物易通越血脑屏障，作用于中枢神经系统，起效快，作用时间短，成为短效药。

【发病机制】

1. 中毒机制　近年研究苯二氮䓬类的中枢神经抑制作用，认为该类药的作用与增强 γ - 氨基丁酸（GABA）能神经的功能有关。在神经突触后膜表面有由苯二氮䓬受体、GABA 受体、氯离子通道组成的大分子复合物。苯二氮䓬类与苯二氮䓬受体结合后，可加强 GABA 与 GABA 受体结合的亲和力，使与 GABA 受体偶联的氯离子通道开放而增强 GABA 对突触后的抑制功能。苯二氮䓬主要选择性作用于边缘系统，影响情绪和记忆力。

巴比妥类对 GABA 能神经有与苯二氮䓬类相似的作用，但由于两者在中枢神经系统的分布有所不同，作用也有所不同。巴比妥类分布广泛，主要作用于网状结构上行激活系统而引起意识障碍。巴比妥类对中枢神经系统的抑制有剂量 - 效应关系，随着剂量的增加，由镇静、催眠到麻醉，以至延髓中枢麻痹。

非巴比妥非苯二氮䓬类镇静催眠药物对中枢神经系统有与巴比妥类相似的作用。

2. 耐受性、依赖性和戒断综合征　各种镇静催眠药均可产生耐受性、依赖性，因而都可引起戒断综合征，发生机制尚未完全阐明。长期服用苯二氮卓类使苯二氮䓬受体减少（下调），是发生耐受的原因之一。长期服用苯二氮䓬类突然停药时，发生苯二氮䓬受体浓度上调而出现戒断综合征。巴比妥类、非巴比妥类发生耐受性、依赖性和戒断综合征的情况更为严重。发生依赖性的证据是停药后发生戒断综合征。戒断综合征的特点是出现与药理相反的症状，如停用巴比妥类出现躁动和癫痫样发作；停用苯二氮䓬类出现焦虑和睡眠障碍。镇静催眠药间可有交叉耐受，致死量不因产生耐受性而有所改变。

【临床表现】

1. 急性中毒

(1) 苯二氮䓬类中毒 中枢神经系统抑制较轻，主要症状是嗜睡、头晕、言语含糊不清、意识模糊、共济失调。很少出现严重的症状如长时间深度昏迷和呼吸抑制等，体征主要有早期瞳孔可缩小，肌张力减低，腱反射减弱等。

(2) 巴比妥类中毒 一次服用大剂量巴比妥类，引起中枢神经系统抑制，症状与剂量有关。①轻度中毒：临床表现与苯二氮䓬类中毒相似，并可伴有眼球震颤。嗜睡、情绪不稳定、注意力不集中、记忆力减退、共济失调、发音含糊不清、步态不稳、眼球震颤等。②重度中毒：表现为进行性中枢神经系统抑制，由嗜睡到深昏迷。呼吸抑制由呼吸浅而慢到呼吸停止。心血管功能由低血压到休克。体温下降常见。肌张力松弛，腱反射消失。胃肠蠕动减慢。皮肤可起大疱。长期昏迷患者可并发肺炎、肺水肿、脑水肿、肾功能衰竭而威胁生命。

(3) 非巴比妥非苯二氮䓬类中毒 症状与巴比妥类中毒相似，但也各自有些特点。①水合氯醛中毒可有心律失常、肝肾功能损害。②格鲁米特中毒可有意识障碍有周期性波动。有抗胆碱能神经症状，如瞳孔散大等。③甲喹酮中毒可有明显的呼吸抑制，出现锥体束征如肌张力增强、腱反射亢进、抽搐等。④甲丙氨酯中毒常有血压下降。

2. 慢性中毒 长期滥用大量催眠药的患者可发生慢性中毒，除有轻度中毒症状外，常伴有精神症状。主要症状有意识障碍和轻躁狂状态、智能障碍、人格变化等。

3. 戒断综合征 长期服用大剂量镇静催眠药的病人，突然停药或迅速减少药量时，可发生戒断综合征。主要表现为自主神经兴奋性增高和神经精神症状。轻症患者于最后一次服药后1天内或数日内出现焦虑、易激动、失眠、头痛、厌食、无力、震颤。2~3天后达到高峰，出现恶心、呕吐、肌肉痉挛等症状。重症患者于突然停药后1~2天，有的药物停用7~8天后出现癫痫样发作，有时出现以幻觉、妄想、定向力丧失、高热为特征的谵妄。数日至3周内恢复。用药量大、时间长而骤然停药者症状严重。

【辅助检查】

1. 血液、尿液、胃液中药物浓度测定 血药浓度检测对临床诊断有帮助，但与临床毒性表现相关性较差，仅供参考。

2. 其他检查 包括血液生化检查、动脉血气分析等。

【诊断和鉴别诊断】

(1) 急性中毒患者有服用大量镇静催眠药史，出现意识障碍和呼吸抑制等临床表现，在排除其他疾病后即可确诊。慢性中毒患者有长期滥用催眠药史，临床出现轻度共济失调和精神症状即可确诊。戒断综合征患者有长期滥用催眠药及突然停药或急速减量病史，临床上出现与药理相反的典型症状即可确诊。

(2) 急性中毒与其他昏迷疾病相鉴别应询问患者有无高血压病、癫痫、糖尿病、肝病、肾病等既往史以及一氧化碳、酒精、有机溶剂等毒物接触史，检查有无头部外伤、发热、脑膜刺激征、偏瘫、发绀等，结合必要的实验室检查及辅助检查，进行综合考虑。慢性中毒应与躁郁病相鉴别。戒断综合征应与神经精神病相鉴别。

【治疗】

1. 急性中毒的治疗

(1) 维持昏迷患者的生命功能　保持气道通畅，必要时行气管插管。输液，补充血容量，维持血压，必要时给予多巴胺等药物。有条件可行心电监护，如出现心律失常，给予抗心律失常药治疗。给予纳洛酮促进意识恢复，每次 0.4～0.8mg 静脉注射，根据情况隔 15min 重复一次。

(2) 清除毒物　具体包括洗胃、活性炭治疗、强化碱性化利尿等措施。血液透析、血液灌流对苯巴比妥有效，危重病人可考虑应用，对苯二氮草类无效。

(3) 特效解毒剂　对于苯二氮草类中毒可给予氟马西尼，剂量 0.5mg 稀释后缓慢静脉注射，必要时可重复注射，总量可达 2mg。

(4) 治疗并发症　对于并发肺炎者应给予抗生素治疗，昏迷者要常翻身、拍背，定期吸痰。对并发胃肠道出血、肺水肿、低血糖、脑水肿患者，应给予相应处理。应注意水、电解质、酸碱平衡。注意保暖，纠正过低体温。急性肾功能衰竭多由休克引起，应及时纠正休克，必要实行血液透析治疗。

2. 慢性中毒和戒断综合征　慢性中毒患者应逐步缓慢减少药量，直至停用镇静催眠药。必要时进行心理治疗。戒断综合征为临床急症，如不及时控制很快进入衰竭状态。其治疗是用足量的镇静催眠药控制症状。临床多用地西泮 10～20mg 静脉注射，每小时 1 次，直至症状消失。由此计算出所需一日总量，将此量分为 3～4 次口服，病情稳定 2 日后逐渐减量，一般 10～15 日内减完停药。

第二节　中　　暑

中暑（heat illness）是在高温环境下，发生以体温调节中枢障碍、汗腺功能衰竭、水电解质丢失过多为特征的疾病。根据发病机制和临床表现不同，中暑可分为热痉挛、热衰竭和热（日）射病三种类型，也可有混合型。

对高温的适应能力不足是中暑的主要病因，促使中暑发生的诱因主要有：①环境温度较高，湿度较大，通风不良等；②产热增加，如从事重体力劳动，患发热、甲状腺功能亢进症以及应用抗胆碱药物等；③散热减少，如肥胖、先天性汗腺缺乏症等。④其他如年老、饮酒、饥饿，患糖尿病、心血管疾病等均可成为诱因。

下丘脑体温调节中枢控制产热和散热，使正常体温维持在相对恒定的范围。正常人体温腋窝温度波动在 36～37.4℃之间，直肠温度在 36.9～37.9℃之间。中暑损伤主要是由于体温过高（>42℃）对细胞的直接损伤作用，可累及各个器官。高热可使神经细胞死亡，继发脑水肿和局部出血，颅内压升高以至昏迷。高热能引起心肌缺血、坏死、促发心律失常或心力衰竭。中暑早期皮肤血管扩张，引起血液重新分配，心排出量增多，加重心脏负荷。大量出汗可使水和钠丢失。脱水、心血管功能障碍、横纹肌溶解可致急性肾功能衰竭。热损害还可引起消化道出血和不同程度的肝细胞坏死及胆汁淤积，中暑还可导致弥漫性血管内凝血。

【临床表现】

1. *热射病* 包括日射病，亦称中暑高热，是一种致命性内科急症，其特点是在高温环境中突然发病，体温高达40℃以上，早期大量出汗，继之无汗，可伴有皮肤干热及不同程度的意识障碍等。严重者可并发休克、心律失常、心力衰竭、肺水肿、脑水肿、横纹肌溶解、急性肾功能衰竭、急性肝衰竭、弥漫性血管内凝血等。

2. *热痉挛* 主要表现为明显的肌痉挛，伴有收缩痛。好发于活动较多的四肢肌肉及腹肌等，尤以腓肠肌为著。常呈对称性，时而发作，时而缓解。患者意识清，体温一般正常。

3. *热衰竭* 常发生于老年人、儿童和慢性病患者，起病迅速，主要临床表现为头晕、头痛、多汗、口渴、恶心、呕吐，继而皮肤湿冷、血压下降、心律失常、轻度脱水，体温稍高或正常。

临床上以上三种类型可同时存在，不能截然区分。

【辅助检查】

血清酶学检查包括丙氨酸氨基转移酶、门冬氨酸氨基转移酶、乳酸脱氢酶、肌酸激酶测定，常规测定血清钾、钠、氯、二氧化碳结合率。凝血功能检查异常时应考虑到弥散性血管内凝血。尿液检查及血肌酐、尿素氮测定有助于诊断急性肾功能衰竭。昏迷患者应行脑CT检查。

【诊断和鉴别诊断】

根据病史及典型的临床表现，结合有关的实验室检查，中暑的诊断并不难。主要应与其他引起高热伴有昏迷的其他疾病如脑炎、脑膜炎、脑出血、甲状腺危象、中毒性菌痢、伤寒等鉴别。

【治疗】

迅速将患者转到通风阴凉处休息，热痉挛患者给予含盐清凉饮料口服或静脉注射生理盐水，病情可迅速好转。热衰竭患者经补液治疗后数小时内也可恢复。热射病患者病情危重，应积极采取救治措施，通常应在1h内使直肠温度降至37.8~38.9℃。

1. *物理降温* 在通风阴凉处或空调房间内，脱去患者衣服，进行皮肤、肌肉按摩，促进散热。无循环衰竭者可用冰水擦浴或将躯体浸入27~30℃水中降温。对于循环衰竭者可用15℃冷水反复擦湿皮肤。其他降温方法包括冷水洗胃或灌肠等。

2. *药物降温* 氯丙嗪25~50mg加入500ml液体中静脉滴注1~2h，治疗过程中应监测血压。

3. *治疗并发症* 保持呼吸道通畅，脑水肿可给予甘露醇快速静脉滴入，抽搐可给予地西泮，低血压应补液恢复血容量。急性肾功能衰竭可行血液透析治疗，弥散性血管内凝血时应给予肝素等治疗。心力衰竭应及时纠正，同时还应注意水电解质平衡。应用PPI或H_2-RA预防上消化道出血。

（菅向东）

第五篇　神经精神疾病

第十八章

神经系统疾病

神经系统是人体最精细、结构和功能最复杂的系统，由中枢神经系统（脑、脊髓）和周围神经系统（脑神经、脊神经）组成，两者构成统一协调的整体，参与躯体运动、感觉及自主神经功能，以及意识、学习、记忆、综合分析等高级神经活动。

一般将神经系统疾病分成中枢神经系统疾病、周围神经系统疾病、自主神经系统疾病及骨骼肌疾病。

第一节　周围神经疾病

一、面神经炎

面神经炎又称特发性面神经麻痹（idiopathic facial palsy），是指茎乳孔内非化脓性炎症所致的周围性面神经麻痹，因临床上常有 Bell 现象，故又称 Bell 麻痹（Bell palsy）。

本病病因未完全阐明。因骨性的面神经管仅能容纳面神经通过，风寒、病毒感染和自主神经功能不稳等引起局部的神经营养血管痉挛，导致面神经的缺血水肿。病毒感染一直被怀疑为致病因子，认为带状疱疹、单纯疱疹、麻疹、流行性感冒、巨细胞病毒等与本病关。早期病理改变为面神经的水肿和脱髓鞘，严重者可有轴突变性。

【临床表现】

任何年龄均可发病，男女发病相等。通常急性起病，病前多有受凉史，症状可于数小时或数天/1 ~3 天内达到高峰。

(1) 首发症状为病侧耳后乳突区的疼痛。病后 1 ~2 天病侧表情肌瘫痪，逐渐加重至全瘫。表现为额纹消失，不能皱额蹙眉，眼裂变大，眼裂不能闭合或闭合不全，闭眼时瘫痪侧眼球向外上方转动，显露白色巩膜，称 Bell 现象；患侧鼻唇沟变浅，口角下垂，示齿时口角歪向健侧；口轮匝肌瘫痪使鼓气和吹口哨时漏气；颊肌瘫痪使食物易滞留病侧齿颊之间。

(2) 病变如果在茎乳孔附近仅表现为周围性面瘫；病变如果在面神经管鼓索神经近端，可有同侧舌前 2/3 味觉丧失；在发出镫骨肌支以上受损时，可有同侧舌前 2/3 味觉丧失和听觉过敏；病变如果在膝状神经节，可有面瘫、舌前 2/3 味觉障碍、听觉过敏、患侧乳突部疼痛、耳廓和外耳道感觉迟钝、外耳道或鼓膜带状疱疹，称 Hunt 综合征。

【辅助检查】

面神经肌电图检查和电变性测定有助于预后的估计，如果肌电图提示严重的轴突变性往往预后差。头颅 CT 或 MRI 检查可以排除脑桥小脑角肿瘤、颅底占位性病变和脑桥的血管性疾病等。

【诊断及鉴别诊断】

根据受凉后急性起病的单侧周围性面瘫、多伴有舌前 2/3 味觉减退即可诊断。应与下列疾病如 Guillan－Barre 综合征、颅后窝占位性病变、腮腺炎、腮腺肿瘤、中耳炎、迷路炎、脑桥血管性疾病等并发的面神经麻痹鉴别。

【治疗】

治疗原则是减轻面神经水肿、改善局部血液循环，缓解神经受压，促进功能恢复。

1. 药物治疗

（1）糖皮质激素　尽早用 1 个疗程的皮质激素治疗，如可静脉滴注地塞米松每日 10～15mg，7～10 天；或服泼尼松 30～60mg，顿服，连续 7～10 天，以后逐渐减量。

（2）抗病毒治疗　带状疱疹感染引起的 Hunt 综合征可用无环鸟苷 10～20mg/（kg·d），静脉滴注，连服 7～10 天。

（3）维生素 B 族　促进神经髓鞘的恢复，可肌内注射维生素 B_1、维生素 B_{12}。

2. 物理治疗　应早期在茎乳孔附近应用超短波、红外线或局部热敷。可起到消炎、消肿，改善循环的功效。

3. 针灸及功能训练　应在 3～4 周后应用，有利于神经功能恢复。

4. 手术治疗　如果有严重的后遗症，可采取面－舌下神经吻合术。

二、三叉神经痛

三叉神经痛（trigeminal neuralgia）是指三叉神经分布区内短暂而反复发作的剧痛。

通常分原发性和继发性两种类型。原发性三叉神经痛的原因尚未明确，有多种学说。压迫学说有血管压迫与机械压迫，认为异行扭曲的血管压迫三叉神经后根，使神经根局部产生脱髓鞘变化。也有人发现颅底陷入、岩骨嵴变异等是机械性压迫的病因。其他有神经缺血和病毒感染学说。继发性三叉神经痛能在临床上找出确切的发病原因，如脑干肿瘤、血管病、多发性硬化和炎症、三叉神经走行上的肿瘤及半月神经节病变等。

【临床表现】

多数于 40 岁以上发病，女性多于男性，绝大多数为单侧，仅 5% 以下为双侧。

1. 发作特征　疼痛限于三叉神经分布区的一支或两支，以第二、三支最多见。为无先兆的突然发生的闪电样、短暂而剧烈的疼痛，持续数秒至 1～2min 后骤然终止，间歇期可完全正常。疼痛性质为针刺样、刀割样、电击样或撕裂样的剧烈疼痛，可由一定的痛点开始向受累神经的分布区放射，也可由一支放射至另一支的分布区。严重者出现痛性抽搐。发作时伴有面部潮红、结合膜充血、流泪及流涎等。

2. 触发点与诱发因素　在鼻翼、口角、面颊、上下唇、上下齿根及舌等处尤为敏感，稍加触动即可引起疼痛发作，称为“触发点”或“扳机点”。患者日常生活中的普通刺激，如刷牙、洗脸、谈话、进食、咀嚼、剃须亦可诱发，因此给生活带来严重不便。

3. *发作频率*　早期发作次数较少，间歇期较长，可数日1次，缓解期数天至数年不定，多数呈逐渐加重，发作次数渐频繁，甚至可数分钟1次。

4. *临床检查*　原发性三叉神经痛患者，神经系统检查正常，一般无阳性体征。继发性三叉神经痛者，可有三叉神经分布区内面部感觉减退、角膜反射消失，张口下颌偏向患侧等。

【诊断及鉴别诊断】

根据疼痛的部位、性质、面部扳机点及神经系统无阳性体征，原发性三叉神经痛的诊断不难。但需与继发性三叉神经痛及其他头面部疼痛如舌咽神经痛、蝶腭神经痛、牙痛、鼻窦炎、颞颌关节病及非典型面痛等相鉴别。舌咽神经痛多表现为咽部和舌根的发作性疼痛，吞咽时诱发。蝶腭神经痛表现为鼻根后方上颌部的发作性疼痛，性质多为烧灼样、刀割样，较剧烈。牙痛和鼻窦炎多表现为局部的持续性钝痛和局部压痛。鼻窦炎还可能伴有脓涕，X线有助于诊断。颞颌关节病常表现为张口困难、颞颌关节部疼痛及局部压痛等。

【治疗】

原发性三叉神经痛应首选药物治疗，消除或控制疼痛，继发性三叉神经痛主要针对病因治疗。

1. *药物治疗*

（1）首选卡马西平　首次0.1g，2次/日，以后逐渐加量，最大剂量为1天1.0～1.2g；疼痛停止后逐渐减量。不良反应有头晕、嗜睡、口干、恶心、皮疹、白细胞减少等。

（2）苯妥英钠　每次0.1g，3次/日，最大剂量为1天1.0g。

（3）氯硝西泮　开始1天1mg，逐渐加量，维持剂量为1天3～12mg。

（4）大剂量维生素B_{12}　通常采用大剂量肌内注射，1次/日，连用10天。

（5）哌咪清　效果优于卡马西平。通常第1～4天剂量为1天4mg，第5～9天为1天6mg，第10～14天为1天8mg，第14天以后为1天12mg，均分为2次服。不良反应有手颤、肢体不自主抖动、记忆力减退等。

2. *封闭疗法*　用无水酒精、甘油封闭神经分支或半月神经节，使注射区面部感觉缺失，获得止痛效果。

3. *半月神经节射频电凝疗法*　在X线监视下或经CT导向将射频电极针经皮插入半月神经节，通电加热至65～75℃，维持1min。可有面部感觉异常、角膜炎、咀嚼无力等并发症。

4. *手术治疗*　包括三叉神经感觉根部分切断术、三叉神经显微血管减压术，适于药物治疗和封闭治疗无效，病情严重却能耐受手术者。

三、坐骨神经痛

坐骨神经痛（sciatic neuralgia）是沿坐骨神经通路及其分布区内的以疼痛为主的综

合征。

病因可分为原发性和继发性两大类。原发性坐骨神经痛或坐骨神经炎，原因未明，可能因受凉感冒后，病原体或毒素经血流而侵犯周围神经引起间质性神经炎；继发性坐骨神经痛是因坐骨神经在其通路上受病变的压迫所致。

根据发病部位可分为根性和干性坐骨神经痛。①根性者主要是椎管内及脊椎病变，较干性多见，如腰间盘脱出症，腰椎肥大性脊柱炎、椎管狭窄、腰骶段椎管内肿瘤等；②干性者主要是椎管外病变，常为腰骶丛和神经干邻近病变，如骶髂关节炎、盆腔肿瘤、妊娠子宫压迫、臀部肌内注射不当等。

【临床表现】

常见于青壮年，男性多见。多为单侧性。

（1）主要表现为沿坐骨神经径路的放射性疼痛，疼痛位于腰部、臀部，向股后部、小腿后外侧、足部放射，呈持续性钝痛，阵发性加剧，呈刀割或烧灼样痛，常夜间加重。

（2）行走、活动或牵拉坐骨神经可诱发或加重疼痛，患者常采取减痛姿势以免牵拉神经，如站立时脊柱向患侧侧凸；患肢微屈并卧向健侧。

（3）沿坐骨神经经络有压痛点，如 L_4、L_5 棘突旁、骶髂点、臀点、股后点、腓点、腓肠肌点、踝点等；坐骨神经牵拉试验可引发疼痛；检查可发现轻微体征，如小腿及足背外侧感觉减退、踝反射减弱或消失、小腿萎缩等。

【辅助检查】

1. X 线平片　腰骶部、骶髂及髋关节等 X 线片，有助于发现骨折、肿瘤等病变。

2. 脑脊液检查　对椎管内肿瘤、蛛网膜炎等有意义。

3. CT、MRI　对椎管内肿瘤、椎间盘突出等诊断有意义。

【诊断及鉴别诊断】

根据坐骨神经分布区的疼痛、压痛部位、直腿抬高试验阳性、感觉和踝反射减退等，不难诊断，但需区分根性与干性坐骨神经痛，并明确病因。根性与干性坐骨神经痛的区别是前者椎旁有压痛、咳嗽用力解大便时疼痛诱发以及颈静脉试验和颏胸试验阳性，后者椎旁无压痛，咳嗽用力解大便时不能诱发疼痛以及颈静脉试验和颏胸试验阴性。需与腰肌劳损、臀部纤维组织炎、髋关节炎等鉴别。

【治疗】

首先针对病因治疗，对炎症病变，选取相应抗炎药物；对肿瘤压迫应早期手术。对症处理包括急性期应卧硬板床休息，使用止痛剂，对严重病例可静脉滴注地塞米松 1 天 10～15mg，7～10 天或口服泼尼松；使用大剂量 B 组维生素；其他可用 1%～2% 普鲁卡因或甲泼尼龙各 1ml 椎旁封闭治疗，针灸及理疗也可减轻疼痛。

四、急性炎症性脱髓鞘性多发性神经病

急性炎症性脱髓鞘性多发性神经病（acute inflammatory demyelinating polyneuropathy，AIDP）又称格林－巴利综合征（Guillain－Barre syndrome，GBS），是一组急性或亚急性起病，以周围神经和神经根的炎性脱髓鞘，四肢对称弛缓性瘫痪为临床表现的自身免

疫疾病。是多发性神经病中的一种特殊类型。

病因尚未明确。多数病人在发病前数天或数周多有非特异性病毒感染或疫苗接种史，最常见为空肠弯曲菌感染。近年来发现病人血中抗 EB 病毒和抗巨细胞病毒抗体滴度均增高，认为与感染有关，但并非直接感染，目前普遍认为 GBS 可能是感染后的一种表现为迟发性过敏反应的自身免疫性疾病。分子模拟机制也认为 GBS 的发病是由于病原体某些组分与周围神经组分相似，机体免疫系统产生自身免疫性 T 细胞和自身抗体，并针对周围神经组分发生免疫应答，引起周围神经髓鞘脱失。某些病人血清脑脊液蛋白如 IgG、IgM、IgA 等增高，以及脑脊液出现寡克隆 IgG。

GBS 主要病变在神经后根、神经节、周围神经等，以神经根、神经干及神经丛明显，末梢神经一般较轻。脑神经也可同时受累。早期为周围神经中小血管周围淋巴细胞和巨噬细胞的浸润、脊神经根和神经节细胞的充血水肿，神经纤维节段性脱髓鞘，严重者可继发轴突变性。

【临床表现】

可发生在任何年龄，20～40 岁较多，男多于女。多急性或亚急性起病，多数患者病前有呼吸道、胃肠道感染史，或疫苗接种史。

1. *运动障碍*　瘫痪可从下肢开始或四肢同时发生，呈双侧对称性弛缓性瘫痪，多于数日至 2 周达到高峰，严重者可出现呼吸肌麻痹。

2. *感觉障碍*　发病时多有烧灼感、麻木、刺痛和不适感等肢体远端主观感觉异常，但感觉缺失较少见，呈手套袜子样分布，可伴肌肉痛和神经痛。

3. *脑神经麻痹*　以双侧周围性面瘫最常见；其次是舌咽迷走神经损害，出现吞咽困难、构音障碍等延髓麻痹症状；少数有眼肌及舌肌瘫痪。

4. *自主神经症状*　常见皮肤潮红或发冷、出汗增多或无汗、手足肿胀，严重者可有心率改变，常为心动过速，体位性低血压、高血压和暂时性小便潴留或失禁。

5. *并发症*　严重患者可出现呼吸衰竭、心率失常、坠积性肺炎、肢体挛缩等并发症。

【辅助检查】

1. *脑脊液*　典型表现为蛋白细胞分离，即蛋白含量增高而细胞数正常，病后第 3 周蛋白增高最明显，少数细胞数可达（20～30）$\times 10^6$/L。

2. *电生理检查*　发病早期神经传导速度（NCV）可正常，但多有 F 波或 H 反射延迟或消失；脱髓鞘电生理特征是 NCV 减慢、远端潜伏期延长、波幅正常或轻度异常；肌电图早期可正常，后期有失神经电位。

【诊断及鉴别诊断】

有以下特点可考虑本病：①病前 1～4 周有感染史或前驱症状；②急性或亚急性起病；③ 四肢对称性弛缓性瘫痪，可有感觉异常、脑神经受累；④常有 CSF 蛋白细胞分离现象；⑤电生理改变有早期 F 波或 H 反射延迟、NCV 减慢等。需与脊髓灰质炎、多发性神经炎、多发性肌炎、低血钾型周期性瘫痪等疾病鉴别。

【治疗】

主要包括辅助呼吸及支持疗法、病因治疗、对症治疗、预防并发症。

1. *抢救呼吸肌麻痹* 是治疗重症 GBS 的关键，应密切观察呼吸困难程度，当出现缺氧症状，肺活量降低至 20 ~ 25ml/kg 体重以下，血气分析动脉氧分压低于 9.31kPa，应及早使用呼吸机辅助呼吸。

2. *病因治疗* 目的是抑制免疫反应，消除致病性因子，促进神经再生。

（1）血浆交换 可去除血中致病因子如自身抗体，交换血浆量按每次 40ml/kg 计算，有效率为 50% ~ 70%；轻度、中度和重度病人每周分别做 2 次、4 次和 6 次置换。

（2）静脉注射免疫球蛋白 对病情进展，可能出现呼吸肌麻痹者，尽早使用。成人用量为 0.4g/（kg·d），连用 5 天，有效率为 50% ~ 70%。

（3）糖皮质激素 近年来对皮质激素使用存有争议。目前多认为激素治疗无效，并可产生不良反应。

3. *神经营养药* 可选 B 族维生素、肌苷、胞二磷胆碱及神经节苷脂等促进周围神经损害的修复和再生。

4. *预防、治疗并发症及康复治疗。*

第二节 急 性 脊 髓 炎

急性脊髓炎（acute myelitis）亦称急性非特异性脊髓炎，是指一组由感染或变态反应引起的急性横贯性脊髓损害疾病。

病因尚未阐明，可能为病毒感染或感染后诱发的自身免疫性疾病。多数患者出现脊髓症状前 1 ~ 2 周有上呼吸道感染、腹泻等病毒感染症状。

本病可累及脊髓的任何节段，胸髓最常见，其次为颈髓和腰髓。受损节段软脊膜充血，脊髓肿胀、软化，灰白质界限不清。镜下见脊膜和脊髓内血管充血，血管周围炎性细胞浸润；神经细胞肿胀、碎裂、溶解，白质中髓鞘脱失、轴突变性。

【临床表现】

（1）发病于任何年龄，青壮年多见，男女同样受累。病前数天至数周有发热、全身不适或上呼吸道感染症状或胃肠道感染症状，或疫苗接种史。

（2）急性起病，数小时至 2 ~ 3 天内达高峰，出现脊髓完全性横贯性损害症状。典型症状有：

1）运动障碍：早期呈脊髓休克表现，损害平面以下肢体肌张力降低、腱反射消失、腹壁和提睾反射消失、病理反射阴性，可持续数日至数月，多为 2 ~ 4 周。至恢复期肢体肌张力逐渐增高，腱反射亢进，出现病理反射，肢体肌力逐渐恢复。

2）感觉障碍：病变节段以下所有深、浅感觉消失，部分于感觉消失平面上缘有束带样感觉异常或感觉过敏区，恢复期感觉平面逐步下降，但较运动功能恢复慢。

3）自主神经功能障碍：早期为大、小便潴留，休克期膀胱无充盈感，呈无张力性神经源性膀胱，膀胱可因过度充盈出现充盈性尿失禁；恢复期膀胱容量缩小，排尿功能恢复。损害平面以下无汗或少汗、皮肤脱屑及水肿、指甲松脆或角化等。

（3）部分起病急骤，在 1 ~ 2 天甚至数小时内上升至延髓，瘫痪由下肢迅速波及上肢或延髓支配肌群，出现吞咽困难、构音不清、呼吸肌瘫痪，甚至死亡，称为上升性脊髓炎。

（4）并发症　长期卧床产生坠积性肺炎、尿路感染及褥疮。

【辅助检查】

1. 脑脊液　压力正常，白细胞数正常或增高［（10～100）$\times 10^6$/L］，淋巴细胞为主；蛋白含量正常或轻度增高，糖、氯化物正常。压颈试验通畅，少数因脊髓水肿严重有不完全梗阻。

2. 肌电图　呈失神经改变。

3. 影像学检查　脊柱X线正常。脊髓MRI典型改变是病损脊髓增粗，髓内斑点状或片状长T1、长T2信号，可有融合。

【诊断及鉴别诊断】

根据急性起病、病前感染史、迅速出现的完全横贯性脊髓损害症状，脑脊液细胞数、蛋白质轻度增高，椎管无阻塞，诊断并不困难。需与急性硬脊膜外脓肿、脊髓出血、脊髓肿瘤、脊柱结核、急性脊髓压迫症、视神经脊髓炎等鉴别。

【治疗】

1. 药物治疗　①糖皮质激素：可用大剂量甲基泼尼松龙短程冲击疗法，500～1000mg静脉滴注，每日1次，连用3～5次；也可用地塞米松10～20mg静脉滴注，每日1次，10天左右为1个疗程；以后改用泼尼松口服，每日40～60mg，1～2个月后逐步减量停用。②免疫球蛋白：成人每次用量15～20g，静脉滴注，每日1次，3～5次为1个疗程。③神经营养代谢药如大剂量B族维生素、三磷酸腺苷、细胞色素C、胞二磷胆碱有助于神经功能恢复。④抗生素预防和治疗泌尿道或呼吸道感染。

2. 护理及康复治疗　吞咽困难者应留置胃管；拍背、吸痰，防止坠积性肺炎；经常按摩皮肤及活动瘫痪肢体，防止褥疮；留置尿管，预防尿路感染；保持瘫痪肢体功能位。被动活动与按摩肢体，部分肌力恢复时鼓励病人主动活动。配合针灸、理疗。

第三节　头　　痛

一、偏头痛

偏头痛（migraine）是一种由各种原因引起的、颅内外神经、血管功能障碍所致的、反复发作的、单侧或双侧头痛为特征的疾病，是临床常见的原发性头痛。

病因未完全明了，可能与遗传、内分泌、代谢因素及精神刺激等因素有关。约50%～80%有头痛家族史。偏头痛常始于青春期，女性较男性易患，月经前期或月经来潮时发作增加，妊娠期或更年期后发作减少或消失。情绪紧张、焦虑抑郁、气候变化等也与偏头痛发作有一定的关系。

发病机制主要有下列几种学说：①神经递质学说：5－HT在偏头痛发病中具有重要作用，许多5－HT拮抗剂能有效治疗偏头痛。儿茶酚胺、组胺、前列环素和内源性阿片物质等神经递质亦与偏头痛的发生有关。②血管学说：一直以来认为偏头痛的先兆症状与颅内血管的收缩有关，随后颅内、外血管的扩张导致头痛的发生。③神经学说：

认为偏头痛先兆及头痛的发生均与神经元功能障碍有关，血管改变是继发的。

【临床表现】

多于儿童和青年期发病，女性多于男性。可伴发恶心、呕吐、畏光或畏声、倦怠等。发作频率从每周至每年1次至数次不等。主要临床类型有：

1. *典型偏头痛* 最常见先兆为视觉障碍，如闪光、暗点、黑矇、视物变形等；也可为躯体感觉性先兆，如一侧肢体或面部麻木、感觉异常等。先兆持续数分钟至1h。头痛为一侧眶后、额部、颞部搏动性头痛或钻痛，多为单侧，可持续4~72h，常伴有恶心、呕吐、畏光、畏声、颞动静脉突出等症状，可因活动头部而加重。

2. *普通型偏头痛* 约占偏头痛病人的80%。先兆不明显或仅短暂而轻微的视物模糊。头痛多呈单侧搏动性，也可波及对侧或双侧交替发作。

3. *眼肌麻痹型偏头痛* 少见。偏头痛反复发作后出现眼肌瘫痪，持续数小时至数周不等。多次发作后可持久不愈。

4. *偏瘫型偏头痛* 少见。头痛后出现偏瘫，可持续10min至数周不等。

5. *基底动脉型偏头痛* 儿童和青春期女性发病较多。典型发作以视觉症状和脑干症状为先兆，如闪光、暗点、视物模糊、视野缺损、眩晕、眼球震颤、构音障碍、双侧肢体麻木无力及共济失调等，可出现跌倒发作或短暂意识障碍，然后出现枕部或一侧头部剧痛，常伴恶心和呕吐。

【辅助检查】

1. *脑血流量（CBF）测定* 偏头痛先兆期可见脑部血流减少或缺血，头痛时可见脑血流量增加。

2. *生化检查* 在发作期和发作间期均可测到脑细胞内镁离子的浓度减低，与兴奋性神经递质的敏感性增高相一致。

3. *免疫检查* 某些偏头痛患者血中可检测到抗磷脂抗体。抗磷脂抗体综合征可出现与偏头痛相似的头痛以及短暂的神经缺损症状，可能误诊为偏头痛。

【诊断及鉴别诊断】

偏头痛诊断主要根据病史，国际头痛协会（1988年）的诊断标准有：先兆持续发生，至少5min内，持续时间<60min；先兆症状消失后出现头痛，持续4~72h，且具有以下特征：中~重度头痛；为一侧搏动性；日常活动可加重；伴恶心和（或）呕吐、畏光、畏声。临床上应与非偏头痛性血管性头痛、未破裂的颅内动脉瘤或动静脉畸形、脑动脉硬化症、丛集性头痛、痛性眼肌麻痹、三叉神经痛鉴别。

【治疗】

1. *一般治疗* 避免精神紧张、睡眠不足、日晒及进食红酒、乳酪、巧克力等食物。

2. *发作期治疗* 轻者可选对乙酰氨基酚、非类固醇类抗炎剂如阿司匹林、萘普生、布洛芬口服。对较重患者可首选麦角制剂如酒石酸二氢麦角胺肌内或静脉注射；麦角胺0.6~1.0mg口服；可待因15~60mg口服。

3. *对症治疗* 伴严重恶心、呕吐者可给予小剂量奋乃静、氯丙嗪；眩晕或头晕者可给眩晕停或东莨菪碱等治疗。

4. *预防性治疗* 头痛发作频繁而持续，每月达3天以上，严重影响正常生活和工作者，宜给予预防性治疗。首先应消除或减少偏头痛的诱因，如避免情绪紧张、不进食含奶酪食物等。预防性药物治疗：①普萘洛尔 10~40mg，每日 2~4 次口服；②氟桂利嗪 5mg，每晚 1 次口服，或尼莫地平 20~40mg，每日 2~3 次口服；③甲基麦角胺每天 2~6mg；④其他药物如抗抑郁药、抗惊厥药、非类固醇抗炎药等。

二、紧张性头痛

紧张性头痛（tension headache）也称为肌收缩性头痛，是最常见的慢性头痛，表现为双侧枕颈部或全头部的紧缩性或压迫性头痛。多见于女性。

多种因素参与发病，如精神因素或职业的特殊头位导致颈肩部肌肉持久性痉挛和血管收缩而引起头痛。心理因素如焦虑、抑郁、心理紧张、过度劳累常是重要诱因。

【临床表现】

可始于任何年龄，但儿童期及青年期多见。女性多见。头痛位于双侧枕、额颞部、颈部或全头部，为钝痛、压迫感、牵拉样、紧箍感等，呈轻~中度疼痛，持续数日至数年，几乎不伴有恶心、呕吐，日常活动不加重头痛。紧张、焦虑、失眠可诱发或加重症状。头颈、肩部肌肉僵硬，可有触痛或压痛点。

【诊断及鉴别诊断】

依据头痛部位、性质和程度，无恶心、呕吐，活动后头痛不加重等特点，不难诊断。需除外其他常见头痛如偏头痛、颈椎病变、颅内占位性病变等。

【治疗】

根据患者个体情况予以综合治疗，包括药物治疗、心理治疗、松弛治疗、适当运动、理疗及按摩等。可选用镇痛药如复方阿司匹林、吲哚美辛、散利痛等缓解疼痛。有焦虑或抑郁症状者可给予阿米替林、百忧解、左洛复等。失眠者可给予地西泮类药物。

第四节 中枢神经系统感染性疾病

一、脑蛛网膜炎

脑蛛网膜炎是指多种原因引起的非特异性蛛网膜炎慢性炎症。

其致病因素有多种：软脑膜感染或脑膜外的炎症；继发于全身性感染如结核、流行性感冒以下简称流感、败血症等；颅脑外伤或脑室造影或注入药物后等。病理上可见局限或弥漫的蛛网膜增厚，常因与软脑膜、脑组织及脑神经等粘连而引起阻塞性脑积水，也可形成囊肿。

【临床表现】

可见于任何年龄，多慢性起病，少数急性起病。由于病变部位不同，临床表现呈多样性。主要表现为低热、头痛、呕吐、视乳头水肿及脑膜刺激征，若大脑半球受侵犯，可有单瘫、偏瘫、失语或部分性癫痫；颅底受侵犯常有脑神经损害症状，表现视力下降、复视、面肌瘫痪、面部感觉异常等，症状可波动，常缓解或复发。

【辅助检查】

1. 脑脊液检查 压力正常，细胞数正常或轻度增高，蛋白轻度增高。

2. CT或脑室造影 脑室扩大和阻塞性脑积水。

【诊断和鉴别诊断】

根据患者病前多有感染、头外伤或脑室药物注射史、多慢性起病、病程波动、头部CT及脑室造影的改变可作出诊断。应与桥脑小脑角、鞍区及颅后窝肿瘤相鉴别。

【治疗】

对于弥漫性脑蛛网膜炎可予以静脉或口服肾上腺皮质激素，治疗原发病（抗感染或抗结核）；对囊肿形成明显压迫或严重脑积水者可手术治疗。

二、急性播散性脑脊髓炎

急性播散性脑脊髓炎（acute disseminated encephalomyelitis，ADEM）是一种常发生在某些感染或预防接种后广泛累及脑和脊髓白质的急性炎症性脱髓鞘性疾病。

在病毒感染（疱疹、流感、麻疹、风疹、天花及水痘等）后发生的脑脊髓炎称为感染后脑脊髓炎，在疫苗接种（牛痘疫苗、狂犬疫苗等）产生的脑脊髓炎称为接种后脑脊髓炎。通过对实验性变态反应性脑脊髓炎的研究，目前认为ADEM的发病机制与细胞免疫介导的自身免疫有关。

病理可见散布于脑和脊髓的多数脱髓鞘病灶，病灶直径从0.1mm到数毫米不等，并散在围绕在中小静脉周围，明显炎细胞浸润（多为淋巴细胞和浆细胞），形成血管袖套。有明显胶质细胞增生反应。轴突和神经细胞或多或少地保持完整。

【临床表现】

任何年龄均可患病，以儿童和青壮年居多。急性起病，多数病例在感染或接种疫苗后1~2周出现症状，病情较严重。临床表现脑和脊髓弥漫性损害症状，出现意识模糊、嗜睡、精神异常，可有偏瘫、抽搐、脑神经麻痹和共济失调等；脑膜受累时出现头痛、恶心、呕吐和脑膜刺激征；脊髓受累出现截瘫或四肢瘫，上升性麻痹，感觉缺失，腱反射减弱或消失，大、小便障碍。严重病例呈暴发起病，可迅速出现昏迷和去脑强直发作。

【辅助检查】

1. 脑脊液 压力正常或增高，细胞数轻至中度增高，淋巴细胞为主；蛋白轻度至中度增高，可发现寡克隆带。

2. EEG 广泛异常，慢波增多。

3. 影像学检查 头颅CT可显示白质内弥散多灶性大片状或斑片状低密度区；MRI显示脑和脊髓白质内有散在多发的长T1、长T2信号病灶，急性期有明显增强效应。

【诊断及鉴别诊断】

根据感染或疫苗接种后急性起病的脑和（或）脊髓弥漫性损害症状，CT和MRI显示脑和脊髓内多发散在病灶，激素治疗有效可以作出诊断。需与病毒性脑炎如乙型脑炎、单纯疱疹病毒脑炎、多发性硬化、感染中毒性脑病等鉴别。

【治疗】

1. *免疫治疗* 急性期采取大剂量糖皮质激素冲击疗法，甲基泼尼松龙每日1g，连用3~5天为1个疗程，继之泼尼松60mg口服。大剂量丙种球蛋白0.2~0.4g/kg静脉滴注，隔日1次，可用10次。

2. *对症治疗* 有抽搐者用抗癫痫药；颅高压者用甘露醇静滴脱水；昏迷者应加强护理，预防感染。

第五节 脑血管疾病

一、脑出血

脑出血（intracerebral hemorrhage，ICH）是指原发性非外伤性脑实质内出血。占全部卒中20%~30%，病死率高。

病因以高血压合并小动脉硬化最常见，其他病因包括动脉瘤、动静脉畸形、Moyamoya病、脑动脉炎、脑淀粉样血管病变、硬膜静脉窦血栓形成、夹层动脉瘤、原发或转移性肿瘤、血液病（白血病、再生障碍性贫血、血小板减少性紫癜等）、抗凝或溶栓治疗等。

高血压性脑出血的发病机制多认为长期高血压可导致脑内小动脉或深穿支动脉壁纤维素样坏死、形成小动脉瘤或微夹层动脉瘤，当血压骤然升高时，血液自血管壁渗出或动脉瘤壁直接破裂，血液进入脑组织形成血肿。豆纹动脉自大脑中动脉近端呈直角分出，是脑出血最好发部位。70%脑出血发生在基底节区，其余在脑叶、脑干及小脑。血肿较大时引起脑组织明显水肿，脑室移位，重者形成脑疝。脑疝是各类脑出血最常见的直接致死原因。

【临床表现】

（1）多发生于50岁以上的高血压病患者，男性略多。多在活动和情绪激动时发生，多数病前无预兆。症状常在数分钟到数小时内达到高峰。常出现头痛、呕吐、瘫痪、意识障碍等，且伴血压升高。

（2）临床症状取决于出血部位及出血量大小。小量出血者多表现为头痛、呕吐，不同程度偏瘫，无或仅有轻度意识障碍。大量出血者可较快出现意识障碍至浅昏迷，伴面色潮红、脉搏徐缓、血压升高、呼吸不规则、双侧瞳孔缩小、光反射迟钝。病情加重可深昏迷、瞳孔散大、中枢性高热、四肢瘫痪和去脑强直等，若继续恶化，可出现血压下降，发生枕大孔疝，呼吸、心跳停止而死亡。

【辅助检查】

1. *CT检查* 病后CT即可出现高密度影，是脑出血的首选。可显示血肿部位、大小、是否破入脑室，血肿周围有无水肿、组织移位及占位效应等，有助于确诊及指导治疗。血肿吸收后呈低密度或囊性变。

2. *MRI检查* 急性期对幕上出血的价值不如CT，对亚急性脑出血及脑干出血优于CT。显示血管畸形的流空现象。超急性期（<24h）：血肿为长T1、长T2信号，与脑

梗死、水肿不易鉴别；急性期（24～48h）：为等 T1、短 T2 信号；亚急性期（3 天～2 周）：短 T1、长 T2 信号；慢性期（>3 周）：长 T1、长 T 信号。

3. 脑血管造影　DSA 显示脑血管畸形、Moyamoya 病、血管炎等。

4. 脑脊液检查　颅压增高，CSF 多呈均匀血性。有诱发脑疝的危险，仅在不能做头 CT 检查且无明显颅内压增高表现时进行。

【诊断及鉴别诊断】

根据以下临床特点可以作出诊断：50 岁以上中老年患者，有高血压病史，在活动中突然发病，有血压升高及头痛、呕吐等颅内高压症状，偏瘫、失语等局灶神经缺损症状，头 CT 检查证实诊断。应与脑梗死、蛛网膜下腔出血、外伤性颅内血肿及引起昏迷的全身性疾病相鉴别。

【治疗】

1. 内科治疗

（1）一般治疗　卧床休息，严密观察体温、脉搏、呼吸和血压等生命体征，注意瞳孔、意识变化。保持呼吸道通畅，及时清理呼吸道分泌物。有意识障碍、消化道出血宜禁食 24～48h。注意营养及水、电解质平衡。

（2）控制脑水肿　脑出血后脑水肿约在 3～5 天达到高峰。可选用 20% 甘露醇 125～250ml 静脉快滴，6～8h 用 1 次，用 7～10 天。心肌梗死、心力衰竭和肾功能不全者宜慎用；利尿剂如呋塞米 20～40mg，6～8h 用 1 次，每日 2～4 次，静脉注射，与甘露醇交替使用；10% 复方甘油溶液 500ml，每日 1 次，静脉滴注，脱水作用较温和。

（3）控制高血压　脑出血早期血压升高是对颅压增高的脑血管自动调节反应，故首先进行脱水降颅压治疗。急性期后血压持续升高者，应进行降压治疗，根据个体化确定最适血压水平，多选 β 受体阻滞剂或血管紧张素转换酶抑制剂类降压药。当血压低于正常时应予以升压治疗。

（4）对症治疗　并发感染者使用抗生素；预防应激性溃疡可用 H_2 受体阻滞剂，如西咪替丁每日 0.2～0.4g，静脉滴注；或奥美拉唑每日 20～40mg 口服或静脉注射。

2. 外科治疗　常用方法有开颅血肿清除术、锥孔穿刺血肿吸除术、脑室引流术。壳核大量出血 ≥50 ml；小脑半球出血的血肿≥10ml、蚓部血肿≥6ml；颅内压增高伴脑干受压；脑室出血致梗阻性脑积水可行手术治疗。

3. 康复治疗　尽早进行瘫痪肢体的康复训练。

二、蛛网膜下隙出血

蛛网膜下隙出血（subarachnoid hemorrhage，SAH）是多种病因致血液直接流入蛛网膜下隙的统称。临床分为原发性和继发性两种。原发性是由软脑膜表面血管非外伤性破裂引起，而继发性指脑实质内或脑室出血，血液流入蛛网膜下隙。SAH 约占急性脑卒中的 10%。

SAH 的病因以先天性动脉瘤最常见，约占 50% 以上；脑血管畸形其次；其他有高血压动脉硬化性动脉瘤、Moyamoya 病、脑血管炎、结缔组织病等。

发生 SAH 后可引起颅内压增高、化学性脑膜炎、脑血管痉挛、阻塞性脑积水、下丘脑功能紊乱等一系列病理过程。

【临床表现】

(1) 任何年龄均可发病，起病突然，病前多有剧烈运动、过劳、用力等诱因。

(2) 因破裂血管部位不同，临床表现各异；轻者可无明显症状和体征，重者突然昏迷并在短期内死亡。常见症状有剧烈头痛、恶心、呕吐，部分急性期有一过性的意识障碍及精神症状如烦躁不安、欣快、谵妄、幻觉等。大多数患者无明确的局灶神经功能缺损症状和体征，仅少数可有脑神经瘫痪、轻偏瘫、感觉障碍和共济失调等，检查发现颈强直、Kernig 征，眼底检查可见视网膜出血、玻璃体下出血及视乳头水肿。

(3) 于出血后 1 个月内易再出血，原因多为动脉瘤破裂，表现为突然再次剧烈头痛、呕吐、抽搐发作、昏迷，颈强及 Kernig 征明显加重。复查脑脊液再次呈新鲜红色；脑血管痉挛也是常见并发症，多发生于出血后 5～15 天，可继发脑梗死，表现为意识障碍、局灶性神经受损体征。另外，在出血后 2 天内易发生急性脑积水，多表现为颅内压升高、脑干受压和脑疝等。而出血后 2～4 周易发生交通性脑积水，表现为痴呆、共济失调和尿失禁。

【辅助检查】

1. CSF 检查　常见均匀一致的血性 CSF，压力增高，蛋白含量增加，糖和氯化物水平多正常。数天后因无菌性炎症，白细胞数增加。发病 12h 后可出现黄变，2～3 周后 CSF 中红细胞和黄变现象消失。

2. 颅脑 CT　是首选检查方法。可见蛛网膜下隙高密度出血征象。CT 增强扫描可显示大的动脉瘤和脑血管畸形。

3. MRI 和 MRA　通常急性期不采用 MRI，可能诱发再出血。MRA 对显示脑血管异常不如 DSA。

4. 数字减影血管造影（DSA）　DSA 可显示动脉瘤位置、动－静脉畸形、烟雾病及血管痉挛等，有助于病因诊断和指导手术治疗。

【诊断及鉴别诊断】

根据突然发生的剧烈头痛、恶心、呕吐，无局灶性神经缺损体征，伴或不伴有意识障碍，脑膜刺激征阳性，CSF 呈均匀一致血性即可诊断本病；CT 检查可证实诊断，并应根据 CT、DSA 等进行病因诊断。需与脑出血、各种脑膜炎、脑卒中等鉴别。

【治疗】

1. 一般处理　需绝对卧床 4～6 周，避免用力排便、咳嗽、喷嚏、情绪激动等。烦躁不安者给予止痛镇静药，保持大便通畅。

2. 降颅压治疗　可用 20% 甘露醇、呋塞米、白蛋白等。药物脱水效果不佳并有脑疝可能时，可行颞下减压术和脑室引流。

3. 防治再出血　常用药物：①6－氨基己酸（EACA）：6～12g 溶于生理盐水或葡萄糖液 500ml 静脉滴注，每天 1～2 次，持续 7～10 天，后逐渐减量，共用 2～3 周；肾功能障碍者慎用，不良反应有血栓形成。②止血芳酸（PAMBA）：100～200mg 缓慢静注，每日 2 次。③止血环酸（氨甲环酸）：每次 250～500mg 加入葡萄糖液中静脉滴注，每日 1～2 次。其他还可用立止血、止血敏、安络血、凝血酸、维生素 K_3 等。

4. 防治迟发性血管痉挛 尼莫地平 20 ~ 40 mg/次，3 次/日，口服；尼膜同每日 10mg 缓慢静滴，用 7 ~ 14 天。

5. 脑脊液置换疗法 腰穿放脑脊液 10 ~ 20ml/次，每周 2 次，可降低迟发性血管痉挛、正常颅压脑积水的发生率。

6. 手术治疗 对脑血管造影明确动脉瘤或动 - 静脉畸形者，手术治疗是去除病因、防止复发的有效方法。

三、脑血栓形成

脑血栓形成（cerebral thrombosis，CT）是脑梗死中最常见的类型，指脑动脉粥样硬化导致血管的管腔狭窄或闭塞或血栓形成，造成脑局部供血区血流中断，发生脑组织缺血、缺氧、坏死，出现相应的神经系统症状和体征。

血栓形成最常见的病因是动脉粥样硬化，以动脉分叉处多见；其次为细菌、病毒、螺旋体感染及结缔组织疾病等所致的动脉炎。颈内动脉系统血栓形成占 80%，明显高于椎 - 基底动脉系统。病理上可见缺血 6 ~ 24h 后，缺血区脑组织苍白，轻度肿胀，神经细胞坏死，脑组织水肿；病后 3 ~ 5 天水肿达高峰，3 ~ 4 周后坏死脑组织被吞噬、清除，胶质细胞增生，形成胶质瘢痕或中风囊。

【临床表现】

多见于 50 ~ 60 岁以上的中老年人，常在安静状态下起病，部分有 TIA 发作史，常有高血压、糖尿病、高脂血症等危险因素。临床症状与体征取决于血栓形成的动脉。

1. 颈内动脉系统梗死 表现为对侧偏瘫、偏身感觉障碍和偏盲等，优势半球受累可有失语症，非优势半球受累可出现体象障碍；颈内动脉近端血栓影响眼动脉，出现病灶侧一过性黑矇和 Horner 征。大脑中动脉主干闭塞出现偏瘫、偏身感觉障碍和偏盲“三偏”症状；上下肢瘫痪程度基本相等；皮质支闭塞时可出现病灶对侧偏瘫和感觉缺失，以面部及上肢重于下肢。大脑前动脉主干闭塞发生于前交通动脉之前，因对侧代偿可无任何症状；发生于前交通动脉之后可有对侧下肢为主的瘫痪。

2. 椎 - 基底动脉系统梗死 可引起眩晕、复视、共济失调、吞咽困难、构音障碍、四肢瘫痪等。中脑支闭塞出现 Weber 综合征（同侧动眼麻痹、对侧偏瘫）、Benedit 综合征（同侧动眼麻痹、对侧不自主运动）；脑桥支闭塞出现 Foville 综合征（同侧凝视麻痹、对侧偏瘫）、Millard - Gubler 综合征（同侧外展、面神经麻痹，对侧肢体瘫痪）、闭锁综合征（四肢瘫痪、面瘫、球麻痹，但意识清楚，仅能以目示意）；小脑后下动脉闭塞出现延髓背外侧（Wallenberg）综合征，表现为眩晕、呕吐、眼球震颤；交叉性感觉障碍；同侧 Horner 征；吞咽困难和声音嘶哑；同侧小脑性共济失调。大脑后动脉闭塞出现对侧同向性偏盲、丘脑综合征，表现为对侧感觉障碍，丘脑痛、共济失调和不自主运动等。

【辅助检查】

1. 血液检查 包括血脂、血糖、血液流变学等。

2. 头颅 CT 和 MRI 病后 24h 内 CT 多正常，24 ~ 48h 后显示低密度梗死灶，梗死面积较大时有占位效应。MRI 优于 CT，梗死数小时内，即有长 T1、长 T2 信号改变；

尤对微小病灶及后颅凹病灶好。

3. 血管造影 DSA 或 MRA 可发现血管狭窄和闭塞的部位。

【诊断及鉴别诊断】

诊断要点是：多见于中老年人；安静状态下起病；常有高血压、糖尿病、高脂血症等危险因素或 TIA 发作史；起病突然；迅速出现局限性神经功能缺失症状并持续 24h 以上；脑 CT、MRI 发现梗死灶即可诊断。需与脑出血、脑栓塞、颅内占位性病变、高血压脑病等鉴别。

【治疗】

1. 急性期治疗

(1) 一般治疗 注意营养支持；保持呼吸道通畅；调控好血压；防止感染等并发症。

(2) 溶栓治疗 溶栓应在起病 6h 内的时间窗内进行。常用的药物：尿激酶 (UK)、链激酶 (SK)、重组的组织型纤溶酶原激活剂 (rt - PA)。尿激酶常用量 50 万 ~ 150 万 U，加入 5% 葡萄糖液 30min ~ 2h 内静脉滴注完；也可 DSA 监视下进行。溶栓治疗需掌握严格适应证。

(3) 抗凝治疗 常用药物有肝素、低分子肝素及华法林等。适用于进展性卒中。肝素 100mg 加入 5% 葡萄糖液 500ml 内，静脉滴注；或低分子肝素 4000IU，每日 2 次，腹壁皮下注射。

(4) 抗血小板聚集治疗 常用阿司匹林每日 50 ~ 300mg；噻氯匹定 125 ~ 250 mg，每日 1 ~ 2 次，或氯吡格雷每日 75mg。

(5) 降纤治疗 常用药物有降纤酶、巴曲酶及蚓激酶等。如巴曲酶首次剂量 10U，以后隔日 5U，静脉滴注，共 3 次，注意检测纤维蛋白原。

(6) 脑保护治疗 可用钙离子通道阻滞剂、镁离子、抗兴奋性氨基酸递质、自由基清除剂和亚低温治疗等。

(7) 防治脑水肿 常用 20% 甘露醇 125 ~ 250ml 静滴，每日 2 ~ 4 次，用 7 ~ 10 天。

(8) 其他 包括中药如丹参、川芎、葛根等复方制剂，及血管扩张药、扩容药物 (如低分子右旋糖酐)。

2. 恢复期治疗 早期进行康复治疗，如肢体功能训练及语言训练。

四、脑栓塞

脑栓塞 (cerebral embolism) 是指脑动脉被各种异常栓子阻塞，其远端脑组织出现缺血、坏死，出现相应神经功能缺损症状。

栓子来源可分为三类：心源性、非心源性 (如动脉粥样硬化斑块、脂肪、空气、肿瘤、异物等) 及不明来源性。病理改变与脑血栓形成基本相同，因突然阻塞动脉，易引起血管痉挛，加重脑组织缺血，且易发生出血性脑梗死。80% 易发生于颈内动脉系统。

【临床表现】

各年龄均可发病，多在活动中突然发病，神经缺失症状多在数秒至数分钟内发展到高峰，多为完全性卒中。

（1）颈内动脉系统栓塞可出现失语、偏瘫、单瘫、偏身感觉障碍和癫痫等，大面积脑栓塞可发生严重脑水肿、意识障碍；椎－基底动脉系统栓塞表现眩晕、复视、共济失调、交叉瘫、四肢瘫、构音及吞咽困难、昏迷等。

（2）大多数病人有栓子来源的原发疾病症状和体征，如心脏病、严重心律失常、长骨骨折等。

【辅助检查】

1. *头CT及MRI* 可显示缺血性梗死或出血性梗死的改变。MRA可发现颈动脉及主动脉狭窄程度，显示栓塞血管的部位。

2. *脑脊液检查* 多正常，出血性梗死CSF可呈血性；感染性脑栓塞CSF白细胞增高。

3. *超声心动图检查* 可证实心源性栓子的存在。

【诊断及鉴别诊断】

根据活动中突然起病，数秒至数分钟内达峰，出现偏瘫、失语、意识障碍、抽搐发作等局灶性症状，有心脏病史或发现栓子来源，诊断不难。脑CT和MRI可明确脑栓塞部位、大小。应与脑血栓形成、脑出血鉴别。

【治疗】

1. *急性期治疗* 与脑血栓形成基本相同，主要是改善脑循环、减轻脑水肿等治疗。

2. *原发病治疗* 对于房颤病人可采用抗心律失常药物及采取预防性抗凝治疗；感染性栓塞需选用有效足量的抗生素抗感染治疗；气栓的处理应采取头低位、左侧卧位及高压氧治疗；脂肪栓的处理除可用扩容剂、血管扩张剂、5%碳酸氢钠注射液250ml静脉滴注，每日2次。对于出血性脑梗死要立即停用溶栓药、抗凝药或抗血小板药，病情恢复期要用抗凝药或抗血小板药预防脑栓塞。

五、短暂性脑缺血发作

短暂性脑缺血发作（transient ischemic attack，TIA）是指颈内动脉或椎－基底动脉系统一过性供血不足，导致供血区发作性短暂的局限性神经功能障碍。每次发作持续数分钟至1h，在24h内完全恢复，但常反复发作。

TIA的发病与下列多种因素有关：动脉粥样硬化斑块或动脉硬化狭窄处的附壁血栓的脱落阻塞小动脉出现缺血症状，当栓子破碎或溶解移向远端，血流恢复，症状消失；脑血管痉挛或受压引起TIA；血液成分改变如某些血液系统疾病或低血压和心律失常等所致的血流动力学改变等引起TIA。

【临床表现】

好发于50～70岁中老年人，男性多于女性。发病突然，持续数分钟至20min，24h内完全恢复，不留后遗症状，可反复发作。

1. *颈内动脉系统TIA* 常见症状是单肢无力或偏瘫，可伴对侧单肢或半身感觉异常、对侧同向性偏盲，主侧半球受累可出现失语症。另外还可表现为同侧单眼黑矇，对侧偏瘫，或同侧Horner综合征，对侧偏瘫。

2. 椎－基底动脉系统 TIA 常见症状有眩晕、平衡失调。小脑、脑干受累出现眼外肌麻痹、复视、吞咽障碍、构音不清、共济失调及交叉性瘫痪或感觉障碍症状。特殊症状有跌倒发作（drop attack），表现为下肢突然失去张力而跌倒，无意识丧失，常可很快自行站起，系脑干网状结构缺血所致；短暂性全面性遗忘症（TGA）表现为发作性短暂记忆丧失，持续数分钟至数十分钟；发作时有时间、地点定向障碍，谈话、书写和计算能力保持；双侧大脑后动脉距状支缺血而致枕叶视皮质受累，引起暂时性皮质盲。

【辅助检查】

1. CT 或 MRI 一般无异常发现。

2. DSA、MRA 可见血管狭窄、动脉粥样硬化斑。

【诊断及鉴别诊断】

诊断主要依靠病史，其要点为：多为中老年人发病；发病突然，短暂的局限性神经功能障碍，24h 内完全恢复；不留后遗症状；临床症状限于某一脑血管分布范围；常反复发作；多有高血压、糖尿病、高脂血症等病史。需与癫痫、梅尼埃病、晕厥、颅内占位性疾病等鉴别。

【治疗】

1. 病因治疗 对有明确病因者应尽可能针对病因治疗，如控制高血压、糖尿病、高脂血症、心律失常及纠正血液成分异常等。

2. 药物治疗

（1）抗血小板聚集剂 可减少微栓子发生，预防复发。常用阿司匹林每日 50～300mg；噻氯匹定 125～250 mg，每日 1～2 次，或氯吡格雷每日 75mg。用药期间应监测临床疗效和不良反应。

（2）抗凝药物 对频繁发作的 TIA 效好；常用低分子肝素 4000IU，每日 2 次，腹壁皮下注射，较安全。也可选择华法林每日 2～4mg，口服。抗凝疗法的确切疗效还有待进一步评估。

（3）其他 包括中药如丹参、川芎、红花等，及血管扩张药、扩容药物和钙离子拮抗剂治疗。

3. 手术治疗 对颈动脉有明显动脉粥样硬化斑、狭窄（≥70%）或血栓形成，影响了脑内供血并有反复 TIA 者，可行颈动脉内膜剥离术、颅内外动脉吻合术或血管内介入治疗等。

六、腔隙性脑梗死

腔隙性脑梗死（lacunar infarction）是指在深部脑组织直径为 0.2～15mm 的小梗死。

高血压致小动脉及微小动脉硬化，引起管腔闭塞而产生腔隙性病变是本病主要病因。动脉粥样硬化病变及形成的小的血栓可累及和阻塞深穿支动脉也可导致腔隙性梗死。腔隙性梗死灶直径 0.2～15mm。病变血管多为豆纹动脉、丘脑深穿动脉及基底动脉的旁正中支分布区。病灶主要分布于基底节区、丘脑、脑干及放射冠区。

【临床表现】

多发生于 50～60 岁以上的中老年人，多为急性发病，部分为亚急性起病，常有高血压史。临床表现多样，症状较轻、预后较好。

1. 纯运动性轻偏瘫 常见。出现一侧面部和上、下肢轻度无力，无感觉障碍。病灶位于内囊后肢、脑桥基底或大脑脚。

2. 纯感觉性卒中 较常见。出现对侧偏身或局部麻木、烧灼、沉重感、刺痛等感觉障碍；主观感觉障碍多，感觉缺失体征少。病灶位于丘脑腹后核、内囊后肢及脑干背外侧部。

3. 共济失调性轻偏瘫 下肢重、上肢轻的共济失调和无力。病变可位于放射冠和半卵圆中心、内囊后肢及脑桥基底部。

4. 构音障碍－手笨拙综合征 病变对侧中枢性面舌瘫、同侧手精细动作笨拙，指鼻试验不准，行走时轻度平衡障碍。有严重构音障碍、吞咽困难，病变在脑桥基底部上1/3与下2/3交界处和内囊膝部。

本病常反复发作，引起多发性腔隙性脑梗死，称为腔隙状态，因多累及双侧锥体束，出现假性球麻痹、血管性痴呆和动脉硬化性帕金森综合征等。

【辅助检查】

1. CT和MRI 可见深穿支供血区单个或多个直径2～15mm病灶，CT为低密度影，MRI为长T1、长T2信号。

2. 其他 脑脊液及脑血管造影无肯定的阳性发现。颈动脉多普勒可发现颈动脉粥样硬化斑块。

【诊断及鉴别诊断】

根据中年以后发病，有长期高血压病史；临床出现局灶神经功能缺损症状；CT或MRI检查见腔隙梗死病灶即可诊断。应与小量脑出血、脑囊虫病、脱髓鞘疾病及胶质瘤等鉴别。

【治疗】

1. 急性期 按脑梗死治疗。

2. 预防复发 积极治疗高血压病、糖尿病、高脂血症等脑动脉硬化危险因素；口服血小板聚集抑制剂如阿司匹林、噻氯匹定等；慎用抗凝剂以免发生脑出血。

第六节 癫 痫

癫痫（epilepsy）是一组由脑部神经元高度同步化的异常放电所导致，反复发作的、短暂的中枢神经系统功能失常为特征的综合征。由于异常放电神经元所涉及的部位不同，可表现为运动、感觉、自主神经、意识及精神障碍。任何导致大脑神经元异常放电的致病因素均可导致癫痫。

根据有无病因将癫痫分为原发性和继发性两类。原发性癫痫又称特发性癫痫，其病因尚不明，主要是由遗传因素所致。继发性癫痫又称症状性癫痫，指能找到病因的癫痫，多种脑部疾病和引起脑代谢异常的全身性疾病都可导致癫痫。其发生机制尚未完全阐明。神经元过度同步放电是癫痫发病基础，痫性放电与遗传、生化递质、免疫等多种因素有关。目前认为癫痫是遗传因素和环境因素共同作用的后果。

【临床表现】

1. 部分性发作　发作起始症状和脑电图特点提示痫性放电源于一侧大脑半球，向周围正常脑区扩散可扩展为全身性发作。根据发作期间是否伴有意识障碍可分为：

（1）单纯部分性发作无意识障碍　①部分运动性发作：指局部肢体抽动，多见于一侧口角、眼睑、手指或足趾，也可涉及整个一侧面部或一个肢体远端，有时表现言语中断。②体觉性或特殊感觉性发作：前者常为口角、舌、手指或足趾等肢体麻木感和针刺感；后者为视觉、听觉、嗅觉、眩晕等特殊感觉发作。③自主神经发作：如排尿感、出汗、烦渴、面部及全身皮肤发红、呕吐、腹痛等。④精神性发作：表现为遗忘、情感异常、错觉性发作等。

（2）复杂部分性发作　又称精神运动性发作，是伴有意识障碍的部分性发作。多由颞叶病变引起，又称为颞叶癫痫。意识障碍可在发作起始出现，也可在精神症状或特殊感觉症状之后出现。自动症是精神运动性发作的主要表现形式，病人瞪视不动，后做出无意识动作，如吮吸、咀嚼、舔唇、解扣、脱衣等机械地、重复性动作，也有较复杂的动作，如梦游和漫游。

2. 全面性发作　发作起始症状和脑电图提示痫性放电源于双侧大脑半球，发作开始即有意识障碍。

（1）全身强直-阵挛发作　又称大发作，以意识丧失和全身对称性先强直、后阵挛为特征。患者突然意识丧失，跌倒，全身骨骼肌呈持续性收缩；双眼上蹿，喉部痉挛，发出尖叫声；口先强张，而后闭合，可咬破舌尖，大约持续10～20s；继之四肢及全身出现阵挛，阵挛频率由快变慢至停止。惊厥后期呼吸、心率、血压、瞳孔等恢复正常，意识逐渐恢复，大约持续1～2min。清醒后常感到头晕、头痛、全身酸痛和疲乏无力，对抽搐全无记忆。在强直和阵挛时患者心率加快，血压升高，汗液、唾液和支气管分泌物增多，瞳孔扩大；呼吸暂停，皮肤苍白或发绀。

（2）失神发作　也称小发作，表现突发突止的意识丧失，一般不会跌倒。病人停止当时的活动，呼之不应，两眼瞪视，手中持物可能坠落，事后对发作全无记忆，约3～15s。

（3）肌阵挛发作　为短暂、突然、快速的某一肌肉或肌群收缩，颜面或肢体肌肉突然的短暂跳动，可单次出现，亦可有规律的反复发生，一般不伴有意识障碍。

（4）阵挛性发作　仅见于婴幼儿，表现全身重复性阵挛性抽搐。

（5）强直性发作　为全身肌肉强直性肌痉挛，肢体、头眼固定在特殊位置，躯干强直呈角弓反张，伴短暂意识丧失。常伴有面色苍白、呼吸暂停、瞳孔扩大等症状。

（6）失张力性发作　肌张力突然降低，引起头下垂、肢体下垂或躯干失张力而跌倒，可有短暂意识丧失或不明显的意识障碍，发作后立即清醒和站起。

【辅助检查】

1. 脑电图　对诊断癫痫有帮助。常见痫样波有棘波、尖波、棘-慢及尖-慢综合波。

2. 实验室检查　常规血常规、血糖、血生化、脑脊液等检查有助于明确癫痫的病因。

3. 影像学检查　单光子断层扫描（SPECT）和正电子断层扫描（PET）、脑磁图（MEG）有助于发现癫痫灶；脑 CT 或 MRI 有助于发现颅内异常。

【诊断及鉴别诊断】

癫痫诊断应包括三个方面的内容：确定是否为癫痫发作、明确癫痫的发作类型、查明引起癫痫的病因。癫痫的临床诊断主要根据癫痫患者发作的病史，特别是详细的由家人或目睹者所提供的发作时情况，辅以脑电图痫性放电即可确诊。癫痫病因的明确需依靠病史、体检及有关辅助检查。尚需排除其他发作性疾患如晕厥、TIA、癔病、偏头痛、发作性低血糖等。

【治疗】

1. 病因治疗　对病因明确者，应对因治疗，如颅内肿瘤、脑血管畸形等可行手术治疗；中枢神经系统感染应行抗感染治疗；低血糖、低血钙等代谢紊乱需加以纠正；诱因明确的应尽量避免其刺激减免其发作。

2. 药物治疗　药物是控制发作的主要治疗，一经确诊，原则上应及早应用抗癫痫药物，但仅有一次发作或有明确诱因者可先观察，暂不给药。按癫痫发作类型选择安全、有效、来源有保证的药物。通常全身强直－阵挛性发作首选丙戊酸钠，其次苯妥英钠；部分性发作首选卡马西平，其次丙戊酸钠、苯妥英钠；失神发作首选乙琥胺，其次丙戊酸钠。通常从小剂量开始，逐渐增加至有效控制发作而无明显毒副作用的剂量。一般主张使用单一药物治疗，只有当一种药物最大剂量仍不能控制发作、出现明显毒副作用或有两种以上发作类型时，可考虑两种药物联合使用，但需注意药物相互作用。可参照血浆药物浓度来调整剂量。另外，要注意停药的时机，全身强直－阵挛发作、强直性发作、阵挛性发作完全控制 3～5 年后，失神发作停止半年后可考虑停药，但停药前要有一个缓慢的减药过程，一般为 1～1.5 年。

3. 癫痫持续状态处理　需迅速控制抽搐，选用地西泮，成人首次剂量 10～20mg，按 1～5mg/min 缓慢静脉注射，复发者可重复应用，儿童剂量每次 0.25～0.5mg/kg 静推；苯妥英钠按 8～10mg/kg，成人以 50mg/min、儿童以 1～3mg/min 速度缓慢静注；副醛成人 8～10ml、儿童 0.3ml/kg，用植物油稀释后保留灌肠。发作控制后应继续鼻饲或口服抗癫痫药。

4. 手术治疗　主要适用于难治性癫痫，包括脑叶、大脑半球切除术、大脑联合（胼胝体）切开术、立体定向脑深部结构摧毁术等。

第七节　锥体外系疾病

帕金森病

帕金森病（Parkinson disease，PD）又称震颤麻痹，是一种以静止性震颤、运动迟缓、肌强直为主要特征的常见的神经系统变性疾病，发生于 60 岁以上中老年人。

PD 并非单一因素所致，有年龄、环境及遗传等多种因素参与。目前认为，在环境因素及年龄老化的共同作用下，通过氧化应激、自由基形成、兴奋性氨基酸毒性、线粒体功能衰竭、细胞凋亡等多种机制导致黑质-纹状体通路DA能神经元大量变性而致病。遗传因素可使患病易感性增加。PD患者黑质DA能神经元变性丢失，DA含量显著降低，造成ACh系统功能相对亢进，产生肌张力增高、动作减少等运动症状。

【临床表现】

多于40~70岁发病，偶有20多岁发病者。起病隐袭，发展缓慢并逐渐加重。主要症状有如下：

1. *震颤* 常为首发症状，典型表现是静止性震颤，常常从一侧开始，节律为4~6Hz，多见于手及前臂，拇指与屈曲示指间可呈搓丸样动作，震颤于安静或休息时出现，随意运动时减轻或消失，紧张或激动可加重。

2. *肌强直* 表现为被动运动关节时始终保持增高的阻力，类似弯曲软铅管的感觉，称为铅管样强直；部分因伴有震颤，检查时可感到在均匀的阻力中出现断续停顿，称为齿轮样强直。四肢、躯干、颈部肌强直可使患者出现头部前倾、躯干屈曲的特殊体姿。

3. *运动减少或迟缓* 表现随意动作减少，运动迟缓。面部表情肌运动减少、瞬目减少，称为面具脸；口、面、咽部运动减少和肌强直，可出现发音困难、语音低微、吞咽困难及流涎等；手及上肢肌强直，可出现书写过小；步行时缺乏伴随的上肢摆动，步伐变小、前冲，形成特征的慌张步态。

4. *其他* 晚期患者可出现焦虑、抑郁等精神症状及痴呆，还可有尿频、尿急、顽固性便秘及体位性低血压等自主神经症状。

【辅助检查】

1. *高效液相色谱（HPLC）* 可检测到脑脊液和尿中多巴胺的代谢产物高香草酸HVA含量降低。

2. PET *或* SPECT 可发现壳核和尾状核放射性聚集减少。

3. MRI 可见黑质变薄或消失。

【诊断及鉴别诊断】

根据以下临床特点：隐匿起病，见于40~70岁中老年人，出现静止性震颤、运动迟缓、肌强直等典型临床表现，对左旋多巴制剂治疗反应良好，通常不难诊断。应与帕金森综合征、伴发帕金森表现的其他神经变性疾病、特发性震颤等相鉴别。

【治疗】

1. *药物治疗* 是目前的主要治疗手段，治疗应个体化。

（1）抗胆碱能药物 对强直和震颤有一定效果，常用有安坦1~2mg，每日3次口服；开马君起始量每次2.5mg，每日3次口服，逐渐增至日量20~30mg，分3次服。主要不良反应有口干、视物模糊、便秘，严重者有幻觉、妄想。青光眼及前列腺肥大患者禁用。

（2）左旋多巴及复方左旋多巴 左旋多巴作为DA合成前体可透过血脑屏障进入脑内，可被DA能神经元摄取后转变成DA发挥替代治疗作用，是治疗PD的最基本最有效药物，对震颤、强直、运动迟缓等均有较好疗效。目前多用*L*-Dopa与外周多巴脱羧酶抑制剂制成复方*L*-Dopa，常用标准片有美多巴（Madopar）和心宁美（Sinemet），分别由*L*-Dopa加苄丝肼或卡比多巴组成。控释剂有息宁控释片（Sinemet CR）和美多巴液体动力平衡系统（madopar - HBS）。从小剂量开始，根据病情需要逐渐增量，以最低有效量作为维持量。复方 *L* - Dopa 治疗开始时 62.5mg（即 1/4 片），每日 2 ~ 3 次，视症状控制情况增至 125mg，每日 3 ~ 4 次；最大不应超过 250mg，每日 3 ~ 4 次；控释片的有效药物血浓度比较稳定，且作用时间较长，有利于控制症状波动，减少每日的服药次数。药物不良反应有周围性和中枢性两类，前者为恶心、呕吐、低血压、心律失常；后者有症状波动、异动症和精神症状等。狭角型青光眼、精神病患者禁用，活动性消化道溃疡者慎用。

（3）多巴胺受体激动剂　疗效不如复方 *L* - Dopa，但与之合用可以减少后者的用量，而且对神经元有保护作用。发病年轻者可单独使用，一般从小剂量开始。这类药有溴隐亭（Bromocriptine）、培高利特（Pergolide）、泰舒达（Trastal）缓释片等。溴隐亭开始 0.625mg，每隔 3 ~ 5 日增加 0.625mg，分次服，6 ~ 8 周内达到治疗效果；通常治疗剂量 7.5 ~ 15mg，最大不超过每日 25mg。泰舒达缓释片从 50mg 开始，1 次/日，渐增至 3 次/日。

（4）金刚烷胺　可促进 DA 在神经末梢的释放，对少动、强直、震颤均有轻度改善作用。起始剂量 50mg，每日 2 ~ 3 次，1 周后可增至 100mg，每日 2 ~ 3 次；一般不超过每日 300mg。不良反应有不宁、神志模糊、下肢网状青斑、踝部水肿等。

（5）单胺氧化酶 B 抑制剂　丙炔苯丙胺（*L* - Deprenyl）能阻止 DA 降解成 HVA，增加脑内 DA 含量。用量为 2.5 ~ 5mg，每日 2 次。不良反应有口干、胃纳减退、体位性低血压等。

（6）儿茶酚 - 氧位 - 甲基转移酶（COMT）抑制剂　答是美抑制 *L* - Dopa 在外周的代谢，增加 *L* - Dopa 进脑量。与 *L* - Dopa 合用可增强后者疗效，单独使用无效。有效剂量 100 ~ 200mg，每日 3 次。不良反应有腹泻、头痛、多汗、口干、转氨酶升高、腹痛、尿色变浅等。

2. *外科治疗*　目前常用有苍白球、丘脑毁损术和深部脑刺激术。

3. *细胞移植及基因治疗*　近年来将自体肾上腺髓质移植到患者的纹状体内的治疗及基因治疗正在探索中，是较有前景的新疗法。

第八节　脱髓鞘疾病

一、多发性硬化

多发性硬化（multiple sclerosis，MS）是以中枢神经系统白质脱髓鞘病变为特点的自身免疫病，临床症状多样，具有缓解和复发的病程。

MS 的确切病因及发病机制迄今不明，发病机制复杂，是多因素作用的结果，包括病毒感染、遗传因素、环境因素，通过变态反应的免疫异常而发病。

MS 病变可累及大脑半球、脑干和小脑、视神经、脊髓，以白质受累为主，尤以脑室周围的白质最常见。病灶大小不一，直径约 1 ~ 20mm。急性期斑块境界欠清，呈暗灰色或深红色，可见局限性轻度肿胀；慢性期斑块呈浅灰色，境界清楚。镜下急性期髓鞘崩解和脱失，轴突相对保存，血管周围可见单个核细胞、淋巴细胞和浆细胞浸润，偶见多核白细胞，炎性细胞浸润常围绕小静脉周围形成血管套，并可见格子细胞和吞噬细胞。病变晚期为神经胶质形成硬化斑。

【临床表现】

（1）发病年龄主要为10～50岁之间，感冒、外伤、手术、拔牙、过劳、精神紧张、药物过敏和寒冷等均可为诱因。

（2）急性或亚急性起病，症状持续数小时或数天，随后有不同程度缓解，病程呈复发－缓解是其主要特征。缓解期几周至数月，可复发数十次，通常每复发一次均会残留部分症状和体征，逐渐积累而使病情加重。少数病例呈缓慢阶梯式进展，无明显缓解而逐渐加重。

（3）MS病灶散在多发，临床症状多样。首发症状多为一个或多个肢体无力或麻木，单眼或双眼视力减退、复视，痉挛性或共济失调性下肢轻瘫；多数患者有疼痛、烧灼、触电等感觉异常；Lhermitte征或痛性痉挛也是MS常见症状；脑干受累可出现眼球震颤、核间性眼肌麻痹、构音障碍和吞咽困难等；可有其他脑神经受累如面神经、三叉神经麻痹症状；球后视神经炎及横贯性脊髓炎是MS典型的发作症状；患者还可表现抑郁、易怒、欣快、猜疑和被害妄想等精神异常。

【辅助检查】

1. *脑脊液检查* CSF细胞数正常或轻度增高，一般在15×10^6/L以内，通常不超过50×10^6/L。部分患者CSF蛋白轻度增高。约70%以上MS患者IgG指数增高及CSF寡克隆带。

2. *电生理检查* 视觉诱发电位（VEP）、脑干听觉诱发电位（BAEP）和体感诱发电位（SEP）可出现异常。

3. *影像学检查* CT和MRI对MS诊断有重要价值。CT可表现为脑白质的低密度影；MRI较CT敏感，可见长T1、长T2信号，大小不一的类圆形或融合性斑块，常见于侧脑室周围，急性期病灶有增强效应。

【诊断和鉴别诊断】

MS的诊断主要根据：症状和体征提示中枢神经系统白质内存在2个以上的病灶；病程中两次发作和两个分离病灶的临床证据；病程中有两次发作，每次发作需持续24h，间隔至少1个月；CSF IgG指数增高及出现CSF寡克隆带；排除其他中枢神经系统疾病即可诊断。MS应与颈椎病脊髓型、多发性脑梗死、脑内转移瘤等鉴别。

【治疗】

1. *发作期治疗* 糖皮质激素是治疗MS急性发作的主要药物，具有抗炎及免疫调节作用，缩短急性期病程。常用药物是：甲基泼尼松龙成人1000mg加于5%葡萄糖液500ml静脉滴注，每日1次，3～5天为1个疗程；继之以泼尼松60mg口服，12天后逐渐减量至停药。

2. *缓解期治疗*

（1）β－干扰素疗法 目前认为IFN－β对MS的复发有满意疗效。用8×10^6IU（250pg）或1.6×10^6IU（50pg）隔日皮下注射，持续2年，常见不良反应是注射后流感样症状，可持续24~48h，通常2~3个月后不再发生；偶可引起注射部位坏死、血清转氨酶轻度增高、白细胞减少或贫血。

（2）免疫抑制剂 硫唑嘌呤每日100~200mg口服，连用数月，可降低MS复发率。甲氨蝶呤每周7.5mg口服，治疗2年，可显著减轻病情恶化。环磷酰胺适用于MTX治疗无效者。米托蒽醌近年来被认为对原发或继发进展性MS有效，可以与IFN-β联合治疗继发进展、头颅MRI有强化的MS。

（3）免疫球蛋白 每次0.4g/kg，静脉滴注，连续3~5天；可根据病情每月加强治疗1次，可连续3~6个月。

3. 对症治疗 膀胱直肠功能障碍可口服氨基甲酰甲基胆碱、氯化羟丁宁等；痛性痉挛可选卡马西平、氯硝地西泮等；痛性感觉障碍口服卡马西平、氯硝地西泮、抗抑郁剂等；金刚烷胺对疲劳有一定效果；防止肢体挛缩畸形，采用针灸、理疗及按摩等康复措施。

二、视神经脊髓炎

视神经脊髓炎（optic neuromyelitis）又称Davic病，是急性或亚急性视神经和脊髓同时或相继受累的脱髓鞘病变，目前认为是MS的一种变异型。

病因及发病机制尚不清楚，多认为与多发性硬化相同，与病毒感染及自身免疫异常有关。但其临床经过、实验室及神经影像学表现与MS不同。与MS的关系需进一步明确。病损局限于视神经和脊髓。病理改变是脱髓鞘、硬化斑和坏死，伴血管周围炎性细胞浸润。主要累及视神经、视交叉、胸段和颈段脊髓。严重时出现坏死、空洞形成。

【临床表现】

多见于20~40岁青壮年，男女均可发病。急性或亚急性起病，病前可有上呼吸道或消化道感染史。视神经和脊髓损害症状可同时或先后出现，可间隔数天至数年。

1. 视神经损害 可表现数小时或数日内单眼视力或双眼先后视力下降，可相隔数小时、数天或1年出现；眼底改变为视神经乳头炎或球后视神经炎；视野缺损有偏盲、象限盲。

2. 脊髓损害 与急性横贯性脊髓炎相似。脊髓表现是不对称和不完全性横贯性、播散性脊髓炎或上升性脊髓炎征象，出现快速进展的瘫痪、感觉障碍和括约肌功能障碍等。可有Lhermitte征、痛性强直性痉挛和神经根痛。脊髓损害多在下颈段、胸段脊髓。

【辅助检查】

1. 脑脊液 CSF细胞数增多（$>5/mm^3$），主要为淋巴细胞，蛋白正常或轻度增高，以IgA和IgG为主，电泳可见寡克隆区带。

2. 视觉诱发电位 为P100潜伏期延长及波幅降低。

3. 脊髓MRI 发现脊髓长T1、长T2异常信号，急性期有强化。

【诊断及鉴别诊断】

根据同时或先后出现视神经和脊髓损害症状，一般无视神经和脊髓以外的脑部症状和体征，或即使有也较轻微，可有缓解复发病程，CSF细胞数增多、蛋白增高，视觉诱发电位异常及脊髓MRI显示脱髓鞘病灶临床不难诊断。若仅有一种症状则应与视神经炎和脊髓炎鉴别，但可经后来的临床进展证实。需与单纯性球后视神经炎、多发性硬化、亚急性脊髓视神经病等鉴别。

【治疗】

1. 甲基泼尼松龙大剂量冲击疗法 500～1000mg，静脉滴注，连用3～5天；之后以泼尼松口服。可缓解发作症状。

2. 免疫抑制剂 用药同MS，对改善病情有帮助。

3. 对症及支持治疗。

第九节 神经系统变性疾病

运动神经元病

运动神经元病（motor neuron disease，MND）是一组病因未明，选择性侵犯上、下运动神经元的慢性变性疾病。临床上主要表现为肌无力、萎缩、延髓麻痹或（和）锥体束征。感觉系统一般不受影响。

本病病因尚不明确，可能与环境、遗传、免疫、兴奋性氨基酸毒性作用及慢性病毒感染等多因素有一定关系。病理上可见大脑皮质运动区锥体细胞、脑干下部运动神经核、颈髓前角细胞、皮质脊髓束和皮质脑干束弥漫性变性。

【临床表现】

多在40岁以后发病，男性多于女性；起病隐袭，慢性进行性加重。通常分为四型：

1. 肌萎缩性侧索硬化 最多见，有上、下运动神经元并存受累特征。首发症状常为上肢远端手肌无力，肌萎缩呈爪形手，逐渐向近端肌群发展，而上肢腱反射亢进，当颈膨大前角细胞严重受损害时，上肢腱反射减低或消失。下肢通常为痉挛性瘫痪、肌张力增高，腱反射亢进及病理征阳性。受累肌群常有明显肌束颤动；晚期出现延髓麻痹。一般无客观感觉异常。预后不良，平均3～5年死于呼吸肌麻痹。

2. 进行性脊肌萎缩 病损限于脊髓前角细胞。常见症状为一手或双手小肌肉萎缩、无力，逐渐累及前臂、上臂及肩胛带肌肉；少见从下肢萎缩开始，肌张力降低、腱反射减弱，病理征阴性。病程可达10年。

3. 进行性延髓麻痹 病变侵及脑桥和延髓运动神经核。中年以后起病，表现为构音不清、吞咽困难、饮水呛咳。舌肌萎缩及震颤，咽反射消失；皮质脑干束受损出现下颌反射亢进，强哭强笑，呈真性与假性球麻痹并存。进展较快，多在1～3年死于呼吸肌麻痹和肺感染。

4. 原发性侧索硬化 病损限于锥体束。双下肢痉挛性无力，剪刀步态，渐累及双上肢。四肢肌张力增高、腱反射亢进、病理征阳性；无肌萎缩、肌束震颤及感觉障碍。病程较长，进展慢。

【辅助检查】

1. CSF检查 无异常。

2. MRI 部分受累脊髓和脑干萎缩变小。

3. 肌电图 呈神经源性改变，动作电位时限增加，波幅增高，有束颤或纤颤电位，可见巨大电位。神经传导速度正常。

【诊断及鉴别诊断】

根据中年以后隐袭起病，逐渐加重，有上或下运动神经元受累或两者共存的表现，伴肌束震颤，无感觉障碍，肌电图呈神经源性改变，不难诊断。需与颈椎病、脊髓空洞症、颈段脊髓肿瘤鉴别。

【治疗】

目前尚无特效治疗方法，以支持及对症疗法为主。近年来证实神经营养因子对神经元有保护作用。新药力鲁唑（Riluzole）干扰靶分子而阻断 CNS 内谷氨酸能神经传递，延迟发生呼吸功能障碍的时间及延长存活期，但未能改善运动功能、肌力和震颤，可用于轻症患者。成人每次 50mg，每日 2 次。

第十节 肌肉及神经－肌肉接头疾病

重症肌无力

重症肌无力（myasthenia gravis，MG）是乙酰胆碱受体抗体介导、细胞免疫依赖、补体参与的神经－肌肉接头处传递障碍的自身免疫性疾病。

本病主要是神经－肌肉接头突触后膜乙酰胆碱受体（AChR）发生的病变。目前研究发现胸腺肌样上皮细胞表面具有 AChR，这种受体在慢性病毒感染和遗传素质影响下，成为新的抗原决定簇，产生 AChR－Ab，经体循环抗体与肌肉 AChR 发生应答，由补体介导的细胞膜溶解作用使 AChR 大量破坏，导致突触后膜传递障碍而产生肌无力。在 80%～90% MG 患者外周血中可检测到 AChR 特异性抗体。70% 患者有胸腺增生，15% 有胸腺瘤。部分患者伴发其他自身免疫病如甲状腺功能亢进症、系统性红斑狼疮、类风湿性关节炎等，也提示 MG 是一种自身免疫病。

病理上可见 70% 患者有胸腺增生，其髓质内有淋巴小结生发中心，10% 有淋巴上皮细胞型的胸腺瘤。电镜检查见神经－肌肉接头处突触间隙变宽，突触后膜的皱褶变浅、变少，乙酰胆碱受体数量减少。

【临床表现】

任何年龄组均可发病，40 岁前女性多于男性。感染、精神创伤、过度疲劳、妊娠、分娩等可为诱因。大多起病隐袭，主要临床特征是随意肌易疲劳和无力，活动后无力加重，休息后好转。症状多于下午或傍晚劳累后加重，早晨和休息后减轻，呈现晨轻暮重波动。检查见肌肉有不同程度的无力以及反复收缩后无力的加重。眼外肌最易累及，多呈不对称性眼睑下垂，睁眼无力、斜视、复视、双眼睑下垂可交替出现，疲劳试验阳性（患者连续眨眼后出现眼肌无力或连续下蹲后出现下肢无力，休息后缓解即阳性）；重者眼球固定。面肌受累出现表情障碍；咽喉、咀嚼肌受累出现吞咽及咀嚼困难、饮水呛咳、构音障碍。也可涉及呼吸肌、四肢近端肌群以至全身肌肉。症状长期局限于某些横纹肌群，称局限型重症肌无力，如“眼肌型”、“延髓肌型”；涉及全身称为“全身型”。呼吸肌、膈肌受累出现咳嗽无力、呼吸困难，重症因呼吸麻痹或继发吸入性肺炎而死亡。一般平滑肌和膀胱括约肌均不受累。重症肌无力危象是指急骤发生呼吸肌严重无力，出现呼吸麻痹，以致不能维持换气功能，是本病死亡的常见原因。

【辅助检查】

1. 血液检查　AchR - Ab 阳性，少数为阴性。

2. 胸部 CT　70% 有胸腺增生，10% 有胸腺瘤。

3. 肌电图检查　3 ~ 5Hz 的低频或 10Hz 的高频重复电刺激时，出现动作电位波幅衰减 10% 以上；微小终板电位下降；单纤维肌电图颤抖增宽或阻滞。

【诊断及鉴别诊断】

诊断要点：骨骼肌无力和易疲劳、症状波动及晨轻暮重；疲劳试验阳性；血中可检测出高滴度 AChR - Ab；神经重复频率刺激动作电位波幅递减；对抗胆碱酯酶药物试验如新斯的明和腾喜龙试验反应良好。需要与进行性肌营养不良、肌萎缩侧索硬化、甲亢性肌病、Lambert - Eaton 综合征、肉毒中毒等鉴别。

【治疗】

1. 胸腺切除　为首选。大多数患者术后症状可消失或缓解。症状严重患者一般不宜手术治疗，可增加死亡率。手术的疗效常在数月或数年后显现，故仍应继续药物治疗。

2. 抗胆碱酯酶药物　吡啶斯的明最常用，作用时间 2 ~ 8h。成人口服 60 ~ 180mg，每天 2 ~ 4 次。不良反应有腹痛、腹泻、恶心、呕吐等。

3. 糖皮质激素　对中至重度 MG 均有效。采用大剂量疗法，泼尼松每日 100mg，数月后有明显疗效时，可逐渐减至维持量；或用甲基泼尼松龙每日 1000mg，连用 3 天，再用地塞米松 10mg 静脉滴注，7 ~ 10 天用泼尼松 60 ~ 80mg 口服。

4. 免疫抑制剂　激素治疗疗效不佳时，可选用硫唑嘌呤，成人每日 150 ~ 200mg；也可用环磷酰胺。

5. 血浆置换　用于危象、重症肌无力及胸腺切除的术前处理，但疗效不持久。

6. 免疫球蛋白　0.4g/（kg · d）静脉滴注，连用 5 天，用于各种类型危象。

7. 危象的处理　一旦发生危象，出现呼吸肌麻痹，应立即气管切开，用人工呼吸器辅助呼吸。同时用足量、有效抗生素控制肺部感染以及大剂量免疫球蛋白 0.4g/(kg · d)静脉滴注或用大剂量甲基泼尼松龙冲击，每日 1000mg，连用 3 天或血浆置换治疗。严格气管切开护理，防治窒息和呼吸肌故障。

（杨　渝　胡学强）

第十九章

精神系统疾病

精神系统疾病是指由于生物学、社会心理等多种因素的作用导致大脑功能失调，出现感知、思维、情感、意志行为及智力等精神运动方面等异常的一类疾病。

第一节　精神分裂症

精神分裂症（schizophrenia）是一组病因未明的精神疾病，具有思维、情感、行为等多方面的障碍，以精神活动和环境不协调为特征。通常意识清晰，智能尚好，部分病人可出现认知功能损害。多起病于青壮年，常缓慢起病，病程迁延，有慢性化倾向和衰退的可能，但部分病人可保持临床痊愈或基本痊愈状态。多起病于青壮年，病程多迁延。在一般人群中总患病率为 3‰ ~ 8‰，年发病率为 0.1‰，终身患病率为 7.0‰ ~ 9.0‰。

精神分裂症的病因非常复杂，与生物学因素如遗传因素、性格特征有关，而心理社会因素在发病中也有一定的作用，精神因素对精神分裂症的发生可能起诱发作用。

目前认为精神分裂症患者存在神经生化方面的异常，多巴胺活性过度假说最受重视，推测精神病症状与脑内多巴胺功能亢进有关，精神分裂症的尾状核、壳核及伏隔核内有多巴胺受体密度增多；近年来还提出了氨基酸类神经递质假说和 5 - 羟色胺活性过低假说等在精神分裂症病理生理机制中起着一定的作用。病理和影像学研究发现部分患者存在额叶、颞叶萎缩和脑室扩大等大脑结构的异常。

【临床表现】

1. 感知觉障碍　精神分裂症最突出的感知觉障碍是幻觉，以幻听最为常见。精神分裂症的幻听内容多半是评论性、争论性、命令性。幻听还可以以思维鸣响的方式表现出来，即患者所进行的思考，都被自己的声音读了出来。

2. 思维及思维联想障碍

（1）妄想　妄想的荒谬性往往显而易见。最多见的妄想是被害妄想与关系妄想，涉及的对象从最初与患者有过矛盾的某个人渐渐扩展到同事、朋友、亲人，直至陌生人。他人的一颦一笑、一举一动都暗有所指，寒暄问候、家常聊天都别有深意。严重者甚至连报章杂志、广播电视的内容都认为与己有关。

（2）被动体验　患者丧失了支配感，感到自己的躯体运动、思维活动、情感活动、冲动都是受人控制的，有一种被强加的被动体验，常常描述思考和行动身不由己。被动体验常常会与被害妄想联系起来。患者对这种完全陌生的被动体验赋予种种妄想性的解释，如“受到某种射线影响”、“被骗服了某种药物”、“身上被安装了先进仪器”等等。

（3）思维联想障碍 同患者做深入的交谈，往往会十分困难。读患者书写的文字材料，往往不知所云。在回答医生的问题时，句句说不到点子上，但句句似乎又都沾点儿边，令听者抓不住要点（思维散漫）。病情严重者言语支离破碎，根本无法交谈（思维破裂）。

（4）思维贫乏 语量贫乏，缺乏主动言语，在回答问题时异常简短，多为“是”“否”，很少加以发挥。即使患者在回答问题时语量足够，内容却含糊、过于概括，传达的信息量十分有限。

3. 情感与意志、行为障碍 主要表现为情感迟钝或平淡。情感平淡并不仅仅以表情呆板、缺乏变化为表现，患者同时还有自发动作减少、缺乏体态语言，在谈话中很少或几乎、根本不使用任何辅助表达思想的手势和肢体姿势，讲话语调很单调、缺乏抑扬顿挫。

患者在坚持工作、完成学业、料理家务方面有很大困难，往往对自己的前途毫不关心、没有任何打算，或者虽有计划，却从不施行。活动减少，可以连续坐几个小时而没有任何自发活动。有些患者表现为紧张综合征，病人全身肌张力增高，包括紧张性木僵和紧张性兴奋两种状态，两者可交替出现。

【辅助检查】

1. 睡眠图 多导睡眠图检查有睡眠阶段4的减少或缺乏。

2. SPECT 额叶皮质血流明显下降。

【诊断及鉴别诊断】

介绍CCMD－3中精神分裂症的诊断标准如下：

1. 症状标准 确定无疑有下述症状中的至少两项，如症状存在可疑或不典型，则至少需要三项：

（1）联想障碍 破裂性思维或明显的思维松弛，或逻辑倒错性思维，或象征性思维，或思维内容贫乏。

（2）妄想 原发性妄想，或妄想内容自相矛盾，或毫无联系的两个妄想，或妄想内容变化不定，或内容荒谬离奇。

（3）情感障碍 情感淡漠，或情感倒错，或自笑。

（4）幻听 评论性幻听或争议性幻听，或命令性幻听，或思维鸣响，或连续几周以上反复出现的言语性幻想。

（5）行为障碍 紧张综合征，或幼稚愚蠢行为。

（6）被动体验或被控制体验。

（7）内心被揭露体验（被洞悉感），或思维播散。

（8）思想插入，或思维被撤走，或思维中断。

2. 严重程度标准 丧失工作（包括家务）和学习能力；生活不能自理；无法与患者进行有效的交谈；丧失自知力。

3. 病程标准 精神障碍至少持续3个月。

4. 排除标准 应排除脑器质性和躯体疾病所致精神障碍、精神活性物质所致精神障碍。应与心境障碍、神经症、反应性精神障碍等鉴别。

【治疗】

1. *药物治疗* 传统抗精神病药物有氯丙嗪、氟哌啶醇、奋乃静、舒必利等。控制兴奋躁动宜选氯丙嗪、氟哌啶醇、奋乃静；对于情感平淡、意志减退等阴性症状宜用舒必利、三氟拉嗪等。近年来问世的非经典抗精神病药物通过拮抗 5－HT 与多巴胺 2 受体起治疗作用，代表药物有利培酮、奥氮平、氯氮平，对幻觉、妄想等阳性症状及阴性症状均有效，其镇静作用和锥体外系不良反应明显轻于传统抗精神病药物。治疗应从低剂量开始，逐渐加量，一般急性期治疗应维持 2～6 个月。维持治疗可减少复发。第 1 次发作维持治疗 1～2 年，第 2 次或多次复发者维持治疗时间应更长一些，甚至终生服药。维持治疗的剂量应个体化，一般为急性治疗期剂量的 1/2～2/3。

2. *电抽搐治疗* 对紧张性兴奋和木僵、兴奋躁动、伤人、自伤和消极情绪严重者的疗效显著。症状控制后应配合精神药物治疗。

3. *心理治疗与康复* 心理治疗是重要辅助治疗措施，可以改善病人的精神症状、提高自知力、增强治疗的依从性，促进患者与社会的接触。鼓励恢复期患者参加社会活动和从事力所能及的工作。对慢性精神分裂症有退缩表现的患者，可进行日常生活能力、人际交往技能的训练和职业劳动训练，使患者尽可能保留一部分社会生活功能，减轻残疾程度。应对病人的亲属进行健康教育，增加对患者的理解、支持。

第二节 心境障碍

心境障碍（mood disorder）是以显著而持久的情感或心境改变为主要特征的一组疾病。临床上主要表现为情感高涨或低落，伴有相应的认知和行为改变，可有幻觉、妄想。大多数病人有反复发作的倾向，部分可有残留症状或转为慢性。心境障碍包括双相障碍、躁狂症和抑郁症等几个类型。双相障碍具有躁狂和抑郁交替发作的临床特征，既往称躁狂抑郁性精神病（manic depressive psychosis）。

抑郁的发生与社会心理因素及生物学因素皆有关，研究表明，应激性生活事件，如丧偶、离婚、婚姻不和谐、失业、严重躯体疾病、家庭成员患重病或突然病故，均可导致抑郁症的发生，丧偶是与抑郁症关系最密切的应激源。经济状况差、社会阶层低下者也易患本病。女性应付应激能力低于男性，更易患本病。在生物学方面，研究较多的是遗传因素，家系研究发现，心境障碍患者中，有家族史者为 30%～41.8%。心境障碍先证者亲属患本病的概率为一般人群的 10～30 倍，血缘关系越近，患病概率也越高。抑郁症的发生可能与单胺类递质关系比较密切，目前临床使用的抗抑郁剂也多是作用于单胺系统，故有 5－羟色胺（5－HT）假说、去甲肾上腺素（NE）假说和多巴胺（DA）假说。另外，心境障碍患者有下丘脑－垂体－肾上腺轴、下丘脑－垂体－甲状腺轴、下丘脑－垂体－生长素轴的功能异常。

【临床表现】

1. *躁狂发作* 躁狂发作的典型临床症状是情感高涨、思维奔逸和活动增多。

（1）情感高涨 患者主观体验特别愉快，自我感觉良好，整天兴高采烈，得意洋洋。患者这种高涨的心境具有一定的感染力，常博得周围人的共鸣，引起阵阵欢笑。但部分患者临床上是以愤怒、易激惹、敌意为特征，甚至可出现破坏及攻击行为，但常常很快转怒为喜或赔礼道歉。

患者情感高涨时，自我评价过高，表现为高傲自大，可出现夸大观念，认为自己是最伟大的，能力是最强的，是世界上最富有的。有时也可出现关系妄想、被害妄想等，多继发于情感高涨，且一般持续时间不长。

（2）思维奔逸　表现为联想过程明显加快，自觉思维非常敏捷，思维内容丰富多变，头脑中的概念接踵而至，有时感到自己的舌头在和思想赛跑，言语跟不上思维的速度，常表现为言语增多、滔滔不绝、手舞足蹈、眉飞色舞，即使口干舌燥、声音嘶哑，仍要讲个不停。但讲话的内容较肤浅，且凌乱不切实际，常给人以信口开河之感。由于患者注意力随境转移，思维活动常受周围环境变化的影响致使话题突然改变，讲话的内容常从一个主题很快转到另一个主题，即表现为意念飘忽（flight of ideas），有的患者可出现音联和意联。

（3）活动增多　表现精力旺盛，兴趣范围广，动作快速敏捷，活动明显增多，且忍耐不住，整天忙忙碌碌，但做任何事常常是虎头蛇尾，有始无终，一事无成。爱管闲事，对自己的行为缺乏正确判断，常常是随心所欲。

2. 抑郁发作　临床上是以情感低落、思维迟缓、意志活动减退和躯体症状为主。

（1）情感低落　主要表现为显著而持久的情感低落，抑郁悲观。患者终日忧心忡忡、郁郁寡欢、愁眉苦脸，甚至悲观绝望，患者有度日如年、生不如死之感，患者常诉说“活着没有意思”、“心里难受”等。典型的病例其抑郁心境具有晨重夜轻节律的特点，即情绪低落在早晨较为严重，而傍晚时可有所减轻。

在情感低落的影响下，患者自我评价低，常产生无用感、无希望感、无助感和无价值感。觉得自己连累了家庭和社会，可伴有自责自罪，严重时可出现罪恶妄想；亦可在躯体不适的基础上产生疑病观念，怀疑自己身患绝症等；还可能出现有关系、被害妄想等。

（2）思维迟缓　患者思维联想速度缓慢，反应迟钝，思路闭塞，自觉“脑子好像是生了锈的机器”。临床表现为主动言语减少，语速明显减慢，声音低沉，患者感到脑子不能用了，思考问题困难，工作和学习能力下降。

（3）意志活动减退　患者意志活动呈显著持久的抑制。临床表现行为缓慢，生活被动、疏懒，不想做事，不愿和周围人接触交往，常独坐一旁，或整日卧床，不想去上班，疏远亲友、回避社交。严重时，连吃、喝、个人卫生都不顾，甚至发展为不语、不动、不食，可达木僵状态，称为“抑郁性木僵”。伴有焦虑的患者，可有坐立不安、手指抓握、搓手顿足或踱来踱去等症状。

严重抑郁发作的患者常伴有消极自杀的观念或行为。消极悲观的思想及自责自罪可萌发绝望的念头，这是抑郁症最危险的症状，应提高警惕。长期追踪发现，约15%的抑郁症患者最终死于自杀。

（4）躯体症状　主要有睡眠障碍、食欲减退、体重下降、性欲减退、便秘、身体任何部位的疼痛、阳痿、闭经、乏力等。躯体不适主诉可涉及各脏器。睡眠障碍主要表现为早醒，这对抑郁发作诊断具有特征性意义。

3. 双相障碍 临床特点是反复（至少2次）躁狂与抑郁发作。发作间期通常以完全缓解为特征。

混合性发作是双相障碍的亚型，指躁狂症状和抑郁症状在一次发作中同时出现，临床上较为少见。通常是在躁狂与抑郁快速转相时发生，例如一个躁狂发作的患者突然转为抑郁，几小时后又再复躁狂。患者既有躁狂，又有抑郁的表现，如一个活动明显增多，讲话滔滔不绝的患者，同时有严重的消极想法；又如有抑郁心境的患者可有言语和动作的增多。但这种混合状态一般持续时间较短，多数较快转入躁狂相或抑郁相。

快速循环发作是指过去12个月中，至少有4次心境障碍发作，不管发作形式如何，但符合轻躁狂或躁狂发作、抑郁发作或混合性发作标准。

4. 恶劣心境障碍 恶劣心境障碍（dysthymic disorder）指一种以持久的心境低落状态为主的轻度抑郁，从不出现躁狂。常伴有焦虑、躯体不适感和睡眠障碍，患者有求治要求，但无明显的精神运动性抑制或精神病性症状，生活不受严重影响。患者在大多数时间里，感到心情沉重、沮丧；对工作无兴趣，无热情，缺乏信心，对未来悲观失望，常感到精神不振、疲乏、能力降低等。抑郁程度加重时也会有轻生的念头。尽管如此，但患者的工作、学习和社会功能无明显受损，常有自知力，自己知道心情不好，主动要求治疗。患者抑郁常持续2年以上，期间无长时间的完全缓解，如有缓解，一般不超过2个月。此类抑郁发作与生活事件和性格都有较大关系，也有人称为“神经症性抑郁”。焦虑情绪是常伴随的症状，也可有强迫症状出现。

躯体主诉也较常见。睡眠障碍以入睡困难、噩梦、睡眠较浅为特点，常伴有头痛、背痛、四肢痛等慢性疼痛症状，尚有自主神经功能失调症状，如胃部不适、腹泻或便秘等。但无明显早醒、昼夜节律改变及体重减轻等生物学方面改变的症状。

【诊断及鉴别诊断】

心境障碍的诊断主要应根据病史、临床症状、病程及体格检查和实验室检查，典型病例诊断一般不困难。密切的临床观察，把握疾病横断面的主要症状及纵向病程的特点，进行科学的分析是临床诊断的可靠基础。

1. 诊断要点

（1）临床诊断特征 ①躁狂症和抑郁症分别是以显著而持久的心境高涨或低落为主要表现。躁狂发作时，在情感高涨的背景上，伴有思维奔逸及意志活动的增多；抑郁发作时，在情感低落的背景上，伴有思维迟缓和意志活动减少。大多数患者的思维和行为异常与高涨或低落的心境相协调。②可伴有躯体不适症状。躁狂发作时常伴有食欲增加、性欲亢进、睡眠需要减少；抑郁发作时，躯体症状更为多见，若出现早醒、食欲减退、体重下降、性欲减退及抑郁心境表现为昼重夜轻的节律改变，有助于诊断。

（2）病程特点大多都具有发作性病程，而在发作间歇期精神状态可恢复病前水平。既往有类似的发作，或病程中出现躁狂与抑郁的交替发作，对诊断均有帮助。

（3）家族中特别是一级亲属有较高的同类疾病的阳性家族史，躯体和神经系统检查以及实验室检查一般无阳性发现。

2. 鉴别诊断 继发性心境障碍、精神分裂症、心因性精神障碍、抑郁症与恶劣心境障碍。

【治疗】

1. 双相障碍的治疗　双相障碍应遵循长期治疗的原则，由于双相障碍几乎终生以循环方式反复发作，其发作的频率远较抑郁障碍为高。主要用心境稳定剂治疗。

（1）常用的心境稳定剂　心境稳定剂是指对躁狂或抑郁发作具有治疗和预防复发的作用，且不会引起躁狂与抑郁转相，或导致发作变频繁的药物。

1）碳酸锂（Lithium Carbonate）　碳酸锂是治疗躁狂发作的首选药物，总有效率约80%。急性躁狂发作时碳酸锂的剂量为600～2000mg/d，一般从小剂量开始，3～5天内逐渐增加至治疗剂量，分2～3次服用。一般在1周后见效。维持治疗剂量为500～1500mg/d。老年及体弱者剂量适当减少，与抗抑郁药或抗精神病药合用时剂量也应减少。由于锂盐的治疗剂量与中毒剂量比较接近，在治疗中除密切观察病情变化和治疗反应外，应对血锂浓度进行动态监测。急性期治疗血锂浓度应维持在0.8～1.2 mmol/L，维持治疗时为0.4～0.8mmol/L。治疗急性躁狂发作时，在锂盐起效以前，为了控制患者的高度兴奋症状以防患者衰竭，可合并抗精神病药或电抽搐治疗。在躁狂被控制后，逐渐减少、停止抗精神病药物，继续使用锂盐，防止复发。锂盐的治疗剂量与中毒剂量相似，严密监测毒副作用非常重要。根据不良反应出现的时间可分为早期、后期不良反应以及中毒先兆。

2）抗癫痫药　此类药物主要有酰胺咪嗪（卡马西平）和丙戊酸盐（Valproate，钠盐或镁盐）广泛用于治疗躁狂发作、双相障碍维持治疗及用锂盐治疗无效的快速循环型及混合性发作。

（2）电抽搐治疗和改良电抽搐治疗　电抽搐治疗和改良电抽搐治疗（无抽搐电休克治疗）对急性重症躁狂发作极度兴奋躁动、对锂盐治疗无效或不能耐受的患者有一定治疗效果，并起效迅速，可单独应用或合并药物治疗，一般隔日1次，4～10次为1个疗程。合并药物治疗的患者应适当减少药物剂量。

2. 抑郁症的治疗　抗抑郁药是当前治疗各种抑郁障碍的主要药物，能有效解除抑郁心境及伴随的焦虑、紧张和躯体症状，有效率约60%～80%。虽然抗抑郁药的维持用药在一定程度上预防抑郁症的复发，但不能防止转向躁狂发作，甚至可能促发躁狂的发作（特别是三环类抗抑郁药物，当使用抗抑郁药物发生转躁时，即应按双相障碍治疗。

（1）常用的抗抑郁药

1）选择性5－HT再摄取抑制剂（SSRIs）　目前已在临床应用的有氟西汀、帕罗西汀、舍曲林、氟伏草胺、西酞普兰。由于SSRIs的半衰期都较长，大多在18～26h，每日只需服药1次，见效需2～4周。SSRIs不良反应较少而轻微，尤其是抗胆碱能及心脏的不良反应少。常见的不良反应有恶心、呕吐、厌食、便秘、腹泻、口干、震颤、失眠、焦虑及性功能障碍等，偶尔出现皮疹，少数患者能诱发轻躁狂。不能与MAOI合用。

2）去甲肾上腺素（NE）和5－羟色胺（5－HT）双重摄取抑制剂（SNRIs）　SNRIs疗效肯定，起效较快，有明显的抗抑郁及抗焦虑作用。对难治性病例亦有效。主要有文拉法辛，有效治疗剂量为75～300mg/d，一般为150～200mg/d，速释剂分2～3次服，缓释剂为胶囊，日服1次。常见不良反应有恶心、口干、出汗、乏力、焦虑、震颤、阳痿和射精障碍。不良反应的发生与剂量有关，大剂量时部分患者血压可能轻度升高。无特殊禁忌证，严重肝、肾疾病、高血压、癫痫患者应慎用。

3）NE和特异性5－HT能抗抑郁药（NaSSAs） 米氮平是代表药，有良好的抗抑郁、抗焦虑及改善睡眠作用，口服吸收快，起效快，抗胆碱能作用小，有镇静作用，对性功能几乎没有影响。起始剂量30mg/d，必要时可增至45mg/d，晚上顿服。常见不良反应为镇静、倦睡、头晕、疲乏、食欲和体重增加。

4）三环类抗抑郁药 米帕明（丙咪嗪）、氯米帕明（氯丙咪嗪）、阿米替林及多塞平（多虑平）是临床上常用的三环类抗抑郁药，主要用于抑郁症的急性期和维持治疗，总有效率约为70%，对环性心境障碍和恶劣心境障碍疗效较差。临床用药应从小剂量开始，逐渐增加，有效治疗剂量为150～300mg/d，分2次口服，也可以每晚睡前1次服用。一般用药后2～4周起效。若使用治疗剂量4～6周仍无明显疗效应考虑换药。三环类抗抑郁药的不良反应较多，主要是抗胆碱能和心血管等不良反应。常见有口干、嗜睡、便秘、视物模糊、排尿困难、心动过速、体位性低血压和心率改变等。老年和体弱的患者用药剂量要减小，必要时应注意监护。原有心血管疾病的患者不宜使用。

（2）电抽搐治疗和改良电抽搐治疗 对于有严重消极自杀言行或抑郁性木僵的患者，电抽搐治疗应是首选的治疗；对使用抗抑郁药治疗无效的患者也可采用电抽搐治疗。电抽搐治疗见效快，疗效好。6～10次为1个疗程。电抽搐治疗后仍需用药物维持治疗。

（3）心理治疗 对有明显心理社会因素作用的抑郁症患者，在药物治疗的同时常需合并心理治疗。支持性心理治疗，通过倾听、解释、指导、鼓励和安慰等帮助患者正确认识和对待自身疾病，主动配合治疗。认知治疗、行为治疗、人际心理治疗、婚姻及家庭治疗等一系列的治疗技术，能帮助患者识别和改变认知歪曲，矫正患者适应不良性行为，改善患者人际交往能力和心理适应功能，提高患者家庭和婚姻生活的满意度，从而能减轻或缓解患者的抑郁症状，调动患者的积极性，纠正其不良人格，提高患者解决问题的能力和应对处理应激的能力，节省患者的医疗费用，促进康复，预防复发。

3. 预防复发 若第一次抑郁发作且经药物治疗临床缓解的患者，药物的维持治疗时间多数学者认为需6个月～1年；若为第二次发作，主张维持治疗3～5年；若为第三次发作，应长期维持治疗。维持治疗的药物剂量多数学者认为应与治疗剂量相同，亦有学者认为可略低于治疗剂量，但应嘱患者定期随访。

心理治疗和社会支持系统对预防心境障碍的复发也有非常重要的作用，应尽可能解除或减轻患者过重的心理负担和压力，帮助患者解决生活和工作中的实际困难及问题，提高患者应对能力，并积极为其创造良好的环境，以防复发。

第三节 神 经 症

神经症是一组神经障碍，主要特征是：精力活动下降，伴焦虑、抑郁、强迫症状、疑病症状、转换症状或各种躯体不适感，没有相应的器质性病变为基础，自知力良好，社会功能相对完好，起病多与素质、个性特征及社会、心理因素有关。

一、焦虑症

焦虑症（anxiety neurosis）是一种以焦虑情绪为主的神经症，以广泛和持续性焦虑或反复发作的惊恐不安为主要特征，常伴有自主神经紊乱、肌肉紧张与运动性不安，临床分为广泛性焦虑障碍（generalized anxiety disorder，GAD）与惊恐障碍（panic disorder）两种主要形式。

焦虑症的发病机制尚未完全清楚，其发病与机体素质、环境因素有密切关系，对神经生化方面的研究发现患者去甲肾上腺素活动增强，而5－羟色胺释放增加和γ－氨基丁酸的功能不足均与焦虑发生有关。目前还认为血乳酸盐含量升高与焦虑发生有关，但机制尚不清。

【临床表现】

1. 广泛性焦虑症　又称慢性焦虑症，是焦虑症最常见的表现形式。常缓慢起病，以经常或持续存在的焦虑为主要临床相，具有以下表现：

（1）精神焦虑　精神上的过度担心是焦虑症状的核心。表现为对未来可能发生的、难以预料的某种危险或不幸事件的担心。有的患者不能明确意识到他担心的对象或内容，而只是一种提心吊胆、惶恐不安的强烈的内心体验，称为自由浮动性焦虑（free－floating anxiety）。

（2）躯体焦虑　表现为运动不安与多种躯体症状。运动不安可表现搓手顿足，不能静坐，不停地来回走动，无目的的小动作增多。严重时有肌肉酸痛、紧张性头痛等。自主神经功能紊乱表现为心动过速、皮肤潮红或苍白，口干，便秘或腹泻，出汗，尿意频繁等症状。有的患者可出现早泄、阳痿、月经紊乱等症状。

（3）觉醒度提高　表现为过分的警觉，对外界刺激敏感，易于出现惊跳反应；注意力难于集中，易受干扰；难以入睡、睡中易惊醒；情绪易激惹；感觉过敏，有的病人能体会到自身肌肉的跳动、血管的搏动、胃肠道的蠕动等。

（4）其他症状　广泛性焦虑障碍患者常合并疲劳、抑郁、强迫、恐惧、惊恐发作及人格解体等症状，但这些症状常不是疾病的主要临床相。

2. 惊恐障碍　惊恐障碍（panic disorder）又称急性焦虑障碍。其特点是不可预测的突然急性焦虑发作，患者反应程度强烈，惶恐不安，但终止亦迅速。

患者常在无特殊的恐惧性处境时，突然感到一种突如其来的惊恐体验，伴濒死感或失控感以及严重的自主神经功能紊乱症状。患者好像觉得死亡将至、灾难将至，胸闷、心动过速、心跳不规则、呼吸困难或过度换气、头痛、头昏、眩晕、四肢麻木和感觉异常、出汗、肉跳、全身发抖或全身无力等自主神经症状。惊恐发作通常起病急骤，终止也迅速，一般历时5～20min，很少超过1h，但不久又可突然再发。发作期间始终意识清晰，发作后仍心有余悸，担心再发。60%的患者由于担心发病时得不到帮助而产生回避行为，如不敢单独出门，不敢到人多热闹的场所，发展为场所恐惧症。

【诊断及鉴别诊断】

根据患者有持续半年以上的过分焦虑伴自主神经症状及运动性不安可诊断广泛性焦虑；有典型惊恐发作症状，1个月内至少发作3次，每次发作不超过2h，明显影响日常活动可诊断惊恐发作。应注意与躯体疾病伴发的焦虑状态、药源性焦虑、神经衰弱、抑郁症及恐惧症等鉴别。

【治疗】

1. 心理治疗

(1) 健康教育 健康教育的内容应包括对疾病性质的讲解，如焦虑的本质，为何会产生焦虑等，让病人明白疾病的性质，消除某些顾虑。同时要了解患者自身对疾病的理解，及时洞悉患者的某些不良认知。指导患者进行一些简单实用的应付焦虑的方法，改变某些不良的生活方式等。

(2) 认知治疗 焦虑症病人容易出现两类逻辑错误：其一是过高地估计负性事件出现的可能性，尤其是与自己有关的事件；其二是过分戏剧化或灾难化地想像事件的结果。焦虑症病人对事物的一些歪曲的认知，是造成疾病迁延不愈的原因之一。对病人进行全面的评估后，治疗者就要帮助病人改变不良认知或进行认知重建。

(3) 行为治疗 焦虑症患者往往有焦虑引起的肌肉紧张、自主神经功能紊乱引起的心血管系统与消化系统症状。运用呼吸训练、放松训练、分散注意技术等行为治疗方法常常有效。对于因焦虑或惊恐发作而回避社交的患者，可以应用系统脱敏（暴露）治疗。

2. 药物治疗

(1) 苯二氮䓬类 应用广泛，抗焦虑作用强，起效快。根据半衰期的长短可将其分为长程、中程及短程作用药。长程作用药包括地西泮、硝西泮、氯硝西泮等；中程作用药包括阿普唑仑、去甲羟西泮、氯羟西泮等；短程作用药如三唑仑等。一般来说，发作性焦虑选用短程作用药物；持续性焦虑则多选用中、长程作用的药物；入睡困难者一般选用短、中程作用药物；易惊醒或早醒者，选用中、长程作用药。临床应用一般从小剂量开始，逐渐加大到最佳治疗量，维持2~6周后逐渐停药，以防成瘾。停药过程不应短于2周，以防症状反跳以及戒断反应。

(2) 抗抑郁剂 三环类抗抑郁剂如米帕明（Imipramine）、阿米替林等对广泛性焦虑有较好疗效，治疗剂量一般为75~150mg/d，治疗作用一般在治疗第3周后出现。治疗失败的原因可能涉及治疗时间不够或药物剂量不足，因此对低剂量无效的患者可适当增加剂量到150~200mg/d。三环类药物有较强的抗胆碱能不良反应和心脏毒性作用，限制了他们的应用。选择性5-HT再摄取抑制剂（SSRIs）类如氟西汀、帕罗西汀等抗抑郁剂对某些焦虑病人有良效。此类药物因服用方便，不良反应较少，已在临床上广泛使用。

二、强迫症

强迫症（obsessive-compulsive disorder）是以强迫症状为主要临床相的一类神经症。其特点是有意识的自我强迫和反强迫，两者并存致强烈冲突，使病人感到焦虑和痛苦；病人体验到观念和冲动系来源于自我，但违反自己的意愿，要极力抵抗，但又无能为力，无法摆脱。病程迁延者可表现仪式动作为主而精神痛苦减轻，但社会功能严重受损。

【临床表现】

1. *起病情况*　通常在青少年期发病，也有童年期起病者。大多缓慢起病。

2. *强迫观念*　表现为强迫怀疑、强迫回忆及强迫联想等，如患者反复怀疑自己言行的正确性，明知毫无必要，却无法摆脱；不自主地回忆经历过的事情；看到一个词或一句话就联想到另一个词或语句。患者还可出现强迫情绪，表现出对明知不必要和不合理的事反复担心，如担心会被人怀疑，担心会出现不理智的行为等。

3. *强迫行为*　是减轻强迫观念引起的焦虑而不得不采取的顺应行为，如强迫检查、强迫询问、强迫计数及强迫清洗等。尽管意识到强迫症状是异常的，但无法摆脱。病程迁延的患者可表现为强迫性仪式化动作，其精神痛苦减轻，但社会功能明显受损。强迫症病人常伴有抑郁、焦虑以及其他神经症症状。

【诊断及鉴别诊断】

根据患者有强迫观念、强迫动作等典型强迫症状为主要表现，且患者认识到强迫症状来源于自身，社会功能明显受损，迫切要求治疗，一般诊断不难。需与精神分裂症、抑郁症、恐惧症、脑器质性病变等鉴别。

【治疗】

1. *药物治疗*

（1）三环类抗抑郁药　以氯丙嗪疗效最好，治疗剂量为每日150～300mg，分2次服，一般治疗时间不宜短于3～6个月。

（2）选择性5-羟色胺再摄取抑制剂（SSRIs）　如氟西汀、帕罗西汀可用于治疗强迫症，效果与三环类相似，不良反应较少。

2. *心理治疗*　使患者对自己的个性特点和所患疾病有正确客观的认识，对现实环境有正确客观的判断，学习合理的应激方法，增强自信，减轻不确定感；鼓励患者积极从事体育、文娱、社交活动；其他如行为治疗、认知治疗、精神分析治疗及系统脱敏疗法均可用于强迫症。

三、神经衰弱

神经衰弱（neurasthenia）是以精神易兴奋又易疲劳为特征，伴情绪易紧张、睡眠障碍等生理功能失调症状的一类神经症性障碍。本病患病率高于其他类神经症，女性患病率高于男性。

神经衰弱的发生与个体易感素质、心理社会、环境因素等有关，认为神经系统功能过度紧张或长期心理冲突和精神创伤引起的负性情感体验是本病的主要原因。大多缓慢起病，症状呈慢性波动性，症状的消长常与心理冲突有关。因此，具有易感素质的个体如果生活中应激事件多，疾病往往波动且病程迁延，难于彻底痊愈。

【临床表现】

1. *精神易兴奋和易疲劳*　表现为精神活动极易发生，不自主联想与回忆增多，内容杂乱，注意力难以集中，对指向性思维感到困难。患者同时感精神易疲劳，脑子反应迟钝，记忆力下降，思考困难，工作效率明显下降。

2. *情绪症状* 主要是情绪易烦恼、易激惹，如稍受刺激即易发怒，为一点小事也会烦恼。其他如焦虑、抑郁及疑病心理等也可见到，但程度较轻，不持久。

3. *心理生理障碍* 常有紧张性疼痛、头痛、头胀、头晕、心慌、胸闷、消化不良、尿频、多汗等躯体不适症状，缺乏病理性改变的证据。还可出现睡眠障碍，以入睡困难、睡眠不深、多梦、易惊醒多见。

【诊断及鉴别诊断】

根据患者有显著持久的脑功能衰弱症状的特征性临床表现，伴有情绪症状、紧张性疼痛、睡眠障碍等，病程有3个月以上，除外其他神经症和精神病的可能，不难诊断。需与器质性疾病引起的神经衰弱症状、焦虑症、抑郁症等鉴别。

【治疗】

1. *药物治疗* 根据患者症状可使用抗焦虑剂、抗抑郁药、镇静催眠药改善病人紧张的情绪，减轻激惹的水平，改善睡眠，消除躯体不适感。

2. *心理治疗* 认知疗法帮助患者纠正认知，认识产生心理冲突的原因，调整期望，减轻精神压力。其他有森田疗法、各种放松方法，包括气功、瑜珈术、体育锻炼、生物反馈训练，均可使患者放松、缓解紧张。

四、躯体形式障碍

躯体形式障碍（somatoform disorders）的主要特征是病人反复陈述躯体不适症状，不断要求予以医学检查，无视反复检查的阴性结果，不相信医生的无躯体疾病的再三保证。躯体形式障碍包括躯体化障碍、未分化的躯体形式障碍、疑病障碍、躯体形式的自主功能紊乱、躯体形式的疼痛障碍等，临床以疑病障碍最多。躯体形式障碍被认为是心理冲突和个性倾向所致。

这些躯体症状被认为是心理冲突和个性倾向所致。但对病人来说，即使症状与不愉快的生活事件、困难或冲突密切相关，他们也拒绝探讨心理病因的可能。无论从心理还是生理方面了解症状的起因，其结果往往使病人和医生都感到失望和挫折。

【临床表现】

主要表现为病人担心或相信自己患有某种严重的躯体疾病，对自身的健康状况或身体的某一部分过分关注，其关注程度与实际健康状况很不相称，经常诉述不适，并四处求医，躯体不适的表现形式多种多样，常见有疼痛、心悸、消化不良、反酸等，但各种客观检查均为阴性结果，医生的解释也不能打消患者的疑虑。有明显精神诱发因素、急性起病者预后良好。若起病缓慢、病程持续2年以上，呈慢性迁延者，预后较差。

【诊断及鉴别诊断】

主要根据病前个性特征和疑病等临床特征，诊断不难。需与抑郁、精神分裂症、其他神经症等鉴别。

【治疗】

1. *药物治疗* 解除患者的焦虑、抑郁情绪；对症处理可用镇静、镇痛药。

2. *心理治疗* 是主要形式，有精神分析、行为治疗及认知治疗等，让患者了解疾病的性质，改变其错误观念，解除或减轻精神因素的影响，对自己的身体状况和健康状态有一个相对正确的评估。

五、恐惧症

恐惧症（phobia）是指以患者对某些特殊物体、处境或活动产生的过分的或不合理的恐惧反应为特征的神经症性障碍。恐惧反应反复出现，难以控制，以致患者极力回避所恐惧的事物或情境，影响其正常活动。

【临床表现】

1. *场所恐惧症* 又称广场恐惧症、旷野恐惧症、聚会恐惧症等。多在20～30岁起病，女性多于男性。表现为害怕进入广场、商店、剧院等公共场所，担心在这些场所出现恐惧却得不到帮助，因此竭力回避。害怕离家或独处。恐惧发作时还常伴有抑郁、强迫、人格解体等症状。

2. *社交恐惧症* 多在17～30岁期间发病，表现为害怕在社交场合为人注视或害怕出丑，不敢当众讲话、表演甚至进食；害怕与别人对视；若被迫进入社交场合，便会产生严重的焦虑反应。

3. *单一恐惧症* 指患者对某一具体的物件、动物等不合理的恐惧。常始于童年，以女性多见。表现为对某种动物或昆虫、锋利的物品、鲜血、自然现象等产生恐惧。恐惧症状恒定，多限于某一特殊对象，不改变，也不泛化。

【诊断及鉴别诊断】

根据患者对某些特殊物体、处境或活动产生恐惧，明知其不合理，却反复出现，难以控制，伴有明显回避反应，影响正常活动，诊断不难。需与焦虑症、强迫症、精神分裂症鉴别。

【治疗】

1. *药物治疗* 抗焦虑药和抗抑郁药如地西泮、阿米替林、多虑平等有助于减轻恐惧伴发的焦虑症状；β肾上腺素受体阻滞剂如普萘洛尔可减轻心悸、震颤等躯体症状。

2. *行为疗法* 有暴露疗法、系统脱敏疗法等，对恐惧症有较好治疗效果。

六、失眠症

失眠症（insomnia）是指持续相当长时间的对睡眠的质和量不满意状况。人群患病率为10%～20%，男女差别不大。

失眠是最常见的睡眠障碍，导致失眠的因素很多，精神紧张及焦虑是最常见原因，躯体因素、个人性格特征及环境因素也是有关的原因。

【临床表现】

主要有入睡困难、睡眠浅易醒、早醒、醒后难以入睡或无睡眠感、白天嗜睡。患者对失眠产生焦虑、抑郁，严重时影响社会功能，求治心切。

【诊断与鉴别诊断】

根据失眠为主要症状，并因此苦恼或社会功能受影响，每周发生3次，病程至少1个月，可以作出诊断。需与躯体疾病和其他精神疾病引起的继发性失眠鉴别。

【治疗】

1. *药物治疗* 常用镇静催眠药有三唑仑、舒乐地西泮、阿普唑仑等可以改善睡眠；对伴抑郁症状者可使用抗抑郁药。

2. *心理治疗* 帮助患者正确对待失眠，减少预期焦虑反应；各种放松训练、体育锻炼、生物反馈训练等有助于减轻焦虑，改善睡眠。

七、癔症

癔症（hysteria）又称歇斯底里，是由于明显的心理因素，如生活事件、内心冲突、暗示或自我暗示等作用于易感个体引起的一组精神障碍。主要表现为各种躯体症状、意识缩窄、情感爆发等症状，缺乏相应的器质性基础。具有做作、夸大或富有情感色彩等特点，可由暗示诱发或消失，有反复发作的倾向。人群患病率为3.55‰，女性多于男性。

本病发病机制尚不完全清楚，大多认为是社会心理因素加上个体易感素质所致。患者往往具有癔症人格，表现为情感丰富、具有表演色彩、自我中心、富于幻想、易接受暗示。

【临床表现】

1. *癔症性精神障碍* 又称分离性障碍，是癔症较常见的表现形式。

（1）癔症性蒙眬状态 表现为意识范围缩小。患者的精神活动只与精神创伤有关，对外界反应迟钝，严重时出现癔症性木僵，历时几十分钟可恢复，清醒后不能回忆发病经过。

（2）情感爆发 表现为在精神刺激之后突然发作，哭喊吵闹、捶胸顿足、甚至撞墙、伤人毁物，发泄内心愤懑。在多人围观时，表现更明显。历时数十分钟，可自行缓解，多有部分性遗忘。

（3）癔症性遗忘 又称选择性遗忘，其遗忘往往能达到回避的目的。表现为遗忘了与精神创伤有关的某阶段的经历或某一性质的事件。

（4）癔症性假性痴呆 在精神刺激后突然出现智力障碍。表现为对简单的问题给予近似回答或表现为明显的幼稚行为，称童样痴呆。

（5）癔症性精神病 为癔症性精神障碍最严重的表现形式。表现为精神刺激下出现行为紊乱、片断的幻觉妄想、思维障碍或人格解体症状，病程不超过3周，缓解后无遗留症状。

2. *癔症性躯体障碍* 又称转换性障碍。

（1）运动障碍 常见有痉挛发作、局部肌肉抽动或阵挛、肢体瘫痪、行走不能及缄默等。

（2）感觉障碍 包括感觉过敏、感觉缺失、感觉异常（如咽部梗阻感、异物感，又称癔症球；心因性疼痛）、癔症性失明与管状视野、癔症性失聪等。

3. 癔症的特殊表现形式 包括癔症的集体发作、赔偿性神经症、职业性神经症等。

【诊断及鉴别诊断】

根据患者有精神刺激为诱因，出现癔症性精神障碍或癔症性躯体障碍，可接受暗示的影响，除外其他器质性病变即可诊断。需与反应性精神病、精神分裂症、诈病、癫痫及其他神经系统疾病相鉴别。

【治疗】

心理治疗是癔症治疗的基本措施。常用有暗示治疗、解释性心理治疗及系统脱敏疗法等。对于伴有焦虑、抑郁、失眠及疼痛等症状的患者，可予以相应的药物治疗，以增强心理治疗疗效。

第四节 躯体疾病所致精神障碍

躯体疾病所致精神障碍（mental disorders due to physical diseases）是由于各种躯体疾病导致的精神障碍的总称。其精神障碍根据躯体病变可分为内脏器官疾病、躯体感染、营养代谢性疾病、内分泌疾病、结缔组织疾病、各种物理因素等所致的精神异常。

发病机制主要是躯体疾病因素通过能量代谢紊乱、电解质、酸碱失衡、毒素或神经生化改变等各种途径导致中枢神经系统功能紊乱，从而产生各种精神症状。遗传因素、人格特征、年龄、社会心理因素及既往神经精神病史等也可影响精神障碍的发生。

【临床表现】

躯体疾病所致精神障碍的表现可以涉及精神活动的所有方面，但因原发疾病的不同，精神症状有所差异，精神障碍易转变，由一种状态向另一种状态转换，其共同特征如下：

1. 急性脑综合征 于急性期出现，表现为意识清晰度下降，出现焦虑、易激惹、恐惧等情感障碍，定向力障碍，记忆力受损，思维紊乱，常常有恐怖性错觉、幻觉，伴不协调的精神运动性兴奋。

2. 慢性脑综合征 由慢性躯体疾病引起或在疾病恢复期出现，主要表现为智能障碍、遗忘综合征或人格改变。也可出现躁狂、抑郁、神经症性症状、癔症样症状及精神分裂样症状。

【诊断与鉴别诊断】

诊断可依据以下几点：①有提示躯体疾病存在的症状、体征及实验室依据；②精神障碍的发生、发展及转归与躯体疾病有时间上的密切关系，可随躯体疾病的好转而好转；③需排除功能性精神障碍如精神分裂症、抑郁症及躁狂症等。

【治疗】

治疗原则是同时治疗原发疾病和对症处理。对有明显行为紊乱或精神运动性兴奋的患者，可短期使用抗精神病药物；对焦虑、抑郁患者可予以抗焦虑药和抗抑郁剂；对失眠患者，慎用镇静催眠药，避免加重意识障碍。

第五节 脑器质性精神障碍

脑器质性精神障碍是指由脑部各种病理或病理生理学改变所引起的一类精神障碍，常指由中枢神经系统感染、外伤、变性、脑血管病及肿瘤等疾病引起的精神障碍。主要包括认知功能或意识障碍、遗忘综合征等。

其发病机制与各种脑部病变导致脑氧化代谢降低，引起神经生化改变，导致中枢神经系统功能紊乱。

【临床表现】

脑器质性精神障碍的病因各不相同，但临床上具有以下共同特征：

1. 谵妄 常急性出现，表现为意识清晰度下降，情感焦虑、易激惹，甚至恐惧、激越，患者定向力障碍，常有错觉、幻觉等感知障碍，及兴奋、不安甚至攻击等异常行为。多为一过性病程，可持续数小时、数天或数周。其表现程度和症状波动与原发疾病有关。

2. 痴呆 多缓慢起病，常见症状是近记忆减退，理解、判断、分析能力下降，学习新知识的能力下降，语言表达困难，表现为用词困难、命名不能、语言重复等。严重者表现缄默、主动性差、情感淡漠、社会性退缩。有些患者会出现坐立不安、漫游、尖叫甚至攻击性行为，也可出现妄想和幻觉。晚期生活不能自理，运动功能逐渐丧失，大小便不能自理，日常生活需人照顾。

3. 遗忘综合征 又称柯萨可夫综合征，表现为近记忆障碍，患者学习新事物很困难，记不住新近发生的事情。由于近记忆缺损，常出现错构和虚构。患者通常无意识障碍，其他认知功能相对保持完好。

4. 其他 也可出现幻觉妄想、抑郁焦虑情绪、人格改变等症状。

【诊断】

诊断脑器质性精神障碍可依据以下几点：①有引起精神障碍的脑部疾病的证据；②精神障碍的发生、发展及转归与脑部疾病有时间上的密切关系，可随脑部疾病的变化而变化；③需排除功能性精神障碍如精神分裂症、抑郁症及躁狂症等。

【治疗】

治疗原则是同时治疗原发疾病和对症处理。对症治疗是指针对患者的精神症状给予精神药物治疗。为避免药物加深意识障碍，应尽量小剂量、短期治疗。因其往往导致锥体外系等不良反应，应从低剂量开始，缓慢加量，症状改善后逐渐减量或停药。睡眠障碍者可给予适量苯二氮䓬类药物以改善睡眠。

（杨 渝 胡学强）

第六篇　传　染　病

第二十章

总 论

传染病（communicable diseases）是指由病原微生物，如朊毒体、病毒、衣原体、立克次体、细菌、真菌、螺旋体和寄生虫等，感染人体后产生的有传染性、在一定条件下可造成流行的疾病。

【感染】

感染是病原体和人体之间相互作用的过程。病原体是指感染人体后可导致疾病的微生物与寄生虫。感染过程的表现：

1. 病原体被清除　病原体进入人体后，可被处于机体防御第一线的非特异性免疫屏障所清除，亦可由体内的特异性体液免疫与细胞免疫物质将某些病原体清除。

2. 隐性感染　又称亚临床感染，是指病原体侵入人体后，仅诱导机体产生特异性免疫应答，而不引起或只引起轻微的组织损伤，因而在临床上不显出任何症状、体征，甚至生化改变，只能通过免疫学检查才能发现。

3. 显性感染　又称临床感染，是指病原体侵入人体后，不但诱导机体发生免疫应答，而且通过病原体本身的作用或机体的变态反应导致组织损伤，引起病理改变和临床表现。

4. 病原携带状态　可由隐性感染、显性感染者转变而来。按病原体种类不同而分为带病毒者、带菌者与带虫者等。按其发生和持续时间的长短可分为潜伏期携带者、恢复期携带者与慢性携带者。可有传染性。

5. 潜伏性感染　病原体感染人体后寄生于某些部位，由于机体免疫功能足以将病原体局限化而不引起显性感染，但又不足以将病原体清除时，病原体便可长期潜伏起来，待机体免疫功能下降时，则可引起显性感染。病原体一般不排出体外，这是与病原携带状态不同之处。

【感染过程中病原体的作用】

病原体侵入人体后致病力包括以下几方面：

1. 侵袭力　是指病原体侵入机体并在机体内生长、繁殖的能力。

2. 毒力　毒力包括毒素和其他毒力因子。毒素包括外毒素与内毒素。外毒素通过与靶细胞的受体结合，进入细胞内而起作用。内毒素则通过激活单核－巨噬细胞、释放细胞因子而起作用。其他毒力因子有些具有穿透能力。

3. 数量　在同一种传染病中，入侵病原体的数量一般与致病能力成正比。

4. 变异性　病原体可因环境、药物与遗传等因素而发生变异。一般来说，在人工培养多次传代的环境下，可使病原体的致病力减弱。病原体的抗原变异可逃逸机体的特异性免疫作用而继续引起疾病。

【感染过程中免疫应答的作用】

1. 非特异性免疫

(1) 天然屏障 包括外部屏障，即皮肤、黏膜及其分泌物，如溶菌酶、气管黏膜上的纤毛等；以及内部屏障，如血－脑脊液屏障和胎盘屏障等。

(2) 吞噬作用 单核－吞噬细胞系统包括血液中的游走大单核细胞，肝、脾、淋巴结、骨髓中固定的吞噬细胞和各种粒细胞（尤其是中性粒细胞）。它们都具有非特异性吞噬功能，可清除机体内的病原体。

(3) 体液因子 包括存在于体液中的补体、溶菌酶、纤连蛋白和各种细胞因子。

2. 特异性免疫

(1) 细胞免疫 致敏 T 细胞与相应抗原再次相遇时，通过细胞毒性和淋巴因子来杀伤病原体及其所寄生的细胞。细胞免疫对细胞内寄生病原体的清除起重要作用。

(2) 体液免疫 致敏 B 细胞受抗原刺激后，即转化为浆细胞并产生能与相应抗原结合的抗体，即免疫球蛋白，促进细胞吞噬功能，清除病原体。抗体主要作用于细胞外的微生物。

【传染病的发病机制】

1. 传染病的发生与发展

(1) 入侵门户 入侵部位适当，病原体才能定殖、生长、繁殖及引起病变。

(2) 机体内定位 病原体入侵并定殖后，可在入侵部位直接引起病变，也可在远离入侵部位引起病变。

(3) 排出途径 各种传染病都有其病原体排出途径，是病人、病原携带者和隐性感染者有传染性的重要因素。

2. 损伤的发生机制

(1) 直接侵犯 病原体通过黏附作用入侵宿主组织，黏附素起重要作用。还可通过分泌蛋白酶直接破坏组织，也可通过细胞病变而使细胞溶解，或通过诱发炎症过程而引起组织坏死。

(2) 毒素作用 许多病原体能分泌毒力很强的外毒素，可选择性损害靶器官或引起功能紊乱。革兰阴性杆菌裂解后产生的内毒素导致发热、休克等临床表现。

(3) 免疫机制 许多传染病的发病机制与免疫应答有关。有些传染病能抑制细胞免疫或直接破坏 T 细胞，或通过变态反应而导致组织损伤。

3. 重要的病理生理变化

(1) 发热 传染病常伴发热。外源性致热原进入人体后，激活单核－吞噬细胞、内皮细胞、B 淋巴细胞等，使后者释放内源性致热原，刺激体温调节中枢而发热。

(2) 代谢改变 传染病患者发生的代谢改变主要为进食量下降，能量吸收减少、消耗增加，蛋白、糖原、脂肪分解增多，水、电解质平衡紊乱和内分泌改变。

【传染病的流行过程及影响因素】

1. 流行过程的基本条件

(1) 传染源 传染源是指病原体已在体内生长、繁殖并能将其排出体外的人和动物。传染源包括患者、隐性感染者、病原携带者、受感染动物。

（2）传播途径 病原体离开传染源到达另一个易感者的途径称为传播途径。传播途径有呼吸道传播、消化道传播、接触传播、虫媒传播、血液、体液传播等。

（3）人群易感性 对某种传染病缺乏特异性免疫力的人称为易感者。

2. 影响流行过程的因素 自然因素和社会因素均对传染病流行过程产生影响。

【传染病的特征】

传染病与其他疾病的主要区别在于共有四个基本特征：有病原体、有传染性、有流行病学特征、有感染后免疫力。

【临床特点】

1. 病程发展的阶段性 一般分为四个阶段：

（1）潜伏期 从病原体侵入人体，至开始出现临床症状的时期。

（2）前驱期 从起病至症状明显开始为止的时期。

（3）症状明显期 此期间该传染病所特有的症状和体征都通常获得充分表现，如特征性皮疹、肝、脾肿大和脑膜刺激征、黄疸等。

（4）恢复期 当机体的免疫力增长至一定程度，体内病理生理过程终止，患者的症状及体征基本消失，临床上称为恢复期。

2. 常见的症状与体征

（1）发热 大多数传染病都可引起发热。发热过程可分为体温上升期、极期、体温下降期。热型是传染病的重要特征之一，具有鉴别诊断意义。较常见的热型有：稽留热、弛张热、间歇热、回归热、不规则热。

（2）发疹 疹子的出现时间和先后次序对诊断和鉴别诊断有重要参考价值。如水痘、风疹多于病程的第一日出皮疹，猩红热多于第二日，麻疹多于第三日，斑疹伤寒多于第五日，伤寒多于第六日出皮疹等。水痘的疹子主要分布于躯干；麻疹的皮疹先出现于耳后、面部，然后向躯干、四肢蔓延，同时有黏膜疹。皮疹的形态可分斑丘疹、出血疹、疱疹、荨麻疹等。

（3）毒血症状 病原体的各种代谢产物，包括细菌毒素，可引起除发热以外的各种症状，如疲乏，全身不适，厌食，头痛，肌肉、关节、骨骼疼痛等。严重者可有意识障碍、谵妄、脑膜刺激征、中毒性脑病、呼吸衰竭及休克等表现，有时还可引起心、肝、肾损害。

（4）单核－吞噬细胞系统反应 在病原体及其代谢产物的作用下，单核－吞噬细胞系统可出现充血、增生等反应，表现为肝、脾和淋巴结肿大。

3. 临床类型 根据传染病临床过程的长短可分为急性、亚急性和慢性型；按病情轻重可分为轻型、中型、重型和暴发型；按临床特征可分为典型、非典型经过。

【传染病的诊断】

根据临床资料、流行病学资料、实验室及其他检查资料综合判断。

【治疗方法】

包括一般治疗、支持治疗、病原治疗、对症治疗、康复治疗及中医中药治疗等。

【传染病的预防】

包括传染源管理、切断传播途径、提高人群免疫力。

第二十一章

病毒性疾病

第一节　病毒性肝炎

病毒性肝炎（viral hepatitis）是由肝炎病毒引起的以肝脏损害为主的传染病。目前已明确的病原体是甲、乙、丙、丁、戊五型肝炎病毒。庚型肝炎病毒（GBV-C/HGV）和经输血传播病毒（TTV）等是否引起病毒性肝炎尚未有定论，亦不排除存在其他未发现的肝炎病毒。

甲型肝炎传染源为急性期患者和隐性感染者，主要由粪-口途径传播；乙型肝炎传染源主要是急、慢性乙型肝炎患者和病毒携带者，传播途径主要有母婴传播、血液和体液传播，生活密切接触、性接触也可能是乙型肝炎传播途径；丙型肝炎传染源是急、慢性患者和无症状病毒携带者，主要通过胃肠道外途径传播，包括输血及血制品、针刺、注射、器官移植、血液透析、生活密切接触、性接触以及母婴传播。丁型肝炎的传染源和传播途径与乙型肝炎相似。戊型肝炎的传染源和传播途径与甲型肝炎相似。

甲型肝炎的发病机制尚未完全阐明。目前认为，感染早期甲型肝炎病毒大量增殖，直接致肝细胞损伤较轻，而细胞免疫和体液免疫损伤是其主要机制。乙型肝炎的肝细胞病变主要取决于机体的免疫应答。儿童感染乙型肝炎病毒多成为无症状携带者，成年感染者大多呈急性病毒性肝炎彻底清除病毒而痊愈。当机体免疫功能低下、不完全免疫耐受、自身免疫反应产生、HBV 基因突变逃避免疫清除等情况下，可致慢性肝炎。当机体出现超敏反应时，常导致大片肝细胞坏死，发生重型肝炎。丙型肝炎肝细胞损伤机制包括丙型肝炎病毒直接杀伤、免疫因素、自身免疫及细胞凋亡等。丙型肝炎慢性化的机制主要有丙型肝炎病毒的高度变异性、对肝外细胞的泛嗜性、免疫原性弱致机体免疫应答低下等。目前认为丁型肝炎病毒本身及其表达产物对肝细胞有直接作用，但尚缺乏确切证据。戊型肝炎发病机制尚不清楚，可能与甲型肝炎相似。

病毒性肝炎基本病理改变以肝损害为主，部分病例可有肝外器官损害。各型肝炎的基本病理改变为肝细胞变性、坏死，同时伴有不同程度的炎症细胞浸润，间质增生和肝细胞再生。急性肝炎可见肝脏肿大，肝细胞气球样变和嗜酸性变，点、灶状坏死，汇管区炎症细胞浸润，坏死区肝细胞增生，网状支架和胆小管结构正常。慢性肝炎可见肝组织不同程度炎症反应，肝细胞变性、坏死和纤维化，病理上按炎症活动度和纤维化程度进行分级（G）和分期（S）。急性重型肝炎可见肝细胞呈大块坏死或亚大块坏死或桥接坏死，肉眼观肝体积明显缩小，坏死区充满大量红细胞，残余肝组织淤胆而呈黄绿色，称之为红色或黄色肝萎缩。亚急性重型肝炎肝细胞呈亚大块坏死，肝小叶周边可见肝细胞再生，形成再生结节，肉眼见肝脏表面有大小不等的结节。慢性重型肝炎可见慢性肝炎或肝硬化病变，并可见亚大块或大块坏死。

【临床表现】

临床上将病毒性肝炎分为急性肝炎（急性黄疸型肝炎和急性无黄疸型肝炎），慢性肝炎（轻、中、重三度），重型肝炎（急性、亚急性、慢性），淤胆型肝炎。

1. 潜伏期　甲型肝炎2～6周，平均4周。乙型肝炎1～6个月，平均3个月。丙型肝炎2周～6个月，平均40日。丁型肝炎4～20周。戊型肝炎2～9周，平均6周。

2. 临床类型

（1）急性肝炎　各型病毒均可引起。

1）急性黄疸型肝炎：分三期。黄疸前期：此期主要症状有全身乏力、食欲减退、恶心、厌油、肝区痛、尿色加深等，部分病人可有发热。本期持续5～7天。黄疸期：上述症状缓解，发热消退，但尿黄加深，巩膜和皮肤黄染。体征可有肝大，肝脏压痛及肝区叩痛，部分病例有轻度脾大。本期持续2～6周。恢复期：症状消失，黄疸消退，肝、脾回缩，本期大多持续1～2个月。

2）急性无黄疸型肝炎：除无黄疸外，其他临床表现与黄疸型相似。但本型起病较缓慢，症状相对较轻，有些病例可因症状不明显而被忽视。

急性丙型肝炎的临床表现一般较轻，多无明显症状，亦无黄疸或轻度黄疸。

急性丁型肝炎可与HBV感染同时发生或继发于HBV感染，其临床表现部分取决于HBV感染状态。

戊型肝炎与甲型肝炎相似，但黄疸前期较长，症状较重，病程较长。晚期妊娠妇女和HBV慢性感染者发生戊型肝炎时病情较重，死亡率较高。戊型肝炎一般无慢性化过程，也无慢性携带状态，但可出现迁延现象。

（2）慢性肝炎　急性肝炎病程超过半年，或原有乙型、丙型、丁型肝炎或HBV携带史而因同一病原再次出现肝炎症状、体征及肝功能异常者。根据症状、体征、实验室检查及B超检查等分轻、中、重三度。

（3）重型肝炎　是病毒性肝炎中最严重的一种类型，病死率高。所有肝炎病毒均可引起重型肝炎，甲型、丙型少见。

1）急性重型肝炎：又称暴发型肝炎，病情发展迅速，2周内出现极度乏力，严重消化道症状，神经、精神症状，肝性脑病Ⅱ度以上。肝浊音界进行性缩小，胆、酶分离，凝血酶原活动度（PTA）$<40\%$。

2）亚急性重型肝炎：又称亚急性肝坏死，15天～24周出现极度乏力，严重消化道症状，黄疸进行性加深，胆红素每天上升17.1μmol/L或总胆红素>171μmol/L，肝性脑病Ⅱ度以上，PTA $<40\%$。

3）慢性重型肝炎：临床表现同亚急性重症肝炎，但有慢性肝炎或肝硬化、HBV携带病史。

（4）淤胆型肝炎（cholestatic hepatitis）　又称为毛细胆管炎型肝炎。急性淤胆型肝炎起病类似急性黄疸型肝炎，但自觉症状较轻。黄疸较深，持续3周以上。有皮肤瘙痒，大便颜色变浅，肝肿大。肝功能检查：血清胆红素明显升高，以直接胆红素为主，PTA>60%。在慢性肝炎或肝硬化基础上发生上述表现者，为慢性淤胆型肝炎。

3. *并发症* 肝内并发症多见于HBV或HCV感染，主要有脂肪肝、肝硬化、肝细胞癌。肝外并发症包括胆道炎症、胰腺炎、心肌炎、肾小球肾炎、肾小管性酸中毒、甲状腺功能亢进症、糖尿病、溶血性贫血、再生障碍性贫血等。重型肝炎并发症主要有感染、上消化道出血、肝性脑病、肝肾综合征等。

【辅助检查】

1. *血常规* 一般无明显变化。

2. *尿常规* 尿胆红素和尿胆原检测有助于肝细胞性和淤胆性黄疸的鉴别。

3. *肝功能检查* 急性肝炎时ALT明显升高，慢性肝炎ALT轻度或中度升高或反复异常。重型肝炎患者可出现酶、胆分离现象，同时AST可明显升高。慢性肝炎中度以上、重型肝炎时出现白蛋白下降，γ-球蛋白升高，白蛋白/球蛋白比例下降。急性或慢性黄疸型肝炎时血清胆红素升高，重型肝炎常超过171μmol/L。重型肝炎PTA<40%。

4. *病原学检查*

（1）甲型肝炎 抗-HAVIgM阳性有助于早期诊断；抗-HAVIgG属于保护性抗体，是具有免疫力的标志。

（2）乙型肝炎

1）HBsAg与抗-HBs：HBsAg阳性反应现症HBV感染，阴性则不能完全排除HBV感染。抗-HBs见于乙型肝炎恢复期或乙肝疫苗接种后。

2）HBeAg与抗-HBe：HBeAg的存在表示病毒复制活跃且有较强的传染性。抗-HBe阳性提示病毒复制处于静止状态，传染性降低，但部分患者可能存在前C区基因变异。

3）HBcAg与抗-HBc：常规方法不能检出血清中游离HBcAg。抗-HBcIgM阳性是急性乙型肝炎或慢性乙型肝炎急性发作时的诊断依据。抗-HBcIgG阳性提示既往感染。

4）HBV DNA：是病毒复制和传染性强弱的直接标志，可用分子杂交和PCR方法进行检测。

5）肝组织中HBV标志物的检测：可用免疫组织化学方法检测肝组织中HBsAg、HBcAg的存在及分布；原位杂交或原位PCR方法检测肝组织中HBV DNA的存在及分布。

（3）丙型肝炎

1）抗-HCVIgM和抗-HCVIgG：不是保护性抗体，是HCV感染的标志。

2）HCV RNA：常采用巢式PCR检测，亦可采用bDNA技术、竞争PCR法、荧光定量法等。HCV RNA阳性是病毒感染和复制的直接标志。

（4）丁型肝炎

1）HDAg、抗-HDVIgM及抗-HDVIgG：HDAg阳性是诊断急性HDV感染的直接证据。抗－HDVIgM 阳性是现症感染的标志，抗－HDVIgG 并非保护性抗体，高滴度抗－HDVIgG提示感染的持续存在，低滴度提示感染静止或终止。

2）HDV RNA：可采用分子杂交和 RT－PCR 方法检测 HDV RNA，是诊断 HDV 感染最直接的依据。

（5）戊型肝炎

1）抗－HEVIgM 和抗－HEVIgG：抗－HEVIgM 阳性是急性感染的标志。抗－HEVIgG在急性期滴度较高，恢复期则滴度下降。

2）HEV RNA：采用 RT－PCR 法检测 HEV RNA。

【诊断与鉴别诊断】

根据流行病学资料包括肝炎患者接触史、不洁饮食史、输血及血制品史等，临床表现有乏力、消化道症状及黄疸、肝脾肿大、肝掌、蜘蛛痣等体征，实验室检查肝炎病毒标志物阳性等。诊断标准参照2000 年中华医学会肝病学分会修订的《病毒性肝炎防治方案》。

本病应与溶血性黄疸、肝外梗阻性黄疸、其他病毒所致的肝炎、感染中毒性肝炎、药物性肝损害、酒精性肝病、自身免疫性肝炎、脂肪肝及妊娠期急性脂肪肝等鉴别。

【治疗】

1. 急性肝炎　急性期应隔离，症状明显及有黄疸者应卧床休息，清淡饮食，适当补充维生素，给予适当药物护肝及对症治疗。

2. 慢性肝炎　症状明显者应卧床休息，病情轻者以活动后不觉疲乏为度。适当高蛋白、高热量、高维生素饮食，避免饮酒，避免服用损肝药物。

（1）改善肝功能　维生素类，还原型谷胱甘肽，甘利欣或美能，葡醛内酯，联苯双酯，垂盆草，齐墩果酸等护肝降酶药物；茵栀黄，丹参，门冬氨酸钾镁，*S*－腺苷甲硫氨酸等退黄药物。

（2）免疫调节　胸腺肽或胸腺素，特异性免疫核糖核酸等。

（3）抗病毒　目前抗病毒药物主要有干扰素（IFN）和拉米夫定（Lamivudine）。干扰素可用于慢性乙型肝炎和丙型肝炎抗病毒治疗。慢性乙型肝炎干扰素治疗的适应证是 HBeAg 及 HBV DNA 阳性，ALT 异常。血清胆红素超过正常值上限 2 倍、失代偿性肝硬化、伴有自身免疫性疾病、有重要器官病变等不宜应用。推荐剂量为每次 5MU，每周 3 次，或疗程开始半个月或 1 个月每日 1 次，以后每周 3 次，皮下或肌内注射，疗程 4～6 个月，根据病情可延长至 1 年或以上。丙型肝炎干扰素治疗的适应证是血清 HCV RNA 阳性和（或）抗－HCV 阳性，及 ALT 升高者，可联合应用利巴韦林。目前已有长效干扰素（聚乙二醇干扰素）应用于临床。拉米夫定是一种核苷类药物，具有抑制 HBV 复制作用，可使 HBV DNA 水平下降或阴转、ALT 复常、改善肝组织病变。适用于伴有 ALT 升高和病毒复制的成年慢性乙型肝炎患者。禁忌证有自身免疫性肝病，遗传性肝病，骨髓抑制，明显心、脑、神经、精神病和不稳定糖尿病患者，妊娠妇女。

3. 重型肝炎

（1）对症和支持疗法　绝对卧床休息，每日热量 2000kcal 左右，液体量 1500～2000ml。补充维生素、输注新鲜血浆、白蛋白。维持电解质及酸碱平衡。

（2）促进肝细胞再生

1）胰高血糖素-胰岛素（G-I）疗法 胰高血糖素1mg和胰岛素10U加入10%葡萄糖液500ml，缓慢滴注，每日1次，2周为1个疗程，其疗效尚有争论。滴注期间应观察有无呕吐、心悸、低血糖等不良反应并及时处理。

2）肝细胞生长因子（HGF） 可能有一定疗效，每日120~200mg，静脉滴注，疗程1个月或更长。

（3）并发症的防治。

（4）人工肝支持系统 主要作用是清除患者体内毒性物质，减轻肝细胞损伤或为肝移植做准备。

（5）肝移植 目前已较多应用于重型肝炎内科治疗无效者。

4. *淤胆型肝炎* 可应用S-腺苷甲硫氨酸等药物退黄。黄疸持续不退时，可加用泼尼松治疗。

5. *慢性HBV和HCV携带状态* 应避免劳累，随访观察，定期复查。

第二节 流行性出血热

流行性出血热（epiplemic hemorrhagic fever，EHF）属于病毒性出血热中的肾综合征出血热（hemorrhagic fever with renal syndrome，HFRS），是由汉坦病毒引起的一种自然疫源性传染病。

汉坦病毒属于布尼亚病毒科汉坦病毒属，为单股负链RNA病毒。在我国，HFRS主要宿主动物和传染源是黑线姬鼠、褐家鼠、黑线仓鼠、长尾黄鼠、大仓鼠。林区则以大林姬鼠为主。人不是主要的传染源。汉坦病毒可通过多种途径传播，包括呼吸道、消化道、接触、母婴垂直及虫媒传播。本病有明显的季节高峰，黑线姬鼠传播者以11~12月份为高峰，5~7月份为小高峰。家鼠传播者以3~5月份为高峰。林区姬鼠传播者以夏季为流行高峰。

流行性出血热的发病机制未完全阐明，除病毒直接损伤外，免疫作用在发病中也起着重要作用，包括Ⅰ、Ⅱ、Ⅲ、Ⅳ型变态反应，细胞免疫，各种细胞因子作用如白细胞介素、肿瘤坏死因子和干扰素等，其中，Ⅲ型变态反应最为重要。

本病病理变化以小血管和肾脏病变最明显，其次为心、肝、脑等脏器。基本病变是小血管内皮细胞肿胀、变性和坏死。肾脏可见水肿、出血，肾髓质出血和水肿，肾小球充血，基底膜增厚，近曲小管变性和肾小管变窄或闭塞。肾上腺皮质和髓质充血、出血，皮质坏死。心脏可见右心房内膜下广泛出血，心肌纤维变性、坏死和断裂。肝肿大，可出现肝细胞变性、坏死。脾肿大，脾髓质充血、脾小体萎缩。脑实质水肿和出血，神经细胞变性，胶质细胞增生。脑垂体前叶充血、出血和坏死。

【临床表现】

本病潜伏期一般为7~14天，以2周多见。典型病例病程有以下五期经过，非典型和轻型病例可有越期现象，重症者可出现病期重叠。

1. *发热期* 除发热外，主要表现为全身中毒症状、毛细血管损伤和肾损害征。表现为全身酸痛，头痛和腰痛，少数患者出现眼眶疼痛。头痛、腰痛、眼眶痛一般称为“三痛”。部分病人可以出现胃肠中毒症状、腹痛和腹泻。毛细血管损害征主要表现为充血、出血和渗出水肿。皮肤充血主要见于颜面、颈、胸等部位潮红，重者呈酒醉貌。黏膜充血见于眼结膜、咽部和软腭，皮肤出血多见于腋下及胸背部，常呈搔抓样。渗出水肿征主要表现为球结膜水肿，也可出现腹水。肾损害表现为尿蛋白和管型等。

2. 低血压休克期　一般发生于病程第4~6天。多数患者在发热末期或热退同时出现血压下降，少数在热退后发生休克。轻型患者可不发生低血压或休克。

3. 少尿期　少尿期一般发生于病程第5~8天，持续时间一般2~5天。部分患者没有明显低血压休克期，由发热期直接进入少尿期。亦有少尿期与低血压休克期重叠。少尿期的临床表现为尿毒症、酸中毒和水、电解质紊乱，严重者可出现高血容量综合征和肺水肿。

4. 多尿期　多尿期一般出现在病程第9~14天，此期肾小管重吸收功能尚未恢复，尿素氮等物质引起高渗性利尿，故尿量明显增加。

5. 恢复期　临床症状、尿量及实验室指标基本恢复，一般需1~3个月。少数患者可遗留高血压、肾功能障碍、垂体功能减退等症状。

临床分型：①轻型：体温39℃以下，中毒症状轻，无休克和少尿。除皮肤瘀点外无其他出血现象。②中型：即普通型，最多见。体温39~40℃，中毒症状明显，有明显出血和少尿，尿蛋白（+++）。③重型：体温≥40℃，中毒症状及渗出征严重，出现休克，有皮肤瘀斑和腔道出血，尿中可出现膜状物。④危重型：在重型基础上出现以下情况之一者：难治性休克；重要脏器出血；少尿5天以上或无尿2天以上，BUN高于42.84mmol/L；心衰、肺水肿；中枢神经系统合并症；继发严重感染。⑤非典型：发热38℃以下，皮肤黏膜散在出血点，尿蛋白微量，血、尿特异性抗原或抗体阳性者。

6. 并发症　主要有消化道等腔道出血、脑炎和脑膜炎、脑水肿、高血压脑病和颅内出血、肺水肿、继发性感染、自发性肾破裂、心肌损害和肝损害等。

【辅助检查】

1. 一般检查

（1）血常规　血白细胞升高，一般$(15\sim30)\times10^9/L$，重症患者可达$(50\sim100)\times10^9/L$；早期中性粒细胞增多，以后淋巴细胞增多，并可出现异型淋巴细胞；血小板减少；早期由于血浆外渗，血液浓缩，血红蛋白和红细胞数可升高。

（2）尿常规　病程第2日即可出现尿蛋白，部分重症病例尿中出现膜状物；尿沉渣中可发现巨大的融合细胞，能检出汉坦病毒抗原。

（3）血液生化检查　可有肝功能异常，血尿素氮及肌酐异常。

（4）凝血功能检查　DIC时凝血时间缩短，消耗性低凝期则凝血酶原时间延长和凝血酶时间延长，纤溶亢进期则出现纤维蛋白降解物升高。

（5）其他检查　心电图可出现窦性心动过缓、传导阻滞等表现。胸部X线可发现部分患者有肺水肿或胸腔积液。

2. 血清学检查　特异性IgM抗体1:20为阳性；IgG 1:40为阳性，1周后滴度4倍以上升高有诊断价值。

3. *病原学检查* 病毒分离：发热期病人的血清和尿液等可分离汉坦病毒。抗原检查：早期病人的血清、外周血单核细胞以及尿沉渣细胞中可检出病毒抗原。核酸检测：应用 RT－PCR 检测病毒 RNA。

【诊断与鉴别诊断】

依靠流行病学史、临床表现及实验室检查，包括发病季节，鼠类或其他宿主动物接触史；早期全身中毒症状、毛细血管损伤和肾损害表现和病程的五期经过；实验室检查白细胞计数增高，血小板减少，尿蛋白阳性和尿中出现膜状物，肾综合征出血热病毒抗原和特异性 IgM 和 IgG 抗体阳性。RT－PCR 检测汉坦病毒的 RNA 有助于早期和非典型患者的诊断。

本病应与上呼吸道感染、败血症、急性胃肠炎、细菌性痢疾、感染性休克、急性肾炎、消化性溃疡出血、血小板减少性紫癜、外科急腹症等相鉴别。

【治疗】

治疗原则是“三早一就”（早发现、早诊断、早治疗和就地治疗）和综合治疗。

1. *发热期* 应卧床休息，可应用利巴韦林抗病毒治疗，给予维生素 C 等降低血管通透性。高热者予以物理降温，忌用强退热药，中毒症状重者可给予地塞米松。高热、中毒症状和渗出征严重者应预防 DIC，必要时可给予小剂量肝素。

2. *低血压休克期* 同感染性休克，包括补充血容量、纠正酸中毒、血管活性药物、糖皮质激素应用等。注意血压控制正常后应限制液体量。

3. *少尿期* 维持水、电解质、酸碱平衡；促进利尿，常用药物为呋塞米，亦可用酚妥拉明或山莨菪碱等。为预防高血容量综合征和高血钾，可用甘露醇、50% 硫酸镁或大黄导泻。少尿持续 4 天以上或无尿 24h 以上，并存在以下情况之一者需进行血液透析或腹膜透析：①BUN ＞28. 56mmol/L；②高分解状态，每日 BUN 升高＞7. 14mmol/L；③血钾＞6mmol/L，EKG 有高耸 T 波的高钾表现；④高血容量综合征或伴肺水肿者；⑤极度烦躁不安或伴脑水肿者。透析终止时间：尿量达 2000ml 以上、BUN 下降、高血容量综合征或脑水肿好转。

4. *多尿期* 移行期和多尿早期的治疗同少尿期，多尿后期维持水和电解质平衡，防治继发感染。

5. *恢复期* 补充营养，出院后应休息 1～2 个月，定期复查肾功能和垂体功能，监测血压。

6. *并发症治疗*

（1）消化道出血 应注意病因治疗。DIC 消耗性低凝血期宜补充凝血因子和血小板，DIC 纤溶亢进期可应用氨基己酸。若是肝素类物质增高所致出血，则用鱼精蛋白或甲苯胺蓝。

（2）中枢神经系统并发症 抽搐时可应用地西泮或异戊巴比妥钠，脑水肿或颅内出血可应用甘露醇。

（3）ARDS 可应用糖皮质激素，限制液体量和进行高频通气，或应用呼吸机进行人工终末正压呼吸。

（4）自发性肾破裂 需手术治疗。

第三节 艾 滋 病

艾滋病系获得性免疫缺陷综合征（acquired immunodeficiency syndrome，AIDS）的简称，是由人类免疫缺陷病毒（human immunodeficiency virus，HIV）引起的严重传染病。

AIDS 的病原体系 HIV-1 和 HIV-2。HIV-1 是引起 AIDS 的主要毒株。HIV-2 在西非呈地方性流行。HIV 为单链 RNA 病毒，属于逆转录病毒科，慢病毒亚科。HIV 嗜淋巴细胞和神经细胞，主要感染 $CD4^+$ T 细胞，也可感染单核-吞噬细胞、B 淋巴细胞、小神经胶质细胞和骨髓干细胞等。本病的传染源主要是病人及 HIV 携带者，尤其是后者。HIV 传播途径主要是性接触传播，也可通过注射传播、母婴垂直传播及医源性传播。

AIDS 的发病机制是，在 HIV 直接和间接作用下，$CD4^+$ T 细胞功能受损及大量破坏，$CD8^+$ T 细胞、单核-吞噬细胞、B 细胞、自然杀伤细胞等功能异常，致使细胞免疫缺陷，极易并发严重机会性感染和肿瘤。

AIDS 的病理变化呈多样性和非特异性。主要病变在淋巴结和胸腺等免疫器官。淋巴结病变既有反应性，包括滤泡增生性淋巴结肿，又可有肿瘤性病变，如卡波西肉瘤（Kaposi sarcoma，KS）及其他淋巴瘤。中枢神经系统病变包括神经胶质细胞灶性坏死，血管周围炎性浸润及脱髓鞘改变等。胸腺可有萎缩、退行性或炎性病变。

【临床表现】

1. 临床分期　潜伏期一般为 2~10 年。从 HIV 侵入人体后分为四期：

（1）急性感染期　HIV 原发感染后少数经数周潜伏期后即可有发热、全身不适、头痛、咽痛、肌痛、关节痛、厌食、恶心、皮疹及浅表淋巴结肿大等血清病样表现。一般持续 3~14 天。

（2）无症状感染期　本期可由原发 HIV 感染或急性感染症状消失后延续而来。无临床症状，但血中可检出 HIV RNA、抗 HIV 抗体，具有传染性。此阶段可持续 2~10 年或更长。

（3）持续性全身淋巴结肿大综合征期（persistent generalized lymphoadenopathy，PGL）　除腹股沟淋巴结外，全身其他部位两处或两处以上淋巴结肿大，直径 >1cm，质地柔韧，无压痛，可活动，活检为反应性增生。一般持续 3 个月以上，部分患者淋巴结肿大持续数月或 1 年，也可反复肿大。

（4）艾滋病期　本期可有以下五种表现：

1）全身性症状　如发热、盗汗、乏力、厌食、体重下降、慢性腹泻，全身淋巴结肿大，肝、脾肿大等，也称为艾滋病相关综合征（AIDS related syndrome，ARS）。

2）神经系统症状　头痛、癫痫、进行性痴呆及下肢瘫痪等。

3）严重机会性感染　CMV、HSV 及 EBV 感染，卡氏肺孢子虫、隐孢子虫、结核杆菌、鸟分枝杆菌、弓形虫、新型隐球菌、念珠菌等感染。

4）继发性肿瘤　最常见卡波西肉瘤、非霍奇金淋巴瘤（NHL）等。

5）并发其他疾病　如慢性淋巴性间质性肺炎等。

美国疾病控制中心（CDC）与世界卫生组织（WHO）把 HIV 感染分为三大类，每类根据 $CD4^+$T 细胞计数和淋巴细胞总数又分为三级。

A 类：包括 HIV 急性感染、无症状感染和 PGL。

B 类：包括 AIDS 的一般症状和细胞免疫缺陷所致的机会性感染。

C 类：包括神经系统症状、重度机会性感染、肿瘤及并发其他疾病。

根据 $CD4^+$T 细胞和淋巴细胞数分级为：①$CD4^+$T 细胞 $\geq 0.5 \times 10^9/L$，淋巴细胞 $\geq 2.0 \times 10^9/L$，$CD4^+$T 细胞占淋巴细胞总数 ≥29%。②$CD4^+$T 细胞为（0.2～0.49）$\times 10^9/L$，淋巴细胞（1.0～1.9）$\times 10^9/L$，$CD4^+$T 细胞占淋巴细胞总数的 14%～28%。③$CD4^+$T 细胞 $\leq 0.2 \times 10^9/L$，淋巴细胞 $\leq 1.0 \times 10^9/L$，$CD4^+$T 细胞少于淋巴细胞总数的 14%。

2. 各系统常见临床表现

（1）呼吸系统　AIDS 患者可发生肺孢子虫肺炎（pneumocystis carinii pneumonia，PCP）。表现为短期发热、慢性咳嗽，动脉血氧分压降低。胸部 X 线显示间质性肺炎。鸟复合分枝杆菌、结核杆菌、念珠菌及 CMV 等常引起肺部感染。卡波西肉瘤也常侵犯肺部。

（2）神经系统　30%～70% 的 AIDS 可有神经系统症状。其中包括机会性感染、肿瘤、艾滋病痴呆综合征、无菌性脑膜炎、脊髓及周围神经病等。

（3）消化系统　口腔、食管念珠菌病及疱疹病毒、CMV 感染较常见，表现为鹅口疮、食管炎或溃疡。乳头瘤病毒及疱疹病毒感染可致口腔毛状白斑，表现为舌边缘粗厚的白色突起。胃肠黏膜及肝脏也常受鸟分枝杆菌、隐孢子虫等侵犯。

（4）泌尿系统　主要为肾损害，表现为蛋白尿、急性肾功能衰竭或尿毒症。

（5）血液系统　主要表现为贫血，粒细胞、血小板减少及 NHL。

（6）其他　下肢皮肤、眼睑、眼板腺、泪腺、结膜及虹膜等常受卡波西肉瘤侵犯。亦可有 CMV 视网膜炎及弓形虫视网膜脉络膜炎、眼底絮状白斑等。

3. 并发症　本病可并发卡氏肺孢子虫肺炎、卡波西肉瘤、分枝杆菌病、新型隐球性菌脑膜炎、隐孢子虫病、弓形虫病、带状疱疹、CMV 感染、HSV 感染、EBV 感染、白念珠菌口腔及食管炎等。

【辅助检查】

1. 常规检查　白细胞、红细胞及血小板均可有不同程度减少。尿蛋白常为阳性。

2. 免疫学检查　可有 T 细胞总数降低，$CD4^+$T 细胞减少。

3. 病原体检测

（1）分离病毒　患者血浆、脑脊液可分离出 HIV，但操作复杂。

（2）抗体检测　ELISA 法检测抗－HIV，主要为血清 gp24 抗体及 gp120 抗体。

（3）抗原检测　ELISA 法检测血清中 p24 抗原。

（4）核酸检测　应用 PCR 方法检测血浆中 HIV RNA 或组织细胞中前病毒 DNA。

4. 其他检查　X 线检查、肺活检、痰及咽拭子涂片、脑脊液涂片有助于继发感染和肿瘤的诊断。组织活检可确诊卡波西肉瘤或淋巴瘤等。

【诊断与鉴别诊断】

临床诊断：急性感染可根据高危因素和类似血清病表现，慢性感染结合流行病学史、严重机会性感染或肿瘤、$CD4^+$/$CD8^+$倒置等。高危人群有下列两项或以上者应疑诊 AIDS：①3 个月内体重下降 10% 以上；②咳嗽或腹泻 3 个月以上；③间歇或持续发热超过 1 个月；④全身淋巴结肿大 1 个月以上；⑤反复带状疱疹或慢性 HSV 感染；⑥口咽念珠菌感染。可疑者应进一步做确诊检查。实验室检查：ELISA 法抗 - HIV 抗体连续 2 次阳性再做蛋白印迹法或固相放射免疫沉淀等确证试验；ELISA 法检测血清 p24 抗原阳性；从血浆、单核细胞或脑脊液中分离出 HIV；PCR 法检测 HIV RNA、HIV 前病毒 DNA 阳性等。

急性期需与传染性单核细胞增多症、结核、结缔组织病等鉴别；AIDS 应与原发性 $CD4^+$T 淋巴细胞减少症和继发性 $CD4^+$T 淋巴细胞减少相鉴别；淋巴结肿大需与血液系统疾病鉴别。

【治疗】

无特效治疗，强调综合治疗。

1. 抗病毒治疗

（1）核苷类逆转录酶抑制剂（nucleotide reverse transcriptase inhibitors，NRTIs） 叠氮脱氧胸苷（AZT）或名齐多夫定（ZDV）：为首选药物，口服吸收好，血清半衰期为 1h。双脱氧胞苷（ddc）和双脱氧肌苷（ddi）：用于对 AZT 不能耐受或治疗无效病例。拉米夫定又名 3TC，与 AZT 合用有协同作用。

（2）非核苷类似物逆转录酶抑制剂（non - nucleotide reverse transcriptase inhibitors，NNRTIs） 奈韦拉平可降低 HIV - 1 RNA 水平，但用药 6 ~ 20 周后病毒可发生变异而产生耐药性。

（3）蛋白酶抑制剂 有 Ritonavir，Indnavir，Sanguinavir 等，能抑制 HIV 复制。与核苷类酶抑制剂合用有良好协同作用。

（4）联合用药 常联合两种或两种以上药物。可选择两种逆转录酶抑制剂（AZT、DDI、DDC 和 3TC 等），再加一种蛋白酶抑制剂。联合用药可起协同作用，加强抗 HIV 的能力；增加持续抑制病毒复制作用；延缓或阻断 HIV 变异而产生耐药性。

2. 免疫调节治疗 可应用胸腺肽或胸腺素 α_1 等免疫调节剂以提高患者免疫能力，但 T 细胞激活有可能触发细胞内 HIV 复制。

3. 并发症治疗

（1）卡氏肺孢子虫肺炎 可用戊烷脒或 SMZCO 片。隐孢子虫感染者用螺旋霉素。

（2）CMV、HSV、EBV 感染及带状疱疹 可用更昔洛韦。

（3）鸟复合分枝杆菌感染 应用环丙沙星、阿奇霉素等。

（4）弓形虫病 螺旋霉素或克林霉素，前者常与乙胺嘧啶合用或交替应用。

（5）结核杆菌感染 应用异烟肼、乙胺丁醇和利福平等，疗程与抗结核相同。

（6）真菌感染 应用氟康唑；新型隐球性菌脑膜炎可用氟康唑或两性霉素 B。

（7）卡波西肉瘤 可用 AZT 与 IFN 联合治疗，也可用博来霉素、长春新碱和阿霉素联合化疗。

4. *支持治疗* 包括输血、营养支持、补充维生素和热量等。

5. *预防性治疗* 医务人员实验室意外或被污染针头刺伤者，应在2h内开始AZT治疗，疗程4~6周。

第四节 传染性非典型肺炎

传染性非典型肺炎（infectious atypical pneumonia）是由一种新的冠状病毒引起的急性呼吸系统传染病，世界卫生组织（WHO）和美国疾病控制与预防中心（CDC）称之为严重急性呼吸综合征（severe acute respiratory syndrome，SARS）。

SARS的病原体是一种新型的冠状病毒，称为SARS相关冠状病毒（SARS-associated coronavirus，SARS-Cov）。SARS冠状病毒是一种单股正链RNA病毒，在尿液中可存活至少1天，腹泻病人粪便中至少4天以上。

传染性非典型肺炎的传染源主要是患者。隐性感染者、果子狸等作为本病的传染源有待证实。传播途径主要有飞沫传播和接触传播。短距离的飞沫传播是本病的主要传播途径。本病主要流行于人口稠密的城市，有明显的家庭和医院聚集发病现象。社区以散发为主，偶有点状暴发流行。研究人员可发生实验室感染。

传染性非典型肺炎的发病机制尚不清楚。目前倾向于认为SARS病毒感染诱导的免疫损伤是本病发病的主要原因。本病肺部的病理改变明显，双肺明显膨胀，镜下以弥漫性肺泡损伤病变为主，有肺水肿及透明膜形成。可见小血管内微血栓形成和肺出血、散在的小叶性肺炎、肺泡上皮脱落、增生等病变。肺门淋巴结多充血、出血及淋巴组织减少。

【临床表现】

潜伏期1~16天，多为3~5天。

1. *发热* 起病急，以发热为首发症状，可有畏寒，体温多超过38℃，不规则热型，也可弛张热或稽留热等，持续1~2周。

2. *全身毒血症状及呼吸道表现* 发热同时伴有头痛、肌肉酸痛和全身乏力，常无鼻塞、流涕等上呼吸道卡他症状。起病3~7天后出现干咳，偶有痰中带血，肺部体征不明显，部分患者可闻少许湿啰音。病程10~14天症状达到高峰，发热、乏力等感染中毒症状加重，并出现剧烈咳嗽、气促和呼吸困难。病程进入2~3周后，发热渐退，其他症状与体征减轻或消失。肺部炎症吸收较为缓慢，体温正常后仍需2周左右才能完全吸收正常。轻型患者临床症状轻，病程短。重症患者病情重，进展快，易出现呼吸窘迫综合征。少数患者，尤其是有近期手术史或有基础疾病者可不以发热为首发症状。

【辅助检查】

1. *血常规* 病程初期至中期白细胞计数正常或下降，淋巴细胞则常减少。T淋巴细胞亚群中$CD3^+$、$CD4^+$及$CD8^+$T淋巴细胞均显著减少。

2. *血液生化检查* 丙氨酸氨基转移酶（ALT）、乳酸脱氢酶（LDH）及其同工酶等均可不同程度升高。血气分析可发现血氧饱和度降低。

3. *血清学检测* 目前已有间接荧光抗体法（IFA）和酶联免疫吸附法（ELISA）检

测血清中 SARS 病毒特异性抗体。

4. *病毒 RNA 检测* 以逆转录聚合酶链反应（RT－PCR）法，检测患者血液、呼吸道分泌物、粪便等标本中 SARS 冠状病毒 RNA。

5. *病毒分离* 将患者标本接种到细胞中进行培养，分离到病毒后，还应以 RT－PCR 法来鉴定是否为 SARS 病毒。

6. *影像学检查* 胸部 X 线检查多呈斑片状或网状改变。初期常呈单灶病变，短期内病灶迅速增多，常累及双肺或单肺多叶。部分患者进展迅速，呈大片状阴影。胸腔积液、空泡形成以及肺门淋巴结增大等表现则较少见。

【诊断与鉴别诊断】

无特异性诊断方法。结合流行病学史、临床表现、实验室检查以及 X 线表现等综合分析。诊断标准参照我国卫生部 2003 年 5 月颁布的传染性非典型肺炎诊断标准。

本病应与上呼吸道感染、流行性感冒、细菌性或真菌性肺炎、支原体或衣原体肺炎、军团菌病、肺结核、流行性出血热、肺部肿瘤、非感染性间质性肺疾病、获得性免疫缺陷综合征合并肺部感染、肺水肿、肺不张、肺栓塞症、肺嗜酸粒细胞浸润症、肺血管炎等鉴别。

【治疗】

1. *一般治疗* 卧床休息，避免剧烈咳嗽，咳嗽者予以镇咳、祛痰。发热超过 38.5℃者，可使用解热镇痛药，或给予冰敷、酒精擦浴等物理降温。儿童忌用阿司匹林以避免引起 Reye 综合征。

2. *吸氧* 出现气促或 $PaO_2<9.33kPa$（70mmHg）或 $SpO_2<93\%$ 者，应给予持续鼻导管或面罩吸氧。必要时气管插管或切开，呼吸机给氧。

3. *抗病毒治疗* 早期可试用利巴韦林等抗病毒。

4. *抗感染* 继发感染时，根据药敏试验选择敏感抗感染药物，如青霉素、大环内酯类、氟喹诺酮类等。

5. *糖皮质激素的应用* 应用糖皮质激素的治疗应有以下指征之一：①有严重中毒症状，高热持续 3 天不退；②48h 内肺部阴影面积扩大超过 50%；有急性肺损伤或出现 ARDS。

糖皮质激素应用时需注意不良反应。儿童慎用激素。

6. *重症患者的处理* 加强监护，使用无创伤正压机械通气（NPPV）。NPPV 治疗后，若血氧饱和度改善不满意，$PaO_2<8.00kPa$（60mmHg），或对 NPPV 不能耐受者，应及时进行有创正压机械通气治疗。出现 ARDS 时，宜直接应用有创正压机械通气治疗。

第五节 禽流感

禽流感（avian influenza），全称禽类流行性感冒病毒感染，是由 A 型流感病毒引起禽类的一种从呼吸系统到严重全身败血症等多种症状的传染病，禽类感染后病死率很高。1878 年禽流感首次发生于意大利，1997 年香港全球首例由 A（H5N1）禽流感病毒引起的人间病例确诊，首次证实H5N1病毒感染人类有很高的致死率，引起全世界的震惊和关注。

本病主要通过直接接触受H5N1病毒感染的家禽及其粪便或直接接触H5N1病毒而感染。多数人群易感。

H5N1病毒感染人体后，在呼吸道繁殖，引起局部炎性反应，并引起全身毒血症状。病理变化包括累及细胞变性、水肿、坏死，组织充血，炎性细胞浸润等。

【临床表现】

潜伏期通常7天以内，早期症状与其他流行性感冒（简称：流感）相似。

1. *发热* 体温大多持续在39℃以上，持续2~3天。体温与病情的轻重有关，体温越高，提示病情越重。

2. *流感样症状* 除发热外，可有鼻塞、流涕、咳嗽、咽痛、头痛、全身不适等，部分患者可有眼结膜炎。

3. *呼吸道症状* 表现咳嗽，可出现呼吸困难、缺氧、呼吸衰竭。

4. *消化道症状* 患者可有恶心、腹痛、腹泻。

5. *体征* 肺部听诊呼吸音低，可出现湿啰音等肺炎体征。

6. *其他* 有并发症者，出现相应的表现。可并发肺部细菌感染、急性呼吸窘迫综合征、肺出血、胸腔积液、全血细胞减少、肾衰竭、败血症休克，Reye综合征等。

【辅助检查】

1. *血常规* 白细胞数量不定，淋巴细胞常降低，血小板正常。

2. *骨髓细胞学* 细胞增生活跃，反应性组织细胞增生伴吞噬现象。

3. *胸部X线* 半数患者胸部X线显示单侧或双侧肺炎，少数患者伴有胸腔积液。

4. *病原学* 对患者咽拭子和咽漱液标本进行接种、培养。

5. *血清学* H5特异性抗体免疫荧光检测，结果阴性可快速排除禽流感病毒H5亚型。

【诊断及鉴别诊断】

主要依靠临床表现和流行病学。在此基础上还需具备H5N1的病原学－血清学依据。建议H5N1流感病例诊断标准如下：

1. *参照流感诊断标准* 具有流感相似的症状、体征。

2. *加H5N1病例条件*

（1）发病前1周内与已确诊为H5N1感染的禽类或病人有接触史。

（2）从病人或死亡者体内分离到流感病毒，经鉴定为A（H5Nl）型，或查到H5N1病毒颗粒或核酸基因分析确认为H5N1流感病毒。

（3）患者血清以HI试验或微量细胞中和试验确认H5N1抗体阳性，H5N1抗体效价恢复期比急性期升高。

3. *临床判断*

（1）H5N1疑似病例 具有流感疑似病例条件，加上H5N1病例条件1项。

（2）H5N1实验确诊 具有H5N1似病例条件，加上H5N1病例条件2或3项。

4. *鉴别诊断* 需与其他型和亚型流行性感冒病毒感染、其他非流感疾病、普通感冒、其他呼吸道病毒、肠道病毒感染、钩端螺旋体病、支原体肺炎、传染性单核细胞增多症和伤寒等鉴别。特别注意与传染性非典型肺炎鉴别。

【治疗】

1. 隔离　病人一旦被怀疑为 H5N1 病毒感染，应马上住院隔离和疫情报告，防止病情恶化和传染扩散。

2. 对症、支持治疗　治疗原则与其他类型流感相同。尽早休息和住院治疗，补充营养、液体，高热时给予解热镇痛药物，但儿童避免使用阿司匹林等水杨酸类药物退热，以防引起 Reye 综合征。

3. 抗病毒药物　金刚烷胺和金刚乙胺可抑制甲型流感病毒株的复制，但有一定的不良反应和耐药性。不良反应包括神经系统和消化系统不良反应，另外还可能致畸。年老及肝、肾功能不全者慎用。

4. 并发症治疗　针对并发症采取相应的治疗措施。

第二十二章

细菌性疾病

第一节　伤　　寒

伤寒（typhoid fever）是由伤寒杆菌引起的一种细菌性传染病。以夏秋季多见，发病以学龄期儿童和青年多见。发展中国家伤寒发病率高于发达国家。

伤寒杆菌通过消化道途径感染人体，部分伤寒杆菌没有被胃酸杀灭，到达回肠下段，侵入集合淋巴结繁殖形成初发病灶，随后进一步侵犯肠系膜淋巴结经胸导管进入血循环，形成第一次菌血症，接着被单核－吞噬细胞系统吞噬、繁殖后再次进入血循环，形成第二次菌血症，伤寒杆菌播散，肠壁淋巴结出现髓样肿胀、坏死。在胆道系统内大量繁殖的伤寒杆菌随胆汁排到肠道，一部分随粪便排出体外，一部分经肠道黏膜再次侵入肠壁淋巴结，使原先致敏的淋巴组织发生更严重的炎症反应，可引起溃疡形成。在近期和缓解期，当坏死或溃疡的病变累及血管时，可引起肠出血，甚至肠穿孔。

【临床表现】

潜伏期一般为7～14天。自然病程一般为4～5周。

1. 典型伤寒

（1）发热　最早出现的症状是发热，热度呈阶梯形上升，在3～7天后达高峰，可高达39～40℃，发热前可伴有畏寒，寒战少见。极期持续发热，体温上升到达高热以后，多呈稽留热型。如果没有进行有效的抗菌治疗，热程可持续2周以上。

（2）全身症状　疲倦、乏力，头痛，咽痛，咳嗽，食欲减退，恶心、呕吐胃内容物等。

（3）神经系统中毒症状　患者表现为表情淡漠、呆滞、反应迟钝，耳鸣、重听或听力下降，严重时可出现谵妄、颈项强直（虚性脑膜炎的表现）甚至昏迷。

（4）相对缓脉　成年人常见。并发心肌炎时，相对缓脉不明显。

（5）玫瑰疹　大约60%的患者在病程7～14天可出现淡红色的小斑丘疹，称为玫瑰疹。直径2～5mm，压之褪色，多在10个以下，主要分布在胸、腹及背部，四肢罕见，一般在2～4天暗淡消失，可分批出现。有时可变成压之不褪色的小出血点，有重要的临床诊断价值。

（6）消化系统症状　腹胀、便秘多见，仅有10%左右的患者有腹泻，右下腹有深压痛。

（7）肝、脾肿大 大多数患者有轻度肝、脾肿大。

（8）缓解期 为病程的第4周。发热逐步下降，神经、消化系统症状减轻。由于本期小肠病理改变仍处于溃疡期，仍有可能出现肠出血、肠穿孔等并发症。

（9）恢复期 为病程的第5周。体温正常，神经、消化系统症状消失，肝、脾恢复正常。

2. 非典型伤寒临床类型

（1）轻型 多见于儿童或者发病初期使用有效抗菌药物以及曾经接受过伤寒菌苗预防的患者。全身毒血症状轻，病程短，1~2周可恢复健康。

（2）暴发型 急性起病，毒血症状严重，高热或体温不升，常并发中毒性脑病、心肌炎、肠麻痹、中毒性肝炎或休克等。

（3）迁延型 常见于原来有慢性乙型肝炎、胆道结石或慢性血吸虫病等消化系统基础疾病的患者。发热可持续5周以上，呈弛张热或间歇热，肝、脾肿大明显。

（4）逍遥型 起病初期症状不明显，患者能照常生活甚至工作，部分患者直至发生肠出血或肠穿孔才被诊断。

3. 特殊临床情况

（1）小儿伤寒 年龄越小临床表现越不典型。一般起病较急，呕吐和腹泻等胃肠症状明显，热型不规则，便秘少见。多数患儿无相对缓脉，玫瑰疹较少见，肝、脾肿大明显。外周血白细胞计数可不减少。容易并发支气管炎或肺炎，肠出血和肠穿孔少见。

（2）老年伤寒 发热通常不高，多汗时易出现虚脱。病程迁延，恢复期长。并发支气管肺炎和心力衰竭多见，病死率较高。

（3）再燃 部分患者于缓解期，体温还没有下降到正常时又重新升高，持续5~7天后退热，称为再燃。可能与伤寒杆菌菌血症尚未得到完全控制有关。

（4）复发 大约10%~15%的患者在退热后1~3周临床症状再度出现，称为复发。与病灶内的细菌未被完全清除，当机体免疫力降低时，伤寒杆菌再度繁殖，重新侵入血流有关。

4. 并发症 肠出血、肠穿孔多发生于病程第2~3周，还可发生中毒性肝炎、中毒性心肌炎、支气管炎及肺炎、溶血性尿毒症综合征及其他并发症包括急性胆囊炎、骨髓炎、肾盂肾炎、血栓性静脉炎等，孕妇可发生流产或早产。

【辅助检查】

1. 血常规 白细胞一般在（3~5）$\times 10^9$/L之间，中性粒细胞减少，嗜酸粒细胞减少或消失。

2. 尿常规 从病程第2周开始可有轻度蛋白尿或少量管型。

3. 便常规 出现肠出血时可有血便或潜血试验阳性。

4. 细菌培养 血培养于病程第1~2周阳性率可达80%~90%，骨髓培养的阳性率比血培养稍高，病程第3~4周粪便培养阳性可达75%，第3~4周的尿培养阳性率仅为25%。

5. 肥达反应 对伤寒有辅助诊断意义。多数患者在病程第2周起出现阳性，第4~5周可上升至80%。肥达反应的结果应注意以下特点：①H抗体效价在1:160以上，才有辅助诊断意义。②O 抗体升高只能提示伤寒类细菌感染。③伤寒和副伤寒甲、乙、丙4种杆菌的H抗原不同，产生不同的抗体。④伤寒、副伤寒菌苗预防接种之后，H抗体明显升高，可持续数年之久，并且可因患其他疾病出现回忆反应而升高，单独出现H抗体升高对伤寒的诊断帮助不大。⑤肥达反应效价逐渐升高，辅助诊断意义也随着提高。⑥伤寒、副伤寒甲、乙、丙之外的其他沙门菌属细菌也具有O和H两种抗原，与伤寒或副伤寒甲、乙、丙患者的血清可产生交叉反应。⑦肥达反应效价始终不高或阴性不能排除本病。相反，如结核病、结缔组织病等疾病在发热病程中可出现肥达反应阳性，也不能因此而误诊为伤寒。⑧带菌者常有高效价的Vi抗体，并且持久存在，对慢性带菌者的调查有一定意义。

【诊断与鉴别诊断】

有以下特点应考虑本病：有伤寒流行或接触史，夏秋季发病，持续发热1周以上，伴全身中毒症状，如表情淡漠、食欲不振、腹胀、便秘或腹泻；出现相对缓脉，玫瑰疹和肝、脾肿大等。如并发肠穿孔或肠出血对诊断更有帮助。血和骨髓培养阳性有确诊意义。外周血白细胞数减少、淋巴细胞比例相对增多，嗜酸粒细胞减少或消失。肥达反应阳性有辅助诊断意义。

伤寒病程第1周需要与副伤寒、细菌性痢疾、疟疾等疾病鉴别。伤寒1~2周以后，需要与革兰阴性杆菌败血症、血行播散性结核病、恶性组织细胞病等鉴别。此外，还需要与非伤寒沙门菌感染、细菌性心内膜炎、脑膜炎球菌败血症、布氏杆菌病、传染性单核细胞增多症、斑疹伤寒、钩端螺旋体病和阿米巴性肝脓肿等鉴别。

【治疗】

1. *一般治疗* 消毒和隔离，休息，护理，应给予流质或半流质饮食，少食多餐。退热后2周逐渐恢复正常饮食。过早进食多渣、坚硬或容易产气的食物有诱发肠出血和肠穿孔的危险。

2. *对症治疗* 降温措施，便秘可使用生理盐水300~500ml低压灌肠。禁用高压灌肠和泻剂。腹胀应减少豆奶、牛奶等容易产气的食物，禁用新斯的明等促进肠蠕动的药物。腹泻应选择低糖、低脂肪的食物，酌情给予黄连素。

3. *糖皮质激素* 仅用于出现谵妄、昏迷等严重毒血症状的患者。

4. *病原治疗* 首选第三代喹诺酮类药物，儿童和孕妇首选第三代头孢菌素。

5. *并发症的治疗* 肠出血、肠穿孔、中毒性心肌炎、溶血性尿毒症综合征、肺炎、中毒性肝炎、胆囊炎和DIC采取相应的内、外科治疗措施。

第二节 细菌性痢疾

细菌性痢疾（bacillary dysentery）（简称：菌痢）是由志贺菌属引起的夏秋季常见肠道传染病。

痢疾杆菌主要经污染的食品、水、手等，通过消化道途径传播。痢疾杆菌进入消化道后，在小肠及大肠中均可增殖，但在小肠内不引起侵袭性病变，所产生的肠毒素引起水样腹泻。侵袭结肠黏膜后，通过基底膜进入固有层，引起黏膜炎症反应，并可产生毒素抑制蛋白合成，引起细胞死亡。结肠黏膜上皮细胞的广泛侵袭及坏死可引起脓血便。少部分患者可出现溶血性尿毒症综合征。中毒型菌痢主要见于儿童，内毒素从肠壁吸收入血后，引起发热、毒血症及急性微循环障碍，可发生脑水肿甚至脑疝，出现昏迷、抽搐及呼吸衰竭。

菌痢的肠道病理改变以乙状结肠与直肠为主，严重者可以累及整个结肠、回盲部，甚至回肠末端。急性期是弥漫性纤维蛋白渗出性炎症，形成多数不规则的浅表溃疡，敷有黏液脓性渗出液。慢性菌痢肠黏膜水肿、增厚，常有程度不等的充血，溃疡修复处形成凹陷性瘢痕并可见肠腺黏膜囊肿与肉芽组织形成的肠息肉。少数病例因肠壁纤维瘢痕组织收缩而引起肠腔狭窄。中毒型菌痢肠道病变多数仅见充血、水肿，个别病例结肠有浅表溃疡，大脑及脑干水肿，神经细胞变性。部分病例肾上腺充血，肾上腺皮质萎缩。

【临床表现】

潜伏期1~2天，短者数小时，长者可达7天。

1. 急性菌痢　根据毒血症及肠道症状轻重，可以分为普通型、轻型、中毒型。临床表现为：

（1）腹泻　多数病人先为稀水样大便，1~2天后转为脓血便，每日10~20次或以上，大便量少，里急后重明显，伴有腹痛。可有恶心、呕吐。轻型每日大便10次以内，稀便有黏液但无脓血，有轻微腹痛，里急后重较轻或缺如。

（2）全身症状　急起畏寒、高热，伴头痛、乏力、食欲减退，轻型无明显发热。重者起病急骤，突然高热，病势凶险，全身中毒症状严重，可有嗜睡、昏迷及抽搐，迅速发生循环和呼吸衰竭。依临床表现分为休克型（周围循环衰竭型）、脑型（呼吸衰竭型）和混合型，混合型兼有休克型和脑型两型表现，病情最为凶险，病死率很高。

（3）体征　常伴肠鸣音亢进，左下腹压痛。

2. 慢性菌痢　菌痢病程反复发作或迁延不愈达2个月以上，即为慢性菌痢。根据临床表现又分为：

（1）急性发作型　有慢性菌痢史，常因进食生冷食物或受凉、劳累等因素诱发，可出现腹痛、腹泻、脓血便，发热常不明显。

（2）慢性迁延型　急性菌痢发作后，迁延不愈，长期出现腹痛、腹泻、解黏液便或脓血便，或便秘与腹泻交替出现。常有左下腹压痛，可扪及增粗的乙状结肠。长期腹泻可导致营养不良、贫血、乏力等。大便常间歇排菌。

（3）慢性隐匿型　1年内有急性菌痢史，无明显临床症状。大便培养可检出痢疾杆菌，乙状结肠镜检查可发现黏膜炎症或溃疡等病变。

3. 并发症

（1）志贺菌败血症　多发生于儿童，福氏志贺菌为主要病原菌。主要临床表现是持续高热、腹痛、腹泻、恶心及呕吐，大便为黏液水样便或黏液血性便，多有严重脱水，少数病人无腹泻。可有嗜睡、昏迷及惊厥；亦可有麻疹样、紫癜样皮疹，部分病人肝、脾肿大，严重病例可有溶血性贫血、感染性休克、溶血性尿毒症综合征、肾功能衰竭及DIC。血培养志贺菌阳性可以确诊。

（2）其他　急性期或恢复期偶可并发大关节的渗出性关节炎。小儿脑型中毒型菌痢者，可产生耳聋、失语及肢体瘫痪等后遗症。

【辅助检查】

1. 血常规　急性菌痢血白细胞总数可轻至中度增多，可达（10～20）$\times 10^9$/L，以中性粒细胞为主。慢性菌痢可有贫血表现。

2. 大便常规　粪便外观多为黏液脓血便。镜检可见白细胞（大于15个/HP）、脓细胞及少数红细胞，如有巨噬细胞则有助于诊断。

3. 血清学检查　与细菌培养比较具有早期、快速诊断的优点。

4. 病原学检查　粪便培养出痢疾杆菌可以确诊。采用核酸杂交或聚合酶链反应（PCR）可直接检查粪便中的痢疾杆菌核酸。

5. 乙状结肠镜检查　需与其他疾病相鉴别时可应用。

【诊断与鉴别诊断】

夏秋季发病，有不洁饮食史或与菌痢病人接触史。临床表现急性期为发热、腹痛、腹泻、里急后重及黏液脓血便，左下腹有明显压痛。慢性菌痢病人则有急性菌痢史，病程超过2个月而病情未愈者。中毒型主要见于儿童，有高热、惊厥、意识障碍及循环、呼吸衰竭，而胃肠道症状轻微甚至无腹痛、腹泻，应及时用直肠拭子或盐水灌肠取标本送检。粪便镜检有白细胞或脓细胞及红细胞即可诊断。确诊有赖于粪便培养出痢疾杆菌。

细菌痢疾应与阿米巴痢疾、空肠弯曲菌肠炎、沙门菌感染、变形杆菌肠道感染、细菌性食物中毒等多种腹泻性疾病相鉴别。中毒型菌痢则应与中枢神经系统感染尤其流行性乙型脑炎或其他病因所致的感染性休克相鉴别，还应与急性肠套叠、急性坏死性出血性小肠炎、金黄色葡萄球菌败血症或革兰阴性杆菌败血症引起的中毒性休克等鉴别。慢性菌痢应注意与直肠癌、结肠癌、血吸虫病、非特异性溃疡性结肠炎等相鉴别。

【治疗】

1. 急性菌痢

（1）一般治疗　休息，隔离。饮食以流质为主，或半流质、少渣、易消化食物。

（2）补液　轻者口服补液，高热及呕吐次数较多者，予静脉补液。

（3）对症治疗　严重腹痛的患者，可适当应用解痉药。高热伴有严重全身症状者，在有效抗感染药物治疗的基础上可给予地塞米松2～5mg，肌内注射或静脉滴注。

（4）抗感染治疗　目前首选氟喹诺酮类药物。诺氟沙星0.2g/次，3～4次/日，口服；环丙沙星0.2g/次，2～3次/日，口服。其次可用庆大霉素8万U，2次/日，肌注，应注意观察可能发生的不良反应。也可选用第三代头孢菌素。抗生素治疗的疗程一般为5～7天。

（5）中药治疗　黄连素有减少肠道分泌的作用，并有抗菌作用。

2. 中毒型菌痢　应采取综合急救措施，力争早期治疗。

（1）抗感染治疗　药物选择基本与急性菌痢相同，但应先采用静脉给药，好转后改为口服。可用第三代头孢菌素等。

（2）抗休克治疗　早期应快速输液，立即用低分子右旋糖酐及5%碳酸氢钠迅速扩张血容量。以后用1/2张含钠液静脉快速滴注，休克改善后维持输液以葡萄糖为主，与含钠液体比例为（3～4）:1，静滴。必要时使用血管活性物质。

（3）防治脑病 发热患者应给予物理降温。冬眠合剂氯丙嗪及异丙嗪各1～2mg/kg肌注，可以加强物理降温的效果。采用20%甘露醇降颅压，同时给予地塞米松静滴，限制钠盐摄入，对控制脑水肿有一定作用。

3. 慢性菌痢 以综合治疗为主，注意病人一般状况的改善。

（1）一般治疗 饮食应富于营养、容易消化，避免刺激性食物。

（2）抗感染治疗 应根据药敏试验选择适当抗生素，联合并足够疗程。

（3）调整肠道菌群 可采用微生态制剂如乳酸杆菌或双歧杆菌制剂治疗。

（4）中医中药治疗 根据中医辨证论治。

第三节 流行性脑脊髓膜炎

流行性脑脊髓膜炎（epidemic cerebrospinal meningitis）简称流脑，是由脑膜炎奈瑟菌（脑膜炎双球菌）引起的急性化脓性脑膜炎。5岁以下儿童多发，尤其是6个月～2岁的婴幼儿发病率最高。病原菌主要通过带菌者和患者咳嗽等呼吸道途径传播。多发生在冬春季，呈世界性分布。

脑膜炎双球菌于鼻咽部侵入血流，形成菌血症。少数发展为败血症，细菌侵袭皮肤血管内皮细胞，繁殖并释放内毒素，作用于小血管和毛细血管，皮肤黏膜出现瘀点、瘀斑。重者出现微循环障碍及DIC，造成多器官功能衰竭。脑膜炎双球菌随血液循环可侵入中枢神经系统导致脑膜炎，并可引起脑微循环障碍。

败血症期主要病变是血管内皮损害、出血，可累及肺、胃肠道及肾上腺皮质等组织、器官。脑膜炎期主要病变部位在软脑膜和蛛网膜，炎性渗出，引起脑脊液混浊。也可引起颅底部炎症、粘连，累及邻近脑神经。暴发型脑膜脑炎病变主要在脑实质，颅内压显著升高者可发生脑疝。慢性患者可引起脑积水。

【临床表现】

潜伏期一般为2～3天。按病情分为普通型、暴发型、轻型、慢性败血症型。典型临床表现：

1. 上呼吸道感染症状 早期主要表现为上呼吸道感染症状，如低热、咳嗽、鼻塞、咽痛等。

2. 发热 高热、寒战，体温迅速升高达40℃左右，伴明显毒血症症状，如头痛、全身不适及精神萎靡等。

3. 皮肤、黏膜瘀点或瘀斑 约70%～90%患者可有皮肤、黏膜瘀点或瘀斑，直径为1mm～2cm，开始为鲜红色，以后为紫红色，病情严重者瘀斑迅速扩大融合，中央可呈紫黑色坏死或大疱。

4. 中枢神经系统症状 剧烈头痛，频繁呕吐，呈喷射状，烦躁不安，可因神经根受刺激而出现颈项强直、克氏征及布氏征阳性等脑膜刺激征，重者可有谵妄、神志障碍及抽搐。暴发型者可发生脑疝，常见的是枕骨大孔疝和天幕裂孔疝，多因呼吸衰竭而死亡。

5. 休克 见于暴发型，起病急骤，高热、寒战，严重者体温不升，伴头痛、呕吐，短时间内出现全身皮肤、黏膜广泛瘀点及瘀斑，可迅速融合成大片伴中央坏死。随后出现面色苍白、四肢末端厥冷、发绀，皮肤呈花斑状，脉搏细数甚至触不到，血压下降甚至测不出等周围循环衰竭表现。可伴有呼吸急促，少尿或无尿，甚至昏迷。

6. 不典型症状 轻型流脑临床表现为低热，轻微头痛及咽痛等呼吸道感染症状，皮肤黏膜可有少数细小出血点及轻度脑膜刺激征，脑脊液多无明显变化，咽拭子培养可有病原菌。慢性败血症型表现为间歇性发热，皮肤有皮疹或瘀点，关节痛，少数患者脾大，病程可持续数周至数月，但一般状况良好。

7. 特殊人群流脑特点 婴幼儿流脑临床表现不典型，有咳嗽等呼吸道症状及拒食、呕吐、腹泻等消化道症状，可出现烦躁不安、尖声哭叫、惊厥及囟门隆起，脑膜刺激征可不明显。

老年流脑特点有：①暴发型发病率较高；②临床症状重，大部分患者有上呼吸道感染症状、明显的意识障碍和皮肤、黏膜瘀点、瘀斑；③预后差，热程长，多数患者出现并发症，病死率高；④机体反应性差，病情重者血白细胞正常或减少。

8. 并发症 若治疗不及时，可并发中耳炎、化脓性关节炎、心内膜炎、心包炎、肺炎等，并可出现硬膜下积液、脑积水、脑神经损害而引起的动眼神经麻痹、耳聋及失明等。

【辅助检查】

1. 血常规 白细胞计数明显增高，多在 $20\times10^9/L$ 以上，并发 DIC 者血小板可减少至 $50\times10^9/L$ 以下，中性粒细胞也明显增高。

2. 脑脊液检查 是明确诊断的重要方法。可见脑脊液压力升高，外观混浊，白细胞数明显升高，以中性粒细胞增高为主。蛋白质含量增高，糖及氯化物明显减低。但发病开始 1～2 天，败血症休克型患者脑脊液检查可正常，12～24h 后检查脑脊液可出现异常。

3. 细菌学检查 皮肤瘀点处取少量组织液涂片及革兰染色，细菌阳性率为 60%～80%。取脑脊液离心后沉淀做涂片、染色，部分可阳性。

4. 细菌培养 取血液、皮肤瘀点刺出液或脑脊液做细菌培养，但阳性率较低。

5. 血清免疫学检测 特异性抗原或抗体可协助诊断。

6. 核酸检测 PCR 检测患者急性期血清或脑脊液中脑膜炎双球菌的特异性 DNA 有助于诊断。

【诊断与鉴别诊断】

有下列特点应考虑本病：冬春季，曾到本病流行区，儿童突发高热、剧烈头痛、频繁呕吐、皮肤黏膜瘀点、瘀斑及脑膜刺激征，结合实验室检查进行诊断。细菌学检查阳性可确诊。当患者迅速出现脑实质损害或感染性休克临床症状时，提示为暴发型，应引起重视。

流脑应与其他化脓性脑膜炎及结核性脑膜炎、隐球菌性脑膜炎、流行性乙型脑炎等鉴别。败血症休克型须与其他细菌引起的败血症及感染性休克相鉴别。

【治疗】

普通型流脑治疗：

1. *一般治疗* 强调早期诊断，就地住院、隔离与治疗。密切监护，及时发现病情变化。保证足够液体量及电解质。做好护理，保持呼吸道通畅，预防并发症。

2. *病原治疗* 常选用以下抗感染药物：

（1）青霉素 迄今，脑膜炎双球菌对青霉素仍高度敏感，国内尚未发现明显的耐药菌株。加大药物剂量可使脑脊液中药物达到治疗的有效浓度，获得良好疗效。尤其是用于治疗败血症型患者，其疗效更佳。剂量：成人每日 20 万 U/kg，儿童（20 万 ~ 40 万）U/kg，分次加入 5% 葡萄糖液内静脉滴注，疗程 5 ~ 7 天。

（2）磺胺类 该药物在脑脊液中浓度高，可用于敏感的菌株感染，但本药对败血症型患者疗效欠佳，有较大的不良反应，故一般用于对青霉素过敏者、轻症患者或流行期间大面积治疗者。

（3）氯霉素 必须注意其对骨髓造血功能的抑制作用，一般不作为首选药物，只是在不宜用磺胺和青霉素的患者或病情危重，需要用两种抗感染药物联合治疗的患者，儿童不宜应用。

（4）头孢菌素 国外已发现对青霉素耐药的脑膜炎球菌菌株，通常第三代头孢菌素对上述耐药菌株是有效的，适用于不能使用青霉素或氯霉素的患者及青霉素耐药菌株感染的患者。

3. *高热及惊厥处理* 高热时可用物理降温及应用退热药物，惊厥应用镇静剂，必要时行亚冬眠疗法。

4. *抗休克治疗* 在扩充血容量及纠正酸中毒的基础上，如休克仍无明显好转，应选用血管活性药物。DIC 应早期及早应用肝素治疗，同时应输入新鲜全血、血浆或纤维蛋白原、凝血酶原复合物，以补充被消耗的凝血因子。

5. *糖皮质激素* 可短期应用，减轻毒血症，稳定溶酶体，也可解痉、增强心肌收缩力及抑制血小板凝集，有利于纠正休克，同时有减轻脑水肿、降颅压作用。

6. *重要脏器功能* 心率明显增快时可用强心剂。

7. *减轻脑水肿及防止脑疝* 早期发现颅内压增高，及时脱水治疗，防止脑疝及呼吸衰竭。使用 20% 甘露醇，可交替加用呋塞米静脉注射，注意补充电解质。

8. *呼吸衰竭治疗* 注意患者体位及吸痰，呼吸困难可予吸氧。出现脑水肿应用脱水治疗，同时可应用呼吸兴奋剂。必要时，应尽早气管切开及应用人工呼吸机。

第二十三章

流行性斑疹伤寒

流行性斑疹伤寒（epidemic typhus）又称虱传斑疹伤寒（louse -borne typhus），是由普氏立克次体（Rickettsia prowazeki）以人虱为传播媒介所致的急性传染病。

普氏立克次体为一种专性细胞内寄生的微小球杆菌，人虱是本病的传播媒介，主要为体虱，头虱次之，阴虱一般不传播。当人搔痒时通过抓痕侵入人皮肤内而感染。

立克次体侵入人体后，先于小血管内皮细胞中繁殖，当细胞溶解破裂，大量立克次体进入血液形成立克次体血症，使机体各主要脏器的内皮细胞受到感染。立克次体对血管内皮细胞的直接损伤和其释放的内毒素将引起全身微循环障碍。临床上则表现出组织、器官受损的相应的临床症状。

流行性斑疹伤寒的基本病理改变是小血管炎，典型病变为增生性、血栓性、坏死性血管炎及其周围炎性细胞浸润而形成立克次体肉芽肿，称为斑疹伤寒结节。可遍及全身，尤以皮肤真皮、心肌、脑及脑膜、肺、肾、肾上腺及睾丸等部位明显。除斑疹伤寒结节外，该病以全身毒血症为其早期表现，而无特征性的病理变化，常见者有支气管肺炎、脑膜脑炎、蛛网膜微小出血、肝肾浊肿等。脾呈急性肿大，网状内皮细胞、淋巴母细胞、淋巴细胞和浆细胞均见增生。肾上腺有出血、水肿和实质细胞退行性变。

【临床表现】

潜伏期为5~23天，一般为10~14天。可分为以下临床类型：

1. 典型斑疹伤寒　常急剧起病，少数患者有疲乏、头痛、低热等前驱症状。

（1）发热　急起畏寒、寒战，继之高热或体温于1~2天迅速达高峰，开始为稽留热，以后可为弛张热，高热持续2~3周后，于3~4天体温迅速下降至正常。伴乏力、全身疼痛、剧烈头痛、面部及眼结膜充血等全身毒血症症状。

（2）皮疹　约90%以上患者有皮疹，为本病的重要特征。多于病后第4~5天开始出疹，1~2天内皮疹由躯干遍及全身，而手掌、足底无皮疹，面部也多无疹。皮疹开始为鲜红色充血性斑丘疹，压之褪色，以后转为暗红色，也可为出血性皮疹，多孤立存在。皮疹多于1周左右消退，轻者则1~2天即消退，常留有色素沉着。

（3）中枢神经系统症状　多很明显，且很早出现，剧烈头痛、惊恐、兴奋、耳鸣及听力减退。重者谵妄、狂躁、双手震颤、昏迷、脑膜刺激征等。脑脊液检查除蛋白质及压力轻度增高外，其余多为正常。

（4）肝、脾大　约90%患者有轻度脾大，少数患者有肝大，偶见黄疸。

（5）其他　可有纳差、恶心、呕吐、腹胀及便秘等消化道症状。严重者可出现中毒性心肌炎、循环衰竭和肾功能衰竭的症状。

2. 轻型 近年来散发病例多为此型。其特点：①病程短，一般7～17天；②热度低，体温多在39℃以下，呈弛张热型；③全身毒血症症状轻，虽有明显头痛及全身疼痛，很少出现意识障碍及其他神经系统症状；④无皮疹或仅有少量充血性皮疹，1～2天即消退；⑤肝、脾大者少见。

3. 复发型 又称Brill－Zinsser病，我国很少见。临床特点：无季节性，散发，大龄人群组发病率高。病情常较轻，表现低热，热型不规则，热程仅7～11天。可有明显头痛，但无其他神经系统症状。无皮疹或仅有少许斑丘疹。并发症少，病死率低。外－斐反应常为阴性，如复发与首发时间相距10年以上者可呈阳性。普氏立克次体补体结合试验常阳性。本型是由于第一次发病后，立克次体长期潜伏在人体内，可达数年至数十年。当机体免疫力下降、外科手术和免疫抑制剂的应用使其再度繁殖而引起复发。

4. 并发症 可并发肺炎、心肌炎、中耳炎、腮腺炎、感染性精神病及指、趾端坏疽等。

【辅助检查】

1. 血象 白细胞计数多在正常范围，中性粒细胞常增高，嗜酸粒细胞减少或消失。血小板也可减少。

2. 血清学检查

（1）外－斐反应（变形杆菌OX_{19}凝集试验） 效价大于1:160或病程中有4倍以上增高者有诊断意义。操作简便但特异性较差，不能与地方性斑疹伤寒相鉴别，可出现假阳性，故应用本方法诊断时需结合临床表现。

（2）补体结合试验 用普氏立克次体与患者血清做补体结合试验，效价≥1:32有诊断意义。特异性强，可与地方性斑疹伤寒鉴别。此抗体持续时间很长（10～30年），故可用于流行病学调查。

（3）立克次体凝集试验 用普氏立克次体与患者血清做凝集反应，阳性率高，特异性强。因抗原制备困难故临床未普及。

（4）微量间接血凝试验 用患者血清与被红细胞致敏物质所致敏的绵羊红细胞进行凝集反应。阳性反应出现早，但不能区别流行性和地方性斑疹伤寒，仅用于与其他群立克次体感染相鉴别。

（5）微量间接免疫荧光试验 检测血清中特异性IgM抗体，可用于早期诊断。方法敏感，特异性强。可与其他立克次体感染包括地方性斑疹伤寒进行鉴别。

（6）DNA探针杂交与PCR基因扩增技术 检测患者血中立克次体DNA，用于斑疹伤寒的早期诊断。

3. 病原体分离 一般不用于临床诊断。取急性期尚未用抗生素治疗的患者血3～5ml，注入雄性豚鼠腹腔，7～10天后发热，但阴囊无明显红肿。取其脑、肾上腺、脾、睾丸鞘膜或腹膜，做涂片或刮片及染色，可检出大量立克次体。也可接种于鸡胚卵黄囊内，传代后分离立克次体。

【诊断与鉴别诊断】

有下列特征者应考虑本病：流行区居民或1个月内去过流行区，有与带虱者接触史或被虱叮咬可能性的患者出现发热，第 4 ~5 天出现出血性皮疹；剧烈头痛及意识障碍；实验室检查外 - 斐反应滴度大于 1:160 或效价逐渐升高即可诊断。可做立克次体凝集试验、补体结合试验、间接血凝或间接免疫荧光试验检测特异性抗体。

本病应与恙虫病、Q 热、伤寒、回归热、流行性出血热等疾病鉴别。

【治疗】

1. *一般治疗* 卧床休息，保证足够水分及热量，做好护理，防止并发症。

2. *病原治疗* 四环素成人每日 2g，小儿 25mg/kg，分 3 ~4 次口服，一般用药后 1 ~2 天开始退热，体温正常后继续用药 3 天。也可用多西环素（Doxycycline），成人每日 0.2 ~0.3g 顿服，小儿用量酌减。如合用甲氧苄啶（TMP）疗效更好，成人每日 0.2 ~0.4g，分 2 次服用。治疗需持续至体温正常后 2 ~3 天。发病后 1 ~2 天即进行治疗的患者可出现复发，因患者没有产生获得性免疫来抑制残余立克次体的增殖。成人患者也可选择喹诺酮类药物进行治疗。

3. *对症治疗* 剧烈头痛等神经系统症状明显时，可用止痛镇静药；毒血症症状严重者，可应用糖皮质激素。

第二十四章

钩端螺旋体病

钩端螺旋体病（1eptospirosis）简称钩体病，是由不同型别的钩端螺旋体所引起的一种动物源性人畜共患传染病。钩体细长丝状，有12～18个螺旋，菌体的一端或两端弯曲成钩状，革兰染色阴性。我国证实有80多种动物为钩体的动物宿主，其中主要是野鼠和猪，黑线姬鼠为南方稻田型钩体病的最重要传染源，而猪为北方洪水型钩体病的最重要传染源，人作为传染源的可能性很小。

钩体以直接接触传播为主，病原体经皮肤黏膜特别是破损皮肤而感染，病原体也可污染食物经消化道传播，孕妇可经胎盘传播造成胎儿感染，吸血昆虫亦有传播可能。本病主要流行于夏秋季，以6～10月份发病最多。流行形式主要为稻田型、雨水型和洪水型三种类型。

钩体经皮肤和黏膜侵入人体，沿淋巴管或微血管进入血流，形成钩体败血症。钩体进入内脏器官造成器官受损。钩体病病理解剖的突出特点是机体器官功能障碍的严重程度和组织形态变化轻微的不一致。主要病理变化为肝脏肿大、肝细胞变性、坏死；肺呈弥漫性点状出血；肾肿大，肾小管上皮细胞变性、坏死；脑血管损伤和炎性浸润，表现为脑膜炎和脑炎；心脏扩大，心包膜有瘀点状出血，心肌变性、坏死；肌肉以腓肠肌病变为显著，表现为肿胀、横纹消失、广泛性出血灶及炎性细胞浸润。

【临床表现】

潜伏期为2～28天，一般为7～13天。病程可分为早期、中期和后期三期。

1. 早期（钩体败血症期）　在起病后3天内，为早期钩体败血症阶段，主要为全身中毒表现如发热，头痛、全身肌肉酸痛，全身乏力，结膜充血，腓肠肌压痛，浅表淋巴结肿大，部分病人可能有肝、脾轻度肿大等。本期持续4～7天，体温下降，此时钩体自血液及脑脊液消失。

2. 中期（器官损伤期）　起病后3～10天，为症状明显阶段。

（1）流感伤寒型　此型最多见。无明显器官损害，经治疗热退或自然缓解，病程一般5～10天。

（2）肺出血型　出现不同程度的肺出血。

1）肺出血轻型　痰中带血或咳血，无明显肺部体征，X线仅见肺纹理增加、点状或小片状阴影，经及时治疗较易痊愈。

2）肺弥漫性出血型　原称肺大出血型。本型来势猛，发展快，是近年无黄疸型钩体病的常见死因，其进展可分为先兆期、出血期和垂危期三期。三期演变快，数小时至

24h 不等，有时难以划分。

（3）黄疸出血型　此型原称外耳病（Weil disease）。临床以病程 4 ~5 天以后出现黄疸、出血和肾功能损害为特征。

（4）肾衰竭型　单纯肾衰竭型较少见。各型钩体病均可出现不同程度的肾损害，黄疸出血型的肾损害突出。

（5）脑膜脑炎型　钩体病发病数日后，出现严重头痛、嗜睡、神志不清、抽搐与昏迷等脑膜脑炎表现，严重者可发生脑水肿、脑疝及呼吸衰竭。

3. 后期（恢复期或后发症期）　少数患者退热后于恢复期可再次出现症状和体征，称后发症，可能与迟发型超敏反应有关。

（1）后发热　热退后 1 ~5 天，再次出现发热，38℃左右，不需抗生素治疗，经 1 ~3 天而自行退热。后发热与青霉素剂量、疗程无关。

（2）眼后发症　退热后 1 周 ~1 个月出现。以葡萄膜炎、虹膜睫状体炎常见，也有虹膜表层炎、球后视神经炎或玻璃体混浊等。

（3）反应性脑膜炎　少数患者在后发热的同时出现脑膜炎表现，预后良好。

（4）闭塞性脑动脉炎　钩体病后半月至 5 个月出现，表现为偏瘫、失语、多次反复短暂肢体瘫痪。

【辅助检查】

1. 一般检查　血白细胞总数和中性粒细胞轻度增高或正常，黄疸出血型常增高。约 2/3 的病人尿常规有轻度蛋白尿，镜检可见红细胞、白细胞及管型。

2. 血清学检查

（1）显微凝集试验（microscopic agglutination test，MAT）　亦称凝溶试验，最常用。一般在病后 1 周出现阳性，效价 >1:400，或早、晚期两份血清比较，效价 4 倍增加有诊断意义。此法可用于诊断和钩体菌株的鉴定。

（2）酶联免疫吸附试验（ELISA）　ELISA 测定血清钩体 IgM 抗体，其特异性和敏感性均高于显微凝集试验。

3. 病原学检查

（1）血培养　发病 1 周内血液接种于柯氏培养基，28℃培养 1 ~8 周左右，阳性率 20% ~70%。

（2）核酸检测　聚合酶链反应（PCR）特异、敏感、简便、快速，适用于早期诊断。

【诊断与鉴别诊断】

根据流行地区、流行季节，近 20 天内有疫水或病畜接触史；临床表现有急起发热，全身酸痛，腓肠肌疼痛与压痛，腹股沟淋巴结肿大；或并发有肺出血、黄疸、肾损害、脑膜脑炎；或青霉素治疗过程中出现赫氏反应等。血清学检查或病原学检查阳性可确诊。

本病需与上呼吸道感染、流感、伤寒、败血症、肺结核、大叶性肺炎、病毒性肝炎、流行性出血热、急性溶血性贫血、病毒性脑炎、结核性脑膜炎等鉴别。

【治疗】

应强调“三早一就地”治疗原则，即早发现、早诊断、早治疗、就地或就近治疗。

1. *一般治疗*　卧床休息，补充热量，维持水、电解质和酸碱平衡，加强病情观察与护理。

2. *病原治疗*　强调早期应用有效的抗生素。钩体对多种抗感染药物敏感，如青霉素、庆大霉素、四环素、某些第三代头孢菌素和喹诺酮类等。

（1）青霉素　为治疗钩体病首选药物，迄今尚无耐药株出现。常用剂量为40万U，每6~8h用1次，肌注，疗程5~7天，或至退热后3天。为避免赫氏反应，开始可用小剂量青霉素肌内注射，首剂5万U，4h后10万U，逐渐增加至每次40万U，也可在应用青霉素的同时静脉滴注氢化可的松200mg。

赫氏反应是一种青霉素治疗后加重反应，多在首剂青霉素后半小时至4h发生。表现为突然寒战、高热、头痛、全身痛，原有症状加重，一般持续30min~1h。

（2）庆大霉素　青霉素过敏者可改用庆大霉素，疗程同青霉素。

（3）四环素　疗程5~7天。

3. *对症治疗*　重症病人常规给予镇静剂，如地西泮、苯巴比妥、异丙嗪或氯丙嗪，必要时2~4h可重复1次。

（1）赫氏反应　应尽快使用镇静剂和氢化可的松。

（2）肺出血型　及早给予镇静剂和氢化可的松。根据心率、心音情况，可给予强心药毛花苷丙。

（3）黄疸出血型　应加强护肝、解毒、止血等治疗。青霉素需加大剂量，延长疗程。

（4）肾衰竭型　按一般急性肾功能衰竭治疗。

4. *后发症治疗*

（1）后发热、反应性脑膜炎　一般对症治疗即可缓解。

（2）葡萄膜炎　可采用1%阿托品或10%新福林滴眼扩瞳，必要时可应用糖皮质激素。

（3）闭塞性脑动脉炎　大剂量青霉素联合糖皮质激素治疗，辅以血管扩张药物等。

第二十五章

原虫病

第一节　阿米巴痢疾

阿米巴痢疾是由溶组织内阿米巴感染所致的肠道疾病，主要病变部位在近端结肠和盲肠。临床表现轻重悬殊，典型表现有黏液血便等痢疾样症状。阿米巴痢疾可发生多种并发症，如肝脓肿、肠肉芽肿、阑尾炎、肛周瘘管、肠出血、肠穿孔等。本病较易转为慢性，可反复发作，迁延不愈。

致病性溶组织内阿米巴有侵袭力，可引起肠道和肠外组织病变。生活史有滋养体和包囊两个期，人是其主要宿主。主要传染源为粪便中持续排出包囊的人群，包括慢性病人、恢复期病人及无症状排包囊者。经口感染是主要传播途径。人对溶组织内阿米巴包囊普遍易感。

人摄入被致病型溶组织内阿米巴包囊污染的食物后，包囊随食物进入小肠下段，脱囊而出的小滋养体寄生于回盲部肠腔内，并进行二分裂式繁殖。溶组织内阿米巴对宿主的侵袭力主要通过其接触性杀伤机制，使靶细胞于20min后即死亡。溶组织内阿米巴大滋养体可分泌较多的蛋白水解酶，使细胞和细胞外组织结构发生溶解，可逃逸宿主的免疫。溶组织内阿米巴大滋养体亦可分泌具有肠毒素样活性的物质，可引起肠蠕动增快、痉挛而出现腹痛、腹泻。

阿米巴痢疾病变主要在结肠，依次多见于盲肠、升结肠、直肠、乙状结肠、阑尾和回肠末端。典型病变为边缘不整、口小底大的烧瓶样溃疡。当继发细菌感染时黏膜广泛充血、水肿。如溃疡不断深入，可导致肠出血与肠穿孔。慢性期病变，出现肠息肉、肉芽肿等，偶可呈瘢痕收缩性狭窄。

【临床表现】

潜伏期一般为3周左右，亦可短至数日或长达年余。

1. 急性阿米巴痢疾

(1) 轻型　临床症状较轻，表现为轻度腹痛、腹泻、食欲减退，粪便中可发现溶组织内阿米巴滋养体与包囊。致病性与非致病性虫株混合感染较为常见。肠道病变轻微，有特异性抗体形成。

(2) 普通型　典型表现为起病较缓慢，于2～3天内病情逐渐加重，出现食欲减退、疲乏、腹痛、腹泻，每日排暗红色果酱样大便3～10次，每次粪便量较多，腥臭味浓。患者常无发热或仅有低热，常无里急后重感。然而，常伴有腹胀与腹痛，右下腹压痛亦常较明显。粪便镜检常只能发现滋养体而无包囊。

（3）重型 起病突然，高热，先有较长时间的剧烈腹痛，随后排出黏液血性或血水样大便，每日10次以上，伴里急后重，粪便量多，常伴呕吐、失水甚至休克。较易并发肠出血、肠穿孔与腹膜炎等。本型少见，仅见于严重感染、营养不良、孕妇、接受放射或激素治疗者。

2. 慢性阿米巴痢疾 急性阿米巴痢疾患者，即使未用抗阿米巴药物治疗，经十数日或数周后大部分都可自行缓解。然而，未经治疗或治疗不彻底者较易复发或转为慢性。急性阿米巴痢疾患者的临床表现若持续存在达2个月以上，则转为慢性。慢性阿米巴痢疾患者常表现为食欲不振、贫血、乏力、腹胀、腹泻，有时排便正常，有时腹泻与便秘交替出现，排便规律改变，胃肠功能紊乱。各种症状可交替持续数月或数年，体检时肠鸣音亢进、右下腹压痛较常见。粪便镜检可发现包囊或（和）滋养体。

3. 并发症 肠道并发症有肠出血、肠穿孔、阑尾炎、结肠阿米巴瘤、直肠瘘管。肠外并发症有相应各脏器脓肿或溃疡，如阿米巴肝脓肿、阿米巴肺脓肿、阿米巴脑脓肿、阿米巴性尿道炎、阴道炎等。

【辅助检查】

1. 血象 除暴发型与普通型伴细菌感染者的周围血液白细胞总数和中性粒细胞比例均增高外，其余患者周围血液白细胞总数和分类均多在正常范围。部分患者可出现血液嗜酸粒细胞增多。

2. 粪便检查 典型的粪便呈暗红色果酱状，腥臭、粪质多，含血液及黏液。粪便做生理盐水涂片镜检可见大量红细胞、少量白细胞和夏科－莱登结晶。若能发现以伪足活动、吞噬红细胞的阿米巴滋养体具有确诊意义。慢性患者的成形粪便可先直接涂片查找包囊。采用浓集法做粪便镜检有助于提高包囊的检出率。为了提高溶组织内阿米巴滋养体的检出率，标本必须是病人刚排出的新鲜粪便，无尿液混杂，并于30min内尽快检查。

3. 免疫学检查

（1）酶联免疫吸附试验（ELISA）、间接荧光抗体试验（IFAT）、放射免疫测定（RIA）等方法 检测肠阿米巴病阳性率约80%～90%，若血清中特异性IgG抗体阳性有助于本病诊断，阴性则基本上可排除本病诊断。然而，由于特异性IgM抗体在血液中存在的时间仅为1～3个月，故阳性提示为近期或现症感染，阴性则不能排除阿米巴病。

（2）多克隆或单克隆抗体 检测粪便中溶组织内阿米巴滋养体抗原，其灵敏度高、特异性强，检测结果阳性可作为本病明确诊断的依据。

（3）DNA探针杂交、聚合酶链反应（PCR）技术 检测粪便标本中溶组织内阿米巴滋养体的DNA，阳性有助于本病诊断。

4. 纤维肠镜检查 必要时可做结肠内镜检查，可见肠壁有大小不等、散在分布的溃疡，于溃疡口或边缘取材涂片镜检或组织活检，有可能发现溶组织内阿米巴滋养体。

【诊断与鉴别诊断】

慢性腹泻或肠功能紊乱者，应疑及阿米巴痢疾；典型的痢疾样黏液血便，中毒症状轻，有反复发作倾向，粪便镜检找到吞噬红细胞的溶组织内阿米巴滋养体，可确诊为阿米巴痢疾；有典型症状但粪便未发现病原体时，可借助血清学检查或在谨慎观察下应用特效、窄谱杀阿米巴药，如有效可作出临床诊断。

本病需与细菌性痢疾、细菌性食物中毒、霍乱、血吸虫病、肠结核、直肠癌、结肠癌、慢性非特异性溃疡性结肠炎鉴别。

【治疗】

1. *一般治疗* 急性患者应卧床休息，做床边隔离，给予流质或少渣食物；慢性患者应加强营养，注意避免刺激性食物。腹泻严重时可适当补液及纠正水、电解质紊乱。重型病例应给予输液、输血等治疗。

2. *病原治疗* 目前常用的阿米巴药物有硝基咪唑类（首选甲硝唑）和二氯尼特。对急性阿米巴痢疾病人的治疗宜选用甲硝唑或替硝唑治疗，疗程 10 天。为了清除包囊、防止复发，可加用二氯尼特 1 个疗程。疗程结束后定期追踪粪便检查，连续 3 个月，达到彻底清除病原。对慢性阿米巴痢疾病人的治疗则需适当延长疗程或重复多个疗程。对无症状的带虫者可用二氯尼特治疗。对重型阿米巴痢疾病人的治疗，除应用抗阿米巴药物外，还需应用抗感染药物治疗。

3. *并发症治疗* 当病人发生肠出血、肠穿孔等并发症时，应及时做相应处理，如补液、止血、输血、手术等，并在应用抗阿米巴药物的基础上加用抗感染药物治疗。

第二节 疟 疾

疟疾（malaria）是由人类疟原虫感染引起的寄生虫病，主要由按蚊叮咬传播。疟原虫先侵入肝细胞发育繁殖，再侵入红细胞繁殖，引起红细胞成批破裂而发病。临床上以反复发作的间歇性寒战、高热，继之大汗淋漓后缓解为特点。间日疟及卵形疟可出现复发，恶性疟发热常不规则，病情较重，并可引起脑型疟等凶险发作。

疟疾的病原体为疟原虫。可感染人类的疟原虫共有 4 种，即：间日疟原虫、卵形疟原虫、三日疟原虫和恶性疟原虫。疟原虫的生活史包括在人体内和在按蚊体内两个阶段。传染源为疟疾患者和带疟原虫者。

疟原虫在红细胞内发育时一般无症状。当成批被寄生的红细胞破裂、释放出裂殖子及代谢产物时，则引起临床上的寒战、高热、继之大汗的典型症状。释放出来的裂殖子部分为单核 - 吞噬细胞系统吞噬而消灭，部分则侵入新的红细胞，并继续发育、繁殖，不断循环，导致周期性临床发作。疟疾病人临床表现的严重程度与感染疟原虫的种类密切相关。恶性疟原虫贫血和其他临床表现都较严重，严重者引起脑型疟疾。间日疟和卵形疟原虫临床表现较轻。

【临床表现】

间日疟和卵形疟的潜伏期为 13 ~ 15 天，三日疟为 24 ~ 30 天，恶性疟为 7 ~ 12 天。

疟疾的典型症状为突发性寒战、高热，寒战常持续 20min ~ 1h。随后体温迅速上升，通常可达 40℃以上，伴头痛、全身酸痛、乏力，但神智清楚，发热常持续 2 ~ 6h。随后开始大量出汗，体温骤降。患者自觉明显好转，但常感乏力、口干。各种疟疾的两次发作之间都有一定的间歇期。间日疟和卵形疟的间歇期约为48h，三日疟约为72h。恶性疟发热无规则。反复发作造成大量红细胞破坏，可使患者出现不同程度的贫血和脾肿大。

脑型疟是恶性疟的严重临床类型，亦偶见于间日疟。主要的临床表现为剧烈头痛、发热，常出现不同程度的意识障碍。脑型疟的病情凶险，病死率较高。

恶性疟病人于短期内发生大量被疟原虫感染的红细胞破坏，可诱发血红蛋白尿，发生肾损害，甚至引起急性肾功衰竭。

输血后疟疾的潜伏期多为7～10天，国内主要为间日疟，临床表现与蚊传疟疾相同，但因无肝细胞内繁殖阶段，无迟发型子孢子，故无复发问题。

【诊断与鉴别诊断】

1. 流行病学资料　发病前是否有疟疾流行区居留史，近期有无输血史。

2. 临床表现　典型疟疾的临床表现是间歇发作性寒战、高热、大量出汗、贫血和脾肿大。间歇发作的周期有一定规律性，如间日疟为隔天发作1次，三日疟为隔2天发作1次。每次发作都经过寒战、高热，继之大汗热退的过程。疟疾反复发作后，多有贫血及脾肿大。脑型疟多在疟疾发作时出现神志不清、抽搐和昏迷。

3. 实验室检查　血液的厚、薄涂片经吉姆萨染色后用显微镜油镜检查，寻找疟原虫对疟疾的诊断有重要意义，骨髓涂片的阳性率稍高于外周血液涂片。其他实验室诊断方法包括：吖啶橙荧光染色法，检测特异性DNA的PCR法，免疫学方法检测血液中疟原虫的特异性抗原与特异性抗体等。

疟疾应与多种发热性疾病相鉴别，如败血症、伤寒、钩端螺旋体病、流行性出血热、恙虫病、胆道感染和尿路感染等。当发展为脑型疟时，应与乙型脑炎、中毒型菌痢、散发病毒性脑炎等相鉴别。

【治疗】

1. 抗疟原虫治疗

（1）对氯喹敏感的疟疾发作治疗　一般成人首次口服磷酸氯喹1g（0.6g基质），6～8h后再服0.5g（基质0.3g）。第2、3日再各服磷酸氯喹0.5g。3日总剂量为2.5g。磷酸伯氨喹39.6mg（基质22.5mg）紧接控制发作药物后口服，每日1次，连服8天，主要用于间日疟及卵形疟控制复发。

（2）耐氯喹疟疾发作的治疗　青蒿素片，成人首次口服1.0g，6～8h后服0.5g，第2、3日各服0.5g，3日总剂量为2.5g；或蒿甲醚注射剂，首剂300mg肌内注射，第2、3日各再肌内注射150mg；或青蒿琥酯成人第1天每次服100mg，每日服2次，第2～5天每次服50mg，每日服2次，总剂量为600mg。磷酸咯萘啶成人第1天每次服0.2g，每日服2次，第2、3日各0.4g顿服，总剂量为1.2g（基质）。甲氟喹成人顿服750mg即可。

（3）脑型疟疾的病原治疗　氯喹用于敏感疟原虫株感染的治疗，用量为16mg/kg体重，于4h内静脉滴注，继以8mg/kg体重，于2h内滴完，每日总用量不宜超过35mg/kg体重。奎宁用于耐氯喹疟原虫株感染患者，二盐酸奎宁500mg于4h内静脉滴注，12h后可重复使用，清醒后可改为口服。磷酸咯萘啶按3～6mg/kg体重计算，稀释后作静脉滴注，12h 后可重复应用，神智清醒后可改为口服。青蒿琥酯用 600mg 加入 5% 碳酸氢钠 0.6ml，摇匀 2min 至完全溶解，再加 5% 葡萄糖注射液 5.4ml，使最终为 10mg/ml 青蒿琥酯溶液，做缓慢静脉注射，或按 1.2mg/kg 体重计算每次用量，首剂注射后 4、24、48h 分别再注射 1 次，若病人的神智恢复正常，可改为口服，每日服 100mg，连服 2～3 天。

2. *对症及支持治疗* 脑型疟常出现脑水肿与昏迷，应及时给予脱水治疗。监测血糖，以及时发现和纠正低血糖。应用低分子右旋糖酐，对改善微血管堵塞有一定帮助。对超高热病人可应用糖皮质激素。

第二十六章

日本血吸虫病

日本血吸虫病是日本血吸虫寄生于肝门静脉系统所引起的疾病。其传染源是病人和保虫宿主（感染的病畜：牛、羊、犬及鼠），通过皮肤、黏膜接触含尾蚴的疫水而感染，主要病变是虫卵沉积于肠道或肝脏而引起的虫卵肉芽肿。钉螺是血吸虫的惟一中间宿主。肉芽肿的形成主要是细胞免疫反应（迟发型变态反应）的结果。致敏T细胞及其释放的各种细胞因子在肉芽肿形成过程中起重要作用。本病的病理改变主要在结肠和肝脏。早期肠道黏膜充血、水肿、浅表溃疡，晚期黏膜增厚、萎缩、息肉形成，可致机械性梗阻和阑尾炎；肝表面和切面可见粟粒结节，肝窦充血，有嗜酸粒细胞及单核细胞浸润；肝细胞变性、坏死，大量纤维组织增生，形成肝硬化；肝内门静脉阻塞，引起门脉高压，腹水、脾肿大及食管静脉曲张；异位损害以肺和脑多见。

【临床表现】

我国将日本血吸虫病分为四型。

1. 急性血吸虫病　多见于初次大量感染者，潜伏期长短不一，一般不超过6个月，临床常有发热，热度多在39～40℃；腹痛、腹泻多见，常呈痢疾样大便，可带血和黏液。重度感染者可出现腹膜刺激症状，腹胀，腹部有柔韧感和压痛，可形成腹水；肝、脾肿大及肺部症状，如咳嗽、胸痛、血痰、气促等。

2. 慢性血吸虫病　多因急性期未治疗或治疗不彻底，或多次少量重复感染等原因，逐渐发展成慢性。绝大多数轻度感染者可始终无症状，亦无急性发作史，可有轻度肝、脾肿大，或皮内试验阳性，血中嗜酸粒细胞增高，或其大便查出虫卵或毛蚴孵化阳性。有症状者主要表现为慢性腹泻，脓血黏液便，时轻时重，病程长者可出现肠梗阻、贫血、消瘦、肝硬化，下腹部可触及大小不等的痞块，是增厚的肠系膜、大网膜和肿大的淋巴结。

3. 晚期血吸虫病　患者常腹泻与便秘交替出现，极度消瘦，出现营养不良性水肿，腹水、巨脾，腹壁静脉曲张，性功能减退，面部褐色素沉着，贫血等。幼年慢性反复感染可引起内分泌腺萎缩，表现为侏儒。

4. 异位血吸虫病

（1）肺型血吸虫病　为虫卵沉积引起的肺间质性病变。表现为轻度咳嗽与胸部隐痛。胸部X线检查可见肺部有弥漫云雾状、点片状、粟粒样浸润阴影。

（2）脑型血吸虫病　临床分急性和慢性两型，以青壮年患者多见。急性型的主要症状为意识障碍、脑膜刺激征、瘫痪、抽搐、腱反射亢进、锥体束征等。慢性型的主要症状为癫痫发作。CT 扫描显示病变常位于顶叶，为单侧多发性高密度结节阴影。

5. *并发症* 上消化道出血、肝昏迷、癫痫发作、阑尾炎、肠梗阻、结肠癌等。

【辅助检查】

1. *血象* 急性期白细胞总数及嗜酸粒细胞显著增多，白细胞总数多在(10～30)×10^9/L，嗜酸粒细胞常占20%～40%或更高，有时可达80%以上。重症患者常不增多，甚至消失。慢性期嗜酸粒细胞轻度增多。晚期白细胞明显减少，并伴有贫血及血小板减少。

2. *肝功能试验* 血清球蛋白增高，晚期及少数慢性期病人血清白蛋白明显降低，白蛋白与球蛋白比值倒置。血清丙氨酸转氨酶多正常或轻度增高。

3. *粪便检查* 粪沉淀检查易找到血吸虫卵，孵化阳性率极高，可达90%左右。

4. *肠黏膜活组织检查* 自黄斑及黏膜增厚处取黏膜组织压片，在显微镜下可查到成堆的虫卵，这种方法检获的虫卵大部分是远期变性虫卵。

5. *免疫学检查* 用免疫学方法检测血清中特异性抗体。常用的方法有皮内试验、环卵沉淀试验、间接血凝集试验、酶联免疫吸附试验、循环抗原测定法等。

6. *肝影像学检查* 检查可见肝、脾大小改变，肝表面结节，门脉血管增粗，呈网格样改变。CT 扫描显示肝包膜增厚钙化等影像，重度肝纤维化可表现为龟背样图像。

【诊断与鉴别诊断】

根据临床表现如尾蚴皮炎史、发热、荨麻疹、肝肿大与压痛、腹泻、血中嗜酸粒细胞显著增多，结合流行病学资料及实验室检查易于诊断日本血吸虫病。对长期不明原因的腹痛、腹泻和便血，肝、脾肿大，尤其肝右叶肿大，或者青壮年有癫痫发作者，并有嗜酸粒细胞增多，均应考虑慢性血吸虫病。对于巨脾、腹内包块、腹水、上消化道出血、肠梗阻、侏儒患者，应考虑晚期血吸虫病。

急性血吸虫病需与败血症、疟疾、伤寒、急性粟粒性肺结核及其他肠道疾病鉴别，慢性血吸虫病需与慢性菌痢、阿米巴痢疾、溃疡性结肠炎、肠结核、直肠癌等疾病鉴别，晚期血吸虫病需与其他原因所致的肝硬化鉴别，肺血吸虫病与支气管炎、粟粒性肺结核、肺吸虫病鉴别，急性脑血吸虫病与流行性乙型脑炎鉴别，慢性脑血吸虫病与脑瘤及癫痫鉴别。

【治疗】

1. *支持与对症治疗* 急性期持续高热病人，可先用糖皮质激素或解热剂缓解中毒症状和降温处理。对慢性和晚期患者，应加强营养给予高蛋白饮食和多种维生素，并注意对贫血的治疗，肝硬化有门脉高压时，应加强护肝治疗，必要时外科手术治疗。

2. *病原治疗* 吡喹酮是目前较理想的抗血吸虫药物，对幼虫、童虫及成虫均有杀灭作用。急性血吸虫病治疗总药量为120mg/kg，儿童为140mg/kg，分4～6日服，每日2～3次，治愈率100%。慢性与晚期病人，每个疗程总剂量成人60mg/kg，儿童70mg/kg，分1～2日服，每日3次。不良反应少而轻，可有头晕、乏力、出汗、轻度腹痛、早搏等。

（汤正好　臧国庆）

第七篇　外 科 疾 病

第二十七章

神经外科疾病

神经外科是临床医学的一个分支，始创于19世纪末。100多年来，经过不懈地奋斗和实践，神经外科得到空前的发展。尤其近20多年来，神经影像学技术发生了革命性的进步，计算机辅助断层扫描（CT）、核磁共振成像（MRI）、数字减影血管造影（DSA）、单光子发射计算机断层扫描（SPECT）、正电子发射断层扫描（PET）等相继面世，极大地提高了临床诊断水平。此外，显微神经外科技术、立体定向技术、双极电凝和超声吸引器的应用，使手术治愈率显著提高。本章将介绍一些神经外科的常见病，使大家对它有一个更深入的了解。

第一节　颅内压增高

颅内压是指颅腔内容物对颅腔壁所产生的压力，通常以椎管蛛网膜下腔通畅的情况下侧卧位进行腰穿所测得的脑脊液压为代表。正常为80～180mmH_2O（相当于6～13.5mmHg），儿童较低，为50～100mmH_2O。在病理情况下，当颅内压超过200mmH_2O时，即为颅内压增高。

在成人，当颅缝闭合后，颅腔的容积即固定不变，约为1500ml。颅腔内容物是由脑组织、脑脊液和血液组成的，其中脑组织约占87%、脑脊液约占9%、血液约占4%。由于颅腔的容积不变，当颅内某种内容物的体积或容量增加时，其他内容物的体积或容量即减少，从而维持正常的颅内压。其中脑的体积在短时间内难以压缩，因此主要依靠脑脊液或血液的减少来缓冲。但代偿容积不超过颅腔容积的8%～10%，超过此范围颅内压将增高。颅内压增高（increased intracranial pressure）的常见原因：

1. *脑体积增加*　最常见的原因是脑水肿。脑水肿是各种因素所致的脑组织内水分异常增多造成脑体积增大或重量增加。它包括三种类型：①细胞毒性水肿，由于脑细胞摄取水分过多所致，此时血脑屏障是完整的，颅脑外伤后的水肿属于此类。②血管源性水肿，血脑屏障被破坏，蛋白渗出血管系统，使细胞外间隙扩大，颅内肿瘤周围的水肿属于此类。③缺血性水肿，开始时血脑屏障关闭，然后又开放，蛋白外渗，使细胞外间隙扩大，脑出血后的继发水肿属于此类。

2. *颅内血容量增加*　呼吸道梗阻或呼吸中枢衰竭引起二氧化碳蓄积，或脑干自主神经中枢和血管运动中枢遭受刺激，均可引起脑血管扩张，使脑血容量急剧增加，导致颅内压增高。

3. *颅内脑脊液量增加* 常见的原因有：①脑脊液分泌过多，如脉络丛乳头状瘤或颅内某些炎症。②脑脊液吸收障碍，如颅内静脉窦血栓形成或蛛网膜下腔出血后，蛛网膜颗粒被堵塞。③脑脊液循环障碍，如先天性导水管狭窄或闭锁，肿瘤阻塞室间孔或第四脑室，炎症引起脑底池粘连等。

4. *颅内占位病变* 包括肿瘤、血肿、脓肿、肉芽肿等。除病变本身的占位效应外，病变周围的脑水肿或因阻塞脑脊液循环所致的脑积水，也可引起颅内压增高。

5. *颅腔容积缩小* 颅缝早闭所致的狭颅症，扁平颅底和颅底陷入所致后颅窝狭小，均会由于脑组织的正常发育引起颅内压增高。

【临床表现】

1. *一般临床表现* 当颅腔内容物增加超过颅腔代偿容积时，就会出现颅内压增高的表现。头痛、呕吐和视神经乳头水肿称为颅内压增高三主症。头痛是颅内压增高最常见的症状，它是颅内痛觉敏感结构如脑膜、血管、感觉神经根等受到增高压力的刺激、牵张所造成的。头痛部位多位于前额或双颞，以晨起加重为主，这与夜间睡眠时长时间通气不良造成脑血流降低有关。咳嗽、低头弯腰、用力排便均可使头痛加重。头痛剧烈时，常伴有恶心、呕吐。此种呕吐呈喷射状，与进食无关，但易发生于食后。较长时间的颅内压增高可引起视神经乳头水肿，表现为视乳头充血、水肿，边缘模糊，中央凹陷消失，静脉怒张，严重时可有出血。若长期颅内压增高不缓解，则出现继发性视神经萎缩，表现为视神经乳头苍白，视力减退，甚至失明。在颅内压增高的同时，病人还可出现生命体征的改变，即血压升高，脉搏变缓，呼吸不规则，这称为 Cushing 反应。

2. *脑疝* 颅内压增高分为弥漫性的和局限性的，前者为整个颅腔内压力的增高，多为脑炎或脑积水所致，由于颅内压力均匀分布，各个分腔均发挥代偿作用，脑组织损伤较轻，因而临床症状少，预后也较好；后者多为占位病变如肿瘤或血肿等引起，各个分腔内压力不均，造成脑组织从高压区向低压区移位，早期即出现显著的临床症状，除颅内压增高三主症外，病人还出现意识障碍，瞳孔变化，生命体征的改变和肢体感觉运动障碍等一系列临床症状即为脑疝（brain hernia），预后较差。常见的脑疝如下：

（1）小脑幕切迹疝 也称颞叶钩回疝。幕上一侧大脑半球的占位病变造成颅内压增高，使颞叶钩回和海马疝入小脑幕切迹，压迫中脑被盖、大脑脚、动眼神经及大脑后动脉，造成意识障碍，病人由嗜睡、意识蒙眬直至处于昏迷状态。最初同侧瞳孔先短暂缩小，然后逐渐散大，对光反射迟钝或消失，晚期双侧瞳孔散大，对光反射消失，眼球固定不动。大脑脚受累造成对侧肢体偏瘫，肌张力增高，腱反射亢进，病理反射阳性。生命体征的改变先是血压升高，脉搏变缓及呼吸不规则，到晚期出现血压下降，脉搏细弱，潮式或叹息样呼吸，甚至呼吸、心跳停止。

（2）枕骨大孔疝 也称小脑扁桃体下疝。幕下后颅窝的占位病变造成颅内压增高，使小脑扁桃体和延髓下移，经枕骨大孔疝入颈段椎管，阻碍脑脊液循环并压迫延髓。表现为枕下疼痛，这是由于枕骨大孔区脑膜、血管壁的神经末梢或颈上部神经根受牵拉所致。为避免延髓受压加重，机体发生反射性或保护性颈肌痉挛，使头部维持在适当的位置，因而出现颈强或强迫头位。脑干下移，使后组脑神经受牵拉，出现眩晕、听力障碍等。与小脑幕切迹疝相比，枕骨大孔疝病人早期就会出现生命体征的变化，而意识障碍和瞳孔改变出现较晚。

（3）大脑镰下疝　也称扣带回疝。幕上一侧大脑半球的占位病变造成颅内压增高，推挤扣带回经大脑镰下疝入到对侧，造成扣带回、大脑前动脉、大脑内静脉受压，病人表现为下肢瘫和小便障碍。小脑幕切迹疝晚期多合并有大脑镰下疝。

【辅助检查】

1. *腰椎穿刺*　可以直接测量颅内压，同时留取脑脊液做化验。但对于颅内压明显增高的病人，腰椎穿刺应慎重，以免诱发脑疝。

2. *颅内压监护*　将微型压力感受器的探头置于颅内，另一端与颅内压监护仪连接，把颅内压力转为电信号显示在示波器上，以随时了解颅内压的变化。

3. *影像学检查*　X线片、CT、MRI、DSA等。

【诊断与鉴别诊断】

病人有头痛、呕吐和视神经乳头水肿时，颅内压增高的诊断即可确立。但应注意的是，并非所有颅内压增高的病人均有明确的颅内压增高三主症。对于临床表现不典型的病人，可行必要的辅助检查以进一步明确诊断。本病需与其他导致头痛的疾病如神经血管性头痛、颈椎病等鉴别。

【治疗】

1. *一般治疗*　病人应卧床休息，清醒病人床头可抬高30°，并适当给予镇静剂，昏迷病人取平卧位，头稍偏向一侧，以防呕吐后误咽导致窒息。保持呼吸道通畅。给予缓泄剂以保持大便通畅。避免咳嗽、用力、躁动等诱发颅内压增高的因素。限制液体输入量，每日摄入量应控制在1500～2000ml之间，且输入速度不可过快。

2. *脱水治疗*　①渗透性脱水：20%甘露醇溶液，静脉快速滴注，但大剂量应用可能对肾有损害；10%甘油果糖溶液，静脉滴注，降压平稳，并可参与脑代谢且不易引起肾损害。②利尿性脱水，静脉注射呋塞米等。

3. *糖皮质激素*　对血管源性水肿有效，对细胞毒性和缺血性水肿效果不佳。常用地塞米松进行常规剂量治疗，而甲基泼尼松龙多用于短期大剂量冲击治疗。糖皮质激素治疗有并发应激性溃疡、高血糖和感染扩散的可能。

4. *巴比妥治疗*　常用戊巴比妥类药物，通过收缩脑血管、减少脑代谢率和耗氧量来降低颅内压。但它同时也降低心肌收缩力，并使周围血管扩张，因而应严密监测心功能及血压。

5. *冬眠治疗*　在神经节阻滞药物的保护下，加用物理降温使机体处于低温状态，以降低脑代谢率和耗氧量，保护血脑屏障，减轻内源性毒性产物的继发性损害。临床上常采用将体温降至32～34℃的亚低温。

6. *过度换气治疗*　通过降低血$PaCO_2$，使脑血管收缩，减少脑血流量，降低颅内压，手术中常采用此种方法。但血$PaCO_2$过低可导致脑缺血，因而血$PaCO_2$不应低于4.66kPa（35mmHg）。

7. *手术治疗*　对于肿瘤、血肿、脓肿等所致的局限性颅内压增高，去除占位性病变是最根本有效的治疗方法。而脑炎或脑积水等导致的弥漫性颅内压增高，在前述措施效果不佳的情况下，采用内外减压术、脑室外引流术或脑室腹腔分流术是有效的。

第二节 颅脑损伤

颅脑损伤（brain injury）方式常有两种：一种是暴力直接作用于头部引起的损伤，称为直接损伤；另一种是暴力作用于身体其他部位，然后传导至头部所造成的损伤，称为间接损伤。①直接损伤：加速性损伤指相对静止的头颅突然遭受外力打击时，在瞬间产生加速运动所造成的损伤，如钝器击伤头部。减速性损伤指运动的头部突然与静止的物体相撞，在瞬间产生减速运动所造成的损伤，如跌倒时头部着地。挤压性损伤指两个不同方向的外力同时作用于头部，在头颅瞬间变形的过程中致伤，如车轮轧伤。②间接损伤：坠落伤指由高处坠落时足或臀部着地，外力经脊柱上传到颅底致伤。挥鞭样损伤：外力突然引起躯干加速运动时，头颅由于惯性，运动落后于躯干，在颅颈之间发生强烈的过伸或过屈，有如挥鞭样，造成颅颈交界处的损伤。胸部挤压伤：胸部突然遭受挤压时，上腔静脉压急剧升高，血液逆行灌注到颅内致伤。

按体内组织与外界沟通与否分为开发性损伤和闭合性损伤。按损伤部位分为头皮损伤、颅骨骨折和脑损伤。按损伤程度分为轻型、中型、重型损伤。轻型：GCS 13～15分，伤后昏迷时间少于20min，没有器质性脑损害如脑震荡等；中型：GCS 9～12分，伤后昏迷时间在20min～6h之间，有颅骨骨折、脑挫裂伤等器质性脑损害；重型：GCS 3～8分，伤后昏迷6h以上，有颅内血肿、脑干损伤等器质性脑损害（表27－1）。

表27－1 Glasgow昏迷评分（GCS）

睁眼反应	计分	言语反应	计分	运动反应	计分
自动睁眼	4	回答正确	5	遵嘱活动	6
呼唤睁眼	3	答非所问	4	刺痛定位	5
刺痛睁眼	2	语无伦次	3	躲避刺痛	4
不能睁眼	1	只能发声	2	刺痛过屈	3
		不能发声	1	刺痛过伸	2
				不能活动	1

一、头皮损伤

1. 头皮裂伤 皮肤部分或全层裂开，常伴有皮下小动脉活动性出血，应及时缝合止血。

2. 头皮下血肿 头皮下出血积聚形成局限性隆起，周边较硬，中间较软，有时易与凹陷性骨折混淆，X线片或CT可用于鉴别。此种血肿可自行吸收，不需特殊处理。

3. 帽状腱膜下血肿 血肿不受颅缝限制，范围较大，在婴幼儿可因大量出血导致休克。血肿触诊较软，有明显波动，小血肿可加压包扎，血肿较大时需先穿刺抽吸，然后加压包扎。

4. 骨膜下血肿 不超过颅缝，张力较高，可有波动。较大时可穿刺后加压包扎。

5. 头皮撕脱伤 帽状腱膜下层或头皮全层剥脱，常合并大量出血而致休克，急救时首先抗休克，然后彻底清创，原皮瓣复位，必要时行血管吻合。

二、颅骨骨折

1. *颅盖骨骨折*　①线形骨折：表现为骨折沿颅板延伸，本身无需治疗，但在骨折跨越脑膜中动脉沟或静脉窦时，有形成颅内血肿的可能。②凹陷骨折：表现为颅骨粉碎并向内错位，骨折片可刺破硬脑膜或压迫脑组织。颅盖骨骨折诊断主要依靠 X 线片和 CT，下列情况需手术处理：开放性骨折；凹陷深度 >1cm；病变位于功能区；合并颅内血肿。

2. *颅底骨骨折*　大多由颅盖骨骨折延续或暴力直接传递到颅底所致。①前颅窝底骨折：骨折累及眶顶，使眶周软组织肿胀或淤血，俗称熊猫眼征。骨折线通过筛板时可损伤嗅神经或出现脑脊液鼻漏。骨折跨越视神经孔时，可因视神经损伤导致失明。②中颅窝底骨折：骨折线通过颞骨岩部时，可造成鼓膜穿孔形成脑脊液耳漏，或损伤面、听神经导致周围性面瘫和听力障碍。骨折累及蝶骨体，损伤海绵窦，可导致鼻腔大出血。③后颅窝底骨折：骨折累及岩骨和枕骨基底部，在乳突和枕下可见皮下瘀斑，或出现咽后壁血肿。此外还可出现舌咽神经、迷走神经、副神经和舌下神经损伤的症状。颅底骨骨折诊断主要依靠临床表现，影像学检查有时有帮助。颅底骨折无需手术处理。出现脑脊液漏时需保持口、鼻和外耳道的清洁，勿堵塞和冲洗，并给予抗感染治疗。

三、脑损伤

按脑损伤发生的时间和机制分为原发性脑损伤（primary brain injury）和继发性脑损伤（secondary brain injury）。前者指外力作用于头部时立即发生的脑损伤，而后者是指受伤一段时间后出现的脑损伤。

（一）原发性脑损伤

1. *脑震荡*　脑震荡是最轻的脑损伤，其特点是伤后立即发生短暂的意识障碍和近事遗忘。一般认为脑震荡引起的意识障碍主要是脑干网状结构受损的结果，这种损害与脑损伤时脑脊液的冲击、外力打击瞬间产生的颅内压变化、脑血管功能紊乱、脑干的机械性牵拉或扭曲等有一定的关系。

【临床表现】

伤后立即出现短暂的意识丧失，持续数秒至十余分钟后逐渐清醒，一般不超过 30min。同时伴有面色苍白、出冷汗、血压下降、脉搏细弱、呼吸浅慢等自主神经和脑干功能紊乱的表现。意识恢复后，对受伤当时和伤后近期的事情不能记忆，称为逆行性遗忘，并伴有头痛、头晕、倦怠乏力、失眠、耳鸣、心悸等症状，多数在数日至数周内消失。

腰穿、X 线片和 CT 检查均无阳性发现。

【诊断与鉴别诊断】

伤后有短暂的意识障碍，神经系统检查无阳性体征，腰穿和影像学检查无阳性发现即可确定诊断。

【治疗】

一般卧床休息 1 周，酌情给予镇静和镇痛药物，无需其他特殊治疗，多数恢复良好。

2. 脑挫裂伤 脑挫裂伤轻者仅为软膜下皮质散在点片状出血和软膜撕裂，重者可有皮质和深部白质的碎裂，局部有出血和水肿，甚至形成血肿。由于前颅窝底和中颅窝底有较多的骨嵴，故挫裂伤部位多位于额极、额底和颞极、颞底。

【临床表现】

脑挫裂伤病人的临床表现可因损伤部位、程度和范围不同而相差悬殊。意识障碍是脑挫裂伤最突出的症状，伤后立即出现，持续时间长短不一，一般在30min以上。头痛、恶心和呕吐也是脑挫裂伤的常见症状。头痛多位于着力部位，也可为全头痛，可能与颅内压增高、蛛网膜下腔出血和脑血管运动功能障碍有关。伤后早期的恶心、呕吐可因第四脑室底的呕吐中枢受脑脊液冲击和蛛网膜下腔出血刺激前庭神经所致，晚期的恶心、呕吐多由颅内压增高造成。脑挫裂伤病人还可出现与损伤部位相应的神经功能障碍和体征，如运动区损伤出现对侧瘫痪，语言中枢损伤出现失语，颞叶内侧损伤出现钩回发作等。此外病人还可因颅内压增高出现Cushing反应。

脑挫裂伤在CT上表现为蛛网膜下腔出血或局部脑组织内高低混杂密度影，高密度为出血灶，低密度为水肿区。

【诊断与鉴别诊断】

伤后立即出现意识障碍，并持续30min以上。有局灶性神经系统体征，但如病变位于额极、颞极等哑区，病人可无明显的体征，此时影像学检查就显得尤为重要。CT上表现为蛛网膜下腔出血或局部脑组织内高低混杂密度影可确诊。本病需与脑震荡相鉴别。

【治疗】

治疗主要为预防出血、癫痫发作和继发脑水肿。对于脑水肿严重或血肿逐渐增大，脱水治疗无效的病人，应积极手术治疗，包括清除血肿、挫裂伤灶，并酌情切除额极、颞极脑组织和去除骨瓣等。

3. 脑干损伤 脑干损伤是原发性脑损伤中最严重的类型，致残率和死亡率极高，它是由于脑干与小脑幕切迹缘和斜坡撞击，或坠落伤、挥鞭样损伤、旋转性损伤时脑干遭受牵拉和扭转而致伤。

【临床表现】

脑干损伤病人伤后立即出现昏迷，昏迷时间多超过12h以上。瞳孔大小多变或不等大，可有眼球分离。可出现交叉瘫，即损伤同侧出现脑神经麻痹，对侧出现肢体瘫痪。严重的出现去脑强直。脑干损伤病人生命体征多不平稳，出现呼吸节律不整，血压下降，脉搏细弱，高热或体温不升。还可出现下丘脑损伤症状，如尿崩、应激性溃疡、顽固性呃逆等。

CT可显示脑干内点片状高密度及周围脑池狭窄或消失。

【诊断与鉴别诊断】

诊断主要依靠典型的临床表现，有时需借助于影像学检查。

【治疗】

治疗除脱水、激素、营养神经外，由于病人昏迷时间较长，为保持呼吸道通畅，需要早期气管切开。

4. 弥漫性轴索损伤（diffused axonal injury）　弥漫性轴索损伤是头部受旋转外力作用时，在脑内胼胝体、灰白质交界处、脑干、基底节和小脑等神经轴索聚集区，出现的以轴索肿胀、断裂为主要特征的损伤。它的致残率和死亡率仅次于脑干损伤。其原因除与脑干损伤导致中枢性功能衰竭以外，还与严重持久的意识障碍引起的多系统并发症有关。

【临床表现】

弥漫性轴索损伤病人伤后立即出现昏迷，昏迷时间多在6h以上。也可有瞳孔、眼球、锥体束征和生命体征的变化。

CT上在胼胝体、白质、脑干上端、基底节等部位有小灶状高密度影，一般不伴周围水肿。

【诊断与鉴别诊断】

诊断仅靠伤后严重的意识障碍难以与脑干损伤相鉴别，必须依靠影像学检查。

【治疗】

治疗方法与脑干损伤相同。

（二）继发性脑损伤

继发性脑损伤根据伤后症状出现的时间分为特急性（6h内）、急性（6h～3天）、亚急性（3天～3周）和慢性（3周以上）。

1. 硬脑膜外血肿（epidural hematoma）　硬脑膜外血肿多为急性型，出血与颅骨骨折有关，可能为骨折出血，也可能是骨折刺破硬脑膜血管所致。出血来源主要为脑膜中动脉，颅内静脉窦（上矢状窦和横窦），还可来源于脑膜中静脉、板障静脉或导血管。出血多位于颞部、额顶部、颞顶部和枕部。

【临床表现】

原发脑损伤较轻，伤后无昏迷，待血肿形成后才出现意识障碍。若原发脑损伤较重，伤后即可出现昏迷，随后逐渐清醒，血肿形成后可再次昏迷。早期由于动眼神经受到刺激，患侧瞳孔缩小，但时间很短暂。随即由于动眼神经受压，患侧瞳孔散大，对光反应由迟钝变为消失。病变晚期动眼神经核受累，则双侧瞳孔散大。血肿对侧还可出现局灶体征如肢体瘫痪等。此外病人还有颅内压增高症状和生命体征的改变。

在CT上硬脑膜外血肿表现为颅骨内板和硬脑膜之间双凸透镜形高密度影，多伴有脑膜中动脉沟或颅内静脉窦沟处的颅骨骨折。

【诊断与鉴别诊断】

根据头部外伤史，伤后意识障碍的变化和影像学表现即可确诊。

【治疗】

硬脑膜外血肿自行吸收缓慢，病人有意识障碍或幕上血肿量>30ml、幕下血肿量>10ml时，应积极采取手术治疗，既可缩短病程，又可减少致残率。

2. 急性、亚急性硬脑膜下血肿（acute and subacute subdural hematoma）　急性、亚急性硬脑膜下血肿分为单纯性和复合性两种。单纯性硬脑膜下血肿是由桥静脉或静脉窦撕裂所致，常位于大脑半球凸面和纵裂。复合性硬脑膜下血肿出血来源于脑皮质的血管，多合并脑挫裂伤，故好发于额极、额底和颞极、颞底。

【临床表现】

伤后意识障碍逐渐加深。原有的瞳孔改变和局灶体征逐渐加重或出现新的局灶体征，并且颅内压增高症状越来越明显。

在CT上急性、亚急性硬脑膜下血肿表现为脑表面新月形高密度影，复合型脑组织内还可有高低混合密度影。

【诊断与鉴别诊断】

根据头部外伤史，伤后意识障碍的变化和影像学表现即可确诊。本病需与硬膜外血肿相鉴别，除影像学表现不同外，硬脑膜外血肿由于多合并颅骨骨折，故多位于着力部位，而硬脑膜下血肿则既可见于着力部位，又可见于对冲部位。

【治疗】

硬脑膜下血肿由于直接压迫脑组织，病情发展较快，病人有明显脑受压或颅内压增高时应尽早手术治疗。

3. 慢性硬脑膜下血肿（chronic subdural hematoma） 慢性硬脑膜下血肿常见于老年人，多有轻微头部外伤史。出血来源为桥静脉。桥静脉损伤轻微时出血缓慢，同时由于老年人脑萎缩颅内有较充分的代偿空间，故没有急性颅内压增高的表现，从而演变为慢性经过。慢性硬脑膜下血肿有完整的包膜，血液液化析出或吸收水分以及包膜的渗出物促使体积增大，逐渐产生脑受压的症状和体征，临床上表现为慢性颅内压增高和局灶体征。

【临床表现】

常表现为慢性颅内压增高，或逐渐加重的偏瘫、失语、局限性癫痫等局灶体征，有时可单纯表现为智力和精神症状，如反应迟钝、记忆力减退或精神失常。

在CT上表现为脑表面新月形低密度或等密度影，中线结构移位明显。MRI还可清楚地显示血肿的包膜。

【诊断与鉴别诊断】

凡老年人出现慢性颅内压增高或局灶体征，或仅有智力和精神症状，又有轻度头部外伤史者，应想到慢性硬脑膜下血肿的可能，及时行CT或MRI检查即可确诊。本病需与脑积水和老年性痴呆相鉴别。

【治疗】

治疗首选颅骨钻孔引流术，对于引流失败或血肿机化的，可开颅手术切除血肿包膜和机化的结缔组织。

第三节 颅内肿瘤

一、概述

颅内肿瘤（intracranial tumor）发病率为（8～13）/（10万·年），其中半数以上是恶性肿瘤，约占全身恶性肿瘤的1.5%。男性略多于女性，任何年龄均可发病，常见发病年龄在30～50岁之间。幕上肿瘤约为幕下肿瘤的3倍。成人以大脑半球胶质瘤最为多见，其次为脑膜瘤、垂体瘤和听神经瘤。儿童以幕下及中线部位肿瘤多见，主要为髓母细胞瘤、室管膜瘤和颅咽管瘤。老年人以胶质母细胞瘤和转移瘤多见。

颅内肿瘤的确切病因尚不完全清楚，目前认为与遗传因素、环境因素（射线、化学药品及致瘤病毒等）和胚胎残留有关。

WHO将颅内肿瘤分为九类，即：神经上皮组织肿瘤、脑脊膜肿瘤、鞍区肿瘤、脑神经和脊神经肿瘤、囊肿及肿瘤样病变、生殖细胞肿瘤、造血系统来源的肿瘤、邻近肿瘤的局部扩张和转移性肿瘤。

生长方式：一种为浸润性生长，肿瘤与正常组织边界不清，不易彻底切除，术后易复发，如胶质瘤；另一种为非浸润性生长，肿瘤只压迫正常组织，并不侵入其中，如脑膜瘤。颅内肿瘤很少颅外转移，但髓母细胞瘤和室管膜瘤的瘤细胞可脱落，随脑脊液播散到蛛网膜下腔造成种植转移。

【临床表现】

颅内肿瘤的临床表现很复杂，因肿瘤的组织生物学特性、原发部位、生长速度和病人的个体情况而不同。可概括分为颅内压增高症状和肿瘤生长部位的局部定位症状。

1. *颅内压增高症状*　肿瘤的占位效应、瘤周水肿和脑脊液循环受阻均可导致颅内压增高。头痛常为首发症状，这是由于肿瘤压迫、牵拉颅内痛觉敏感结构如硬脑膜、血管和脑神经所致。早期头痛为发作性，可因体位改变、咳嗽、用力大便等因素而加重，晚期头痛变为持续性。头痛部位可局限、也可弥散，大脑半球肿瘤常由一侧额颞部头痛开始，后颅窝肿瘤则多有枕下头痛，鞍区肿瘤则以双颞侧头痛为主。呕吐常在头痛严重时发生，呈喷射状，一般与进食无关。后颅窝肿瘤更易出现呕吐。呕吐是由于颅内压增高或肿瘤直接刺激、压迫第四脑室底的迷走神经背核和前庭神经核所引起的。视神经乳头水肿是颅内压增高重要的客观体征。后颅窝肿瘤因较早影响脑脊液循环，故早期出现视神经乳头水肿，大脑半球肿瘤则出现较晚。早期视神经乳头水肿只有生理盲点的扩大，以后出现继发性视神经萎缩后，才出现视力减退。

2. *局部定位症状*

（1）额叶肿瘤　精神症状为额叶肿瘤的突出症状，表现为记忆力减退和性格改变。早期症状多为注意力不集中，以后发展为记忆力减退，进而出现痴呆、表情淡漠或欣快。癫痫发作多为无先兆的癫痫大发作。肿瘤位于优势半球的额下回后部，可出现运动性失语。位于额叶底面出现同侧嗅觉丧失，肿瘤向后下压迫还可出现同侧视神经原发性萎缩，对侧视神经继发性萎缩（Foster－Kennedy综合征）。肿瘤累及额上回后部靠近中央前回时，可出现对侧手的强握反射和摸索运动。累及中央旁小叶出现双下肢瘫和大小便功能障碍。额极肿瘤累及额桥小脑束时可出现额叶性共济失调。

（2）颞叶肿瘤　精神症状的发生率仅次于额叶，以神经活动亢奋为主。颞叶肿瘤癫痫多为精神运动性发作，发作前常有幻视、幻嗅、幻听等幻觉先兆。肿瘤位于优势半球的颞上回后部，可出现感觉性失语。累及视束或视放射可有对侧同向偏盲或象限盲。累及颞桥小脑束时可出现颞叶性共济失调。

（3）顶叶肿瘤　感觉障碍为主要临床表现，包括皮质感觉障碍和体象障碍。皮质感觉障碍以位置觉、两点辨别觉和图形觉障碍为主，体象障碍如病人对自己的偏瘫全然否认或漠不关心，或感觉肢体多出了一个等。顶叶肿瘤所致癫痫多为感觉性癫痫，表现为对侧发作性感觉异常。有时也可为局灶性发作。肿瘤位于优势半球的顶叶角回和缘上回，可出现失读和命名性失语。

（4）枕叶肿瘤　主要表现为视觉障碍，可出现对侧同向偏盲或象限盲。癫痫发作时由于刺激了枕叶的凝视中枢，常有头、眼向对侧转动。癫痫发作前多有幻视，这种幻视是闪光、亮点、线条等不成形物体，与颞叶癫痫发作前的成形幻视不同。

（5）岛叶肿瘤　各种类型的癫痫发作均可出现。还可有自发性内脏疼痛，可以是绞痛、烧灼痛或刺痛，有时会被误诊为急腹症。

【辅助检查】

1. *X线平片*　垂体瘤可见蝶鞍扩大，听神经瘤有内听道扩大，颅咽管瘤鞍上出现斑点状或蛋壳样钙化。颅骨破坏或骨质增生多见于脑膜瘤、脊索瘤和颅骨骨瘤。颅内压增高病人有脑回压迹增多，鞍背及后床突脱钙，儿童病人还有颅缝分离。

2. *CT和MRI*　可显示病变部位、大小、形状、脑室受压、脑组织移位、瘤周水肿及肿瘤的坏死、出血、囊变、钙化等，结合增强扫描对绝大多数病变可作出定性诊断。核磁共振血管造影（MRA）还能清楚地显示血液循环情况，核磁共振质子波谱分析（MRS）更能了解肿瘤的代谢情况。

3. *正电子发射断层扫描（PET）*　利用能发射正电子的^{11}C、^{13}N、^{15}O等同位素，测量组织代谢活性蛋白质的合成率及受体的密度和分布，形成反映人体代谢和功能的图像，对早期发现肿瘤、研究肿瘤的恶性程度、全身转移及脑功能有一定价值，在鉴别放射性脑坏死和肿瘤复发方面有重要价值。

4. *生化内分泌检查*　主要用于诊断鞍区肿瘤如垂体瘤等，包括生长激素、促肾上腺皮质激素、促甲状腺素、催乳素、促卵泡素和黄体生成素。

【诊断与鉴别诊断】

要了解疾病的全部过程，特别是首发症状。最早出现的局部症状有定位意义。对头痛、呕吐、视力障碍、癫痫及肢体运动、感觉情况等要详细询问其性质、发展过程和相互之间的关系。体格检查包括全身检查和详细的神经系统检查。眼底检查应常规进行。往往神经系统检查所得体征是定位诊断的可靠依据。当无明显定位体征时，应注意进行大脑皮质功能检查、视野和内分泌功能检查，结合影像学所见，然后确定有无颅内肿瘤，肿瘤的部位（定位诊断）及肿瘤的性质（定性诊断）。不同类型的颅内肿瘤自然病程不同，且各有其好发年龄、好发部位和性别差异，均需在诊断时考虑，当然确切诊断仍需依靠术后病理。

【治疗】

1. *手术治疗*　通过切除肿瘤降低颅内压并解除肿瘤对脑组织的压迫。绝大多数良性肿瘤和较小的恶性肿瘤可全切而治愈，位于重要功能区及恶性肿瘤不能全部切除者，可行部分切除或同时行减压术。

2. *放射治疗*　生殖细胞瘤和淋巴瘤对射线高度敏感，活检证实后可作为首选。髓母细胞瘤、室管膜瘤、胶质母细胞瘤和转移瘤对射线中度敏感，垂体瘤、颅咽管瘤和星形细胞瘤对射线低度敏感。病情允许，术后1周即可开始放射治疗。

3. *化学治疗* 选择毒性低、分子量小、脂溶性高和易通过血脑屏障的化疗药物，目前仍以亚硝基脲类为主，如卡莫司汀（卡氮芥，BCNU）和洛莫司汀（环己亚硝脲，CCNU）。

4. *对症治疗* 降低颅内压治疗和抗癫痫治疗。术前需维持抗癫痫药的有效血药浓度，术后3个月无癫痫发作的可逐渐停药。

二、常见的颅内肿瘤

（一）胶质瘤

胶质瘤（glioma）来源于神经上皮组织，是颅内最常见的恶性肿瘤，约占颅内肿瘤的40%～50%。

1. *星形细胞瘤（astrocytoma）* 约占胶质瘤的37%，可发生在脑的任何部位，成人多见于大脑半球，以额叶、颞叶居多，顶叶次之，枕叶、岛叶最少，儿童则多见于小脑半球。根据肿瘤的组织学特点，星形细胞瘤可分为纤维型、原浆型、肥胖细胞型和分化不良型四种亚型。星形细胞瘤生长较慢，病程一般5～6年，但分化不良型病程相对较短。约1/3大脑半球星形细胞瘤以癫痫为首发症状，随着肿瘤逐渐增大，开始出现颅内压增高症状和定位体征。小脑星形细胞瘤以头痛、眩晕和肢体的共济障碍为主。低级别星形细胞瘤MRI上T1呈低信号，T2呈高信号，瘤周水肿轻微，增强扫描无明显强化。高级别星形细胞瘤MRI上呈略高或混杂信号，可伴囊变或出血，瘤周水肿严重，有明显强化。大脑半球星形细胞瘤把受累脑组织一起全切除可以治愈，但肿瘤呈浸润性生长时，超过肉眼所见的范围时，完全切除常常是不可能的，所以术后放疗和化疗是必要的。小脑的星形细胞瘤大多是囊性，囊内瘤结节切除后多可治愈。

2. *胶质母细胞瘤（glioblastoma）* 约占胶质瘤的21%，可发生在脑的任何部位，成人多见于大脑半球，儿童多见于脑干。大脑半球的胶质母细胞瘤起源于白质，常侵犯多个脑叶，并可经胼胝体累及对侧大脑半球，还可侵犯脑的深部结构如基底节、丘脑等。MRI上呈混杂信号，多有出血、坏死和囊变，增强扫描强化不均匀。由于肿瘤生长快，易出血、坏死和囊变，症状可突然加重。手术应尽可能切除肿瘤，同时充分减压。该病预后差，放疗和化疗不满意，术后短期可复发，平均生存时间6～9个月。

3. *少枝胶质瘤（ligodendroglioma）* 约占胶质瘤的3%～9%，多发生在成人的大脑半球，其中额叶占一半以上。肿瘤起源于白质，生长缓慢，有浸润性生长倾向，呈灰红色，与正常脑组织界限较清。临床表现多以癫痫为首发症状，逐渐发展出现定位体征。MRI上T1呈低信号，T2呈高信号，有明显强化。CT上可见钙化。少枝胶质瘤尚有边界，可做到肉眼全切，术后生存时间较长。

4. *髓母细胞瘤（medulloblastoma）* 肿瘤起源于原始胚胎残余，约占胶质瘤的5%～11%，2～10岁的儿童多发。肿瘤多位于小脑蚓部，突入第四脑室，早期引起梗阻性脑积水，并易通过蛛网膜下腔进行播散。临床表现多为颅内压增高和共济失调。MRI显示后颅窝中线部位实性肿瘤，病变有明显强化。手术尽可能全切，术后行全脑和全脊髓放疗。该病的5年生存率约为53%。

5. 室管膜瘤（ependymoma） 肿瘤起源于脑室系统的室管膜细胞，约占胶质瘤的8%～16%，多见于儿童和青年。绝大多数肿瘤位于第四脑室，并和脑室底、侧壁粘连紧密，肿瘤可通过正中孔突出侵入小脑延髓池，或从外侧孔突出侵入脑桥小脑角，还可通过蛛网膜下腔进行播散。大脑半球的室管膜瘤一般较大，多位于脑室内。由于肿瘤生长缓慢且多位于深部，早期症状多是影响脑脊液循环所致的颅内压增高。MRI 显示第四脑室内肿瘤多为混杂信号，大脑半球肿瘤信号较均匀，CT 上有时可见钙化。幕下肿瘤术后仍需行全脑和全脊髓放疗，但 5 年生存率仅为41%，儿童更差，约为30%。

（二）脑膜瘤

脑膜瘤（meningioma）发病率仅次于胶质瘤，是颅内最常见的良性肿瘤，约占颅内肿瘤的15%。脑膜瘤起源于蛛网膜内皮细胞，凡是颅内富于蛛网膜粒和蛛网膜绒毛之处，皆是脑膜瘤的好发部位，如矢状窦旁、大脑凸面、大脑镰旁、蝶骨嵴、鞍结节、嗅沟、脑桥小脑角和小脑幕等。脑膜瘤是脑的外生性肿瘤，质地较硬，多呈膨胀性生长，具有完整的包膜，约 25% 的病人有颅骨的增生或破坏。脑膜瘤的血液供应非常丰富，一般由颈内、颈外动脉双重供血。临床上通常将其分为内皮细胞型、纤维母细胞型、砂粒型、血管型和恶性脑膜瘤五种类型。绝大多数病人以癫痫发作和颅内压增高起病，以后可出现定位体征。MRI 上显示圆形或分叶状病变，呈明显均一强化，与肿瘤相邻的硬脑膜也强化而呈现“脑膜尾征”。CT 上有时可见颅骨局限性增生或破坏。手术时应将肿瘤和受累的硬脑膜、颅骨一并切除，以期根治。

（三）鞍区肿瘤

1. 垂体腺瘤（pituitary adnoma） 垂体腺瘤是良性肿瘤，起源于垂体前叶，约占颅内肿瘤的12%。根据常规病理染色可分为嗜酸性、嗜碱性、嫌色性和混合性。根据肿瘤的内分泌功能分为促肾上腺皮质激素腺瘤、泌乳素腺瘤、生长激素腺瘤、促甲状腺素腺瘤、黄体生成素或卵泡刺激素腺瘤、混合性激素腺瘤和无功能性腺瘤。功能性垂体腺瘤常因垂体或靶腺功能亢进或减退而出现相应的内分泌症状，如肢端肥大、巨人症；男性病人出现垂体性肥胖、阳痿，女性病人出现闭经、泌乳等。无功能性垂体腺瘤则以肿瘤压迫视神经为主，早期出现双颞侧偏盲，以后可有视力下降甚至失明。诊断时应做生化和各种激素水平的测定。MRI 可显示肿瘤的大小、视神经受压、垂体柄移位及颈内动脉、海绵窦的受累情况。CT 还可显示蝶窦气化、蝶鞍扩大和鞍底破坏的情况。经鼻蝶窦入路手术治疗适用于视力视野变化轻微，肿瘤完全位于鞍内且蝶窦气化好的病人，经额下和经翼点入路手术治疗适用于视力视野障碍明显，肿瘤较大，并向鞍上或鞍旁发展的病人。泌乳素腺瘤和生长激素腺瘤病人术前可分别给予溴隐亭和奥曲肽以控制肿瘤生长。不能完整切除的病人术后应常规放疗。

2. 颅咽管瘤（craniopharyngioma） 颅咽管瘤也是良性肿瘤，起源于原始口腔外胚叶形成的颅咽管残余上皮细胞，约占颅内肿瘤的3%～5%，以少年儿童多见。肿瘤常位于鞍上，囊性或囊实性，可直接压迫视神经或向后上突入第三脑室导致脑积水和下丘脑受累，还可向鞍内发展压迫垂体。临床主要以颅内压增高，视力视野和内分泌障碍为主。内分泌障碍可表现为性腺功能减退、肥胖、尿崩和生长发育迟缓等。MRI 可显示病变的大小、部位和囊性变的情况，CT 提示蛋壳样钙化多可确诊。由于肿瘤与下丘脑等重要结构紧密相连，手术全切率较低。

（四）听神经瘤

听神经瘤（acoustic neuroma）是颅内良性肿瘤，起源于前庭神经的施万细胞，约占颅内肿瘤的9%～11%。肿瘤常位于脑桥小脑角，以内听道口为界分为内侧型和外侧型，内侧型起源于前庭神经内听道段，外侧型起源于前庭神经近脑干段。一般将听神经瘤的症状分为四期：①肿瘤生长的早期，瘤体小，表现为听神经刺激症状，如头晕、眩晕、耳鸣，逐渐发展可出现听神经的破坏症状如耳聋等。②肿瘤增大到2cm左右，在听神经受累的基础上出现面神经和三叉神经受损的症状，表现为周围性面瘫或面肌痉挛。三叉神经受累的早期仅有角膜反射减弱或消失，以后可出现三叉神经痛。③肿瘤继续增大到3cm以上时，在上述症状的基础上，由于舌咽神经、迷走神经、副神经、小脑半球和脑干受压，出现声音嘶哑、饮水呛咳、吞咽困难、耸肩无力及患侧的眼震、肢体的共济障碍和对侧的锥体束征。④除上述症状加重外，由于导水管、第四脑室受压及环池的受阻，出现颅内压增高症状。此期为病变的晚期，病情将迅速恶化，最后因枕大孔疝导致呼吸停止而死亡。诊断时可进行电测听检查、前庭功能检查和听觉脑干诱发电位。MRI显示脑桥小脑角圆形或卵圆形病变，增强明显，较大肿瘤可有囊变。CT可见内听道扩大。手术应彻底切除肿瘤，并尽可能保留面、听神经。

（赵　岩）

第二十八章

胸心外科疾病

第一节　肋骨骨折

肋骨骨折在胸部伤中约占61%～90%。暴力、跌倒或钝器撞击胸部，直接施压于肋骨，容易导致肋骨骨折，可为单根或多根骨折，亦可为单根多处；4～7肋骨较长而且固定，最容易骨折；1～3肋骨有锁骨、肩胛骨和肌肉的保护，较少发生骨折，8～10肋骨前端与胸骨连成肋弓，有弹性，不易折断，11～12肋骨前端游离不固定，也不易折断。儿童肋骨弹性好，能承受较大暴力，不易折断；成年、老年人的肋骨骨质疏松，脆性大，容易发生骨折。有恶性肿瘤转移性病灶的肋骨，容易发生病理性骨折。

肋骨骨折后尖锐的肋骨断端可刺破肋间血管、壁层胸膜和肺组织而产生血胸、气胸或血气胸。

【临床表现】

胸部疼痛，深呼吸、咳嗽及转动身体时加重，局部肿胀，皮下有瘀斑，可有少量咳血，严重时可合并气胸、血胸及血气胸临床表现等。X线检查显示肋骨骨折和断端错位及是否合并气胸、血胸。

【诊断与鉴别诊断】

肋骨骨折的诊断主要依据受伤史、临床表现和X线胸片检查。按压胸骨或肋骨的非骨折部位（胸廓挤压试验）而出现骨折处疼痛（间接压痛），或直接按压肋骨骨折处出现直接压痛阳性或可同时听到骨擦音、手感觉到骨摩擦感和肋骨异常动度。X线胸片上大都能够显示肋骨骨折，但是对于肋软骨骨折、“柳枝骨折”、骨折无错位或肋骨中段骨折在胸片上因两侧的肋骨相互重叠处，均不易发现，应结合临床表现来判断以免漏诊。除了合并胸膜和肺损伤及其所引起的血胸或（和）气胸之外，还常合并其他胸部损伤或胸部以外部位的损伤，诊断中尤应注意。第1或第2肋骨骨折常合并锁骨或肩胛骨骨折，并可能合并胸内脏器及大血管损伤、支气管或气管断裂或心脏挫伤，还常合并颅脑伤；下胸部肋骨骨折可能合并腹内脏器损伤，特别是肝、脾和肾破裂，还应注意合并脊柱和骨盆骨折。

【治疗】

1. *闭合性单纯肋骨骨折*　单纯性肋骨骨折的治疗原则是止痛、固定和预防肺部感染。可口服或必要时肌注止痛剂。肋间神经阻滞或痛点封闭有较好的止痛效果，且能改善呼吸和有效咳嗽功能。半环式胶布固定具有稳定骨折和缓解疼痛的功效，方法是用5～7cm宽的胶布数条，在呼气状态下自后而前、自下而上做叠瓦式粘贴胸壁，相互重叠2～3cm，两端需超过前后正中线3cm，范围包括骨折肋骨上、下各一根肋骨。但是，因其止痛效果并不理想、限制呼吸且有皮肤过敏等并发症，故而除在转送伤员才考虑应用外，一般不应用，或应用多头胸带或弹力束胸带，效果更好。预防肺部并发症主要在于鼓励病人咳嗽、经常坐起和辅助排痰，必要时行气管内吸痰术。适量给予抗生素和祛痰剂。

2. *闭合性多根多处肋骨骨折*　除了上述原则以外，尤其注意尽快消除反常呼吸运动、保持呼吸道通畅和充分供氧、纠正呼吸与循环功能紊乱和防治休克。当胸壁软化范围小或位于背部时，反常呼吸运动可不明显或不严重，可采用局部夹垫加压包扎。但是，当浮动幅度达3cm以上时可引起严重的呼吸与循环功能紊乱，当超过5cm或为双侧连枷胸（软胸综合征）时，可迅速导致死亡，必须进行紧急处理。首先暂时予以夹垫加压包扎，然后进行肋骨牵引固定。在需行开胸手术的病人，可同时对肋骨骨折进行不锈钢丝捆扎和缝扎固定或用克氏针做骨髓内固定。目前已不主张对连枷胸病人一律应用控制性机械通气来消除反常呼吸运动（呼吸内固定法），但对于伴有严重肺挫伤且并发急性呼吸衰竭的病人，及时进行气管内插管或气管切开后应用呼吸器治疗。

3. *开放性肋骨骨折*　单根肋骨骨折病人的胸壁伤口需要清创，分层缝合固定包扎；多根多处肋骨骨折清创后用钢丝固定，手术后应用抗生素，预防感染。

第二节　气　　胸

气胸（pneumothorax）系指胸膜腔积气。其形成多由于肺组织、气管、支气管和食管破裂，空气逸入胸膜腔，或因胸壁伤口穿破胸膜，胸膜腔与外界沟通，外界空气进入所致。临床分为闭合性气胸、开放性气胸及张力性气胸。

一、闭合性气胸

闭合性气胸（closed pneumothorax）是指气胸形成后，胸膜腔内积气压迫肺裂口使之封闭，或者破口自动闭合，不再继续漏气。此类气胸抵消胸膜腔内负压，使伤肺部分萎陷。

【临床表现】

少量气胸，多无明显症状。大量气胸，病人出现胸闷、气促、胸痛等症状，气管向健侧移位，伤侧胸部叩呈鼓音，听诊呼吸音减弱或消失。胸片可显示不同程度的肺萎陷及胸膜腔积气。

【治疗】

少量气胸不需治疗，可于1～2周内自行吸收。大量气胸，需进行胸膜穿刺抽吸，或行胸膜腔引流，促使肺膨胀，同时应用抗生素预防感染。

二、开放性气胸

胸壁伤口导致胸膜腔与外界相通，以致空气可随呼吸自由出入胸膜腔内，此为开放性气胸（open pneumothorax）。其病理生理表现为纵隔摆动、静脉回流受阻及缺氧。

【临床表现】

主要表现为气促、发绀、呼吸困难、循环障碍以致休克。胸壁伤口开放者可闻及空气出入胸膜腔的吹风声。听诊呼吸音减低、消失，胸片可见胸膜腔积气，气管、心脏明显向健侧移位。

【治疗】

1. *急救处理* 封盖伤口，包扎固定，使开放性气胸转变为闭合性气胸，然后穿刺抽气减压，暂时解除呼吸困难。送医院后给氧、补液就治休克，严格清创，封闭胸壁切口，行闭式胸膜腔引流术。若怀疑胸腔内脏器损伤或活动性出血，需开胸探查，对症处理，术后应用抗生素及咳嗽排痰，早期活动。

2. *闭式胸膜腔引流术方法* 根据体征及胸片，选择插管的肋间隙。如果胸腔积液为主，液体处于低位，一般选择腋中线和腋后线之间的 6～8 肋间插管引流。如果胸腔积气较多，气体多向上积聚，选锁骨中线第 2 肋间行闭式胸膜引流术。胸膜引流术后，如 24h 内引流管的水柱停止波动，无气体或液体排除，经 X 线检查肺膨胀良好可拔除引流管。

三、张力性气胸

张力性气胸（tension pneumothorax）常见于较大肺气泡的破裂或较大较深的肺裂伤或支气管破裂，其裂口与胸膜腔相通，且形成活瓣。吸气时空气从裂口进入胸膜腔内，而呼气时活瓣关闭，不能让腔内空气回入气道排出。胸膜腔内空气不断增多，压力不断升高，压迫伤肺使之逐渐萎陷，并将纵隔推向健侧，挤压健侧肺，产生呼吸和循环功能的严重阻碍，又称为高压性气胸。有时胸膜腔内的高压空气被挤入纵隔，扩散至皮下组织，形成颈部、面部、胸部等处皮下气肿。

【临床表现】

病人高度呼吸困难，呼吸极度急促，张口呼吸，烦躁不安，发绀，昏迷，可以出现休克。查体伤侧胸部饱满，肋间隙增宽，呼吸幅度减低，可有皮下气肿，叩诊呈鼓音，听诊呼吸音消失。胸部 X 线检查示胸膜腔大量积气，肺完全萎陷，气管和心影偏移至健侧。胸膜腔穿刺有高压空气向外冲出。抽气后，症状好转，但不久反复加重。

【治疗】

张力性气胸的急救处理是立即排气，降低胸腔内压力。在危急状况下可用一粗针头在伤侧第 2 肋间锁骨中线处刺入胸膜腔，即能收到排气减压效果。张力性气胸的正规处理，是在积气最高部位放置胸腔引流管（通常是第 2 肋间锁骨中线），连接水封瓶，促使肺膨胀。同时应用抗生素，预防感染。经闭式引流后，一般肺裂口多可自行闭合。待漏气停止 24h 后，经 X 线检查证实肺已膨胀，方可拔除插管。如胸膜腔插管后，漏气仍严重，病人呼吸困难未见好转，或长时期漏气者往往提示肺、支气管的裂伤较大或断裂，应及早剖胸探查，修补裂口，或做肺段、肺叶切除术。

第三节 血 胸

胸部损伤引起胸膜腔积血，称血胸（hemothorax）。胸膜腔积血的来源：①肺组织裂伤出血；②肋间血管或胸廓内血管损伤出血；③心脏和大血管受损破裂。胸腔内短时间集聚大量血液时，血液发生凝固形成凝固性血胸。持续大量出血所致胸膜腔积血称进行性血胸。少数病人因肋骨断端活动刺破肋间血管或血管破裂处血凝块脱落，延迟发生胸腔内积血称迟发性血胸。血胸继发感染称感染性血胸。

【临床表现及诊断】

（1）中量血胸和大量血胸患者可有脉搏快弱、血压下降、气促等低血容量休克征象。

（2）肋间隙饱满，气管向健侧移位，叩诊呈浊音，心界移向健侧，呼吸音减弱或消失。

（3）X线检查示伤侧胸膜腔有大片积液阴影，纵隔向健侧移位。合并气胸时则显示液平面。

（4）胸腔穿刺可抽出血液。

（5）血胸并发感染时出现高热、寒战、出汗、血细胞计数增高。

（6）出现下列征象则提示为进行性血胸：①脉搏逐渐增快、血压持续下降。②经输血、补液后，血压不回升或升高后又迅速下降。③血红蛋白、红细胞计数和红细胞压积重复测定，呈继续下降。④胸膜腔穿刺因血凝固抽不出血液，但X线检查显示胸膜腔阴影继续增大。⑤闭式胸膜腔引流后，引流血量持续3h，每小时超过200ml。

【治疗】

1. *非进行性血胸* 小量可自然吸收，不需穿刺抽吸。若积血量较多，应早期进行胸膜腔穿刺，抽出积血，促使肺膨胀。可向胸膜腔内注入抗生素，预防感染。

2. *进行性血胸* 首先输入足量血液，以防治低血容量性休克。及时开胸探查，寻找出血部位，予以缝合、修补等处理。

3. *凝固性血胸* 最好在出血停止后数日内开胸，清除积血和血块，以防感染或机化。

第四节 脓 胸

脓胸（thoracic empyema）是指脓性渗出液积聚于胸膜腔内的化脓性感染。

脓胸按疾病发展过程可分为急性和慢性；按致病菌可分为化脓性、结核性和特异病原性；按波及范围可分为全脓胸和局限性脓胸。致病菌以肺炎球菌、链球菌多见。但由于抗生素的应用，这些细菌所致的肺炎和脓胸已较前减少，而葡萄球菌特别是耐药性金黄色葡萄球菌却大大增多，尤以小儿更为多见，且感染不易控制。此外还有大肠杆菌、绿脓杆菌、真菌等。若为厌氧菌感染，则成腐败性脓胸。

致病菌进入胸膜腔的途径：①直接由化脓病灶侵入或破入胸膜腔，或因外伤、手术污染胸膜腔；②经淋巴途径，如膈下脓肿、肝脓肿、纵隔脓肿、化脓性心包炎等，通过淋巴管侵入胸膜腔；③血源性播散：在全身败血症或脓毒血症时，致病菌可经血液循环进入胸膜腔。

早期脓液稀薄，含有白细胞和纤维蛋白，呈浆液性。随着病程进展，脓细胞及纤维蛋白增多，渗出液逐渐由浆液性转为脓性，纤维蛋白沉积于脏、壁胸膜表面。初期纤维素膜附着不牢固，质软而易脱落，以后随着纤维素层的不断加厚，韧性增强而易于粘连，纤维素在脏胸膜附着后将使肺膨胀受到限制。进入慢性期后，毛细血管及炎性细胞形成肉芽组织，纤维蛋白沉着机化，在壁、脏胸膜上形成坚韧致密的纤维板，构成脓腔壁。脓腔内有脓液沉淀物和肉芽组织。纤维板固定紧束肺组织，并限制胸廓的活动性，从而减低呼吸功能。

一、急性脓胸

【临床表现及诊断】

常有高热、脉快、呼吸急促、食欲不振、胸痛、全身乏力、白细胞增高等征象。积脓较多者尚有胸闷、咳嗽、咳痰症状，体检患侧语颤减弱，叩诊呈浊音，听诊呼吸音减弱或消失。严重者可伴有发绀和休克。

X线胸部检查示患部有积液所致的致密阴影。若积液量大，患侧呈现大片浓密阴影，纵隔向健侧移位。脓液不多者，有时可同时看到肺内病变。伴有气胸时则出现气液面。超声波检查所示积液反射波能明确范围和准确定位，有助于脓胸诊断和穿刺。胸腔穿刺抽得脓液，可诊断为脓胸。

【治疗】

急性脓胸的治疗原则是：①根据致病菌选用有效抗生素。②彻底引流脓液，反复胸腔穿刺，并向胸膜腔内注入抗生素，使肺早日复张；若脓液稠厚不易抽出，或经过治疗脓量不见减少，病人症状无明显改善，或发现有大量气体，疑伴有气管、食管瘘或腐败性脓胸等，均宜及早施行胸膜腔闭式引流术。③控制原发感染，全身支持治疗，如补充营养和维生素、矫正贫血等。

二、慢性脓胸

慢性脓胸的病因包括：①急性脓胸就诊未及时治疗；②急性脓胸处理不当；③脓腔内有异物存留；④合并支气管或食管瘘而未及时处理，或胸膜腔毗邻的慢性感染病灶，如膈下脓肿、肝脓肿、肋骨骨髓炎等反复传入感染，致脓腔不能闭合；⑤有特殊病原菌存在，如结核菌、放线菌等慢性炎症所致的纤维层增厚，肺膨胀不全，使脓腔长期不愈。

慢性脓胸的特征是脏、壁胸膜纤维性增厚。由于脓腔壁坚厚，肺不能膨胀，脓腔不能缩小，感染不能控制。壁胸膜增厚的纤维板使肋骨聚拢，肋间隙变窄，胸廓塌陷。脓腔壁收缩使纵隔向患侧移位。这些都严重影响呼吸功能。

【临床表现及诊断】

常有长期低热、食欲减退、消瘦、贫血、低蛋白血症等慢性全身中毒症状。有时尚有气促、咳嗽、咳脓痰等症状。根据病史、体检和X线胸片，诊断慢性脓胸并不困难。若未做过引流者，需做胸腔穿刺，化验培养脓液，明确致病菌种。脓腔造影或瘘管造影可明确脓腔范围和部位，若疑有支气管胸膜瘘宜慎用或禁忌。

【治疗】

慢性脓胸的治疗原则：①改善全身情况，消除不良症状和营养不良；②消灭致病原因和脓腔；③尽力使受压的肺复张，恢复肺的功能。

手术方法包括：

1. *改进引流手术*　针对引流不畅的原因，如引流管过细、引流位置不在脓腔最低位等予以改进。

2. *胸膜纤维板剥除术*　剥除脓腔壁胸膜和脏胸膜上的纤维板，使肺得以复张，消灭脓腔，改善肺功能和胸廓呼吸运动，是较为理想的手术。而很多病人由于病程已久，韧厚的胸膜纤维板与肺组织紧密粘连融合，以致不可能剥除。此外，肺被压缩时间过久，肺组织已纤维化不能复张；或是肺内有广泛病变、结核性空洞或支气管扩张等，均不宜行胸膜纤维板剥除术。

3. *胸廓成形术*　切除覆盖在脓腔上的肋骨及增厚的壁胸膜纤维板，保留肋间神经、血管、肋间肌和肋骨骨膜。这些保留的胸壁软组织可做成带蒂的移植瓣用来充填脓腔和堵塞支气管胸膜瘘。若脓腔较大，还可利用背阔肌、前锯肌做带蒂肌瓣充填或再用带蒂大网膜移植堵瘘填腔。剥除肺表面的脏层纤维板往往有肉芽组织和坏死组织，但注意不要造成肺表面漏气。术毕骨膜外放置引流，并且妥善加压包扎。

4. *胸膜肺切除术*　当慢性脓胸合并肺内严重病变，如支气管扩张或结核性空洞或纤维化实变毁损或伴有难以修补的支气管胸膜瘘，可将纤维板剥除术加病肺切除术一次完成。

第五节　肺　　癌

肺癌（lung cancer）是起源于支气管黏膜及其腺体上皮细胞的恶性肿瘤因此亦称支气管肺癌（bronchogenic carcinoma）。在发达国家和我国大城市中，肺癌的发病率已居男性各种肿瘤的首位，男女之比约(4～8)∶1，但近年来，女性肺癌发病率也明显增加。发病年龄大约在40岁以上。

病因包括：①大量资料表明，支气管肺癌的发生与长期吸烟密切相关。烟草中含有苯并芘、亚硝胺等多种致癌物质。每日吸烟40支以上者，肺鳞癌和小细胞癌的发病率比不吸烟者高4～10倍。②职业性致癌因素：某些职业长期接触石棉、无机砷化合物、铬、氡、煤烟、放射性物质及粉尘等。③空气污染：室内空气被燃料燃烧和烹调过程中产生的致癌物污染，大气被含有苯并芘等致癌物质的汽车废气和工业废气所污染。④人体内在因素：包括年龄在40岁以上、患慢性支气管炎、肺结核等慢性肺部疾病、免疫状态、代谢活动、遗传因素和基因突变等。

肺癌分布于右肺多于左肺，上叶多于下叶。从主支气管到细支气管均可发生癌肿。起源于主支气管、肺叶支气管的肺癌，位置靠近肺门者，称为中央型肺癌；起源于肺段支气管以下的肺癌，位置在肺的周围部分者，称为周围性肺癌。

临床上一般将肺癌按细胞类型分为下列四种。

1. 鳞形细胞癌（又称鳞癌） 在各种类型肺癌中最为常见，约占50%，患病年龄大多在50岁以上，男性占多数。大多起源于较大的支气管，常为中央型肺癌。虽然鳞癌的分化程度有所不同，但一般生长发展速度比较缓慢，病程较长，对放射和化学疗法较敏感。首先经淋巴转移，血行转移发生较晚。

2. 未分化癌 发病率仅次于鳞癌，多见于男性，发病年龄较轻。一般起源于较大支气管，大多为中央型肺癌。未分化癌恶性度高，生长快，能较早地出现淋巴和血行广泛转移，对放射和化学疗法较敏感，在各型肺癌中预后最差。

3. 腺癌 起源于支气管黏膜上皮，少数起源于大支气管的黏液腺。发病率比鳞癌和未分化癌低。发病年龄较小，女性相对多见。多数腺癌起源于较小的支气管，为周围型肺癌。早期一般无明显的临床症状，一般生长较慢但有时早期即发生血行转移，淋巴转移则发生较晚。

4. 肺泡细胞癌 起源于支气管黏膜上皮，又称为细支气管肺泡细胞癌或细支气管腺癌。部位在肺野周围。在各型肺癌中，发病率最低，女性比较多见。一般分化程度较高，生长较慢，淋巴和血行转移发生较晚，但可经支气管播散到其他肺叶或侵犯胸膜。肺泡细胞癌在形态上有结节型和弥漫型两类，前者可以是单个结节或多个结节；后者形态类似肺炎。

肺癌的扩散和转移主要通过以下几种途径：

1. 直接扩散 癌肿直接扩散侵入邻近肺组织，或穿越肺叶间裂侵入其他相邻的肺叶，随着癌肿的不断生长扩大侵犯胸内其他组织、器官。

2. 淋巴道转移 是肺癌常见的扩散途径。癌细胞经支气管和肺血管周围的淋巴管，先侵入邻近的肺段或叶支气管周围淋巴结，然后根据肺癌所在部位，到达肺门或隆突下淋巴结，再侵入纵隔和气管旁淋巴结，最后累及锁骨上前斜角肌淋巴结和颈部淋巴结，而上叶的淋巴引流有时存在与气管旁淋巴结以及锁骨后前斜角肌淋巴结的直接连接。纵隔和气管旁淋巴结转移一般发生在肺癌同侧，但也可以在对侧，即所谓交叉转移。

3. 血行转移 是肺癌的晚期表现，肿瘤细胞不断进入血循环，到达靶器官组织后停留继续增殖。血行转移最常见的部位依次是肝、肾上腺、骨及脑。

【临床表现】

肺癌的临床表现与癌肿的部位、大小，是否压迫、侵犯邻近器官以及有无转移等情况有密切关系。少数病例特别是周围型肺癌在早期可不呈现任何症状，仅在进行肺部X线检查时才被发现。晚期肺癌临床表现多种多样，易与其他疾病相混淆。

早期肺癌最常见的症状是刺激性咳嗽，大多为干咳或有少量白色泡沫痰，易被误认为伤风感冒。另一个常见的早期症状是血痰，通常为痰中带血点、血丝，偶或断续地少量咯血。胸闷、气促及发热等症状也较为常见。轻度胸痛在早期肺癌病例中也相当多见，大多数呈不规则的钝痛，持续而剧烈的胸痛则往往提示癌肿已直接蔓延侵入胸膜和胸壁组织，癌病已进入晚期。

肺癌从肺部侵及胸内其他组织、器官或发生远处转移时，可出现下列症状：①压迫或侵犯膈神经引起同侧膈肌麻痹，膈肌位置升高，运动消失或出现反常运动。②压迫或侵犯喉返神经，引起声带麻痹，声音嘶哑。③压迫或侵及上腔静脉，产生上腔静脉综合征，呈现面部、颈部、上肢和上胸部静脉怒张，皮下组织水肿，上肢静脉压升高。④癌肿侵入胸膜可引致胸膜腔积液，往往为血性。从胸水沉淀中可能找到癌细胞。大量积液可引致气急和纵隔移位。⑤癌肿侵犯心包，可引起心包积液，积液量多者可呈现心包压塞症状。⑥癌肿或纵隔淋巴结转移可压迫食管引起吞咽困难。⑦上叶尖部肺癌亦称 Pancoast 肿癌，生长在此处的肿瘤压迫或侵犯位于胸廓上口的器官组织，如第 1 肋骨，上胸椎，锁骨下动、静脉，臂丛神经、颈交感神经节等，产生肩、背持续加重的剧烈疼痛，并扩展到上臂和前臂的尺侧。上肢静脉怒张、水肿，上肢感觉异常，运动功能障碍，手部肌肉萎缩，同侧上眼睑下垂，瞳孔缩小，眼球内陷，面部无汗等颈交感神经综合征。⑧晚期肺癌病例，由于原发和转移病灶引起的疼痛和炎症感染，引致食欲减退、呼吸短促、精神不振、体质消耗等，可呈现消瘦和恶病质。一部分肺癌病例由于癌肿产生内分泌物质，临床上可出现一些非转移性的全身症状：骨关节病综合征（骨关节痛、骨膜增生等）、Cushing 综合征、重症肌无力、男性乳腺增生、多发性肌肉神经痛等。

【辅助检查】

1. *X 线检查*　胸部 X 线摄片有块状阴影，边缘不清或里分叶状，周边毛刺状。阴影接近肺门为中心型，接近肺的边缘为周围型。X 线断层摄片可使界限模糊的阴影变得清晰，并可看出分叶状态和癌内空洞。

2. *痰的脱落细胞学检查*　阳性率可达 80% 左右。咯痰后立即送检做涂片检查。找到癌细胞可明确诊断。

3. *支气管镜检查*　可直接看到肿瘤，并可取小块组织做病理切片检查。亦可通过支气管镜刷洗细胞学检查和通过支气管镜做选择性的支气管造影。

4. *CT 检查*　能准确显示病变的部位、大小等，有助于与肺的其他疾患鉴别。

5. *血管造影*　可显示病变，对鉴别诊断及预测能否手术切除有帮助。

6. *胸水检查*　抽取胸水离心、沉渣涂片，找癌细胞。

7. *转移病灶活组织检查*　晚期肺癌病例出现锁骨上、颈部、腋下等处淋巴结转移或出现皮下转移结节者，可切取或穿刺组织行病理学检查，以明确诊断。

【治疗】

肺癌的治疗方法主要有外科手术治疗、放射治疗、化学治疗、中医中药治疗及免疫治疗等。其中手术治疗是肺癌最重要和最有效的治疗手段。但是单一应用某一治疗方法效果均不能令人满意，必须适当联合应用，进行综合治疗以提高肺癌的治疗效果。具体治疗方案根据病人的病理类型、病人的心肺功能和全身情况及其他有关因素进行认真详细的综合分析后再做决定。

1. *手术治疗*　手术治疗的目的是彻底切除肺部原发癌肿病灶和局部及纵隔淋巴结，尽可能保留健康的肺组织。对于周围型肺癌，一般施行肺叶切除术，对于中心型肺癌，施行肺叶或一侧全肺切除术。手术禁忌证：①远处转移，如脑、骨、肝等器官转移，及广泛肺门、纵隔淋巴结转移，无法清除者；②心、肺、肝、肾功能严重不全，全身情况差的病人；③严重侵犯周围器官及组织，估计切除困难者。

2. *放射治疗* 放射治疗是局部消灭肺癌病灶的一种手段。临床上使用的主要放射疗法设备有^{60}Co治疗机和加速器等。小细胞肺癌对放射疗法敏感性较高，鳞癌次之，腺癌和细支气管肺泡癌最低。为了提高肺癌病灶的切除率，有的病例可手术前进行放射治疗。晚期肺癌病例，合并阻塞性肺炎、肺不张、上腔静脉阻塞综合征或骨转移引起剧烈疼痛者以及癌肿复发的病例，也可进行姑息性放射疗法，以减轻症状。对于全身恶病质，肺功能代偿不全、全身全肺转移者不宜施行放射治疗。

3. *化学治疗* 分化程度低的肺癌特别是小细胞癌，疗效较好。临床上可单独应用于晚期肺癌病例，以缓解症状或与手术、放射等疗法综合应用，以防止癌肿转移复发，提高治愈率。常用的化疗药物：环磷酰胺、氟尿嘧啶、丝裂霉素、阿霉素、表阿霉素、长春碱、顺铂、卡铂、紫杉醇等。根据肺癌的病理类型和病人的全身情况合理选用药物，并根据单纯化疗还是辅助化疗选择给药方法、决定疗程的长短以及联合用药的种类，以提高化疗的疗效。

4. *中医中药治疗* 按照病人临床症状、脉象、舌苔等表现，应用辨正论治法则治疗肺癌，原则为扶正祛邪，增加机体免疫能力。一部分病人的症状得到改善，延长寿命。

5. *免疫治疗* 通过试验研究和临床观察，发现人体的免疫功能和癌肿生长发展有一定关系。免疫治疗的方法包括特异性免疫疗法和非特异性免疫疗法。

第六节 食 管 癌

食管癌（esophageal carcinoma）是较常见的一种消化道恶性肿瘤，我国是世界上食管癌高发地区之一，发病率以河南省为最高，其次为江苏、山西、河北、福建、陕西、安徽、湖北、山东等省；每年平均病死约15万人，男性发病率约为31.6/10万，女性约为16.0/10万，多发生在40岁以上。病理类型多系鳞癌，部分为腺癌。

根据目前的资料显示，食管癌是由多种因素所致的疾病，可能的病因如下：

1. *化学因素* 亚硝胺及其前体分布很广，可在体内外形成，在高发区的膳食、饮水、酸菜中测亚硝酸盐含量均远较低发区为高。

2. *缺乏微量元素* 钼、铁、锌、氟、硒等缺乏。

3. *缺乏维生素* 维生素A、B_2、C以及动物蛋白、新鲜蔬菜、水果摄入不足。

4. *饮食卫生习惯* 长期饮烈性酒、嗜烟、食物过硬或过热、进食过快，引起食管慢性刺激、炎症、创伤或口腔不洁、龋齿等均可能与食管癌的发生有关。

5. *其他* 食管癌遗传易感因素及某些真菌可能会促进癌肿的发生。

食管癌按病理形态可分为四型：①髓质型：管壁明显增厚并向腔内外扩展，肿瘤的上下端边缘呈坡状隆起，累及食管周径的全部或绝大部分。切面呈灰白色，为均匀致密的实体肿块。②蕈伞型：瘤体呈卵圆扁平肿块状，向腔内呈蘑菇样突起，故名蕈伞。隆起的边缘与其周围的黏膜境界清楚，瘤体表面多有浅表溃疡，其底部凹凸不平。③溃疡型：瘤体的黏膜面呈深陷而边缘清除的溃疡。溃疡的大小和外形不一，深入肌层，阻塞程度较轻。④缩窄型（即硬化型）：瘤体形成明显的环行狭窄，累及食管全部周径，较早出现阻塞。

食管癌的扩散及转移：癌肿最先向黏膜下层扩散，继而向上、下及全层浸润，很易穿过疏松的外膜侵入邻近器官。癌转移主要经淋巴途径，首先进入黏膜下淋巴管，通过肌层到达与肿瘤部位相应的区域淋巴结。血性转移发生较晚。

【临床表现】

早期时症状常不明显，但在吞咽粗硬食物时可能有不同程度的不适感觉，包括咽下食物梗噎感，胸骨后烧灼样、针刺样或牵拉摩擦样疼痛。食物通过缓慢，并有停滞感或异物感。梗噎停滞感常通过吞咽水后缓解、消失。症状时轻时重，进展缓慢。

中晚期食管癌典型的症状为进行性咽下困难，先是难咽干的食物，继而半流质，最后水和口水也不能咽下。病人逐渐消瘦、脱水、无力。持续胸痛或背痛表示为晚期症状，癌已侵犯食管外组织。若癌肿侵犯喉返神经，可出现声音嘶哑；若压迫颈交感神经节，可出现 Horner 综合征；若侵入气管、支气管，可出现食管、气管或支气管瘘，出现吞咽水或食物时剧烈呛咳，并出现呼吸系统感染。后者有时亦可因食管梗阻致内容物反流入呼吸道而引起。若有肝、脑等脏器转移，可出现黄疸、腹水、昏迷等状态。体格检查时应特别注意锁骨上有无肿大淋巴结、肝有无肿块和有无腹水、胸水等远处转移体征。

【诊断与鉴别诊断】

食管造影可见：食管黏膜皱襞紊乱、粗糙或有中断现象；小的充盈缺损；局限性管壁僵硬，蠕动中断；小龛影。中、晚期有明显的不规则狭窄和充盈缺损，管壁僵硬。有时狭窄上方口腔侧食管有不同程度的扩张。

计算机断层扫描（CT）、超声内镜检查（EUS）等来判断食管癌的浸润层次、向外扩展深度以及有无纵隔、淋巴结或腹腔内脏器转移等，对有效地估计外科手术可能性有很大帮助。

我国创用带网气囊食管细胞采集器，做食管拉网检查脱落细胞，早期病变阳性率可达90%～95%，是一种简便易行的普查筛选诊断方法。

【治疗】

本病治疗分外科治疗、放射治疗、化学治疗和综合治疗。两种以上疗法同时或先后应用称为综合治疗。结果显示以综合效果较好。

1. *手术治疗* 手术是治疗食管癌首选方法。若全身情况良好、有较好的心肺功能储备、无明显远处转移征象者，可考虑手术治疗。手术方法应根据病变部位及病人具体情况而定。对肿瘤的根治性切除，应注意长度和广度。原则上应切除食管大部分。切除的长度应在距肿瘤上、下 5～8cm 以上。切除的广度应包括肿瘤周围的纤维组织及所有淋巴结的清除，一般以颈段癌长度 <3cm、胸上段癌长度 <4cm、胸下段癌长度 <5cm 切除的机会较大。然而也有瘤体不太大但已与主要器官，如主动脉、气管等紧密粘连而不能切除者。对较大的鳞癌估计切除可能性不大而病人全身情况良好者，可先采用术前放疗，待瘤体缩小后再做手术。常用的代食管器官是胃，有时用结肠或空肠。常见的术

后并发症是吻合口瘘和吻合口狭窄。

手术禁忌证：①全身情况差，已呈恶病质，或有严重心、肺或肝、肾功能不全者；②病变侵犯范围大，已有明显外侵及穿孔征象，例如已出现声音嘶哑或已有食管气管瘘者；③已有远处转移者。

对晚期食管癌，不能根治或放射治疗、进食有困难者，可做姑息性减状手术，如食管腔内置管术、食管胃转流吻合术、食管结肠转流吻合术或胃造瘘术等。

国内外统计，食管癌的切除率为58%～92%，手术并发症发生率为6.3%～20.5%；切除术后5年和10年生存率分别为8%～30%和5.2%～24%。我国食管癌的临床外科治疗结果优于国际上的统计数字。

2. *放射疗法* ①放射和手术综合治疗：可增加手术切除率，也能提高远期生存率。术前放疗后，休息2～3周再做手术较为合适。对术中切除不完全的残留癌组织处做金属标记，一般在术后3～6周开始术后放疗。②单纯放射疗法：多用于颈段、胸上段食管癌，因手术难度大，手术并发症多，疗效常不满意；也可用于有手术禁忌证而病变不长、病人尚可耐受放疗者。

3. *化学治疗* 采用化疗与手术治疗相结合或与放疗、中医中药相结合的综合治疗，有时可提高疗效，或使食管癌病人症状缓解，存活期延长。

第七节 先天性心脏病

一、动脉导管未闭

动脉导管未闭（patent ductus arteriosus，PDA）是最常见的先天性心脏病之一。多数婴儿在出生后4周左右动脉导管闭合，退化成为动脉导管韧带。由于某种原因所造成婴儿时期动脉导管未能闭合，即称动脉导管未闭。动脉导管未闭占先天性心脏病的15%～21%。未闭导管依其形态可分为管型、漏斗型、窗型、哑铃型、动脉瘤型。

未闭导管是出生后沟通体、肺循环的异常血流通路。由于主动脉压在心脏收缩期或舒张期均高于肺动脉压，从而导致由主动脉向肺动脉的连续左向右分流。左向右分流使肺循环血流增加，左心回心血量增加，左心容量负荷增加，导致左心室肥厚、扩大，甚至出现左心衰竭。长期的分流使肺循环血量增加，肺小动脉反射性痉挛，使肺动脉压力增加，右心室排血受阻，后负荷增加，右心室逐渐肥厚。初期肺动脉高压为动力性，如果分流未能及时阻断，一定时期后继发肺小动脉发生硬化、阻塞等器质性改变。当肺动脉压不断增加，等于或超过主动脉压时，则产生双向或右向左分流，成为艾森门格综合征，临床出现下半身发绀。

【临床表现】

多数年长患儿如导管直径细，平素很少有症状。自幼分流量大的患儿由于肺部充血，易有感冒或呼吸道感染，甚至出现左心衰竭。

分流量大者动脉搏动明显，脉压增宽，有水冲脉；胸骨左缘第2、3肋间触到连续性震颤，收缩期较强。连续性机械样杂音为本病的特征性体征。随着肺动脉压继续升高，两者的收缩压亦渐趋接近，使收缩期杂音趋轻且短，甚至完全消失，成为无杂音的导管。

【辅助检查】

1. 心电图 心电图改变取决于左室容量负荷增加和右室压力负荷增加的程度和时间。由于左心负荷增加，表现为左室高电压或左室肥厚，如肺动脉高压严重，则表现为右室肥厚。

2. X 线检查 心脏的大小与分流量有关。如分流量很大或肺动脉压增高，肺动脉段突出，左、右心室增大，在主动脉结与肺动脉干之间可看到动脉导管突出的阴影。升主动脉在年长后渐渐增粗，主动脉结增大，状似漏斗，形成漏斗征，为本病的特征性改变。

3. 超声心动图 二维超声自胸骨柄上凹探查，在降主动脉与肺动脉之间可以找到动脉导管。用多普勒检查可以显示分流的存在。

4. 心导管检查 典型病例不需心导管检查，如有肺动脉高压或伴发其他畸形征象，可进行心导管检查。

【诊断与鉴别诊断】

根据临床检查，脉压增宽，水冲脉，第 1 ~ 2 肋间特征性的连续性机械样杂音，结合超声心动图、X 线片等，对大多数病人可作出正确诊断。心导管及心血管造影检查并非必需，仅在有重度肺动脉高压或合并其他复杂畸形征象者才考虑使用。非典型病例应与可引起双期杂音疾病如室间隔缺损合并主动脉瓣关闭不全、冠状动静脉瘘、主动脉窦瘤破裂等相鉴别。

【治疗】

1. 手术适应证 1 岁以内婴儿出现充血性心力衰竭时，应积极手术治疗。如果 PDA 较粗，合并肺动脉高压，也应及早手术。1 岁以上儿童，一旦确诊，应手术治疗。成人患者，只要肺血管继发性病理改变尚处于可逆阶段，血流动力学仍以左向右分流为主，皆可考虑手术治疗。严重肺血管病变，出现重度肺动脉高压，造成右向左分流为主，艾森门格综合征者为手术禁忌证。

2. 手术方法 气管内插管静脉复合麻醉。右侧卧位，左后外侧切口，幼儿经第 3 肋间、儿童或成人经第 4 肋间或肋床剖胸。于迷走神经后方或与膈神经之间切开纵隔胸膜，但应注意不要过分向肺动脉侧牵拉诸神经所在的纵隔胸膜，以免拉伤走行于导管后面的喉返神经。游离动脉导管时要特别小心，避免损伤。结扎导管时加深麻醉，或应用硝普钠等降压药物，使收缩压降至 11.97kPa（90mmHg）左右。采用结扎术时应注意选择导管直径在 1.0cm 以下、导管壁弹性好、无中度以上肺动脉高压的婴幼儿病例。动脉导管切断缝合术，可避免术后导管再通或结扎线切透管壁而发生动脉瘤的危险。解剖出导管，在主动脉及肺动脉两端上两把 Potts 导管阻断钳，在两组 Potts 钳之间切断导管。导管切断后缝闭肺动脉侧、主动脉侧残端。动脉导管闭合后，局部震颤应立即完全消失。

严重肺动脉高压，年龄大导管未闭，并发细菌性心内膜炎，室缺或其他心脏畸形合并导管未闭拟行一期手术者以及导管结扎术后再通者可采用体外循环下缝闭动脉导管。

电视胸腔镜下动脉导管闭合术于20世纪90年代初应用于临床，该方法的优点是创伤轻，恢复快，疼痛轻，住院时期短；对粗大动脉导管病例，合并有重度肺高压易发生残余分流和破损出血，不宜在胸腔镜下手术。

二、肺动脉瓣狭窄

肺动脉瓣狭窄（pulmonary stenosis，PS）通常是指肺动脉瓣或肺动脉瓣同时合并右室流出道狭窄。本病是常见的先天性心脏病之一。肺动脉瓣叶增厚，瓣交界粘连融合，瓣叶开启受限，造成肺动脉瓣的狭窄；病变最严重者，肺动脉瓣仅为一增厚的隔膜，不形成瓣叶和瓣交界，瓣口小至针眼状。大多数儿童或成年病例均伴有肺动脉瓣狭窄后变薄扩张，一般认为与血流喷射湍流有关。本病均不同程度的合并右心室心肌肥厚，且随年龄增长而加重，主要是血流动力学导致的继发改变。合并卵圆孔未闭和房间隔缺损者相当多见。少数病程长而未经治疗并发右心衰竭的晚期病例，可见右心房室显著增大和严重的三尖瓣关闭不全。

本病主要的病理生理改变是肺血流减少以及右心室阻力负荷增加导致的右心功能不全，前者在新生儿病例尤为突出。严重的肺动脉瓣狭窄，使未闭的动脉导管成为肺内血流的主要来源。导管一旦闭合就直接危及患儿生命。病变较轻者一般随年龄增长而右室肥厚逐渐加重，进而引起右室舒张功能、收缩功能损害。右心功能受损加上三尖瓣关闭不全，将引起右房压增高，最终出现临床右心衰竭和体循环淤血。右房压的增高还将导致卵圆孔不能闭合，静脉血经此形成右向左分流而出现发绀。

【临床表现】

1. *症状* 依肺动脉瓣狭窄的严重程度，本病在临床上分为新生儿重症型和大龄普通型两类。新生儿型在出生后几天甚至数小时内出现呼吸困难、发绀和缺氧发作而难以缓解；大龄普通型症状较轻，表现为劳力性气促、胸痛、晕厥或运动受限，部分病变较轻者可没有症状。病情重者可出现颈静脉怒张、肝脏肿大等右心衰竭症状。

2. *查体* 胸骨左缘2~3肋间可闻及Ⅲ级以上收缩期喷射性杂音，向左颈部传导，常可扪及收缩期震颤，肺动脉瓣区第二心音减弱或消失，严重肺动脉瓣狭窄合并卵圆孔未闭或房间隔缺损者可见发绀和杵状指，合并右心衰和三尖瓣大量回流的晚期患者，可出现颈静脉充盈和搏动及肝大、腹水和浮肿。

【辅助检查】

1. *心电图* 多数病例有心房增大、不完全右束支传导阻滞和右心室肥厚等心电图改变，且右室肥厚的程度与肺动脉瓣狭窄的轻重密切相关。

2. *X线检查* 新生儿和婴儿一般均可见心影增大，右心缘影明显外凸，以及肺血减少。儿童和大龄患者，可见不同程度的右心房室增大。在合并肺动脉狭窄后扩张者，胸片可见肺动脉段直立性扩张。

3. *超声心动图* 目前心脏超声是本病的主要检测方法。它可测定肺动脉瓣及瓣环径、主肺动脉及左右肺动脉直径、右室流出道形态及狭窄程度、右心房室容积、心肌肥厚程度、三尖瓣大小和功能状况以及其他合并畸形。根据多普勒测定的肺动脉血流速度可推算跨瓣压差的大小。

4. 心导管及心血管造影 不是本病的常规检查。有时做心导管和造影以详细了解肺动脉和右心室发育和形态、心肺血管的压力和阻力以及右心瓣膜的功能状况等。

【诊断与鉴别诊断】

根据临床检查和心脏超声，结合心电图和X线平片能作出诊断。本病应与其他肺血减少的先天性心脏病相鉴别。

【治疗】

除了轻微肺动脉瓣狭窄（跨瓣压差<40mmHg）不需要治疗外，本病原则上没有手术禁忌证。对于肺动脉和右心室发育正常或大致正常的新生儿，采用右室流出道疏通术，同时闭合卵圆孔和动脉导管。对少数合并肺动脉或右室发育不全者，在右室减压的同时，需保留动脉导管和卵圆孔，部分患儿还需要同期加做体-肺动脉分流术。个别合并严重右室发育不全者，仅能选择分阶段单心室功能矫治术。对儿童和大龄患者，应选择右室流出道疏通术。

目前常规是在体外循环下直视手术：经正中切口纵劈胸骨进胸，建立体外循环心脏停跳后，纵向切开主肺动脉，显露肺动脉瓣。将相邻的两瓣叶牵开，用刀片将融合的瓣交界充分切开。根据体重或体表面积的大小，选取适当规格的探条通过肺动脉环，瓣环狭窄行跨环补片。合并瓣下狭窄者，一般经右室流出道纵向切开，切除肥厚的异常肌束，再显露肺动脉瓣并切开瓣交界，用自体心包片或心包加涤纶片做流出道加宽。对右心房、室明显增大且临床合并右心衰的患者，需同时做三尖瓣成形术。随着介入性技术的进步和成熟，本病越来越多地采用球囊扩张术，此法简而易行，但有可能引起肺动脉瓣关闭不全。

三、房间隔缺损

房间隔缺损（atrial septal defect， ASD）是指房间隔上的异常孔状缺损，造成左、右心房经此孔直接相通。房间隔缺损的发病率在先心病中占第二位，可分为原发孔缺损和继发孔缺损两类，以后者常见。继发孔房缺根据缺损部位分为中心型ASD、下腔型ASD、上腔型ASD、混合型ASD。原发孔房缺又称部分心内膜垫缺损（partial endocardial cushion defects，PECD），是心内膜垫组织发育不良导致的心脏十字交差处间隔缺损，其主要病变为ASD累及房室环部，常伴有二尖瓣大瓣裂。

ASD的病理生理改变，是由缺损产生心房水平的左向右分流所致。由于右房内压力低于左房，右心室对容量负荷的耐受性好，大量的左房氧合血经过ASD分流入右房。这些血液通过三尖瓣，进入右室后被排入肺动脉，经肺静脉回左心房，造成右房、右室扩大，三尖瓣环及肺动脉扩张，肺充血，严重时可发生三尖瓣关闭不全和肺动脉瓣关闭不全。分流量很大的病人，在青少年期即可出现左房及左室缩小，类似废用性萎缩。单纯ASD造成艾森门格综合征（Eisenmenger syndrome）者极为少见。

PECD的病理生理改变，除了心房水平左向右的分流外，还可能有二尖瓣关闭不全造成的二尖瓣反流。这种情况下，可以发生左房、左室及二尖瓣环扩大。重度二尖瓣关闭不全在PECD中不多见，远低于其在完全性心内膜垫缺损中的发生率。

【临床表现】

1. *症状* 症状相对较轻，可以有易感冒，活动后心悸、气短，剧烈活动能力下降或受限。一般情况下，儿童患者多数是因为心脏杂音发现 ASD。心功能降低多发生于 20 岁以后，成年 ASD 患者中有些病人是以快速房性心律失常为主要症状。

2. *体征* 主要为胸骨左缘 2 ~3 肋间 3 级以下的收缩期杂音，较柔和，不是典型的喷射样。肺动脉瓣第二音大多数正常，少数亢进。心底部第二心音固定分裂在 ASD 患者中的发生率很高。原发孔缺损伴有二尖瓣大瓣裂时，在心尖区可听到Ⅱ ~Ⅲ级收缩期杂音。

当患者发生心功能不全或严重肺动脉高压时，可能有发绀、颈静脉怒张、肝大、腹水、肝颈静脉回流征阳性等心功能不全的表现。

【辅助检查】

1. *心电图* 大部分单纯 ASD 病人的心电图是正常的，部分病人有右房扩大、右室肥厚或右束支传导阻滞、电轴右偏。原发孔缺损则可有左心室高电压、肥大的表现。

2. *胸部 X 线检查* ASD 在胸部 X 线检查的主要表现是右房、右室扩大，肺充血，部分病人肺动脉段突出。原发孔缺损可呈现左心室扩大。

3. *超声心动图* 超声波检查是目前诊断 ASD 最有价值的方法。超声波检查能够准确地探明缺损的位置、大小、分流、肺动脉压力及合并畸形。

4. *右心导管及心脏造影* 在本病的诊断方面，右心导管仅用于少数重度肺动脉高压手术适应证的选择，心脏造影几乎不用。心导管在本病中更广泛的应用于介入治疗，栓堵一些小的中央型 ASD。

【诊断与鉴别诊断】

根据体征结合心电图、X 线检查和超声心动图可明确诊断。

【治疗】

一般认为，当房间隔缺损造成右心容量负荷增大，肺循环血流量比体循环血流量大于 1.5 时，即有手术指征。因原发孔型缺损的大小足以使肺循环血流量比体循环血流量大于 1.5，且二尖瓣关闭不全可以加重心房水平左向右分流，故一般均需手术治疗。手术应尽早进行，目的是减小患者心理上受到的影响。年龄太大或过小不是手术禁忌，合并的二尖瓣或三尖瓣病变亦非手术禁忌。高龄患者出现心律失常或心力衰竭，经内科治疗控制后亦应手术治疗。

当房间隔缺损因长期大量左向右心内分流产生严重肺动脉高压，终为艾森门格综合征时，手术修补是禁忌的。

房间隔缺损修补术常规采用体外循环心内直视的方法，较其他心内畸形的手术相对简单，手术死亡率低，并发症少。可以根据房间隔缺损的位置和大小采取直接缝合和补片修补两种方法。补片的材料，可选编织涤纶片或自体心包片。

原发孔缺损应同时修补大瓣裂，缝补房间隔缺损时避免损伤传导束，以免引起Ⅲ度房室传导阻滞。

四、室间隔缺损

室间隔缺损（ventricular septal defect，VSD）是心室的间隔部分因组织缺损而引起心室间血流交通的一种先天性心脏病，是最常见的先天性心脏病之一。室间隔缺损根据部位分为三类：①膜周室间隔缺损：它是最常见的一类，约占室间隔缺损总数的80%，其形态学特点是缺损的后上缘是三尖瓣环，其余边缘为肌性组织。②肌部室间隔缺损：其形态学特点是缺损的全部边缘都是心肌，无纤维组织。③动脉干下室间隔缺损：其形态学特点是缺损的上缘是半月瓣或瓣间纤维延续。由于干下缺损的存在，主动脉瓣的右瓣窦失去组织支撑，临床上患者较易合并主动脉瓣叶脱垂甚至关闭不全。

本病的早、中期产生心内左向右分流，肺循环血流量大于体循环血流量。本病的晚期，在器质性肺血管病变形成后，心内是右向左分流，体循环血流量大于肺循环血流量。心内分流量大小的主要因素是室缺的大小和体循环与肺循环阻力的比值。足月的VSD患儿刚出生时，因肺动脉血管阻力较高，限制了心内左向右分流。随着肺的发育、肺小动脉中层肌肉和弹力层的退化和肺血管床的增加，肺循环阻力逐渐下降，心内左向右分流也相应增大，因此临床上生后1～3个月内表现出肺血增多和心脏增大，心衰加重。数年以后，随着肺动脉高压所致的肺血管病变加重，肺循环阻力逐渐增高，心内左向右分流量亦逐渐减少。当肺循环阻力与体循环阻力相当时，心内分流也随之消失或双向分流。当增高的肺循环阻力超过体循环阻力时，最终可导致心内右向左分流。临床上出现发绀，形成艾森门格综合征。

【临床表现】

1. *症状*　小的室间隔缺损无任何症状，多是在体检时发现心脏杂音，经超声检查发现VSD。中等大小的室间隔缺损常有多汗、心动过速、活动量受限、反复呼吸道感染、喂养困难、生长发育迟缓、反复心衰和肺炎等临床表现。大龄患儿合并严重肺动脉高压，则可出现活动后气促、发绀等晚期症状。

2. *心脏检查*　小的室间隔缺损在胸骨左缘3～4肋间闻及Ⅱ～Ⅲ级或Ⅲ级以上喷射性收缩期杂音，部分患儿可扪及局限性收缩期震颤。中至大量分流的室间隔缺损可发现弥散性心前区搏动，震颤明显且心界增大。肺动脉瓣区第二心音亢进，合并严重肺动脉高压的患儿心脏杂音轻微或消失，但可闻及明显亢进的肺动脉瓣区第二心音，并且可见发绀及杵状指。

【辅助检查】

1. *心电图*　小的室间隔缺损常心电图正常，中至大量分流的室间隔缺损心电图常有左室肥厚。合并中等肺动脉高压的患者，心电图可表现为双侧心室肥厚，晚期严重肺高压患者以及婴儿期合并肺动脉高压的患儿，心电图则出现右室肥厚。

2. *胸部X线片*　中至大量分流者，胸片可见不同程度的心影增大，肺血增多及肺动脉段凸起，侧位片表现以左室增大为主。晚期的肺动脉高压者，心影接近正常大小，但肺动脉明显外凸，肺门区血管影增强而外周血管影稀疏或消失，称为残根样改变。

3. *超声心动图*　心脏超声是目前临床应用最广泛、最重要的无创检查方法，能明确室间隔缺损的位置、数目、大小以及室间隔缺损合并其他常见的心内畸形。彩色多普勒可显示心内分流的方向，还可以根据肺动脉的血流速度估测肺动脉压。

4. 心导管 心导管属于有创检查，不宜普遍用于室间隔缺损，主要适用于合并严重肺动脉高压的患者，是这类病例手术抉择的主要依据。

【诊断与鉴别诊断】

室间隔缺损是简单的先天性心脏病，一般依据体征和心脏超声检查即可明确诊断。结合心电图、X线平片等常规检查，可以与其他简单的先天性心脏病相鉴别。

【治疗】

有临床症状，心电图显示心室肥厚，胸片显示心脏增大和肺血增多，超声显示心室增大、心内左向右分流和肺动脉高压达到中等程度，心导管显示肺循环血量/体循环血量≥2，或肺血管阻力≥4wood单位/m^2。对于那些临床无症状、各项检查提示心肺无任何改变的限制型室缺病例，可根据患者和家属的意愿选择长期随诊或入小学前手术治疗。临床出现艾森门格综合征，即有发绀、心脏收缩期杂音消失或<Ⅱ级，动脉血氧饱和度<95%，心电图示右室肥厚，胸片示心影缩小，肺血管影呈残根样改变，超声见心室内右向左分流时为手术禁忌证。

手术常规采用正中切口进胸，在建立体外循环前应根据术前诊断仔细做好各项术中探查。室间隔缺损的修复可经右心房、右心室和肺动脉进行，为了最大限度地保持患者的心室解剖和功能完好，绝大部分膜周和肌部室间隔缺损应经右房修补，而干下室缺可经肺动脉修复。一般而言，直径5mm以下的小缺损大多可以直接缝合，更大的缺损则需补片修复。避免邻近重要组织结构如传导系统、瓣膜等的损伤。

五、主动脉缩窄

先天性主动脉缩窄（coarctation of the Aorta，CoA）是指主动脉先天发育不良导致的局限性，或广泛性狭窄，其常见的部位是主动脉峡部。主动脉缩窄是一种比较常见的先天性心脏病，占先心病的7%～14%，但在我国较少见，占0.52%～1.6%。本病多见于男性，报道统计男女比例为（4～5）：1。

根据主动脉缩窄发生的部位和范围将其分为两型：①导管后型（成人型）缩窄位于动脉导管韧带远侧，多为局限性缩窄。本型临床上最常见，约占90%。动脉导管多数已闭合，较少合并心内畸形。由于血流受阻，使上肢血压升高而下肢血压下降。长期高血压可导致左心室心肌肥厚，下肢则出现缺血症状。②导管前型（婴儿型）缩窄位于动脉导管发出之前，范围较广，约占10%。常累及主动脉弓和左锁骨下动脉，动脉导管不闭合，侧支血管少，下半身靠动脉导管供血，较常合并心内畸形。临床预后不良。

【临床表现】

1. 症状 成人型主动脉缩窄较少合并心内畸形，血流动力学紊乱较轻，学龄期前很少有临床症状，较大儿童或成人因长期高血压，出现头晕、目眩等症状，个别病例发生脑血管意外。因下半身低血压，出现活动能力低，尤其是上楼、蹬车、爬山等运动时出现下肢酸痛、无力。

2. 体征 上肢血压高，有时两侧不对称，下肢血压低，桡动脉搏动强，股动脉搏动弱或不能触及，有的病例可在背部肩胛间区听到连续性血管杂音。

婴儿型主动脉缩窄多合并心内畸形，有严重的血流动力学紊乱，患儿病情凶险，常并发肺炎、心衰等导致死亡。由于动脉导管开放，下半身多由肺动脉血供应，患儿可有分离发绀（上肢氧饱和度正常，下肢低于正常）。

【辅助检查】

1. *心电图* 一般提示有左心室肥厚、高压甚至劳损。

2. *X线胸片* 提示有轻度心影增大或基本正常。

3. *超声心动图* 对婴幼儿的轻中度主动脉缩窄有较大诊断价值，并且能够描述其解剖特征，明确其合并的心内畸形，多普勒血流信号可以估计缩窄段的血流流速和压差。

4. *MRI、CT和主动脉造影* 对复杂和重症的主动脉缩窄可以明确诊断。

【诊断与鉴别诊断】

成人型主动脉缩窄多于查体时发现高血压或以高血压就诊，根据上肢高血压、下肢低血压、背部肩胛间区连续性血管杂音、桡动脉搏动强、股动脉搏动弱等，可初步诊断本病，超声多普勒、MRI、CT检查即可明确诊断。

对于婴儿型主动脉缩窄，因其常合并心内畸形而使主动脉缩窄漏诊，临床上一旦发现患儿上、下肢动脉搏动不一致，有分离发绀，即应怀疑本病，确诊有赖于超声多普勒、MRI、CT和心血管造影检查。

【治疗】

一旦确诊，即应行手术治疗。8岁以后动脉直径接近成人，因此是比较理想的手术年龄。对于婴儿型主动脉缩窄，应在积极药物治疗并发症的同时尽快确诊，争取尽早手术治疗。手术治疗基本原则是尽量解除缩窄——上、下肢无动脉压差或压差小于2.67kPa（20 mmHg）。根据缩窄部位、范围和有无合并畸形，选择手术方式。

目前常用的有缩窄段切除端端吻合术、缩窄段切开补片成形术、缩窄段切除人工血管移植术、转流术等。

六、法洛四联症

法洛四联症（tetralogy of Fallot，TOF）是最常见的一种复杂的先天性发绀型心脏畸形。主要病变为较大室间隔缺损、主动脉骑跨于室间隔、肺动脉瓣狭窄或右室流出道狭窄和右心室肥厚，可能同时合并其他心内畸形。其发病率约占先天性心脏病的10%。

法洛四联症的病理生理改变主要决定于右室流出道和肺动脉系统的狭窄、体循环阻力和VSD。右室流出道和肺动脉狭窄越重，患者心内右向左分流量越大，发绀和缺氧越严重，右室肥厚也就越显著，患者因此而有发绀、晕厥和蹲踞等低氧血症现象。长期低氧血症可导致红细胞增多、血细胞比容升高、凝血因子减少和大量侧支循环形成。血细胞比容高易致血栓形成和栓塞。由于右向左分流，患者可发生脑脓肿等并发症。

【临床表现】

1. *症状* 患者常有发绀、喜蹲踞、咯血或晕厥病史，少数病人有心功能不全史。

2. *体格检查* 可见发育差、结膜充血、发绀、杵状指（趾）。第一心音正常，第二心音为主动脉瓣单一关闭音。胸骨左缘2、3、4肋间收缩期杂音亦因病变而异，狭窄轻者杂音较响，可在Ⅲ级以上，传导范围较广，可扪及收缩期震颤；狭窄重者杂音较轻也可完全消失，或仅闻及侧支循环或动脉导管未闭所致的双期或舒张期杂音。

【辅助检查】

1. *心电图* 电轴右偏，右室肥厚，右房扩大，亦可出现完全或不完全右束支传导阻滞。

2. *胸部X线* 心脏平片示肺血少，心腰凹陷，右室增大，呈“靴形心”，心脏大小多在正常范围。

3. *超声心动图* 超声诊断已成为法洛四联症确诊的主要手段，它无创，操作方便，绝大多数法洛四联症可根据超声检查进行手术治疗。

4. *右心导管和造影* 可了解各心腔压力，心内分流情况，肺动脉的发育情况，仅在患者病情复杂、超声心动图不能确诊的情况下，才有必要行此项检查。

5. *实验室检查* 红细胞数量及血红蛋白显著升高，凝血因子减少。血氧分压及饱和度下降。尿中有红细胞及蛋白，可能有肾功能不全的表现。

【诊断与鉴别诊断】

临床上主要应与艾森门格综合征、共同动脉干、右室双出口、单心室等发绀型先心病进行鉴别诊断。

【治疗】

婴幼儿患者应尽早行根治术，如肺动脉发育差、多发VSD、肺动脉闭锁、冠状动脉异常，可先行姑息手术，2岁以后行根治术。成人患者即使年龄在40岁，只要没发生过心衰或心衰纠正后亦可行根治术。

1. *姑息手术* 经左或右前外切口，第4肋间进胸，将锁骨下动脉与肺动脉吻合，使体循环血流进入肺循环，也可以用Gore－Tex管搭桥。也可在体外循环下，于主动脉和主肺动脉之间用Core－Tex管搭桥，根据体重选择合适的人工血管。此法简便、安全，有利于再次手术处理分流管道。另外，也可在体外循环下解除右室流出道或肺动脉瓣狭窄而不闭合VSD。上述手术目的是增加肺血流量，提高血氧饱和度，促进肺动脉发育和缓解症状。

2. *根治手术* 应尽可能采用此手术方法，手术原则是修补室间隔缺损，闭合手术前存在的重要的体循环和肺循环交通，如动脉导管未闭。彻底解除右室流出道和肺动脉系统狭窄。同时矫治所合并的其他心内畸形，如房间隔缺损、三尖瓣关闭不全等，并要尽量保护好三尖瓣和肺动脉瓣及右心室。

（陈兴澎）

第二十九章

普通外科疾病

第一节 外科感染

感染（infection）是指病原体入侵机体、滞留并繁殖而引起机体的炎症反应。引起感染的病原体包括病毒、细菌、真菌和寄生虫等。外科感染（surgical infection）是指需要手术治疗的感染，包括手术、创伤和烧伤等引起的感染。

外科感染按病菌的种类和病变的性质可分为非特异性和特异性感染。非特异性感染又称化脓性感染或一般性感染，占外科感染的大多数，主要包括疖、痈、丹毒、急性淋巴结炎、急性乳腺炎、急性阑尾炎、急性腹膜炎等，主要由金黄色葡萄球菌、溶血性链球菌、大肠杆菌、变形杆菌、绿脓杆菌等引起，可以是单一病菌感染，也可以是多种病菌混合感染。特异性感染常由结核杆菌、破伤风梭菌、产气荚膜梭菌、炭疽杆菌、白色念珠菌等病菌引起，其病变和治疗方法各有特点。

外科感染按病程可分为急性、亚急性及慢性感染三种。急性感染以急性炎症为主，病程在3周以内。病程超过2个月或更久者称慢性感染。介于急性和慢性感染之间者称亚急性感染。

外科感染按病原体来源及入侵时间可分为原发性和继发性、外源性和内源性。按发生条件可分为条件性感染、二重性感染、医源性感染等。

一、疖

疖（furuncle）是指单个毛囊及周围组织的急性化脓性感染。其致病菌主要是金黄色葡萄球菌，好发于颈项、头面、背部等毛囊及皮脂腺丰富的部位，脓栓形成是其特征。

【临床表现】

疖初起时局部皮肤有红、肿、痛的小硬结，直径约2cm。数日后，结节中央组织坏死、软化，范围扩大，有波动感，中心出现黄白色脓栓，之后脓栓脱落、破溃流脓。疖一般无全身症状，严重时可有畏寒、发热、头痛、厌食等。

面疖尤其是“危险三角区”（鼻、上唇及周围）的疖症状重，受挤压时病菌经内眦静脉、眼静脉进入颅内海绵状静脉窦，引起海绵状静脉窦炎，面部进行性肿胀，并有寒战、高热、头痛、呕吐、昏迷等症状，严重者可导致死亡。

机体抵抗力下降或不注意皮肤清洁时，不同部位同时或一段时间内反复发生疖称疖病。

【诊断与鉴别诊断】

本病依据临床表现易于诊断。伴有发热等全身反应时应做血白细胞计数检查。疖病应检测血糖、尿糖，判断是否有糖尿病。疖应与皮脂囊肿（又称粉瘤）并感染、痤疮并感染及痈等鉴别。

【治疗】

疖早期可用热敷、超短波、红外线等理疗，或用中药金黄散、玉露散及鱼石脂软膏外敷，促进炎症消退。出现脓栓时用碳酸点涂脓栓。有波动感时应及早切开引流。未成熟的疖不应挤压，以免感染扩散。

二、痈

痈（carbuncle）是指邻近多个毛囊及其周围组织的急性化脓性感染，也可由多个疖融合而成。其致病菌以金黄色葡萄球菌为主。其发病与皮肤不洁、擦伤、机体抵抗力下降有关，中医称“疽”。

【临床表现】

痈表现为一片稍隆起的暗红色浸润区，质韧，分界不清，中央部位有多个脓栓，破溃后呈蜂窝状。之后中央区渐坏死、溶解、塌陷，像“火山口”，内含脓液和大量坏死组织。痈易向纵深和周围发展，周围呈浸润性水肿，局部有淋巴结肿大和疼痛。病人多有畏寒、发热、食欲不佳等全身症状。痈易并发全身化脓性感染。唇痈易引起颅内海绵状静脉窦炎。

【诊断与鉴别诊断】

根据临床表现易诊断本病。血常规检查显示白细胞计数明显增加。脓液细菌培养和药物敏感试验有助于选择抗生素。应注意有无糖尿病、低蛋白血症等全身性疾病。

【治疗】

1. *全身治疗* 注意休息，加强营养，必要时予以镇痛剂。应用磺胺药、青霉素或红霉素等药物抗炎治疗。如有糖尿病，应用胰岛素和控制饮食。

2. *局部处理* 初期仅有红肿时，治疗与疖相同。出现多个脓栓，表面呈暗紫色或已破溃时，应及时切开引流。采用“+”或“++”形切口，超出炎症范围少许，深度达筋膜。

三、皮下急性蜂窝织炎

急性蜂窝织炎（acute cellulitis）是指疏松结缔组织的急性感染，发生于皮下、筋膜下、肌肉间隙或深部蜂窝组织。皮肤、黏膜损伤或有病变时易发该病。致病菌多为溶血性链球菌、金黄色葡萄球菌及大肠杆菌等。致病菌释放溶血素、链激酶、透明质酸酶等，加之受侵组织疏松，使病变扩展较快，附近淋巴结常受累，可有明显的毒血症。

1. *一般性皮下蜂窝织炎* 多由溶血性链球菌和金黄色葡萄球菌感染引起。患处红肿、胀痛明显，界线不清，邻近部位淋巴结肿痛，严重时皮肤呈暗红色，出现水疱或破溃流脓。病人常有畏寒、发热及全身不适。严重时可出现高热或低体温，甚至意识改变。

2. 产气性皮下蜂窝织炎 多由肠球菌、兼性大肠杆菌、变形杆菌、拟杆菌或产气荚膜梭菌等厌氧菌感染引起。好发于下腹部及会阴部。病变主要局限于皮下结缔组织，不侵犯肌层。发病初期表现类似于一般性蜂窝织炎，但病变进展迅速，可触感皮下捻发音，破溃后味臭，全身状况恶化。

3. 新生儿皮下坏疽 新生儿皮肤娇嫩，抵抗力低下。护理不当时，背臀部等部位易感染。患处皮肤发红，质硬。范围扩大后，中心部位色暗质软，皮肤与皮下组织分离，皮肤有浮动感，脓液多时有波动感，可破溃。患儿发热、拒乳、哭闹或昏睡，全身状况差。

4. 颌下急性蜂窝织炎 多见于小儿。感染源于口腔或面部。源于口腔者可因局部肿胀妨碍通气，颌下肿胀明显，皮肤轻度红热，口底肿胀，伴有高热、呼吸急迫、吞咽困难，不能正常进食。源于面部者，有局部红、肿、热、痛，全身反应重。感染常向下方蔓延，累及颈阔肌内结缔组织后，可妨碍通气和吞咽。

【诊断与鉴别诊断】

依据病史、症状和体征不难诊断该病。血常规检查显示白细胞计数增高。取血或脓液做细菌培养和药物敏感试验有助于治疗。

新生儿皮下坏疽初期应与硬皮病鉴别。产气性皮下蜂窝织炎应与气性坏疽鉴别。

【治疗】

1. 抗炎治疗 一般先用青霉素或苯唑西林钠，疑有厌氧菌感染时加用甲硝唑。

2. 局部治疗 早期可热敷、外敷中药或理疗。如病变继续发展，应做多处切口引流。口底及颌下部位的急性蜂窝织炎经短期治疗无好转时，应及早切开减压，以防喉头水肿压迫气管而窒息。

四、丹毒

丹毒（erysipelas）是皮肤淋巴管网的急性炎症，由β-溶血性链球菌从皮肤黏膜细小破损处入侵所致，蔓延很快，但少有组织坏死或化脓。

【临床表现】

丹毒好发于下肢和面部，起病急，常有畏寒、发热和头痛，局部呈现片状红疹，色鲜红，中间色较浅，边界清，略隆起。指压时红色消退，移走手指时，红色很快恢复。红肿向四周蔓延时，中央红色消退，脱屑而转为棕黄色。红肿处有时有水疱，局部有烧灼样痛，附近淋巴结肿大、疼痛。严重时出现全身脓毒血症。丹毒反复发作可致淋巴管阻塞、淋巴淤滞，下肢可发展为“象皮肿”。

【诊断与鉴别诊断】

根据临床表现，本病诊断较容易。

【治疗】

卧床休息，抬高患肢。患处用50%硫酸镁热湿敷。全身应用青霉素等抗生素。局部和全身症状消失后，继续抗炎治疗3~5天，以防复发。

五、浅部急性淋巴管炎和淋巴结炎

病菌从皮肤及黏膜破损处或其他感染病灶侵入淋巴管及淋巴结，引起淋巴管和淋巴结的炎症称急性淋巴管炎（acute lymphagitis）和急性淋巴结炎（acute lymphadenitis）。浅部急性淋巴管炎位于皮下结缔组织层内，沿集合淋巴管蔓延。浅部急性淋巴结炎好发于颈部、腋窝、腹股沟、肘内侧或腘窝。致病菌主要有金黄色葡萄球菌和β-溶血性链球菌等。

【临床表现】

急性淋巴管炎呈管状或网状，网状淋巴管炎即丹毒。管状淋巴管炎多见于四肢，下肢更多见。浅层淋巴管炎在表皮下出现一条或多条“红线”，硬而有压痛。深层淋巴管炎无红线，但有患肢肿胀和压痛。

急性淋巴结炎，轻者仅有局部淋巴结肿大和压痛，重者局部有红、肿、热、痛，伴有全身症状。

【诊断与鉴别诊断】

本病诊断较容易，深部淋巴管炎需与急性静脉炎鉴别。

【治疗】

主要是治疗其原发感染，及早抗炎治疗。如果急性淋巴结炎已形成脓肿，应切开引流。

六、全身性外科感染

全身性外科感染包括脓毒症（sepsis）和菌血症（bacteremia）。脓毒症是指感染引起全身炎症反应，体温、呼吸及循环有明显改变。菌血症是指一过性细菌入侵，如拔牙、内镜检查时，血液在短时间内出现细菌。目前菌血症多指有明显临床感染症状的菌血症。在机体抵抗力低下或致病菌毒力强、数量多时易出现全身性外科感染。其致病菌主要为革兰阴性杆菌、革兰阳性球菌、无芽孢厌氧菌及真菌等。

【临床表现】

脓毒症起病急，病情重，发展迅速。主要表现为：①寒战、高热（40~41℃）或低温；②头痛、头晕、恶心、呕吐、腹胀、面色苍白或潮红、出冷汗，神志淡漠或烦躁、谵妄和昏迷；③心率加快、脉搏细速，呼吸困难或急促；④肝、脾肿大，严重时出现黄疸或皮下出血等。

实验室检查：①白细胞计数升高或降低，核左移，幼稚型增多，出现毒性颗粒；②不同程度酸中毒、氮质血症、溶血、蛋白尿和血尿等；③寒战、高热时，血培养可发现细菌。

如病情未得到及时控制，可出现休克、多器官功能不全甚至衰竭。

【诊断】

在外科感染的基础上出现上述临床表现时可初步诊断为脓毒症。脓液和血液的细菌培养有利于确定致病菌和指导治疗。

【治疗】

全身性外科感染治疗的关键是处理原发性感染灶，包括清创和引流。致病菌不明确时，应根据经验联合应用广谱抗生素。细菌培养及药物敏感试验结果出来后应换用敏感抗生素。真菌性脓毒症患者应停用广谱抗生素，应用抗真菌药物。另外，还应给予补充血容量、输血、蛋白等支持和对症治疗。

七、破伤风

破伤风（tetanus）是由破伤风梭菌侵入人体伤口，生长繁殖，产生毒素引起的一种急性特异性感染。破伤风梭菌是一种革兰阳性厌氧芽孢梭菌，广泛存在于泥土和人畜粪便中。一切开放性伤口均可能感染破伤风梭菌。深而窄或混有需氧化脓菌感染时，伤口缺氧，破伤风梭菌易繁殖。不洁分娩的产妇和新生儿也可能感染破伤风梭菌。破伤风梭菌只在伤口局部生长繁殖，其产生的外毒素是导致破伤风的原因。其外毒素包括痉挛毒素和溶血毒素。痉挛毒素对神经有特殊的亲和力，经血液循环和淋巴系统到达中枢神经系统，主要结合在灰质中突触小体膜的神经节苷脂上，抑制其释放抑制性神经递质（甘氨酸和氨基丁酸），以致运动神经系统失去正常的抑制性，引起全身横纹肌的紧张性收缩或阵发性痉挛。毒素也能影响交感神经，导致大汗、血压不稳和心率增快等。溶血毒素可引起组织局部坏死和心肌损害。破伤风是一种毒血症。

【临床表现】

破伤风的潜伏期平均为6~12天，也有短到24h或长达20~30天甚至数月者。新生儿破伤风一般在断脐带后7天左右发病，俗称“七日风”。

前驱症状包括乏力、头晕、头痛、咬肌紧张酸胀、烦躁不安、打哈欠等。一般持续12~24h。之后出现典型的肌肉强烈收缩，最早是咬肌，之后依次为面肌、颈项肌、背腹肌、四肢肌群、肋间肌和膈肌。病人咀嚼不便，张口困难，之后牙关紧闭。面部表情肌阵发性痉挛，呈独特的“苦笑”面容。颈项肌痉挛时，颈项强直，头后仰，不能点头。背腹肌同时收缩，但背肌力量较强，致腰部前突，头及足后屈，呈“角弓反张”状。四肢肌肉收缩时，屈肌较伸肌有力，出现屈膝、弯肘、半握拳等姿态。一些轻微的刺激如光、声音、震动或触碰病人身体等，都能诱发全身肌群的痉挛和抽搐。每次持续数秒至数分钟。强烈的肌痉挛可引起肌肉断裂甚至骨折。膀胱括约肌痉挛可引起尿潴留。持续的呼吸肌和膈肌痉挛可造成呼吸骤停。病程一般为3~4周。病人多死于窒息、心力衰竭或肺部并发症。

少数病人仅表现为局部破伤风，仅有受伤局部肌肉持续性强直，持续数周或数月。新生儿肌肉纤弱，患该病时症状不典型，表现为不能啼哭和吸乳，少活动，呼吸弱或困难。

【诊断与鉴别诊断】

根据受伤史和临床表现，破伤风的诊断不难。外伤病人出现前述前驱症状时应提高警惕，密切观察病情变化。

破伤风应与化脓性脑膜炎、狂犬病、子痫、癔症等鉴别。

【预防】

破伤风梭菌在缺氧环境才能生长。创伤后尽早彻底清创，改善局部血液循环，是预防破伤风的关键。通过人工免疫可产生较稳定的免疫力，包括自动免疫和被动免疫。

自动免疫即注射破伤风类毒素，使人体产生抗体，中和进入人体的破伤风类毒素。被动免疫即注射破伤风抗毒素（TAT），适用于未注射过破伤风类毒素者。受伤后尽早使用。一般皮下注射 TAT 1500～3000U，必要时可加大剂量或重复注射。注射前应做皮内过敏试验。成人与儿童剂量相同。

【治疗】

1. *伤口清创* 有伤口者应在控制痉挛下彻底清创。清除坏死组织和异物，敞开伤口并引流。用3%过氧化氢或1:1000高锰酸钾溶液冲洗和湿敷伤口，有利于抑制破伤风梭菌的繁殖。

2. *应用破伤风抗毒素中和游离毒素* 破伤风毒素和神经组织的结合不可逆。抗毒素应尽早使用，一般由肌内注射和静脉滴注1万～6万U。早期应用破伤风人体免疫球蛋白有效，剂量为3000～6000U，一般只用1次。

3. *控制和解除痉挛* 保持病房安静，防止光声等刺激，加强护理，预防坠床和褥疮。病情轻者可用镇静和安眠药物。病情重者可用冬眠Ⅰ号缓慢静脉点滴。痉挛频繁发作难控制者，可用2.5%硫喷妥钠缓慢静脉点滴，每日0.25～0.5g，应警惕喉头痉挛和呼吸抑制，用于已做气管切开的患者较安全。

4. *应用抗生素* 用青霉素80万～100万U肌内注射，4～6h1次，或大剂量静脉滴注，可抑制破伤风梭菌的繁殖。也可应用甲硝唑口服或静脉滴注，疗程7～10天。

5. *营养支持治疗* 患者不断痉挛、出汗等，消耗热量和丢失水分较多，应注意补充营养和调节水、电解质与酸碱的平衡，必要时应用肠外营养。

6. *防治并发症* 破伤风可能合并骨折、尿潴留、呼吸骤停、窒息、肺部感染、酸中毒、循环衰竭等。应注意防治这些并发症。

第二节 甲状腺及甲状旁腺疾病

一、甲状腺腺瘤

甲状腺腺瘤（thyroid adenoma）是最常见的甲状腺良性肿瘤，多见于40岁以下的妇女。病理上可分为滤泡状和乳头状囊性腺瘤两种。滤泡状腺瘤较常见，腺瘤周围有完整的包膜。

【临床表现】

颈部出现圆形或椭圆形结节，多为单发，局限在一侧腺体内。质地较周围甲状腺组织稍硬，表面光滑，无压痛，能随吞咽上下移动。腺瘤生长缓慢，大部分病人无症状。乳头状囊性腺瘤有时可因囊壁血管破裂而发生囊内出血，瘤体可在短期内迅速增大，局部出现胀痛。

【诊断与鉴别诊断】

甲状腺腺瘤的诊断易与结节性甲状腺肿的单发结节混淆。以下三点有助于鉴别：①甲状腺腺瘤多见于非单纯性甲状腺肿流行地区；②甲状腺腺瘤在数年或更长时间内保持单发，结节性甲状腺肿的单发结节多演变为多个结节；③病理学的区别较明显，腺瘤有完整包膜，周围组织正常，分界明显，而结节性甲状腺肿的单发结节则无完整包膜。

【治疗】

甲状腺腺瘤可能继发甲亢（发生率约为20%）和恶变（发生率约为10%），应早期切除。一般行患侧甲状腺大部切除（包括腺瘤在内）。小的腺瘤，可行单纯腺瘤切除。切除标本必须立即行冰冻切片检查，以判定有无恶变。

二、甲状腺癌

甲状腺癌（thyroid carcinoma）是最常见的甲状腺恶性肿瘤，约占全身恶性肿瘤的1%。除髓样癌外，绝大部分甲状腺癌起源于滤泡上皮细胞。其病理类型包括：乳头状腺癌、滤泡状腺癌、未分化癌及髓样癌。

【临床表现】

在甲状腺内出现质硬而高低不平的肿块，吞咽时肿块上下移动度小。未分化癌可在短期内迅速出现上述症状。肿瘤晚期常压迫喉返神经、气管、食管，产生声嘶、呼吸困难或吞咽困难。如压迫颈交感神经节，可产生 Horner 综合征。颈丛浅支受侵时，病人可有耳、枕、肩等疼痛。局部转移常在颈部，出现硬而固定的淋巴结。远处转移多见于扁骨和肺。

部分病人以颈、肺、骨骼的转移癌为首发症状，而甲状腺肿块不明显。

髓样癌常有家族史。癌肿产生5－羟色胺和降钙素，可引起腹泻、心悸、脸面潮红和血钙降低等症状。

【诊断与鉴别诊断】

本病诊断主要根据临床表现。如甲状腺肿块质硬、固定，或合并有压迫症状者，或多年的甲状腺肿块突然增大，应怀疑为甲状腺癌。血清降钙素测定有助于髓样癌的诊断。

甲状腺癌应与慢性甲状腺炎鉴别。细针穿刺细胞学检查有助于鉴别诊断。

【治疗】

手术是除未分化癌以外各型甲状腺癌的主要治疗方法，另外辅以核素、甲状腺激素及放射外照射等治疗。

不同类型甲状腺癌的恶性程度与转移途径不同，其治疗原则也各异。

乳头状腺癌恶性程度低，如果癌肿尚局限在腺体内，颈部淋巴结没有转移，可将患侧腺体、连同峡部全部切除，对侧腺体大部切除，不需行颈淋巴结清除术。如果已有颈部淋巴结转移，则应同时清除患侧的颈部淋巴结。

早期滤泡状腺癌的手术切除的原则与乳头状腺癌相同。但已有颈部淋巴结转移者，大多也已有远处转移。这类病人即使清除了颈淋巴结，也不能获得满意疗效。已有远处血运转移者，可试用放射性碘治疗，但应先将全部甲状腺切除。腺癌的远处转移灶只有在切除全部甲状腺后，才能摄取放射性碘。摄取放射性碘很少的腺癌，放射性碘的疗效差，应早期给予足够量的甲状腺干制剂，通过对垂体前叶的负反馈作用使转移灶缩小。

未分化癌的恶性程度高，发展迅速，常在发病2～3个月后出现压迫性症状或远处转移，一般不用手术治疗，放射性碘的疗效也不满意，常用外放射治疗。

髓样癌应积极手术切除或同时清除颈部淋巴结，疗效较好。

第三节 乳房疾病

一、急性乳房炎

急性乳房炎（acute mastitis）是乳房的急性化脓性感染，多见于产后哺乳的产妇，尤其多见于初产妇，多在产后3~4周发病。其病因主要为乳汁淤积和细菌入侵，致病菌以金黄色葡萄球菌为主。

【临床表现】

发病初始，乳房局部出现红、肿、热、痛，疼痛为肿痛，压痛明显，同时可有发热等全身表现。病情继续发展，前述症状加重，疼痛呈搏动性，可有寒战、高热，脉率加快。患侧腋窝淋巴结常肿大，并有压痛。白细胞计数明显增高。炎性肿块常在数天内软化而形成脓肿。脓肿多为多房性。同一乳房可同时有多个病灶。表浅脓肿可自行向外溃破，或穿破乳管而自乳头流出脓液。深部脓肿除缓慢地向外溃破外，也可向深部穿至乳房与胸肌间的疏松组织中，形成乳房后脓肿。感染严重者，可并发败血症。

【诊断与鉴别诊断】

根据临床表现，急性乳房炎较易诊断。表浅脓肿容易发现，深部脓肿需穿刺才能确定。

【治疗】

形成脓肿前，治疗主要是应用广谱抗菌药，促使乳汁排空（可借助于吸乳器）。感染不重时可允许婴儿吸患乳，感染严重者应暂停患侧哺乳。局部可做热敷，以利早期炎症消散。水肿明显者可用25%硫酸镁湿热敷。

形成脓肿后，治疗主要是及时排脓。切开引流应做放射状切口，以免损伤乳管。深部或乳房后脓肿可沿乳房下缘做弧形切口，经乳房后间隙引流。乳晕下脓肿则做沿乳晕边缘的弧形切口。

终止哺乳不仅影响婴儿喂养，且提供了一个乳汁淤积的机会，不宜作为常规。但患侧应停止哺乳，并用吸乳器吸尽乳汁。感染严重或脓肿引流后并发乳瘘者应终止哺乳。终止乳汁分泌可口服溴隐亭或已烯雌酚也可肌内注射苯甲酸雌二醇。

预防急性乳房炎的关键在于避免乳汁淤积，防止乳头损伤，保持清洁。注意婴儿口腔卫生，及时治疗口腔炎症。

二、乳腺囊性增生病

本病也称慢性囊性乳腺病（简称乳腺病，mastopathy），是妇女多发病之一，最常见于25~40岁之间。它是乳腺间质的良性增生，增生可发生于腺管周围并伴有大小不等的囊肿形成。也可发生在腺管内而表现为上皮的乳头样增生，伴乳管囊性扩张，另有发生于小叶实质者。该病症状常与月经周期有密切关系，故一般认为其发生与卵巢功能失调（黄体素分泌减少、雌激素量增多或相对增多）有关。

【临床表现】

主要表现是乳房胀痛和肿块。胀痛呈周期性，常发生或加重于月经前期，在经期后可能有所缩小。但有时这种周期性并不明显。胀痛轻者不为病人介意，重者可影响工作和生活。肿块常为多发性，可见于一侧或双侧；可局限于乳房的一部分，或分散于整个乳房。肿块呈结节状，大小不一，质韧而不硬，可被推动，边界不清，可有乳头溢液（约15%病人）。该病病程较长，发展较慢。单纯囊性增生很少恶变，伴有上皮不典型增生者的恶变概率较大。

【诊断与鉴别诊断】

根据临床表现，乳腺囊性增生病的诊断并不困难。但有时不易与乳癌鉴别或可能恶变，应嘱病人每隔2~3个月复查，必要时进行活组织切片检查，尤其是单侧性、范围局限的病变。此外，应教会病人自己检查。自查最好在每次月经刚结束时进行，此时乳房最不丰盈，有利于发现问题。自查方法是先直立于镜前，观察双乳是否对称，有无皮肤内凹；然后平卧，置检查侧上肢于头后，用对侧手指掌面循序扪查乳房各部。如发现有迅速增长或质地变硬的肿块，应及时就医。

【治疗】

乳腺囊性增生病尚无有效的治疗方法。多数病人在发病数月至一、两年后能自行缓解。如诊断明确，多不需治疗。口服中药逍遥散或维生素E对疼痛有一定缓解作用。

对于未排除乳癌可能的病人，应进行活组织切片检查。如病人有乳癌家庭史，或切片检查发现上皮细胞增生活跃，以施行单纯乳房切除术为妥；如切片发现有恶变，应按乳癌处理。

三、乳腺癌

乳腺癌（carcinoma of breast）是女性乳房最常见的肿瘤。在我国占全身各种恶性肿瘤的7%~10%，在妇女仅次于子宫颈癌，有逐年上升趋势。发病年龄为40~60岁，其中又以45~49岁（更年期）和60~64岁为最多。其发病与雌酮和雌二醇的作用有关。乳腺小叶上皮高度增生或不典型增生可能与乳腺癌发病有关。

目前国内将乳腺癌分为以下几个病理分型：非浸润性癌、早期浸润性癌、浸润性特殊癌、浸润性非特殊癌和其他罕见癌。

乳腺癌通过以下途径转移：

1. *局部蔓延*　直接侵入皮肤、脑筋膜、胸肌等周围组织。

2. *淋巴转移*　主要途径有：①癌细胞经胸大肌外侧缘淋巴管侵入同侧腋窝淋巴结，然后侵入锁骨下淋巴结以至锁骨上淋巴结，进一步可经胸导管（左）或右淋巴导管侵入静脉血流而向远处转移。②癌细胞向内侧侵入胸骨旁淋巴结，继而达到锁骨上淋巴结，以后可通过同样途径侵入静脉血流。

3. *血运转移*　有些早期乳癌在临床发现肿块之前已有血运转移。癌细胞除可经淋巴途径进入静脉，也可直接侵入血循环。最常见的远处转移依次为肺、骨、肝。在骨骼依次为椎体、骨盆、股骨。

【临床表现】

乳腺癌最多见于乳房的外上象限（45% ~50%），其次是乳头、乳晕（15% ~20%）和内上象限（12% ~15%）。早期无自觉症状，常是病人在无意中（如洗澡、更衣）发现乳房肿块。肿块无痛、单发，质硬，表面不光滑，与周围组织分界不很清楚，在乳房内不易被推动。随着肿块体积增大，侵及周围组织可引起乳房外形改变。如癌块侵入连接腺体与皮肤的Cooper韧带，使此韧带收缩而失去弹性，可导致癌块表面皮肤凹陷；邻近乳头的癌块因侵入乳管使之收缩，可把乳头牵向癌块方向；乳头深部癌块也因侵及乳管而使乳头内陷。癌块继续增长，表面皮肤可因皮内和皮下淋巴管被癌细胞堵塞而引起局部淋巴水肿，皮肤呈"橘皮样"改变。未出现肿块的隐性乳癌或微小乳癌并无临床征象，常在普查中借X线检查发现的。

乳腺癌发展至晚期，可侵入胸筋膜、胸肌，以致癌块固定于胸壁而不易推动。如癌细胞浸润大片皮肤，则可在皮面出现多数坚硬的小结或小索，甚至彼此融合，弥漫成片；如伸延至背部和对侧胸壁，则可紧缩胸壁，限制呼吸，称铠甲状癌。有时皮肤可破溃而形成溃疡，有恶臭，易出血。

乳腺癌淋巴转移最初多见于腋窝。肿大淋巴结先为散在、数目少、质硬、无痛、可被推动；以后数目渐增多，并粘连成团，甚至与皮肤或深部组织黏着。乳腺癌转移肺、骨、肝时可出现相应症状。

乳房炎性乳癌（inflammatory breast carcinoma）和乳头湿疹样癌（Paget's carcinoma of the breast）的发展规律和临床表现与一般乳癌有所不同。

炎性乳癌并不多见，一般发生于年轻妇女，尤其在妊娠期或哺乳期。其发展迅速，可在短期内侵及整个乳房，患乳淋巴管内充满癌细胞。预后极差，病人常在发病后数月即死亡。临床上乳房明显增大，皮肤充血、发红、发热犹如急性炎症。

乳头湿疹样癌少见，恶性程度低，发展慢。原发灶在乳头区的大乳管内，渐移行至乳头。初发症状是乳头刺痒、灼痛。接着出现慢性湿疹性病变，乳头和乳晕的皮肤发红、糜烂、潮湿，有时覆盖黄褐色的鳞屑样痂皮。淋巴转移出现很晚。

【诊断与鉴别诊断】

临床表现典型的乳腺癌的诊断并不困难。表现不典型或早期病例易误诊为良性肿块或漏诊。诊断时应与乳腺纤维瘤、乳腺囊性增生病、肉瘤等鉴别。诊断困难时应做X线或超声检查，甚至做组织病理检查。

【治疗】

乳腺癌是一种全身性疾病。目前的治疗原则尽早手术，并辅以化学抗癌药物、放射、激素、免疫等措施的综合治疗。

1. *手术治疗*

（1）乳腺癌根治切除术　它要求将整个患侧乳腺连同癌瘤周围至少5cm宽的皮肤、乳腺周围脂肪组织、胸肌和其筋膜以及腋窝、锁骨下所有脂肪组织和淋巴结整块切除。

（2）乳腺癌扩大根治切除术　它是在乳癌根治切除术的基础上，同时切除第2、3、4肋软骨和相应的肋间肌（甚至相应的胸膜），包括胸廓内动、静脉及其周围的淋巴结。该术式并不能提高患者的生存率，目前已基本弃用。

(3) 乳腺癌改良根治切除术 为目前常用术式，有两种：一是保留胸大肌，切除胸小肌；二是保留胸大、小肌。前者淋巴结清除范围与根治术相似，后者不能清除腋上组淋巴结。

(4) 全乳房切除术 即切除整个乳腺，包括腋尾部即胸大肌筋膜。适用于原位癌、微小癌及年老体弱不宜做根治术者。

(5) 保留乳房的乳腺癌切除术 即完整切除肿块及其周围适量正常乳腺组织，同时清扫腋窝淋巴结。术后辅以放疗和化疗。

目前尚没有依据显示某一种手术方式适合各种乳腺癌。但统计显示乳癌根治切除术后局部复发者较少，故乳癌根治切除术还是当前比较适用的主要手术方式。胸骨旁淋巴结有转移者如无术后放疗条件可行扩大根治切除术。改良根治术可用于腋窝无或仅有少数尚能推动的淋巴结者。晚期乳癌则可选择适当病人做乳癌姑息性切除（单纯乳房切除或部分乳房切除），以利其他综合治疗更好发挥作用。

2. *化学药物治疗* 大多数病人在接受手术或放射治疗时已有血运性播散。故化学药物抗癌治疗是一种必要的全身性辅助治疗，一般可降低术后复发率40%。化疗连续应用多个疗程，可用的药物甚多，各地所用方法和剂量各异。常用的有CMF方案（环磷酰胺、甲氨蝶呤、氟尿嘧啶）、CAF方案（环磷酰胺、阿霉素、氟尿嘧啶）、CMF方案（环磷酰胺、甲氨蝶呤、氟尿嘧啶）及MFO方案（丝裂霉素、氟尿嘧啶、长春新碱）等。

化疗期间应经常检查肝功能和白细胞计数，如白细胞计数降至$3 \times 10^3/L$以下，应延长间隔时间，必要时甚至停药。

3. *放射治疗* 较少手术前应用，通常用于手术后，以防止局部复发，疗效肯定。确无淋巴结转移的早期乳癌不必常规进行放射治疗，以免损害人体免疫功能。如手术时已有转移，应于术后2~3周，在锁骨上、胸骨旁或腋窝等区进行放射。放射治疗对于孤立性的局部复发病灶，以及乳癌的骨骼转移灶均有一定姑息性疗效。单纯放射治疗效果不满意。

4. *内分泌治疗* 早期应用卵巢切除术治疗晚期及复发的乳腺癌，仅有1/3的病人有效。近年对手术切除标本做雌激素受体（ER）和孕激素受体（PgR）检测。ER及PgR阳性者可应用三苯氧胺（Tamoxifen）治疗，可减少术后复发和转移。用法是每天口服20mg，至少服用3年，一般服用5年。

5. *生物治疗* 近年使用曲妥珠单抗注射液，对C－erbB－2过度表达的乳腺癌患者有一定疗效，尤其是对化疗无效者有一定疗效。

第四节 腹 外 疝

一、概论

疝（hernia）是指体内某个脏器或组织离开其正常解剖部位，通过先天或后天形成的薄弱点、缺损或孔隙进入另一部位。疝最多发生于腹部，腹部疝又以腹外疝多见。腹外疝是指腹腔内脏器或组织连同腹膜壁层经腹壁薄弱点或孔隙向体表突出。腹内疝是指脏器或组织进入腹腔内的间隙囊内，如网膜孔疝。

【病因】

1. *腹壁强度降低* 引起腹壁强度降低的常见因素有：①某些组织穿过腹壁的部位，如精索或子宫圆韧带穿过腹股沟、股动静脉穿过股管、脐血管穿过脐环等处；②腹白线发育不全也可成为腹壁的薄弱点；③手术切口愈合不良、外伤、感染、腹壁神经损伤、老年、久病、肥胖所致肌肉萎缩等也常引起腹部强度降低。

2. *腹内压力增加* 慢性咳嗽、习惯性便秘、排尿困难、腹水、妊娠、举重、婴儿经常啼哭等是引起腹内压力增高的常见原因。这些病人如腹壁强度降低极易形成腹外疝。

【分类】

腹外疝可分为易复性疝、难复性疝、嵌顿性疝和绞窄性疝等。

1. *易复性疝*（reducible hernia） 是指疝内容物容易回纳腹腔内的腹外疝。

2. *难复性疝*（irreducible hernia） 是指疝内容物不能回纳或不能完全回纳入腹腔的腹外疝。少数病程较长的疝，其内容物不断进入疝囊时产生的坠力将囊颈上方的腹膜逐渐推入疝囊，如髂窝区后腹膜与后腹壁结合松弛，易被推移，以至盲肠（包括阑尾）、乙状结肠或膀胱被推移而成为疝囊壁的一部分，这类疝称滑动疝，也属于难复性疝。难复性疝与易复性疝一样，其内容物无血运障碍，也无明显的临床症状。

3. *嵌顿性疝*（incarcerated hernia） 是指在腹内压突然增高时疝内容物强行通过较小的疝囊颈进入疝囊，随后因囊颈收缩卡住内容物，使其不能回纳。如果疝内容物为肠管，可使其静脉回流受阻，肠壁淤血、水肿，可致机械性肠梗阻，疝囊内有淡黄色渗液。如果嵌顿疝内容物仅为部分肠壁，系膜侧肠壁及系膜未进入疝囊，肠腔未完全梗阻，这种疝称肠管壁疝或 Richter 疝。如果嵌顿的内容是小肠憩室（常为 Meckel 憩室），则称 Littre 疝。如果有几个肠袢嵌顿，呈“W”形，其中间的肠袢虽不在疝囊内，却属被嵌顿的肠管，这种疝称逆行性嵌顿疝或 Maydl 疝。肠管嵌顿时肠系膜内动脉仍有搏动，嵌顿及时解除后肠管可恢复正常。

4. *绞窄性疝*（strangulated hernia） 是指嵌顿没有及时解除，肠管及其系膜受压不断加重，动脉血流减少，最后完全阻断，即成为绞窄性疝。这时肠系膜动脉搏动消失，肠壁逐渐失去光泽、弹性和蠕动能力，最终坏死变黑。疝囊内渗液变为淡红色或暗红色。如继发感染，疝囊内的渗液则为脓性。

嵌顿性疝和绞窄性疝是一个病理过程的两个阶段，有时很难区分。故在手术处理嵌顿或绞窄性疝时，要准确判断肠管活力，警惕有无逆行性嵌顿，避免将坏死的肠管留在腹腔。

二、腹股沟疝

腹股沟区是前外下腹壁一个三角形区域，其外界为腹股沟韧带，内界为腹直肌外侧缘，上界为髂前上棘至腹直肌外侧缘的水平线。腹股沟疝就是发生在这个区域的腹外疝。直疝三角（Hesselbach's triangle）是由腹壁下动脉、腹直肌外缘及腹股沟韧带所包围的区域。此区缺乏完整的腹肌覆盖，腹横筋膜较周边薄，易发生疝。

腹股沟疝可分为斜疝和直疝两种。疝囊经过腹壁下动脉外侧的腹股沟管深环（内环）突出，向内、向下、向前斜行经过腹股沟管，再穿出腹股沟管浅环（皮下环），并可进入阴囊，称为腹股沟斜疝（indirect inguinal hernia）。疝囊经腹壁下动脉内侧的直疝三角区由后向前突出，不经过内环也不进入阴囊，称腹股沟直疝（direct inguinal hernia）。

斜疝是最多见的腹外疝，约占腹外疝的75%～90%，占腹股沟疝的85%～95%。右侧比左侧多见，男女发病率之比约为15:1。

先天性解剖异常和后天性腹壁薄弱或缺损是腹股沟疝的发病原因。

【临床表现】

腹股沟疝的主要表现为腹股沟区突出的肿物，开始较小，仅进入腹股沟管，疝环处有轻度坠胀感，诊断较困难。随着病程进展，肿物可突入阴囊。用手按肿物并嘱病人咳嗽，可有膨胀性冲击感。如病人平卧休息或用手将肿物推送入腹腔，肿物可消失。回纳后以手指通过阴囊皮肤伸入浅环，可感浅环扩大、腹壁软弱；此时让病人咳嗽，指尖有冲击感。用手指紧压腹股沟管深环，让病人直立并咳嗽，斜疝肿物并不出现，移去手指后肿物又由外上向内下突出。

难复性斜疝胀痛较重，疝块不能完全回纳。滑动性斜疝疝块不能完全回纳，有“消化不良”和便秘等症状。

嵌顿性疝多发生在斜疝，常在强力劳动或用力排便等腹内压骤增时，疝块突然增大，伴有明显疼痛和触痛，平卧或用手推送不能回纳疝块。如疝内容为肠袢，还有腹部绞痛、恶心、呕吐、肛门停止排便、排气、腹胀等机械性肠梗阻表现。嵌顿疝不及时处理，必将发展为绞窄性疝。Richter疝不一定有肠梗阻表现，易被忽视。

绞窄性疝的临床症状严重。肠袢坏死穿孔时，疼痛可因疝块内压力减低而有所缓解。绞窄时间较长者，疝内容物发生感染，可引起疝外被盖组织炎症，严重时可发生脓毒症。

腹股沟直疝常见于年老体弱者。病人站立时腹股沟内侧耻骨结节上方突出一个半球形肿物，一般无疼痛等症状。直疝囊颈宽大，疝内容物又直接从后向前突出，平卧后疝块多能自行消失，不需用手推送复位。直疝绝不进入阴囊，极少发生嵌顿。

【诊断与鉴别诊断】

根据临床表现，腹股沟疝的诊断较容易。但斜疝和直疝有时较难区分。腹股沟斜疝和直疝的鉴别见表29－1。

表29－1 腹股沟斜疝与直疝的鉴别诊断

鉴别要点	腹股沟斜疝	腹股沟直疝
发病年龄	多见于儿童和青壮年	多见于老年人
突出途径	经腹股沟管突出，可入阴囊	由直疝三角突出，不入阴囊
疝块外形	椭圆或梨形，上部呈蒂柄状	半球形，基底较宽
回纳疝块后压住深环	疝块不再突出	疝块可突出
精索与疝囊关系	精索在疝囊后方	精索在疝囊前外方
疝囊颈与腹壁下动脉关系	疝囊颈在腹壁下动脉外侧	疝囊颈在腹壁下动脉内侧
嵌顿机会	较多	极少

腹股沟疝的诊断虽较容易，但应与睾丸鞘膜积液、交通性鞘膜积液、精索鞘膜积液、隐睾及急性肠梗阻等疾病鉴别。

【治疗】

1. 非手术治疗 婴幼儿腹肌随着生长逐渐强壮，疝可能自行消失。故半岁以下的婴幼儿可暂不手术。可采用棉线束带或绷带压住腹股沟管深环，防止疝块突出并给发育中的腹肌以加强腹壁的机会。老年体弱或有手术禁忌者，白天可在回纳疝内容物后用医用疝带一端的软压垫顶压疝环，防止疝块突出。

2. 手术治疗 手术的基本原则是关闭疝门即内环口，加强或修复腹股沟管管壁。手术方法主要包括单纯疝囊高位结扎术和疝修补术。术前应做充分准备，特别要治疗慢性咳嗽、排尿困难及便秘等引起腹内压增高的疾病，避免和减少术后复发。

（1）单纯疝囊高位结扎术 即在内环口处结扎疝囊颈。适用于婴幼儿。绞窄性斜疝因有局部感染常使修补失败，因而通常仅做单纯疝囊高位结扎术，腹壁缺损另外择期修补。

（2）疝修补术 成人腹股沟疝病人都存在不同程度腹股沟管前壁或后壁薄弱或缺损，疝囊高位结扎后还应加强或修补薄弱的腹股沟管前壁或后壁。手术方法包括传统的疝修补术、无张力疝修补术和经腹腔镜疝修补术。

（3）嵌顿性和绞窄性疝的处理 嵌顿性疝具备下列情况者可先尝试手法复位：①嵌顿时间在3～4h以内，局部压痛不明显，也无腹部压痛或腹肌紧张等腹膜刺激征者。②年老体弱或伴有其他较严重疾病而估计肠袢尚未绞窄坏死者。方法是让病人取头低足高卧位，注射吗啡或哌替啶止痛和镇静并松弛腹肌，然后托起阴囊，持续缓慢地将疝块推向腹腔，同时用左手轻轻按摩浅环以协助疝内容物回纳。此法虽有可能使一些早期嵌顿性斜疝复位，暂时避免了手术，但有挤破肠管，把已坏死的肠管送回腹腔，或疝块虽消失而实际仍有一部分肠管未回纳等可能。故复位时手法必须轻柔，切忌粗暴；复位后还需严密观察腹部情况，注意有无腹膜炎或肠梗阻的表现。如有这些表现，应尽早手术探查。嵌顿疝复位后，疝并未得到根治，大部分病人仍需手术修补。手法复位有一定危险性，要严格掌握手法复位的指征。

估计不能复位的嵌顿疝原则上应急症手术治疗，以防止疝内容物坏死并解除伴发的肠梗阻。如绞窄性疝的内容物已坏死，则更需手术。手术的关键在于正确判断疝内容物的活力，根据病情决定手术方法。在扩张或切开疝环、解除疝环压迫后，凡肠管呈紫黑色，失去光泽和弹性，刺激后无蠕动和相应肠系膜内无动脉搏动者，可判定为肠坏死。如肠管尚未坏死，可将其送回腹腔，按一般易复性疝处理。不能肯定是否坏死时，可在其系膜根部注射0.25%～0.5%普鲁卡因60～80ml，再用温热等渗盐水纱布覆盖该段肠管，或将其暂时送入腹腔，10～20min后，如果肠壁转为红色，肠蠕动和肠系膜内动脉搏动恢复，说明肠管尚有活力，可回纳腹腔。如肠管确已坏死，或经上述处理后病理改变未见好转，或一时不能肯定肠管是否已失去活力时，则应在病人全身情况允许的前提下，切除该段肠管并进行一期吻合。如病人不能耐受肠切除吻合术，可将坏死或活力可疑的肠管外置于腹外，并在其近侧段切一小口，插入一肛管，以期解除梗阻。7～14天后，全身情况好转，再施行肠切除吻合术。

三、股疝

疝囊通过股环、经股管向卵圆窝突出的疝称为股疝（femoral hernia）。股疝多见于40岁以上妇女，约占腹外疝3%～5%。在腹内压增高的情况下，对着股管上口的腹膜被下坠的腹内脏器推向下方，经股环向股管突出而形成股疝。疝块进一步发展，由股管下口突出筛状板而至皮下层。疝内容物常为大网膜或小肠。由于股管几乎是垂直的，疝块在卵圆窝处向前转折时形成一锐角，加之股环较小，周围多为坚韧的韧带，因此股疝最易嵌顿，高达60%。一旦嵌顿可迅速发展为绞窄性疝。

【临床表现】

股疝常在腹股沟韧带下方卵圆窝处突起一不大的半球形肿物。因疝囊外有很多脂肪堆积，平卧回纳内容物后，疝块有时并不完全消失。由于囊颈较狭小，咳嗽冲击感不明显。易复性股疝的症状较轻，病人常不注意，肥胖者更易疏忽。部分病人可在久站或咳嗽时感到患处胀痛，并有可复性肿块。股疝如发生嵌顿，除有局部明显疼痛外，常伴有较明显的急性机械性肠梗阻症状，严重者甚至可以掩盖股疝的局部症状。

【诊断与鉴别诊断】

根据临床表现可诊断股疝。但有时其诊断并不容易，要注意与腹股沟斜疝、脂肪瘤、肿大的淋巴结、大隐静脉曲张结节及髂腰部结核性脓肿等疾病鉴别。

【治疗】

股疝容易嵌顿，一旦嵌顿可迅速发展为绞窄性疝。故股疝确诊后应及时手术治疗。嵌顿性或绞窄性股疝更应紧急手术治疗。

股疝最常用的手术方法是McVay修补法。此法不仅能加强腹股沟管后壁而用于修补腹股沟疝，同时还能堵住股环用于修补股疝。另一方法是在处理疝囊之后，在腹股沟韧带下方把腹股沟韧带、腔隙韧带和耻骨肌筋膜缝合在一起，借以关闭股环。也可用无张力疝修补法或经腹腔镜疝修补术。

嵌顿性或绞窄性股疝手术时，因疝环狭小，回纳疝内容物常有一定困难。这时可切断腹股沟韧带以扩大股环，在疝内容物回纳后再仔细修复已被切断的韧带。

第五节　腹部损伤

一、概论

腹部损伤（abdominal injury）在平时和战时都较多见，其发病率在平时约占各种损伤的0.4%～1.8%，死亡率可高达10%～20%。腹部损伤可分为开放性和闭合性两大类。前者多系利器或火器所致，后者则常发生于挤压、碰撞等钝性暴力之后。开放性损伤有腹膜破损者为穿透伤（多伴内脏损伤），无腹膜破损者为非穿透伤（偶伴内脏损伤）。闭合性损伤可能仅局限于腹壁，也可同时兼有内脏损伤。此外，各种穿刺、内镜、钡灌肠、刮宫等诊治措施可导致一些医源性损伤。常见受损内脏依次是脾、肾、肝、胃、结肠等。胰、十二指肠、膈、直肠等解剖位置较深，损伤发病率较低。

【临床表现】

单纯腹壁损伤的症状和体征一般较轻，主要表现为局限性腹壁肿、痛和压痛，有时可见皮下瘀斑。如仅伴有腹腔内脏的挫伤，常无明显的临床表现。但如伴有内脏破裂，则有明显的临床表现。

腹内实质性脏器（肝、脾、肠系膜等）破裂的主要临床表现是内出血，表现为面色苍白、脉率加快，严重时脉搏微弱、血压不稳甚至休克；出血多者可有明显腹胀和移动性浊音。腹痛一般不严重，腹膜刺激征也并不剧烈；但肝破裂伴有较大肝内胆管断裂时，因有胆汁沾染腹膜而可出现明显的腹痛和腹膜刺激征。胰腺损伤时常伴有胰管断裂，胰液溢入腹腔可对腹膜产生强烈刺激。空腔脏器（肠、胃、胆囊、膀胱等）破裂的主要临床表现是腹膜炎的表现。除胃肠道症状（恶心、呕吐、便血、呕血等）及稍后出现的全身性感染的表现外，最为突出的表现是腹部强烈的腹膜刺激征，其程度因空腔器官内容物不同而异。通常是胃液、胆汁、胰液刺激最强，肠液次之，血液最轻。伤者有时有气腹征，稍后因肠麻痹而出现腹胀，严重时可发生感染性休克。空腔脏器破裂处也可有出血，但出血量一般不大，除非合并邻近大血管损伤。如果两类脏器同时破裂，则出血性表现和腹膜炎表现可以并存。

【诊断与鉴别诊断】

受伤过程和体征是诊断腹部损伤的主要依据。如伤情严重，在了解受伤史和查体的同时应做一些必要的治疗，如止血、输液、抗休克、维持呼吸道通畅等。应特别注意是否同时有多个内脏损伤，是否合并腹部外损伤。诊断开放性损伤时应考虑是否为穿透伤。

诊断闭合性损伤时应判断内脏是否受损。绝大部分内脏损伤者需早期手术治疗。诊断不及时可导致严重后果。腹部闭合性损伤的诊断思路如下：

1. *有无内脏损伤* 依据临床表现可确定多数内脏受损。但不少伤者早期临床表现不明显，或被其他部位严重损伤掩盖，或因意识障碍而不能提供腹部损伤的自觉症状，其诊断有时很困难。对这些患者应进行短时间的严密观察。为了防止漏诊，诊断时必须详细了解受伤史，密切观察全身情况，全面而有重点的体格检查，进行必要的化验。

患者有下列情况之一时应考虑有腹腔内脏器损伤：①早期出现休克征象；②持续性甚至进行性腹部剧痛伴恶心、呕吐等消化道症状；③明显腹膜刺激征；④气腹；⑤腹部移动性浊音；⑥便血、呕血或尿血；⑦直肠指检发现前壁有压痛或波动感，或指套染血。

2. *什么脏器损伤* 首先确定是哪一类脏器受损，再考虑具体脏器。单纯实质性器官损伤时，腹痛一般不重，压痛和肌紧张也不很明显。出血量多时常有腹胀和移动性浊音。但肝、脾破裂后，因局部积血凝固，可出现固定性浊音。空腔器官破裂易致腹膜炎，但有时出现较迟甚或不出现。

以下表现对确定具体受损脏器有一定价值：①有恶心、呕吐、便血、气腹者多为胃肠道损伤，再结合暴力打击部位、腹膜刺激征最明显的部位和程度确定损伤部位；②有排尿困难、血尿、外阴或会阴部牵涉痛者，提示系泌尿系脏器损伤；③有膈面腹膜刺激表现（同侧肩部牵涉痛）者，提示上腹脏器损伤，其中尤以肝和脾破裂多见；④有下位肋骨骨折者，提示有肝或脾破裂的可能。

3. *是否有多发性损伤* 多发损伤有以下几种情况：①腹内某一脏器有多处破裂；②一个以上腹内脏器损伤；③合并腹部以外损伤；④腹部以外损伤累及腹内脏器。

以上检查和分析还未能明确诊断时，可在严密观察病情变化的同时做一些辅助检查，如诊断性腹腔穿刺术和腹腔灌洗术、X 线、超声、CT 或 MRI 等检查，有助于诊断。

以上方法未能排除腹内脏器损伤或在观察期间出现以下情况时应及时剖腹探查：①腹痛和腹膜刺激征进行性加重或范围扩大；②肠蠕动音逐渐减少、消失或出现明显腹胀；③全身情况呈恶化趋势，出现休克征象或体温及白细胞计数上升；④膈下有游离气体者；⑤红细胞计数进行性下降；⑥血压不稳定或下降；⑦腹腔穿刺吸出气体、不凝血液、胆汁或胃肠内容物；⑧胃肠出血；⑨积极救治休克而情况不见好转或继续恶化。

【治疗】

腹壁闭合性损伤和盲管伤的处理原则同其他软组织损伤。穿透性开放损伤和闭合性腹内损伤多需手术。穿透性损伤如伴腹内脏器或组织自腹壁伤口突出，可用消毒碗覆盖保护，切勿在毫无准备的情况下强行回纳，以免加重腹腔污染。

对于已确诊或高度怀疑腹内脏器损伤者应尽早手术。如并有腹部以外损伤，应优先处理对生命威胁最大的损伤。通常实质性脏器损伤比空腔脏器损伤更为紧急，因为大出血有可能在短时间内导致死亡，而腹膜炎尚不致在同样的短时间导致死亡。对出现休克和感染的伤者，在准备手术的同时应积极抗休克和抗感染治疗。

剖腹探查术应在适当麻醉下根据受伤脏器的位置选用就近切口进腹。探查术采用右侧经腹直肌切口最为简便。切开腹膜时，首先应注意有无气体溢出，有则提示有胃肠道破裂。然后根据腹内积液的性质，初步估计是哪一类脏器的损伤。有出血者，尽快根据血块集中处寻找受损脏器，并迅速控制活动性出血。如有空腔脏器穿破迹象，则可借助于大网膜移行方位和纤维蛋白素较集中的部位找到穿破所在，暂时夹住破口以阻止其内容物继续污染腹腔。在以上初步处理后或未找到明确损伤时，应吸去腹内积液，开始有步骤的全面探查。探查次序依次为肝、脾、膈肌、胃、十二指肠第一段、空肠、回肠、大肠以及它们的系膜，然后是盆腔器官，再后则切开胃结肠韧带显露网膜囊，检查胃后壁和胰腺。必要时还应切开后腹膜探查十二指肠二、三、四段。探查时发现的出血性损伤或脏器破裂，应随时进行止血或夹住破口。探查后按轻重缓急逐一处理，先处理出血性损伤，后处理穿破性损伤。对穿破性损伤，应先处理污染重（如下消化道）的损伤，后处理污染轻的损伤。术中根据病情决定是否放置腹腔或伤口引流。

二、常见内脏损伤的特征和处理

1. *脾破裂* 脾是腹部内脏中最容易受损伤的器官，占腹部闭合性损伤的 20% ~ 40%，占腹部开放性损伤的 10% 左右。有慢性病理改变的脾更易破裂。按损伤的范围，脾破裂有中央型破裂（脾实质深部破裂）、被膜下破裂（脾实质周边部分破裂）和真性破裂（破损累及被膜）三种。前两种被膜完整，出血量受到限制，临床上无明显内出血征象，易被忽视。但有些血肿（特别是被膜下血肿）在某些微弱外力的影响下可以突然转为真性破裂。常发生在外伤后1～2周，应提高警惕。中央型血肿除可逐渐增大而破裂外，尚可并发感染而形成脾脓肿。

约85%脾破裂是真性破裂。破裂部位多见于脾上极及隔面，有时在裂口对应部位有下位肋骨骨折。破裂如发生在脏面，尤其是邻近脾门者，有撕裂脾蒂的可能。此时出血量很大，病人可迅速发生休克，甚至未及抢救已致死亡。

脾破裂确诊后，原则上应紧急手术处理。脾组织脆弱，破裂后不易止血、缝合或修补，常采用脾切除术。如腹腔内确无其他脏器破裂，可收集未污染的腹内积血，过滤后自体输血。脾脏有一定的免疫功能，儿童患者可将切除的脾切成小薄片，移植于大网膜囊内，以恢复脾功能。

2. 肝破裂　肝破裂约占各种腹部损伤的15%～20%，右肝较左肝多见。肝破裂的致伤因素、病理类型和临床表现和脾破裂极相似。但肝破裂后可能有胆汁溢入腹腔，故腹痛和腹膜刺激征常较脾破裂者明显。肝破裂后，血液可能通过胆管进入十二指肠而出现黑便或呕血。肝被膜下破裂也可能转为真性破裂，中央型肝破裂则易发展为继发性肝脓肿。

肝破裂手术治疗的基本要求是彻底清创、确切止血、消除胆汁溢漏和建立通畅的引流。尽快探明伤情后，如出血凶猛，可用纱布压迫创面止血，同时用手指或橡皮管阻断肝十二指肠韧带止血。应清除裂口内的血块、异物以及离断、粉碎或失去活力的肝组织，逐一结扎创面的出血点和断裂的胆管。裂口不深、出血不多、创缘比较整齐的创面可直接缝合。有大块肝组织破损，特别是粉碎性肝破裂，或肝组织挫伤严重的病人，可将损伤的肝组织整块切除或行肝叶切除术。但应尽量多保留健康肝组织，切面的血管和胆管均应结扎。对于裂口较深或肝组织已有大块缺损而止血不满意、又无条件进行较大手术的病人，有时可在用大网膜、明胶海绵、氧化纤维或止血纱布填入裂口之后，用长而宽的纱条顺序填入裂口以达到压迫止血的目的。纱条尾端自腹壁切口或另做腹壁戳孔引出作为引流。手术后第5天起，每日抽出纱条一段，7～10天取完，取出前先向纱条内滴入无菌石蜡油。此法有并发感染或在抽出纱条的最后部分时引起再次出血，故非至不得已时不宜采用。肝被膜下破裂，应切开被膜清创，彻底止血和结扎断裂的胆管。严重的肝破裂损伤，一般手术无法治愈者可行肝脏移植术。

3. 胰腺损伤　胰腺损伤约占腹部损伤的1%～2%，多发生在胰腺的颈、体部，常由上腹部强的挤压暴力直接作用于脊柱所致。其位置深而隐蔽，早期不易发现，甚至在手术探查时也易漏诊。胰腺损伤后常并发胰液漏或胰瘘。胰液侵蚀性强，又影响消化功能，故胰腺损伤的死亡率高达20%左右。

胰腺损伤的主要临床表现有上腹部压痛和肌紧张，如膈肌受刺激可出现肩部疼痛。外渗的胰液经网膜孔或破裂的小网膜进入腹腔引起弥漫性腹膜炎。部分病人渗液局限在网膜囊内未及时处理，可形成胰腺假性囊肿。

胰腺严重挫裂伤或断裂者，手术时较易确诊。但损伤范围不大者可能漏诊。故手术时发现胰腺附近有血肿者，应切开血肿仔细探查。另外，胰腺损伤可能合并邻近大血管的损伤，不能因发现血管损伤而忽视对胰腺的检查。测定腹腔穿刺液的淀粉酶和尿淀粉酶含量有助于诊断。

胰腺损伤的治疗原则如下：①胰体部分破裂而主胰管未断者，可用丝线做褥式缝合修补；②体尾部断裂者，可结扎头侧胰管断端并缝合其断面，切除尾侧腺体；③胰腺头部断裂时，除结扎头侧主胰管断端和缝合腺体断端外，为保全胰腺功能，尾侧断端应与空肠进行Y式吻合；④因为胰腺手术后很可能并发胰瘘，故各类胰腺手术之后均应放置腹腔引流物，引流7～10天。胰瘘明显者应给予全胃肠外静脉高营养治疗。

4. 十二指肠损伤 十二指肠的大部分位于腹膜后，损伤的概率很低，较多见于十二指肠二、三部。损伤如发生在腹腔内部分，破裂后可有胰液和胆汁流入腹腔而早期引起腹膜炎。损伤如发生在腹膜后部分，早期常无明显体征，以后可因腹膜后感染而出现持续而进行性的右上腹和腰背部疼痛（可向右肩和右睾丸放射），有时呕吐血性物。早期X线平片有时可见腹膜后积气。口服水溶性造影剂可见其外溢。直肠内指检有时可在骶前扪及捻发音。

手术探查时如发现十二指肠附近腹膜后有血肿、组织被胆汁染黄或在横结肠系膜根部有捻发音，应强烈怀疑十二指肠腹膜后破裂的可能。应切开十二指肠外侧后腹膜或横结肠系膜根部后腹膜，检查十二指肠降部与横部。

十二指肠破裂口不大时，可修补裂口。裂口较大而不能修补时，可覆盖一段空肠于破裂处，并将裂口边缘缝在空肠壁上。腹膜后破裂者，修补后应在附近留置引流物。如肠管完全断裂，可闭合断端，另做胃空肠吻合。手术后均应将胃肠减压管置入上段十二指肠内，有利于愈合。

5. 小肠破裂 小肠破裂后早期即产生明显的腹膜炎，少数病人有气腹。如小肠裂口不大，也可能无弥漫性腹膜炎的表现。其诊断一般并不困难。小肠破裂一旦确诊，应立即手术治疗，以简单修补为主。对裂口较大或裂口边缘部肠壁组织挫伤严重者、小段肠管有多处破裂者、肠管大部分或完全断裂者或肠系膜损伤影响肠壁血液循环者，应行部分小肠切除吻合术。

6. 结肠破裂 结肠损伤发病率较小肠为低。因结肠内容物液体成分少而细菌含量多，故腹膜炎出现得较晚，但较严重。部分结肠位于腹膜后，受伤后容易漏诊。由于结肠壁薄、血液供应差、含菌量大，大部分病人均需先采用肠造口术或肠外置术，待3～4周后病人情况好转时关闭瘘口。即使采用一期修补或切除吻合术，也应在其近口侧行造口术，暂时转移粪流并减压，术后即行肛管扩张，以保证愈合。

7. 直肠损伤 直肠上段在盆底腹膜反折之上，下段则在反折之下。它们损伤后的表现是不同的。如损伤在腹膜反折之上，其临床表现与结肠破裂相似。如发生在反折之下，则引起严重的直肠周围感染。直肠指检可发现直肠内有出血，有时还可摸到直肠破裂口。直肠上段破裂应经腹行修补术，同时行乙状结肠双筒造口术，2～3个月后闭合造口。下段直肠破裂时应充分引流直肠周围间隙，同时行乙状结肠造口术。

第六节 小肠疾病

肠梗阻

肠内容物不能正常运行、顺畅通过肠道称肠梗阻（intestinal obstruction），为外科常见疾病。肠梗阻不仅可导致肠管功能与解剖上的变化，还可引起全身性生理功能紊乱。临床表现复杂多变。根据病因，肠梗阻可以分为三类：

1. 机械性肠梗阻　最常见。是由于各种原因引起肠腔变狭小，使肠内容通过受阻引起。常见原因包括：①肠腔堵塞，如寄生虫、粪块、大胆石、异物等；②肠管受压，如粘连带压迫、肠管扭转、嵌顿疝或受肿瘤压迫等；③肠壁病变，如先天性肠道闭锁、炎症性狭窄、肿瘤等引起。

2. 动力性肠梗阻　发病率较上类低。是由于神经反射或毒素刺激引起肠壁肌功能紊乱，使肠蠕动丧失或肠管痉挛，以致肠内容物不能正常运行。常见的如急性弥漫性腹膜炎、腹部大手术、腹膜后血肿或感染引起的麻痹性肠梗阻。痉挛性肠梗阻罕见，如肠道功能紊乱和慢性铅中毒引起的肠痉挛。

3. 血运性肠梗阻　较少见。是由于肠系膜血管栓塞或血栓形成，使肠管血运障碍，继而发生肠麻痹，使肠内容物不能运行。

根据肠壁有无血运障碍，肠梗阻又可分为单纯性和绞窄性肠梗阻两类。单纯性肠梗阻只是肠内容物通过受阻，而无肠管血运障碍；绞窄性肠梗阻系指梗阻并伴有肠壁血运障碍者，可因肠系膜血管受压、血栓形成或栓塞等引起。

根据梗阻的部位，肠梗阻又可分为高位（如空肠上段）和低位（如回肠末段和结肠）两种；根据梗阻的程度，又可分为完全性和不完全性肠梗阻。此外，根据发展过程的快慢还可分为急性和慢性肠梗阻。倘若一段肠袢两端完全阻塞，如肠扭转，则称闭袢性肠梗阻。

在发病过程中，不同类型肠梗阻在一定条件下可以互相转化。

肠梗阻发生后，肠管局部和机体全身将出现一系列复杂的病理和病理生理变化。

【临床表现】

肠梗阻的原因、部位、病变程度、发病急慢的不同，其临床表现也不同，但其共同症状是腹痛、呕吐、腹胀及肛门停止排气、排便。

1. 腹痛　机械性肠梗阻发生时，由于梗阻部位以上强烈肠蠕动，表现为阵发性绞痛，疼痛多在腹中部，也可偏于梗阻所在的部位。腹痛发作时可伴有肠鸣，自觉有“气块”在腹中窜动，并受阻于某一部位。有时能见到肠型和肠蠕动波。听诊为连续高亢的肠鸣音，或呈气过水音或金属音。如果腹痛的间歇期不断缩短，以至成为剧烈的持续性腹痛，应警惕可能是绞窄性肠梗阻的表现。

2. 呕吐　在肠梗阻早期，呕吐呈反射性，吐出物为食物或胃液；进食或饮水均可引起呕吐。此后，呕吐随梗阻部位高低而有所不同，一般是梗阻部位愈高，呕吐出现愈早、愈频繁。高位肠梗阻时呕吐频繁，吐出物主要为胃及十二指肠内容物；低位肠梗阻时，呕吐出现迟而少，吐出物可呈粪样。结肠梗阻时，呕吐到晚期才出现。呕吐物如呈棕褐色或血性，是肠管血运障碍的表现。麻痹性肠梗阻时，呕吐多呈溢出性。

3. 腹胀　在梗阻发生一段时间后出现，其程度与梗阻部位有关。高位肠梗阻腹胀不明显，但有时可见胃型。低位肠梗阻及麻痹性肠梗阻腹胀显著，遍及全腹。结肠梗阻时，如果回盲瓣关闭良好，梗阻以上结肠可成闭袢，则腹周膨胀显著。腹部隆起不均匀对称，是肠扭转等闭袢性肠梗阻的特点。

4. 肛门停止排气、排便 完全性肠梗阻发生后，病人多不再排气、排便。但在梗阻早期，尤其是高位肠梗阻，可因梗阻以下肠内残存的粪便和气体仍可自行或在灌肠后排出。某些绞窄性肠梗阻，如肠套叠、肠系膜血管栓塞或血栓形成，可排出血性黏液样粪便。

5. 体征 单纯性肠梗阻早期，病人多无明显体征。梗阻晚期或绞窄性肠梗阻病人，可表现唇干舌燥、眼窝内陷、皮肤弹性消失、尿少或无尿等明显缺水征，或脉搏细速、血压下降、面色苍白、四肢发凉等中毒和休克征象。

腹部视诊：机械性肠梗阻常可见肠型和蠕动波。肠扭转时腹胀多不对称。麻痹性肠梗阻则腹胀均匀。触诊：单纯性肠梗阻因肠管膨胀，可有轻度压痛，但无腹膜刺激征。绞窄性肠梗阻时，可有固定压痛和腹膜刺激征，压痛的包块常为受绞窄的肠袢。蛔虫性肠梗阻时，常在腹中部触及条索状团块。叩诊：绞窄性肠梗阻时，腹腔有渗液，移动性浊音可呈阳性。听诊：肠鸣音亢进，有气过水声或金属音，为机械性肠梗阻表现。麻痹性肠梗阻时，则肠鸣音减弱或消失。

直肠指检如触及肿块，可能为直肠肿瘤、极度发展的肠套叠的套头或低位肠腔外肿瘤。

【辅助检查】

1. 实验室检查 单纯性肠梗阻的早期，变化不明显。随着病情发展，血红蛋白值及红细胞压积可因缺水、血液浓缩而升高。尿比重也增高。白细胞计数和中性粒细胞明显增高，多见于绞窄性肠梗阻。根据血气分析和血清 Na^+、K^+、Cl^-、尿素氮、肌酐的变化，可了解酸碱失衡、电解质紊乱和肾功能的状况。呕吐物和粪便检查，有大量红细胞或隐血阳性，应考虑肠管有血运障碍。

2. X 线检查 一般在肠梗阻发生 4～6h，X 线检查可显示出肠腔内气体；立位或侧卧位透视或拍片，可见多数液平面及气胀肠袢。但无上述征象，也不能排除肠梗阻。肠梗阻的部位不同，X 线表现也各有其特点。空肠黏膜环状皱襞可显示“鱼肋骨刺”状，回肠黏膜则无此表现。结肠胀气位于腹部周边，显示结肠袋形。疑肠套叠、乙状结肠扭转或结肠肿瘤时，可做钡剂灌肠以助诊断。

【诊断与鉴别诊断】

诊断肠梗阻时应辨明下列问题：

1. 是否肠梗阻 根据腹痛、呕吐、腹胀、肛门停止排气、排便四大症状和腹部可见肠型或蠕动波，肠鸣音亢进等，一般可作出诊断。X 线检查对确定有否肠梗阻帮助较大，但有时可不完全具备这些典型表现，特别是某些绞窄性肠梗阻的早期，可能与输尿管结石、卵巢囊肿蒂扭转、急性坏死性胰腺炎等混淆，甚至误诊为一般肠痉挛。

2. 机械性还是动力性梗阻 机械性肠梗阻具有上述典型临床表现，早期腹胀可不显著。麻痹性肠梗阻无阵发性绞痛等肠蠕动亢进的表现，反而是肠蠕动减弱或消失，腹胀显著，而且多继发于腹腔内严重感染、腹膜后出血、腹部大手术后等。X 线检查：麻痹性肠梗阻可显示大、小肠全部充气扩张；而机械性肠梗阻胀气限于梗阻以上的部分肠管，即使晚期并发肠绞窄和麻痹，结肠也不会全部胀气。

3. 单纯性还是绞窄性梗阻 这点很重要，绞窄性肠梗阻预后严重，必须及早进行手术治疗。有下列表现者，应考虑绞窄性肠梗阻的可能：①腹痛发作急骤，起始即为持续性剧烈疼痛，或在阵发性加重之间仍有持续性疼痛。肠鸣音可不亢进。有时出现腰背部痛，呕吐出现早、剧烈而频繁。②病情发展迅速，早期出现休克，抗休克治疗后改善不显著。③有明显腹膜刺激征，体温上升，脉率增快，白细胞计数增高。④腹胀不对称，腹部有局部隆起或触及有压痛的肿块（胀大的肠袢）。⑤呕吐物、胃肠减压抽出液、肛门排出物为血性，或腹腔穿刺抽出血性液体。⑥经积极非手术治疗而症状、体征无明显改善。⑦腹部X线检查见孤立、突出胀大的肠袢、不因时间而改变位置，或有假肿瘤状阴影；或肠间隙增宽，提示有腹腔积液。

4. 高位还是低位梗阻　高位小肠梗阻的特点是呕吐发生早而频繁，腹胀不明显。低位小肠梗阻的特点是腹胀明显，呕吐出现晚而次数少，并可吐粪样物。结肠梗阻与低位小肠梗阻的临床表现很相似，鉴别较困难，X线检查有助于诊断。低位小肠梗阻，扩张的肠袢在腹中部呈“阶梯状”排列，而结肠内无积气。结肠梗阻时扩大的肠袢分布在腹部周围，可见结肠袋，胀气的结肠阴影在梗阻部位突然中断，盲肠胀气最显著，小肠内胀气可不明显。

5. 完全性还是不完全性梗阻　完全性梗阻呕吐频繁，如为低位梗阻则腹胀明显，完全停止排便、排气。腹部X线检查见梗阻以上肠袢明显充气和扩张，梗阻以下结肠内无气体。不完全梗阻时呕吐与腹胀都较轻或无呕吐，X线所见肠袢充气、扩张都较轻，而结肠内仍有气体存在。

6. 什么原因引起梗阻　应根据年龄、病史、体征、X线检查等多方面分析。临床上粘连性肠梗阻最常见，多见于以往有腹部手术、损伤或炎症史的病人。嵌顿性或绞窄性外疝是常见的肠梗阻原因。新生婴儿以肠道先天性畸形为多见。2岁以内小儿，则肠套叠多见。蛔虫团所致的肠梗阻常见于儿童。老年人则以肿瘤及粪块堵塞为常见。

【治疗】

肠梗阻的治疗原则是纠正肠梗阻所引起的全身生理紊乱和解除梗阻。

1. 基本治疗　无论采用非手术或手术治疗，都需应用如下基本治疗。

（1）胃肠减压　通过胃肠减压，吸出胃肠道内的气体和液体，可以减轻腹胀，降低肠腔内压力，减少肠腔内的细菌和毒素，改善肠壁血循环，有利于改善局部病变和全身情况。

（2）纠正水、电解质紊乱和酸碱失衡　是极重要的治疗。

（3）防治感染和中毒　应用抗生素防治细菌感染，以减少毒素的产生。单纯性肠梗阻晚期，特别是绞窄性肠梗阻以及手术治疗的病人应使用抗生素。

此外，还应给予镇静、解痉等对症治疗，止痛剂的应用应遵循急腹症治疗的原则。

2. 解除梗阻　包括手术治疗和非手术治疗两大类。

（1）手术治疗　各种类型的绞窄性肠梗阻、肿瘤及先天性肠道畸形引起的肠梗阻，以及非手术治疗无效的病人均应手术治疗。根据梗阻的病因、性质、部位及病人全身情况决定手术方法。手术大体有以下四种：

1）解决引起梗阻的原因：如粘连松解术、肠切开取除异物、肠套叠或肠扭转复位术等。

2）肠切除肠吻合术：如肠管因肿瘤、炎症性狭窄等，或局部肠袢已经坏死，则应做肠切除肠吻合术。

对于绞窄性肠梗阻，应争取在肠坏死以前解除梗阻，恢复肠管血液循环。正确判断肠管的生机十分重要。如在解除梗阻原因后有下列表现，说明肠管已无生机：①肠壁呈黑色并塌陷；②肠壁失去张力和蠕动能力，肠管呈麻痹、扩大、对刺激无收缩反应；③相应的肠系膜终末小动脉无搏动。

如有可疑，可用等渗盐水纱布热敷，或用0.5%普鲁卡因溶液做肠系膜根部封闭等。如观察10～30min仍无好转，说明肠已坏死，应做肠切除术。

3）短路手术：当引起梗阻的原因既不能简单解除，又不能切除时，如晚期肿瘤已浸润固定，或肠粘连成团与周围组织愈着，则可做梗阻近端与远端肠袢的短路吻合术。

4）肠造口或肠外置术：病情危重，或为局部病变所限，不能耐受和进行复杂手术，可用这类术式解除梗阻，但主要适用于低位肠梗阻如急性结肠梗阻。对单纯性结肠梗阻，一般采用梗阻近侧（盲肠或横结肠）造口，以解除梗阻。如已有肠坏死，则应切除坏死肠段并将两断端外置做造口术，待以后二期手术再解决结肠病变。

（2）非手术治疗　主要适用于单纯性粘连性（特别是不完全性）肠梗阻，麻痹性或痉挛性肠梗阻，蛔虫或粪块堵塞引起的肠梗阻，肠结核等炎症引起的不完全性肠梗阻，肠套叠早期等。在治疗期间，必须严密观察，如症状、体征不见好转或反有加重，即应手术治疗。非手术治疗除前述基础疗法外，还包括：中医中药治疗、口服或胃肠道灌注生植物油、针刺疗法，以及根据不同病因采用低压空气或钡灌肠，经乙状结肠镜插管，腹部按摩等各种复位法。

第七节　阑尾疾病

一、急性阑尾炎

急性阑尾炎（acute appendicitis）是最常见的急腹症。阑尾腔阻塞是急性阑尾炎最常见的病因。淋巴滤泡增生、粪石是引起阑尾腔阻塞的常见原因，异物、炎性狭窄、食物残渣、蛔虫、肿瘤等则是较少见的原因。致病菌多为肠道内的各种革兰阴性杆菌和厌氧菌。

急性阑尾炎可分为四种类型：急性单纯性阑尾炎、急性化脓性阑尾炎、坏疽性及穿孔性阑尾炎（亦称急性蜂窝织炎性阑尾炎）和阑尾周围脓肿。

【临床表现】

1. 腹痛　典型的腹痛发作由上腹部逐渐移向脐部，数小时（6～8h）后转移并局限在右下腹。约70%～80%病人表现为这种典型的“转移性右下腹痛”。部分病人发病开始即出现右下腹痛。腹痛部位随阑尾位置变化而变化。如盲肠后位阑尾炎疼痛在右侧腰部，盆位阑尾炎腹痛在耻骨上区，肝下区阑尾炎可引起右上腹痛，极少数右下腹部阑尾炎呈左下腹痛。

2. 胃肠道症状　发病早期可能有厌食、恶心、呕吐及腹泻等。盆腔位阑尾炎，炎症刺激直肠和膀胱可有里急后重。

3. 全身症状 可有乏力、心率增快、发热、寒战及黄疸等。

4. 体征 右下腹固定压痛是急性阑尾炎最常见的体征，常位于麦氏点，但可随阑尾位置的变异而改变。在腹痛尚未转移至右下腹时压痛已经存在。

腹膜刺激征：反跳痛、腹肌紧张、肠鸣音减弱或消失等。这是壁层腹膜受到炎症刺激时出现的防卫性反应。当阑尾炎发展到化脓、坏疽或穿孔阶段时出现此征。但在小儿、老人、孕妇、肥胖、虚弱者或盲肠后位阑尾炎时，腹膜刺激征可能不明显。

右下腹包块：阑尾周围脓肿病人右下腹可扪及边界不清的压痛性包块。

5. 并发症 急性阑尾炎的并发症主要有腹腔脓肿、肠瘘及门静脉炎。

【辅助检查】

1. 实验室检查 大多数病人出现白细胞计数和中性粒细胞比例增高，可发生核左移。有时阑尾靠近输尿管或膀胱，尿中可检出红细胞。

2. 影像学检查 腹部平片可见盲肠扩张或充气，偶尔可见到粪石和异物。超声或CT检查可发现肿大的阑尾或脓肿。

【诊断与鉴别诊断】

根据转移性右下腹痛、右下腹固定压痛及辅助检查等可诊断大多数阑尾炎病例。但很多急腹症的症状和体征与急性阑尾炎相似，应注意鉴别。急性阑尾炎主要与胃、十二指肠溃疡穿孔、右侧输尿管结石、急性肠系膜淋巴结炎、异位妊娠、卵巢滤泡或黄体破裂、急性盆腔炎等疾病鉴别。

【治疗】

急性阑尾炎应根据具体病情和病理类型选择手术或非手术治疗。

1. 非手术治疗 适用于急性单纯性阑尾炎、阑尾周围粘连形成包块、轻度阑尾周围脓肿及轻度的妊娠期阑尾炎或有手术禁忌者。治疗方法包括禁食、胃肠减压、抗炎治疗、补液及中医药治疗。

2. 手术治疗 急性阑尾炎一旦确诊应及早行阑尾切除术。急性阑尾炎早期阑尾仅有出血、水肿及管腔阻塞，较易切除，手术并发症少。如阑尾已化脓、坏疽或穿孔，则手术难度大，并发症多。

二、慢性阑尾炎

慢性阑尾炎（chronic appendicitis）多由急性阑尾炎转变而来，少数病人开始即表现为慢性过程。其主要病变为阑尾壁不同程度的纤维化和慢性炎性细胞浸润。多数慢性阑尾炎病人的阑尾腔内有粪石，或因阑尾粘连、淋巴滤泡过度增生使管腔狭窄。

【临床表现】

病人常有急性阑尾炎发作病史，也可能无典型急性阑尾炎病史。主要症状是反复右下腹疼痛，部分病人仅有右下腹隐痛或不适，剧烈活动或饮食不节可诱发急性发作，部分病人可反复急性发作。其主要体征是阑尾位置固定的局限性压痛。

【诊断与鉴别诊断】

根据病史及临床表现，慢性阑尾炎不难诊断，但应与阑尾肿瘤鉴别。

【治疗】

慢性阑尾炎确诊后应行阑尾切除术，术后行病理检查证实此诊断。

第八节　结直肠与肛管疾病

一、肠息肉及息肉病

肠息肉（polyps）及肠息肉病（polyposis）是一类从黏膜表面突出到肠腔的隆起性病变的总称。在未确定性质之前，统称为息肉。从病理上可分为：①腺瘤性息肉（包括乳头状腺瘤），为最常见的一种；②炎性息肉是肠黏膜长期炎症刺激增生的结果；③错构瘤性息肉；④其他，如黏膜肥大增生形成的增生性息肉及化生性息肉等。

1. 肠息肉　肠息肉可发生在肠道的任何部位。息肉为单个或多个，大小可自直径数毫米到数厘米，有蒂或无蒂。小肠息肉的症状常不明显，可表现为反复发作的腹痛和肠道出血。不少病人，往往因并发肠套叠等始引起注意，或在手术中被发现。

大肠息肉多见于乙状结肠及直肠，大多是腺瘤，直径大于2cm者约有半数癌变。乳头状腺瘤多见于老年，癌变的可能性较大。儿童息肉是一种错构瘤，多发生在10岁以下。炎性息肉最多见于溃疡性结肠炎。另外，肠阿米巴病、血吸虫病、肠结核、克隆病等也都可以引起。

大肠息肉的临床表现主要是间断性血便，多呈鲜红色，引起大出血的不少见；还可有肠道刺激症状，腹泻和排便次数增加。息肉如继发感染，则可出现黏液脓血便，偶尔引起结肠套叠。炎性息肉的临床表现则与其原发病有关。

大肠息肉的诊断多无困难，发生在直肠中下段的息肉，直肠指诊可以触及，发生在乙状结肠镜能达到的范围内者，也易确诊，位于乙状结肠以上的息肉需做钡剂灌肠气钡双重对比造影，或纤维光束结肠镜检查确诊。

乙状结肠镜能达到范围内的息肉，可用圈套器套住息肉蒂后施行切除；基蒂部较宽的息肉，则需用电灼。位置较高的息肉可经纤维光束结肠镜切除，或剖腹做息肉单纯切除术或做部分肠切除术。

2. 肠息肉病　在肠道广泛出现数目非常多的息肉（多于100个），并具有其特殊临床表现，称为息肉病，应与一般息肉鉴别。常见的有：

（1）色素沉着息肉综合征（Peutz－Jeghers综合征）　以青少年多见，常有家族史，可癌变，属于错构瘤一类。多发性息肉可出现在全部消化道，以小肠最多见。在口唇及其周围、口腔黏膜、手掌、足底或手指上有色素沉着，为黑斑，也可为棕黄色斑。此病范围广泛，无法手术根治。当并发肠道大出血或肠套叠时，可做部分肠切除术。

（2）家族性息肉病（familial intestinal polyposis）　少见，与5号染色体长臂上的APC基因突变有关。其特点是婴幼儿期无息肉，青年期开始出现，癌变的倾向性很大。直肠及结肠常布满腺瘤，极少累及小肠。乙状结肠镜检查可见肠黏膜遍布不带蒂的小息肉，酷似蟾蜍皮状，治疗比较困难。如直肠病变较轻，可做全结肠切除及末端回肠直肠吻合术；直肠内腺瘤则经直肠镜行电灼切除或烧灼。但其缺点是不能完全防止残留直肠内的息肉以后不发生癌变，故需终身随诊。如直肠的病变严重，应同时切除直肠，做永久性回肠末端造口术。

（3）肠息肉病合并多发性骨瘤和多发性软组织瘤（Gardner 综合征） 亦与遗传因素有关，多在 30～40 岁出现，息肉在大肠内比较分散，癌变倾向明显。治疗原则与家族性息肉病相同；对于肠道外伴发的肿瘤，其处理原则与有同样肿瘤而无肠息肉病者相同。

二、直肠息肉

直肠息肉（rectal polyp）泛指直肠黏膜表面向肠腔突出的隆起性病变。病理上常将直肠息肉分为肿瘤性息肉和非肿瘤性息肉。前者包括管状腺瘤、绒毛状腺瘤和混合性腺瘤，可发生恶变。后者包括增生性（化生性）息肉、炎性息肉和幼年性息肉等。除幼年性息肉发生于 5～10 岁小儿外，其余多发生于 40 岁以上。

【临床表现】

小息肉很少引起症状。主要症状是大便周围带血和便后出血，为鲜血，量不多。直肠下端的息肉可能在排便时脱出肛门外，似樱桃状，色鲜红，便后可自行回复。

当息肉并发感染或溃疡，或同时有直肠炎时，可有血性黏液大便，或便后出血，流黏液。大便次数增多，里急后重等。直肠布满息肉者，可出现腹泻、血液黏液便、营养不良、消瘦、低蛋白血症及贫血等。

直肠指检：在直肠下端较大的息肉均可触及，呈圆形柔软肿物，可在黏膜上推动，有长蒂的息肉指诊时活动度较大，指套可有血染。如息肉硬而固定于肠壁，则可能已癌变。用直肠镜或乙状结肠镜取组织做病理检查，是最重要的诊治方法之一。钡剂灌肠检查或钡剂及空气双重对比检查，有时可发现直肠、乙状结肠及整个结肠有无息肉。

【诊断与鉴别诊断】

直肠息肉的诊断主要靠直肠指检和直肠、乙状结肠镜或纤维结肠镜检查。行肠镜检查时应取活组织做病理检查，以确定其病理性质。

【治疗】

1. 电灼切除 在直肠镜可及的范围内，无法从肛门切除者，可经窥镜放圈套器套住蒂部予以电灼切除，并做病理检查。

2. 经肛门切除 适用于直肠下段息肉。用肛门镜或扩肛器扩开肛门，钳子夹住息肉，在基蒂部用丝线结扎，切除息肉。

3. 肛门镜下显微手术切除 适用于直肠上段的腺瘤和早期直肠癌的局部切除术。经肛门插入显微手术用肛门镜，通过电视屏幕放大术野，镜下切除息肉。

4. 开腹手术 适用于息肉位置高、无法用上述方法治疗者。需要在硬膜外麻醉下开腹切开直肠前壁切除息肉。

5. 其他 炎性息肉以治疗原发病为主，可用抗生素和激素保留灌肠。增生性息肉如症状不明显不需特殊治疗。

三、结肠癌

结肠癌（colon cancer）是胃肠道中常见的恶性肿瘤，以 41～50 岁年龄组发病率最高。其病因尚不明确。过多的动物脂肪和蛋白饮食、缺少新鲜熟菜及纤维素食品、缺乏体力活动被认为是结肠癌的高危因素，遗传易感性在结肠癌的发病也起重要作用。家族性息肉病被公认为癌前期疾病，结肠腺瘤、溃疡性结肠炎以及结肠血吸虫病肉芽肿与结肠癌的发生关系较密切。

根据肿瘤的大体形态可分为：①肿块型，肿瘤向肠腔内生长，好发于右侧结肠，特别是盲肠；②浸润型，肿瘤沿肠壁浸润，容易引起肠腔狭窄和肠梗阻，多发生于左侧结肠；③溃疡型，其特点是向肠壁深层生长并向周围浸润，是结肠癌最常见类型。

结肠癌常见的组织学类型有腺癌、黏液癌和未分化癌，腺癌占大多数。

临床病理分期：

根据我国对 Dukes 法的补充，分为：癌仅限于肠壁内为 Dukes A 期。又分为三个亚期，即癌局限于黏膜内者为 A_0 期；穿透黏膜肌层达黏膜下层为 A_1 期；累及肠壁肌层但未穿透浆膜为 A_2 期。穿透肠壁但无淋巴结转移为 B 期。穿透肠壁且有淋巴结转移为 C 期。其中淋巴结转移仅限于癌肿附近如结肠壁及结肠旁淋巴结者为 C_1 期：转移至系膜和系膜根部淋巴结者为 C_2 期。已有远处转移或腹腔转移，或广泛侵及邻近脏器无法切除者为 D 期。

结肠癌主要经淋巴管转移，首先到结肠上和结肠旁淋巴结，再到肠系膜血管周围和肠系膜血管根部淋巴结。血行转移多见于肝，其次为肺、骨等。结肠癌也可直接浸润到邻近器官。脱落的癌细胞也可在腹膜种植转移。

【临床表现】

1. 排便习惯与粪便性状的改变　常为最早出现的症状。多表现为排便次数增加、腹泻、便秘，粪便中带血、脓或黏液。

2. 腹痛　也是早期症状之一，常为定位不确切的持续性隐痛，或仅为腹部不适或腹胀感。出现肠梗阻时则腹痛加重或为阵发性绞痛。

3. 腹部肿块　多为瘤体本身，有时可能为梗阻近侧肠腔内的积粪。

4. 肠梗阻症状　一般属结肠癌的晚期症状，多表现为慢性低位不完全肠梗阻，左侧结肠癌有时可以急性完全性结肠梗阻为首先出现的症状。

5. 全身症状　由于慢性失血、癌肿溃烂、感染、毒素吸收等，病人可出现贫血、消瘦、乏力、低热等。

晚期可出现肝肿大、黄疸、浮肿、腹水、直肠前陷凹肿块、锁骨上淋巴结肿大及恶病质等。

癌肿病理类型和部位的不同，临床表现也有区别。一般右侧结肠癌以全身症状、贫血、腹部肿块为主要表现，左侧结肠癌则以肠梗阻、便秘、腹泻、便血等症状为显著。

【诊断与鉴别诊断】

结肠癌早期症状多不明显，易被忽视。凡 40 岁以上有下列表现之一者应警惕有结肠癌的可能：①Ⅰ级亲属有结、直肠癌史者；②有癌症史或息肉史；③大便隐血试验阳性者；④近期内出现排便习惯改变或持续性腹部不适、隐痛或腹胀；⑤粪便带血、脓或黏液；⑥进行性贫血和体重减轻、乏力等；⑦腹部肿块。

怀疑为乙状结肠癌时，可用乙状结肠镜检查，其他部位的结肠癌可行X线钡剂灌肠或气钡双重对比造影检查，以及纤维结肠镜检查，不难明确诊断。B型超声和CT扫描检查对了解腹部肿块和肿大淋巴结，发现肝内有无转移等均有帮助。约60%结肠癌病人血清癌胚抗原（CEA）值高于正常，但特异性不高，对判断预后和复发有一定帮助。

【治疗】

结肠癌的治疗原则是以手术切除为主的综合疗法。

1. *结肠癌根治性手术* 它的切除范围需包括癌肿所在的肠袢及其系膜和区域淋巴结。

（1）右半结肠切除术 适用于盲肠、升结肠、结肠肝曲的癌肿。对于盲肠和升结肠癌，切除范围包括右半横结肠、升结肠、盲肠，包括长约15~20cm的回肠末段，做回肠与横结肠端端或端侧吻合。结肠肝曲的癌肿，除上述范围外，还需切除横结肠和胃网膜右动脉组的淋巴结。

（2）横结肠切除术 适用于横结肠癌。切除包括肝曲和脾曲的整个横结肠，包括胃结肠韧带的淋巴结组，行升结肠和降结肠端端吻合。

（3）左半结肠切除术 适用于结肠脾曲和降结肠癌。切除范围包括横结肠左半、降结肠，并根据降结肠癌位置的高低切除部分或全部乙状结肠，然后做结肠间或结肠与直肠端端吻合术。

（4）乙状结肠癌的根治切除术 要根据乙状结肠的长短和癌肿所在的部位，分别采用切除整个乙状结肠和全部降结肠，或切除整个乙状结肠、部分降结肠和部分直肠，做结肠直肠吻合术。

2. *结肠癌并发急性肠梗阻的手术* 应在进行胃肠减压、纠正水和电解质紊乱以及酸碱失衡等适当的准备后，早期施行手术。右侧结肠癌，可做右半结肠切除一期回肠结肠吻合术。如病人情况不许可，则先做盲肠造口解除梗阻，二期手术行根治性切除。如癌肿不能切除，可切断末端回肠，行近切端回肠横结肠端侧吻合，远切端回肠断端造口术。左侧结肠癌并发急性肠梗阻时，一般应在梗阻部位的近侧做横结肠造口，在肠道充分准备的条件下，再二期手术行根治性切除。对肿瘤已不能切除者，则行姑息性结肠造口术。

3. *化学药物治疗* 每种药物有不同的用药方案。常用的化疗药物有氟尿嘧啶、丝裂霉素、长春新碱等，或单独化疗，或联合化疗。

4. *化学预防* 大肠癌存在息肉-腺瘤-腺癌的演变过程，为预防提供了可能。目前常用的有非甾体消炎药物（NSAIDs）如阿司匹林、舒林酸（Sulindac）等。维生素E、C、A可抑制直肠腺瘤上皮增生。钙剂、大豆、蔬菜等有一定的防护作用。

四、直肠癌

直肠癌（carcinoma of rectum）是从齿线至直肠乙状结肠交界处之间的癌，是消化道最常见的恶性肿瘤之一，占消化道癌的第二位。我国直肠癌发病年龄中位数在45岁左右。青年人发病率有升高的趋势。

直肠癌的病因尚不明确，可能与直肠慢性炎症、膳食结构（脂肪、肉食与低渣饮食）、致癌物质、遗传易感性及癌前病变如家族性肠息肉病、直肠腺瘤及绒毛状腺瘤等有关。

直肠癌大体上可分为以下三型：①肿块型，也称菜花型或髓样癌，向肠腔内生长呈球状或半球状，周围浸润少，预后较好。②溃疡型，占50%以上，向肠壁深层生长并向周围浸润，常呈环形，边缘隆起而中心凹陷。早期可有溃疡，易出血、感染或穿孔，转移较早。③浸润型，癌肿沿肠壁浸润，使肠腔狭窄，因浸润广、转移早而预后差。

直肠癌的组织学类型包括腺癌（75%～85%）、黏液腺癌（10%～20%）、未分化癌、鳞状细胞癌、恶性黑色素瘤等。

直肠癌的分级：按Broders法分为Ⅰ～Ⅳ级。Ⅰ为低恶性（高分化），Ⅱ为中等恶性，Ⅲ为高恶性（低分化），Ⅳ为未分化。

直肠癌的分期：按癌肿浸润深度和淋巴结转移范围定。

Dukes分期：A期：肿瘤限于直肠壁内未超过浆肌层；B期：癌肿已超出浆肌层，无淋巴结转移；C期：癌肿已超过浆肌层，并已有局部淋巴结转移；D期：癌肿已远处转移。

直肠癌的扩散和转移包括以下途径：①直接蔓延：癌肿从黏膜下向肠管上、下四周及肌层蔓延，早期浆膜层可阻止癌肿向外扩散。下端腹膜外的直肠癌多先向四周浸润。估计癌肿绕肠管一圈约需1～2年。②淋巴转移：是直肠癌主要的转移途径。向上、中、下三方面转移。向上沿直肠上动脉、肠系膜下动脉及腹主动脉周围淋巴结转移，一般不向下转移。如淋巴正常流向的淋巴结已有转移并受阻时，可逆向下方的淋巴结转移。直肠下端癌肿可向两侧经侧韧带内淋巴管转移到髂内淋巴结，可转移到卵巢，也可向肛提肌两侧淋巴结转移和经肛管外淋巴引流向腹股沟淋巴结转移。③血行转移：癌细胞侵入小静脉后形成癌栓，在血管内生长并经肠系膜下静脉、门静脉至肝，也可由髂静脉转移到肺及其他器官。④种植转移：癌肿直接种植在腹膜上，较少见。

【临床表现】

直肠癌早期无明显症状，到癌肿发展为溃疡或感染时才出现以下症状：

1. *直肠刺激症状*　排便不适、排便不尽感，便前肛门下坠感，便意频繁、腹泻、里急后重，晚期有下腹痛。

2. *癌肿破溃、感染症状*　排便时大便表面带血及黏液，感染严重时出现脓血便，排便次数增多。

3. *肠腔狭窄症状*　癌肿突入肠壁造成肠管狭窄，初时使大便变形、变细，癌造成肠管部分梗阻后，有腹胀、阵发性腹痛、肠鸣音亢进，大便困难。

直肠癌晚期，癌肿侵犯前列腺、膀胱，可发生尿频、尿痛。侵犯骶前神经则发生剧烈持续性疼痛。发生肝转移时，可有肝大、腹水、黄疸、贫血、消瘦、水肿等恶病质表现。可发生肠梗阻。如癌肿穿破肠壁可引起急性弥漫性腹膜炎等。

【诊断与鉴别诊断】

根据病史、症状、体征、内镜及影像学检查，直肠癌的诊断不难。但多数病例常被不同程度延误。故对于有便血、大便习惯改变症状的病人应提高警惕。

直肠癌的检查应按以下步骤进行：

1. 大便隐血试验　是发现早期直肠癌的有效方法，可作为一定年龄组高危人群结、直肠癌的筛查手段。阳性者再做进一步检查。

2. 直肠指检　是诊断直肠癌最重要的方法。中国直肠癌病人有75%以上为低位，可在直肠指检时触及。

3. 内镜检查　包括直肠镜、乙状结肠镜和纤维结肠镜检查。所有大便潜血找不到原因、指检可疑或已诊断为直肠癌的病人，均应行直肠镜、乙状结肠镜或纤维结肠镜检查，并做活组织病理检查，是手术前必须常规做的检查。

4. 影像学检查　钡剂灌肠、超声内镜、CT及B超等检查对直肠癌的诊断也有一定帮助。

5. 癌胚抗原（CEA）　是目前公认的对大肠癌的诊断和术后监测有意义的肿瘤标志物。

直肠癌应与痔、肛裂、慢性直肠炎及息肉等相鉴别。

【治疗】

手术切除仍是直肠癌的主要治疗方法。根据肿瘤及病人的全身情况可在手术前行化疗或放射治疗，可以提高疗效。

1. 手术治疗　凡能切除的直肠癌及无禁忌证者，应尽早施行直肠癌根治术。切除范围包括癌肿、足够的两端肠段、四周可能被浸润的组织以及有关的肠系膜和淋巴结。如不能进行根治性切除时，亦应进行姑息性切除，以缓解症状。有孤立性肝转移者，可同时行肝叶切除或楔形切除。应根据肿瘤的部位、大小、活动度、细胞分化程度及术前排便控制能力等情况选择手术方式。只有不到3%的直肠癌向远端肠壁浸润超过2cm。这是选择手术方式的重要依据。

（1）局部切除术　适用于早期瘤体小、局限于黏膜和黏膜下层、分化程度高的直肠癌。可经肛门或骶后经路手术切除。

（2）腹会阴联合直肠癌根治术（Miles手术）　适用于距肛门7cm以内的直肠癌。切除范围包括乙状结肠远端及其系膜和直肠全部、肠系膜下动脉和周围淋巴结、肛提肌、坐骨直肠窝内脂肪、肛管和肛门周围约3～5cm的皮肤以及全部肛管括约肌。乙状结肠近端在左下腹壁做永久性造口。此法切除范围较广、彻底，治愈率高。缺点是手术损伤较大，必须做永久性造口。

（3）经腹直肠癌切除术（直肠前切除术，Dixon手术）　适用于直肠癌下缘距肛门10cm以上的，手术时尚能保留足够的直肠，可在腹腔内与乙状结肠行对端吻合者。此手术损伤小，保留了肛门，术后控制排便功能满意。缺点是直肠下端切除组织的范围有限、盆腔内吻合技术困难，术后并发症高。用吻合器可扩大手术的适应证，使更低位的直肠癌（距肛门6～7cm）得以保留肛门。

（4）经腹直肠癌切除、近端造口、远端封闭手术（Hartmann手术）　如病人因年老、体弱等原因不能行Miles手术或一期切除吻合术者，可行经腹直肠癌切除，远端直肠缝合封闭，近端结肠做造口。该手术操作简易，但根治性差。

（5）拉下式直肠癌切除术 适用于直肠癌下缘距肛门在7～10cm之间的病人。此类手术虽保留肛门，但控制排便效果不满意，根治性差。由于吻合器可以完成直肠和肛管任何位置的吻合，该术式已少用。

（6）乙状结肠造口术 对于晚期直肠癌，已不能行根治性手术时，当发生排便困难或肠梗阻时，可行乙状结肠造口术以解除梗阻。

2. *局部治疗* 适用于癌肿较小（直径<3cm），部位低，病人不能接受根治性手术切除；也适用于低位癌肿造成肠管狭窄者，作为姑息性治疗。常用电灼、液氮冷冻和激光烧灼治疗，可改善症状。

3. *化疗和放疗* 化疗配合根治性切除手术，可提高5年生存率。较晚期的直肠癌可先在手术前进行放疗，使一部分原不能手术的病人能因此而行根治性切除。直肠癌术后局部复发多见于会阴部，放疗可以抑制其生长。

肛管癌发生在肛管皮肤，多为鳞状上皮癌。由于部位较浅，易于发现。肛管癌主要向两侧腹股沟淋巴结转移，行根治性手术时必须考虑同时清除已转移的两侧腹股沟淋巴结。

第九节 肝脏疾病

肝脓肿

肝脏受到感染后，如未及时正确地处理，就可能形成肝脓肿（liver abscess）。常见的有细菌性肝脓肿和阿米巴性肝脓肿。

1. *细菌性肝脓肿* 机体抵抗力弱时，如果细菌侵入肝脏，即可发生细菌性肝脓肿（bacterial liver abscess）。其致病菌主要为大肠杆菌、金黄色葡萄球菌、厌氧链球菌及类杆菌等。脓肿可为单个或多个，多个脓肿可能互相交通或融合为一个大脓肿。细菌进入肝脏的途径包括：①胆道：各种化脓性胆管炎时，细菌沿着胆管上行，是引起细菌性肝脓肿的主要原因。②肝动脉：体内任何部位的化脓性病变，尤其是发生脓血症时，细菌可经肝动脉进入肝脏。③门静脉：坏疽性阑尾炎、痔核感染、菌痢等疾病并发门静脉属支的血栓性静脉炎时，脓毒栓子脱落进入肝内，可引起脓肿。较少见。④肝脏毗邻感染病灶的细菌可循淋巴系统侵入肝脏。⑤开放性肝脏损伤时，细菌可直接经伤口进入肝脏。

【临床表现】

常继发于某种感染性疾病，起病较急，主要症状是寒战、高热、肝区疼痛和肝肿大。体温可高达39～40℃，多为弛张热，伴有大汗、恶心、呕吐、食欲不振和全身乏力。肝区钝痛或胀痛多呈持续性，可伴右肩牵涉痛，右下胸及肝区叩击痛，肿大的肝脏有压痛。如脓肿在肝前下缘较表浅部位，可伴有右上腹肌紧张和局部触痛，右季肋饱满甚至局限性隆起，局部皮肤可出现凹陷性水肿。严重时可出现黄疸。

肝脏右叶脓肿可穿破形成膈下脓肿，也可向右胸穿破，左叶脓肿则偶可穿入心包，脓肿如向腹腔穿破，则发生急性腹膜炎。偶见胆管性肝脓肿穿破血管壁，引起胆道大出血。

【辅助检查】

实验室检查显示血白细胞计数增高，明显核左移，有时红细胞计数下降。X线胸腹部透视显示：肝脏右叶脓肿可使右隔肌升高，运动受限，肝阴影增大或有局限性隆起，有时出现右侧反应性胸膜炎或胸腔积液。肝脏左叶脓肿，X线钡餐检查有时可见胃小弯受压、推移现象。B型超声检查可明确其部位和大小，阳性诊断率达96%以上，为首选的检查方法。CT检查对肝脓肿的诊断也很有帮助。

【诊断与鉴别诊断】

根据临床表现及辅助检查可诊断本病。必要时可在肝区压痛最剧处或B超引导下行诊断性穿刺，抽出脓液即可诊断本病。

本病应与阿米巴性肝脓肿、右膈下脓肿、胆道感染及肝癌鉴别。

【治疗】

（1）全身支持疗法　给予充分营养，纠正水和电解质平衡失调，必要时多次小量输血和血浆等以增强机体抵抗能力。

（2）抗生素治疗　使用较大剂量。肝脓肿的致病菌以大肠杆菌、金黄色葡萄球菌、厌氧性细菌多见，在未确定病原菌以前，可首选对此类细菌敏感的抗生素（如青霉素、氨苄青霉素）加氨基糖苷类抗生素（如卡那霉素、庆大霉素等），或头孢菌素类、甲硝唑等药物。以后可根据脓液或血液细菌培养和药物敏感试验结果选用敏感抗生素。

（3）经皮肝穿刺脓肿置管引流术　较大的单个脓肿可在B型超声引导下行穿刺术，并置管引流。可用抗生素加入生理盐水经引流管冲洗脓腔。

（4）脓肿切开引流术　对较大的脓肿，估计有穿破可能，或已穿破胸腔或腹腔，胆源性肝脓肿，肝左外叶脓肿及慢性肝脓肿，应手术切开引流。病期长的慢性局限性的厚壁脓肿，也可行肝叶切除。多发性细菌性肝脓肿一般不适用于手术治疗，但对其中较大的脓肿，也可予以切开引流。常用的手术途径有：①经腹腔切开引流适用于多数病人；②经腹膜外切开引流：主要适用于肝右叶后侧脓肿。治疗时应注意：①脓肿已向胸腔穿破者，应同时引流胸腔；②胆道感染引起的肝脓肿，应同时引流胆道；③血源性肝脓肿，应积极治疗原发感染灶。

（5）中医中药治疗　以清热解毒为主，可选用五味消毒饮或柴胡解毒汤等方剂加减。

2. 阿米巴性肝脓肿　阿米巴性肝脓肿（amebic liver abscess）是肠道阿米巴感染的并发症，绝大多数为单发，应与细菌性肝脓肿鉴别。

阿米巴性肝脓肿首选非手术治疗，即应用抗阿米巴药物（甲硝唑、氯喹、衣米丁）、反复穿刺吸脓及支持疗法。大多数病人疗效良好。非手术治疗不能控制、继发细菌感染或脓肿已穿破至胸腹腔或心包者，应手术切开引流。

第十节　门静脉高压

门静脉正常压力为1.27～2.35kPa（13～24cmH_2O），平均为1.77kPa（18cmH_2O）。门静脉的血流受阻时，门静脉压力增高。当压力增高至2.9～4.9kPa（30～50cmH_2O）时，临床上表现为脾肿大、脾功能亢进，食管胃底静脉曲张，及至呕血和黑便及腹水等症状。具有这些表现的疾病称门静脉高压症（portoal hypertension）。

按门静脉血流受阻的部位，可分为肝内、肝前和肝后三型。我国90%以上的门静脉高压症是由于肝炎后肝硬化引起的肝内型。血吸虫病性肝硬化引起的门静脉高压症也属于肝内型。肝前型如门静脉主干先天性畸形（闭锁、狭窄或海绵窦样变）、门静脉主干血栓形成等和肝后型即Budd－Chiari综合征，在我国较少见。

门静脉系位于两个毛细血管网之间：一端是胃、肠、脾、胰的毛细血管网，另一端是肝小叶内的肝窦。门静脉系与腔静脉系之间存在以下四个交通支：①胃底、食管下段交通支，门静脉血流经胃冠状静脉、胃短静脉，通过食管胃底静脉与奇静脉、半奇静脉的分支吻合，流入上腔静脉；②直肠下端、肛管交通支，门静脉血流经肠系膜下静脉、直肠上静脉与直肠下静脉、肛管静脉吻合，流入下腔静脉；③前腹壁交通支，门静脉血流经脐旁静脉与腹上深静脉、腹下深静脉吻合，分别流入上、下腔静脉；④腹膜后交通支，在腹膜后，有许多肠系膜上、下静脉分支与下腔静脉分支相互吻合。其中胃底、食管下段交通支最为重要。正常情况下，这些交通支很细小，血流量很少。

肝炎后肝硬化引起的门静脉高压症的机制如下：①肝小叶内增生的纤维索和再生的肝细胞结节挤压肝小叶内的肝窦，使其变窄或闭塞，使门静脉的血流受阻，门静脉压力随之增高。②肝硬化时，位于肝小叶间汇管区的肝动脉小分支和门静脉小分支之间的许多动静脉交通支大量开放，以致压力高8～10倍的肝动脉血流直接反注入压力较低的门静脉小分支，使门静脉压力更高。而血吸虫病性肝硬化是由于血吸虫卵直接沉积在汇管区门静脉小分支内，使其管腔变窄，周围发生肉芽肿性反应，以致血流受阻，门静脉压力随之增加。

门静脉高压症可导致以下病理变化：①脾肿大、脾功能亢进；②交通支扩张；③腹水。

【临床表现】

主要包括脾肿大、脾功能亢进、呕血或黑便、腹水及非特异性全身症状（如疲乏、嗜睡、厌食等）。

1. 脾肿大、脾功能亢进　脾肿大后，可在左肋缘下摸到，程度不一，大者可达脐下。脾肿大均伴发程度不同的脾功能亢进，表现为白细胞、血小板和红细胞计数均下降。

2. 呕血（或黑便）　曲张的食管、胃底静脉一旦破裂，即刻发生急性大出血，血色鲜红。由于肝功能损害引起凝血功能障碍及脾功能亢进引起血小板计数减少，出血不易自止。大出血易诱发肝昏迷。

3. 腹水　腹水是肝功能损害的表现，常伴有腹胀、食欲减退等。

另外还有黄疸、前腹壁静脉曲张、肝掌、蜘蛛痣、男性乳房发育、睾丸萎缩等体征。

【诊断与鉴别诊断】

根据病史（肝炎或血吸虫病）和三个主要临床表现，门静脉高压症的诊断并不困难。但不是所有的病人都出现以上三个典型的临床表现。以下辅助检查有助于诊断：

1. *血常规检查* 脾功能亢进时，都有血细胞计数减少，以白细胞和血小板的计数改变最为明显。

2. *肝功能检查* 血浆白蛋白降低而球蛋白增高，白、球蛋白比例倒置。在肝病活动期，血清转氨酶和胆红素常增高，凝血酶原时间延长。肝功能分级见表 29 –2。

表 29 –2 Child 肝功能分级

	A	B	C
血清胆红素（μmol/L）	34.2	34.2～51.3	>51.3
血清白蛋白（g/L）	>35	30～35	<30
腹水	无	易控制	难控制
肝性脑病	无	轻	重、昏迷
营养状况	优	良	差、消耗性

3. *食管吞钡 X 线检查* 在食管为钡剂充盈时，曲张的静脉使食管的轮廓呈虫蚀状的改变；排空时，曲张的静脉表现为蚯蚓样或串珠状负影。

4. *B 型超声检查* 可见脾脏增大、腹水、肝脏密度及质地异常和门静脉扩张（≥1.3cm）。

5. *腹腔动脉造影的门静脉相或直接门静脉造影* 可显示门静脉受阻部位及侧支开放状况，为选择手术方式提供参考。

当曲张的食管胃底静脉破裂大出血时，应与胃、十二指肠溃疡大出血等鉴别。难于鉴别的病人，可试行三腔管压迫止血。如果不是食管胃底曲张静脉出血，应无效。

【治疗】

门静脉高压症的外科治疗主要是预防和控制食管胃底曲张静脉破裂出血。

应根据不同的病情选择不同的治疗方法：

1. *有黄疸、大量腹水、肝功能严重受损的病人（Child C 级）发生大出血* 如果进行外科手术，死亡率很高，可高达 60%～70%。这类病人应用输血和止血等非手术疗法只能暂时控制或缓解病情，肝脏移植术是惟一能治愈的治疗方法。

（1）输血 迅速建立有效的静脉通道，扩充血容量，监测生命体征。估计失血量已达 800ml 以上，应快速输血。但应避免过量扩容，以免门静脉压力过高诱发再出血。

（2）药物止血 常用的药物有垂体后叶素、三甘氨酰赖氨酸加压素和生长抑素。生长抑素（施他宁）是目前首选药物。

（3）三腔管压迫止血 原理是利用充气的气囊分别压迫胃底和食管下段的曲张静脉，以达止血目的。该管有三腔，一通圆形气囊，充气后压迫胃底；一通椭圆形气囊，充气后压迫食管下段；一通胃腔，经此腔可行吸引、冲洗和注入止血药物。

(4) 内镜治疗　经纤维内镜将硬化剂（国内多用鱼肝油酸钠）直接注射到曲张静脉腔内（EVS），使曲张静脉闭塞，黏膜下组织硬化，制止和预防曲张静脉出血。但可能并发食管穿孔。较之简单和安全的是经内镜食管曲张静脉套扎术（EVL）。方法是经内镜将要结扎的曲张静脉吸入结扎器中，用橡皮圈套扎在其基底部。这是目前公认的控制急性出血的首选方法，成功率达 80% ~100%。有时 EVS 和 EVL 需多次进行。EVS 和 EVL 对胃底曲张静脉破裂出血无效。

(5) 经颈静脉肝内门体分流术（transjugular intrahepatic portosystemic shun，TIPS）即采用放射介入方法，经颈静脉途径在肝内门静脉和肝静脉主要分支之间置入支架管，建立分流，可明显降低门静脉压力（50%），能治疗急性出血和预防再出血。其缺点是支架管可进行性狭窄，还可能并发肝功能衰竭和肝性脑病。TIPS 的适应证主要是药物和内镜治疗无效、肝功能差的曲张静脉破裂出血病人，另外还可用于等待肝移植的病人。

(6) 肝脏移植术　如果没有禁忌，肝脏移植术是惟一可以治愈这类病人的治疗手段。

2. *没有黄疸和明显腹水的病人发生大出血*　应争取立即手术，或经短时间准备后立即手术。食管胃底曲张静脉一旦破裂引起出血，就会反复出血，且每次出血必将加重肝脏损害。手术止血既可防止再出血，又可有效地预防肝昏迷的发生。

手术治疗包括两类：①通过各种门体分流术将门静脉系血流分流到腔静脉，降低门静脉压力；②阻断门奇静脉间的反常血流，达到止血目的。

门体分流术即通过吻合血管，将门静脉系和腔静脉系连通，使压力较高的门静脉系血液直接分流到腔静脉中，包括非选择性分流术和选择性分流术（包括限制性分流术）。断流手术术式很多，但以贲门周围血管离断术最为有效。

贲门周围血管离断术既可确切地控制曲张静脉破裂出血，又能保持肝脏血供，比分流术有利于肝脏功能改善。

门静脉高压导致严重脾肿大，合并明显的脾功能亢进时，应行脾切除术或同时行贲门周围血管离断术。出现顽固性腹水时可行腹腔－静脉转流术。

第十一节　胆道疾病

一、胆石病

胆石病（cholelithiasis）是发生在胆囊和胆管内的结石，是常见病和多发病。按化学成分，胆石可分为胆固醇结石、胆色素结石和混合性结石三种。按分布部位，胆石可分为胆囊结石、肝外胆管结石、肝内胆管结石三种。

（一）胆囊结石

胆囊结石（cholecystolithiasis）主要为胆固醇性结石或以胆固醇为主的混合性结石。主要见于成年人，女性尤其是经产妇和服用避孕药者常见，男女发病率比约 1∶3。胆囊结石的形成是由于胆汁的理化性质发生了改变，胆汁中的胆固醇呈过饱和状态，易于沉淀析出和结晶而形成结石。胆囊的收缩力减低，胆汁淤积也有利于结石生成。

【临床表现】

胆囊结石形成早期常无明显症状，有时仅有轻微的消化道症状，以后随结石的大小、部位、是否梗阻、有无感染而各异。进油腻食物后消化道症状常加剧。大的单发的胆固醇结石，在胆囊内不易发生嵌顿，很少出现严重症状，甚至终生无症状，即所谓静止性胆囊结石。

当胆囊结石嵌于胆囊颈部时，胆囊内压力增高，加之胆汁酸刺激胆囊黏膜，使之出现急性胆囊炎症状。胆绞痛是典型的症状，位于右上腹，呈阵发性绞痛，向右肩背放射。检查时右上腹部压痛，肌紧张，有时可触到肿大的胆囊，Murphy 征阳性（将左手拇指放在右腹直肌外缘与肋弓交界处，用力按压腹壁，再嘱病人深吸气，如因疼痛突然屏气，为阳性）。

较小的胆囊结石，可通过胆囊管排入胆总管。如嵌顿于胆总管下端壶腹部，可导致急性梗阻性化脓性胆管炎和全身感染。

胆囊结石长期嵌顿而又不引起继发感染时可导致胆囊积液。

【诊断与鉴别诊断】

主要依靠临床表现。B 型超声检查发现胆囊内有结石影时可确诊，诊断率在 96% 以上，为目前首选辅助检查。口服法胆囊 X 线造影对诊断有一定帮助。CT 和 MRI 亦可显示胆囊结石。

【治疗】

1. *胆囊切除术* 是治疗胆囊结石的首选方法。对有症状或并发症的胆囊结石，应及时行胆囊切除术。

2. *腹腔镜胆囊切除术* 适用于单纯胆囊结石且无严重粘连者。手术损伤小，康复快。

3. *胆囊造口术* 病情危急、一般情况极差而不能耐受较长时间手术，或术中发现局部解剖关系不清、粘连严重时，则可选用胆囊造口术，待病情好转后再行胆囊切除术。

无症状的静止胆囊结石，可不切除胆囊。但应行超声检查随访观察。

胆囊结石病人如有以下指征时，应在胆囊切除术后行胆总管探查术：①有梗阻性黄疸病史，明显黄疸者胆总管探查阳性率可达 85%；②术中扪到胆总管内有结石、肿瘤或蛔虫；③术中胆管造影显示有胆管结石；④术中发现胆总管扩张，直径 1.5cm 以上，管壁炎性增厚；⑤术中行胆管穿刺抽出脓性胆汁、血性胆汁或胆汁内有泥砂样胆色素颗粒。

4. *体外震波碎石* 利用碎石机产生的震波，将胆石粉碎成碎片，再充分进行溶石治疗，达到清除胆囊内结石碎片的目的。主要适用于胆囊内胆固醇结石、直径不超过 3cm 且胆囊有收缩功能者。治疗后部分病人可发生急性胆囊炎或结石碎片进入胆总管而引起绞痛和急性胆管炎。

5. *溶石疗法和中西医结合疗法* 年老、有心血管疾病等不能耐受手术的病人，可考虑溶石疗法和中西医结合治疗。鹅脱氧胆酸或熊脱氧胆酸对胆固醇结石有一定溶解效果。

（二）肝外胆管结石

我国的胆管结石发病率较高，可分为原发性和继发性两种。原发性占大多数，指原发于胆管系统内的结石，多数为胆色素结石或混合性结石，胆囊内不一定有结石；继发性指胆囊内结石排至胆管内的，多数为胆固醇结石。肝外胆管结石大多位于胆总管下端，如结石嵌顿在壶腹部可引起胆道梗阻，并发感染后，导致急性梗阻性化脓性胆管炎。慢性炎症可导致胆汁性肝硬化。胆管结石还能引起胆源性胰腺炎。

【临床表现】

主要取决有无梗阻和感染。如结石阻塞胆管并继发胆管炎，则会出现典型的三联征（Charcot 征），即腹痛、寒战高热和黄疸。

1. *腹痛*　多数病人有胆绞痛。绞痛位于剑突下和右上腹部，呈阵发性刀割样，常向右后肩背部放射，伴有恶心、呕吐。胆绞痛常发生在进油腻食物和体位改变后，身体的颠簸也可诱发胆绞痛。

2. *寒战、高热*　约有2/3病人在胆绞痛发作后出现寒战和高热。

3. *黄疸*　如胆管结石嵌于 Vater 壶腹部而不能松解时，在胆绞痛和高热后 1～2 天，即可出现黄疸。

体格检查时，剑突下和右上腹部有深压痛，还可有右侧腹肌紧张和肝区叩击痛，有时可触及肿大的胆囊。

【辅助检查】

实验室检查显示血清胆红素升高，1min 胆红素升高更明显。尿中胆红素升高，尿胆原降低或消失。粪中尿胆原降低。

B 型超声检查见胆管扩张，胆管内见结石影像。如诊断有困难时，可应用 PTC、CT、ERCP 或 MRCP 等检查协助诊断。

【诊断和鉴别诊断】

根据临床表现及辅助检查，肝外胆管结石较易诊断。胆绞痛需与肾绞痛和肠绞痛相区别。

【治疗】

胆管结石主要采用外科手术治疗，原则是：①术中尽可能取尽结石；②去除感染的病灶；③保证术后胆管引流通畅。手术时机和具体方法需根据病情和手术探查的发现来决定。手术方法如下：

1. *胆总管切开取石加 T 管和引流术*　可用开腹手术或腹腔镜手术，适用于单纯胆管结石，胆管通畅无狭窄或其他病变。如伴有胆囊结石和胆囊炎，情况允许时可同时行胆囊切除术。术后应保持 T 型引流管的通畅，T 型管一般在术后 2 周时拔除。拔管前常规 X 线造影检查，观察是否有结石残留。残留的结石可通过胆道镜取石或药物溶石，必要时需再手术治疗。

2. *胆肠吻合术*　即胆肠内引流术，常用胆管空肠 Roux－en－Y 吻合术。适用于：①胆总管扩张直径≥2.5cm，下端有炎性狭窄等梗阻性病变，且手术难以解除，上端胆管通畅者；②泥沙样结石，难以取尽。

3. Oddi括约肌成形术 适应证同胆肠吻合术，尤其是胆总管扩张较轻，不适合做胆肠吻合术者。

4. 经内镜下括约肌切开取石术 适用于结石嵌顿于壶腹部和胆总管下端良性狭窄，尤其是已行胆囊切除术者。但结石数大于5个或结石直径大于1cm或狭长者，应开腹手术。

（三）肝内胆管结石

肝内胆管结石系指左、右肝管汇合部以上结石，可广泛分布肝内胆管系统，也可分布在某一区域的肝叶和肝段胆管内，但以左肝外叶和右肝后叶为多见，这与此处胆管弯曲度大而引流不畅有关。我国的肝内胆管结石发病率较高，有的地区占胆道系统结石的40%左右，多为胆色素结石。肝内胆管结石常合并肝外胆管结石，其症状也常由肝外胆管结石引起。

【临床表现】

肝内胆管结石的临床表现不像肝外胆管结石那样典型，在间歇期仅有肝区和胸背部不适和胀痛；急性发作期有胀痛和发热。双侧肝管被结石阻塞时才会出现黄疸，并发胆管化脓性感染时出现高热、寒战、精神症状和休克等。并发胆源性肝脓肿时还可能穿破至膈下、胸腔，甚至穿破至肺，形成胆管支气管瘘。晚期还可能因胆汁淤积性肝硬化导致门静脉高压症，并出现相应的症状。

体检常发现肝呈不对称肿大，肝区有压痛和叩击痛。

【辅助检查】

PTC检查可显示肝内胆管结石分布情况和肝内胆管的狭窄或扩张情况，对诊断和指导治疗均有意义。B型超声、CT和其他实验室检查也可提供诊断的依据。

【诊断与鉴别诊断】

肝内胆管结石的诊断主要依据其临床表现和辅助检查。

【治疗】

1. 手术治疗 手术方法包括高位胆管切开取石术、胆肠内引流术和去除肝内感染性病灶。一般疗效较好，但右肝管内结石且伴有胆管狭窄者疗效仍不满意，术后还需中西医结合的药物治疗。手术治疗的原则是：①尽可能在手术中取净结石，解除胆管狭窄；②行胆肠吻合内引流术，保证胆管通畅；③切除肝内感染性病灶，如左侧肝叶局限性病变，可行肝左叶切除术。

2. 溶石治疗 手术中无法取尽的肝内胆管结石，手术后可通过留置的T管，灌注各种溶石药物，有一定疗效。

3. 胆道镜取石 胆道手术后发现胆管内残石，可通过T管瘘道，置入纤维胆道镜，用取石钳、网篮等在直视下取石。还能通过置入扩张导管纠正胆管狭窄，再取出狭窄近端胆管内的残石。

4. 中西医结合治疗 在外科手术和其他综合治疗的同时，针刺和中药有辅助作用。

二、急性胆囊炎

急性胆囊炎（acute cholecystitis）的主要病因有：①胆囊管梗阻：80%由胆囊结石

引起的。胆囊管梗阻后，胆汁浓缩，浓度高的胆汁酸盐会损害胆囊黏膜上皮，引起炎症变化。②致病细菌入侵：大多通过胆道逆行而入侵胆囊，也有自血循入侵者。致病细菌主要为革兰阴性杆菌，如大肠杆菌、产气杆菌和绿脓杆菌等。如合并产气厌氧菌感染时，则会引起急性气肿性胆囊炎。③创伤、化学刺激：一些急性胆囊炎发生于严重创伤和大手术后，胆囊收缩功能降低，胆汁淤滞，胆汁酸盐浓度增高，刺激胆囊黏膜致病。胰液反流入胆囊，亦可引起急性非结石性胆囊炎。

急性胆囊炎的病理类型包括：急性单纯性胆囊炎、急性化脓性胆囊炎和急性坏疽性胆囊炎。急性胆囊炎时胆囊内脓液可波及胆管和胰管，导致胆管炎和胰腺炎。

【临床表现】

急性胆囊炎有较典型的发病过程，常在进油脂食后出现右上腹部剧烈绞痛，阵发性加重，常放射至右肩或右背部，并出现恶心、呕吐等消化道症状。病情重时还会有畏寒和发热。急性非结石性胆囊炎的临床表现虽不甚典型，但基本相似，且病情发展同样较快。

查体时，右上腹部有压痛和肌紧张，Murphy 征阳性，并常在右上腹部触到肿大而又有触痛的胆囊。感染加重时，部分病人出现黄疸。

【辅助检查】

（1）感染严重时，可出现寒战、高热和白细胞计数剧增等全身中毒征象。

（2）B 超检查显示胆囊增大，囊壁增厚，大部分病人还可见到胆囊结石影像。

【诊断与鉴别诊断】

急性胆囊炎主要依靠临床表现和 B 型超声检查进行诊断。急性非结石性胆囊炎则需仔细询问创伤和手术病史，再结合临床表现和检查进行诊断。

【治疗】

急性胆囊炎确诊后应外科治疗。病情轻者先用非手术疗法控制感染，使病情缓解，再进一步查清病因，有计划地择期手术。如病情危重，或已出现胆囊穿孔、急性化脓性胆管炎、肝脓肿等并发症时，则应经短时间的积极术前准备后，尽早手术治疗。

手术前处理和非手术疗法，包括纠正水、电解质和酸碱平衡紊乱，使用广谱有效的抗生素、维生素 K 和止血药物，解痉止痛，胃肠减压，以及全身支持疗法等。

手术方法主要是胆囊切除术和胆囊造口术。如病情允许而又无禁忌证时，一般施行胆囊切除术，包括开腹的和腹腔镜胆囊切除术；但对高危或局部炎症重者，仅在局麻下行胆囊造口术，达到减压引流的目的，3 个月后病情稳定时再行胆囊切除术。

三、慢性胆囊炎

慢性胆囊炎（chronic cholecystitis）是急性胆囊炎反复多次发作的结果，约 70% 有胆囊结石存在。其临床症状常不典型，大多数病人有胆绞痛病史，而后有厌油、腹胀、嗳气等消化道症状，另有右上腹部和肩背部隐痛，较少出现畏寒、高热和黄疸。查体显示右上腹胆囊区轻压痛和不适感。B 型超声检查可显示胆囊缩小、壁增厚及排空功能减退或消失。如有结石影，更有助于诊断。

临床症状明显且伴有胆石者，应行胆囊切除术。年迈体衰并有全身严重器质性病变者可采用非手术治疗，包括限制脂肪饮食，服用胆汁酸和利胆药物，中西医结合治疗等。

四、急性梗阻性化脓性胆管炎

急性梗阻性化脓性胆管炎（acute obstructive supperative cholangitis，AOSC）是胆管在梗阻的基础上并发化脓性感染所致，是胆道感染的严重类型，亦称急性重症型胆管炎（acute cholangitis of severe type，ACST），在我国较多见。胆管结石是最常见的梗阻因素，其他还有肿瘤、炎性狭窄和蛔虫等。致病细菌有大肠杆菌、变形杆菌、产气杆菌、绿脓杆菌等革兰阴性杆菌，厌氧菌亦多见。混合感染时，病情更加严重。本病的基本病理变化是胆管完全梗阻和胆管内化脓性感染。

【临床表现】

大多数病人有胆道疾病或手术史。一般起病急骤，突发剑突下或右上腹部顶胀样痛或绞痛，继而寒战、高热、恶心、呕吐。病情发展迅猛，有时在尚未出现黄疸时已发生神志淡漠、嗜睡、昏迷等症状。如未及时治疗，即出现全身发绀、低血压休克，并发急性呼吸衰竭和急性肾功能衰竭，严重者可在短期内死亡。体温常高达40℃以上，脉速达120～140次/分，血压降低，呼吸浅快。剑突下有压痛和肌紧张，肝肿大，肝区有叩击痛，有时可触及肿大的胆囊。白细胞计数及中性粒细胞均明显升高，许多病人出现代谢性酸中毒，血氧分压明显下降。

【诊断与鉴别诊断】

对本病的诊断，主要是在Charcot三联症的基础上，出现休克和神经精神症状，即Reynolds五联症，即可诊断。但即使不完全具备五联症，临床上也不能除外本病，应密切观察病情变化，综合分析，及时作出判断。肝内型胆管炎的症状常不典型，梗阻部位较高，腹痛可能较轻，黄疸亦不重，无腹膜刺激征象，但全身感染症状较明显，应加以注意。

【治疗】

本病治疗原则是紧急手术或经ERCP（经内镜逆行胰胆管造影）胆管介入治疗解除胆道梗阻并减压引流。术前准备包括纠正水、电解质和酸碱平衡紊乱，给予有效足量的抗生素、肾上腺皮质激素、维生素，及时使用多巴胺等扩张血管药物，防治急性呼吸衰竭和肾功能衰竭等。手术以切开减压并引流胆管、挽救生命为主要目的，手术应力求简单有效，但也要尽可能地仔细探查胆管，尽量解除梗阻因素。胆囊病变可留待二期手术处理。也可经ERCP胆管介入治疗取石和引流胆管，手术创伤小。伴有肝内胆管梗阻的病人，可行PTCD（经皮肝穿刺胆管引流术）引流减压胆管，病情稳定后再择期手术治疗。

五、胆囊癌

胆囊癌（carcinoma of gallbladder）并不常见，占所有癌的1%左右。常发生在50～70岁老年人，女性比男性多3倍。其发病与胆囊结石有关，约有85%病人合并胆囊结石，这与结石长期刺激致使胆囊黏膜发生慢性炎变有关。胆囊的腺瘤性息肉也可能恶变成胆囊癌。

胆囊癌多发生在胆囊体部和底部，80%为腺癌，其次是鳞癌。胆囊癌的转移以淋巴道为多见，先累及胆囊周围和门静脉周围淋巴结，后来可转移到胰头部和腹膜后淋巴结，也可再直接肝内转移，经血行转移很少。

【临床表现和诊断】

胆囊癌早期无特殊临床表现，仅有胆石病和胆囊炎的症状，如右上腹痛、食欲不振、恶心、呕吐等，后期可出现黄疸、发热、右上腹肿块和腹水等，当年老者出现似急性胆囊炎时，应考虑胆囊癌的可能。

早期诊断较困难。B型超声检查有助于诊断，可见胆囊壁有弥漫性不规则低回声增厚区，囊内常有实质光团。X线口服法胆囊造影可发现胆囊内充盈缺损。CT或MRI检查不但能看到胆囊内的软组织团块阴影，还能显示胆囊癌的扩散范围和肝受累情况。此外，发现胆囊钙化者约有20%是胆囊癌。B超引导细针穿刺活检有助于诊断。血CEA、CA19-9及CA125等肿瘤标志物可升高，以CA19-9较敏感，但无特异性。

【治疗】

手术切除胆囊是惟一的治疗方法。应根据手术所见胆囊癌的具体情况，选择不同的治疗方案：①单纯胆囊切除术，因胆石病和胆囊炎而施行胆囊切除术，术后病理检查时意外发现胆囊癌，病变仅限于胆囊内，不必再做扩大根治性手术。②胆囊癌根治性切除术，术中诊断胆囊癌而又能切除时，应切除胆囊和周围的肝组织，并廓清胆囊淋巴引流区的淋巴结。③姑息性手术，病变已属晚期，转移至胆管和肝内，仅可行姑息性手术，如胆管引流缓解胆道梗阻，胃空肠吻合解除幽门梗阻等。胆囊癌的预后较差，5年生存率1%左右。鉴于胆囊癌与胆囊结石关系密切，胆囊结石的病人应及早行胆囊切除术。

六、胆管癌

胆管癌（carcinoma of bile duct）是指发生在左、右肝管至胆总管下端的肝外胆管癌。好发年龄为50~70岁之间，男性多于女性。其发病可能与胆管结石、原发性硬化性胆管炎、先天性胆管囊性扩张症、胆管囊肿空肠吻合术及肝吸虫感染等有关。

胆管癌的病理组织学类型以腺癌多见（95%），少见的有未分化癌、乳头状癌和鳞癌。其大体形状有乳头状和扁平状之分。生长方式以局限型较多，也有弥漫性生长者。癌肿生长较慢，主要转移方式是淋巴转移，个别的可血行转移至肺。

按部位，胆管癌可分为上段、中段和下段胆管癌。上段胆管癌又称肝门部胆管癌，位于左、右肝管至胆囊管开口以上部位，占50%~75%。中段胆管癌位于胆囊管开口至十二指肠上缘，10%~25%。下段胆管癌位于十二指肠上缘至十二指肠乳头，占10%~20%。

【临床表现和诊断】

胆管癌的主要表现有进行性加重的黄疸，伴上腹部胀痛、恶心、呕吐、体重减轻等。查体显示肝肿大，质硬，胆囊不易触及。晚期可出现腹水和门静脉高压症状。可并发胆道感染。胆管癌需与胰头癌、壶腹部癌、胆石病等相鉴别。B型超声检查可显示肿瘤的部位，但不能辨别病变性质。PTC、ERCP和MRCP可确定癌肿位置及范围。

【治疗】

手术切除肿瘤是主要的治疗手段，需根据肿瘤的位置设计手术方法。对上段胆管癌，属早期者，可在切除肿瘤后行胆管空肠 Roux-en-Y 吻合术，切除范围包括十二指肠以上的肝外胆道，即胆囊、胆囊管、胆总管、肝总管和部分左右肝管，以及肝十二指肠韧带内的淋巴结和脂肪组织；癌肿位置较高者，还需切除肝门部的肝组织。如癌肿已侵及左、右肝管的Ⅱ、Ⅲ级分支或晚期病人，可放置 Y 形支撑管引流。对于已不宜手术治疗的病人，则可行 PTCD，以引流胆汁，缓解症状。对中 1/3 段胆管癌属早期者，亦可切除肿瘤后行胆管空肠吻合术。对下 1/3 段胆管癌，治疗基本与壶腹部癌相同，早期可施行胰-十二指肠切除术；晚期可行 PTCD，或行胆管空肠内引流术。

第十二节 胰腺疾病

一、胰腺囊肿

胰腺囊肿（pancreatic cyst）有真性、假性及肿瘤性三类，以假性囊肿最多见。真性囊肿有完整被膜，多为先天性，或因胰液储留使胰管扩张而成。肿瘤性囊肿可为腺瘤或癌，罕见。

假性胰腺囊肿（pancreatic pseudocyst）为急、慢性胰腺炎的并发症，少数是由外伤或其他原因所引起。假性囊肿是由于胰管破裂，胰液流出聚积在网膜囊内，刺激周围组织、器官的腹膜，形成纤维包膜，但无上皮细胞，故称假性囊肿。囊肿多位于胰腺体尾部，常压迫胃肠道，可引起压迫症状。继发化脓性感染则形成脓肿。囊肿可向腹腔破溃，形成胰源性腹水；向胃、结肠破溃形成内瘘。

【临床表现和诊断】

多继发于胰腺炎或上腹部外伤后，上腹部逐渐膨隆，腹胀。上腹部正中、偏左或偏右可触及半球形、光滑、无移动性肿物，有囊性感和波动感。压迫胃、十二指肠引起恶心、呕吐。合并感染时，有寒战、发热、黄疸、触痛及腹膜炎体征。合并胰腺炎可有血、尿淀粉酶增高，血糖增高，脂肪便。B 型超声检查可确定囊肿部位、大小。X 线钡餐检查可见胃、十二指肠、结肠被囊肿压迫、移位。CT 检查可显示囊肿和胰腺组织，对鉴别真性或肿瘤性囊肿有帮助。

【治疗】

除早期形成的囊肿、囊壁较薄或较小的囊肿外，一般需手术治疗。常用的手术方式包括：①内引流术：将囊肿与空肠或胃、十二指肠吻合，使囊内容物引流入消化道；②外引流术：将囊肿内容物直接引流至腹腔外；③胰体尾切除术：适用于胰体尾囊肿；④囊肿摘除术：假性囊肿与周围组织粘连紧密，不易摘除，较少应用。

二、胰腺癌

胰腺癌（cancer of pancreas）为较常见的消化系统恶性肿瘤。多见于 40～70 岁病人（约占 80%），男性多于女性。该病预后差，90% 的病人在诊断后 1 年内死亡，5 年生存率仅1%～3%。胰腺癌多发生于胰头部，约占2/3，其次是体尾部约占1/4，全胰癌较少。组织学类型以胰管上皮细胞发生的胰管癌为最多，约占90%；其次为腺泡细胞癌、胰岛细胞癌，未分化癌少见。胰腺癌主要经淋巴转移和直接浸润扩散。少数病人血行转移至肝、肺、骨等。

【临床表现】

1. 上腹痛和饱胀不适　是最常见的首发症状。是由于胰、胆管梗阻，管腔内压增高所致。疼痛可向肩背部或腰部放射。胰体部癌则以腹痛为主要症状，夜间明显。晚期癌浸润神经丛，腹痛剧烈。

2. 黄疸　是胰头癌常见的首发症状之一。因胆总管受癌浸润或压迫而起，呈进行性加重，伴有皮肤瘙痒，有出血倾向。肝和胆囊因胆汁淤滞而肿大。胆管完全阻塞时，大便呈白陶土色。

3. 消化道症状　如食欲不振、腹胀、消化不良、腹泻或便秘。癌肿侵及十二指肠或胃可有恶心、呕吐或呕血、黑粪等。

4. 消瘦和乏力　与饮食减少、消化不良、睡眠不足和癌肿消耗能量等有关。

5. 其他　胆道梗阻合并感染时可有寒战、发热等。晚期上腹部触及质硬固定的肿块和腹水。

【辅助检查】

1. 血清生化学检查　胰腺癌早期可有血、尿淀粉酶升高，空腹血糖升高，糖耐量试验阳性。胆管梗阻时，血清胆红素增高，转氨酶和碱性磷酸酶升高。

2. 免疫学检查　癌胚抗原（CEA）、胰胚抗原（POA）、胰腺癌相关抗原（PCAA）、糖类抗原19－9（CA19－9）等在胰腺癌均有增高，但特异性较差。

3. B型超声检查　可早期显示胆、胰管扩张及胆囊肿大，甚至在出现黄疸之前，可发现直径小于2cm的小胰癌。胰腺呈局限性肿大，轮廓不规则，回声增强或减弱。超声内窥镜检查，可发现直径小于1cm的微小胰癌。

4. CT检查　显示胰腺增大，轮廓不规则，有缺损。病变区密度不均。同时可见胆、胰管扩张，胆囊肿大。可见到肝和淋巴结转移，血管浸润。

5. X线钡餐检查　胰头癌时显示十二指肠肠曲扩大，有压憩或降段呈反“3”字征。胰体癌对胃窦及胃角压迫，使其向前、向上移位。

6. ERCP　可观察十二指肠乳头改变。造影可见胆管狭窄和扩张，胰管扩张、中断，管壁僵硬，造影剂排空延迟。可收集胰液进行细胞学、生化和酶学检查。

7. 经皮肝胆管穿刺造影（PTC）　适用于有黄疸的胆管扩张者。可显示肝内、外胆管扩张、狭窄、充盈缺损、中断、移位、管壁僵硬改变。置管可引流胆汁，减轻黄疸，改善病人全身状态，作为术前准备。

8. MRI或磁共振胆胰管造影（MRCP）　单纯MRI的诊断价值并不优于CT。MRCP能显示胰、胆管梗阻部位及扩张程度，是很好的无创检查手段。

9. 细胞学检查　通过十二指肠插管、内镜、PTCD引流管，或在B超和CT引导下，用细长针经皮穿刺胰腺病变部位，取标本做细胞学检查，可以明确诊断。

【诊断与鉴别诊断】

中老年人近期出现不明原因的上腹部痛、饱胀不适，伴有食欲不振、消瘦和乏力，且已排除胃、肠、肝、胆疾病，应疑诊胰腺癌，并进行以下检查，有助于早期诊断。

胰腺癌应与慢性胃炎、胃十二指肠溃疡、胆管结石、慢性肝炎、慢性胰腺炎等疾病鉴别。

【治疗】

无远处转移胰腺癌，应争取手术切除。手术方式包括：①胰头十二指肠切除术(Whipple)，即切除远端胃、胆囊、胆总管、十二指肠、胰头和空肠上段，切除后再将胆、胰、胃肠重建。②保留幽门的胰头十二指肠切除术，适用于幽门上下无淋巴结转移，十二指肠无肿瘤侵犯者，近年应用增多。③姑息性手术，即行胆肠吻合术或PTCD解除胆管梗阻，行胃空肠吻合术解除或预防十二指肠梗阻。内脏神经节周围无水酒精注射或腹腔神经节切除术，适用于年老或晚期胰腺癌患者。④辅助治疗，术后可用5-FU和丝裂霉素化疗，也可用放射治疗。

（汪根树　陈规划）

第三十章

移植

第一节　概　述

将一个体的细胞、组织或器官用手术或其他方法植入自体或另一个体的某一部位称为移植术（transplantation）。植入的细胞、组织或器官称为移植物，提供移植物的个体称为供者或供体，接受移植物的个体称为受者、受体或宿主。

按供者和受者是否为同一个体，移植可分为自体移植和异体移植。

按供者和受者的遗传学关系，移植可分为同质移植（或同基因移植）和同种异体移植。前者供者和受者基因完全相同，如同卵双生的异体移植，移植后不会发生排斥反应。后者指同种不同基因的两个个体之间的移植，移植后会发生排斥反应。不同种之间的移植如人与狒狒间的移植称异种移植。同种的两个个体间的移植称同种移植。

移植物植入受者原来的解剖部位，称原位移植，如心脏移植、断肢再植术。移植物植入与原来不同的解剖部位，称异位移植，如肾移植术、胰腺移植术。

移植物保持活力，移植后能恢复其原有功能者，称活体移植。移植物已失去活力或经过人工处理灭活，如冻干血管、骨库存骨等的移植，目的是提供机械结构以保留其外形，或使来自受者的同类细胞得以存活生长，移植后不会出现排斥反应，称为结构移植或支架移植。

细胞移植是指将大量的游离的某种具有活力的细胞输注到受者的血管、体腔或组织、器官内，以补充受者体内该种细胞数量的缺少或功能的低下。如输注全血或浓缩红细胞治疗失血或贫血。目前广泛应用的是骨髓与造血干细胞移植，用于治疗遗传性联合免疫缺陷病、重症地中海贫血等遗传性疾病、重症再生障碍性贫血及包括各种白血病的血液系统恶性肿瘤等疾病。另外还有胰岛移植治疗胰岛素依赖型糖尿病，肝细胞移植治疗重症肝炎肝昏迷，脾细胞移植治疗重症血友病甲，睾丸 Leydig 细胞移植治疗男性性功能低下（低睾酮血症）等等。

组织移植是指某一种组织如皮肤、筋膜、肌腱、软骨、骨、血管等，或整体联合的多种组织（如皮肌瓣等）的移植术。一般用游离移植或血管吻合移植以修复某种组织的缺损，多数为结构移植（支架移植）。活体移植以自体移植为主，如自体皮肤移植修补创面皮肤缺损，吻合血管或神经的自体皮瓣、肌肉、肌皮瓣、神经、骨及大网膜等移植以修补组织缺损等等。

第二节 移植免疫

基因不同的两个同种异体移植或异种移植术后会发生免疫排斥反应。因此移植前受者和供者的选择要符合免疫学原则，使排斥反应强度降到最低。移植术后要应用免疫抑制剂以抑制排斥反应的发生，使移植物能长期存活。

一、供者的免疫学选择

为了使移植术后免疫排斥反应降到最低程度，移植前受者和供者的选择要符合免疫学原则。因此，同种异体器官移植前应做下列检查：

1. 血型　人类白细胞不表达主要的血型抗原，但血型抗原可在血管内皮上表达，故ABO血型抗原的作用与组织相容性抗原同样重要。同种异体间的移植必须血型相同，或至少要符合输血原则。供者受者ABO血型不相配的肝移植仅在紧急情况下使用。

2. 淋巴细胞毒交叉配合试验　指受者的血清与供者淋巴细胞之间的配合。肾移植淋巴细胞毒交叉配合试验必须<10%或阴性才能施行。

3. HLA配型　国际标准是测定供者与受者Ⅰ类抗原HLA－A、B和C，Ⅱ类杭原HLA－DR、DP和DQ共6个位点的相容程度。器官移植的配型主要涉及HLAI－A、B和DR。

4. 混合淋巴细胞培养　将供者与受者的淋巴细胞放在一起培养，观察其转化率，是一种较可靠组织配型试验。但该法观察结果需5～6天，使其应用受到限制。如果淋巴细胞转化率超过20%～30%，说明供、受者的淋巴抗原不同，应放弃移植。

二、移植后免疫排斥反应

移植后免疫排斥反应可分为超急性、加速血管、急性和慢性排斥四类。这种分类不单纯是时间的概念，它包含着不同的发生机制、临床和组织学上的特点。急性排斥反应经治疗后可能逆转。加速血管排斥反应也可治疗。超急性排斥反应目前还无法治疗，但大多数是可以预防的。慢性排斥反应的治疗仍是一个难题。

【移植后免疫排斥反应的分类】

1. 超急性排斥反应（hyperacute rcjection）　在血管接通后24h，甚至数分钟内发生，是由于受者的血液循环中预先存在抗供者组织抗原的抗体。这种抗体黏着供者内皮抗原，激活补体系统，立即引起内皮激活，导致细胞分离（出血和液体外渗），释放促凝血因子（血管内凝血）。移植器官数小时内被破坏，切面可见严重的弥漫性出血，移植器官功能迅速衰竭。可能发生于受者、供者血型不合，再次移植，反复输血，多次妊娠，长期血液透析的个体。肾、心、肺和胰腺的同种异体移植均可能发生超急性排斥反应，肝移植术后罕见发生超急性排斥反应。超急性排斥反应很难逆转，惟有再移植。

2. 加速血管排斥反应（accelerated vascular rejection）　又称血管排斥反应（vascular rejection）或体液排斥反应（humoral rejection）。此类排斥反应罕见，常发生在移植手术后1周之内。由体液介异，且依赖于新的、发展迅速的抗供者抗体。其特点是：小动脉纤维蛋白样坏死，伴有明显的血管内血栓形成，细胞浸润相对较少。部分加速血管排斥反应可以治疗，如用血浆去除法，除去已经形成的抗供者抗体，使用预防 B 细胞反应的药物（如环磷酰胺等），增加抗 T 细胞免疫抑制药物。

3. 急性排斥反应（acute rejcction） 一般在移植后 4 天～2 周左右出现，80%～90% 发生于移植后 1 个月内，并往往在几周乃至术后 1 年内多次发生。急性排斥反应主要是由 T 细胞介导的免疫反应，激活的巨噬细胞和 NK 细胞也参与急性排斥反应的组织损伤。主要症状有：突然寒战、高热、移植物肿大引起局部胀痛，一般情况变差，移植器官功能减退。肾移植受者出现尿量减少、血肌酐和尿素氮增高；肝移植受者黄疸明显加深，血清转氨酶、胆红素迅速上升。但急性排斥反应的症状常可不明显，一旦发生即表现为移植器官丧失功能，此时移植器官功能很难逆转。急性排斥的组织学主要表现为弥漫性间质性水肿和圆细胞浸润，后者包括小淋巴细胞、浆细胞、巨噬细胞、单核细胞和中性粒细胞等。移植物的小动脉和毛细血管内有纤维蛋白和血小板沉积而引起的梗死。

4. 慢性排斥反应（chronic rejection） 可发生在移植术后数月至数年，是移植物功能丧失的常见原因。其病因尚不明确。慢性排斥反应主要是血管慢性排斥，表现为血管内皮损伤，以及非免疫损伤机制所致的组织器官退行性变。临床表现为移植器官功能缓慢减退，增加免疫抑制药物也难逆转。病理特征因植入的器官不同而不同：移植肾表现为进行性间质纤维化、肾小球病变和少量细胞浸润；移植心脏表现为迅速进展的动脉粥样硬化；移植肺脏表现为细支气管炎性闭塞；移植肝脏表现为小胆管消失。慢性排斥致移植器官功能丧失的惟一有效治疗是再次移植。

【诊断】

移植后免疫排斥反应的诊断主要依据临床表现及穿刺活组织病理检查，病理检查是诊断的金标准。但在临床上一些排斥反应的表现不典型，甚至病理检查也难以确诊，这时应根据经验综合判断是否发生了排斥反应。

【治疗】

急性排斥反应最适当的药物治疗尚有争议，可依据其轻重程度采取不同的治疗。轻度排斥反应可用大剂量甲基泼尼松龙冲击治疗。肝移植后的轻度排斥反应可通过增加他克莫司的剂量或加用霉酚酸酯治愈。中度到重度排斥反应，可用抗胸腺细胞球蛋白或莫罗莫那－CD_3。急性排斥反应的治疗效果较好，慢性排斥反应疗效不佳。

三、常用免疫抑制药物

临床常用的免疫抑制药物主要有以下几种：

1. 硫唑嘌呤（Azathioprine） 通过抑制嘌呤、DNA 和 RNA 合成而发挥免疫抑制作用。

2. 环磷酰胺（Cyclophosphamide） 是一种烷化剂，可抑制 T 细胞和 B 细胞增殖。

3. 皮质激素类（Corticosteroids） 主要作用于 T 细胞和巨噬细胞，类固醇受体复合物结合 DNA，改变细胞因子合成相关基因的转录和翻译，阻止混合淋巴细胞反应和细胞毒性 T 细胞的生长，抑制白介素－1 和 6 合成。目前最常用的是甲泼尼松龙。

4. 环孢菌素 A（Cyclosporine A，CsA） 阻断数种 T 细胞激活基因（白介素 -2、3、4 和 γ - 干扰素等）的转录，抑制巨噬细胞产生白介素 -1。

5. 他克莫司（Tacrolimus，FK506） 阻断受异体抗原刺激的 T 细胞白介素 -2 受体表达。比环孢菌素 A 作用强 10 ~ 100 倍。

6. 霉酚酸酯（Mycophenolate mofetil，MMF） 通过抑制 T 细胞和 B 细胞增殖及抗体生成，阻止细胞毒性 T 细胞繁殖发挥免疫抑制作用。

7. 抗淋巴细胞球蛋白（antilymphocyte globulin，ALG）或抗胸腺细胞球蛋白（anti-thymocyte globulin，ATG） 是来自马、羊、兔的多克隆抗体，能清除 T 细胞和 B 细胞。

8. 莫罗莫那 - CD_3（OKT_3） 为鼠 IgG_2 的免疫球蛋白。抑制 T 细胞活性和多种细胞因子的产生。

第三节 器官移植

目前临床应用的器官移植（organ transplantation）已有肾、肝、心、胰、肺、小肠、脾、肾上腺、甲状旁腺、睾丸、卵巢，以及心肺、肝小肠、心肝、肝肾、胰肾联合移植和腹部器官簇移植等。随着器官移植手术技术的进步和新型高效免疫抑制剂的出现，器官移植的疗效不断提高，长期存活的受者越来越多，生存质量良好。

一、移植器官的获得

【移植器官供者的选择】

移植器官可来自活体供者，多为亲属，以活体亲属供肾和活体亲属供肝多见。活体亲属供肝可以是左外叶、左叶，甚至右半肝。活体亲属供器官热缺血和冷缺血时间短。如供者为有血缘关系的亲属，其组织相容性好。故活体亲属供器官质量优于尸体供器官。但活体亲属供器官供者的风险大，已有一些活体亲属供者死亡的报道。临床上绝大多数移植器官来自尸体。尸体供者多为脑死亡患者。供肺和胰腺者不超过 55 岁，供心脏、肾和肝者分别不超过 60 岁、65 岁和 70 岁。

供者如有脓毒症等全身性感染、人类免疫缺陷病毒（human immunodeficiency virus，HIV）感染或患恶性肿瘤（脑部原发性恶性肿瘤除外）应禁用。乙型、丙型肝炎病毒感染、吸毒以及有糖尿病和胰腺炎病史者的器官应慎用。有乙型或丙型肝炎病史供者的肾可用于曾患乙型或丙型肝炎的受者。

器官移植供者除符合以上要求外尚应做免疫学选择。

【移植器官的切取与保存】

不同的器官，切取与保存的方法也不相同。切取器官的步骤包括切口、探查、游离器官、原位灌注、切取器官、缝合切口、保存器官并运送至移植中心。同一个供者可提供心、肺、肾、肝、胰腺等多个器官，移植给多个受者。切取器官时用 0 ~ 4℃ UW 液（the University of Wisconsin solution）原位灌注，并用碎冰覆盖器官使之迅速降温至 0 ~ 4℃。切取的器官应保存在 0 ~ 4℃ UW 液中，尽快送至手术室，经修整后植入受者体内。冷保存时间越短越好。

二、常见的器官移植

1. 肾移植（renal transplantation） 各种肾病如慢性肾小球肾炎、慢性肾盂肾炎、多囊肾、糖尿病性肾小球硬化等发展到慢性肾功能衰竭终末期，经一般治疗无明显效果时，都是肾移植的适应证。肾移植是临床各类器官移植中疗效最稳定和最好的。肾移植手术已定型。移植肾放在腹膜后的髂窝内，肾动脉与髂动脉吻合，肾静脉与髂静脉吻合，输尿管经过一段膀胱浆肌层形成的隧道与膀胱黏膜对黏膜吻合。首次尸体肾移植1年肾存活率达80%以上，病人存活率达90%～95%。亲属供肾较尸体肾移植疗效更好。HLA完全相同的兄弟姐妹间肾移植1年存活率达95%以上，病人存活率超过97%。存活受者生存质量良好。

2. 肝移植（liver transplantation） 肝移植的适应证包括：终末期肝硬化、肝脏恶性肿瘤、先天性代谢性疾病和急性或亚急性肝功能衰竭。儿童肝移植的适应证主要是一些先天性疾病，如先天性胆道闭锁、肝豆状核变性及α_1－抗胰蛋白酶缺乏等。在欧美国家，酒精性肝硬化和坏死后肝硬化是成人肝移植最主要的适应证。我国肝移植的主要适应证是肝炎后肝硬化和原发性肝癌。其他治疗无效、无肝外转移及大血管侵犯的原发性肝癌或因合并肝硬化不能耐受手术切除原发性肝癌可考虑行肝移植术。

肝移植标准术式是经典式原位肝移植（classic orthotopic liver transplantation）和背驮式原位肝移植术（piggyback liver transplantation）。后者保留受者下腔静脉，优点是当供肝的肝上、下腔静脉吻合完成之后，即可开放下腔静脉，可不用静脉转流系统。为了充分利用和开拓供肝来源，出现了一些新术式，如减体积肝移植（reduced－size liver transplantation）就是把成人的肝脏减体积后（如仅用肝左外叶即Ⅱ、Ⅲ段）植入儿童体内；劈离式肝移植（split－liver transplantation）是把一个尸体供肝劈割成两部分，同时分别移植给两个不同的受者；活体亲属供肝移植（living－related liver transplantation）是由亲属贡献部分肝脏移植给受者。急性重症肝炎肝功能衰竭还可采用异位辅助性肝移植（heterotopic and auxiliary liver transplantation）。其优点是如果受者的肝功能恢复，可以不必长期用免疫抑制药物，让植入的肝自行萎缩或将其切除。世界上肝移植受者最长存活已超过32年。近年来我国肝移植每年以超过1000例数增长，疗效不断提高，开展较好的移植中心1年生存率达85%以上，存活最长者已超过10年，已有大批存活者，生存质量良好。

3. 心脏移植（cadiac transplantation） 适应证是各种终末期心脏病，药物或其他手术治疗无效者，如自发性或缺血性心肌病（约75%）、先天性心脏病、心脏瓣膜病、病毒性心肌病等。

4. 胰腺移植（pancreas transplantation） 适应证主要包括：①1型糖尿病：一般在其即将或已经发生并发症时才考虑单纯胰腺移植或胰肾联合移植。②2型糖尿病：因部分2型糖尿病病人最终发展为终末期肾功能衰竭并需长期应用外源性胰岛素，可行胰腺移植术。③全胰腺切除术后：如因慢性胰腺炎、严重胰腺外伤及胰腺肿瘤等行全胰腺切除术者。胰腺移植术后1、3年病人和移植物的生存率分别为95%、78%和87%、59%。胰腺移植术后并发症相对较多，移植物长期存活率较低，疗效不如肝移植和肾移植。

5. 肺移植（lung transplantation） 适应证是终末期肺病，用药物和其他手术治疗无效者。合乎标准的供肺很难找到，只有约30%需要肺移植的病人能得到供肺。肺移植病人1年存活率为70%，5年存活率为43%。

6. 小肠移植（intestinal transplantation） 主要适应证是因各种疾病广泛切除小肠引起的短肠综合征。如合并肝功能衰竭，可行肝－小肠联合移植。与其他器官相比，小肠对缺血－再灌注损伤更敏感，移植后排斥反应也更难预防和治疗，还可能出现移植物抗宿主病（graft－vesus－host disease，GVHD）。单纯小肠移植病人1年和3年生存率分别为56%和29%，肝－小肠移植则分别为64%和38%。

（汪根树 陈规划）

第三十一章

泌尿外科疾病

第一节　泌尿系统损伤

泌尿系统损伤在临床上较多见，尤其以男性尿道损伤为主，肾和膀胱损伤次之，输尿管损伤少见。泌尿系损伤时常伴有其他脏器的损伤。当胸、腹、腰部和骨盆受到严重暴力打击、挤压或穿通性损伤时常同时发生泌尿系损伤。因此，在诊断泌尿系统损伤时，应注意有无泌尿系统外的其他脏器损伤，以便对病人进行全面而系统的正确处理。

一、肾损伤

肾脏是腹膜后器官，解剖位置隐蔽，其前后均有良好的保护，不易受到损伤。但肾实质脆弱，来自背部、腰部、下胸或上腹部的暴力打击，会导致肾损伤。有时肌肉强烈收缩或躯体受到强烈震动，也可使不正常的肾受伤。肾损伤（renal injury）最多见于20～40岁男性，儿童肾损伤的发病率也较高。

闭合性损伤常与人体运动突然减速有关。车祸、高处坠落、物体直接撞击是这类型损伤的主要原因。开放性损伤常因弹片、枪弹、刀刃等锐器致伤，常伴有胸、腹部等其他组织、器官损伤，损伤复杂而严重。肾有病变时如肾积水、肿瘤等更易损伤，有时极轻微的损伤也可造成严重的“自发性”肾破裂。在医疗操作中如肾穿刺、腔镜检查时也偶尔可发生“医源性”肾损伤。

临床上最多见的为闭合性肾损伤，根据损伤的程度可分为以下病理类型：

1. 肾挫伤　损伤仅局限于部分肾实质，形成肾淤斑和（或）包膜下血肿，肾包膜及肾盂黏膜完整。损伤涉及肾集合系统可有少量血尿。一般症状轻微，可以自愈。大多数病人属此类损伤。

2. 肾部分裂伤　肾实质部分裂伤伴有肾包膜破裂，可致肾周血肿。如肾盂肾盏黏膜破裂，则可有明显的血尿。通常不需手术治疗即可自行愈合。

3. 肾全层裂伤　肾实质深度裂伤。外及肾包膜，内达肾盂肾盏黏膜，此时常引起广泛的肾周围血肿、血尿和尿外渗。肾横断或碎裂时，可导致部分肾组织缺血。这类肾损伤症状明显，后果严重，均需手术治疗。

4. 肾蒂损伤　肾蒂血管损伤比较少见。肾蒂或肾段血管的部分或全部撕裂时可引起大出血、休克，常来不及诊治就死亡。突然减速或加速运动如车祸、从高处坠落，引起肾急剧移位，可使肾动脉被牵拉、血管内膜断裂，形成血栓，造成肾功能丧失。此类损伤多发生于右肾，易被忽略，应迅速确诊并施行手术。

晚期病理改变包括由于持久性尿外渗形成的尿囊肿；血肿和尿外渗引起组织纤维化，压迫肾盂输尿管交界处导致肾积水；开放性肾损伤还可引起发生动静脉瘘或假性肾动脉瘤；部分肾实质缺血或肾蒂周围纤维化压迫肾动脉，引起肾血管性高血压。

【临床表现】

1. *休克* 由于创伤和失血引起，多发生于重度肾损伤，可危及生命。如闭合性肾损伤并休克，而仅有轻微血尿或镜下血尿，提示可能有肾蒂损伤或并发其他脏器损伤。

2. *血尿* 多为肉眼血尿，少数仅为镜下血尿。血尿的严重程度与肾损伤程度不一定一致。如肾蒂血管断裂、肾动脉血栓形成、肾盂破裂、血凝块阻塞输尿管时，血尿轻微，甚至无血尿。部分病人血尿持续时间很长，常与继发感染有关。

3. *疼痛* 表现为伤侧肾区或上腹部疼痛，常为钝痛，因肾包膜血肿导致肾包膜张力增高或软组织损伤所致。血块通过输尿管时可出现肾绞痛。尿液、血液渗入腹腔或伴有腹部脏器损伤时，可出现全腹痛和腹膜刺激症状。

4. *腰腹部肿块和皮下瘀斑* 损伤严重时血液和外渗尿积存于肾周围，可形成肿块，有明显触痛。

5. *发热* 血肿、尿外渗易继发感染，甚至发生肾周脓肿或化脓性腹膜炎，引起发热等全身中毒症状。

【辅助检查】

1. *实验室检查* 血尿为诊断肾损伤的重要依据之一。血红蛋白与红细胞比积持续降低提示有活动性出血。血白细胞增多应注意是否存在感染灶。

2. *影像学检查*

(1) B超 为无创性检查，病情严重时更有实用意义。可证实肾内、肾包膜下和肾周血肿及并发的尿路梗阻，还可了解对侧肾的情况。

(2) X线检查 ①X线平片：严重的肾裂伤、肾粉碎伤或肾盂破裂时，可见肾影模糊不清、腰大肌影不清晰等，还可发生脊柱、肋骨骨折等现象。②排泄性尿路造影：大剂量排泄性尿路造影可以评价肾损伤的范围和程度，对肾损伤的诊断至关重要。肾盂肾盏裂伤时，可见造影剂向肾实质内甚至肾周外渗，肾内血肿可见肾盏肾盂受压变形。如有血管断裂时可显示血管内造影剂外渗。③动脉造影：如大剂量排泄性尿路造影损伤侧肾未显影或怀疑肾蒂损伤时，做腹主动脉造影可显示肾动脉和肾实质的损伤情况。动脉造影还可证实创伤后动脉瘤和动静脉瘘。其系有创检查，已少用。④逆行肾盂造影易招致感染，不宜采用。

(3) CT 可清楚显示肾裂伤部位、尿外渗和血肿范围，显示无活力的肾组织；还可区分血肿是在肾内、肾包膜下或在肾周以及肾脏和腹腔其他脏器的关系。

(4) MRI 诊断肾损伤的作用与CT类似，但对血肿的显示比CT更具特征性。

【诊断与鉴别诊断】

根据损伤病史及临床表现，诊断肾损伤并不困难。但必须注意，肾损伤的严重程度有时与症状不一致，如严重的胸、腹器官损伤症状可掩盖泌尿系统症状。因此应尽早收集尿液标本，必要时导尿检查，以免贻误诊断。

【治疗】

肾损伤的处理与损伤程度有关，轻微肾挫伤经短期休息即可康复，多数肾挫裂伤可用保守治疗，仅少数需手术治疗。

1. 紧急处理　严重休克时应迅速输血和积极复苏处理，密切观察生命体征变化。一旦病情稳定，应尽快行定性检查，以确定肾损伤的范围和程度，并确定是否合并其他脏器损伤。

2. 保守治疗　轻微肾挫伤经短期休息可自愈。肾挫伤、轻度肾裂伤以及未合并胸腹脏器损伤的病例，常采用保守治疗。

（1）绝对卧床休息 2～4 周，待病情稳定、尿检正常才能离床活动。保守治疗恢复后 2～3 个月内不宜参加体力劳动，以免再度发生出血。

（2）密切观察生命体征的变化。

（3）补充血容量和热量，维持水、电解质平衡，保持足够尿量。必要时输血。

（4）观察每次排出尿液的颜色深浅变化，定时检测血红蛋白及红细胞比积，了解出血情况。

（5）每日检查伤侧局部情况，如触及肿块，应准确测量并记录其大小，观察其变化趋势。

（6）应用广谱抗生素以预防感染。

（7）应用止血、镇静、镇痛药治疗。

3. 手术治疗　手术适应证：①开放性肾损伤；②难以控制的出血；③肾粉碎伤；④肾盂破裂；⑤肾蒂损伤；⑥合并腹腔脏器损伤；⑦严重尿外渗。

如肾损伤病人在保守治疗期间出现以下情况，需行手术探查：①经积极抗休克治疗后生命体征未见改善，提示有内出血；②血尿逐渐加重，血红蛋白和红细胞比积继续降低；③腰腹部肿块增大；④有腹腔内脏器损伤可能。

手术方式：肾损伤病人一般经腹切口施行手术。先探查并处理腹腔损伤脏器，再切开后腹膜，显露并阻断肾动静脉，然后切开肾脂肪囊探查肾。肾周筋膜为制止肾继续出血的屏障，在未控制肾动脉之前不宜切开肾周筋膜，否则易发生难以控制的出血，而被迫施行不必要的肾切除。只有在肾严重碎裂或肾血管撕裂无法修复，而对侧肾功能良好的情况下，才可施行肾切除。肾实质破损不大时，可在清创止血后，用脂肪或网膜组织填入肾纤维囊缝合处，完成一期缝合，既消除了死腔，又可减少血肿引起继发性感染的机会。肾动脉损伤血栓形成一旦被确诊应立即手术取栓，并可行血管置换术，以挽救肾功能。

4. 并发症及处理　肾损伤后的近期并发症有腹膜后尿性囊肿、残余血肿并发感染及肾周脓肿，可经皮穿刺或切开引流治疗。远期并发症有高血压及肾积水。恶性高血压要做血管修复或肾切除。输尿管狭窄、肾积水需施行成形术或肾切除术。其他远期并发症还有肾萎缩、肾脂肪性变、肾盂肾炎、肾结石等。由于肾段动脉损伤和假性肾动脉瘤所致迟发性出血可行选择性肾动脉造影及栓塞治疗。

二、输尿管损伤

由于输尿管位于腹膜后间隙，受到背部肌肉和腹膜后脂肪的良好保护，且有一定的活动范围，故极少发生损伤。输尿管损伤（ureteral injury）多见于贯穿性腹部损伤或医源性损伤，损伤后易被忽略，多在出现症状后才被发现，延误诊治。

输尿管损伤的原因如下：

1. 外伤性损伤 多由于枪弹伤或刀器刺割伤所致。损伤可直接造成输尿管穿孔、割裂或切断，常伴大血管和腹部脏器损伤。非贯穿性损伤并不多见，可发生于车祸或高处坠落。

2. 手术损伤 输尿管手术损伤多见于下腹部或盆腔手术，如子宫切除术、直肠癌根除术、巨大卵巢肿瘤切除术等，导致误伤输尿管。有时虽未直接损伤输尿管，但损伤了输尿管的血液供应，也会引起输尿管缺血、坏死。

3. 腔内器械损伤 经膀胱镜行输尿管扩张、套石，行输尿管肾镜检查、取石、活检，激光治疗等都易引起输尿管撕裂，甚至被拉断。

4. 放射性损伤 膀胱肿瘤、前列腺癌、子宫颈癌行放疗后，偶可引起输尿管放射性损伤，使输尿管发生局限性狭窄或广泛性输尿管壁放射性硬化。

输尿管损伤的病理改变因病因损伤类型、处理时间不同而异，可有挫伤、穿孔、扭曲、结扎、切开、钳夹、撕裂、切断、部分切除、内翻离断、外膜剥离后缺血、坏死等。输尿管损伤后发生腹膜后尿外渗或尿性腹膜炎，感染后可发生脓毒血症。单侧输尿管近端被结扎可致该侧肾积水，若不及早解除梗阻，会导致肾萎缩。双侧均被结扎，则发生无尿，引起肾功能的急性损害。输尿管被钳夹、外膜广泛剥离可发生缺血性坏死。一般在1~2周内形成尿外渗或尿瘘，伴输尿管狭窄者可导致肾积水。

【临床表现】

输尿管损伤的临床表现取决于损伤的发生时间、单侧或双侧、感染存在与否以及尿瘘发生时间。

1. 尿瘘和尿外渗 急性尿瘘表现为损伤后即时或数日内出现伤口漏尿、腹腔积尿、阴道漏尿。慢性尿瘘常见的是输尿管阴道瘘，常发生于损伤后2~3周，偶见输尿管皮肤尿瘘。尿液由输尿管损伤处渗入腹膜后间隙和腹腔，可引起腰痛、腹痛、腹胀、局部膨隆或肿胀。一旦继发感染，可出现寒战、高热、腹膜刺激症状。

2. 无尿 双侧输尿管结扎、损伤，尤其是双侧输尿管断裂以及孤立肾病人的输尿管损伤均可产生无尿。

3. 血尿 常见于器械损伤输尿管黏膜。血尿并不一定出现，也不一定持续存在，更不一定与输尿管损伤的程度相一致，如输尿管完全离断者往往无血尿。

4. 梗阻 损伤后可因炎症、水肿、粘连导致输尿管狭窄而引起尿路梗阻，表现为腰痛、肾、输尿管积水和肾功能损害。

【辅助检查】

1. 静脉注射靛胭脂 手术中怀疑输尿管损伤时，应经静脉注射靛胭脂，观察有无尿液从输尿管破裂处流出。术中或术后做膀胱镜检查，同时行靛胭脂静脉注射时，可发现伤侧输尿管口无蓝色液体喷出。

2. *静脉尿路造影*　95%以上的输尿管损伤都能经静脉尿路造影获得诊断。输尿管误扎可表现造影剂排泄受阻或肾盂输尿管积水，输尿管断裂、穿孔、撕脱尿瘘时，可出现造影剂外漏。

3. *逆行肾盂造影*　输尿管损伤时，经逆行输尿管插管可发现损伤部位受阻，造影显示梗阻或造影剂外溢。逆行插管穿出输尿管时，即时拍片可见输尿管导管位于输尿管径路之外。

4. *B超*　可发现尿外渗和梗阻所致的肾积水。

5. CT　虽不能直接显示输尿管损伤，但可显示损伤的后果，如尿囊肿、输尿管周围脓肿、肾积水及尿漏。

输尿管阴道瘘应与膀胱阴道瘘鉴别，可经导尿管注入美蓝至膀胱：膀胱阴道瘘时，阴道内有蓝色液流出；输尿管阴道瘘时，阴道内流出液仍为澄清的。

【诊断与鉴别诊断】

除少数手术损伤的病例能及时发现外，大多数输尿管损伤的病例不易早期发现，一般在伤后数日或数周出现症状后才被诊断。

【治疗】

外伤性输尿管损伤的处理原则应先抗休克，处理其他严重的合并损伤，尔后处理输尿管损伤。只要病情允许，输尿管损伤应早期修复，以利尿液引流，保护肾功能。尿外渗应彻底引流，以免继发感染。

1. *输尿管逆行插管所致的黏膜损伤出血*　常不作特殊处理。但如输尿管镜检时引起输尿管损伤穿孔，则宜经膀胱插入输尿管导管作支架，引流数日后再拔除。

2. *术中和术后早期发现输尿管损伤*　在清除外渗尿后应按具体情况处理。

（1）钳夹伤或小穿孔　可从输尿管切口插入双J形支架引流管，留置7~10天后，经膀胱镜拔除引流管。

（2）输尿管被误扎　术中发现误扎，应立即行误扎部位松解，如误扎部位有缺血、坏死，应切除缺血节段，行输尿管对端吻合，并留置输尿管支架引流管3~4周。如术后即刻怀疑输尿管被误扎，可采用腹腔镜检查，经证实后拆除缝线，然后经膀胱镜插入输尿管支架引流管。

（3）输尿管部分或大部分缺损　输尿管下段损伤和缺损可施行抗反流的输尿管膀胱再吻合或膀胱壁瓣输尿管下段成形术。如输尿管损伤范围不太长，切除损伤段后，也可行无张力的输尿管对端吻合。输尿管损伤段较长时，可将肾下移游离和膀胱游离行腰大肌悬挂，以缩短肾和膀胱距离，再行输尿管－输尿管吻合或输尿管膀胱吻合。如输尿管缺损过多，可按具体情况将离断的输尿管与对侧输尿管端侧吻合，或做输尿管皮肤造口术、自体肾移植或回肠代输尿管术。

3. *后期并发症的治疗*

（1）暂时性肾造口术　适用于输尿管损伤后时间过久。1~2个月后再行修复。

（2）输尿管狭窄　可试行输尿管插管、扩张或留置双J形输尿管支架引流管，依不同情况决定留置时间长短。狭窄严重或置管不成功、应视具体情况决定手术，进行输尿管周围粘连松解术或狭窄段切除术。对损伤性输尿管狭窄所致严重肾积水或感染，肾功能重度损害或丧失者，若对侧肾功能良好，可施行肾切除术。

（3）尿瘘 治疗目的是切除瘘管，恢复输尿管的正常通道。输尿管皮肤瘘或输尿管阴道瘘可于3个月后行输尿管修复术，一般应找出输尿管近端，游离后与膀胱或膀胱壁瓣吻合。

三、膀胱损伤

膀胱空虚时位于骨盆深处，受骨盆、耻骨联合、盆底筋膜和肌肉以及直肠保护。因此，除骨盆骨折外，一般不易发生膀胱损伤（bladder injury）。但当膀胱充盈伸展超出耻骨联合至下腹部时，则易遭受损伤。

1. 膀胱损伤的原因

（1）开放性损伤 多由战时弹片、子弹、火器或锐器贯通所致，常合并有其他器官损伤，如直肠、子宫、阴道损伤。

（2）闭合性损伤 分直接暴力和间接暴力损伤。直接暴力多发生于膀胱充盈状态下的腹部损伤，如拳击、踢伤、碰撞伤等。间接暴力常发生于骨盆骨折时，骨折断端或游离骨片可刺破膀胱，多由交通事故引起。

（3）医源性损伤 膀胱镜检查、经尿道膀胱肿瘤电切术、前列腺电切术、膀胱碎石术都可造成膀胱损伤和穿孔。盆腔手术、腹股沟疝修补术、阴道手术等也可能伤及膀胱。

（4）自发性膀胱破裂 可见于病理性膀胱，如膀胱结核、晚期肿瘤、长期接受放射治疗等。

2. 膀胱损伤的病理

（1）膀胱挫伤 可见于直接或间接暴力损伤，仅伤及膀胱黏膜层或肌层，膀胱壁未穿破，局部出血或形成血肿，无尿外渗，但可发生血尿。

（2）膀胱切割伤 经尿道膀胱肿瘤电切或激光治疗不当或膀胱镜碎石钳戳伤膀胱，虽未引起膀胱穿孔，但可引起膀胱内大出血，如不及时止血，可引起出血性休克，还可在膀胱内形成巨大血块，引起排尿困难，甚至压迫输尿管口引起输尿管梗阻，肾功能受损。

（3）膀胱破裂（bladder rupture） 可分为腹膜外型、腹膜内型和混合型。

1）腹膜外型：膀胱壁破裂，但腹膜完整。尿液与血液混合集聚于盆腔内，渗尿多局限于盆腔内膀胱周围及耻骨后间隙，如发生感染可形成严重的盆腔炎及脓肿。多由膀胱前壁损伤引起，常伴有骨盆骨折。

2）腹膜内型：膀胱壁破裂伴腹膜破裂，与腹腔相通。其破裂部位多在有腹膜覆盖的膀胱顶部，尿液流入腹腔，可引起腹膜炎。多见于膀胱后壁和顶壁损伤。

3）混合型：即同时有腹膜内及腹膜外膀胱破裂，多由火器伤、利刀穿刺伤所致，常合并其他器官损伤。

【临床表现】

1. 休克 骨盆骨折所致剧痛、大出血可导致休克。膀胱破裂致尿外渗，如长时间得不到处理，易并发感染，可引起感染性休克。

2. 排尿困难和血尿　患者有尿意，但不能排尿或仅排出少量血尿。当有血块堵塞或尿外渗到膀胱周围、腹腔内，则无尿液自尿道排出。

3. 疼痛　腹膜外破裂，尿外渗可引起耻骨上疼痛、压痛和肌紧张，直肠指诊可触及肿物和触痛。腹膜内膀胱破裂时，尿液流至腹腔可导致急性腹膜炎，引起下腹剧痛。

4. 尿瘘　开放性损伤可有体表伤口漏尿；如与直肠、阴道相通，则经肛门、阴道漏尿。闭合性损伤在尿外渗感染后破溃，可形成尿瘘。

【辅助检查】

1. 导尿检查　导尿管插入膀胱后，如引流出300ml以上的清亮尿液，基本上可排除膀胱破裂；如顺利插入膀胱但不能导出尿液或仅导出少量血尿，则膀胱破裂的可能性大。此时可经导尿管注入灭菌生理盐水200～300ml，片刻后再吸出。液体外漏时吸出量会减少，腹腔液体回流时吸出量会增多。若液体进出量差异大，提示膀胱破裂。

2. X线检查　腹部平片可显示骨盆骨折和其他骨折。膀胱造影是诊断膀胱破裂最可靠的方法，经导尿管注入15%泛影葡胺300ml，行前后位摄片，抽出造影剂后再摄片，可发现造影剂漏至膀胱外。排液后的照片能更清楚地显示遗留于膀胱外的造影剂。腹膜内膀胱破裂时，可见造影剂衬托的肠袢。也可注入空气造影，若空气进入腹腔，膈下见到游离气体，则为腹膜内膀胱破裂。

3. CT　可发现膀胱周围血肿，增强后延迟扫描也可发现造影剂外渗现象。

【诊断与鉴别诊断】

当下腹部或骨盆部受暴力损伤后，出现血尿、排尿困难和腹痛，直肠指诊触到直肠前壁有饱满感或液性肿胀感，提示腹膜外膀胱破裂；如有全腹剧痛、腹肌紧张、压痛及反跳痛、叩诊有移动性浊音，则提示腹膜内膀胱破裂。骨盆骨折引起膀胱及尿道损伤，常兼有后尿道损伤的症状和体征。

【治疗】

膀胱破裂的处理原则：①完全的尿流改道；②膀胱周围及其他尿外渗部位充分引流；③闭合膀胱壁缺损。

1. 紧急处理　抗休克治疗如输液、输血、镇静、止痛等，并应尽早用广谱抗生素预防感染。

2. 保守治疗　对于膀胱挫伤或造影时仅有少量尿外渗，症状较轻者，可经尿道插入导尿管持续引流膀胱7～10天，同时使用抗生素预防感染，可避免手术而治愈。保守治疗期间应密切观察有无盆腔血肿感染、持续出血和血块阻塞膀胱出口等现象。

3. 手术治疗　膀胱破裂伴有出血和尿外渗，病情严重者，应尽早施行手术。

（1）腹膜内破裂（intraperitoneal rupture）　取下腹正中切口，探查腹内脏器，如有损伤做相应处理。清除腹腔内尿液，缝合腹膜并在膀胱外修补膀胱破口，然后做腹膜外高位膀胱造口，于腹膜外膀胱外放置橡皮管引流。

（2）腹膜外破裂（extraperitoneal rupture）　应行剖腹探查，同时处理其他脏器损伤。吸尽腹腔内液体，分层修补腹膜与膀胱壁，做腹膜外耻骨上膀胱造瘘。应充分引流膀胱周围尿液，应用抗生素预防感染。

4. *并发症的处理* 盆腔积液和脓肿可在超声引导下穿刺抽吸，必要时腔内注入广谱抗生素治疗。腹腔内脓肿和腹膜炎应尽早探查引流，同时用足量抗生素控制感染。盆腔内血肿尽量避免切开，以免发生大出血并招致感染。若出血不止可采用纱布填塞或血管栓塞术。

四、尿道损伤

尿道损伤（urethral injury）是泌尿系统最常见的损伤，多发生于男性。损伤可分为开放性、闭合性和医源性三类。开放性损伤多因弹片、锐器伤所致，常伴有阴囊、阴茎、会阴部贯通伤。闭合性损伤为挫伤或撕裂伤。医源性损伤是指尿道腔内器械操作不当所致的尿道内损伤。外来暴力引起的闭合伤最为常见。

（一）前尿道损伤

男性前尿道损伤多发生于球部，这段尿道固定在会阴部，会阴部骑跨伤时，将尿道挤向耻骨联合下方，引起球部尿道损伤。

根据尿道损伤程度可分为挫伤、破裂和断裂。尿道挫伤时仅有水肿和出血，愈合后不发生尿道狭窄；尿道破裂时尿道部分全层断裂，尚有部分尿道壁完整，可引起尿道周围血肿和尿外渗，愈合后可引起瘢痕性尿道狭窄；尿道断裂时伤处完全离断，断端退缩、分离，血肿较大时可发生尿潴留。

尿道球部损伤时，血液及尿液先渗入会阴浅筋膜包绕的会阴浅袋内，引起阴囊肿胀。若继续发展，可沿会阴浅筋膜蔓延，使会阴、阴茎肿胀，并可沿腹壁浅筋膜深层，向上蔓延至腹壁，但在腹股沟和三角韧带处受限。

尿道阴茎部破裂时，若阴茎筋膜完整，尿外渗及血肿限于阴茎筋膜内，表现为阴茎肿胀。如阴茎筋膜同时破裂，尿外渗分布范围与尿道球部损伤相同。

【临床表现】

1. *尿道出血* 尿道出血为前尿道损伤最常见的症状。损伤后即有鲜血自尿道口滴出或溢出，尿液可为血尿。

2. *局部血肿* 尿道骑跨伤可引起会阴部血肿，引起阴囊及会阴部肿胀。

3. *疼痛* 受损处常有疼痛及压痛，也常见排尿痛，并向尿道外口及会阴部放射。

4. *排尿困难* 严重尿道损伤致尿道破裂或断裂时，可引起排尿困难或尿潴留。疼痛所致外括约肌痉挛也可引起排尿困难。

5. *尿外渗* 尿道断裂后，用力排尿时尿液可从裂口处渗入周围组织，形成尿外渗。如不及时处理，可发生广泛皮肤及皮下组织坏死、感染及脓毒血症。如为开放性损伤，尿液可从皮肤、肠道或阴道创口流出，最终形成尿瘘。

【辅助检查】

1. *导尿* 可检查尿道的完整性和连续性。如一次试插成功，提示尿道损伤不严重，可保留导尿管引流尿液并支撑尿道一周；如一次插入困难，说明可能有尿道破裂或断裂伤，此时不宜反复试插，以免加重创伤和导致感染。

2. *X线检查* 尿道造影可显示尿道损伤部位及程度。尿道挫伤无造影剂外溢，如尿道显影并有造影剂外溢，提示部分破裂；如造影剂未进入后尿道而大量外溢，提示严重破裂或断裂。

【诊断与鉴别诊断】

大多有会阴部骑跨伤或会阴部踢伤史，一些病人有医源性尿道损伤史。根据典型症状及血肿、尿外渗分布，诊断并不困难。

【治疗】

1. 紧急处理　尿道球海绵体严重出血可致休克，应立刻压迫会阴部止血，采取抗休克措施，尽早施行手术。

2. 尿道挫伤　症状较轻、尿道造影无造影剂外溢，尿道连续性存在时，不需特殊治疗。可止血、止痛、用抗生素预防感染，必要时插入导尿管引流尿液 1 周。

3. 尿道裂伤　如导尿管能插入，可留置导尿管引流 2 周左右。如导尿失败，应立即经会阴部行尿道修补，并留置导尿管 2～3 周。病情严重者，应施行耻骨上膀胱造瘘术。

4. 尿道断裂　应立即经会阴部切口直接行尿道端端吻合，留置导尿管 2～3 周。断裂严重者，会阴或阴囊形成大血肿，可做膀胱造瘘。

5. 并发症的处理

（1）尿外渗　应尽早行尿外渗部位多处切开，切口深达筋膜，置多孔橡皮管做皮下引流，并做耻骨上膀胱造口，3 个月后再修补尿道。

（2）尿道狭窄　狭窄轻者定期尿道扩张多可奏效。尿道外口狭窄应行尿道外口切开术。如狭窄严重，引起排尿困难，尿流变细，可行内镜下尿道内冷刀切开，对瘢痕严重者再辅以电切、激光等手术治疗。如狭窄严重引起尿道闭锁，可经会阴切除狭窄段、行尿道对端吻合术。

（3）尿瘘　前尿道狭窄所致尿瘘多发生于会阴部或阴囊部，应在解除狭窄的同时切除或搔刮瘘道。

（二）后尿道损伤

后尿道损伤最常发生于交通事故，90% 以上的病人合并有骨盆骨折。骨盆骨折引起后尿道损伤的机制：①骨盆骨折导致骨盆环变形，盆底的前列腺附着处和耻骨前列腺韧带受到急剧的牵拉而被撕裂，使前列腺突然向上后方移位，前列腺尿道与膜部尿道交界处撕裂。②挤压伤引起骨盆骨折时，尿生殖膈移位，产生剪切样暴力，使穿过其中的膜部尿道撕裂或断裂。骨折端和盆腔血管丛损伤引起大量出血，在前列腺和膀胱周围形成大血肿。后尿道断裂后，尿外渗液聚积于耻骨后间隙和膀胱周围。

【临床表现】

1. 休克　骨盆骨折所致后尿道损伤，一般较严重，常因合并大出血而发生创伤性和失血性休克。

2. 血尿和尿道出血　如病人能排尿，常有肉眼血尿。多数病人尿道口可见流血。

3. 疼痛　下腹部痛，局部肌紧张，并有压痛。随着病情发展，可出现腹胀及肠鸣音减弱。

4. 排尿困难　尿道撕裂或断裂后，尿道的连续性中断或血块堵塞，常引起排尿困难和尿潴留。

5. *尿外渗及血肿* 尿生殖膈断裂时，会阴、阴囊部出现血肿及尿外渗。

【辅助检查】

骨盆X线照片显示骨盆骨折、耻骨联合是否移位或耻骨支断裂情况。必要时可行逆行尿道造影。

【诊断与鉴别诊断】

骨盆挤压伤病人出现尿潴留，应考虑后尿道损伤。后尿道断裂时，直肠指检可触及直肠前方有柔软、压痛的血肿，前列腺向上移位，有浮动感。若前列腺仍较固定，提示尿道未完全断裂。若指套染有血液，应考虑合并直肠损伤。

【治疗】

1. *全身治疗* 骨折病人需平卧，勿随意搬动，以免加重损伤。迅速输液、输血抗休克，对威胁生命的合并伤，如血气胸、颅脑损伤、腹腔内脏损伤等应先予以处理。尿潴留可行耻骨上膀胱穿刺造瘘，吸出膀胱内尿液。

2. *导尿* 对后尿道损伤是否试插导尿管治疗一直存在分歧。有人认为，疑有尿道破裂时不宜插入导尿管，因为Foley导尿管能使不全性破裂的尿道变成完全断裂，并引起感染；如导尿管经尿道断端插入血肿内，可引起大量出血，会加重休克；插管还可增加前列腺尖和破孔的间距，因此主张行膀胱造瘘3周左右待造影显示无尿道狭窄及尿外渗后再拔管。但也有人认为，轻巧地插管并不会导致尿道损伤加重，对于后尿道破口小或部分破裂的病人可试插导尿管，如顺利插入，可留置导尿管2周左右，行排尿期尿道造影后再拔管排尿。

3. *手术治疗* 后尿道损伤的外科处理方式有分歧。有人认为后尿道损伤后应尽早恢复尿道连续性，避免尿道两断端远离，并形成瘢痕、假道，因此主张早期行尿道会师复位术。但另有人认为，骨盆挤压伤病情严重，常有失血性休克，尿道复位术切开血肿后易发生难以控制的出血，因此主张早期只做高位膀胱造瘘。

（1）尿道会师复位术 尿道会师复位术靠牵引力使已断裂的尿道复位对合，尿道断端未做直接吻合，故尿道愈合后发生尿道狭窄的可能性较尿道修补吻合术大。尿道会师复位术后需留置导尿管3～4周，若经过顺利，病人排尿通畅，可避免做第二期尿道吻合术。

（2）分期处理 近年来渐趋向于后尿道损伤早期只做高位膀胱造口，3个月后若发生尿道狭窄或闭锁，再行二期手术治疗。尤其是休克严重不宜做尿道会师复位的病人，更应分期处理。

（3）并发症处理 尿道损伤或一期膀胱造口会师复位，二期尿道吻合术后常并发尿道狭窄，需定期施行尿道扩张术。严重狭窄者可经尿道内镜下冷刀切开狭窄部位或用电刀切除瘢痕组织。如损伤严重并发尿道闭锁，可经会阴部开放手术切除闭锁的瘢痕组织，行尿道端端吻合术。

后尿道损伤合并直肠损伤，早期可立即修补，并做暂时性结肠造口。后尿道损伤并发尿道直肠瘘，应于3～6个月后再行修补手术。

第二节　泌尿、男生殖系感染

一、概述

泌尿、男生殖系统感染是致病微生物侵入泌尿、男生殖系统而引起的炎症反应。泌尿系统感染在临床上通常称为尿路感染。根据感染的部位分为上尿路感染和下尿路感染。感染发生于肾、肾盂及输尿管时称为上尿路感染；波及膀胱和尿道时则称为下尿路感染。前者常并发下尿路感染，后者可单独存在。不同性别在不同年龄可有不同发病率。

致病菌是引起感染的重要条件，引起泌尿、男生殖系统感染的致病菌主要分两类：①非特异性致病菌，最常见的致病菌来自肠道细菌，主要为大肠杆菌；此外，还有副大肠杆菌、变形杆菌、葡萄球菌、粪链球菌、产碱杆菌、绿脓杆菌等。②特异性致病菌，主要为结核杆菌和淋球菌等，还有衣原体、支原体、滴虫、厌氧菌、真菌、原虫或病毒等。

正常机体的尿道外口和远端尿道都有一些细菌停留，如乳酸杆菌、链球菌、葡萄球菌、小棒杆菌等，称为正常菌群。正常菌群能对致病菌起到抑制平衡作用，使机体对感染具有一定的防御功能。机体的防御机制还包括正常的尿液环境（尿 pH、渗透压、尿素浓度等）、正常排尿活动以及尿路上皮的抗黏附作用等。正常尿路上皮细胞能分泌黏蛋白、氨基葡萄糖聚糖、糖蛋白、黏多糖等，这些物质均有对抗细菌黏附尿路上皮细胞的作用。近年来研究发现细菌的数量和毒力对感染的形成也有重要作用。一般认为尿内细菌浓度超过 10^5/ml 时即可招致尿路感染；绝大多数致病细菌拥有丝状菌毛，菌毛能产生黏附素，与尿路上皮细胞受体结合，使细菌黏附于尿路黏膜，继而侵袭尿路上皮而引起感染。每个细菌可有 100～400 根菌毛，主要由亚单位菌毛蛋白构成，分子量为 17～27kD。依其功能和抗原不同可分为Ⅰ型和 P 型两种。带有Ⅰ型菌毛的细菌通常引起下尿路感染；带 P 型菌毛的细菌致病力强，是肾盂肾炎的主要致病菌。此外，有研究发现某些细菌能合成一种特殊的糖蛋白，使其易于黏附，致病力大为增强。最近的研究发现尿路感染的易感性还可能与血型抗原、基因型特征、内分泌等因素相关。

诱发泌尿生殖系统感染的因素有四个：①机体免疫力低下，如糖尿病、慢性肝病、慢性肾病、营养不良、恶性肿瘤、先天性免疫缺陷或长期应用免疫抑制剂等，引起全身免疫功能下降，使机体局部的抗感染防御功能减弱或被破坏时，容易诱发泌尿系统感染。②梗阻因素，常见的疾病有泌尿生殖系统畸形、结石、肿瘤、狭窄、前列腺增生或神经源性膀胱等，引起排尿不畅、尿潴留，降低尿路及生殖道上皮防御细菌的能力。③医源性因素，在留置导尿、留置膀胱造口管或进行尿道扩张、腔镜检查等操作时，如处理不当易引起感染。④生理因素，女性尿道较短，容易招致上行性感染，经期、更年期、性交时更容易发生。妊娠时由于内分泌与机械性原因使输尿管口松弛扩张，尿液排出滞缓，容易导致上行感染。尿道口畸形、尿道口附近有感染病灶如尿道旁腺炎、阴道炎亦为诱发因素。

感染途径主要有四种，最常见的感染途径为上行感染和血行感染。

1. 上行感染　致病菌从体外经尿道外口向上入膀胱，再上进入上尿路，这是尿路感染最常见的感染途径，多见于女性病人。致病菌进入膀胱后，可沿输尿管腔上行到达肾盂。大约50%下尿路感染病例可能导致上尿路感染。此类感染常发生于妇女新婚期、妊娠期、婴幼儿以及尿路有梗阻的病人。致病菌多为大肠杆菌。

2. 血行感染　多继发于机体其他部位的感染病灶，如皮肤疖、痈、扁桃体炎、中耳炎、龋齿等，致病菌可通过血液循环系统进入泌尿系统器官。这些病灶内的细菌进入血液后通过血液循环进入泌尿生殖器官，最常见为肾皮质感染。致病菌多为金黄色葡萄球菌。

3. 淋巴感染　泌尿生殖系统邻近器官病灶的致病菌经淋巴系统传播至泌尿生殖系统器官，多见于肠道的严重感染或腹膜后感染等。尿路内部感染的病原菌也可沿膀胱、输尿管的淋巴管道上行到达肾。这是比较少见的一种感染途径。

4. 直接蔓延感染　由泌尿生殖系统邻近器官的感染直接蔓延所致，如阑尾脓肿、盆腔化脓性炎症等，外伤也可直接将病原菌带入泌尿生殖系统脏器引起感染。

【诊断与鉴别诊断】

泌尿生殖系感染一般都有比较典型临床表现，尤其是急性期，因此诊断并不困难。在诊断过程中应仔细询问病史，寻找可能存在的诱因，对病原和病变程度要有精确的估计。

1. 尿液标本的采集　正确地采集尿液标本是诊断的重要环节。一般有三种采集方法：①中段尿，清洁外阴和尿道口后留取中段尿；②导尿，常用于女性病人；③耻骨上膀胱穿刺造瘘，这种方法最准确地反映尿液的真实状态，最适用于新生儿和截瘫病人，但为有创性检查故较少采用。尿液标本采集后应在2h内处理，避免污染和杂菌生长。

2. 尿液镜检　正常尿液一般不出现白细胞和红细胞。当尿路感染时尿液中白细胞和红细胞增多，每高倍镜视野白细胞超过3个则为脓尿，提示有尿路感染。此外还可用美蓝染色后观察有无革兰阴性杆菌或革兰阳性球菌。无菌尿的脓尿要警惕结核、结石和肿瘤的存在。

3. 细菌菌落计数　是诊断尿路感染的主要依据。若菌落计数≥含10^5/ml应认为有感染，<10^4/ml可能为污染，应重复培养，10^4～10^5/ml之间为可疑。此值在急性尿路感染和未曾应用抗感染药物的病例中有意义，在慢性病例和已用过药物者常常难以判断，必须与临床症状结合起来分析。

4. 感染的定位检查　泌尿系感染有上、下尿路感染之分，两者的临床表现、治疗与预防均不相同，必须加以区别。当细菌进入肾，作为抗原在肾内产生抗体，覆盖于细菌表面，应用荧光免疫反应可检出此类细菌。其他方法包括症状的鉴别、上下尿路的尿液检查、尿培养、尿酶测定以及膀胱镜检查等。

5. 影像学和尿动力学检查　包括尿路平片、排泄性尿路造影、膀胱及尿道造影、B超、CT、放射性核素检查等，必要时还要进行尿动力学方面的检查，其意义在于：①明确有无畸形；②有无梗阻；③是否合并结石、肿瘤、前列腺增生等；④两肾功能有无损害并进行对比；⑤是否存在膀胱输尿管反流；⑥检测残余尿和肾盂、膀胱排空时间。

【治疗原则】

1. 明确感染性质　临床上出现泌尿系感染症状时，必须明确其性质和致病菌，依据尿细菌培养和药敏结果针对性用药。

2. 鉴别上尿路感染还是下尿路感染。

3. 明确是血行感染还是上行感染　血行感染发病急，往往有全身症状，应用血浓度高的抗感染药物，常静脉给药；上行感染以膀胱刺激症状为主，应用尿液浓度高的药物。

4. 查明泌尿系有无梗阻因素　梗阻常为泌尿系感染的诱因，感染后如有梗阻存在则感染不易治愈且易复发。

5. 检查有无泌尿系感染的诱因并加以纠正。

6. 测定尿 pH　若尿液为酸性，宜使用碱性药物使尿液碱化抑制细菌生长，并用适合于碱性环境的抗感染药物。反之亦然。

7. 正确使用抗感染药物　抗感染药物的使用原则上应持续到症状消失，尿细菌培养转阴后 2 周。在治疗过程中，细菌会发生变异，由对一种抗生素敏感变为耐药，为避免耐药菌株的产生可同时应用两种或两种以上抗生素。

二、肾积脓

肾积脓（pyonephrosis）也称脓肾，是肾实质严重感染所致广泛的化脓性病变，或尿路梗阻后肾盂肾盏积水、感染而形成一个积聚脓液的囊腔。多继发于肾结石等梗阻性疾病，致病菌多为革兰阴性杆菌。

【临床表现和诊断】

在急性发作时可出现全身感染症状，如畏寒、高热、腰部疼痛及肿块等。慢性肾积脓时病程较长，病人可有消瘦、贫血、反复尿路感染。如尿路有不完全性梗阻。脓液可沿输尿管排入膀胱而出现膀胱炎症状。

膀胱镜检查可见患侧输尿管口喷脓尿；尿液检查可见大量脓细胞。若尿路有完全性梗阻，尿液检查可完全正常。排泄性尿路造影、放射性核素肾图、B 超等检查可以了解尿路梗阻程度和患侧肾功能情况。

【治疗】

以抗感染为主，同时注意加强营养，纠正水、电解质紊乱，在肾脏尚有功能时应施行脓肾造口术。如患肾功能已丧失，而对侧肾功能正常，可行患肾切除术。

三、急性细菌性前列腺炎

急性细菌性前列腺炎（acute bacterial prostatitis）大多由尿路上行感染所致，多在劳累、饮酒、性生活过于频繁后发生，部分病人继发于慢性前列腺炎。留置尿管，经尿道进行器械操作或患有膀胱炎及尿道炎时，细菌或含有细菌的尿液经后尿道和前列腺导管逆流至前列腺。血行感染来源于疖、痈、扁桃体炎等病灶。常见致病菌为革兰阴性肠道杆菌，也有葡萄球菌和链球菌，偶有厌氧菌。

后尿道前列腺表面黏膜充血、水肿，前列腺腺泡有白细胞浸润，可形成小脓肿。炎症可扩散至附睾，引起附睾炎。大部分病例经治疗缓解，部分转变为慢性前列腺炎或前列腺脓肿。

【临床表现】

发病突然，高热、寒战伴有尿频、尿急、尿痛及会阴部疼痛，有时出现排尿困难或急性尿潴留。往往伴发急性膀胱炎。常见的并发症有急性尿潴留、附睾炎、直肠或会阴瘘，血行感染可同时发生急性肾盂肾炎。

【诊断与鉴别诊断】

有典型临床表现和感染史。直肠指诊前列腺肿胀、有明显触痛、局部温度增高。急性期禁忌做前列腺按摩，以免引起菌血症。可做尿细菌培养及药物敏感试验。B 超可见前列腺增大，内部回声不均匀。

【治疗】

给予全身支持治疗，卧床休息，大量饮水，退热止痛。如出现急性尿潴留，可行耻骨上膀胱穿刺造口，尽量避免经尿道留置尿管。

快速有效地应用抗生素是治疗的关键。在未明确致病菌前，应首先静脉使用氨苄青霉素、头孢菌素、环丙氟哌酸等广谱抗生素或口服复方新诺明。再根据细菌培养及药敏结果及时更改治疗药物。疗程应至少持续 2 周。如并发前列腺脓肿，应经会阴做引流。

四、慢性前列腺炎

慢性前列腺炎多发生于青壮年，可分为慢性细菌性前列腺炎、慢性非细菌性前列腺炎和前列腺痛三种类型。

慢性细菌性前列腺炎（chronic bacterial prostatitis）主要感染途径是经尿道逆行感染，感染的尿液经前列腺导管逆流至前列腺，少数由急性细菌性前列腺炎迁延而致。致病菌多为革兰阴性肠道杆菌。慢性非细菌性前列腺炎（chronic non - bacterial prostatitis）病原体为沙眼衣原体、解脲脲原体、隐球菌等。前列腺痛的病因与盆底肌、前列腺被膜和尿道括约肌紧张、尿液反流、前列腺受到尿液的化学刺激有关。慢性前列腺炎的病理学改变与一般慢性炎症相同。

【临床表现】

症状轻重程度不一，不同的病人可出现完全不同的临床症状。

1. *尿路刺激症状* 大多数病人有不同程度的尿频、尿急、尿痛、尿道不适或烧灼感。

2. *疼痛* 几乎所有病人都有不同程度的疼痛症状，疼痛的部位在会阴部、阴囊和睾丸、耻骨上、下腹部、腰骶部、腹股沟部。多为隐痛或酸胀不适。

3. *性功能障碍* 部分病人并发早泄或阴茎勃起功能障碍。

4. *精神紧张* 部分病人出现精神紧张、萎靡、情绪低落，严重者出现神经官能症。

【诊断与鉴别诊断】

除临床表现外，慢性细菌性前列腺炎前列腺液内白细胞增多（>10 个/高倍视野），磷脂小体减少，细菌培养可呈阳性。慢性非细菌性前列腺炎前列腺液可见多量白细胞，但细菌培养为阴性。而前列腺痛前列腺液内无白细胞增多，且细菌培养呈阴性。

分段尿及前列腺液培养试验：检查前充分饮水，取初尿 10ml（VB_1），再排尿 200ml 后取中段尿 10ml（VB_2）。而后做前列腺按摩，收集前列腺液（EPS），完毕后排尿 10ml（VB_3），均送细菌培养及菌落计数。若菌落计数 $VB_3 > VB_1$ 10 倍即可诊断细菌性前列腺炎，若 VB_1 及 VB_2 细菌培养阴性，VB_3 及 EPS 细菌培养阳性，则更为细菌性前列腺炎的可靠依据。

【治疗】

对于慢性前列腺炎应选择足量敏感抗生素进行治疗，疗程至少 6 周，症状缓解可停药观察；症状不缓解，应换用抗生素。复方新诺明、喹诺酮类药物对前列腺腺泡有较强的穿透力，故为首选药物。红霉素、强力霉素、头孢菌素等也有较好疗效，可以每 2 周交替应用。

此外还可用解痉、止痛、镇静催眠等药物对症治疗。植物制剂和中成药也可选择。近年了解到前列腺炎的症状与盆腔平滑肌痉挛有关，同时也认识到前列腺平滑肌内存在大量 α 受体，因此临床上最近开始应用 α 受体阻滞剂治疗慢性前列腺炎。

除药物治疗外，也常用热水坐浴、前列腺按摩、药物离子透入、微波、生物反馈等物理疗法对慢性前列腺炎进行治疗。

第三节　泌尿系统梗阻

泌尿系统由肾小管、集合管、肾盏、肾盂、输尿管、膀胱和尿道组成，其主要功能是主动单向地将肾产生的尿液，经过这个管道系统排泄到体外。因此泌尿系统保持通畅是维持正常肾功能的必要条件。该系统的任何一个部位发生梗阻，必将造成梗阻上段的尿液淤积，最终将导致患侧肾功能损害或丧失；若为双侧梗阻，可导致肾功能衰竭。

尿路梗阻性病变在泌尿外科最常见，而且多继发或并发其他泌尿外科疾病，如尿路梗阻造成尿液排出障碍，引起梗阻近侧尿路扩张与积水，易于细菌繁殖而导致感染和形成结石。而感染、结石又会加重梗阻的程度，因此梗阻、感染、结石三者可互为因果关系，在诊断和治疗尿路梗阻性疾病时要特别注意这一点。

引起泌尿系统梗阻的病因很多，一般分为机械性和动力性两大类

1. 机械性梗阻　泌尿系统管道内或泌尿系统附近器官的病变均可以导致尿路机械性梗阻。依据病因不同，可分为：①先天性梗阻，由泌尿系统和生殖道先天性畸形所致，常见于小儿，如肾盂输尿管交界处狭窄、下腔静脉后输尿管、输尿管膨出症、输尿管异位开口、后尿道瓣膜症等；②后天性梗阻，泌尿系统管道内肿瘤、结石、炎性狭窄、结核、外伤、腹腔或盆腔纤维化、肿瘤浸润等。还有一些医源性梗阻，如手术或器械检查造成的损伤、肿瘤放射治疗后的反应等。

2. 动力性梗阻　在尿路器官的肌肉或其支配神经发生病变时，尿液不能顺利从上向下排出体外，产生尿液潴留。常见的原因为神经源性膀胱功能障碍等。

梗阻发生在肾盂和输尿管膀胱开口以上称为上尿路梗阻。上尿路梗阻后积水发展较快，对肾功能影响也较大，多由结石、肿瘤所致。腹膜后的病变压迫输尿管时也可发生

上尿路梗阻。临床上单侧多见，亦可为双侧。梗阻发生在膀胱及其以下者称为下尿路梗阻。由于膀胱的缓冲作用，梗阻后对肾功能的影响较缓慢，但最终可造成双肾积水，常见原因为前列腺增生、尿道狭窄等。

泌尿系统梗阻的基本病理改变是梗阻病变以上压力增高，尿路扩张积水。如梗阻长时间得不到解除，最终将导致肾积水和肾功能衰竭。

泌尿系统梗阻后最常见的并发症是感染。梗阻后因尿液停滞，肾组织受损及尿外渗等，有利于细菌侵入、繁殖和生长，引起感染。结石是梗阻的另一常见并发症。梗阻造成尿流停滞与感染，可促进结石形成。

一、肾积水

尿液从肾盂排出受阻，肾内压力升高，肾盂肾盏扩张，肾实质萎缩，功能减退称肾积水（hydronephrosis）。当积水容量超过1000ml，或在小儿超过其24h尿量时称为巨大肾积水。

【临床表现】

因梗阻的原因、部位和程度的差别，不同肾积水病人的临床表现和病情转归并不一致。轻度肾积水多无症状；中重度肾积水可出现腰部疼痛，有些病人以腹部肿块就诊。先天性病变，如肾盂输尿管连接部位的先天性狭窄、异位血管或纤维束压迫输尿管引起的肾积水，发展比较缓慢，可长期无明显症状，达到一定体积时才出现腹部肿块。肾积水合并感染时可出现脓尿和全身中毒症状，如寒战、发热、头痛以及胃肠功能紊乱等。

长时间梗阻所引起的肾积水，终将导致肾功能减退和丧失。双侧或孤立肾急性完全梗阻时可发生无尿，出现急性肾功能衰竭的表现。

肾积水有时呈间歇性发作。发作时患侧腹部有剧烈绞痛、恶心、呕吐、尿量减少；经一定的时间后，梗阻自动缓解，排出大量尿液，疼痛消失，这种情况称之为间歇性肾积水。多见于肾下垂、输尿管梗阻等。

上尿路梗阻引起的肾积水，常表现为肾体积增大，较早出现腹部包块。亦有的无任何临床症状，常为超声检查发现。下尿路梗阻时，主要表现为排尿困难和膀胱不能排空，甚至出现尿潴留，而引起肾积水常较晚，临床多表现为不同程度的肾功能损害，严重者出现尿毒症症状。

【辅助检查】

1. 影像学检查　①泌尿系统平片：了解尿路有无阳性结石等。②静脉尿路造影：了解肾盂、肾盏、膀胱形态和分肾功能情况。③MRU检查：可以替代逆行肾盂造影和肾穿刺检查。④B超：可以确定有无肾积水以及判断积水的程度和肾皮质萎缩情况，对病人无损害。⑤CT：能清楚显示和肾积水程度和肾实质萎缩情况，且可以确定梗阻的部位和病因。

2. 内镜检查　膀胱镜可以了解下尿路梗阻情况，输尿管镜可以了解上尿路梗阻情况。

3. 肾核医学检查　放射性核素显像可区别肾囊肿和肾积水，并可了解肾实质损害及分肾功能测定。肾图检查，尤其是利尿肾图，对判定上尿路有无梗阻及梗阻的性质有一定帮助。

4. *实验室检查*　包括血液、尿液等常规检查，必要时进行细菌培养和结核杆菌培养、脱落细胞学等检查。

5. *尿流动力学检查*　对于怀疑动力性梗阻病例，可行尿流动力学检查。

【诊断与鉴别诊断】

肾积水诊断一般不难，但还要注意肾功能方面的检查，以及详细了解和查明肾积水的病因、病变部位、梗阻程度等。

【治疗】

1. *病因治疗*　肾积水的基本治疗目的是去除病因，保留患肾。在梗阻尚未引起严重的肾功能损害时，去除病因后，常可获得良好治疗效果。根据病因的性质不同采用相应的治疗方法，如各种先天性尿路畸形的成形术、尿路结石的体外冲击波碎石术或内镜取石术等。

2. *肾造口术*　如果病人病情较严重，不允许较大手术或梗阻暂时不能去除时，可在超声引导下经皮肾穿刺造瘘，引流尿液，以控制感染改善肾功能；待条件许可时再去除病因。

3. *肾切除术*　肾积水严重，剩余的肾实质过少，或伴有严重感染肾积脓在确保健侧肾功能正常的情况下，可切除病肾。

二、良性前列腺增生症

良性前列腺增生症（benign prostatic hyperplasia，BPH）是泌尿外科最常见的疾病之一，多发生于50岁以后的男性。

至今良性前列腺增生的确切病因尚不完全清楚，以往有双氢睾酮学说、上皮生长因子学说、雄雌激素相互作用学说等，目前公认老龄和有功能的睾丸是发病的基础，两者缺一不可。受性激素的调控，前列腺间质细胞和上皮细胞相互影响，各种生长因子的作用，随着年龄增长体内性激素平衡失调以及雌、雄激素的协同效应等，应是前列腺增生的重要病因。

前列腺增生主要是前列腺尿道周围移行带的腺体、结缔组织和平滑肌的增生。增生组织呈多数结节，并逐渐增大。增生的前列腺将外周的腺体挤压萎缩形成前列腺外科包膜，与增生腺体有明显分界。增生时前列腺体积增大，增大的前列腺组织可挤压后尿道，前列腺部尿道伸长、变窄，排尿阻力增大。有些增生的腺体可突入膀胱，造成膀胱颈梗阻。

前列腺组织内，尤其是膀胱颈附近含有丰富的α肾上腺能受体。前列腺增生时，受体量增加，活性增强，造成间质平滑肌紧张，前列腺张力增大，在膀胱逼尿肌收缩时膀胱颈和后尿道阻力增加从而加重梗阻。

膀胱颈梗阻时，为克服排尿阻力，膀胱逼尿肌收缩力增强，平滑肌纤维增生。增生的肌束纵横交错，形成粗大的小梁。尿路上皮在小梁之间形成小室，严重时小室通过小梁之间的空隙突出于膀胱外形成假性憩室。这种逼尿肌代偿性增生过程中，发生不稳定的逼尿肌收缩，膀胱内压增高，有时出现急迫性尿失禁。若尿路梗阻不能解除，逼尿肌最终失去代偿，不能排空膀胱尿液而出现残余尿。随着残余尿的逐渐增加，膀胱成为无张力、无收缩力的尿液潴留囊袋，此时可出现充溢性尿失禁，并导致输尿管末端的活瓣作用丧失，发生膀胱输尿管反流。梗阻、反流可引起和加重肾积水及肾功能损害。尿液潴留又容易继发感染和结石形成。

【临床表现】

多在50岁以后出现症状。症状与梗阻程度、病变发展程度，以及是否存在感染、结石、肾功能损害等有关，与前列腺增生后的体积并不成正比，症状时轻时重。

前列腺增生的病程一般分为刺激期、代偿期和失代偿期三个阶段：

1. 刺激期 症状以尿频为主，特别是夜间排尿次数增多，是前列腺增生症最早出现的症状，有些病人有排尿不尽感或尿急，这些症状的出现是因前列腺体积增大、血管增多、充血刺激所致。膀胱残余尿量增多时，尿频亦加重，这与膀胱经常处在充盈状态，膀胱有效容量减小有关。

2. 代偿期 症状以排尿困难为主。进行性排尿困难是前列腺增生最重要的症状，发展缓慢，常被误认为老年人的自然现象而被忽略。典型表现是排尿等待、迟缓、尿线细而无力、射程缩短、排尿时间延长、尿后滴沥、尿流中断等过程。

3. 失代偿期 主要表现为慢性尿潴留。梗阻加重到一定程度，膀胱失代偿，排尿时不能排尽膀胱内全部尿液，出现残余尿。过多的残余尿可使膀胱逼尿肌功能受损，收缩力减弱，逐渐发生尿潴留并出现尿失禁。在失代偿期阶段，逐渐出现肾积水和肾功能不全表现。

4. 其他症状 前列腺增生合并感染时，可出现尿频、尿急、尿痛等膀胱刺激症状，并可出现血尿。合并结石时症状更为明显；前列腺表面血管扩张、充血破裂时可以发生无痛性血尿；长期排尿困难导致腹压增高，可引起腹股沟疝、脱肛或内痔等；由于气候变化、饮酒、劳累等方面的原因，使前列腺突然充血、水肿，可发生急性尿潴留。

【辅助检查】

1. 尿流率检查 前列腺增生早期即可发生排尿功能改变，最大尿流率 $<15ml/s$，表明排尿不畅；$<10ml/s$ 则提示梗阻严重。最大尿流率不恒定，重复检查往往是必须的。评估最大尿流率，排尿量必须超过150ml。

2. B超 可以直接测定前列腺的大小、内部结构、突入膀胱的程度，经直肠超声扫描更准确。超声波检查还可测定膀胱残余尿量。

3. 血清前列腺特异抗原（PSA）测定 在前列腺体积较大，有结节或较硬时，应测定血清PSA，以排除合并前列腺癌的可能。

4. 尿流动力学检查 如果排尿困难主要是由于逼尿肌功能失常引起，应进行尿流动力学检查，测定排尿时膀胱内压的改变，可以了解是否存在逼尿肌功能受损、不稳定和膀胱顺应性差等情况。

【诊断与鉴别诊断】

50岁以上男性出现夜尿增多或进行性排尿困难时，需考虑前列腺增生的可能。直肠指诊可触及前列腺。前列腺增生时一般体积增大，表面光滑、质韧、有弹性，中间沟变浅或消失。

前列腺增生应与膀胱颈硬化症、前列腺癌、神经源性膀胱功能障碍、尿道狭窄等鉴别。

【治疗】

前列腺增生未引起梗阻者一般无需处理。梗阻较轻或不能耐受手术者可采用药物治疗或姑息性手术。膀胱残余尿量超过50ml或既往出现急性尿潴留、全身状况能够耐受手术者，应及早手术。

1. *等待观察* 前列腺增生病人若长期症状很轻，不影响生活与睡眠，一般无需治疗可等待观察，但需密切随访。

2. *药物治疗* 适用于刺激期和代偿早期的前列腺增生病人，药物的种类很多，主要包括以下几类：

（1）激素相关类药物 前列腺是雄激素的靶器官，前列腺的发育与生长依靠雄激素的支持，因此去除雄激素或抑制其活性可以达到治疗前列腺增生的目的。临床主要使用5α－还原酶抑制剂治疗前列腺增生，一般服药3个月可使前列腺缩小，改善排尿功能。

（2）α受体阻滞剂 前列腺间质平滑肌的张力和活性与α受体有关，前列腺增生时α受体以α_1A受体数量增加为主，因此临床上经常应用α_1A受体阻滞剂治疗前列腺增生。

（3）植物类药物 目前临床上也常使用一些植物类药物（包括中草药），这些药物的作用机制还不太清楚，但在部分病人也能达到治疗目的。

3. *手术治疗* 梗阻严重，残余尿量超过50ml时应考虑手术治疗。有尿路感染和心、肺、脑、肝、肾功能不全时，宜先做尿液引流，尿道留置尿管或膀胱造口术，待全身情况改善后再行手术。手术治疗的目的是切除增生的前列腺组织，而并非整个前列腺。以往常用耻骨上经膀胱或经耻骨后等开放手术方式切除前列腺，近年由于内镜技术的进步，目前开放手术方式已逐渐被经尿道前列腺切除术（TURP）所替代。

4. *其他疗法* 前列腺增生多为老年病人，部分病人还合并有心、脑、肺等重要器官的合并症而不能耐受手术。近年来，国内外学者致力于研究和开发更安全、更有效的治疗方法，如微波、射频、激光、电气化、电化学、前列腺支架、气囊扩张、高能聚焦超声等。

三、尿潴留

尿潴留（retention of urine）是指膀胱内充满尿液而不能排出，常常由排尿困难发展到一定程度引起。分急性和慢性两种。前者发病突然，膀胱内胀满尿液不能排出，十分痛苦，为泌尿外科常见急症之一。后者起病缓慢，下腹可扪及胀满的膀胱，但病人却无明显痛苦。

引起尿潴留的病因分为机械性和动力性两种。其中机械性梗阻病变最多见，如良性前列腺增生、前列腺肿瘤、膀胱颈梗阻性病变、尿道狭窄、尿道结石等；此外盆腔肿瘤、处女膜闭锁等均可引起尿潴留。动力性梗阻是指尿潴留系由排尿动力障碍所致，如中枢和周围神经病变、直肠或妇科盆腔根治性手术损伤副交感神经分支等均可引起尿潴留。

【临床表现和诊断】

急性尿潴留发病突然，膀胱内充满尿液不能排出，病人胀痛难忍，辗转不安，常有尿液从尿道口溢出，但不能缓解症状。慢性尿潴留往往有排尿不畅、尿频病史，伴有尿不尽感，有时出现充溢性尿失禁。少数病人虽无明显慢性尿潴留症状，但上尿路往往已有明显扩张，肾功能受损，甚至出现尿毒症症状。

根据临床表现，可以诊断本病。

【治疗】

1. *急性尿潴留* 治疗原则是解除病因，尽快恢复正常排尿。但有时病因不明或一时难以解除，则只能先做尿液引流，以后再处理病因。有些病因虽然明确，但在处理尿潴留时不能同时去除病因，则应先缓解尿潴留，如前列腺增生、尿道狭窄等。腰麻和肛管直肠手术后的尿潴留，可用针灸治疗，常选用的穴位有中极、曲骨、阴陵泉、三阴交等。亦可用穴位注射新斯的明0.25mg。

急性尿潴留的解除方法：①导尿，导尿是解除尿潴留最直接和最有效的方法。导尿时尿液应慢慢排出，防止膀胱内压迅速降低而引起膀胱内出血。前列腺增生病人导尿有困难时，可采用弯头导尿管。一般应留置导尿管。②耻骨上膀胱穿刺：因尿道水肿，狭窄不能插入导尿管时，可在无菌操作下行耻骨上膀胱穿刺造口术。

2. *慢性尿潴留* 若为机械性梗阻病变引起，有上尿路积水、肾功能损害者，应先行引流膀胱尿液，待肾积水缓解，肾功能改善后再针对病因行手术或行其他治疗方法解除梗阻。如系动力性梗阻引起，多数病人需行间歇性导尿，必要时可行耻骨上膀胱造瘘或其他尿流改道方法。

第四节 尿石症

尿石症（urolithiasis）是泌尿外科的常见病，又称为尿路结石，是肾结石、输尿管结石、膀胱结石和尿道结石的总称。

尿石症的流行病学和病因：

1. *流行病学因素* ①性别和年龄：男∶女为3∶1，尿石症好发于25～40岁之间，20岁以前患尿石症者少。儿童多发生于2～6岁，常与感染、畸形、营养不良有关。女性有两个高峰，即25～40岁和50～65岁。②种族：黑色人种及热带土著民族尿石症发病率较低。③职业：如空军中飞行员肾结石的患病率就高于地勤人员3.5～9.4倍。④地理环境和气候：尿石症发病有明显的地区性差别。中国南部地处亚热带，是世界尿石症高发地区。⑤饮食和营养：饮食中大量摄入动物蛋白、精制糖，可增加上尿路结石形成的危险性。营养状况好，动物蛋白摄入过多时，容易形成肾结石，主要成分是草酸钙、磷酸钙；营养状况差，动物蛋白食入过少时，尿酸成分增多，膀胱结石增多。⑥水分摄入：任何破坏水的摄入量与损失量平衡的因素如出汗过多，都会使尿液中钙和盐的过饱度增加，有利于尿结石的形成。反之，大量饮水使尿液稀释，能减少尿中晶体形成。⑦疾病：有些尿结石的形成与遗传性疾病有关，如胱氨酸尿症、家族性黄嘌呤尿等。代谢紊乱如甲状旁腺功能亢进症、高尿酸尿症和高草酸尿症等，以及如尿路梗阻和感染等亦为尿结石形成的因素。

2. *尿液改变* ①形成尿结石的物质排出增加：尿液中钙、草酸或尿酸排出量增加。长期卧床、甲状旁腺功能亢进症者尿钙增加；痛风病人尿酸排出增多；内源性合成草酸增加或肠道吸收草酸增加引起高草酸尿症等。②尿 pH 改变：在碱性尿中易形成磷酸镁铵及磷酸盐沉淀；在酸性尿中易形成尿酸和胱氨酸结晶。③尿量减少，使盐类和有机物质的浓度增高。④尿中抑制晶体形成和聚集的物质减少，如枸橼酸、焦磷酸盐、酸性黏多糖、镁等。⑤尿路感染时尿基质增加，使晶体黏附。有些细菌如大肠杆菌能分解尿素产生氨，使尿 pH≥7.2，易形成磷酸镁铵结石。

3. *泌尿系解剖结构异常* 尿路任何部位的狭窄、梗阻、憩室都可使尿液滞留，导致晶体或基质在该部位形成沉积，而尿液滞留继发尿路感染有利于结石形成。

尿路结石由晶体和基质组成。晶体成分约占97%，主要有草酸钙、磷酸钙、尿酸、磷酸镁铵和胱氨酸。多数结石含两种以上的晶体成分，以其中的一种为结石的主体。大约90%的结石含有钙质。基质是一种类似尿黏蛋白的物质，约占结石干重3%，其化学成分主要是氨基已糖，其次是结合水。在上尿路结石中，以草酸钙结石以及草酸钙与磷酸钙混合性结石最为多见。在下尿路结石中，磷酸铵镁和尿酸铵结石的比率高于上尿路结石。

草酸钙结石病因不清，其质硬，不易碎，粗糙，不规则，呈桑椹样，棕褐色，平片易显影。磷酸钙、磷酸镁铵结石与尿路感染和梗阻有关，易碎，表面粗糙，不规则，常呈鹿角形，灰白色、黄色或棕色，平片可见多层现象。尿酸结石与尿酸代谢异常有关，其质硬，光滑，多呈颗粒状，黄色或红棕色，纯尿酸结石不被平片所显影。胱氨酸结石是罕见的家族性遗传性疾病所致，质坚硬，光滑，呈蜡样，淡黄至黄棕色，平片亦不显影。

尿路结石在肾或膀胱内形成。绝大多数结石起源于肾乳头，脱落后可移至尿路任何部位并继续长大，小结石也可随尿液自然排出；膀胱结石既可起源于膀胱，也可能是来自尿路的结石作为核心在膀胱内不断长大而形成；输尿管结石和尿道结石一般是结石排出过程中在此停留所致。输尿管有三个生理狭窄处，即：肾盂输尿管连接处、输尿管跨过髂血管处及输尿管膀胱壁段。结石沿输尿管行径移动，常停留或嵌顿于三个生理狭窄处，并以输尿管下段处最多见。尿路结石可引起泌尿道直接损伤、梗阻、感染或恶变。所有这些病理生理改变与结石部位、大小、数目、继发炎症和梗阻程度等有关。

结石阻塞尿路后最为重要的病理性改变是肾积水和肾功损害，这取决于梗阻的部位和程度。结石使肾盏颈部梗阻，会引起肾盏积液或积脓，进一步导致肾实质萎缩、瘢痕形成，甚至发展为肾周围感染。结石堵塞肾盂输尿管连接处或输尿管时，引起的梗阻程度往往较重，容易导致进行性肾损害，如梗阻持续存在，肾功能在一定程度上将发生不可逆损害。肾盂和膀胱的容积较大，对尿路内压有一定的缓冲作用，所在部位的结石一般仅导致部分性梗阻，对肾的损害程度较输尿管结石为轻。尿路结石合并梗阻时，由于尿液淤滞，有时可能会并发尿路感染，而感染又会引发结晶的析出和沉淀，使原有结石体积迅速增大，结果进一步加重了尿路梗阻，由此形成恶性循环。

一、上尿路结石

肾和输尿管结石（renal & ureteral calculi），又称上尿路结石，主要症状是疼痛和血尿。临床上肾结石约占上尿路结石的35%，输尿管结石占65%。

【临床表现】

1. *疼痛* 大多数都有腰痛，其程度取决于结石的大小和位置。肾盂内大结石及肾盏结石可无明显临床症状，活动后出现上腹或腰部钝痛。输尿管结石可引起肾绞痛，典型的表现为疼痛剧烈难忍，阵发性发作位于腰部或上腹部，并沿输尿管行径，放射至同侧腹股沟，还可累及同侧睾丸或阴唇，伴有精神恐惧、面色苍白、恶心、呕吐等症状。结石在中段输尿管，疼痛放射至中下腹部。结石处于输尿管膀胱壁段或输尿管口，可伴有膀胱刺激征及尿道和阴茎头部放射痛。

2. *血尿* 疼痛伴发血尿是结石的特征性表现，尤其是在绞痛发作期间。通常病人都有肉眼或镜下血尿，后者更为常见，有时活动后镜下血尿是上尿路结石的惟一临床表现。血尿的多寡与结石对尿路黏膜损伤程度有关。

3. *恶心、呕吐* 输尿管结石引起尿路完全性梗阻时，使输尿管管腔内压力增高，管壁局部扩张、痉挛和缺血。由于输尿管与肠有共同的神经支配而导致恶心、呕吐。

4. *膀胱刺激征* 结石伴感染或输尿管膀胱壁段结石时，可有尿频、尿急、尿痛。

5. *尿砂* 少数病人可能发觉自行排出尿砂，是尿石症的有力证据。

6. *并发症* 结石继发急性肾盂肾炎或肾积脓时，可有发热、畏寒、寒战等全身症状。结石所致肾积水，可在上腹部扪及增大的肾。双侧上尿路结石引起双侧尿路完全性梗阻或孤立肾上尿路完全性梗阻时，可导致无尿，出现尿毒症。

【辅助检查】

1. *实验室检查* 尿常规检查常能见到肉眼或镜下血尿，伴感染时有脓尿，有时可发现晶体尿。感染性尿结石病人尿细菌培养呈阳性。当临床怀疑病人尿路结石与代谢状态有关时，应测定血、尿的钙、磷、尿酸、草酸等，必要时做钙负荷试验。此外，应做肾功能测定。结石分析有助于确定结石成分，并指导预防和治疗。

2. *影像学检查*

（1）B超 结石显示为特殊声影，亦能评价肾积水引起的肾包块或肾实质萎缩等，可发现泌尿系平片不能显示的小结石和透X线结石。

（2）泌尿系平片（KUB） 能发现95%以上的结石，通过KUB检查，也可以对结石成分作出经验性判断。

（3）静脉性尿路造影（IVU） 是上尿路结石确诊的方法，也是确定治疗方案的重要依据。IVU可以评价结石所致的肾结构和功能改变，有无引起结石的尿路异常如先天性畸形等。若有充盈缺损，则提示有透X线的尿酸结石可能。

（4）逆行肾盂造影（RP） 是一种侵入性检查，往往在其他方法不能确定结石的部位或结石以下尿路系统病情不明时被采用。对于X线透光结石，可以经导管向肾盂内注入气体，通过加大反差对比来显示出结石影。

（5）CT 能发现以上检查不能显示的或较小的输尿管中、下段结石。有助于鉴别不透光的结石、肿瘤、血凝块等，以及了解有无肾畸形。

(6) 放射性核素肾显像　评价治疗前肾受损的肾功能和治疗后肾功能恢复状况；确定双侧尿路梗阻病人功能较好的肾。

(7) 内镜检查　包括肾镜、输尿管镜和膀胱镜检查。通常在泌尿系平片未显示结石，排泄性尿路造影有充盈缺损而不能确诊时，借助于内镜可以明确诊断和进行治疗。

【诊断与鉴别诊断】

结石的诊断包括：结石本身的诊断、结石并发症的诊断、结石病因的评估。

与活动有关的疼痛和血尿，有助于此病的诊断确立，尤其是典型的肾绞痛。腰痛与血尿应首先考虑肾结石。有尿砂排出史基本可确立诊断。

主要是排除其他可引起腹部疼痛的疾病如急性阑尾炎、急性胆囊炎、肾盂肾炎等。疼痛发作时可有肾区叩击痛。

【治疗】

由于尿石症复杂多变，治疗方法选择及预计疗效存在很大的不同，有的仅多饮水就自行排出结石，有的却要采用开放手术也未必能取尽结石。因此，对尿石症的治疗必须实施病人个体化治疗，有时需要综合各种治疗方法。总的治疗目的：①清除结石，保护肾功能；②去除病因，防止复发。

一般如结石 <0.6cm，光滑，无尿路梗阻、无感染，纯尿酸结石及胱氨酸结石，可先采用保守疗法。直径 <0.4cm、光滑的结石，90% 能自行排出。

1. *病因治疗*　少数病人能找到形成结石的病因，如甲状旁腺功能亢进（主要是甲状旁腺瘤），只要切除腺瘤，原有的尿路结石会自行溶解、消失；尿路梗阻者，只要解除梗阻，可以避免结石复发。

2. *药物治疗*　根据已排出的结石或经手术取出的结石所作结石成分分析，决定药物治疗的方案。

胱氨酸结石治疗需碱化尿液，使 pH >7.8，摄入大量液体 α－巯丙酰甘氨酸（α－MPG）和乙酰半胱氨酸有溶石作用。卡托普利有预防胱氨酸结石形成的作用。尿酸结石因是体内嘌呤代谢紊乱的产物，碱化尿液、口服别嘌呤醇及饮食调节有治疗作用，效果较好。酸化尿液，应用脲酶抑制剂，有控制结石长大作用；限制食物中磷酸的摄入，应用氢氧化铝凝胶限制肠道对磷酸的吸收，有预防作用。调节尿 pH 可以增高结石的溶解度。口服枸橼酸钾、重碳酸钠等，以碱化尿液，有利于尿酸和胱氨酸结石的溶解和消失；口服氯化铵使尿酸化，有利于防止感染性结石生长。感染性结石需要控制感染。

在药物治疗过程中，还需增加液体摄入量，以增加尿量；控制感染，根据细菌培养及药物敏感试验选用抗感染药物。中药和针灸对结石排出有促进作用。

肾绞痛的治疗以解痉止痛为主，如注射阿托品、哌替啶，同时应用钙通道阻滞剂、吲哚美辛、黄体酮等。

3. *体外冲击波碎石*（extracorporeal shock wave lithotripsy，ESWL）　通过 X 线或 B 超对结石进行定位，利用高能冲击波聚焦后作用于结石，使结石裂解，直至粉碎成细砂随尿液排出体外。

适应证：适用于肾、输尿管上段结石。禁忌证：妊娠、全身性出血性疾病、新发生的脑血管疾患、心力衰竭、严重心律不齐、结石以下尿路存在器质性梗阻、由于肾脏本身病变引起的肾功能不全、尿路急性炎症等。过于肥胖、肾位置过高、骨关节严重畸形、结石定位不清等，由于技术性原因而不适宜采用此法。

碎石效果与结石部位、大小、性质、是否嵌顿等因素有关。肾、输尿管上段 < 2.5cm 的结石，具有正常的肾功能，碎石成功率可达 90% 左右。结石体积过大常需多次碎石，残留结石率高，清除时间长。按照结石成分不同，碎石由易到难依次为磷酸镁铵、二水草酸钙、尿酸、磷酸钙、一水草酸钙、胱氨酸。

碎石的并发症包括血尿、绞痛、发热、"石街"形成、心脏合并症、皮肤损伤、咳血、便血或呕血、肾实质损害、肾周围血肿，晚期可能出现高血压。一般 2 次治疗的间隔时间不少于 1 周。

4. *经皮肾镜取石或碎石术*（percutaneous nephrostolithotomy，PCNL） 经腰背部细针穿刺直达肾盏或肾盂，扩张并建立皮肤至肾内的通道，插放肾镜，直视下取石或碎石。其优点在于结石取净率高、创伤性较小。碎石可采用机械、超声、液电、激光或气压弹道法等。适用于一些复杂性肾结石如鹿角形肾结石、多发性肾结石等。凝血机制障碍、对造影剂过敏、过于肥胖穿刺针不能达到肾或脊柱畸形者不宜采用此法。PCNL 并发症有肾实质撕裂或穿破、出血、漏尿、感染、动静脉瘘、损伤周围脏器等。对于复杂肾结石，单一采用 PCNL 或 ESWL 都有困难，可以联合应用，互为补充。

5. *输尿管镜取石或碎石术* 沿输尿管直视下采用碎石或取石。若结石较大可用超声、液电、激光或气压弹道碎石。可作为于中、下段输尿管结石的首选方法，亦用于 ESWL 治疗所致的"石街"。并发症有感染、黏膜下损伤、假道、穿孔、撕裂等，远期可有输尿管口狭窄、闭塞或逆流等。

6. *腹腔镜输尿管取石* 适用于输尿管结石 >2cm 者。

7. *开放手术治疗* 由于腔内泌尿外科及 ESWL 技术的普遍开展，绝大多数上尿路结石已不再需用开放手术。主要术式有以下几种：

（1）肾盂切开取石术 适用于结石 >1cm，或合并梗阻、感染的结石。肾外型肾盂伴发结石常采用此法。肾内型肾盂，或结石较大（鹿角形结石）经肾盂切开取石易造成肾盂撕裂者，应采取肾窦内肾盂切开取石术。

（2）肾实质切开取石术 适用于肾盏结石，尤其是肾盂切开不易取出或多发性肾盏结石。根据结石所在部位，沿肾前后段段间线切开或于肾后侧做放射状切口取石。当肾盏局部实质变薄时，做局部小切口即可取出结石。

（3）肾部分切除术 对限于一极的，尤其是肾下盏多发性结石或有肾盏颈部狭窄的多发结石与肾盏黏膜粘连严重的结石，可采用肾部分切除术。术中除取净结石外，要求缝闭肾盂及充分止血，否则易形成肾尿瘘。此术式较少应用。

（4）肾切除术 因结石导致肾结构严重破坏，功能丧失，或合并肾积脓，而对侧肾功能良好，可将患肾切除。

（5）输尿管切开取石术 适用于嵌顿较久或其他的方法治疗无效的结石。

双侧上尿路结石的手术治疗原则：①双侧输尿管结石时，一般先处理梗阻严重侧。条件允许时，可同时行双侧输尿管取石。②一侧肾结石，另一侧输尿管结石时，先处理输尿管结石。③双侧肾结石时，应在尽可能保留肾的前提下，一般先处理容易取出且安全的一侧。若肾功能极差，梗阻严重，全身情况不良，宜先行经皮肾造瘘。待病人情况改善后再处理结石。④孤立肾上尿路结石或双侧上尿路结石引起急性完全性梗阻无尿时，一旦诊断明确，只要病人全身情况许可，应及时施行手术。若病情严重不能耐受手术，应试行输尿管插管，通过结石后留置导管引流；不能通过结石时，则改行经皮肾造瘘。所有这些措施目的是引流尿液，改善肾功能。待病情好转后再选择适当的治疗方法。

二、膀胱结石

原发性膀胱结石（primary vesical calculi）多发于男孩，与营养不良和低蛋白饮食有关，其发生率在我国已明显降低。继发性膀胱结石（secondary vesical calculi）常见于前列腺增生、膀胱憩室、神经源性膀胱、异物或肾、输尿管结石排入膀胱。

【临床表现】

常见症状为下腹疼痛、排尿困难和血尿。典型症状为排尿突然中断，疼痛放射至远端尿道及阴茎头部，伴排尿困难和膀胱刺激症状。小儿常用手搓拉阴茎，跑跳或改变排尿姿势后，能使疼痛缓解，继续排尿。并发感染时，膀胱刺激症状加重，并有脓尿。若结石位于膀胱憩室内，仅表现为尿路感染。若结石持续嵌顿于膀胱颈，可发生急性尿潴留。

【诊断与鉴别诊断】

根据典型症状可初步诊断，进一步诊断的方法有：

1. 实验室检查　尿液分析可发现红细胞。如并发感染，可见白细胞，尿培养可有细菌生长。

2. B超检查　能发现强光团及声影，还可同时发现膀胱憩室、良性前列腺增生等。

3. X线检查　膀胱区平片能显示绝大多数结石，怀疑有上尿路结石可能时，还需做泌尿系平片及排泄性尿路造影。

4. 膀胱镜检查　能直接见到结石，并可发现膀胱病变。

5. 直肠指检　较大的结石常可经直肠腹壁双合诊被扪及。

【治疗】

采用手术治疗。膀胱感染严重时，应用抗感染药物；若有排尿困难，则应先留置导尿，以利于引流尿液及控制感染。应同时治疗病因。

1. 经尿道膀胱镜取石或碎石　大多数结石应用碎石钳机械碎石，并将碎石取出，适用于结石 <3cm 者。较大的结石需采用液电、超声、激光或气压弹道碎石。

2. 耻骨上膀胱切开取石术　为传统的开放手术方式，适用于结石过大、过硬或伴有膀胱憩室、前列腺增生等病变时，同时可将引起结石的病因一并处理。

三、尿道结石

尿道结石（urethral calculi）大部分来自膀胱，极少是因尿道狭窄、尿道憩室等在尿道内直接形成。好发部位为前列腺部尿道、球部尿道、尿道舟状窝及尿道外口。

【临床表现】

典型症状为排尿困难，点滴状排尿，伴尿痛并向阴茎头放射，重者可发生急性尿潴留及会阴部剧痛。阴茎部结石在疼痛部位可摸到肿物，用力排尿有时可将结石排出。

【诊断与鉴别诊断】

男性前尿道结石在阴茎或会阴部可摸到结石，后尿道结石可经直肠摸到。女性病人经阴道可摸到结石及憩室。X 片能显出结石阴影。尿道金属探条有特殊的感觉和声响。尿道镜能直接观察到结石。

【治疗】

尿道结石治疗的目的是尽快取出结石，迅速解除痛苦，防止尿潴留，以后再行结石的病因治疗。结石取出途径和方法的选择应符合最易于取出结石并对尿道的损伤小的原则。

结石位于舟状窝时，可向尿道内注射无菌石蜡油，而后轻轻推挤或用小钳子取出。前尿道结石可在阴茎根部阻滞麻醉下，压迫结石近端尿道防止结石后退，注入无菌石蜡油后轻轻推挤钳出。取石勿用暴力，尽量避免行尿道切开取石以免发生尿道狭窄。

后尿道结石可用尿道探条将结石推入膀胱，再按膀胱结石处理。

第五节 泌尿生殖系肿瘤

泌尿、男生殖系统肿瘤是泌尿外科的常见病，在我国，最常见的泌尿系肿瘤是膀胱癌，其次为肾癌、肾盂癌。在欧美国家，最常见的男生殖系统肿瘤是前列腺癌，我国虽较少见，但近年来发病率明显增高。我国过去常见的生殖系统肿瘤阴茎癌已日趋减少。

一、肾癌

肾癌（renal cancer）又称为肾细胞癌，是最常见的肾实质恶性肿瘤。肾癌的高发年龄为 50 ~ 60 岁；男∶女为 2∶1。由于平均寿命延长和医学影像学的发展，肾癌的发病率较以往增高，临床上无明显症状而在体检时偶然发现的肾癌日见增多，可达 1/2 ~ 1/5。

肾癌的确切病因尚不清楚。吸烟可能是肾癌发生的危险因素。有些化学物质如二甲胺、铅、镉等可使动物发生肾癌，能否使人发生肾癌尚未证实。肾癌亦有家族发病倾向，已发现有视网膜血管瘤家族性肾癌染色体异常，可为多病灶癌或囊内癌。

肾癌常为单侧，约有 1% ~ 2% 同时或先后发生双肾癌。肿瘤无组织学包膜，但有被压迫的肾实质和纤维组织形成的假包膜。有些肿瘤切面呈橘黄色、棕色；有些可见出血、坏死、钙化和纤维化斑块。肿瘤可破坏全肾，并可侵犯邻近脂肪、肌肉组织、血管、淋巴管等。肾癌容易向静脉内扩散形成癌栓，可以延伸进入肾静脉、下腔静脉甚至右心房。远处转移常见部位为肺、脑、骨、肝等。淋巴转移最先到肾蒂淋巴结。

肾癌有三种基本细胞类型，即：透明细胞，颗粒细胞和梭形细胞。单个肿瘤可有多种细胞，透明细胞最为常见，呈圆形或多角形，胞浆丰富，含胆固醇样物质、中性脂肪和磷脂体，胞浆浅染、透明甚至为空泡，核小而规则，少数有丝分裂。透明细胞和颗粒细胞癌预后相似，梭形细胞癌预后不良。

【临床表现】

临床表现很不一致，常误诊为其他疾病。血尿是发现肾癌最常见的症状，但血尿的出现表明肿瘤已侵入集合系统。多年来把血尿、疼痛和肿块称为肾癌的“三联症”，但典型“三联症”俱全者仅占10%左右，而这些病人中一半以上都有肿瘤转移。

1. 血尿　常为无痛性间歇肉眼血尿，间歇期随病变发展而缩短。血尿程度与肾癌体积大小无关，有时体积巨大的肿块未穿破集合系统而不出现血尿。肾癌有时仅表现为持久的镜下血尿。

2. 腰痛　多数为钝痛，局限在腰部，疼痛常因肿块生长充胀肾包膜引起。血块通过输尿管时可引起绞痛。

3. 肿块　大约1/4～1/3的病人就诊时可发现肿大的肾脏。一般肿块表面光滑，质硬，无压痛，可随呼吸活动。当肿瘤侵及周围脏器时，则完全固定，不易被推动。

4. 全身症状　包括发热、高血压、血沉加快、贫血、肝功能异常、免疫系统改变、红细胞增多症、高血钙、尿多胺升高、精索静脉曲张等。晚期肾癌可出现消瘦、贫血、虚弱等恶病质改变。

5. 转移症状　临床上约10%病人因转移症状，如病理性骨折、咯血、神经麻痹及转移部位出现疼痛等就医。约25%病人就医时就已有肿瘤扩散。

【辅助检查】

1. B超　敏感性高，在常规体检中经常发现无临床症状、尿路造影无改变的肾癌。还能准确地鉴别肾肿块是囊性还是实质性的，可鉴别诊断肾癌和肾血管平滑肌脂肪瘤。

2. X线检查　X线平片可见肾外形增大，轮廓改变，肿瘤内偶见钙化。如肿瘤较大挤压肾盏、肾盂，通过静脉尿路造影检查可发现肾盏、肾盂不规则变形、狭窄拉长或充盈缺损。静脉尿路造影尚可了解双侧肾功能的情况。肿瘤较大、破坏严重时患肾不显影，做逆行肾盂造影可显示患肾情况。

3. CT　有重要价值，可发现较小的肾癌并准确分期。CT检查表现为肾实质内圆形、类圆形或分叶状肿块，平扫时密度不均匀。静脉注射造影剂后，肿瘤CT值有增强，但明显低于正常肾实质。

4. MRI　对肾癌诊断的准确性与CT相似。MRI对于了解肾癌侵犯范围，明确有无肾静脉、下腔静脉内癌栓和淋巴结转移等方面优于CT。

5. 血管造影　主要用于体积较小，B超、CT不能确诊的肾癌的诊断。肾癌在动脉期上表现为多血管性占位病变，可见增粗增多和紊乱的肿瘤血管，或由于动静脉瘘伴有肾静脉早期显影。

【诊断与鉴别诊断】

肾癌病状多变，早期诊断往往很难。血尿、疼痛和肿块，仍然是肾癌的主要症状，如此“三联症”俱全者已进入晚期。因此其中任何一个症状出现都应考虑肾癌可能，影像学检查可帮助诊断。

【治疗】

主要以手术切除为主。目前比较公认的方法是根治性肾癌切除术，切除范围包括肾周筋膜、脂肪、肾和肾上腺、淋巴结清扫。肾上极肿瘤和肿瘤已累及肾上腺时，需切除同侧肾上腺。肾静脉或下腔静脉癌栓需同时取出。如双侧肾癌或孤立肾肾癌可做保留肾组织的肾癌手术（renal sparing surgery）。

肾细胞癌对细胞毒药物有多重耐药性，因此化疗效果较差。免疫治疗如白细胞介素-2（IL-2）和干扰素（INF-α）对治疗晚期肾癌均有一定疗效。肾细胞癌对放疗不敏感，但也可作为术前和术后的辅助治疗，尤其是对骨转移可进行姑息性放疗。有人认为成人透明细胞癌可被雌激素所诱导，故主张用雄激素、孕激素和抗雌激素治疗。

二、膀胱肿瘤

膀胱肿瘤（tumor of bladder）是泌尿系最常见的肿瘤，其中上皮性肿瘤占95%以上，但绝大多数为移行细胞乳头状肿瘤，鳞癌和腺癌各占2%~3%。

与膀胱肿瘤发生发展有关的因素很多，主要有以下危险因素：

1. *接触某些化学物质* 已肯定的化学致癌物有2-萘胺、联苯胺、4-氨基双联苯、4-硝基双联苯、2-氨基，1-萘酚等。长期接触这些制造染料的中间产物或橡胶塑料的抗氧化剂、油漆、洗涤剂或暴露于燃烧气或煤烟中都有可能发生膀胱癌。

2. *吸烟* 是最常见的危险因素，大约1/3的膀胱癌与吸烟有关。吸烟量越大、时间越长，发生膀胱癌可能性越大。

3. *膀胱慢性感染与异物长期刺激* 鳞癌可因结石长期刺激引起，临床上有10%~20%病人伴有结石。

4. *其他* 如长期大量服用镇痛药非那西丁、内源性色氨酸代谢异常等。

膀胱肿瘤95%以上为上皮性肿瘤，其中绝大多数为移行细胞癌，腺癌和鳞癌各占2%~3%。非上皮性肿瘤极少见。膀胱肿瘤的生长方式：①向膀胱腔内生长成为乳头状瘤或乳头状癌；②在上皮内浸润性生长，形成原位癌、内翻性乳头状瘤和浸润性癌。

根据肿瘤细胞的分化程度，按肿瘤细胞大小、形态、核改变和分裂相等分为三级：Ⅰ级分化良好，属低度恶性；Ⅲ级分化差，属高度恶性；Ⅱ级分化居Ⅰ、Ⅲ级之间，属中度恶性。

膀胱肿瘤的分期采用国际联合抗癌协会的TNM分期标准：即T为膀胱壁浸润的深度；N为盆腔或腹腔淋巴结浸润程度；M为其他器官转移情况。Tis为原位癌，多为分化差的癌细胞局限于尿路上皮内生长；T_a为乳头状无浸润；T_1限于黏膜下固有层以内；T_2为浸润浅肌层；T_{3a}为浸润深肌层；T_{3b}为浸润膀胱周围脂肪；T_4为浸润邻近器官；$N_{1\sim3}$为区域淋巴结浸润；M_1为远处转移。肿瘤细胞分化程度和浸润深度多一致，但也有例外，如原位癌的分化程度多为Ⅱ、Ⅲ级。

膀胱癌的扩散主要向深部浸润，直至膀胱外组织。淋巴结转移是主要转移途经，主要转移至盆腔淋巴结。浸润深肌层者几乎全部都有淋巴结转移，浸润至膀胱周围者，多数已有远处淋巴结转移。血行转移多在晚期，主要转移至肝、肺、骨和皮肤等处。

【临床表现】

高发年龄为50~70岁，男女发病之比为4:1。最常见的症状为无痛性肉眼血尿，多为全程血尿，也可表现为初期或终末血尿，常间歇性发作，可自行停止而给病人造成

“好转”或“治愈”的感觉而贻误治疗。血尿严重时常有血块，或排出洗肉水样尿液及腐肉组织。出血量多少与肿瘤的大小、数目及恶性程度不成正比。

其他包括尿频、尿急、尿痛等膀胱刺激症状，多出现于晚期，常因肿瘤坏死、溃疡和合并感染所致。如肿瘤较大或堵塞膀胱出口时可发生排尿困难及尿潴留。

晚期膀胱肿瘤可引起输尿管梗阻、腰痛、尿毒症、腹痛、严重贫血、消瘦等。盆腔广泛浸润时可出现腰骶部疼痛或下肢浮肿。膀胱双合诊可检查膀胱肿瘤浸润的范围和深度。

小儿横纹肌肉瘤常在症状出现以前肿瘤体积就已很大，造成排尿困难和尿潴留，有时从尿中排出组织碎屑。

【辅助检查】

1. 实验室检查　尿常规和尿脱落细胞检查可作为血尿病人的初步筛选。尿脱落细胞检查取材方便，简单易行，是较好的诊断方法，但对于诊断早期Ⅰ级肿瘤敏感度差，对Ⅱ、Ⅲ级肿瘤及原位癌则阳性率高。近年来应用膀胱肿瘤抗原（BTA）和核基质蛋白（NMP22）等对膀胱肿瘤进行早期诊断，可提高诊断的阳性率。流式细胞术（flow cytometry，FCM）有助于膀胱癌的诊断或对其生物学特性的了解。

2. B超　能显示膀胱液性暗区内膀胱壁的突起团块，回声较强。经腹壁或经尿道做B超，可发现直径0.5～1cm以上的膀胱肿瘤，并可显示肿瘤浸润的深度，初步确定临床分期。

3. X线检查　静脉尿路造影虽不易发现膀胱内的小肿瘤，但可了解上尿路系统有无肿瘤及肿瘤对肾功能的影响；肾积水或显影不良常提示肿瘤浸润输尿管口；较大的膀胱肿瘤可见膀胱充盈缺损；浸润膀胱壁时膀胱壁僵硬不整齐。

4. CT　常用作膀胱肿瘤的分期，特别对了解有无膀胱外浸润及淋巴结转移有帮助，但淋巴结 <0.5cm 者仍难以分辨，CT增强时有助于膀胱内肿瘤和血块的鉴别。

5. MRI　对肿瘤分期基本与CT相仿，但判断膀胱壁受损程度较CT准确。

6. 光动力学诊断（photodynamic diagnosis，PDD）　结合膀胱镜活检，可准确地诊断一些普通膀胱镜难以发现的小病灶，敏感性极高，特异性也可达70%。

7. 膀胱镜检查　对膀胱肿瘤的诊断最为重要，可直接看到肿瘤的大小、数目、部位以及形态是乳头状还是实性、团块状，是有蒂还是广基，并可在镜下取活检以明确诊断。膀胱镜检时还应注意肿瘤与输尿管口和膀胱颈的关系，并同时做肿瘤或可疑部位的活检。

【诊断与鉴别诊断】

中老年人出现无痛性血尿时都应考虑患膀胱肿瘤的可能；对长期不能治愈的“膀胱炎”应警惕有膀胱肿瘤的可能。

【治疗】

膀胱癌以手术治疗为主，化疗、放射治疗和免疫治疗为辅。原则上 T_a、T_1 的表浅膀胱肿瘤和局限的 T_2 期肿瘤可采用保留膀胱的手术，较大的多发、反复复发的 T_2 期及 T_3、T_4 期肿瘤，应行膀胱全切除术。手术方法可分为经尿道电切术、经尿道激光肿瘤切除术、膀胱切开肿瘤切除术、膀胱部分切除术、单纯膀胱切除术和根治性膀胱切除术。

1. *表浅膀胱肿瘤*（superficial bladder cancer） 主要是指 T_a、T_1 和 Tis 期的肿瘤。

（1）T_a、T_1 期肿瘤 占大多数，可经尿道行电烙或激光切除。肿瘤较大或不能做经尿道手术时可行开放手术电烙或切除。术后辅以膀胱内灌注治疗，常用的灌注药物有噻替哌、丝裂霉素 C、阿霉素、表阿霉素、羟基喜树碱、BCG 等。

（2）原位癌（carcinoma in site） 原位癌细胞分化不良、癌旁原位癌或已有浸润时，应尽早行全膀胱切除术。原则将能见到的局部病变及并发的乳头状癌做经尿道电切术，然后辅以膀胱内 BCG 或化疗药物灌注。表浅膀胱肿瘤也可行腔内激光或光动力学治疗。

（3）复发的表浅癌 单纯的局部手术治疗如经尿道电切术后，多数病人肿瘤复发，甚至少数发展为浸润性癌。治疗措施是延长 BCG 灌注治疗期，至少在 2 年以上，同时行 BCG 加白细胞介素 -2 联合灌注，或改用其他化疗药物灌注。

2. *浸润性膀胱肿瘤*（invasive bladder cancer） 是指 T_2 ~ T_4 期的膀胱肿瘤。除少数分化良好，局限的 T_2 期肿瘤可行经尿道电切除外，一般需要行膀胱部分切除术或膀胱全切除术。膀胱部分切除术适用于膀胱侧壁、顶、底部单个局限的浸润性肿瘤。膀胱部分切除的范围应包括距离肿瘤 2cm 以内的全层膀胱壁。如肿瘤在输尿管口附近或侵及输尿管口，应行输尿管下段切除、输尿管膀胱吻合术。反复复发、多发或侵犯膀胱颈、三角区的肿瘤，应行膀胱全切除术或根治性膀胱全切除术。全膀胱切除后需行尿路改道和膀胱替代。最常用的是肠道代膀胱术，一般采用非可控性回肠膀胱术或结肠膀胱术等，对年轻患者可采用可控式回肠代膀胱术以提高生活质量。

T_3 期浸润性癌术前配合放射治疗，有可能提高 5 年生存率；T_4 期浸润性癌常失去根治性手术机会，平均生存 10 个月，采用姑息性放疗或化疗可减轻症状，延长生存时间。

已有转移的膀胱癌应以化疗为主，较有效的化疗药有顺铂、卡铂、阿霉素、甲氨蝶呤、长春新碱、环磷酰胺、氟尿嘧啶等。

光动力学治疗（photodynamic therapy，PDT）是利用光敏物质的光敏毒性杀伤肿瘤细胞，对原位癌等有较好的治疗效果。

保留膀胱的各种手术，约 50% 可在 2 年内复发，且常不在原来部位，实际上为新生肿瘤。约 10% ~15% 的各种复发肿瘤恶性程度有增加的趋势，对复发肿瘤及时治疗仍有可能痊愈。因此，任何保留膀胱的手术后的病人都应密切随诊，每 3 个月做 1 次膀胱镜，2 年无复发者，改为每半年 1 次。

三、前列腺癌

前列腺癌（carcinoma of the prostate）发病率有明显的地理差异，欧美国家发病率极高，在高龄男性中仅次于肺癌，而东方人本病发病率较低。前列腺癌多发生于 50 岁以上的男性，随年龄增加而发病率增加，81 ~90 岁为最高。

其病因尚不清楚，可能与种族、遗传、食物、环境、性激素等有关。有家族发病的倾向。现在也注意到某些基因的功能丢失或突变在前列腺癌发病、进展及转移中起到作用。蔬菜、水果、谷物等富含纤维素的食物、豆类以及维生素 E、雌激素等可能有防癌作用。

前列腺腺癌最为多见，占 98%，其他有移形细胞癌、腺癌、鳞癌等，常从腺体外周带发生。前列腺癌的分级常用 Gleason 分级，采用五级 10 分制的分法，将肿瘤分成主要和次要类型，每个类型分为五级计 5 分，最后分级的评分为两者之和。Gleason 2～4 分属于分化良好癌，5～7 分属于中等分化癌，8～10 为不良分化癌。

前列腺癌的分期：A（Ⅰ）期为前列腺增生手术标本中偶然发现的小病灶；B（Ⅱ）期为局限在前列腺包膜以内的前列腺癌；C（Ⅲ）期为前列腺癌已穿破包膜，可侵犯周围脂肪、精囊、膀胱颈和尿道；D（Ⅳ）期为局部淋巴结或远处出现转移灶。

【临床表现】

早期前列腺癌常无症状，常在直肠指诊、B 超检查或前列腺增生手术标本中偶然发现。当前列腺癌增大阻塞尿道时可引起类似于前列腺增生时的尿频、尿急、尿流中断、排尿不尽、排尿困难、尿潴留、尿毒症等症状。晚期可出现腰骶部、腿部疼痛；直肠受累者可表现排便困难或肠梗阻；转移性病变时常有下肢水肿、淋巴结肿大、贫血、骨痛、病理性骨折、截瘫等。少数病人以转移症状就医而无明显前列腺癌原发症状。

直肠指诊对前列腺癌的诊断和分期有重要价值。应注意前列腺大小、外形、硬度、有无结节、腺体活动度及精囊情况。触到硬节者应疑为癌，但也应与前列腺结石和前列腺结核鉴别。

【辅助检查】

1. 实验室检查

（1）前列腺特异性抗原　是由前列腺产生的一种酶，对前列腺组织有特异性，前列腺癌常伴有血清 PSA 升高，极度升高者多数有转移病灶。

（2）酸性磷酸酶　80% 前列腺癌远处转移者有酸性磷酸酶增高。

（3）前列腺特异性膜抗原（prostate specific membrane antigen，PSMA）　是位于细胞膜内的前列腺组织特异性抗原，在激素难治性前列腺癌及其转移灶中可出现高表达。

（4）前列腺特异性抗原密度（prostate specific antigen density，PSAD）　是检测早期前列腺癌的方法，可显示血清 PSA 浓度与前列腺体积的关系。

2. 经直肠 B 超　可显示前列腺内低回声病灶及其大小与侵及范围。

3. CT 和 MRI　对 A 期与 B 期前列腺癌的诊断价值不大，只能对 C 期、D 期肿瘤显示其侵及范围及有无淋巴结转移。

4. X 线检查　静脉尿路造影可发现晚期前列腺癌侵及膀胱引起肾、输尿管积水的情况；X 线平片可显示骨转移。

5. 骨扫描　全身同位素扫描可较 X 线平片更早发现前列腺癌的骨转移。

6. 前列腺活检　是决定性的诊断。先做直肠指诊了解结节或异常触诊区的位置，然后做直肠 B 超检查，对低回声结节的穿刺活检准确性更高。

【诊断与鉴别诊断】

直肠指诊、血清前列腺特异性抗原（prostate specific antigen，PSA）和经直肠 B 超是诊断前列腺癌的三个基本方法。

【治疗】

对于偶然发现的小病灶且细胞分化好的Ⅰ期癌可观察等待不做处理。对于局限于前列腺内的Ⅱ期癌可行根治性前列腺切除术。第Ⅲ、Ⅳ期癌应以内分泌治疗为主，可行睾丸或药物去势术，必要时配合抗雄性激素制剂治疗。前列腺癌引起膀胱口梗阻时，可行TUR治疗以缓解梗阻症状，但无治愈作用。

抗雄激素治疗的药物主要有氟他胺（Flutamide）和羟基氟他胺（Hydroxyflutamide），能阻止双氢睾酮与雄激素受体结合，在中枢有对抗雄激素负反馈的作用。雄激素大部分阻断后，临床症状有改善，转移病灶疼痛减轻。比卡鲁胺（Bicalutamide）为新一代抗雄激素药物，病人耐受性较好。人工合成的LHRH类似物（LHRH－A）如戈舍瑞林（Goserelin），能反馈性抑制垂体释放促性腺激素，使体内雄激素浓度处于去势水平，起到治疗晚期前列腺癌的目的。

放射治疗对前列腺癌有一定的效果，如用放射性粒子（如^{125}I）内照射可使注射部位周围小范围内发生强烈照射作用，杀死早期扩散的癌细胞，主要用来治疗Ⅱ期前列腺癌，其疗效肯定，并发症少，微创而安全，近年已在我国推广应用。姑息性放疗主要用于骨转移以缓解疼痛症状。

前列腺癌是男性老年疾病，一般发展缓慢，病程较长，对70岁以上，预测寿命低于10年的病人不宜行根治性前列腺切除术，而内分泌治疗和放射治疗对多数病人可望获得5年以上的生存时间。

（杨为民）

第三十二章

骨科疾病

骨科涉及的学科很多。以临床学科而言，最基本的是外科学基础，因为骨科学是外科学的一个分支，其理论和诊治原则基本相同。又需良好的内科学基础，尤其近年来许多内科疾病逐渐由骨科诊治，如类风湿性关节炎、老年性骨质疏松、痛风等。骨科学的发展近年来也很快，如影像诊断学、关节镜检查与手术、人工关节、小儿骨科、显微外科、手外科、脊柱外科、放射疗法、化学疗法等，以及内、外固定术与各种手术法等。以往与骨科密切相关的基础医学为解剖学和病理学，而现在除此之外，几乎遍及整个基础医学的各专业，尤其是生物学、生物化学、免疫学、核医学，并且涉及生物力学、生物材料学、生物工程学、自动控制学等。目前，骨科学的大项目虽与以前相同，但内容已今非昔比。骨科疾病包括的内容如下：①急、慢性损伤；②感染，包括特异性和非特异性感染；③先天性畸形及静力和动力性畸形；④营养、代谢性疾病；⑤肿瘤及瘤样病变；⑥其他，如自身免疫病等。

第一节　骨　　折

一、概述

骨的完整性或连续性中断时称骨折（fracture）。

骨折发生的原因：①直接暴力，骨折发生在暴力直接作用部位。例如车轮撞击小腿，胫、腓骨骨干在被直接撞击的部位发生骨折。②间接暴力，暴力通过传导、杠杆或旋转作用使远处发生骨折。例如走路滑倒时，以手掌撑地，根据跌倒时上肢与地面所成的角度不同，可发生桡骨远端骨折、肱骨髁上骨折或锁骨骨折等。③肌拉力，肌肉突然猛烈收缩，可拉断肌肉附着处的骨皮质。例如在突然跪倒时，股四头肌猛烈收缩，可发生髌骨骨折。④积累性劳损，长期、反复、轻微的直接或间接伤力可集中在骨骼的某一点上发生骨折。骨折无移位，但愈合慢。例如在远距离行军时，第 2、3 跖骨及腓骨干下 1/3 的疲劳性骨折。⑤骨骼疾病，以上四种均系健康骨骼受各种不同暴力的作用而断裂，称外伤性骨折；有病骨骼（如骨髓炎、骨肿瘤等）遭受轻微外力断裂时，称病理性骨折。

【分类】

根据骨折是否与外界相通分为：①闭合性骨折（closed fracture），骨折处皮肤或黏膜完整，不与外界相通。②开放性骨折（open fracture），骨折附近的皮肤或黏膜破裂，骨折处与外界相通。如耻骨骨折引起的膀胱或尿道破裂，尾骨骨折引起的直肠破裂，均为开放性骨折。

根据骨折的程度及形态分为：①不完全骨折，骨的完整性或连续性仅有部分中断，包括裂缝骨折和青枝骨折。裂缝骨折常见于颅骨、肩胛骨等处。青枝骨折多发生于儿童，骨虽断裂，但因儿童骨质较柔韧，不易完全断裂，与青嫩的树枝被折时的情况相似。②完全骨折，骨的完整性或连续性全部中断，包括横骨折、斜骨折、螺旋骨折、粉碎骨折、嵌插骨折、压缩骨折、骨骺分离等。

【骨折移位】

大多数骨折均有移位，其发生因素有：①暴力的大小、作用方向及性质；②肢体远侧段的重量；③肌牵拉力；④搬运及治疗不当。

骨折的移位方式可分为：①成角移位，两骨折段的轴线交叉成角，以角顶的方向称为向前、向后、向内或向外成角。②侧方移位，远侧骨折端移向侧方。一般以近端为基准，以远端的移位方向称为向前、向后、向内或向外侧方移位。③缩短移位，又称重叠移位。骨折段互相重叠或嵌插，骨长度因而缩短。④分离移位，骨折段在同一纵轴上互相分离。⑤旋转移位，骨折段围绕骨的纵轴旋转。

【临床表现与诊断】

1. 全身表现

（1）休克　多见于多发性骨折、骨盆骨折、脊柱骨折和严重的开放性骨折。病人常因广泛的软组织损伤、大量出血、剧烈疼痛或并发内脏损伤等引起休克。

（2）体温　一般骨折后体温正常，只有在严重损伤如股骨骨折、骨盆骨折有大量内出血，血肿吸收时，体温略有升高，通常不超过38℃。开放性骨折病人体温升高时，应考虑感染。

2. 局部表现

（1）骨折的专有体征　①畸形：骨折段移位后，受伤体部的形状改变；②反常活动：在肢体没有关节的部位，骨折后可有不正常的活动；③骨擦音或骨擦感：骨折端互相摩擦时，可听到骨擦音或感到骨擦感。以上三种体征只要发现其中之一，即可确诊。但未见此三种体征时，也可能有骨折，如嵌插骨折、裂缝骨折等。骨折端间有软组织嵌入时，可以没有骨擦音或骨擦感。反常活动及骨擦音或骨擦感两项症状只可于检查时加以注意，不可故意摇动患肢使之发生。

（2）骨折的其他表现　①疼痛与压痛：骨折处均感疼痛，在移动患肢时疼痛更剧，经妥善固定后即可减轻或逐渐消失。扪诊时，骨折处有局限性压痛。②局部肿胀与瘀斑：骨折时，骨髓、骨膜及周围软组织内的血管破裂出血。在闭合性骨折周围形成血肿，在开放性骨折血液可经创口流出。表浅部位的骨折如胫骨、尺骨等，血肿表浅，受伤1～2天后，由于血红蛋白的分解，皮下瘀斑可变为紫色、青色或黄色。③功能障碍：骨折后由于肢体内部支架的断裂和疼痛，使肢体丧失部分或全部活动（嵌插骨折及裂缝骨折等不完全骨折仍可有部分活动功能）。以上三项可见于新鲜骨折，也可见于软组织损伤及炎症。但有些骨折仅有这些临床表现，此时必须用X线摄片检查才能确诊。

3. *并发症*　病人受暴力打击后，除发生骨折外，还可能有骨折的各种全身或局部并发症。因此对骨折病人必须做周密的全身检查，确定有无并发症，然后决定处理方法。主要的并发症如下：

（1）休克。

（2）感染　开放性骨折有时发生化脓性感染和厌氧性感染。

（3）内脏损伤　包括：①肺损伤，肋骨骨折可能合并肺实质损伤或肋间血管破裂，引起闭合性、开放性或张力性气胸、血胸或血气胸。②肝、脾破裂，暴力打击胸壁下段时，除可造成肋骨骨折外，还可能发生肝或脾破裂，特别是在脾肿大时更易破裂。③膀胱、尿道、直肠损伤，骨盆骨折可损伤后尿道和膀胱。骶尾骨骨折可能刺破直肠，致下腹疼痛，肛门指检时可有血染指套。

（4）重要动脉损伤　伸直型肱骨髁上骨折的近折端可能伤及肱动脉，股骨髁上骨折的远折端可能伤及腘动脉，胫骨上段骨折可能伤及胫前或胫后动脉。

（5）脊髓损伤　多发生在颈段和胸、腰段脊柱骨折和（或）脱位时，形成损伤平面以下的截瘫。

（6）周围神经损伤　较多见的有上肢骨折可能损伤桡神经、正中神经和尺神经。腓骨小头、颈骨折时，跨越腓骨颈部的腓总神经常同时受累。

（7）脂肪栓塞　在成人，若骨干骨折处髓腔内血肿张力过大，骨髓被破坏，脂肪滴进入破裂的静脉窦内，可引起肺脂肪栓塞、脑脂肪栓塞等。

（8）坠积性肺炎　骨折病人若长期卧床不起，可以发生坠积性肺炎，病情严重者可导致死亡。应注意功能锻炼，使病人及早起床活动。对老年病人尤应注意。

（9）褥疮　截瘫或严重外伤的病人，长期卧床，若护理不周，骨隆突处（如骶骨部、足根部）长期受压，局部软组织发生血液供应障碍，易形成褥疮。

（10）损伤性骨化（骨化性肌炎）　关节扭伤、脱位及关节附近的骨折，特别是肘关节，骨膜剥离后，形成骨膜下血肿。若处理不当，血肿较大，经肌化、骨化后，在关节附近的软组织内可有广泛的骨化，影响关节活动功能。

（11）创伤性关节炎　关节内骨折若未准确复位，畸形愈合后，因关节面不平整，可引起创伤性关节炎。

（12）关节僵硬　受伤肢体经长时间固定而不注意功能锻炼时，将使静脉血和淋巴液回流不畅，患肢组织中有浆液纤维性渗出物和纤维蛋白沉积，可使关节内、外组织发生纤维粘连；同时由于关节囊及周围肌的挛缩，关节活动可有不同程度的障碍，称关节僵硬。

（13）缺血性骨坏死　骨折发生后，骨折段的血液供应被切断而致坏死时，称缺血性坏死。常见的有股骨颈骨折后股骨头缺血性坏死。

（14）缺血性肌挛缩　是骨间膜室综合征的严重后果。上、下肢的重要动脉损伤后，肢体的血液供应不足或因包扎过紧超过一定时限，肢体肌群因缺血而坏死，终致机化，形成瘢痕组织，逐渐挛缩而形成特有的畸形（如爪形手或爪形足），造成严重的残废。

4. *骨折的放射学检查*　诊断骨折主要依靠病史及体征，但 X 线检查对了解骨折的具体情况有重要的参考价值。X线摄片检查能显示临床检查难于发现的损伤和移位，如不完全骨折、深部骨折等。X线摄片需包括正、侧位，并需包括邻近关节。可同时应用CT检查了解复杂骨折的比邻关系。

【骨折的临床愈合标准】

骨折的临床愈合标准：①局部无压痛及纵向叩击痛。②局部无反常活动。③X线片显示骨折线模糊，有连续性骨痂通过骨折线。④外固定解除后上肢能满足下列要求：上肢能向前平举1kg重量达1min；下肢能不扶拐在平地连续步行3min，并不少于30步。⑤连续观察2周骨折处不变形。

【影响骨折愈合的因素】

1. 病人的年龄　儿童生长活跃，骨折愈合较成人快。如新生儿股骨干骨折半个月左右即可坚固愈合，而成年人常需2~3个月。

2. 骨折部的血液供应　这是决定骨折愈合快慢的重要因素。按骨折部的血液供应情况可分为下列四种：

(1) 两骨折段血液供应均良好　长管状骨两端在关节囊、韧带、肌腱等附着处，有许多血管进入骨内，有充足的血液供应。因此这些部位发生的骨折愈合快。如胫骨平台骨折、桡骨远端骨折等。

(2) 两骨折段之一的血液供应减弱　胫骨干的血液供应主要靠骨髓腔内的滋养动脉，此动脉在胫骨上、中1/3交界处后侧面的血管孔进入髓腔，自上而下承担整个骨干的大部分血供。若在胫骨干的中、下1/3内发生骨折，滋养动脉断裂后，远侧骨折段即丧失其大部分血供，仅保留来自骨外膜下小血管网的血液供应，故骨折愈合慢。

(3) 两骨折段的血液供应均减弱　在胫骨上中、中下1/3两处发生骨折时，上、下两骨折部愈合所需的时间并不一致。上骨折部之近侧端有正常的血液供应，远侧断端血液供应已减弱；而在下骨折部则两骨折断端血液供应均已减弱，故上骨折部常较下骨折部先愈合。

(4) 一骨折段完全丧失血液供应　若骨折段之一血液供应已被完全切断，即可发生缺血性坏死。如股骨颈在关节囊内骨折后，股骨头容易发生缺血性坏死。

3. 感染的影响　开放性骨折若发生感染，可成为化脓性骨髓炎，有死骨形成及软组织坏死，影响骨折愈合。

4. 软组织损伤的程度　软组织损伤严重时，从骨外膜来的血液供应较差，可间接影响骨痂生长。闭合性骨折的软组织损伤较轻，骨折愈合也较快。

5. 软组织嵌入　两骨折段间若有肌、肌腱、骨膜等嵌入，骨折将不愈合。

6. 健康情况的影响　病人的一般情况不佳，如患糖尿病、营养不良、恶性肿瘤等疾病时，均可使骨折愈合延迟。

7. 治疗方法的影响

(1) 反复多次的手法复位　手法复位应争取一次完成。反复多次的手法复位，可损伤局部软组织和骨外膜，不利于骨折愈合。但若未能达到功能复位的标准，则应再行手法复位。

(2) 切开复位　切开复位时，因切开软组织和剥离骨外膜，势必进一步破坏骨折局部的血液供应，对骨折愈合不利，可导致骨折延迟愈合。若术中操作粗暴，广泛剥离骨外膜，还可导致不愈合。

(3) 牵引过度　在持续骨牵引治疗时，若牵引过度，使骨折段发生分离移位时，即可引起血管痉挛，造成慢性血液循环障碍，使整个肢体和骨折部血液供应不足，导致骨折延迟愈合或不愈合。在两骨折端有适当的垂直压力，可促进骨折愈合。

(4) 固定不确实　骨折复位后，若固定不确实，在骨折部仍有剪力或旋转力存在，可干扰骨痂的生长，使骨折延迟愈合甚至不愈合。

(5) 功能锻炼　恰当的功能锻炼可促进患肢的血液循环，使血肿吸收快，骨痂生长好。骨折愈合后，关节活动功能可迅速恢复。但过早和不恰当的功能锻炼，亦可干扰骨折固定而阻碍骨折愈合。

(6) 清创不当　开放性骨折清创时，若摘除过多的碎骨片，可形成骨质缺损，影响骨折愈合。

影响骨折愈合的因素错综复杂，故临床上不能机械地预言某一骨折愈合所需的时间。治疗骨折时，必须正确认识骨折愈合的客观规律，善于发挥有利因素的作用，争取在最短的时间内治愈骨折。

【治疗】

每一个骨折均有其特点，应当按病人的年龄、性别、损伤方式、骨折类型、伴有的软组织损伤、开放或闭合等，采用合适的治疗方法；甚至病人的精神状态、社会因素也应予以考虑。总的所来，骨折治疗有三大原则：复位、固定和功能锻炼。

1. 复位　是将移位的骨折段恢复正常或近乎正常的解剖关系，重建骨骼的支架作用。一般有四种方式。根据不同的骨折，不同的部位而异。

(1) 手法复位　这是最基本的方法，特别是闭合性骨折，应是首选的治疗方法。利用完整的骨膜起“铰链”作用，达到复位和保持复位的目的。

复位时间应在伤后数小时内完成，即尚无反应性肿胀时。应避免反复多次复位，要求一次完成。如局部已有水肿，则应尽快消除肿胀，最好能在1周内完成复位。一旦复位完成，应予以确实的固定。手法复位的方法很多。中医有一套完整的手法，包括：①拔伸捺正；②旋转屈伸；③提按端挤；④摇摆触碰；⑤夹挤分骨；⑥折顶回旋。

(2) 牵引复位　通过牵引，可使骨周围的肌肉拉张，将导致形变的因素变成复位后的固定因素。不论是固定牵引或平衡牵引，皮牵引或骨牵引，都应防止断端的持久分离。断端间的分离也是骨折延迟愈合或不愈合的一个重要原因。通过牵引，有时骨折可自行复位，或辅以简单的手法，就能达到复位的目的。

(3) 机械复位　如通过骨折上下段的多针垂直插针，用机械夹具杆连接针尾，经过调节，可牵开骨折处，纠正成角；再通过挤压，可保持局部固定。应当注意这些方法有其局限性，对单纯的长骨骨折，没有使用这种方法的必要，它仅适用于一些粉碎骨折、开放或感染骨折、面部骨折等。

(4) 切开复位　这是治疗骨折的常用方法，但应严格掌握手术指征。切开复位内固定的重要指征：①骨折端间有肌、骨膜或肌腱等软组织嵌入，手法复位失败者；②关节内骨折手法复位后对位不好，将影响关节功能者；③手法复位与外固定未能达到功能复位的标准而将严重影响功能者；④骨折并发主要血管损伤，在处理时，需同时行切开复位内固定者；⑤多处骨折为了便于护理及治疗，防止发生并发症，可选择适当的部位施行切开复位与内固定术。

2. 固定 骨折愈合需要一定的时间，因此还得用固定的方法将骨折维持于复位后的位置，待其坚固愈合。固定可分为内固定和外固定两种方法。一般手法复位采用外固定，常用的外固定方法有小夹板、石膏或树脂绷带、持续牵引、骨外固定器和外展架等。切开复位采用内固定，内固定采用组织相容性好的金属材料，如接骨板、螺丝钉、髓内钉、加压接骨板等。有些内固定术后需加用外固定。

3. 功能锻炼 目的是在不影响固定的前提下，尽快恢复患肢肌、肌腱、韧带及关节囊等的舒缩活动，防止发生肌萎缩、骨质疏松、肌腱挛缩、关节僵硬等并发症。功能锻炼是治疗骨折的重要组成部分，可使患肢迅速恢复正常功能。为更好地进行功能锻炼，必须充分发挥病人的主观能动性，功能锻炼必须按一定的方法循序渐进，否则也可引起不良后果。

二、肱骨外科颈骨折

肱骨外科颈位于解剖颈以下 2～3cm，相当于大、小结节下缘与肱骨干之交界处，为松、密质骨相邻之处，易发生骨折。紧靠肱骨外科颈内侧有腋神经向后进入三角肌内，还有臂丛和腋动、静脉经过，骨折时有可能发生血管、神经损伤。

肱骨外科颈骨折多见于壮年及老年人，可分为：①无移位骨折，包括裂缝骨折和嵌插骨折。一般情况下直接暴力常导致裂缝骨折，间接暴力由手掌向上传导常导致嵌插骨折；②外展型骨折，多由间接暴力造成，骨折近段的肱骨头内收，远段的肱骨干外展，形成向内成角畸形；③内收型骨折，较少见，外力使骨折近段的肱骨头外展，骨折远段的肱骨干内收，形成向外成角畸形；④粉碎型骨折，常由强大的暴力或骨质疏松引起，暴力由手掌、前臂、肘、肱骨传达到关节盂及肩峰下时，由于肩峰的阻挡和身体的重力作用，使骨发生粉碎性骨折。

【临床表现和诊断】

1. 无移位骨折 表现为局部疼痛、肿胀、瘀斑，肩关节活动障碍，骨折处有明显压痛。

2. 外展型骨折 表现为患肩肿痛，活动功能丧失，前、内侧常出现瘀斑，肩部稍下方凹陷，呈外展畸形，但肩部仍饱满，可与肩关节脱位鉴别，正、侧位 X 线片可详细了解情况。

3. 内收型骨折 表现为局部肿胀及疼痛，肩部活动功能丧失，上臂呈内收畸形，肩部附近有瘀斑。有时在肩部前外侧可触及远折端。

4. 粉碎型骨折 局部疼痛、肿胀、瘀斑程度比内收型、外展型骨折更重。常见的有：外科颈骨折合并大结节或小结节骨折，外科颈骨折合并肱骨头粉碎性骨折，外科颈骨折合并肱骨头脱位，外科颈骨折端有碎裂骨片。

【治疗】

根据骨折类型确定治疗方法。此骨折接近关节，界于松质骨与皮质骨之间，容易愈合。但骨折后由于血肿机化易与附近软组织粘连，如外固定时间过长将产生肩关节僵硬，因此要求早期功能锻炼。

1. *无移位骨折* 不需复位，用三角巾将患肢悬吊于胸前3~4周，即可开始进行功能锻炼。

2. *外展型骨折* 主要采用手法复位、外固定方法治疗。复位时注意矫正成角畸形及侧方移位。固定方法采用超肩小夹板或U型石膏外固定。

内收型不稳定的骨折，可用卧床外展前屈持续性牵引法。移位明显的肱骨外科颈骨折多在局麻下手法复位，术后用超肩关节甲板固定或在肩外展70°位用外展支架固定，避免再发生移位。

严重的粉碎型骨折，若病人的年龄过大，全身情况很差，可用三角巾悬吊，任其畸形愈合。此类骨折手法复位难以成功，即使复位也不易使骨折端稳定，可采用手术复位方法。

3. *外展、内收及粉碎型如复位不成功，或骨折后3~4周未经复位，仍有明显移位* 可考虑切开复位。一般采用肩前侧显露法，选用克氏针交叉固定或接骨板固定。

三、肱骨干骨折

肱骨干上起肱骨外科颈下1~2cm处，下达肱骨髁上2cm处，肱骨干中、下1/3交界处后外侧有一桡神经沟，沟内有桡神经紧贴。若此处发生骨折，可伤及桡神经。肱骨干骨折（fracture of the shaft of the humerus）多见于成人。

直接暴力所致的骨折多发生在中1/3部，呈粉碎或横形。间接暴力所致的骨折多见于肱骨干下部，多为斜形或螺旋形。中、下1/3所致的骨折多由旋转外力所致。骨干上部骨折，骨折线在三角肌止点以上，其近侧段因胸大肌、背阔肌及大圆肌的牵拉而移向前内，远侧段因三角肌的牵拉而向外上。骨干中部骨折，骨折线在三角肌的止点以下，其近侧段因三角肌的牵拉而有向外移位的趋势，其远侧段因肱二头肌、肱三头肌的牵拉而向上、向内移位。骨干下端骨折，断端移位的方向常取决于前臂和肘关节的位置，常见病人于伤后将前臂贴附于胸前，因此骨折远端多呈内旋。

【临床表现和诊断】

可有局部肿胀、压痛、畸形、反常活动及骨擦音等症状。合并桡神经损伤时，有垂腕、各指掌指关节不能伸直，拇指不能伸直以及手背桡侧皮肤有大小不等的感觉麻木区。

【治疗】

目前多用闭合复位夹板局部固定和功能支架治疗肱骨干骨折。轻度成角及轻度缩短，只要对功能无大的影响，则不必追求解剖对位而扩大手术范围。

1. *手法复位小夹板外固定* 适用于各类型的肱骨干骨折。因固定局部，上下关节均可活动，骨折愈合率高，功能恢复较快。

根据骨折部位及类型采用不同的复位方法。粉碎骨折不要对向牵引，亦不要较重的手法复位，仅自四周轻轻挤按骨折部，使骨折互相接触。游离骨片往往不能一次复位，可用纸压垫小夹板固定持续复位。粉碎骨折肿胀比较严重，单纯肢体重量也可导致断端分离，引起迟缓愈合或不愈合。功能锻炼应及时，锻炼时禁忌上臂的旋转运动。

2. 功能支架　适用于各种类型骨折，用塑料预制成各种型号，骨折初期用石膏绷带或石膏管型固定一周，然后佩戴塑料支架。肘关节屈曲90°，术后做功能锻炼。

3. U形石膏夹板固定法　是用一条带衬垫的石膏绷带，平顺地贴敷在上臂的前内侧和后外侧，但容易松动，骨折易变位。其他方法如肩人字石膏固定、悬垂石膏固定、尺骨鹰嘴牵引等目前很少应用。

4. 切开复位内固定　适用于严重开放性骨折合并桡神经损伤者，力争在处理神经、血管的同时做内固定。若疑为桡神经断裂应尽早手术探查，同时做手术内固定。若疑为神经挫伤，可先观察，若无恢复再做手术探查。

肱骨干骨折不愈合，宜采用切开复位植骨固定。根据骨折的部位及类型，可选用普通接骨板、加压接骨板、交锁髓内针内固定，术后加用外展架固定。

四、股骨颈骨折

股骨颈骨折是一种常见于老年人的损伤，但也见于中年或儿童。老年病人以女性较多。股骨颈骨折（fracture of the femoral neck）指自股骨头以下至股骨颈基底部之间的骨折，除基底部骨折外，全属关节囊内骨折。因此，基底部骨折应列入转子间骨折。对其发生机制虽有不同的解释，但实际上均认为是间接暴力致伤。主要是由于扭转应力，股骨颈抵于髋臼后缘而引起，因此多发生于骨质较疏松的老年病人。

按骨折线的部位可分为：①头下型，骨折线行经股骨头下；②头颈型，自后外侧之头下向内下斜行，在内侧多带有三角形的颈部骨折片；③经颈型，骨折线较低，基本上全部行经股骨颈部，此型以青年人较多见，而前两型在老年病人多见；④基底骨折，按X线表现可分为内收骨折和外展骨折。内收骨折是指远端骨折线与两髂棘连线所形成的角度（称Pauwels角）大于50°；而外展骨折是指此角小于30°；前者属不稳定骨折，容易变位，而后者属于稳定骨折，但如果处理不当，或继续扭转，也会变位，变为不稳定骨折。

【临床表现与诊断】

病人有绊倒病史，伤侧足呈45°～60°的外旋畸形，患髋压痛，下肢不能活动。检查发现患肢缩短，Bryant三角底边缩短，股骨大转子顶端在Nélaton线之上，大转子明显突出。“嵌插”型骨折的病人有时仍能行走，疼痛很轻，但必有一定的外旋畸形。轴向叩击时有震痛。

X线正、侧位片可明确骨折的类型及其稳定性。目前常用的是Pauwels角，可分为三型：Ⅰ型小于30°；Ⅱ型在30°～70°之间；Ⅲ型大于70°。角度越大，剪切应力越大，骨折也越不稳定。

【治疗】

1. 无明显移位的外展“嵌插”型骨折　可用持续皮牵引6～8周。老年病人应鼓励取半卧位，做股四头肌舒缩运动，踝关节和足趾做屈伸运动。3个月后可考虑扶腋杖下地行走。骨折愈合后（一般在6个月后），可脱离腋杖行走。

2. 内收骨折或有移位的股骨颈骨折　先做皮牵引或胫骨结节骨牵引，或暂时固定患肢于外展内旋位。7～10 天内进行内固定。内固定的方法很多，如加压螺钉、动力髋。如固定牢固，术后应鼓励病人早期进行功能锻炼。

65 岁以上病人的股骨头下骨折，有明显移位或旋转者，发生股骨头缺血坏死的机会较多，容易引起骨折不愈合，也不能耐受长期的卧床治疗。如全身情况许可，可行人工股骨头置换或全髋置换。

3. 儿童和青壮年的股骨颈骨折　这种损伤往往需要很大的暴力才会造成骨折，以低位经颈骨折为主。由于儿童股骨头血液供应与成人不同，因而很容易发生缺血性坏死，内固定后不宜负重过早。

4. 陈旧性股骨颈骨折不愈合　可做转子间截骨术，以改变负重力线，增宽负重面。对 65 岁以上的老年病人，可考虑行人工股骨头置换或全髋置换。高龄病人也可简单地卧床疗养，然后再扶拐下地行走。

五、股骨干骨折

直接暴力，如重物击伤、车辆碾轧、火器伤等，可引起股骨的横骨折或粉碎骨折。间接暴力，如从高处跌下、机器绞伤，可引起股骨的斜骨折或螺旋骨折。儿童的骨密质柔韧，骨折时可折断一侧骨皮质，而对侧骨皮质保持完整，即青枝骨折。

股深动脉的穿支在后方贴近股骨并穿经肌肉，因此骨折易合并血管损伤，并穿破肌肉，造成大量出血，出血量往往在 1000ml 以上。股骨干周围肌肉丰富，但由于髋外展肌附着点高，而内收肌附着部几乎等于骨干全长，加以重力关系，骨折后常易出现向前外畸形，该处肌肉丰富，闭合复位十分困难。骨牵引可借助肌肉的紧张形成四周的软组织甲板，以迫使骨折对线，但却很难控制对位。因此，当闭合复位或牵引获得较好的对位对线后，在维持牵引的同时，仍需借助其他固定防止再移位。如不能维持或根本无法获得满意的复位时，则需通过手术切开复位，并以内固定维持。

股骨干骨折（fracture of the shaft of the femur）可分为上 1/3、中 1/3、下 1/3 骨折。骨折的移位将按肌肉的拉力和不同的暴力而异。股骨上 1/3 骨折后，近折段受髂腰肌、臀中肌、臀小肌和髋关节外旋诸肌的牵拉而屈曲、外旋、外展，而远折段则受内收肌群的牵拉向上、向后、向内移位，导致向外成角和缩短。股骨中 1/3 骨折后，其畸形主要是按暴力的撞击方向而成角，远折段又因内收肌的牵拉而向外成角。股骨下 1/3 骨折后，远折段受腓肠肌的牵拉而向后倾倒，如此远折段可压迫或刺激腘动脉、腘静脉和胫神经、腓总神经。

【临床表现与诊断】

从大腿外形，很容易作出骨折的诊断。有剧烈疼痛、肿胀、缩短、畸形和肢体的异常扭曲，不能活动髋、膝。完全骨折可有骨擦音，但不可随意测试。对股骨干骨折，特别是下 1/3 骨折，应摸足背动脉和胫后动脉。摄 X 线片，可明确骨折的部位和类型以及移位情况，作为复位的依据。

【治疗】

1. 牵引　牵引是复位的手段，也是维持复位的一种措施。可以分为滑动牵引和固定牵引两类。

（1）滑动牵引 对不稳定的骨折（如斜形），一般约在3~5天内，逐渐克服骨折端肌肉收缩所造成的重叠，达到复位或部分复位。而对较稳定的骨折（如横形），则是在复位以后，依靠适当重量的牵引，附加其他装置，以维持复位的位置。常用于治疗股骨干骨折的滑动牵引为Thomas架悬吊牵引、Bryant牵引。

（2）固定牵引 利用固定牵引，必须首先整复骨折，然后依靠装置维持其复位的长度，而不是依靠装置逐渐复位。骨折的侧方移位或成角移位趋势则往往需依靠在装置上附加的其他力量来控制，否则难以维持复位。常见的固定牵引有Thomas架固定牵引、局部骨牵引外固定等。

2. 手术内固定 股骨干骨折如经保守治疗位置满意且能维持，则无需手术。但在下列情况下应优先考虑手术：①严重开放性骨折，就诊较早者；②合并有神经、血管损伤需手术探查者；③多发骨折，尤其是同一肢体的多发骨折；④多发损伤，为减少治疗中的矛盾者；⑤合并颅脑损伤，病人不能合作，而一般情况允许手术者；⑥软组织嵌夹于骨折端之间，手法复位无法解脱者。常用的内固定方法有接骨板固定及髓内针固定。

（1）接骨板固定 以螺丝钉孔左右交错式的接骨板固定股骨干骨折效果较好。接骨板放置的位置应在骨折的张力侧。行加压内固定后，使该侧张力转化为压力。

（2）髓内针固定 髓内针固定系利用不同类型的钢针，穿入所需固定的骨干髓腔内，以控制该骨干的骨折位置。髓内针固定作用的可靠程度与其在髓腔内的作用长度以及针与骨皮质接触的面积有关。

六、脊柱骨折

脊柱骨折（fracture of the spine）和脱位比较常见，约占全身骨折的5%~6%，伤情常较严重、复杂。绝大多数是由间接暴力引起，如高空落下，少数是直接暴力所致，如枪弹伤等。

根据受伤时暴力作用的方向，可分为：①屈曲型损伤，最常见。受伤时暴力使身体猛烈屈曲，椎体互相挤压，使其前方压缩，同时棘上韧带也常断裂而分离。如暴力的水平分力较大，就易产生脱位，上一椎体常前移，可有关节突脱位或骨折，最常发生于胸-腰段交界的椎骨。②伸直型损伤，极少见。高空仰面落下，中途背部被物阻挡，使脊柱过伸、前纵韧带断裂、椎体横行裂开、棘突互相挤压而断裂或上一椎体向后移位。③屈曲旋转型损伤，暴力不仅使脊柱前屈，同时又向一侧旋转，可发生椎间小关节脱位。④垂直压缩型损伤，暴力与脊柱纵轴的方向一致，垂直挤压椎骨，如从高处落下时，足跟或臀部垂直着地，或在站立时重物落于头顶，可引起胸、腰椎粉碎压缩骨折或寰椎裂开骨折。

根据损伤的程度和部位，可分为：胸腰椎骨折与脱位、颈椎骨折与脱位、附件骨折。根据骨折的稳定性，可分为稳定型和不稳定型骨折。单纯压缩性骨折，椎体压缩不超过原高度的1/3和腰4~5以上的单纯附件骨折，不易再移位，为稳定型骨折。椎体压缩1/3以上的单纯压缩骨折、粉碎压缩骨折、骨折脱位、寰椎前脱位或半脱位以及腰4~5的椎板、关节突骨折，复位后容易再移位，为不稳定型骨折。

【临床表现与诊断】

1. *有严重的外伤史* 如从高空落下，重物打击头、颈、肩或背，跳水受伤，塌方事故被泥土、矿石掩埋等。

2. *临床表现* 胸、腰椎损伤后，病人有局部疼痛，腰背部肌痉挛，不能站立，翻身困难，感觉腰部软弱无力。由于腹膜后血肿对自主神经的刺激，肠蠕动减慢，常出现腹胀、腹痛、大便秘结等症状。颈椎损伤时，有头、颈痛，不能活动，伤员常用两手扶住头部。

3. *X线摄片检查* 对于明确诊断，确定损伤部位、类型和移位情况以及指导治疗有重要意义。检查脊柱除检查骨折的部位外，还应检查是否有脊髓损伤的体征。

【治疗】

若有其他严重复合伤，应积极治疗，抢救伤员生命。

1. *胸腰椎骨折或脱位*

(1) 单纯压缩骨折，椎体压缩不到1/3者，可仰卧于木板床上，在骨折部垫厚枕使脊柱过伸，利用背伸肌强大的肌力及背伸的姿势，使脊柱过伸，借椎体前方前纵韧带及椎间盘纤维环的张力可使压缩的椎体自行复位。1～2天后行腰背肌功能锻炼，背部肌力可逐渐增加。早期活动可防止发生骨质疏松，除避免患椎再出现楔形改变外，又因功能锻炼使背伸肌强壮有力，还可免除慢性腰痛的后遗症。8周后骨折可基本愈合。

(2) 青少年及中年伤员，可用两桌法过伸复位。可用镇静剂或局部麻醉。椎体后部有压缩，椎板、关节突有骨折者，不宜用双桌法，以免引起或加重脊髓损伤。宜用双踝悬吊法复位。因其纵向牵引分力较大，是在纵向牵引情况下过伸，而双桌法在过伸的同时可使脊柱后方互相挤压，所以双踝悬吊法对这类骨折较为安全。

(3) 骨折脱位有关节交锁，可在局部麻醉下切开复位，无截瘫者作后路植骨融合术；有截瘫者做内固定。

2. *颈椎骨折或脱位*

(1) 压缩或移位较轻者用颌枕吊带在卧位牵引复位，牵引重量3～5kg，复位后用头颈胸石膏固定约3个月。石膏干硬后即起床活动。

(2) 有明显压缩或移位，或有半脱位者，用持续颅骨牵引复位，牵引重量3～5kg，必要时可增加到6～10kg；及时摄X线片复查，如已复位，即用头颈胸石膏固定3个月。

(3) 颈椎骨折脱位有关节突交锁者，病情较复杂，危险性较大，需行闭合或切开复位。复位时应特别谨慎，防止发生或加重脊髓损伤。

七、骨盆骨折

骨盆遭受暴力时，往往首先折断副弓，耻骨支、耻骨联合及靠近骶髂关节部位的髂骨最易骨折。主弓折断时，副弓大多同时有骨折。骨盆骨折（fracture of the pelvis）后不仅仅对一些肌肉骨骼系统的功能产生影响，而且对盆腔内脏器也常造成严重损伤。

骨盆骨折的分类有：①骨盆边缘孤立性骨折，这类骨折多因外力的猝然作用促使肌猛烈收缩或直接暴力所造成，骨折发生在骨盆边缘部位，未累及骨盆环。②骨盆环单处骨折，骨盆是一闭合环，若只有单处骨折，折块移位轻微，不导致骨盆环的变形，骨盆环完整性未遭破坏；该类骨折有髂骨骨折、一侧耻骨上支或下支骨折、耻骨水平支及下支骨折、耻骨联合轻度分离等。③骨盆环双处骨折或骨折脱位，骨盆环完整性遭受破坏，并有不同程度的移位，常见类型为一侧耻骨水平支和下支骨折合并耻骨联合分离、双侧耻骨上下支骨折、骶髂关节脱位合并耻骨联合分离、耻骨水平支和下支骨折合并骶髂关节脱位。④ 骶骨及尾骨骨折。

【临床表现与诊断】

骨盆环双处骨折或骨折脱位是一种严重复合伤，常伴有休克等严重的并发症，常见的并发症还有腹膜后血肿、尿道或膀胱损伤、直肠损伤、腰骶神经损伤等。

疼痛比较广泛，在坐位或下肢移动时疼痛加重，卧位时疼痛减轻。局部肿胀、皮下瘀斑及压痛均极显著。

X 线检查可显示骨折类型及骨折块移位情况。

骨盆骨折常伴有严重的并发症，而且常较骨折本身更为严重。常见的有：①腹膜后血肿，骨盆诸骨主要为松质骨，盆壁较多，邻近又有许多动脉和静脉丛，血液供应丰富，骨折后可引起广泛出血。病人常有休克，可有腹痛、腹胀及腹肌紧张等腹膜激惹症状。如为髂内动、静脉破裂，病人可迅速死亡，需紧急手术止血。②尿道或膀胱损伤，对骨盆骨折的病人应经常考虑下尿路损伤的可能性，尿道损伤远较膀胱损伤多见。当有双侧耻骨支骨折以及耻骨联合分离时，尿道损伤的发生率较高。③直肠损伤，除非骨盆骨折伴有会阴部开放性损伤时，直肠损伤并不是常见的合并症。直肠破裂如发生在腹膜反折以上，可引起弥漫性腹膜炎；如发生在反折以下，则可发生直肠周围感染，常为厌氧菌感染。④神经损伤，多在骶骨骨折时发生，组成腰骶神经干的骶 1 及骶 2 最易受损伤，可出现臀肌、腘绳肌和小腿腓肠肌群的肌力减弱，小腿后方及足外侧部感觉丧失。在骶 1 神经损伤严重时可出现踝反射消失，很少发生括约肌功能障碍。预后与神经损伤的程度有关，轻度损伤预后较好，一般 1 年内可望恢复；严重损伤则预后差。

【治疗】

应根据全身情况进行治疗。有休克时应积极抢救，各种危及生命的并发症应首先处理。骨盆双处骨折块移位不明显者，只需卧床休息，若为侧耻骨上、下支骨折，骨折块明显移位，宜采用双下肢皮肤牵引，使骨折块复位。骨盆骨折伴有骨盆环破裂分离者，可用骨盆兜悬吊牵引固定。

对腹膜后出血，应密切观察，进行输血、输液，若经抢救未能使休克好转，血压继续下降，脉搏继续加快或渐微弱，则不能等待纠正休克，可行介入治疗选择性栓塞一侧或两侧髂内动脉。膀胱破裂可进行修补，同时做耻骨上膀胱造瘘术。对尿道断裂，宜先放置导尿管，防止尿外渗，引起感染。直肠损伤应进行剖腹探查，做结肠造瘘术，缝合直肠裂口，直肠内放置肛管排气。

第二节 关节脱位

关节面失去正常的对合关系，称为关节脱位（dislocation of the joint），俗称脱臼。

部分失去正常的对合关系，称为半脱位。关节周围韧带和关节囊的损伤，称为关节扭伤。

按发生脱位的原因可分为：①创伤性脱位，正常关节受到外来暴力作用而发生脱位；②先天性脱位，胚胎发育异常致关节发育不良，出生后出现脱位并逐渐加重称为先天性脱位；③病理性脱位，有病变的关节，骨端遭到破坏，其形态难以维持正常的对合关系，称病理性骨折；④习惯性脱位，创伤性脱位时使关节一侧的骨端留有骨缺损，或关节囊、韧带在骨性附着处被撕脱，使关节存在有不稳定因素，在轻微外伤下可以多次发生再脱位，称为习惯性脱位。最常见的习惯性脱位为习惯性肩关节脱位。

按脱位发生的时间可分为新鲜脱位和陈旧性脱位。按关节腔是否与外界空气相通可分为闭合性脱位和开放性脱位。以下仅述创伤性脱位。创伤性脱位多发生于青壮年。

一、肩关节脱位

肩关节脱位（dislocation of the shouder joint）可分为四型：①前脱位，又可分为喙突下脱位、盂下脱位和锁骨下脱位；②后脱位，有肩峰下脱位、盂下脱位和冈下脱位；③下脱位，盂下脱位；④盂上脱位，各种脱位中，以前脱位最多见。

喙突下脱位是最常见的肩关节前脱位，第一种机制是间接暴力，它是外展与外旋力量同时作用于肱骨头的结果，使肩关节前方关节囊出现破口，肱骨头滑出肩胛盂窝而位于喙突的下方。第二个常见机制是病人向后跌倒时，肱骨后方直接撞击于硬物上，所产生的向前暴力亦可形成前脱位。足球运动员发生的肩关节脱位以第二种暴力（直接暴力）机制最为多见。

【临床表现与诊断】

有外伤史，或为跌倒，手掌撑地，肩部出现外展外旋；或肩关节后方直接受到撞伤。轻微外伤不会产生肩关节脱位。

因患处疼痛、肿胀，患者不敢活动肩关节。有方肩畸形，用手扪摸肩部，原肩胛盂处有空虚感。在正常情况下将手搭到对侧肩部，其肘部可以贴近胸壁，称为 Dugas 征阴性。有脱位时，患侧肘部紧贴胸壁，手掌搭不到健侧肩部；或手掌搭在健侧肩部时，肘部无法贴近胸壁，称为 Dugas 征阳性。还可用 Dugas 征判断肩脱位复位是否成功。

X 线检查主要用来了解有无合并骨折，最常见的为肱骨大结节骨折，还可了解脱位的类型。

【治疗】

1. 复位　以手法复位为主，一般采用局部麻醉。

（1）Hippocrates 法（足蹬法）　病人仰卧，术者站于患侧，腋窝处垫棉垫，以同侧足跟置于病人腋下靠胸壁处，双手握住患肢于外展位做徒手牵引，以足跟顶住腋部作为反牵引力。左肩脱位时用左足，右肩脱位时则用右足。持续牵引，用力需均匀，牵引一段时间后肩部逐渐松弛，此时内收、内旋上肢，肱骨头便会经前方关节囊的破口滑入肩胛盂内，可感到有响声，提示复位成功。再做 Dugas 征，应由阴性转为阳性。

（2）Kocher 法　病人取坐位，助手以小被单折成宽条绕过病人的腋窝做反抗牵引，术者一手握住患肢腕部，另一手握住患肢肘部，肘关节屈曲 90°。先将上臂外展、外旋下沿肱骨纵轴持续牵引，使关节囊破口张开。再在牵引下做上臂内收动作，使肱骨头贴近关节囊破口。内旋左肩，将患侧手掌搭在对侧肩部，可听到响声。全部动作即在牵引下一气呵成，因此要求术者有强健的臂力。用力过猛，会造成肱骨头骨折，因此本法具有危险性，须慎重考虑。

超过2周的肩关节脱位，手法复位有困难。可用臂丛神经阻滞麻醉或全麻，使肩带肌充分放松，有手法复位成功的可能。多次复位失败者，需及时切开复位及修复关节囊。

2. 固定方法　单纯性肩关节脱位可用三角巾悬吊上肢，肘关节屈曲90°，一般固定3周，合并大结节骨折者应延长1~2周。部分病例关节囊破损明显，或肩带肌力不足者术后摄片常有肩关节半脱位，此类病例宜用搭肩位胸肱绷带固定，即将患肢手掌搭在对侧肩部，肘部贴近胸壁，用绷带将上臂固定于胸壁，并托住肘部，可纠正肩关节半脱位。

3. 功能锻炼　固定期间活动腕部与手指，解除固定后，鼓励病人主动锻炼肩关节各个方向活动。锻炼需循序渐进，不可冒进。

二、髋关节脱位

髋关节为杵臼关节，周围有坚韧的韧带以及强大的肌肉瓣保护，因此十分稳定。只有在间接暴力的作用下，才会通过韧带之间的薄弱区脱位。多发生于青壮年。股骨头脱出位于Nelaton线之后者为后脱位；位于其前者为前脱位。而传导暴力使股骨头撞击髋臼底部，向骨盆内脱出者为中心脱位。以后脱位最为常见，本节仅述后脱位。

髋关节后脱位（dislocation of the hip joint）比前脱位多见，髋关节后脱位占髋关节脱位的85%~90%。大部分髋关节后脱位发生于交通事故。发生事故时，病人的体位处于屈膝及髋关节屈曲内收，股骨轻度内旋，当膝部受到暴力时，髋关节囊则从髋关节囊的后下部薄弱区脱出。

髋关节后脱位按有无合并骨折分为五型：①单纯性髋关节后脱位，无骨折，或只有小骨片；②髋臼后缘有单块大骨折片；③髋臼后缘有粉碎性骨折；④髋臼缘及髋臼壁有骨折；⑤合并有股骨头骨折。

【临床表现与诊断】

（1）有明显外伤史，通常暴力很大。

（2）有明显的疼痛，髋关节不能活动。患肢缩短，髋关节呈屈曲、内收、内旋畸形。可在臀部摸到脱出的股骨头，大粗隆明显上移。

（3）部分病例有坐骨神经损伤表现，大多为挫伤，2~3个月后会自行恢复。神经损伤原因为股骨头压迫。

（4）X线检查可了解脱位情况以及有无骨折。

【治疗】

1. 复位　单纯脱位者一般均可手法复位。复位时以屈髋屈膝位顺股骨轴线牵引，Allis法为仰卧位牵引，Stimson法为俯卧位牵引。当麻醉下肌肉充分松弛，闭合复位仍不能成功，应考虑手术切开复位。

（1）Allis 法　即提拉法。病人仰卧于地上，一助手蹲下用双手按住髂棘以固定骨盆。术者面对病人站立，先使髋关节及膝关节各屈曲至 90°，然后以双手握住患者的腘窝持续性牵引，也可前臂的上段套住腘窝牵引，待肌松弛后，略做外旋，便可使股骨头还纳髋臼内。可以感知明显的弹跳与响声，提示复位成功。复位后畸形消失，髋关节活动恢复，本法简便、安全，最为常用。

（2）Bigelow 法　即旋转法。病人仰卧于地上，一助手同上法固定骨盆。术者一手握住踝部，另一侧以前臂上部托住腘窝，慢慢屈髋、屈膝，在持续牵引下内收、内旋髋关节。持续牵引不放松，做髋关节外展外旋及伸直动作。其动作在左髋像画一个问号"?"。在右髋为反问号。股骨头纳入髋臼时亦有响声。此法较费力，用力不当会发生股骨头骨折。

（3）Stimson 法　又称悬垂法。即利用肢体自身的重量帮助复位。病人俯卧于手术台上，下肢悬垂于床沿。一助手握住健侧踝部使髋、膝微屈，以保持平衡。术者一手握住伤肢踝部，使膝关节屈曲 90°，因肢体下垂的重量，髋关节也屈曲 90°。10 ~ 15min 后，肌松弛，术者以另一手在小腿上段加压，即可使股骨头还纳髋臼内。

2. 固定　复位后用绷带将双踝暂时捆在一起，于髋关节伸直位将病人搬运至床上，患肢做皮肤牵引或穿丁字鞋 2 ~ 3 周。不必石膏固定。

3. 功能锻炼　需卧床休息 4 周。卧床期间做股四头肌收缩动作，2 ~ 3 周后开始活动关节。4 周后扶双拐下地活动。3 个月后可完全承重。

4. 切开复位内固定　合并有髋臼大块骨折者，脱位并不难通过手法复位，但骨折块不易恢复并维持原位，晚期可引起创伤性关节炎，因此主张切开复位内固定。

第三节　骨与关节化脓性感染

一、化脓性骨髓炎

骨髓、皮质骨和骨膜因化脓性细菌感染而引起的炎症称为化脓性骨髓炎（suppurative osteomyelitis）。这是一种常见病，往往反复发作多年不愈。最常见的致病菌是金黄色葡萄球菌，约占 75%。本病的感染途径有：①身体其他部位的化脓性病灶中的细菌经血液循环播散至骨骼，称血源性骨髓炎；②开放性骨折发生了感染，或骨折手术后出现了感染，称为创伤后骨髓炎；③邻近软组织感染直接蔓延至骨骼，如脓性指头炎导致指骨骨髓炎，称为外来骨髓炎。各类骨髓炎的发病机制完全不同，治疗方法也有差别。本节只叙述血源性骨髓炎。

（一）急性血源性骨髓炎

溶血性金黄色葡萄球菌是常见的致病菌。本病的致病菌系通过血源性播散，先有其他部位的感染性病灶，一般位于皮肤或黏膜处，如疖、痈、扁桃体炎和中耳炎。原发病灶处理不当或肌体抵抗力下降，都可诱发细菌进入血液循环成为败血症或脓毒败血症。菌栓进入骨营养血管后往往停滞在长骨干骺端的毛细血管内。原因是该处血流缓慢，使细菌更易沉积，因此长骨干骺端为好发部位。

发病前往往有外伤史。可能局部外伤后因组织创伤、出血、易于发病。外伤可能是本病的诱因。

本病的病理变化为骨质破坏与死骨形成，后期有新生骨，成为骨性包壳。大量的菌栓停滞在长骨的干骺端，阻塞了小血管，迅速发生骨坏死，并有充血、渗出与白细胞浸润。渗出物和破坏的碎屑成为小脓肿并逐渐扩大，使骨腔内压力增高。其他的血管亦受到压迫而形成更多的坏死骨组织。脓肿不断扩大合并成更大的脓肿。

脓腔内的高压的脓液可以沿着哈佛管蔓延至骨膜下间隙将骨膜掀起成为骨膜下脓肿。骨皮质外层1/3的血供来自骨膜，骨膜的掀起会剥夺外层骨皮质的血供而成为死骨。骨膜穿破后脓液便沿着筋膜间隙流注而成为深部脓肿，穿破皮肤，排出体外，形成窦道。脓肿也可穿破干骺端的骨皮质，形成骨膜下脓肿，再经过骨小管进入骨髓腔。严重的病例骨皮质的内、外面都浸泡在脓液中而失去血供，形成大片的死骨。

骨组织失去血供后，部分骨组织因缺血而坏死。周围形成炎性肉芽组织，死骨的边缘逐渐被吸收，使死骨与主骨完全脱离。在死骨形成的过程中，病灶周围的骨膜因炎性充血和脓液的刺激而产生死骨，包围在骨干的外层，形成“骨性包壳”，包壳上有数个小孔与皮肤窦道相通。小片死骨可以被肉芽组织吸收掉，或为吞噬细胞所清除，也可经皮肤窦道排除。大块死骨难以吸收或排出，长期存留在体内，使窦道经久不愈，疾病进入慢性阶段。

【临床表现】

儿童多见，以胫骨上段和股骨下段最多见。发病前往往有外伤史。

起病急促，有寒战，继而高热至39℃以上，有明显的毒血症症状。早期仅患区剧痛，肢体半屈曲状，局部皮温增高，有局限性压痛，肿胀并不明显。数天后局部出现水肿，压痛更为明显，说明该处已形成骨膜下脓肿。脓肿穿破后成为软组织深部脓肿，疼痛此时减轻，但局部红、肿、热、压痛都更为明显。整个骨干都存在着骨质破坏后，有发生病理性骨折的可能。

急性骨髓炎的自然病程可维持3～4周。脓肿穿破后疼痛即刻缓解，体温逐渐下降，脓肿穿破后形成窦道，病变转入骨髓炎慢性阶段。

【诊断与鉴别诊断】

急性骨髓炎的诊断为综合诊断，凡有下列表现者应想到急性骨髓炎的可能：①急剧的高热和毒血症表现；②长骨干骺端疼痛剧烈而不愿活动患肢；③该区有明显的压痛区；④白细胞计数和中性粒细胞增高。局部分层穿刺具有诊断价值。

本病应与下列疾病鉴别：①蜂窝织炎和深部脓肿；②风湿病与化脓性关节炎；③骨肉瘤和尤文肉瘤。

【治疗】

治疗的目的是尽快控制炎症，制止感染扩散，防止死骨形成和发展为慢性骨髓炎。

1. *全身治疗* 要做好全身支持治疗。如中毒症状严重，可少量多次输新鲜血液，大量维生素C静脉滴注，给予高蛋白饮食等。高热时要降温、补液、纠正酸中毒。

2. *抗生素治疗* 早期联合应用大剂量有效抗生素有可能制止病变的发展。体温下降后需用抗生素4周。不能等待组织块和血液细菌培养和药敏试验结果，以免贻误治疗时机。给药3天后若体温不降，症状不减，应调整抗生素。若还不能控制感染，需要配合手术治疗。

3. *手术治疗* 手术的目的是引流脓液、减少毒血症状、阻止急性骨髓炎向骨髓炎慢性阶段转变。手术治疗宜早，最好在抗生素治疗后48～72h仍不能控制局部症状时进行手术。手术有钻孔引流和开窗减压两种。

4. *局部辅助治疗* 肢体可做皮肤牵引或石膏托固定，可以起到下列作用：①止痛；②防止关节挛缩畸形；③防止病理性固定。

(二) 慢性血源性骨髓炎

急性血源性骨髓炎转入慢性阶段的原因：①急性感染期未能彻底控制，反复发作演变成慢性骨髓炎；②低毒性细菌感染，在发病时即表现为慢性骨髓炎。

在急性期修复不彻底便会演变成慢性骨髓炎。肉芽组织的形成带来了破骨细胞和成骨细胞。坏死的松质骨逐渐被吸收，并为新骨所替代。坏死的皮质骨边界部分被吸收，最终脱落成死骨。坏死的骨脱落成死骨需数月之久。由于缺乏血供，死骨不脱钙，相反，还比邻近的骨组织更为致密。一旦死骨脱落，便处于四周完全游离的空隙内，死骨浸泡在脓液中，吸收非常缓慢，甚至停止吸收。为了使感染局限化，周围的骨骼逐渐致密、硬化；外周骨膜亦不断形成新骨，形成骨壳。在骨壳上多个孔道，经孔道排除脓液及死骨碎屑至体表面。软组织毁损严重而形成瘢痕，窦道经久不愈，表皮会内陷生长深入窦道内。窦道长期排液会刺激窦道口皮肤恶变为鳞状上皮癌。

死骨排净后，窦道口闭合，儿童病例小的腔隙可被新骨或瘢痕组织所充填；成人病例腔隙内难免会有致病菌残留，任何时候都可以激发感染。

【临床表现与诊断】

在病变不活动阶段可以无症状，骨失去原有的形态，肢体增粗、变形。皮肤菲薄色暗；有多处瘢痕，稍有破损即可引起经久不愈的溃疡。急性期感染发作表现有疼痛，表面皮肤转为红、肿、热及压痛。体温可升高1～2℃。原已闭塞的窦道口可开放，排除多量的脓液，有时掉出死骨。在死骨排除后窦道口自动关闭，炎症逐渐消退。急性发作约数月、数年一次。由于体质不好或身体抵抗力低下的情况可以诱发急性发作。

长期多次发作使骨骼扭曲畸形，增粗，皮肤色素沉着，因肌挛缩出现邻近关节畸形。儿童往往因骨骺破坏影响骨骼生长发育，使肢体出现缩短畸形。偶有发生病理性骨折。

放射学检查：早期阶段有虫蚀状骨破坏及骨质稀疏，并逐渐出现硬化区。骨膜掀起并有新骨形成，骨膜反应为层状，部分呈三角状。新生骨逐渐坏死脱落成为死骨。由于周围骨质致密，死骨在常规X线片上可能不显示。在X线片上死骨表现为完全孤立的骨片，没有骨小梁结构，浓白致密，边缘不规则，周围有空隙。CT片可显示脓腔与小型死骨。

【治疗】

以手术治疗为主，原则是清除死骨、炎性肉芽组织和消灭死腔，称为病灶清除术。

1. *手术指征* 有死骨形成、死腔、窦道流脓者，均应手术治疗。

2. *手术禁忌证* ①慢性骨髓炎急性发做时不宜做病灶清除术，应以抗生素治疗为主，积脓时宜切开引流；②大块死骨形成而包壳尚未充分生成者，过早取出大块死骨会造成长段骨缺损，需待包壳形成后再手术。

3. *手术方法* 在手术前取窦道脓液做细菌培养和药物敏感试验，术前 2 天开始使用抗生素，使手术部位的组织有足够的抗生素浓度。

（1）病灶清除 在骨壳上开洞，进入病灶内，吸出脓液，清除死骨及炎性肉芽组织。一般扩大骨壳上原有的洞口即可进入病灶。病灶清除是否彻底是决定术后窦道能否闭合的关键。

不重要部位的慢性骨髓炎，如腓骨、肋骨、髂骨翼等处，可将病变整段切除，一期缝合伤口。部分病例病程长出现窦道口皮肤癌变或足部广泛骨髓炎骨质毁损严重不可能彻底清除病灶者，可施行截肢术。

（2）消灭死腔 ①碟形手术：在清除病灶后再用骨刀将骨腔边缘削去一部分，使成平坦的碟状，以容周围软组织贴近而消灭死腔。此法用于死腔不大，削去骨量不多的病例。②肌瓣填塞：死腔较大者做碟形手术会丧失骨量太多，可能发生病理性骨折，可将骨腔边缘略做修饰后将附近肌肉行带蒂肌瓣填塞消灭死腔。③闭式灌洗：小儿生长旺盛，其骨腔容易闭合，在病灶清除后不必做碟形手术。可在伤口内留置两根塑料管，一根为灌注管，另一根为吸引管。术后经灌注管滴入抗生素溶液（按药敏试验结果选择抗生素）。灌洗持续 2～4 周，待吸引液转为清晰时即可停止灌洗并拔管。④庆大霉素－骨水泥珠链填塞和二期植骨：将庆大霉素粉剂放入骨水泥中，制成直径约 7mm 的庆大霉素－骨水泥珠链。将珠链填塞在骨腔内，有一粒小珠露于皮肤切口外。珠链在体内可缓慢释放有效浓度的庆大霉素约 2 周左右。在 2 周内，珠链的缝隙内会有肉芽组织生长。2 周后即可拔出珠链。小型的骨腔去除珠链后迅速被肉芽组织所填满，中型骨腔尚需换药一段时间后也有闭合的可能，大型骨腔拔取珠链后尚需再次手术植入自体松质骨。

（3）伤口闭合 伤口应一期缝合，并留置负压吸引管。术后 2～3 天内，吸引量逐渐减少，此时可拔除引流管。周围软组织缺少不能缝合时，可任其敞开，骨腔内填充凡士林纱布或碘仿纱条，包管型石膏，开洞换药。让肉芽组织慢慢生长填满伤口以达到二期愈合，称为 Orr 疗法。

二、化脓性关节炎

化脓性关节炎（suppurative arthritis）为关节内化脓性感染，多见于儿童，好发于髋、膝关节。最常见的致病菌为金黄色葡萄球菌，细菌进入关节内的途径有：①血源性传播；②邻近关节附近的化脓性病灶直接蔓延至关节腔内；③开放性关节损伤发生感染；④医源性：关节手术后感染和关节内注射皮质类固醇后发生感染。本节只叙述血源性化脓性关节炎。

【临床表现】

原发化脓性病灶表现可轻可重，甚至全无。一般都有外伤诱发病史。

本病起病急促，有寒战、高热等症状，体温可达 39℃以上，甚至出现谵妄与昏迷。病变关节迅速出现疼痛及功能障碍，浅表关节如膝、踝关节，局部红、肿、热、痛，关节常处于半屈曲位；深部关节如髋关节，因有厚实的肌肉，局部红、肿、热、痛都不明显，关节往往处于屈曲、外旋、外展位。

因关节囊坚厚结实，脓液难以穿透，一旦穿透至软组织内，则蜂窝织炎的表现严重，深部脓肿穿破皮肤后会成为瘘管，此时全身与局部的炎症表现都会迅速缓解，病变转入骨髓炎的慢性阶段。

【诊断与鉴别诊断】

根据全身与局部症状和体征，一般诊断不难。X线表现出现较迟，不能作为诊断依据。关节穿刺和关节液检查对早期诊断很有价值，应做细胞记数及分类、涂片，革兰染色找病原菌，抽出物应做细菌培养和药敏试验。

本病应与关节结核、风湿性关节炎、类风湿性关节炎、创伤性关节炎、痛风等鉴别。

【治疗】

1. 早期足量全身使用抗生素　原则同急性血源性骨髓炎。

2. 关节腔内注射抗生素　每天做一次关节穿刺，抽出关节液后，注入抗生素。如抽出液体逐渐变清，局部症状和体征缓解，说明治疗有效。如抽出液性质变得更为浑浊甚至成为脓液，说明治疗无效，应改为灌洗或切开引流。

3. 关节腔灌洗　适用于表浅的大关节，经穿刺套管插入两根硅胶管，置于关节腔内，一根为灌注管，另一根为引流管。每日经灌注管滴入抗生素溶液2000～3000ml。

4. 关节切开引流　适用于较深的大关节，穿刺插管难以成功的部位。切开关节囊，放出关节内液体，用盐水冲洗后，在关节腔内留置两根管子后缝合切口，按上法做关节腔持续灌洗。

5. 为防止关节内粘连尽可能保持关节功能　可做持续性关节被动活动，后期病例如关节强直于非功能位或有陈旧性病理性脱位者，需行矫形手术。

第四节　腰腿痛和颈肩痛

腰腿痛和颈肩痛是一组临床多见的症状，其病因复杂，以损伤为多。腰腿痛是指下腰、腰骶、骶髂、臀部等处的疼痛，可伴有一侧或两侧下肢痛、马尾神经症状。颈肩痛是指颈、肩、肩胛等处的疼痛，有时伴有一侧或两侧上肢痛、颈脊髓损害症状。

腰腿痛病因复杂，与运动系统有直接关系者以损伤和退行性变最为多见，其中又以腰椎间盘突出症为代表。可发生颈肩痛的原因很多，颈椎病是颈肩痛的重要原因。本节只叙述腰椎间盘突出症及颈椎病。

一、腰椎间盘突出症

腰椎间盘突出症（hernia of intervertebral discs）是因椎间盘变性，纤维环破裂，髓核突出刺激或压迫神经根、马尾神经所表现的一种综合征，是腰腿痛最常见的原因。腰椎间盘突出症中以腰4～5、腰5～骶1间隙发病率最高，约占90%～96%，多个椎间隙同时发病者仅占5%～22%。

椎间盘在脊柱的负荷与运动中承受强大的应力。20 岁以后椎间盘开始持续渐进性退变。此退变是椎间盘突出症的基本病因。腰椎间盘突出症与以下因素有关：①外伤，外伤是椎间盘突出的重要因素，特别是在儿童和少年中的发病。②职业，如驾驶员长期或突然较大的应力，使椎间盘在原先退变的基础上诱发椎间盘突出。③妊娠，妊娠期整个韧带系统处于松弛状态，后纵韧带松弛易于使椎间盘膨出。④遗传因素，有色人种本症发病率低，小于 20 岁的青少年患者中约 32% 有阳性家族史。

椎间盘突出症的分型方法很多。从病理变化及 CT、MRI 发现，结合治疗方法可分为：膨隆型、突出型、脱垂游离型、Schmorl 结节、经骨突出型。

【临床表现】

1. 症状

(1) 腰痛　是大多数本症患者最先出现的症状，发生率约 91%。纤维环外层及后纵韧带受到突出髓核刺激，经窦椎神经而产生的下腰部感应痛，有时亦影响到臀部。

(2) 坐骨神经痛　虽然高位腰椎间盘突出（腰 2～3、3～4）可引起股神经痛，但其发病率不足 5%。绝大多数患者是腰 4～5、腰 5～骶 1 间隙突出，故坐骨神经痛最为多见，发生率 97% 左右。典型坐骨神经痛是从下腰部向臀部、大腿后方、小腿外侧直到足部的放射痛。早期为痛觉过敏，病情较重者出现感觉迟钝或麻木。少数患者可有双侧坐骨神经痛。

(3) 马尾神经受压　向正后方突出的髓核或脱垂、游离椎间盘组织可压迫马尾神经，出现大、小便障碍及鞍区感觉异常。

2. 体征

(1) 腰椎侧突　是一种为减轻疼痛的姿势性代偿畸形，具有辅助诊断价值。

(2) 腰部活动受限　几乎全部患者都有不同程度的腰部活动受限。其中以前屈受限明显，是由于前屈位时增加了对受压神经根的牵张。

(3) 压痛及骶棘肌痉挛　89% 患者在病变间隙的棘突间有压痛，压迫其旁侧 1cm 处有沿坐骨神经的放射痛。约 1/3 患者有腰部骶棘肌痉挛，使腰部固定于强迫体位。

(4) 直腿抬高试验及加强试验　患者仰卧，伸膝，被动抬高患肢。正常人下肢抬高到 60°～70°始感腘窝不适。本症患者神经根受压或粘连使滑动度减少或消失，抬高在 60°以内即可出现坐骨神经痛，称为直腿抬高试验阳性。其阳性率约 90%。在直腿抬高试验阳性时，缓慢降低患肢高度，待放射痛消失，这时再被动背屈患肢踝关节以牵拉坐骨神经，如又出现放射痛称为加强试验阳性。

(5) 神经系统表现　80% 患者有感觉异常。腰 5 神经根受累者，小腿前外侧和足内侧的痛、触觉减退；骶 1 神经根受压时，外踝附近及足外侧痛、触觉减退。约 70%～75% 患者肌力下降，腰 5 神经根受累时，踝及趾背伸力下降；骶 1 神经受累者，趾及足跖屈力减弱。约 71% 患者出现反射异常。踝反射减弱或消失表示骶 1 神经根受压；如马尾神经受压，则为肛门括约肌张力下降及肛门反射减弱或消失。

【辅助检查】

1. X 线平片　单纯 X 线片不能直接反映是否存在椎间盘突出。片上所见脊柱侧凸、椎体边缘增生及椎间隙变窄等均提示退行性改变。

2. CT及MRI　CT可显示骨性椎管形态、黄韧带是否增厚及椎间盘突出的大小、方向等，对本病有较大的诊断价值。MRI除有CT的优点外，尚可更清晰、全面地观察到突出髓核和脊髓、马尾神经、脊神经根之间的关系。

【诊断与鉴别诊断】

腰椎间盘突出症病人，根据病史、症状、体征以及X线片上相应神经节段有椎间盘退行性表现者即可初步诊断。结合X线造影、CT、MRI及可视性椎间盘造影等方法，能准确地行病变间隙、突出方向、突出物大小、神经受压情况及主要引起症状部位的诊断。

由于椎间盘突出症早期可仅表现为腰痛，后期又有腰腿痛，这与多数可引起腰痛、腿痛及少数可同时有腰腿痛的其他疾病混淆。主要与下列疾病鉴别：①腰肌劳损和棘上、棘间韧带损伤；②椎弓根峡部不连、脊柱滑脱；③腰椎结核或肿瘤；④神经根、马尾肿瘤；⑤梨状肌综合征；⑥椎管狭窄症。

【治疗】

1. *非手术治疗*　腰椎间盘突出症绝大部分可用非手术治疗方法治愈。其治疗原理并非将蜕变突出的椎间盘组织回复原位，而是改变椎间盘组织与受压神经根的相对位置，减轻对神经根的压迫，松解神经根的粘连，消除神经根的炎症解除症状。其方法包括牵引、推拿、按摩和硬膜外腔皮质类固醇注射疗法等。上述治疗后较长时间卧床休息甚为重要。

2. *手术治疗*　腰椎间盘突出症经非手术疗法后无效者中有10%～18%的病人需手术治疗。

（1）手术指征　①病史超过半年经严格的非手术疗法无效，或有效但常复发且症状较重者。②首次发病，症状严重尤以下肢症状为著，病人因疼痛难以行动和入眠，被迫采取屈髋、屈膝侧卧位或跪位。③中年病人病史较长，较大地影响工作和生活。④马尾神经综合征或单根神经麻痹病人。⑤病史、体征不典型，经椎管造影或其他检查证实巨大椎间盘突出。⑥腰椎间盘突出合并其他原因所致的椎管狭窄。

（2）手术方法　经后路腰背部切口，部分椎板和关节突切除，或经椎板间隙行椎间盘切除。中央型椎间盘突出，在全椎板切除后，可经硬脊膜外或硬脊膜内途径行椎间盘切除。并有腰椎不稳或腰椎滑脱者，可经腹部切口腹膜外入路椎间盘切除并行椎体间融合。

二、颈椎病

颈椎病（cervical spondylosis）是指颈椎间盘退行性变及其继发性椎间关节退行性变所致脊髓、神经、血管损害而表现的相应症状和体征。

颈椎病的病因有：①颈椎间盘退行性变，是颈椎病的发生和发展中最基本的原因。由于椎间盘蜕变而使椎间隙狭窄，关节囊、韧带松弛，脊柱活动时稳定性下降，进而引起椎体、关节突关节、钩椎关节、前后纵韧带、黄韧带及项韧带等变性、增生、钙化。这样形成颈段脊柱不稳定的恶性循环，最后发生脊柱、神经、血管受到刺激或压迫的表现。②损伤，急性损伤可使原已退变的颈椎和椎间盘损害加重而诱发颈椎病；慢性损伤对已退变的颈椎加速退变过程，提前出现症状。③颈椎先天性椎管狭窄，是指在发育过程中椎弓根过短，使椎管矢状径小于正常。在此基础上，即使退行性变较轻，也可出现压迫症状而发病。

【临床表现】

由于颈椎病临床表现多样化，故其分型方法也不尽相同。按退变椎间盘激惹或压迫的主要结构所引起的临床征象，可分为神经根型、脊髓型、交感神经型、椎动脉型、混合型等，将其临床表现分述如下。

1. *神经根型颈椎病* 颈椎病中神经根型发病率最高（50%～60%），是由于颈椎间盘侧后方突出、钩椎关节或关节突关节增生、肥大，刺激或压迫神经根所致。开始多为颈肩痛，短期内加重，并向上肢放射。皮肤可有麻木、过敏等感觉异常。同时可有上肢肌力下降、手指动作不灵活。当头部或上肢姿势不当，或突然牵拉、撞击患肢即可发生剧烈的闪电样锐痛。

检查可见患侧颈部肌痉挛，故头常偏向患侧，且肩部上耸。病程长者可有上肢肌萎缩。在横突、斜方肌、肩袖及三角肌等处有压痛。患肢上举、外展和后伸有不同程度受限。上肢牵拉试验阳性：术者一手扶患侧颈部，一手握患腕，向相反的方向牵拉。此时因臂丛神经被牵张，刺激已受压迫的神经根而出现放射痛。压头试验阳性：患者端坐，头后仰并偏向患侧，术者用手掌在其头顶加压，出现颈痛并向患手放射。神经系统检查有较明确的定位体征。

X线片显示颈椎生理前凸消失，椎间隙变窄，椎体前、后缘骨质增生，钩椎关节、关节突关节增生及椎间孔狭窄等退行性改变征象。CT或MRI可见椎间盘突出、椎管及神经根管狭窄、脊神经受压等情况。

2. *脊髓型颈椎病* 约占颈椎病的10%～15%。脊髓受压的主要原因是中央后突的髓核、椎体后缘骨赘、增生肥厚的黄韧带及钙化的后纵韧带等。由于下段颈椎管相对较小（脊髓颈膨大处），且活动度大，故退行性变亦发生较早、较重，脊髓受压也发生在下颈段。脊髓受压早期，由于压迫物多来自脊髓前方，故临床上以侧束、椎体束损害表现突出。此时颈痛不明显，而以四肢乏力、行走、持物不稳为最先出现的症状。随病情加重发生自上而下的上运动神经元瘫痪。有时压迫物也可来自侧方（关节突关节增生）或后方（黄韧带肥厚），而出现不同类型的脊髓损害。

X线片的表现与神经根型相似。脊髓造影、CT、MRI可显示脊髓受压情况。脑脊液动力学测定、核医学检查及生化分析可反映椎管通畅程度。

3. *交感神经型颈椎病* 本病的发病机制尚不清楚。颈脊神经没有白交通支，但灰交通支与颈交感神经及第1、2胸交感神经节的白交通支相连。故颈椎各种结构病变的刺激通过脊髓反射或脑－脊髓反射而发生一系列交感神经症状：①交感神经兴奋症状。如头痛或偏头痛，头晕特别在头转动时加重，有时伴恶心、呕吐；视物模糊、视力下降，瞳孔扩大或缩小，眼后部胀痛；心跳加速、心律不齐，头颈及四肢出汗异常以及耳鸣、听力下降等。②交感神经抑制症状。主要表现为头晕、眼花、流泪、鼻塞、心动过缓、血压下降及胃肠胀气等。

X线、CT、MRI等检查结果与神经根型颈椎病相似。

4. 椎动脉型颈椎病 颈椎横突孔增生狭窄、上关节突明显增生肥大可直接刺激或压迫椎动脉；颈椎退变后稳定性下降，在颈部活动时椎间关节产生过度移动而牵拉椎动脉；或颈交感神经兴奋，反射地引起椎动脉痉挛等均是本病的病因。当患者原有动脉硬化等血管疾病时则更易发生本病。临床表现有：①眩晕。为本病的主要症状，可表现为旋转性、浮动性或摇晃性眩晕。头部活动时可诱发或加重。②头痛。是椎－基动脉供血不足而侧支循环血管代偿性扩张引起。主要表现为枕部、顶枕部痛，也可放射到颞部。多为发作性胀痛，常伴自主神经功能紊乱症状。③视觉障碍。为突发性弱视或失明、复视，短期内自动恢复。④猝倒。是椎动脉受到刺激突然痉挛引起。多在头部突然旋转或屈伸时发生，倒地后再站起即可继续正常活动。

椎－基动脉血供不足的临床表现常为突发性，并有反复发作倾向。在复发中其表现可不完全相同，神经检查可正常。

颈椎病除了上述四种类型外，尚可同时有两种或多种类型的症状同时出现，有人将此称为“复合型”。但在这类病人中，仍是以某种类型为主，伴有其他类型的部分表现。

【诊断与鉴别诊断】

中年患者，根据病史、体检，特别是神经系统检查，以及X线片（正位、侧位、斜位、过伸及过屈位）一般能作出诊断，必要时可辅以脊髓造影、椎动脉造影、CT、MRI及核医学等特殊检查。值得注意的是，神经根型颈椎病发病率高，表现多典型，诊断时容易想到，却往往忽视了脊髓、神经根本身的病变；其他类型颈椎病临床表现复杂，又易被误诊为心脏、五官、神经系统的疾病，故鉴别诊断特别重要。

神经根型颈椎病应与下列疾病鉴别：①肩周炎和腕管综合征；②胸廓出口综合征；③肌萎缩型侧索硬化症。脊髓型颈椎病应与下列疾病鉴别：①颈椎骨折、脱位，结核和肿瘤所致脊髓压迫症；②后纵韧带骨化症。椎动脉型和交感神经型颈椎病应与下列疾病鉴别：①梅尼埃综合征、链霉素所致内耳前庭损害等引起眩晕的疾病；②冠状动脉供血不足；③锁骨下动脉供血不足。

【治疗】

1. 非手术疗法

（1）颌枕带牵引 适用于脊髓型以外的各型颈椎病。可解除肌痉挛、增大椎间隙、减少椎间盘压力，从而减轻对神经根的压力和对椎动脉的刺激。在坐、卧位均可进行牵引，牵引重量2～6kg，每日数次，每次1h。

（2）颈托和围领 主要用以限制颈椎过度活动，而病人行动不受影响。充气型颈托除固定颈椎外，还有一定的撑开牵张作用。

（3）推拿、按摩 对脊髓型以外的早期颈椎病有减轻肌痉挛，改善局部血循环的作用。应注意手法需轻柔，不宜次数过多，否则反而会增加损伤。

（4）理疗 可加速炎症水肿消退和松弛肌肉的作用。

（5）纠正不良的生活和工作姿势，非甾体类消炎镇痛剂，局部痛点封闭等。

2. 手术疗法 诊断明确的颈椎病经非手术治疗无效，或反复发作者，或脊髓型颈椎病症状进行性加重者适用于手术治疗。根据手术途径不同，可分为前路手术、前外侧手术及后路手术三种。

（1）前路及前外侧手术　适用于切除突出的椎间盘、椎体后方骨赘及钩椎关节骨赘，以解除对脊髓、神经根和椎动脉的压迫。同时可进行椎体间植骨融合，以稳定脊柱。

（2）后路手术　主要是通过椎板切除或椎板成形术达到对脊髓的减压的目的。在椎板切除不多即能达到减压目的时，也可辅以后方脊柱融合。

第五节　骨　肿　瘤

骨肿瘤虽不是常见疾病，但在骨科领域占重要地位。我国根据对骨肿瘤的认识和发病情况，1983 年拟定我国的骨肿瘤分类。其特点是：①将骨肿瘤分为良性、中间性和恶性三类；②将骨巨细胞瘤归纳于组织细胞来源内；③采用临床、病理和 X 线三结合的规律进行分类。

骨肿瘤的发病年龄是很有意义的，如骨肉瘤主要发生于儿童和青少年，骨巨细胞瘤多发生于成人。解剖部位对肿瘤的发生也有显著意义，许多儿童的骨病损与“骨转换”速度和细胞活动有关，多见于长骨的干骺端，也即是生长最活跃的部位，而骨骺往往很少受影响。

骨肿瘤的发现往往在损伤之后，但损伤不会引起肿瘤，而是由于损伤促使原已存在的肿瘤及早发现。疼痛是生长迅速的肿瘤的最显著症状。疼痛并不一定说明肿瘤是恶性，疼痛突然剧烈发作，很可能是由于病理性骨折。局部肿胀是另一个重要症状。良性肿瘤常表现为坚实而无压痛。生长迅速的恶性肿瘤常表现为弥漫性肿胀，并有压痛。

一、良性骨肿瘤

（一）骨瘤

骨瘤（osteoma）占良性骨肿瘤总数的 5.01%，占良性肿瘤的 9.0%。多见于颅骨和颌骨，其次为股骨和胫骨。这一良性骨病损的特征是一种起于膜性骨的骨性赘疣，主要由成熟的板层骨或交织骨组成，边缘清晰，呈带蒂或不带蒂的局限性膨胀，表面光滑或分成小叶状。骨瘤有时伴有肠息肉和软组织病损，称为 Gardner 综合征。

【临床表现与诊断】

一般生长缓慢，无疼痛。颅骨骨瘤有时可引起头痛、面部不对称，偶尔引起鼻呼吸困难或突眼。在长管状骨可见骨隆起。经典的 Gardner 综合征包括骨瘤（多发性或孤立性）、大肠或小肠息肉病、软组织纤维瘤和皮肤的皮质囊肿。

X 线片上颅骨主要表现为弥漫性密度增加，边缘清晰；在长管状骨，一侧有骨隆起，无软骨帽。按病理学表现，骨瘤可分为致密或象牙骨瘤、小梁状或海绵状骨瘤。

【治疗】

对有症状或疼痛的骨瘤可做手术切除。对较大的骨瘤亦应切除以排除其他肿瘤。无症状骨瘤不需手术。对疑为 Gardner 综合征者，应做乙状结肠镜或钡剂灌肠 X 线检查，以排除无症状的家族性多发性肠息肉。

（二）骨样骨瘤

骨样骨瘤（osteoid osteoma）占骨肿瘤总数的 1.13%，占良性骨肿瘤总数的 2.04%。多见于胫骨和股骨，其次为脊柱和肱骨。这是良性骨母细胞性病损，其特征是含有小于 1cm 的界限清晰的核心或“瘤巢”，外有反应骨形成区环绕。

【临床表现与诊断】

疼痛是本瘤的特征，常伴有血管运动性紊乱，如患处皮温增加，大量出汗。疼痛常在夜间加剧，可用阿司匹林止痛。疼痛可伴有肌萎缩、跛行、反射减退，尤其在儿童，可误诊为神经性紊乱。

X 线片上，病灶周围均有硬化，瘤巢为均匀的 X 线透亮区；但如位于骨皮质内，有时瘤巢中心较致密，周围有一射线透亮带。病理学可见病损组织由骨样组织、新形成骨和血管丰富的骨组织混杂组成。

【治疗】

按外科分期，骨样骨瘤基本上属 $G_0T_0M_0$ 迟发性或活跃性。手术方法采用彻底刮除或包括邻近骨在内的整块边缘切除。一般很少复发。

（三）骨软骨瘤

骨软骨瘤（osteochondroma）占骨肿瘤总数的 21.41%，占良性骨肿瘤的 38.46%。多见于股骨和胫骨，其次为手与足的短管状骨和肱骨。骨软骨瘤又称为骨软骨性外生骨疣，可以是孤立性的，也可以是多发性。其特征是在骨的表面有具软骨帽的骨隆突。多发性骨疣常为常染色体显性遗传，又称为遗传性多发性骨疣。

【临床表现与诊断】

一般无明显症状。在少数情况下，可摸到无痛肿块。如有疼痛，是由于刺激和压迫周围肌肉、肌腱或神经引起，或因骨折而合并其他病变，如假性动脉瘤。脊柱的骨疣可引起脊柱角性后凸或引起脊椎挤压综合征。遗传性多发性骨疣可有 5%～25% 转变为继发性软骨肉瘤，一般多见于骨盆和肩胛带，多发生于中年后。

X 线可见多位于长骨的干骺端，起源于骨皮质，与髓腔相通。表面是软骨帽，厚薄不一，其中有时可见钙化片块。病理学上可见自表面而下的三层结构，即：纤维组织膜、软骨帽和松质骨。

【治疗】

对出现症状或影响功能者，应予以切除。对有恶性倾向者，应做边缘切除。若证实为恶性，应做广泛切除或根治切除，这要根据组织学形态来决定。脊柱和骨盆的骨软骨瘤，往往有恶性倾向，应做较广泛的切除。

二、骨巨细胞瘤

骨巨细胞瘤（giant cell tumor）又称破骨细胞瘤，其发病率在我国较高。骨巨细胞瘤是起源于松质骨的溶骨性肿瘤，属潜在恶性，有时可能属明显恶性。骨巨细胞瘤占骨肿瘤总数的 10.26%，占良性骨肿瘤的 18.42%。发病年龄多在 21～30 岁。多见于股骨和胫骨，其次为脊柱、桡骨和肱骨。恶性骨巨细胞瘤占恶性骨肿瘤的 3.98%。

骨巨细胞瘤的主要细胞为巨细胞（破骨细胞）和基质细胞，后者又可分为两种，散在于血管丰富的网结构内，Ⅰ型基质细胞是主要的肿瘤细胞。根据近代免疫组织化学酶化学和超微结构检查，多数学者认为骨巨细胞瘤可能起源于组织细胞。用电镜组织学和生化检查，肿瘤巨细胞有较高的酸性磷酸酶、氨基磷酸酶和“中性”溶酶体反应。

骨巨细胞瘤的严重程度可分为三级：Ⅰ级，基质细胞正常，有大量的巨细胞；Ⅱ级，基质细胞较多，巨细胞数量减少，有向恶性转化趋势；Ⅲ级，以基质细胞为主，巨细胞数量很少，并有明显肉瘤证据。对分级的意义，目前仍有争议，多数认为分级对治疗可能起到有益的参考作用，但不能以分级来判断肿瘤的良恶性。

【临床表现与诊断】

主要症状为疼痛、局部肿胀、压痛和运动受限，这些症状都无特异性。小的肿瘤只起轻微的疼痛，不一定有明显肿胀。脊柱或骶骨的肿瘤常会出现神经症状。骨巨细胞瘤具有潜在侵袭性，容易复发。

X线片上，长骨的骨巨细胞瘤呈偏心性膨胀透亮区，有细小的小梁形成，主要位于骨骺端。典型的“皂泡”样皮质骨膨胀不是太多见，它主要是由于肿瘤合并动脉瘤性骨囊肿。病理切片可见瘤组织有两种主要成分，即：单核基质细胞和多核巨细胞。多核巨细胞较为均匀地分布在基质细胞之间。

【治疗】

除参考组织学分级外，可按外科分期确定手术范围。若属 $G_0T_0M_0$，可做局部刮除和植骨填充或骨水泥填充。有时为了消除残留瘤组织，可在腔内喷射液氮，进行冷冻治疗，再填充死腔。对非主要骨骼，可做局部截除。对 $G_0T_1M_0$ 病例，虽仍在间室内，但已穿越瘤囊外，由于肿瘤有侵袭性，可考虑做边缘切除或广泛切除并植骨。若必须切除关节面，应考虑行半关节或全关节置换。对恶性骨巨细胞瘤，应行广泛或根治性切除或截肢。若已有肺转移，应同时做开胸术切除肺部转移，同时辅以化疗。一般不主张采用放疗，因放疗易发生照射后肉瘤变。

三、骨肉瘤

骨肉瘤（osteosarcoma）是骨的恶性肿瘤，由恶性繁殖的肉瘤细胞直接产生肿瘤性骨样组织或不成熟骨。此瘤也被称为成骨肉瘤。骨肉瘤是恶性程度很高的骨肿瘤，占骨肿瘤总数的12.3%，占恶性骨肿瘤的44.58%。发病年龄多在11～20岁。多见于股骨与胫骨，其次为肱骨、颌骨和腓骨。

骨肉瘤生长迅速，它可表现为产生极多的肿瘤骨，也可以溶骨为主；后者将侵蚀干骺端的密皮骨，引起病理性骨折，当侵袭超过骨组织后，可以掀起骨膜，形成骨膜下的三角状新骨，称为Codman三角。沿新生的血管沉积反应骨和肿瘤骨，自骨皮质呈放射状，抵达被掀起的骨膜，形成X线片上的“日光照射”现象。除局部病灶外，可用骨扫描排除其他骨内是否有肉瘤的病灶。

【临床表现与诊断】

好发部位在膝部。最早症状为疼痛，往往在轻伤后突然发生。从隐痛逐步发展为持续性剧痛，在夜间尤甚。肿胀开始轻微，以后逐步增加，呈偏心性梭形肿胀。肿块硬度不一。毛细血管扩张型可有搏动。患处皮肤发亮，表面静脉扩张。如肿瘤体积大并邻近关节，关节活动可受限。如在下肢，可有轻度的跛行。

骨肉瘤X线表现出不同程度的成骨，其特征包括三方面：①原来的皮质骨和髓腔的破坏，即骨溶解；②钙化和骨形成；③骨膜新骨形成。常见的X线表现为侵袭性溶骨病损，但由于同时有肿瘤骨形成，所以可见不同密度的、弥漫性或片块状阴影。

病理学方面，镜下根据骨肉瘤细胞的性质分为三种组织学类型：①骨母细胞性；②软骨母细胞性；③纤维母细胞性。恶性瘤细胞直接形成肿瘤性骨样组织。

【治疗】

目前对骨肉瘤主张采用联合治疗。采用的治疗方法包括手术、放疗、化疗、免疫治疗。

1. *手术* 根据分级、范围和转移系统（GTM）确定的外科分期，一般采用根治性切除或截肢。对恶性程度较低的早期病例，可考虑做肢体挽救手术，即局部大块移除后代以假体。对恶性程度较高的骨肉瘤，截肢和关节解脱仍是可取的措施。

2. *化疗* 自新的细胞毒性药物和使用方法革新以来，过去化疗的概念发生很大改变，疗效从过去5年生存率5%～23%提高到70%～80%。采用预防性化疗后，对多数截肢的骨肉瘤病人更可延长生命和推迟肺转移时间。化疗使用的方案很多，药物多采用甲氨蝶呤、阿霉素、顺铂等。

3. *放疗* 放疗对骨肉瘤的效果较差，也很少使用。自使用快速中子放疗以来，效果趋于乐观。在结合化疗的情况下，存活率更有提高。

4. *免疫治疗* 认为此方法可移植肿瘤的转移。常用的有卡介苗、Coly毒素、病人自身肿瘤制作的自身溶解疫苗等。

（陈安民 游洪波）

第八篇　妇 产 科 疾 病

第三十三章

产科

第一节 正常分娩

妊娠满28周及以后的胎儿及其附属物，从临产发动至从母体全部娩出的过程，称为分娩。妊娠满28周至不满37足周期间分娩称早产；妊娠满37周至不满42足周期间分娩称足月产；妊娠满42周及其后期间分娩称过期产。正常分娩是指决定分娩的三因素产力、产道和胎儿均正常，并能互相适应，胎儿经产道自然娩出。

分娩发动的原因复杂，随着医学进步，有关分娩发动机制的研究进展很快，形成了机械性理论、内分泌控制理论和神经介质理论，但直至今日仍无统一结论和满意解释。目前认为，妊娠末期的内分泌变化、神经介质的释放、机械性刺激均能够促使子宫下段的形成和逐渐成熟，成熟的子宫下段及宫颈受宫腔内压力而被动扩张，继发前列腺素及缩宫素释放，子宫肌层规律收缩，形成分娩发动。分娩发动是一个复杂的综合作用的结果，胎儿成熟是这种综合作用的主要方面。

产力（将胎儿及其附属物从子宫内逼出的力量）、产道（是胎儿娩出的通道，分为骨产道与软产道两部分）、胎儿（胎儿大小、胎方位及有无畸形）及精神心理因素是影响分娩的四个主要因素。若各因素均正常并能相互适应，则胎儿能顺利经阴道自然娩出。

分娩的全过程称为总产程，是指从开始出现规律宫缩直到胎儿胎盘娩出，临床上又分为三个产程。第一产程又称宫颈扩张期。从开始出现间歇5～6min的规律宫缩到宫口开全，初产妇的宫颈较紧，宫口扩张较慢，约需11～12h；经产妇的宫颈较松，宫口扩张较快，约需6～8h。第二产程又称胎儿娩出期。从宫口开全到胎儿娩出，初产妇约需1～2 h；经产妇通常数分钟即可完成，但也有长达1h者。第三产程又称胎盘娩出期。从胎儿娩出到胎盘娩出，约需5～15min，不应超过30min。

【临床表现】

1. 先兆临产　出现预示孕妇不久将临产的症状称先兆临产。

（1）假临产　孕妇在分娩发动前，常出现持续时间短且不恒定，间歇时间长且不规律的宫缩，强度不增加，常在夜间出现、清晨消失，宫缩时下腹部轻微胀痛，宫颈管不短缩，宫口不扩张，给予镇静剂能抑制假临产。

（2）胎儿下降感　多数初孕妇感到上腹部较前舒适，进食量增多，呼吸较轻快，系胎先露部下降进入骨盆入口使宫底下降的缘故。因压迫膀胱常有尿频症状。

（3）见红　在分娩发动前24～48h内，因宫颈内口附近的胎膜与该处的子宫壁分离，毛细血管破裂经阴道排出少量血液，与宫颈管内的黏液相混排出，称见红，是分娩即将开始的比较可靠征象。若阴道流血量较多，超过平时月经量，不应认为是先兆临产，应想到妊娠晚期出血如前置胎盘等。

2. 临产　临产开始的标志为有规律且逐渐增强的子宫收缩，持续30s或以上，间歇5～6min，同时伴随进行性宫颈管消失、宫口扩张和胎先露部下降。

3. 第一产程临床表现

（1）规律宫缩　产程开始时，宫缩持续时间较短（约30s）且弱，间歇期较长（5～6min）。随产程进展，持续时间渐长（50～60s）且强度增加，间歇期渐短（2～3min）。当宫口近开全时，宫缩持续时间可长达1min或以上，间歇期仅1～2min。

（2）宫口扩张　当宫缩渐频且不断增强时，宫颈管逐渐短缩直至消失，宫口逐渐扩张。宫口于潜伏期扩张速度较慢，进入活跃期后宫口扩张速度加快。当宫口开全（10cm）时，宫口边缘消失，子宫下段及阴道形成宽阔管腔。

（3）胎头下降程度　是决定能否经阴道分娩的重要观察项目。为能准确判断胎头下降程度，应定时行肛门检查，以明确胎头颅骨最低点的位置，并能协助判断胎位。

（4）胎膜破裂　简称破膜。宫缩时，子宫羊膜腔内压力增高，胎先露部下降，将羊水阻断为前后两部，在胎先露部前面的羊水量不多约100ml称前羊水，形成的前羊水囊称胎胞，它有助于扩张宫口。当羊膜腔压力增加到一定程度时胎膜自然破裂。破膜多发生在宫口近开全时。

4. 第二产程临床表现　宫口开全后宫缩较前增强，每次持续1min或以上，间歇期仅1～2min。当胎头降至骨盆出口压迫骨盆底组织时，产妇有排便感，不自主地向下屏气。随着产程进展，会阴渐膨隆和变薄，肛门括约肌松弛。于宫缩时胎头露出于阴道口，露出部分不断增大。在宫缩间歇期，胎头又缩回阴道内，称胎头拨露。胎头双顶径越过骨盆出口，宫缩间歇时胎头不再回缩，称着冠。此时会阴极度扩张，产程继续进展，胎头枕骨于耻骨弓下露出，出现仰伸动作，接着出现胎头复位及外旋转后，前肩和后肩相继娩出，胎体很快娩出，后羊水随之涌出。经产妇的第二产程短，上述临床表现不易截然分开，有时仅需几次宫缩，即可完成胎头的娩出。

5. 第三产程临床表现　胎儿娩出后，由于宫腔容积明显缩小，胎盘不能相应缩小与子宫壁发生错位而剥离。剥离面有出血，形成胎盘后血肿。由于子宫继续收缩，增加剥离面积，直至胎盘完全剥离而排出。胎盘剥离及排出方式有两种：①胎儿面娩出式，胎盘胎儿面先排出。胎盘从中央开始剥离，而后向周围剥离，其特点是胎盘先排出，随后见少量阴道流血，多见。②母体面娩出式，胎盘母体面先排出。胎盘从边缘开始剥离，血液沿剥离面流出，其特点是先有较多量阴道流血，胎盘后排出，少见。

6. 并发症　如果分娩过程中处理不当或影响分娩的四个主要因素中的一个或几个因素异常或他们之间不能相互适应，则发生产程异常，甚至难产。胎儿可出现宫内窘迫、新生儿窒息、死产。

【临床检查和辅助检查】

1. 肛门检查　临产后应适时在宫缩时进行，次数不应过多。临产初期隔 4h 查 1 次，经产妇或宫缩频者间隔应缩短。肛查能了解宫颈软硬程度、厚薄，宫口扩张程度(其直径以厘米计算)，是否破膜，骨盆腔大小，确定胎位以及胎头下降程度。

2. 阴道检查　应在严密消毒后进行，并不增加感染机会。阴道检查能直接摸清胎头，并能触清矢状缝及囟门确定胎位、宫口扩张程度，以决定其分娩方式。适用于肛查胎先露部不明、宫口扩张及胎头下降程度不明、疑有脐带先露或脐带脱垂、轻度头盆不称经试产 4～6h 产程进展缓慢者。

3. 超声检查　在临产前进行超声检查可了解胎儿的大小、胎儿方位、羊水量、脐血流情况。

4. 胎心监护　描记胎心曲线，多用外监护，观察胎心率的变异及其与宫缩、胎动的关系。

【诊断与鉴别诊断】

分娩是一个正常的生理过程，产妇入院时应详细询问病史，特别是月经史、生育史、末次月经时间并推算预产期。产科检查明确胎儿大小、胎先露、胎方位、入盆与否，必要时行 B 超检查协助诊断。如果产妇未经正规产前检查，尚需进行骨盆内、外测量，明确骨产道和软产道是否存在异常，还需进行必要的实验室检查明确是否合并内外科疾病。根据宫缩、宫颈扩张、先露下降情况诊断是否临产。临产后密切观察产程进展，正确进行三个产程的划分；及时发现产程中出现的异常情况并作出诊断，给予及时处理。

应注意先兆临产与临产的鉴别，如胎儿娩出前，阴道出血量多，应注意与胎盘早剥、前置胎盘、胎盘前置血管的鉴别。临产后应注意正常产程和异常产程的鉴别。

【处理】

1. 第一产程的观察及处理

(1) 一般处理　①精神安慰：产妇的精神状态能够影响宫缩和产程进展。②测血压：于第一产程期间，宫缩时血压常升高 0.67～1.33kPa (5～10mmHg)，间歇期恢复原状。应每隔 4～6h 测量 1 次。若发现血压升高，应酌情增加测量次数，并给予相应处理。③饮食：鼓励产妇少量多次进食，吃高热量、易消化食物，并注意摄入足够水分，以保证精力和体力充沛。④活动与休息：临产后，若宫缩不强，未破膜，产妇可在病室内活动，加速产程进展。⑤排尿与排便：临产后，应鼓励产妇每 2～4h 排尿 1 次，以免膀胱充盈影响宫缩及胎头下降。⑥其他：外阴部位应剃除阴毛，并用肥皂水和温开水清洗；初产妇、有难产史的经产妇，应再次行骨盆外测量；有妊娠合并症者，应给予相应治疗等。

(2) 观察子宫收缩　最简单的方法是由助产人员一手手掌放于产妇腹壁上，定时连续观察宫缩持续时间、强度、规律性以及间歇期时间，并及时记录。用胎儿监护仪描记的宫缩曲线，可以看出宫缩强度、频率和每次宫缩持续时间，是较全面反映宫缩的客观指标。

(3) 观察胎心　①用听诊器：于潜伏期在宫缩间歇时每隔 1～2h 听胎心 1 次。进入活跃期后，宫缩频时应每15～30min听胎心1次，每次听诊1min。②用胎心监护仪：描记胎心曲线。若宫缩后出现胎心率减慢且不能迅即恢复，或胎心率<120次/分或>160次/分,均为胎儿缺氧表现，应边找原因边处理，需立即给产妇吸氧，改左侧卧位等处理。

（4）观察产程进展 描记出宫口扩张曲线及胎头下降曲线，是产程图中重要的两项，最能说明产程进展情况，并能指导产程的处理。只有掌握宫口扩张及胎头下降的规律性，才能避免在产程进展中进行不适当干预。①宫口扩张曲线：第一产程分为潜伏期和活跃期。潜伏期是指从开始出现规律宫缩至宫口扩张3cm。此期间扩张速度较慢，平均每2～3h扩张1cm，约需8h，最大时限为16h，超过16h称潜伏期延长。活跃期是指宫口扩张3～10cm。此期间扩张速度明显加快，约需4h，最大时限为8h。超过8h称活跃期延长，可疑有难产因素存在。活跃期又划分三期，最初是加速期，是指宫口扩张3～4cm，约需1.5h；接着是最大加速期，是指宫口扩张4～9cm，约需2h；最后是减速期，是指宫口扩张9～10cm，约需30min，然后进入第二产程。②胎头下降曲线：是以胎头颅骨最低点与坐骨棘平面的关系标明。坐骨棘平面是判断胎头高低的标志。胎头颅骨最低点平坐骨棘平面时，以“0”表达；在坐骨棘平面上1cm时，以“1”表达；在坐骨棘平面下1cm时，以“+1”表达，余依此类推。胎头于潜伏期下降不明显，于活跃期下降加快，平均每小时下降0.86cm，可作为估计分娩难易的有效指标之一。

2. 第二产程的处理

（1）密切监测胎心 此期宫缩频而强，需密切监测胎儿有无急性缺氧，应勤听胎心，通常每5～10min听1次，必要时用胎儿监护仪观察胎心率及其基线变异。若发现胎心确有变化，应立即做阴道检查，尽快结束分娩。

（2）指导产妇屏气 宫口开全后，指导产妇正确运用腹压。若发现第二产程延长，应及时查找原因，尽量采取措施结束分娩，避免胎头长时间受压。

（3）接产准备 初产妇宫口开全、经产妇宫口扩张4cm且宫缩规律有力时，应将产妇送至产室做好接产准备工作。

（4）接产

1）接产要领：保护会阴的同时，协助胎头俯屈，让胎头以最小径线在宫缩间歇时缓慢地通过阴道口，是预防会阴撕裂的关键，产妇与接产者充分合作才能做到。接产者还必须正确娩出胎肩，胎肩娩出时也要注意保护好会阴。

2）会阴切开术：会阴切开指征：会阴过紧或胎儿过大，估计分娩时会阴撕裂不可避免者，或母儿有病理情况急需结束分娩者，应行会阴切开术。

3. 第三产程的处理

（1）新生儿处理

1）清理呼吸道：断脐后继续清除呼吸道黏液和羊水，用新生儿吸痰管或导尿管轻轻吸除新生儿咽部及鼻腔黏液和羊水，以免发生吸入性肺炎。

2）阿普加评分及其意义：新生儿阿普加评分法用以判断有无新生儿窒息及窒息严重程度，是以出生后1min内的心率、呼吸、肌张力、喉反射及皮肤颜色五项体征为依据，每项为0～2分。满分为10分，属正常新生儿。7分以上只需进行一般处理；4～7

分缺氧较严重，需清理呼吸道、人工呼吸、吸氧、用药等措施才能恢复；4 分以下缺氧严重，需紧急抢救，行喉镜在直视下气管内插管并给氧。缺氧较严重和严重的新生儿，应在出生后 5min、10min 时分别评分，直至连续两次均≥8 分为止。

3）处理脐带：双重结扎法断脐。目前还有用气门芯、脐带夹、血管钳等方法取代双重结扎脐带法，据报道均获得脐带脱落快和减少脐带感染的良好效果。处理脐带时，应注意新生儿保暖。

4）处理新生儿：详细体格检查后，系以标明新生儿性别、体重、出生时间、母亲姓名和床号的手腕带和包被。将新生儿抱给母亲，让母亲将新生儿抱在怀中进行首次吸吮乳头。

（2）协助胎盘娩出　正确处理胎盘娩出可减少产后出血的发生。

（3）检查胎盘胎膜　将胎盘铺平，先检查胎盘母体面胎盘小叶有无缺损。然后将胎盘提起，检查胎膜是否完整，再检查胎盘胎儿面边缘有无血管断裂，及时发现副胎盘。此外，还应检查胎盘、胎膜有无其他异常。

（4）检查软产道　胎盘娩出后，应仔细检查会阴、小阴唇内侧、尿道口周围、阴道及宫颈有无裂伤。若有裂伤，应立即缝合。

（5）预防产后出血　正常分娩出血量多数不超过 300ml。遇既往有产后出血史或易发生宫缩乏力的产妇，可在胎儿前肩娩出时静注麦角新碱 0. 2mg，或缩宫素 10U 加于 25% 葡萄糖液静注，也可在胎儿娩出后立即经脐静脉快速注入生理盐水 20ml 内加缩宫素 20U，均能促使胎盘迅速剥离减少出血。若胎盘未全剥离而出血多时，应行手取胎盘术。若胎儿已娩出 30min，胎盘仍未排出，但出血不多时，应注意排空膀胱，再轻轻按压子宫及静注子宫收缩剂后仍不能使胎盘排出时，再行手取胎盘术。若胎盘娩出后出血多时，可经下腹部直接注入宫体肌壁内或肌注麦角新碱 0. 2 ~ 0. 4mg，并将缩宫素 20U 加于 5% 葡萄糖液 500ml 内静脉滴注。

第二节　自然流产

妊娠不足 28 周、胎儿体重不足 1000g 而终止者称流产（abortion）。流产发生于妊娠 12 周前者称早期流产，发生在妊娠 12 周至不足 28 周者称晚期流产。流产又分为自然流产和人工流产，本节内容仅限于自然流产（spontaneous abortion）。自然流产是指胎儿尚无独立的生存能力，也未使用人工手段，因某种原因，胚胎或胎儿自动脱离母体而排出，其发生率占全部妊娠的 15% 左右，多数为早期流产。

大约 85% 的自然流产发生于头 3 个月，且多由于胚胎原因（遗传基因缺陷），而发生于妊娠中期的自然流产多数是由母体因素引起的。母体因素包括宫颈功能不全，子宫腔先天性或继发性异常、甲状腺功能减退、糖尿病、慢性肾炎、急性感染、服用可卡因、免疫因素以及严重的精神因素。大多数病毒感染，尤其是巨细胞病毒、乳头状病毒和风疹病毒感染也是原因之一。而子宫后倾、子宫肌瘤、黄体功能不全的重要性也已受到重视。流产是否与身体损伤有关尚未证实（除了多脏器损伤和多发性主要部位的骨折）。另外，有害的化学物质和物理因素均可引起流产。近年来研究发现男性无症状菌精症和精子畸形也可导致流产。

【临床表现】

流产的主要症状是阴道流血和腹痛。早期流产的全过程均伴有阴道流血，往往出现在阵发性下腹疼痛之前；晚期流产时，胎盘已形成，流产过程与早产相似，胎盘继胎儿娩出后排出，一般出血不多，特点是往往先有腹痛系阵发性宫缩样疼痛，然后出现阴道流血。流产时检查子宫大小、宫颈口是否扩张以及是否破膜，根据妊娠周数及流产过程不同而异。

流产有以下临床类型：①先兆流产，指妊娠28周前，先出现少量阴道流血，继之常出现阵发性下腹痛或腰背痛，妇科检查宫颈口未开，胎膜未破，妊娠产物未排出，子宫大小与停经周数相符，妊娠有希望继续者。②难免流产，指流产已不可避免。由先兆流产发展而来，此时阴道流血量增多，阵发性下腹痛加重或出现阴道流液（胎膜破裂）。妇科检查宫颈口已扩张，有时可见胚胎组织或胎囊堵塞于宫颈口内，子宫大小与停经周数相符或略小。③不全流产，指妊娠产物已部分排出体外，尚有部分残留于宫腔内，由难免流产发展而来。由于宫腔内残留部分妊娠产物，影响子宫收缩，致使子宫出血持续不止，甚至因流血过多而发生失血性休克。妇科检查宫颈口已扩张，不断有血液自宫颈口内流出，有时尚可见胎盘组织堵塞于宫颈口或部分妊娠产物已排出于阴道内，而部分仍留在宫腔内。一般子宫小于停经周数。④完全流产，指妊娠产物已全部排出，阴道流血逐渐停止，腹痛逐渐消失。妇科检查宫颈口已关闭，子宫接近正常大小。

此外，流产有下面三种特殊情况。

1. *稽留流产* 指胚胎或胎儿已死亡滞留在宫腔内尚未自然排出者。胚胎或胎儿死亡后子宫不再增大反而缩小，早孕反应消失。若已至中期妊娠，孕妇腹部不见增大，胎动消失。妇科检查宫颈口未开，子宫较停经周数小，质地不软。未闻及胎心。

2. *习惯性流产* 指自然流产连续发生3次或以上者。近年国际上常用复发性自然流产取代习惯性流产。每次流产多发生于同一妊娠月份，其临床经过与一般流产相同。早期流产的原因常为黄体功能不足、甲状腺功能低下、染色体异常等。晚期流产最常见的原因为宫颈内口松弛、子宫畸形、子宫肌瘤等。宫颈内口松弛者于妊娠后，常于妊娠中期，胎儿长大，羊水增多，宫腔内压力增加，胎囊向宫颈内口突出，宫颈管逐渐短缩、扩张。患者多无自觉症状，一旦胎膜破裂，胎儿迅即排出。

3. *流产感染* 流产过程中，若阴道流血时间过长、有组织残留于宫腔内或非法堕胎等，有可能引起宫腔内感染，严重时感染可扩展到盆腔、腹腔乃至全身，并发盆腔炎、腹膜炎、败血症及感染性休克等，称流产感染。

4. *并发症* 流产过程中若得不到及时处理，可并发贫血、失血性休克、感染。稽留流产时间过长，可能发生凝血功能障碍，导致DIC。

【辅助检查】

1. *妊娠试验* 用免疫学方法，近年临床多用试纸法，对诊断妊娠有意义。为进一步了解流产的预后，多选用放射免疫法或酶联免疫吸附试验，进行HCG的定量测定。

2. *其他激素测定* 其他激素主要有血孕酮的测定，可以协助判断先兆流产的预后。

3. *B型超声显像* 目前应用较广。对鉴别诊断及确定流产类型有实际价值。对疑为先兆流产者，可根据妊娠囊的形态、有无胎心反射及胎动，确定胚胎或胎儿是否存活，以指导正确的治疗方法。不全流产及稽留流产等均可借助B型超声检查加以确定。

【诊断与鉴别诊断】

诊断流产一般并不困难。根据病史及临床表现多能确诊，仅少数需进行辅助检查。确诊流产后，首先应鉴别流产的类型。早期流产应与异位妊娠及葡萄胎鉴别，还需与功能失调性子宫出血及子宫肌瘤等鉴别。

【处理】

流产为妇产科常见病，一旦发生流产症状，应根据流产的不同类型，及时进行恰当的处理。

1. *先兆流产*　应卧床休息，禁忌性生活，阴道检查操作应轻柔，必要时给予对胎儿危害小的镇静剂。黄体酮每日肌注20mg，对黄体功能不足的患者，具有保胎效果。其次，维生素E及小剂量甲状腺粉（适用于甲状腺功能低下患者）也可应用。此外，对先兆流产患者的心理治疗也很重要，要使其情绪安定，增强信心。经治疗2周，症状不见缓解或反而加重者，提示可能胚胎发育异常，进行B型超声检查及HCG测定，决定胚胎状况，给予相应处理，包括终止妊娠。

2. *难免流产*　一旦确诊，应尽早使胚胎及胎盘组织完全排出。

3. *不全流产*　一经确诊，应及时行吸宫术或钳刮术，以清除宫腔内残留组织。流血多有休克者，应同时输血、输液，出血时间较长者，应给予抗生素预防感染。

4. *完全流产*　如无感染征象，一般不需特殊处理。

5. *稽留流产*　处理较困难。因胎盘组织有时机化，与子宫壁紧密粘连，造成刮宫困难。稽留时间过长，可能发生凝血功能障碍，导致DIC，造成严重出血。处理前，应检查血常规、出凝血时间、血小板计数、血纤维蛋白原、凝血酶原时间、凝血块收缩试验及血浆鱼精蛋白副凝试验（3P试验）等，并做好输血准备。若凝血功能正常，可口服炔雌醇1mg，每日2次，或口服己烯雌酚5mg，每日3次，连用5天，以提高子宫肌对缩宫素的敏感性。子宫小于12孕周者，可行刮宫术，术时注射宫缩剂以减少出血，若胎盘机化并与宫壁粘连较紧，手术应特别小心，防止穿孔，一次不能刮净，可于5～7天后再次刮宫。子宫大于12孕周者，应静脉滴注缩宫素（5～10U加于5%葡萄糖液内），也可用前列腺素或依沙丫啶等进行引产，促使胎儿、胎盘排出。若凝血功能障碍，应尽早使用肝素、纤维蛋白原及输新鲜血等，待凝血功能好转后，再行引产或刮宫。

6. *习惯性流产*　有习惯性流产史的妇女，应在怀孕前进行必要检查，查出原因，若能纠治者，应于怀孕前治疗。原因不明的习惯性流产妇女，当有怀孕征兆时，可按黄体功能不足给予黄体酮治疗，每日10～20mg肌注，或HCG 3000U，隔日肌注1次。确诊妊娠后继续给药直至妊娠10周或超过以往发生流产的月份，并嘱其卧床休息，禁忌性生活，补充维生素E及给予心理治疗，以解除其精神紧张，并安定其情绪。宫颈内口松弛者，于妊娠前做宫颈内口修补术。若已妊娠，最好于妊娠14～16周行宫颈内口环扎术，术后定期随诊，提前住院，待分娩发动前拆除缝线，若环扎术后有流产征象，治疗失败，应及时拆除缝线，以免造成宫颈撕裂。

7. 流产感染 流产感染多为不全流产合并感染。治疗原则应积极控制感染，若阴道流血不多，应用广谱抗生素2～3天，待控制感染后再行刮宫，清除宫腔残留组织以止血。若阴道流血量多，静脉滴注广谱抗生素和输血的同时，用卵圆钳将宫腔内残留组织夹出，使出血减少，切不可用刮匙全面搔刮宫腔，以免造成感染扩散。术后继续应用抗生素，待感染控制后再行彻底刮宫。若已合并感染性休克者，应积极纠正休克。若感染严重或腹、盆腔有脓肿形成时，应行手术引流，必要时切除子宫。

第三节 分娩并发症

一、子宫破裂

子宫破裂（rapture of uterus）是指子宫体部或子宫下段于妊娠晚期或分娩期发生的破裂，是产科极严重的并发症，威胁母儿生命。子宫破裂按发生原因分为自发性破裂和损伤性破裂；按发生时间分为妊娠期破裂和分娩期破裂；按破裂程度分为完全性破裂和不完全性破裂；按发生部位分为子宫体部破裂和子宫下段破裂。

子宫破裂的发生与下列因素有关：①胎先露部下降受阻，当有骨盆狭窄、头盆不称、胎位异常（如忽略性肩先露）、胎儿异常（如脑积水）、软产道阻塞（如卵巢瘤嵌入盆腔）时，均可使胎先露部下降受阻，为克服阻力引起强烈宫缩导致子宫破裂。②子宫瘢痕，临产后子宫壁原有瘢痕（如剖宫产、子宫肌瘤挖除术）因子宫收缩牵拉及宫腔内压力升高而发生断裂。宫体部瘢痕常在妊娠晚期自发破裂，多为完全性破裂；子宫下段瘢痕破裂多发生于临产后，多为不完全性破裂。③手术创伤，多发生于不适当或粗暴的阴道助产手术（如宫口未开全行产钳或臀牵引术），常可发生宫颈撕裂，严重时可波及子宫下段，发生子宫下段破裂。忽略性肩先露强行内转胎位术操作不慎，或植入胎盘强行剥离，也可造成子宫破裂。④子宫收缩剂使用不当，未正确掌握缩宫素引产的适应证，或缩宫素剂量过大，或子宫对缩宫素过于敏感，均可引起子宫收缩过强，加之先露下降受阻时，可发生子宫破裂。近来米索前列醇广泛应用于晚期妊娠引产，如果引产指征不正确或剂量稍大，很容易发生子宫破裂。

【临床表现】

子宫破裂可发生于子宫体部或子宫下段，多数发生于分娩期，发生于妊娠晚期者较为少见，经产妇发生率高于初产妇。子宫破裂多数分为先兆子宫破裂和子宫破裂两个阶段。有时先兆子宫破裂阶段很短，表现不明显，一开始就是子宫破裂的表现，如手术瘢痕破裂等。

1. 先兆子宫破裂 临产后，当产程延长、胎先露部下降受阻时，强有力的阵缩使子宫下段逐渐变薄而宫体更加增厚变短，两者间形成明显环状凹陷，随产程进展，此凹陷会逐渐上升达脐平甚至脐上，称病理缩复环。此时子宫下段膨隆，压痛明显，子宫圆韧带极度紧张，可明显触及并有压痛。产妇自述下腹剧痛难忍，烦躁不安、呼叫，呼吸脉搏加快。膀胱受胎先露部压迫充血，出现排尿困难、血尿。由于过频宫缩，胎儿供血受阻，胎心率改变或听不清。这种状况若不迅速解除，子宫将在病理缩复环处及其下方发生破裂。

2. 子宫破裂　根据破裂程度，可分为完全性与不完全性子宫破裂两种。

（1）完全性子宫破裂　指宫壁全层破裂，使宫腔与腹腔相通。子宫破裂时，产妇突感腹部如撕裂样剧痛，破裂后产妇感觉腹痛骤减，宫缩停止，但不久腹痛又呈持续性，很快进入休克状态，面色苍白，出冷汗，呼吸表浅，脉搏细数，血压下降。检查时有全腹压痛及反跳痛，在腹壁下清楚地扪及胎体，缩小宫体位于胎儿侧方，胎心消失，阴道可能有鲜血流出，量可多可少。拨露或下降中的胎先露部消失（胎儿进入腹腔内），曾扩张的宫口可回缩。子宫前壁破裂时裂口可向前延伸致膀胱破裂。若已确诊为子宫破裂，则不必再经阴道检查子宫破裂口。若因缩宫素注射所致子宫破裂者，产妇在注药后感到子宫强烈收缩，突然剧痛，胎先露部随即上升、消失，腹部检查如上所见。子宫瘢痕破裂者可发生在妊娠后期，但更多发生在分娩过程。开始时腹部微痛，子宫切口瘢痕部位有压痛，此时可能子宫瘢痕有裂开，但胎膜未破，胎心良好。若不立即行剖宫产，胎儿可能经破裂口进入腹腔，产生类似上述子宫破裂的症状和体征。

（2）不完全性子宫破裂　指子宫肌层全部或部分破裂，浆膜层尚未穿破，宫腔与腹腔未相通。胎儿及其附属物仍在宫腔内。腹部检查在子宫不全破裂处有明显压痛。若破裂发生在子宫侧壁阔韧带两叶间，可形成阔韧带内血肿，此时在宫体一侧可扪及逐渐增大且有压痛的包块。胎心多不规则。

3. 并发症　感染可形成盆腔脓肿、膈下脓肿、伤口感染、肺部感染、肺不张、泌尿系感染、泌尿生殖道瘘。罕见子宫破裂出血后发生低纤维蛋白原血症。

【辅助诊断】

1. 血常规检查　可发现血红蛋白进行性下降。

2. B 超声检查　看不到有完整的羊膜腔，胎儿与宫壁的关系不正常，腹腔内常有游离液体，尚可确定子宫破裂的部位。

3. X 线检查　可看到胎儿位置异常高，在宫壁之外、腹腔有游离液。

【诊断与鉴别诊断】

根据病史、分娩经过、临床表现，典型的子宫破裂诊断并不困难。但若破裂口被胎盘覆盖，或在子宫后壁破裂，或无明显症状的不完全性子宫破裂，诊断比较困难。此时阴道检查不可少，发现宫口缩小，胎先露部上移，甚至有时能触到破裂口。B 超检查可显示胎儿与子宫壁的关系，确定子宫破裂的部位。个别难产病例经多次阴道检查，可能感染出现腹膜炎而表现为类似子宫破裂征象。阴道检查时由于胎先露部仍高，子宫下段菲薄，双合诊时双手指相触如隔腹壁，有时容易误诊为子宫破裂，但这种情况胎体不会进入腹腔，而妊娠子宫也不会缩小而位于胎体旁侧。子宫破裂需与胎盘早期剥离、宫腔感染、外科急腹症等进行鉴别。

【处理】

1. 先兆子宫破裂　发现先兆子宫破裂，应立即采取措施抑制宫缩，给予静脉全身麻醉，肌注哌替啶 100mg 等，以缓解宫缩，同时并给产妇吸氧，迅速完成术前准备工作，尽快行剖宫产术，防止子宫破裂。

2. 子宫破裂　一旦确诊，无论胎儿是否存活，均应在积极抗休克同时，尽快手术治疗，以抢救产妇生命。需根据产妇状态、子宫破裂程度、感染程度及产妇有无子女决定是否保留子宫。若为第一胎，破口小且整齐，感染轻微，可行裂口修补术。对破口大且不整齐或感染明显者，多行子宫次全切除术。若破口延长至宫颈，应行子宫全切术。术中仔细检查宫颈、阴道及膀胱、输尿管、直肠等邻近器官，若发现损伤应行修补手术。无论有无感染，手术前后均应给予广谱足量抗生素预防感染。

二、产后出血

产后出血（postpartum hemorrhage）是指胎儿娩出后24h内出血量超过500ml，是分娩期严重并发症，居我国目前孕产妇死亡原因的首位，其发生率占分娩总数的2%～3%。引起产后出血的原因主要有子宫收缩乏力、胎盘因素、软产道裂伤和凝血功能障碍。其中以子宫收缩乏力所致者最常见，占产后出血总数的70%～80%。

子宫收缩乏力是指子宫肌纤维收缩和缩复功能障碍。常见影响因素：①全身因素，产妇精神过度紧张，临产后过多使用镇静剂、麻醉剂或宫缩抑制剂，体质虚弱或合并有全身慢性疾病等。②产科因素，产程过长或难产，产妇体力衰竭；产科并发症（如前置胎盘、胎盘早剥、妊高征等）；宫腔感染等。③子宫因素，子宫过度膨胀，如双胎妊娠、巨大胎儿、羊水过多，使子宫肌纤维过度伸展；子宫肌纤维发育不良，如子宫畸形或合并子宫肌瘤等，可影响子宫肌正常收缩；子宫肌水肿及渗血等。

胎盘因素所致产后出血类型有：①胎盘剥离不全，多见于宫缩乏力，或胎盘未剥离而过早牵拉脐带或刺激子宫，使胎盘部分自宫壁剥离。由于部分胎盘尚未剥离，影响宫缩，剥离面血窦开放引起出血不止。②胎盘剥离后滞留，由于宫缩乏力、膀胱膨胀等因素影响，胎盘从宫壁全部剥离后未能排出而潴留在宫腔内，影响子宫收缩。③胎盘嵌顿，由于使用宫缩剂不当或粗暴按摩子宫等，引起宫颈内口附近子宫肌呈痉挛性收缩形成狭窄环，使已全部剥离的胎盘嵌顿于宫腔内，影响宫缩引起出血。④胎盘粘连，胎盘全部或部分粘连于宫壁不能自行剥离为胎盘粘连。全部粘连时无出血，部分粘连时因胎盘剥离面血窦开放以及胎盘滞留影响宫缩易引起出血。⑤胎盘植入，由于子宫蜕膜发育不良等因素影响胎盘绒毛植入子宫肌层者为胎盘植入，临床少见。根据植入面积大小分为完全性与部分性两类，前者因胎盘未剥离不出血，后者往往发生大量出血。⑥胎盘和（或）胎膜残留，部分胎盘小叶、副胎盘或部分胎膜残留于宫腔内，影响子宫收缩而出血，常因过早牵拉脐带、过早用力揉挤子宫所致。

软产道损伤与子宫收缩力过强，产程进展过快，胎儿过大，接产时未保护好会阴或阴道手术助产操作不当等因素有关，可引起会阴、阴道、宫颈裂伤，严重者裂伤可达阴道穹窿、子宫下段，甚至盆壁，形成腹膜后血肿或阔韧带内血肿。过早行会阴后－斜切开术也可引起失血过多。

凝血功能障碍较少见。包括妊娠合并凝血功能障碍性疾病以及妊娠并发症导致凝血功能障碍两类情况。前者如血小板减少症、白血病、再生障碍性贫血、重症肝炎等在孕前业已存在，为妊娠禁忌证。后者常因重度妊娠高血压综合征、重型胎盘早剥、羊水栓塞、死胎滞留过久等影响凝血功能，发生弥散性血管内凝血。凝血功能障碍所致的产后出血常为难以控制的大量出血。

【临床表现】

产后出血的主要临床表现为阴道流血过多、继发失血性休克、贫血及易于发生感染。临床表现随不同病因而异。

1. *子宫收缩乏力* 常为分娩过程中宫缩乏力的延续。由于宫缩乏力，患者常发生产程延长、胎盘剥离延缓、阴道流血过多等，出血多为间歇性阴道流血，血色暗红，有血凝块，宫缩差时出血量增多，宫缩改善时出血量减少。有时阴道流血量不多，但按压宫底有大量血液或血块自阴道涌出。若出血量多，出血速度快，产妇可迅速出现休克表现，如面色苍白、头晕心慌、出冷汗、脉搏细弱、血压下降等。检查宫底较高，子宫松软如袋状，甚至子宫轮廓不清，摸不到宫底，按摩推压宫底将积血压出。

2. *胎盘因素* 胎盘娩出前阴道多量流血时首先考虑为胎盘因素所致。胎盘部分粘连或部分植入时，胎盘未粘连或植入部分可发生剥离而出血不止；胎盘剥离不全或剥离后滞留宫腔，常表现为胎盘娩出前阴道流血量多伴有子宫收缩乏力；胎盘嵌顿时在子宫下段可发现狭窄环。

3. *软产道裂伤* 出血发生在胎儿娩出后，持续不断，血色鲜红能自凝。出血量与裂伤程度以及是否累及血管相关。裂伤较深或波及血管时，出血较多。检查子宫收缩良好，仔细检查软产道可明确裂伤及出血部位。宫颈裂伤多发生在两侧，也可呈花瓣状，严重者延及子宫下段。阴道裂伤多发生在侧壁、后壁和会阴部，多呈不规则裂伤。会阴裂伤按程度分三度。Ⅰ度系指会阴皮肤及阴道入口黏膜撕裂，未达肌层，一般出血不多。Ⅱ度系指裂伤已达会阴体肌层，累及阴道后壁黏膜，甚至阴道后壁两侧沟向上撕裂，裂伤多不规则，使原解剖结构不易辨认，出血较多。Ⅲ度系肛门外括约肌已断裂，甚至阴道直肠膈及部分直肠前壁有裂伤。此种情况虽严重，出血量不一定多。

4. *凝血功能障碍* 在孕前或妊娠期已有易于出血倾向，胎盘剥离或软产道有裂伤时，由于凝血功能障碍，表现为全身不同部位的出血，最多见为子宫大量出血或少量持续不断出血，血液不凝，不易止血。

5. *并发症* 产后出血如不积极治疗，进一步发展则出现休克、DIC、肾功能衰竭等并发症。休克时间过长可引起脑垂体缺血坏死，继发严重的腺垂体功能减退，出现席汉综合征。

【诊断与鉴别诊断】

产后出血一般诊断不难，但临床上对阴道流血量的估计往往偏少，特别是当出血中有很多凝血块时更容易低估出血量。临床常用的检测出血量的方法有：①称重法；②容积法；③面积法。其中以第一种方法较为精确，后两种方法有时误差较大。根据阴道流血的时间、数量和胎儿、胎盘娩出的关系，可初步判断造成产后出血的原因，再根据临床检查的结果（如子宫收缩情况、软产道有无裂伤、胎盘是否剥离及胎盘胎膜是否完整等），进一步确定产后出血的原因。必要时进行凝血功能状态的检测，以明确是否存在凝血功能障碍。有时产后出血的几个原因可互为因果关系，也可能并存，应注意仔细鉴别。

【治疗】

治疗原则为针对原因迅速止血、补充血容量纠正休克及防治感染。

1. 胎盘因素出血的处理

（1）若胎盘已剥离未排出，膀胱过度膨胀应导尿排空膀胱，用手按摩使子宫收缩，另一手轻轻牵拉脐带协助胎盘娩出。

（2）胎盘剥离不全或粘连伴阴道流血，应人工徒手剥离胎盘。

（3）胎盘植入的处理 徒手剥离胎盘时发现胎盘与宫壁关系紧密，界线不清，难以剥离，牵拉脐带，子宫壁与胎盘一起内陷，可能为胎盘植入，应立即停止剥离，考虑行子宫切除术，若出血不多，需保留子宫者，可保守治疗，目前用甲氨蝶呤治疗，效果甚佳。

（4）残留胎盘胎膜组织徒手取出困难时，可用大号刮匙清除。

（5）胎盘嵌顿在子宫狭窄环以上者，可在静脉全身麻醉下，待子宫狭窄环松解后用手取出胎盘。

2. 子宫收缩乏力性出血的处理 加强宫缩是最迅速有效的止血方法，具体方法有：①按摩子宫，助产者按摩子宫，按压时间以子宫恢复正常收缩，并能保持收缩状态为止。按摩时应注意无菌操作。②应用宫缩剂，按摩子宫同时，肌注或静脉缓慢推注缩宫素10U，然后将缩宫素10～30U加入10%葡萄糖液500ml内静脉滴注，以维持子宫处于良好收缩状态。也可肌内或宫体直接注射麦角新碱0.2mg（心脏病、高血压患者慎用），麦角新碱可引起宫体肌肉及子宫下段甚至宫颈的强烈收缩，前置胎盘胎儿娩出后出血时应用效果较佳。应用后效果不佳，可采用地诺前列酮0.5～1mg经腹或直接注入子宫肌层使子宫肌发生强烈收缩而止血。③填塞宫腔，应用无菌纱布条填塞宫腔，有明显局部止血作用。④结扎盆腔血管止血，主要用于子宫收缩乏力、前置胎盘及DIC等所致的严重产后出血而又迫切希望保留生育功能的产妇。可采用结扎子宫动脉上行支或结扎髂内动脉。⑤髂内动脉栓塞术，近年髂内动脉栓塞术治疗难以控制的产后出血受到重视。该法经股动脉穿刺，将介入导管直接导入髂内动脉或子宫动脉，有选择性地栓塞子宫的供血动脉。选用中效可溶解的物质作栓塞剂，常用明胶海绵颗粒，在栓塞后2～3周可被吸收，血管复通。若患者处于休克状态应先积极抗休克，待一般情况改善后才行栓塞术，且应行双侧髂内动脉栓塞以确保疗效。⑥切除子宫，应用于难以控制并危及产妇生命的产后出血。在积极输血补充血容量同时施行子宫次全切除术，若合并中央性或部分性前置胎盘应施行子宫全切术。

3. 软产道裂伤出血的处理 及时准确地修补、缝合裂伤可有效地止血。

4. 凝血功能障碍出血的处理 如患者所患的全身出血性疾病为妊娠禁忌证，在妊娠早期，应在内科医师协助下，尽早行人工流产术终止妊娠。于妊娠中、晚期发现者，应积极治疗，争取去除病因，尽量减少产后出血的发生。对分娩期已有出血的产妇除积极止血外，还应注意对病因治疗，如血小板减少症、再生障碍性贫血等患者应输新鲜血或成分输血等，如发生弥散性血管内凝血应尽力抢救。

【预防】

预防工作能明显降低产后出血发病率，应贯穿下列环节。

1. 产前预防

（1）做好孕前及孕期保健工作，对于合并凝血功能障碍、重症肝炎等不宜继续妊娠的妇女，及时在早孕时终止妊娠。

（2）积极治疗血液系统疾病及各种妊娠合并症，对有可能发生产后出血的孕妇，如多孕、多产及多次宫腔手术者、羊水过多、妊娠高血压综合征、子宫发育不良、有子宫肌瘤剔除史者、合并糖尿病、血液病等，应提前收入院。对胎盘早剥、死胎不下、宫缩乏力产程延长等应及时处理，防止产后出血的发生。

2. 产时预防

（1）第一产程密切观察产妇情况，消除其紧张情绪，保证充分休息，注意饮食，密切观察产程进展，防止产程延长。

（2）重视第二产程处理，指导产妇适时正确使用腹压，防止胎儿娩出过快，掌握会阴后-斜切开术或正中切开术的适应证及手术时机，接产操作要规范，防止软产道损伤。对已有宫缩乏力者，当胎肩娩出后，立即肌注缩宫素10U，并继续静脉滴注缩宫素，以增强子宫收缩减少出血。

（3）正确处理第三产程，准确收集并测量产后出血量。若胎盘未娩出前有较多阴道流血，或胎儿娩出后30min未见胎盘自然剥离征象，应行宫腔探查及人工剥离胎盘术。剥离有困难者，切勿强行挖取。胎盘娩出后应仔细检查胎盘、胎膜是否完整，检查软产道有无撕裂或血肿，检查子宫收缩情况并按摩子宫以促进子宫收缩。

3. 产后预防 因产后出血约80%发生在产后2h内，故胎盘娩出后，产妇应继续留在产房观察2h，严密观察产妇一般情况、生命体征、宫缩和阴道流血情况。失血较多应及早补充血容量；产后鼓励产妇及时排空膀胱，不能排空者应予导尿；早期哺乳可刺激子宫收缩，减少阴道流血量。

三、羊水栓塞

羊水及其中的有形成分（加上皮鳞屑、黏液、毳毛、胎粪、皮脂）进入母血循环，引起急性肺栓塞、休克、弥散性血管内凝血（DIC）、肾功能衰竭等一系列症状的综合征，称之为羊水栓塞（amniotic fluid embolism）。此征一般发生于分娩过程中，亦可发生于中期妊娠引产后。起病急，无先兆，发生率在8000～80000次妊娠发生1例，但死亡率高达70%～80%，其中有25～50%在1h内死亡。为一严重而危险的产科并发症，是产妇死亡主要原因之一。

羊水主要经宫颈黏膜静脉、胎盘附着处的静脉窦进入母体血循环。高龄产妇、多产妇、过强宫缩、急产是羊水栓塞的好发因素。胎膜早破、前置胎盘、胎盘早剥、子宫破裂、宫颈裂伤、剖宫产术中是发生羊水栓塞的诱因。

羊水进入母体血液循环，可通过阻塞肺小血管，引起机体的变态反应和凝血机制异常而引起机体的一系列病理生理变化。主要表现为：①肺动脉高压，羊水内有形物质直接形成栓子，经肺动脉进入肺循环阻塞小血管引起肺动脉高压；急性DIC所形成的微血栓阻塞肺小血管，反射性引起迷走神经兴奋，加重肺小血管痉挛；羊水内抗原成分引起Ⅰ型变态反应，致使小支气管痉挛，分泌物增多，使肺通气、换气量减少，又反射性引起肺内小血管痉挛；肺动脉高压引起急性右心衰竭，继而呼吸循环功能衰竭。②过敏性休克，羊水中胎粪或其他颗粒物质可能为致敏原，作用于母体，引起Ⅰ型变态反应，出现过敏性休克，常在羊水栓塞后立即发生（血压骤降甚至消失）。③弥散性血管内凝血（DIC），妊娠期凝血因子增加，纤溶活性降低，本身即呈高凝状态，而羊水中富含凝血活酶，一旦进入血流，可引起急性DIC，出现暂时性高凝状态，使血中纤维蛋白原下降，同时激活纤溶系统，使血液由高凝状态迅速转入纤溶状态，致血液不凝而发生严重的产后出血。④急性肾功能衰竭，由于休克和DIC，肾急性缺血导致肾功能障碍和衰竭。

【临床表现】

羊水栓塞起病急，多发生在分娩过程中，特别是第一产程末、第二产程宫缩较强时，典型临床经过可分三个阶段。

1. *休克期* 多突然发生，先有一声惊叫，有的伴寒战、抽搐，数秒内出现青紫、呼吸困难、胸闷、烦躁不安和呕吐，短时间内进入休克状态。多数短时间内死亡，少数出现右心衰竭症状，右心室急性扩大，心律快，颈静脉怒张，肝肿大且压痛。同时出现肺水肿，患者呼吸困难，咳嗽、咯粉红色泡沫状痰，双肺满布啰音。继而呼吸循环衰竭、昏迷。

2. *出血期* 产后有大量持续不断的阴道流血，血不凝，即使宫缩良好流血也不会停止，同时全身有广泛出血倾向，皮肤、黏膜、呼吸道、消化道、泌尿道、切口创面以及穿刺部位等处广泛出血和出现瘀斑、瘀点。产妇可因出血性休克死亡。

3. *肾功能衰竭期* 患者出现少尿、无尿以及尿毒症症状。主要由于循环功能衰竭引起的肾缺血及DIC前期形成的血栓阻塞肾内小血管，引起肾脏缺血、缺氧，导致肾脏器质性损害所致。

必须指出，典型病例按顺序出现，但有时并不全出现，不典型者仅有阴道流血和休克，也有休克和出血的同时合并少尿、无尿者。钳刮术中出现羊水栓塞也可仅表现为一过性呼吸急促、胸闷。分娩期常以肺动脉高压为主，而产后则常以凝血功能障碍为主。

【辅助检查】

1. *血液沉淀试验* 取上或下腔静脉的血液做沉淀试验，血液沉淀后分三层：底层为细胞，中层为棕黄色血浆，上层为羊水碎屑。取上层物质做涂片染色镜检，如见鳞状上皮细胞、黏液、毳毛等，即可确诊。

2. *X线胸片* 可见弥漫而散在的点片状浸润阴影，沿肺门周围分布，轻度肺不张及轻度心脏扩大。

3. *心电图* 提示右心房及心室扩张，心肌劳损。

4. *DIC的实验诊断* 三项筛选试验全部异常，即血小板计数 $150\times10^9/L$ 以下；凝血酶原时间 $>15s$；纤维蛋白原在1.6g/L以下，即可作出弥漫性血管内凝血的诊断。如只有两项异常，应再做一项纤溶试验，如有异常，方可确诊。

【诊断】

根据分娩及钳刮时出现的上述临床表现，可初步诊断，并立即进行抢救。在抢救同时应抽取下腔静脉血，镜检有无羊水成分。同时可做如下检查，以帮助诊断及观察病情的进展情况：床边胸部X线平片见双肺有弥散性点片状浸润影，沿肺门周围分布，伴有右心扩大。床边心电图提示右心房、右心室扩大。与DIC有关的实验室检查。

【处理】

原则是抗过敏、抗休克；解除肺动脉高压，改善心肺功能；纠正凝血障碍；防治肾衰及感染；正确处理产科问题。

1. 抗过敏、抗休克

(1) 气管插管，加压给氧。

(2) 腔静脉插管监护中心静脉压，指导输血输液量及速度。

(3) 及早使用大量抗过敏药　氢化可的松200mg静推，其后100~300mg加入液体中静滴或地塞米松20mg静推，继用20mg静滴。

(4) 补充血容量　以低分子右旋糖酐、葡萄糖及生理盐水为宜。尤以前者，及早应用对防止和阻断DIC的发展有效。

(5) 升压及扩血管药物的应用　①多巴胺20~80mg加入右旋糖酐或葡萄糖液中静滴；②阿拉明20~80mg静滴，常与多巴胺合用；③酚妥拉明3~5mg静推，或20~40mg静滴。若与快速利尿剂合用，有利于肺水肿消退。

(6) 纠正酸中毒　可用4%碳酸氢钠静滴。

2. 解除肺动脉高压，改善心肺功能　①盐酸罂粟碱首量30~90mg缓慢静推，必要时肌肉或静脉重复注射，每日量300mg，对心、脑、肺动脉均有扩张作用。与阿托品合用可阻断迷走神经反射，扩张肺动脉，为解除肺动脉高压首选药。②阿托品1~2mg，每15~30min静脉注射1次，直至面部潮红，症状好转为止。③氨茶碱250~500mg静脉注射。④毒毛旋花子苷K 0.25mg或西地兰0.4mg静脉注射。

3. 纠正凝血功能障碍

(1) 抗凝剂肝素　可防止微血栓的形成。在DIC高凝阶段应用效果好，在纤溶亢进期应用应与抗纤溶剂及补充凝血因子的同时应用。分娩后应慎用。一旦DIC得到控制，促凝血因素解除，肝素用量应迅速减少，以防过量而致出血。如疑有肝素过量，可用1%鱼精蛋白对抗，1mg可中和1mg肝素，效果迅速。

(2) 抗血小板黏附和聚集药物　除低分子右旋糖酐外，可用双嘧达莫（Dipyridamole）450~600mg静滴。

(3) 抗纤溶药物　使用肝素后，纤溶活性过强而出血不止时可加用，如对羧基苄胺、氨基己酸等。

(4) 新鲜血及纤维蛋白原输入　在肝素保护下补充凝血因子。亦可输入纤维蛋白原，1次4~6g，每1g可提高血浆纤维蛋白原0.5g/L。

4. 防治肾衰及感染　当休克纠正，循环血量补足时出现少尿，用利尿剂后尿量仍不增加者为肾功能衰竭，必须限水、限盐，进食高糖、高脂肪、高维生素及低蛋白饮食。多尿期应注意电解质紊乱。选用对肾脏无损害的大剂量广谱抗生素防治感染。

5. 正确处理产科问题，及早除去病因

(1) 第一产程发病，胎儿不能立即娩出者，应行剖宫产结束分娩。

(2) 第二产程发病者，应及时助产娩出胎儿。

(3) 对无法控制的阴道流血患者，即使在休克状态下，亦应行全子宫切除术，以减少胎盘剥离面血窦大出血，且可阻断羊水内容物继续进入母血循环，进一步导致病情恶化。术后留置引流条。

6. 预防

(1) 严格掌握剖宫产、剥膜、破膜、扩张宫颈等手术的指征。人工破膜要在宫缩间歇时进行。剖宫产应尽量吸尽羊水后再娩出胎头。

(2) 合理使用宫缩剂，防止宫缩过强，对死胎及胎膜早破者更应谨慎。

(3) 急产或产力过强酌情用宫缩抑制剂。遇高张性宫缩时，在宫缩间歇时破膜，尽量放出羊水。

(4) 避免创伤性阴道手术，如高中位产钳术、困难的毁胎术。

(5) 严格掌握羊膜腔穿刺术的指征，用细穿刺针，技术应熟练准确。避免反复穿刺。

第四节 产褥感染

产褥感染（puerperal infection）是指分娩及产褥期生殖道受病原体感染，引起局部或全身的炎症变化。分娩24h以后的10天内，用口表每日测量体温4次，有2次≥38℃，为产褥病率。造成产褥病率的原因以产褥感染为主，也包括生殖道以外的乳腺炎、上呼吸道感染、泌尿系统感染等。产褥感染是引起产妇死亡的四大原因之一，发病率为1%~7.2%。

分娩降低或破坏了女性生殖道的防御功能和自净作用，增加病原体侵入生殖道的机会，若产妇体质虚弱、营养不良、孕期贫血、妊娠晚期性生活、胎膜早破、羊膜腔感染、慢性疾病、产科手术操作、产程延长、产前产后出血过多等，机体抵抗力下降，均可成为产褥感染的诱因。

产褥感染来源：①内源性感染，正常孕妇生殖道或其他部位寄生的病原体，多数并不致病，当抵抗力降低等诱因出现时可致病。亦可由生殖道的炎症病灶于产后扩散，或身体其他部位感染灶经血行扩散至生殖道。②外源性感染，由被污染的衣物、用具、各种手术器械、物品等均可造成感染。引起产褥感染的病原体主要有：需氧性链球菌、厌氧性链球菌、大肠杆菌属、葡萄球菌、厌氧类杆菌属。梭状芽孢杆菌、淋病奈氏菌、支原体、衣原体也可导致产褥感染。

【临床表现】

1. *急性外阴、阴道、宫颈炎* 分娩时会阴部损伤或手术产导致感染，表现为局部灼热、疼痛、下坠。局部伤口红肿、发硬、伤口裂开，脓液流出。阴道裂伤及挫伤感染表现为黏膜充血、溃疡、脓性分泌物增多。宫颈裂伤感染症状多不明显，但向深部蔓延，可达宫旁组织，引起盆腔结缔组织炎。

2. *急性子宫内膜炎、子宫肌炎* 病原体经胎盘剥离面侵入，扩散到子宫蜕膜层称子宫内膜炎，侵及子宫肌层称子宫肌炎。两者常伴发。表现为发热、恶露增多有臭味、下腹疼痛及压痛、白细胞增高。

3. *急性盆腔结缔组织炎、急性输卵管炎* 病原体沿宫旁淋巴和血行达宫旁组织，出现急性炎性反应而形成炎性包快，同时波及输卵管系膜、管壁。产妇表现为寒战、高热、下腹痛，严重者侵及整个盆腔形成“冰冻骨盆”。淋病奈氏菌沿生殖道黏膜上行感染，达输卵管与盆腔，形成脓肿后，高热不退。

4. *急性盆腔腹膜炎及弥漫性腹膜炎*　炎症继续发展，扩散至子宫浆膜，形成盆腔腹膜炎，继而发展成弥漫性腹膜炎，出现全身中毒症状，如高热、恶心、呕吐、腹胀，检查时下腹有明显压痛、反跳痛。腹膜面分泌大量渗出液、纤维蛋白覆盖引起肠粘连，也可在直肠子宫凹陷形成局限脓肿，若脓肿波及肠管与膀胱则可出现腹泻、里急后重于排尿困难。急性期治疗不彻底可发展成慢性盆腔炎而导致不孕。

5. *血栓静脉炎*　厌氧菌为常见病原体，盆腔内栓塞静脉炎常侵及子宫、卵巢静脉、髂内静脉、髂总静脉及阴道静脉，表现为寒战、高热并反复发作。持续数周。下肢血栓静脉炎多继发于盆腔静脉炎，病变多在股静脉、门静脉及大隐静脉，表现弛张热，下肢持续性疼痛，局部静脉压痛或触痛及硬索状，由于血液回流受阻，引起下肢水肿，皮肤发白习称“股白肿”。病变轻时无明显阳性体征，彩色多普勒超声检查可协助诊断。

6. *脓毒血症及败血症*　感染血栓脱落进入血液循环可引起脓毒血症，若细菌大量进入血循环并繁殖形成败血症，表现为持续高热、寒战、全身明显中毒症状，可危及生命。

【辅助检查】

1. *全血细胞分析*　白细胞计数增高伴核左移，可有血红蛋白下降。

2. *中段尿常规*　阴性可排除尿路感染。

3. *C－反应蛋白*　血清急性期反应物质中的C－反应蛋白阳性，有助于早期诊断感染。

4. *病原体检查*　分泌物涂片、病原体培养、病原体抗原和抗体检测对产褥感染的诊断和治疗非常重要，必要时，需做血培养和厌氧菌培养。

5. *B型超声、彩色多普勒、CT、磁共振*　能对感染形成的炎性包块、脓肿及静脉血栓作出定位和定性诊断。

【诊断与鉴别诊断】

根据病史、全身及局部体格检查，典型产褥感染诊断并不困难。但临床常遇到产后发热而无其他特殊症状和体征者，诊断有一定难度，需仔细询问病史及分娩经过，鉴别排除引起产褥病率的其他疾病如上呼吸道感染、尿路感染、乳腺炎等，必要时结合实验室及其他辅助检查，才能诊断本病。

【治疗】

1. *一般治疗*　加强营养，给予足够的维生素，纠正水、电解质失衡。若有贫血或虚弱者可输血或人血白蛋白以增加抵抗力。产妇宜取半卧位，有利于恶露引流和使炎症局限于盆腔。

2. *抗生素治疗*　根据药敏试验选用高效广谱抗生素，同时能作用于革兰阳性菌和阴性菌、需氧菌和厌氧菌，给药时间和途径要恰当，给药剂量充足，要保持血药有效浓度。中毒症状严重者，短期给予肾上腺皮质激素，提高机体应激能力。

3. *引流通畅*　清除宫腔残留物。会阴或腹部伤口感染者予切开引流，有盆腔脓肿可经后穹窿切开引流。

4. 血栓性静脉炎的治疗 应用抗生素的同时，可加用肝素1mg/（kg·d）加入5%葡萄糖液500ml静脉滴注，每6h1次，连用4~7天。也可用活血化瘀中药及溶栓类药物治疗。

【预防】

加强孕期卫生宣传，临产2个月避免性生活及盆浴，加强营养，增强体质。及时治疗外阴阴道炎及宫颈炎等慢性疾病和并发症，避免胎膜早破、滞产、产道损伤与产后出血。消毒产妇用品，接生严格无菌操作，正确掌握手术指征，保持外阴清洁，必要时以抗生素预防感染。

第五节 异位妊娠

受精卵在子宫腔外着床发育称异位妊娠（ectopic pregnancy），习称宫外孕，是妇产科常见的急腹症，也是孕产妇的主要死亡原因之一。异位妊娠依受精卵在子宫体腔外种植部位不同而分为：输卵管妊娠、卵巢妊娠、腹腔妊娠、阔韧带妊娠及宫颈妊娠等。异位妊娠的发生率近年上升趋势明显，最近报道约为1%，其中以输卵管妊娠为最常见，占异位妊娠的95%左右。

输卵管妊娠的发生部位以壶腹部最多，约占60%，其次为峡部，约占25%，伞部及间质部妊娠少见。其发生可能与下列因素有关：①输卵管炎症；②输卵管手术；③放置宫内节育器；④输卵管发育不良或功能异常；⑤受精卵游走；⑥其他：输卵管因周围肿瘤如子宫肌瘤或卵巢肿瘤的压迫，有时影响输卵管管腔通畅，使受精卵运行受阻。子宫内膜异位症可增加受精卵着床于输卵管的可能性。输卵管管腔狭小，管壁薄且缺乏黏膜下组织，其肌层远不如子宫肌壁厚与坚韧，妊娠时又不能形成完好的蜕膜，不能适应胚胎的生长发育。因此，当输卵管妊娠发展到一定时期，将发生以下结局：①输卵管妊娠流产；②输卵管妊娠破裂；③继发性腹腔妊娠。

异位妊娠和正常妊娠一样，滋养细胞产生的HCG维持黄体生长，使甾体激素分泌增加。因此，月经停止来潮，子宫增大变软，子宫内膜出现蜕膜样反应。

【临床表现】

1. 输卵管妊娠的临床表现 与受精卵着床部位、有无流产或破裂以及出血量多少与时间长短等有关。

（1）症状

1）停经：除输卵管间质部妊娠停经时间较长外，多有6~8周停经。约有20%~30%患者无明显停经史，可能因未仔细询问病史，或将不规则阴道流血误认为末次月经，或由于月经仅过期几日，不认为是停经。

2）腹痛：是输卵管妊娠患者就诊的主要症状。输卵管妊娠发生流产或破裂之前，由于胚胎在输卵管内逐渐增大，输卵管膨胀而常表现为一侧下腹部隐痛或酸胀感。当发生输卵管流产或破裂时，患者突感一侧下腹部撕裂样疼痛，常伴有恶心、呕吐。若血液局限于病变区，主要表现为下腹部疼痛，当血液积聚于直肠子宫陷凹处时，出现肛门坠胀感。随着血液由下腹部流向全腹，疼痛可由下腹部向全腹部扩散，血液刺激膈肌时，可引起肩胛部放射性疼痛。

3）阴道流血：胚胎死亡后，常有不规则阴道流血，色暗红或深褐，量少呈点滴状，一般不超过月经量，少数患者阴道流血量较多，类似月经。阴道流血可伴有蜕膜管型或蜕膜碎片排出，系子宫蜕膜剥离所致。阴道流血一般常在病灶除去后，方能停止。

4）晕厥与休克：由于腹腔急性内出血及剧烈腹痛，轻者出现晕厥，严重者出现失血性休克。出血量越多越快，症状出现也越迅速、越严重，但与阴道流血量不成正比。

5）腹部包块：当输卵管妊娠流产或破裂所形成的血肿时间较久者，因血液凝固与周围组织或器官（如子宫、输卵管、卵巢、肠管或大网膜等）发生粘连形成包块，包块较大或位置较高者，可于腹部扪及。

（2）体征

1）一般情况：腹腔内出血较多时，呈贫血貌。大量出血时，患者可出现面色苍白、脉快而细弱、血压下降等休克表现。体温一般正常，出现休克时体温略低，腹腔内血液吸收时体温略升高，但不超过38℃。

2）腹部检查：下腹有明显压痛及反跳痛，尤以患侧为著，但腹肌紧张轻微。出血较多时，叩诊有移动性浊音。有些患者下腹部可触及包块，若反复出血并积聚，包块可不断增大、变硬。

3）盆腔检查：阴道内常有少量血液，来自宫腔。输卵管妊娠未发生流产或破裂者，除子宫略大较软外，仔细检查可能触及胀大的输卵管及轻度压痛。输卵管妊娠流产或破裂者，阴道后穹窿饱满，有触痛。宫颈剧痛或摇摆痛明显，将宫颈轻轻上抬或向左右摇动时引起剧烈疼痛，此为输卵管妊娠的主要体征之一，是因加重对腹膜的刺激。子宫稍大而软。内出血多时，检查子宫有漂浮感。子宫一侧或其后方可触及肿块，其大小、形状、质地常有变化，边界多不清楚，触痛明显。病变持续较久时，肿块机化变硬，边界亦渐清楚。输卵管间质部妊娠时，子宫大小与停经月份基本符合，但子宫不对称，一侧角部突出，破裂所致的征象与子宫破裂极相似。

2. 卵巢妊娠的临床表现　卵巢妊娠的临床表现与输卵管妊娠相似，主要症状仍为停经、腹痛及阴道流血。破裂后可引起腹腔内大量出血，甚至休克。

3. 腹腔妊娠的临床表现　患者有停经及早孕反应，且病史中多有输卵管妊娠流产或破裂症状，即停经后腹痛及阴道流血。随后阴道流血停止，腹部逐渐增大。胎动时，孕妇常感腹部疼痛，随着胎儿长大，症状逐渐加重。腹部检查发现子宫轮廓不清，但胎儿肢体极易触及，胎位异常，肩先露或臀先露，胎先露部高浮，胎心异常清晰，胎盘杂音响亮。盆腔检查发现宫颈位置上移，子宫比妊娠月份小并偏于一侧，但有时不易触及，胎儿位于子宫另一侧。近预产期时可有阵缩样假分娩发动，但宫口不扩张，经宫颈管不能触及胎先露部。若胎儿死亡，妊娠征象消失，月经恢复来潮，粘连的脏器和大网膜包裹死胎。胎儿逐渐缩小，日久者干尸化或成为石胎。若继发感染，形成脓肿，可向母体的肠管、阴道、膀胱或腹壁穿通，排出胎儿骨骼。B型超声显像若宫腔空虚，胎儿位于子宫以外，有助于诊断。

4. 宫颈妊娠的临床表现　多见于经产妇。有停经及早孕反应，主要症状为阴道流血或血性分泌物，流血量一般是由少到多，也可为间歇性阴道大流血。主要体征为宫颈显著膨大，变软变蓝，宫颈外口扩张边缘很薄，内口紧闭，而宫体大小及硬度正常。

【辅助检查】

1. HCG测定　目前已是早期诊断异位妊娠的重要方法，临床上常用酶联免疫试纸法测定尿β-HCG，方法简便、快速，该法系定性试验，灵敏度不高。由于异位妊娠时，患者体内HCG水平较宫内妊娠为低，因此需要采用灵敏度高的放射免疫法或酶联免疫吸附试验定量测定血HCG。对急诊患者，可采用全自动免疫分析仪进行酶联免疫发光技术定量测定血阵HCG。该法灵敏度高、快速，阳性率一般可达80%~100%，但β-HCG阴性者，仍不能完全排除异位妊娠。

2. 超声诊断　B型超声显像对诊断异位妊娠有帮助。子宫虽增大但宫腔内空虚，宫旁出现低回声区，该区若查出胚芽及原始心管搏动，可确诊异位妊娠；B型超声显像一般要到停经7周时，方能查到胚芽与原始心管搏动，而在停经5~6周时宫内妊娠显示的妊娠囊（蜕膜与羊膜囊形成的双囊）可能与异位妊娠时在宫内出现的假妊娠囊（蜕膜管型与血液形成）发生混淆；输卵管妊娠流产或破裂后，则宫旁回声区缺乏输卵管妊娠的声像特征，但若腹腔内存在无回声暗区或直肠子宫陷凹处积液暗区像，对诊断异位妊娠有价值。诊断早期异位妊娠，单凭B型超声显像有时可能发生错误。若能结合临床表现及β-HCG测定等，对诊断的帮助很大。

3. 阴道后穹窿穿刺　是一种简单可靠的诊断方法。适用于疑有腹腔内出血的患者。无内出血、内出血量很少、血肿位置较高或直肠子宫陷凹有粘连时，可能抽不出血液，因而后穹窿穿刺阴性不能否定输卵管妊娠存在。

4. 腹腔镜检查　该检查有助于提高异位妊娠的诊断准确性，尤其适用于输卵管妊娠尚未破裂或流产的早期患者，并适用于与原因不明的急腹症鉴别。大量腹腔内出血或伴有休克者，禁做腹腔镜检查。在早期异位妊娠患者，可见一侧输卵管肿大，表面紫蓝色，腹腔内无出血或有少量出血。

5. 子宫内膜病理检查　现很少依靠诊断性刮宫协助诊断，诊刮仅适用于阴道流血量较多的患者，目的在于排除宫内妊娠流产。由于异位妊娠时子宫内膜的变化多种多样，因此子内膜病理检查对异位妊娠的诊断价值有限。

【诊断与鉴别诊断】

输卵管妊娠未发生流产或破裂时，临床表现不明显，诊断较困难，应严密观察病情变化，若阴道流血淋漓不断，腹痛加剧，盆腔包块增大以及血红蛋白逐渐下降等，有助于确诊。往往需采用辅助检查方能确诊。

卵巢妊娠的诊断标准：①双侧输卵管必须完整；②囊胚必须位于卵巢组织内；③卵巢与囊胚必须以卵巢固有韧带与子宫相连；④囊胚壁上有卵巢组织。

腹腔妊娠诊断标准：①两侧输卵管和卵巢必须正常，无近期妊娠的证据；②无子宫腹膜瘘形成；③妊娠只存在于腹腔内，无输卵管妊娠等的可能性。

宫颈妊娠的诊断标准：①妇科检查发现在膨大的宫颈上方为正常大小的子宫；②妊娠产物完全在宫颈管内；③分段刮宫，宫腔内未发现任何妊娠产物。

异位妊娠应与流产、急性输卵管炎、急性阑尾炎、黄体破裂及卵巢囊肿蒂扭转鉴别。

【处理】

1. 输卵管妊娠的治疗　治疗原则以手术治疗为主，其次是非手术治疗。

（1）手术治疗　手术方式：切除患侧输卵管；保留患侧输卵管手术，即保守性手术。

1）输卵管切除术：输卵管妊娠一般采用输卵管切除术，尤其适用于内出血并发休克的急症患者。输卵管间质部妊娠，应争取在破裂前手术，以避免可能威胁生命的出血。手术应做子宫角部楔形切除及患侧输卵管切除，必要时切除子宫。

自体输血是抢救严重内出血伴休克的有效措施之一，尤其在缺乏血源的情况下更重要。回收腹腔内血液应符合以下条件：妊娠＜12 周、胎膜未破、出血时间＜24h、血液未受污染、镜下红细胞破坏率＜30%。每100ml 血液加入3.8%枸橼酸钠10ml 抗凝，经6～8 层纱布或经 20μm 微孔过滤器过滤，方可输回体内。每自体输血 400ml 应补充10%葡萄糖酸钙10ml。

2）保守性手术：适用于有生育要求的年轻妇女，特别是对侧输卵管已切除或有明显病变者。近年来由于诊断技术的提高，输卵管妊娠在流产或破裂前确诊者增多，因此采用保守性手术较以往明显增多。根据受精卵着床部位及输卵管病变情况选择术式，若为伞部妊娠可行挤压将妊娠产物挤出；壶腹部妊娠行切开输卵管取出胚胎再缝合；峡部妊娠行病变节段切除及端端吻合。手术若采用显微外科技术可提高以后的妊娠率。保守性手术除开腹进行外，尚可经腹腔镜进行手术。

（2）非手术治疗

1）中医治疗：仍是我国目前治疗输卵管妊娠方法之一。以活血化瘀，消症杀胚主方加减。优点是免除了手术创伤，保留患侧输卵管并恢复其功能。中医治疗应严格掌握指征，凡输卵管间质部妊娠、严重腹腔内出血、保守治疗效果不佳或胚胎继续生长者，均不应采用中医治疗而应及早手术。

2）化学药物治疗：主要适用于早期异位妊娠，要求保存生育能力的年轻患者。一般认为符合下列条件，可采用此法：①输卵管妊娠包块直径＜3cm；②输卵管妊娠未发生破裂或流产；③无明显内出血；④血 HCG＜2000U/L。化疗一般采用全身用药，亦可采用局部用药。全身用药常用甲氨蝶呤（MTX），治疗机制是抑制滋养细胞增生，破坏绒毛，使胚胎组织坏死、脱落、吸收而免于手术。常用剂量为0.4mg/（kg·d），肌注，5 天为1 个疗程。在治疗期间应用 B 型超声和 HCG 进行严密监护，并注意患者的病情变化及药物的毒副反应。若用药后 14 天，HCG 下降并连续 3 次阴性，腹痛缓解或消失，阴道流血减少或停止者为显效。若病情无改善，甚至发生急性腹痛或输卵管破裂症状，则应立即进行手术治疗。局部用药可采用在 B 型超声引导下穿刺将药物直接注入输卵管的妊娠囊内，也可在腹腔镜直视下穿刺输卵管的妊娠囊，吸出部分囊液后，将药注入其中，目前常用药物仍为 MTX。

2. 其他部位妊娠的处理

（1）卵巢妊娠　治疗方法应以手术为主。手术应根据病灶范围做卵巢部分切除或患侧附件切除。

（2）腹腔妊娠　腹腔妊娠确诊后，应剖腹取出胎儿，胎盘的处理应特别慎重，因胎盘种植于肠管或肠系膜等处，任意剥离将引起大出血。因此，对胎盘的处理要根据其附着部位、胎儿存活及死亡时间久暂来决定。

（3）宫颈妊娠 确诊后可行刮宫术，术前应做好输血准备，术后用纱布条填塞宫颈管创面以止血，若出血不止，可行双侧髂内动脉结扎。若效果不佳，则应及时行全子宫切除术，以挽救患者生命。为了减少刮宫时出血并避免切除子宫，近年常采用术前给MTX治疗。MTX每日肌注2次共5天，或采用MTX单次肌注50mg/m^2。经MTX治疗后，胚胎死亡，其周围绒毛组织坏死，刮宫时出血量明显减少。

第六节 围生医学

围生医学（perinatology）又称围产医学，是20世纪70年代迅速发展的一门新兴医学，是研究在围生期内加强对围生儿及孕产妇的卫生保健，也就是研究胚胎的发育，胎儿的生理、病理以及新生儿和孕产妇疾病的诊断与防治的科学。围生医学的建立，对降低围生期母儿死亡率和病残儿发生率、保障母儿健康具有重要意义。

围生期是指产前、产时和产后的一段时期。这段时期对人的一生显得暂短，但孕产妇却要经历妊娠、分娩和产褥期三个阶段，胎儿要经历受精、细胞分裂、繁殖、发育，从不成熟到成熟和出生后开始独立生活的复杂变化过程。

国际上对围生期的规定有四种：①围生期Ⅰ，从妊娠满28周至产后1周；②围生期Ⅱ，从妊娠满20周至产后4周；③围生期Ⅲ，从妊娠满28周至产后4周；④围生期Ⅳ，从胚胎形成至产后1周。我国采用围生期Ⅰ计算围生期死亡率。

降低围生儿死亡率是产科医师和儿科医师的共同责任。从产科角度看，于妊娠期间做好对孕妇及胎儿的监护，加强对高危孕妇（具有高度危险的孕妇）的系统管理，了解胎儿在子宫内的安危，及早发现高危儿以及羊水检查，了解胎儿成熟度，并及时给予处理。对降低围生期死亡率、早期发现遗传性疾病和先天缺陷，具有重要意义。

【产前诊断】

产前诊断又称宫内诊断，是指胎儿出生前采用各种方法预测其是否有先天性疾病（包括畸形和遗传性疾病），为能否继续妊娠提供科学依据。产前诊断是一个正迅速发展、技术不断完善的新领域，是围产医学的重要组成部分，对提高人口素质，实行优生优育具有重要意义。

1. *产前诊断方法* 产前诊断方法可分为三类，在形态学、染色体、酶学、代谢产物和基因五个水平进行产前诊断。

第一类：是采用特殊仪器检查胎儿体表是否有畸形，如用X线照片或体表造影，B型超声扫描间接观察；或胎儿镜下直接观察。此类检查属形态学水平。

第二类：是采用母体血、尿等特殊检查，间接诊断胎儿先天性疾病。孕期少量胎儿血细胞、可扩散的代谢产物及蛋白质、酶，可通过胎盘进入母血循环，这是母血、尿可作某些疾病产前诊断的基础。如测定母血甲胎蛋白（AFP）诊断胎儿神经管畸形（NTD），测定孕妇尿甲基丙二酸诊断胎儿甲基丙二酸尿症。

第三类：是直接获取胎血、羊水或胎儿组织来诊断胎儿疾病。

2. 常见先天性疾病的产前诊断 先天性疾病中，较常见的有染色体病、神经管缺陷和代谢性遗传病。临床上表现为发育畸形，胚胎或胎儿宫内死亡，导致流产、早产、死胎、死产或新生儿死亡。幸存者，表现不同的畸形、功能障碍、智力发育不全。如能对先天性疾病进行产前论断，即可防止患儿出生，对家庭及社会均有极大好处。

（1）神经管缺陷的产前诊断 神经管缺陷（NTD）是指胎儿期神经管闭合障碍或闭合后因其他原因再度穿孔所致的一组中枢神经系统畸形，包括无脑畸形、开放脊柱裂及脑膨出等。我国 NTD 的发生率为 0.66‰~10.53‰，平均为 2.74‰，在我国出生缺陷顺位中占第一位。具体方法有：

1）孕妇血 AFP 测定作为初步筛选：如孕妇血 AFP > 同期正常孕妇水平 2 个标准差者，即再次复查，如仍明显升高者，做羊水 AFP 测定。

2）孕 16~20 周做羊膜腔穿刺，测定羊水中 AFP 含量：如超过正常值 3~5 个标准差以上，NTD 的诊断即可成立。通过 AFP 测定，约 90% 的 NTD 可以得到确诊。

3）羊水乙酰胆碱酯酶（AchE）测定：AchE 在神经组织中产生，NTD 时可渗透进入羊水中，致使羊水中 AchE 活性显著增高。此酶含量较稳定，不受孕期和胎血污染影响，且弥补羊水 AFP 测定的不足。

4）B 超检查：孕中期进行，无脑儿 B 超声像图特征：①缺少头颅光环；②胎头部为“瘤结”状物代替；③“瘤结”上可见眼眶鼻骨；④“瘤结”后方可见脑膜囊；⑤常合并脊柱裂、羊水过多。

5）X 线腹部平片、羊膜腔碘油造影等检查：亦可应用，但现较少采用。

（2）染色体病的产前诊断 染色体病多数发生流产，故只占出生总数的 5% 左右，但诊断率较高，占产前诊断出的病例中的 25%~50%。

1）对象：①35 岁以上高龄孕妇；②曾生育过染色体病儿；③夫妇双方之一为染色体易位携带者；④曾生育过 NTD 患儿者；⑤原因不明的多次流产、死胎、死产孕妇；⑥夫妇有先天性代谢病或出生过代谢病患儿；⑦家族中有严重伴性遗传病者；⑧长期接触对孕妇、胚胎儿有害物质（为放射线、农药）。

2）诊断方法：早期绒毛直接制片、羊水细胞培养、孕妇血及胎儿血细胞等进行染色体核型分析，即可明确诊断。有条件单位，可用 DNA 重组、DNA 基因扩增（PCR）、基因分析等新技术诊断。

（3）代谢性遗传疾病的产前诊断 代谢性遗传病是由于染色体上的基因发生突变，造成酶的缺失或异常，由原基因控制的某种酶的催化过程不能正常进行，代谢过程发生紊乱和破坏，造成一些物质缺乏，另一些物质大量堆积，从而影响胎儿的代谢和发育。目前已发现 1000 多种病，多数常染色体隐性遗传，少数为 X 连锁隐性遗传及常染色体显性遗传。

诊断方法：①孕妇血或尿查特异性代谢产物，如尿中测定甲基丙二酸；②羊水分析，测定羊水中胎儿释放的异常代谢产物，如肾上腺性生殖器综合征可查 17 酮-类固醇含量；③B 超指引下或胎儿镜下取胎儿血、绒毛细胞、羊水细胞培养等，测定酶或其他生化成分进行诊断。样可采用 DNA 重组、DNA 扩增酶联聚合反应（PCR）等新技术。

【孕妇管理】

根据卫生部的要求，国内已普遍实行孕产期系统保健的三级管理，推广使用孕产妇系统保健手册，着重对高危妊娠（在妊娠期有某种并发症、合并症或致病因素可能危害孕妇、胎儿及新生儿或导致难产者）进行筛查、监护和管理。

1. *孕产期系统保健的三级管理* 在城市开展医院三级分工（市、区、街道）和妇幼保健机构三级分工（市、区、基层卫生院）），实行孕产妇划片分级分工，并健全相互间挂钩、转诊等制度。农村也开展三级分工（县医院和县妇幼保健站、乡卫生院、村妇幼保健人员）。通过三级分工，一级机构（基层医院或保健站）对全体孕产妇负责，定期检查一旦发现异常，及早将高危孕妇（指具有高危妊娠因素的孕妇）或高危胎儿转至上级医院进行监护处理。

2. *孕产妇系统保健手册* 保健手册需从确诊早孕时开始，系统管理直至产褥期结束（产后满6周）。手册应记录孕妇主要病史、体征及处理情况，是孕产期全过程的病历摘要，包括开始时建的手册，填写在孕产妇的登记册上，凭保健手册在一、二、三级医疗保健机构定期做产前检查。住院分娩时必须交出手册，出院时需将住院分娩及产后母婴情况填写完整后将手册交给产妇居住的基层医疗保健组织，街道卫生院接手册后进行产后访视（共3次，第1次于产妇出院3天内，第2次于产后14天，第3次于产后28天），产后访视结束后将保健手册汇总送至县、区妇幼保健所进行详细的统计分析。

3. *对高危妊娠的筛查、监护和管理* 通过确诊早孕时的初步筛查及每次产前检查及时筛查出具有中危或高危因素的孕妇。常见的高危因素有孕妇本人的基本情况（如年龄、身高、体质、不孕史等）、不良孕产史、内外科合并症及产科并发症等四个方面，这四方面又分固定因素和动态因素两大类。对高危孕妇，基层医疗保健机构要专册登记，并在手册上作出特殊标记。对高危因素复杂或病情严重孕妇，应及早转送至上一级医疗单位诊治。上级医疗单位应全面衡量高危因素对孕产妇影响的严重程度，结合胎儿胎盘单位功能的检测和胎儿成熟度的预测，选择对母儿均最有利的分娩方式，决定有计划地适时分娩。有妊娠禁忌证者，经会诊后尽早动员终止妊娠。

【孕期监护】

孕妇监护主要通过定期产前检查实现。

1. *产前检查的时间* 产前检查的时间应从确诊早孕时开始。除行双合诊了解软产道及内生殖器官有无异常外，必须测量血压作为基础血压，检查心肺，测尿蛋白及尿糖。对有遗传病家族史或分娩史者，应行绒毛培养，也可在妊娠中期抽取羊水做染色体核型分析，以降低先天缺陷儿及遗传病儿的出生率。经上述检查未发现异常者，应于妊娠20周起进行产前系列检查，于妊娠20~36周期间每4周检查1次，自妊娠36周起每周检查1次，即于妊娠20、24、28、32、36、37、38、39、40周共再做产前检查9次。凡属高危孕妇，应酌情增加产前检查次数。

2. *首次产前检查* 应详细询问病史，进行全面的全身检查、产科检查及必要的辅助检查。

（1）病史 病史询问应包括：①年龄；②职业；③问清末次月经日期并推算预产期（推算方法是按末次月经第一日算起，月份减3或加9，日数加7）；④月经史及既往孕产史；⑤既往史及手术史；⑥本次妊娠过程；⑦家族史；⑧丈夫健康状况等。

（2）全身检查　观察发育、营养及精神状态；注意步态及身高，身材矮小者常伴有骨盆狭窄；注意检查心脏有无病变，1 年内未做过胸透者，必要时应在妊娠 20 周以后行胸部透视；检查脊柱及下肢有无畸形；检查乳房发育情况、乳头大小及有无凹陷；测量血压，孕妇正常时不应超过 18.7/12.0kPa（140/90mmHg），或与基础血压相比不超过 4.0/2.0kPa（30/15 mmHg），超过者应属病理状态。注意有无水肿，孕妇仅膝以下或踝部水肿经休息后消退，不属于异常；测量体重，于妊娠晚期体重每周增加不应超过 500g，超过者多有水肿或隐性水肿。

（3）产科检查　包括腹部检查、骨盆测量、阴道检查、肛门检查及绘制妊娠图。

1）腹部检查：孕妇排尿后仰卧于检查床上，头部稍垫高，露出腹部，双腿略屈曲稍分开，使腹肌放松。检查者站在孕妇右侧进行检查。注意腹形及大小，腹部有无妊娠纹、手术瘢痕及水肿等。注意腹壁肌的紧张度，有无腹直肌分离，并注意羊水多少及子宫肌敏感程度。用软尺测耻上子宫长度及腹围值。随后用四步触诊法检查子宫大小、胎产式、胎先露、胎方位以及胎先露部是否衔接。胎心在靠近胎背上方的孕妇腹壁上听得最清楚。枕先露时，胎心在脐右（左）下方；臀先露时，胎心在脐右（左）上方；肩先露时，胎心在靠近脐部下方听得最清楚。应注意听有无与胎心率一致的吹风样脐带杂音。当腹壁紧、子宫较敏感、确定胎背位置有困难时，可借助胎心及胎先露部综合分析后判定胎位。

2）骨盆测量：骨盆大小及其形状对分娩有直接影响，是决定胎儿能否经阴道分娩的重要因素，故骨盆测量是产前检查时必不可少的项目。临床测量骨盆的方法有骨盆外测量和骨盆内测量两种。骨盆外测量虽不能测出骨盆内径，但从外测量的各径线中能对骨盆大小及其形状作出间接判断。由于操作简便，临床至今仍广泛应用。骨盆内测量是指经阴道测量骨盆内径，能较准确地测知骨盆大小，适用于骨盆外测量有狭窄者。测量时期以妊娠 24～36 周、阴道松软时进行为宜。过早测量常因阴道较紧影响操作；近预产期测量容易引起感染。

3）阴道检查：孕妇于妊娠早期初诊时，均应行双合诊已如前述。若于妊娠 24 周以后进行首次检查，应同时测量对角径、坐骨棘间径及坐骨切迹宽度。于妊娠最后 1 个月内以及临产后，则应避免不必要的阴道检查。

4）肛诊：可以了解胎先露部、骶骨前面弯曲度、坐骨棘间径及坐骨切迹宽度以及骶尾关节活动度，并能结合肛诊测得出口后矢状径。

5）绘制妊娠图：将检查结果，包括血压、体重、子宫长度、腹围、B 型超声测得的胎头双顶径值、尿蛋白、尿雌激素/肌酐（E/C）比值、胎位、胎心率、浮肿等项，填于妊娠图中。将每次产前检查时所得的各项数值，分别记录于妊娠图上，绘制成曲线，观察其动态变化，可以及早发现孕妇和胎儿的异常情况。

（4）辅助检查　常规检查包括全血分析、尿常规、白带常规、血型、肝炎标志物、肾功能、B 超、心电图等，还应根据具体情况做一些必要检查。

3. 复诊产前检查　复诊产前检查是为了解前次产前检查后有何不适；测量体重及血压，检查有无水肿及其他异常，复查有无尿蛋白；复查胎位，听胎心率，并注意胎儿大小；进行孕期卫生宣教，并预约下次复诊日期。通过定期复诊可及早发现高危妊娠，并及时作出处理。

【胎儿及其成熟度的监护】

胎儿及其成熟度的监护，包括确定是否为高危儿、胎儿宫内情况的监护、胎盘功能检查、胎儿成熟度检查、胎儿先天畸形的宫内诊断和胎儿遗传性疾病的宫内诊断。

1. 确定是否为高危儿　高危儿包括：①孕龄 <37 周或 ≥ 42 周；②出生体重 <2500g；③小于孕龄儿或大于孕龄儿；④生后 1min 内 Apgar 评分 0～3 分；⑤产时感染；⑥高危妊娠产妇的新生儿；⑦手术产儿；⑧新生儿的兄姐有严重的新生儿病史或新生儿期死亡等。

2. 胎儿宫内情况的监护

（1）妊娠早期　行妇科检查确定子宫大小及是否与妊娠周数相符；B 型超声检查最早在妊娠第 5 周即可见到妊娠囊；超声多普勒法最早在妊娠第 7 周能探测到胎心音。

（2）妊娠中期　借助手测宫底高度或尺测耻上子宫长度以及腹围，协助判断胎儿大小及是否与妊娠周数相符；B 型超声检查从妊娠 22 周起，胎头双顶径值每周约增加 0.22cm；于妊娠 20、24、28 周行产前检查时，进行胎心率的监测。

（3）妊娠晚期

1）手测宫底高度或尺测耻上子宫长度，测量腹围值，胎动计数，胎心监测。B 型超声检查不仅能测得胎头双顶径值，且能判定胎位及胎盘位置、胎盘成熟度。

2）羊膜镜检查：利用羊膜镜透过完整胎膜，观察妊娠末期或分娩期羊水颜色，判断胎儿安危，达到监测胎儿的目的。正常者可见羊水呈透明淡青色或乳白色及胎发、漂浮胎脂片。若混有胎粪者呈黄色、黄绿色甚至深绿色。

3）胎儿心电图监测：胎儿在子宫内是否状态良好，胎心是一项重要指标。胎儿心电图是较好的监护方法，临床上多采用经腹壁的外监护法，对母儿均无损伤，可在不同孕周多次监测。

4）胎儿电子监测：胎儿监护仪已在临床上广泛应用，其优点是不受宫缩影响。能连续观察并记录胎心率的动态变化。因有子宫收缩描记、胎动记录，故能反映三者间的关系。常用的检查方法有无应激试验（NST）和缩宫素激惹试验（OCT，又称宫缩应激试验）。

5）胎儿生物物理监测：是综合胎心电子监护及 B 型超声所示某些生理活动，以判断胎儿有无急、慢性缺氧的一种产前监护方法，可供临床参考。

3. 胎盘功能检查　胎盘功能检查包括胎盘功能和胎儿胎盘单位功能的检查，能间接判断胎儿状态，是对胎儿进行孕期的宫内监护，能够早期发现隐性胎儿窘迫，有助于及时采取相应措施，使胎儿能在良好情况下生长发育，直至具有在宫外生活能力时娩出。

（1）胎动　与胎盘血管状态关系密切，胎动计数了解胎儿宫内状况，是判断胎儿宫内安危的主要临床指标。12h >10 次为正常。

（2）测定孕妇尿中雌三醇值　妊娠期间雌三醇主要由孕妇体内的胆固醇经胎儿肾上腺、肝以及胎盘共同合成。用于监测胎盘功能。

(3) 测定孕妇血清游离雌三醇值　采用放射免疫法。

(4) 测定孕妇血清胎盘生乳素。

(5) 测定孕妇血清妊娠特异性 β - 糖蛋白。

(6) 缩宫素激惹试验（OCT）　无应激试验（NST）无反应（阴性）者需做 OCT。OCT 阳性（指晚期减速在 10min 内连续出现 3 次以上，胎心率基线变异在 5 次以下），提示胎盘功能减退。

(7) 阴道脱落细胞检查　舟状细胞成堆，无表层细胞，嗜伊红细胞指数(EI) <10、致密核少者，提示胎盘功能良好；舟状细胞极少或消失，有外底层细胞出现，嗜伊红细胞指数 >10、致密核多者，提示胎盘功能减退。

(8) B 型超声行胎儿生物物理监测，也有实用价值。

4. 胎儿成熟度（fetalmaturity）检查

(1) 正确推算妊娠周数　必须问清末次月经第一日的确切日期，并问明月经周期是否正常，有无延长或缩短。

(2) 测耻上子宫长度及腹围　以估算胎儿大小。简单易记的胎儿体重估算方法为子宫长度（cm）×腹围（cm）+200。

(3) B 型超声测胎头双顶径值　胎头双顶径值 >8.5cm，提示胎儿已成熟；观察胎盘成熟度，根据绒毛膜板、基底板、胎盘光点加以判定。若见三级胎盘（绒毛膜板与基底板相连，形成明显胎盘小叶），提示胎儿已成熟。

(4) 检测羊水中卵磷脂/鞘磷脂比值　若该值 >2，提示胎儿肺成熟。若能测出磷酸酰甘油，提示胎儿肺成熟，此值更可靠。也可进行能快速得出结果的羊水泡沫试验。

(5) 检测羊水中肌酐值　若该值≥176.8μmol/L（2mg %），提示胎儿肾已成熟。

(6) 检测羊水中胆红素类物质值　若用 ΔAD 450 测该值 <0.02，提示胎儿肝已成熟。

(7) 检测羊水中淀粉酶值　若以碘显色法测该值≥450U/L，提示胎儿唾液腺已成熟。

(8) 检测羊水中含脂肪细胞出现率　若该值达 20%，提示胎儿皮肤已成熟。

（李卫平）

第三十四章

妇科

第一节　盆　腔　炎

女性内生殖器及其周围的结缔组织、盆腔腹膜的炎症，称为盆腔炎症性疾病（pelvic inflammatory disease，PID），包括子宫内膜炎、子宫肌炎、输卵管炎、输卵管卵巢炎、输卵管卵巢脓肿、盆腔结缔组织炎及盆腔腹膜炎，往往上述部位的炎症同时存在或互相蔓延。多数PID由上行感染所致，病原体从阴道经宫颈上行到子宫、附件及腹腔引起炎症。当前多见的病原体为沙眼衣原体、淋球菌，另外常见的有葡萄球菌、链球菌、大肠杆菌、厌氧菌及人型支原体和解脲支原体等。

一、急性盆腔炎

与急性盆腔炎发病有关的因素包括：宫腔内手术操作后感染、性卫生不良、性传播疾病史、多性伴侣、使用IUD避孕、慢性盆腔炎史、使用阴道棉塞和经期卫生不良等。

【诊断与鉴别诊断】

1. *症状和体征*　发热、体温≥38℃、下腹部疼痛、白带增多、宫颈举痛、盆腔脏器压痛、附件包块及压痛。

2. *辅助检查*　①C－反应蛋白升高；②血沉增快；③血常规：白细胞计数升高≥10.5×10^9/L；④特异性病原体：沙眼衣原体或淋球菌阳性；⑤B超发现盆腔炎症性包块；⑥腹腔镜检查对盆腔炎诊断的特异性达100%。

急性盆腔炎应与急性阑尾炎、异位妊娠流产或破裂、卵巢囊肿蒂扭转或破裂等相鉴别。

【治疗】

1. *住院治疗指征*　①诊断不明确，外科急腹症表现，阑尾炎和异位妊娠不排除；②可疑盆腔脓肿；③患者为孕妇；④不能耐受门诊治疗的患者；⑤经门诊治疗无效的患者。

2. *支持治疗*　①卧床休息、半卧位；②注意营养及液体摄入；③高热时物理降温；④纠正水、电解质及酸碱平衡。

3. *抗生素治疗*　最好根据药敏试验选用抗生素，在细菌培养结果没有出来之前，往往根据经验选择抗生素。治疗盆腔炎的抗生素必须同时对需氧菌、厌氧菌和沙眼衣原体感染有效。临床常用的抗生素有：①青霉素或红霉素与氨基糖苷类药物及甲硝唑联合应用。②克林霉素与氨基糖苷类药物联合应用。③头孢菌素与甲硝唑联合应用，包括头孢噻吩、头孢唑啉、头孢拉定；头孢西丁、头孢呋辛、头孢孟多；头孢曲松、头孢唑肟、头孢噻肟。④奎诺酮与甲硝唑联合应用，包括氧氟沙星、环丙沙星。

4. 手术治疗　主要用于抗生素治疗 24～72h 不满意，体温持续不降，脓肿形成，包块渐增大，怀疑脓肿破裂等，均应在抗生素治疗的同时行剖腹探查术。可选用经腹或腹腔镜，原则上以切除病灶为主，年轻妇女保留卵巢功能，年龄大、病情较重、反复发作者行全子宫双附件切除。若盆腔脓肿位置低，可经阴道切开排脓。

5. 中药治疗　主要为活血化瘀、清热解毒，有银翘解毒汤、安宫牛黄丸等。

6. 随诊　病人随诊是盆腔炎治疗的重要内容，治疗开始的 24～48h 内进行疗效评价，如病情无改善或加重，应重新考虑诊断，而不是单纯更换抗生素。同时对患者的性伴侣进行检查，并按检查结果采取相应治疗。

二、慢性盆腔炎

慢性盆腔炎（chronic pelvic inflammatory disease）常由于急性盆腔炎未彻底治疗或者患者体质较差，病程迁延所致，但也有无急性盆腔炎史，如沙眼衣原体感染所致的输卵管炎。其主要病变为结缔组织增生，形成粘连，分泌液积聚。根据病变部位分为慢性子宫内膜炎、慢性子宫肌炎、慢性输卵管炎、输卵管积水、输卵管卵巢囊肿和慢性盆腔结缔组织炎。

【临床表现】

1. 慢性子宫内膜炎　表现为白带多，月经淋漓，老年者常合并继发宫腔积脓，表现为发热和阴道脓性分泌物，子宫球形增大有压痛，宫腔探针检查见脓液流出。

2. 慢性子宫肌炎　多有宫腔操作史，表现为下腹部隐痛，白带多，月经量多，检查发现子宫均匀增大，质软有压痛。

3. 慢性附件炎　包括慢性输卵管炎、输卵管积水、慢性卵巢炎多与慢性输卵管炎同时发生，进一步形成输卵管卵巢囊肿。临床上全身症状不明显，偶见低热，下腹坠胀，腰痛，月经后、性交后、劳动后症状更明显。也有很多患者除不孕外，无自觉症状。有时可有白带增多，月经不规则。检查发现子宫多有后倾，活动受限，两侧附件压痛明显，可触及条索状输卵管或不活动的囊性包块，呈腊肠样或葫芦形。

4. 慢性盆腔结缔组织炎　常在急性盆腔结缔组织炎治疗不彻底或炎症迁延所致。子宫两旁的结缔组织增生，阔韧带变厚，严重者子宫两旁呈扇形增厚，坚硬直达盆壁，形成冰冻骨盆。应与晚期盆腔恶性肿瘤鉴别。轻度慢性盆腔结缔组织炎一般无症状，重度者则有较严重的下腹坠胀，腰酸痛，性交痛，妇科检查发现子宫活动度差，多有后倾，活动受限，两侧的宫旁组织增厚触痛明显。三合诊可扪及增粗成条索状的宫骶韧带。

【诊断与鉴别诊断】

依据上述临床表现一般可以诊断，结合 B 超和腹腔镜检查可以确诊，尚需要与盆腔结核、子宫内膜异位症、宫外孕、卵巢肿瘤等鉴别。

【治疗】

本病在月经后期、性交后、重体力劳动后易于复发，患者需要注意休息，加强营养，增强体质。

1. *物理疗法* 促进盆腔局部血液循环，有利于炎症吸收和消退。常采用激光、短波透热、超短波、微波、药物离子透入等。

2. *封闭疗法* 宫旁两侧注射0.25%～0.5%普鲁卡因10ml，并加用青霉素80万U或庆大霉素8万U，隔日1次，8次为1个疗程。

3. *抗生素治疗* 对年轻需要保留生育功能者或急性发作者可采用，最好同时采用抗支原体、衣原体的药物。

4. *其他药物* 糜蛋白酶5mg或透明质酸酶1500U，肌注，隔日1次，10次为1个疗程。少数患者可发生过敏反应。

5. *手术治疗* 输卵管积水、输卵管卵巢囊肿均应手术切除，手术需要在急性炎症控制后进行，年轻需要保留生育功能者可行输卵管造口术，无生育要求者行患侧附件切除。对更年期以前妇女，术中尽量保留卵巢组织。

第二节 子宫内膜异位症

子宫内膜组织（腺体和间质）出现在子宫体以外部位时称为子宫内膜异位症（endometriosis）（简称内异症）。异位内膜最常见的种植部位是盆腔脏器和腹膜，其中以侵犯卵巢者最常见。该病一般仅见于生育年龄妇女，以25～45岁妇女多见。随着腹腔镜的推广应用，发现大量内异症早期并无症状，并且内异症的病变程度与临床症状不相符合。近年来，内异症发病率不断上升，治疗效果不太理想，复发率又相当高，成为妇科治疗难点。

【病因及发病机制】

本病的发病机制尚未完全阐明。

1. *种植学说* ①经血逆流：Sampson在1921年首先提出了子宫内膜经输卵管逆流进入盆腔，在腹膜、卵巢或其他部位种植，形成内异症。经血逆流种植学说的观点，不能完全解释盆腔外异位出现的全部现象。②淋巴管、血管播散：不少学者提出内异症如同恶性肿瘤可通过淋巴管、血管途径播散。

2. *体腔上皮化生学说* 认为体腔上皮有化生成子宫内膜组织的潜力。最常见的卵巢表面上皮、盆腔腹膜都是由化生潜能的体腔上皮分化而来，在炎性刺激及激素影响下，都可以发生内异症。

3. *诱导学说* 未分化的腹膜组织在内源性生化因素诱导下可发展成为异位内膜。

4. *免疫学说* 目前研究结果，内异症的发病与免疫关系极大，可能为免疫抑制与免疫失衡导致免疫失控所致。内异症早期IL-1，IL-6及INF等一系列细胞因子有利于内异症的发生。但至内异症晚期，则为免疫抑制，表现为巨噬细胞活性和NK细胞活性下降，促进异位内膜转移与发展。

【临床表现】

不同部位的异位内膜其临床表现各异，盆腔内异症常见的典型表现为：

1. 痛经　痛经是内异症的最主要症状，往往为继发性，呈进行性加重。发生在下腹部及腰骶部，并可放射至阴道、会阴、肛门及下肢，重者可出现恶心、呕吐及里急后重感，其疼痛症状与内膜异位的部位有关。疼痛程度与病变范围不一定成正比，卵巢子宫内膜异位囊肿，尽管囊肿相当大，但较少痛经。引起痛经的原因是由于异位内膜受雌激素影响增生、肿胀、出血，发病过程中往往合并盆腔炎症及前列腺素分泌增加，加重了痛经。

2. 不孕　内异症患者30%～40%伴有不孕，而不孕症患者中，30%～50%患有内异症。内异症造成不孕的常见原因为盆腔内组织广泛粘连，影响了输卵管的功能，甚至造成管腔阻塞。同时腹腔内环境的改变，如腹腔液中的白介素、巨噬细胞、前列腺素等增加，对受精、卵细胞分裂等生殖过程起阻碍作用，也是内异症造成不孕的重要因素。此外，卵巢巧克力囊肿可导致排卵障碍而致不孕。

3. 月经异常　卵巢内异症可影响排卵与黄体功能，可致功能性子宫出血的发生。可有经量增多、经期延长等，常合并子宫腺肌症。

4. 性交不适　内异症发生在子宫直肠陷凹、子宫骶骨韧带或致子宫后倾固定者，可影响性生活，致下腹痛与不适。

5. 大便坠胀　多发生在月经前或月经后，大便通过肛门时剧烈疼痛，平时亦有肛门坠胀感，为内膜异位在直肠附近时的典型症状。

6. 小便疼痛　周期性尿频，尿痛，或出现血尿，为内异症发生在膀胱附近的典型表现。

【辅助检查】

1. 超声检查　子宫直肠陷凹处可见不规则结节反射，典型卵巢巧克力囊肿表现为子宫的后方或侧方可发现囊壁厚，粗糙，囊内有漂浮的细小光带，有时分隔成多个小囊腔，各囊腔回声不一。

2. 免疫学检测　内异症病人特别是卵巢巧克力囊肿、盆腔粘连较重者血清CA125水平升高。抗子宫内膜抗体（EMAb）存在于内异症病人血液中，敏感性为56%～75%，特异性为90%～100%。

【诊断与鉴别诊断】

1. 诊断

（1）病史　痛经和不孕是异位症的主要症状。痛经多为继发，可轻可重，若呈进行性加重则更有诊断价值。卵巢巧克力囊肿破裂可引起急腹症，小的破裂可能经常发生，多自行愈合。

（2）妇科检查　子宫后位、固定，宫骶韧带或子宫直肠陷凹处触及单个或多个大小不等的硬结，有时肉眼观察到硬结呈紫蓝色，触痛明显。附件处触及囊性或囊实性肿块，一般不超过10cm大小，囊壁较厚，常与子宫或盆腔其他组织粘连，双侧多见。

（3）腹腔镜　为诊断内异症的有力手段，特别对轻度内异症，无典型临床症状，腹腔镜下可以确诊，并作临床分期。

2. 鉴别诊断 应与子宫肌瘤、附件炎、子宫腺肌病、卵巢恶性肿瘤和直肠癌等相鉴别。

【治疗】

内异症具有细胞增生及浸润的特点，且有很高的复发率和不断发生新病灶的机会，以致成为难治之症。内异症的治疗目的，在于去除病灶，减轻症状，促进妊娠（不孕症）、预防复发。治疗原则：根据病人年龄，病情变化，病变部位，浸润深度及对生育需求拟订治疗方案。由于内异症病情复杂，个体差异大，各家报道疗效相距悬殊，故在总的治疗原则下，应强调治疗个体化。

1. 药物治疗 适用于病情较轻、无卵巢巧克力囊肿或囊肿直径在5cm以内者。疗程一般在6~9个月，也可作为手术后的辅助治疗。

（1）假孕疗法 应用大剂量孕激素，抑制垂体-卵巢轴功能，造成高激素闭经，与孕期体内激素变化一样，故称假孕疗法。目前多采用高效孕激素长期服用，常用甲羟孕酮每日20~50mg，连续6个月，不良反应是阴道不规则出血，体重增加。

（2）丹那唑（Danazol） 是一种合成的17α乙炔睾酮的衍生物，具有轻度睾酮效应。在下丘脑-垂体水平抑制中期FSH、LH峰，亦直接作用于卵巢，卵巢功能受抑制，导致在位和异位内膜萎缩、闭经。常用剂量为400mg/d，分2~4次口服，月经第1天开始，持续3~6个月，如无效，可加至600~800mg/d，有效后再减至400mg/d。服药后疼痛常迅速减轻，对卵巢巧克力囊肿效果差。不良反应为毛发增多，痤疮等男性化反应，肝功能受损，转氨酶升高，严重者可出现黄疸。

（3）他莫西酚（Tamoxifen） 非甾体类的雌激素拮抗剂，可以与雌激素竞争雌激素受体，最大限度地抑制雌激素影响。他莫昔酚不抑制排卵，缓解痛经效果好，对年青希望生育的病人更合适。

（4）孕三烯酮（gestrinone） 为19去甲基睾酮衍生物，能抑制垂体FSH与LH的分泌，具有较强的抗孕激素能力，有中度抗雌激素作用，促使子宫内膜萎缩，闭经。由于用药剂量小，次数也少，不良反应少于丹那唑。

（5）促性腺激素释放激素激动剂（Gn-RHa） 是一种多肽激素。作用机制是大量GnRHa，使垂体细胞呈降调节反应，垂体促性腺激素分泌减少，造成体内低雌激素状态，此外GnRHa对卵巢亦有直接抑制作用，最终使子宫内膜萎缩，闭经，达到治疗目的。常用制剂：曲普瑞林（Triptorelin）、戈舍瑞林（Goserelin）、丙亮瑞林（Leprolide）等。不良反应是造成体内长期低雌激素状态，引起围绝经期症状及骨质丢失，而致严重骨质疏松症等，由此开始了反加疗法，也就是在使用GnRHa的同时，加用小剂量雌激素，常用结合雌激素（conjugated estrogens）。

（6）米非司酮（Mifepristom） 强效抗孕激素药物，主要用于抗孕、避孕方面，但同时造成子宫内膜萎缩，闭经，症状缓解。常用剂量为12.5~50mg/d，口服，3~6个月，后3个月可减半量。该药疗效好，不良反应小且价廉，因而有很好的应用前景。

2. 手术治疗 是治疗异位症的主要手段，但手术仍不能解决所有的内异症疼痛、包块与不孕的问题。手术可分保守性手术、半根治手术及根治手术三种。

（1）保守性手术 保留子宫和卵巢，仅切除内膜异位病灶，主要应用于年轻、症状明显、有生育要求者。保守性手术有下列几种：①腹腔镜手术，是手术治疗的最佳选择，对不孕患者，同时做输卵管通液，既可诊断又可治疗；②B超下做卵巢巧克力囊肿穿刺术；③剖腹保守手术，用于无腹腔镜手术条件，而且粘连严重的患者。剖腹手术分离粘连，剥除巧克力囊肿，尽可能保留正常卵巢组织，做输卵管通液术，为妊娠创造条件。

（2）半根治手术　可采取全子宫及一侧附件切除术，尽可能保留一侧正常的卵巢组织，适用于无生育要求的年龄较轻者，病情严重而药物治疗无效者或伴有子宫病变者。但一侧卵巢存在，仍有可能复发。

（3）根治手术　行全子宫及双侧附件切除术，达到根治目的。如粘连严重，可仅做次全子宫及双侧附件切除术，适用于年龄超过45岁近绝经期病人，而药物治疗无效者。

3. 药物与手术联合疗法　目前多数学者主张用腹腔镜手术，术后辅以药物治疗，可获得较为理想理结果。另一部分学者则认为首先用6个月药物，作为试验治疗，如有效可不必手术，如无效可立即手术，药物治疗后，腹腔内环境低雌激素变化，减少盆腔充血，有利于手术进行。且腹腔液量减少，纤维蛋白含量降低，使粘连易分离，并减少术后粘连，提高疗效。药物与手术联合治疗，具有良好的前景，但尚需做更多的积累研究。

4. 中医中药治疗　治疗原则是活血化瘀、疏肝理气、软坚散结、调整免疫功能。中成药丹莪合剂、复方雷公藤糖浆，此外相似的活血化瘀药物做保留灌肠治疗，均取得类似效果。

第三节　子宫颈癌

子宫颈癌（cervical cancer）是指子宫颈鳞状上皮和（或）腺上皮发生癌变，不仅占据上皮层，而且已突破基底膜侵犯间质及腺体组织。病因可能与过早性生活及多个性伴侣、多次结婚及多次分娩、人乳头瘤病毒感染（HPV16、18亚型）和宫颈病变（不典型增生）等有关。

【病理】

宫颈鳞状细胞癌最多见，约占80%，腺癌次之。

1. 宫颈上皮内瘤样病变（CIN）　包括宫颈轻、中、重度不典型增生和原位癌，宫颈鳞状上皮细胞分化不良，排列紊乱，核大深染，核分裂相异常，病变始于基底膜以上，如瘤变占据整个上皮层则为宫颈原位癌。

2. 宫颈浸润癌

（1）鳞状细胞癌　约占宫颈癌的74%，包括鳞癌、疣状鳞癌、梭形细胞鳞癌、鳞癌玻璃样变。

（2）腺癌　约占宫颈癌的15%～20%，包括宫颈管黏液腺癌、宫内膜样腺癌、浆液乳头状腺癌、透明细胞癌，中肾管腺癌。

（3）混合癌　约占8%～10%，包括腺鳞癌、黏液表皮样癌、腺样囊腺癌。

【临床表现】

1. 症状

(1) 阴道出血 初期表现为接触性出血，不规则阴道出血或绝经后出血，长期出血可导致贫血。

(2) 阴道分泌物增多 合并感染时阴道分泌物呈脓血或米泔汁样，混有坏死癌组织时呈现恶臭，内生型病灶如阻塞宫颈口形成宫腔积脓。

(3) 疼痛 晚期癌组织侵犯或压迫盆腔神经、大血管、输尿管等引起腰骶部痛，下腹痛，肾盂积水，外阴及下肢水肿。

(4) 邻近器官侵犯 侵犯膀胱则可出现尿频、尿痛、血尿、肾盂积水、尿毒症、肾功能衰竭；侵犯直肠可出现腹泻、血便、排便困难及肠梗阻。

(5) 远处器官受累 常见为肺或肝转移。

2. 体征 宫颈原位癌、镜下早期浸润癌，局部无明显病灶，宫颈光滑或为轻度糜烂，随病情进展，宫颈可出现不同形态的病灶。

(1) 外生型 癌组织向宫颈表面生长，呈乳头状，菜花状，质脆，易出血。

(2) 内生型 癌组织向颈管及周围组织浸润，向上蔓延可使宫颈增大，质硬，继而向宫颈旁浸润，盆腔淋巴结转移率高。

(3) 溃疡型 由于血供不足引起坏死，或继发感染癌组织脱落形成似喷火口状空洞。

(4) 颈管型 病灶隐蔽在宫颈管，侵入宫颈及子宫峡部供血层以及转移到盆壁的淋巴结。

【分期】

国际妇产科联盟（FIGO，2000年）修订：

0期：原位癌（浸润前癌）。

Ⅰ期：癌灶局限于宫颈（包括累及宫体）。

ⅠA期：肉眼未见癌灶，仅在显微镜下诊断。

ⅠA1期：间质浸润深度≤3mm，宽度≤7mm。

ⅠA2期：间质浸润深度>3至≤5mm，宽度≤7mm。

ⅠB期：临床见癌灶局限于宫颈，或显微镜下病变超过ⅠA2期范围。

ⅠB1期：临床可见癌灶最大直径≤4cm。

ⅠB2期：临床可见癌灶最大直径>4cm。

Ⅱ期：癌灶超出宫颈，浸润宫旁未达盆壁。累及阴道但未达阴道下1/3。

ⅡA期：无宫旁浸润。

ⅡB期：浸润宫旁。

Ⅲ期：癌肿扩散盆壁和（或）累及阴道下1/3，导致肾盂积水或无功能肾。

ⅢA：癌累及阴道下1/3，但未达盆腔。

ⅢB：癌已达盆壁，或有肾盂积水或无功能肾。

ⅣA：癌播散超出真骨盆或癌浸润膀胱黏膜或直肠黏膜。

ⅣB：远处转移。

【诊断与鉴别诊断】

1. 诊断 ①接触性出血及阴道排液；②宫颈癌变视诊可见癌肿、溃疡或空洞病灶；③宫颈细胞学检查阳性；④宫颈活检，在宫颈鳞柱交界区域多点活检；⑤宫颈管组织刮取术，适用于老年患者移行带上移宫颈管内者；⑥宫颈锥切组织物病理检查；⑦阴道镜检查，在放大6~40倍的状态下观察宫颈异常血管及组织；⑧静脉肾盂造影、膀胱镜与直肠镜、CT、MRI、淋巴造影可协助临床分期。

2. 鉴别诊断 需与子宫内膜癌、宫颈黏膜下肌瘤感染、宫颈结核、宫颈肉瘤、宫颈息肉等鉴别，分段诊刮与局部活检是主要的鉴别方法。

【治疗】

1. 手术治疗 手术治疗是早期宫颈癌的主要治疗方法，中晚期子宫颈癌采取放疗或手术与放射相结合的综合治疗。手术适用于Ⅰa~Ⅱb早期患者，无严重内外科合并证，无手术禁忌证，年龄不限，能耐受手术。对年轻患者应注意保留卵巢和阴道的功能。

ⅠA1：全子宫切除术，卵巢正常者应予保留；或可行宫颈椎切术。

ⅠA2~ⅡB：广泛性子宫切除术及盆腔淋巴结清扫术，卵巢正常者应予保留。

2. 放射治疗 可用于宫颈癌各期的治疗，主要用于中、晚期宫颈癌，不能耐受手术患者。

（1）术前放疗 适用于：①宫颈癌外生型>3cm；②ⅡA期阴道侵犯较多者；③高危组织类型如黏液腺癌，鳞腺癌，透明细胞癌；④病理分级Ⅱ级以上。

（2）术中放疗（intraoprative radiation therapy，IORT） IORT是指在手术直视下，放射线直接对准肿瘤部位、切除肿瘤后的残端和残存肿瘤部位与周围淋巴引流区域。预防性IORT最大剂量为20~25Gy，治疗性IORT最大剂量为25~30Gy。

1）主要适应证：①术中肉眼所见肿瘤未能彻底切除；②肿瘤中心性复发，未扩散至全身；③高危复发区在照射范围内；④无术前放疗史；⑤敏感性差的肿瘤；⑥肿瘤完全切除有困难。

2）主要禁忌证：①广泛转移、扩散；②肿瘤部位深操作困难或危及生命；③肿瘤病灶未完全在照射范围内；④全身情况差，有放疗禁忌证。

（3）术后放疗 用以补充手术不足，主要采取体外照射，适用于：①盆腔或腹主动脉旁淋巴结阳性者；②血管及淋巴管有癌栓且手术范围不够者，剂量给予40Gy。

（4）宫颈癌个体放疗 应根据病人具体情况和治疗设备调整放疗方案。

（5）不宜手术治疗的放疗 各期宫颈癌，不适宜手术的原位癌均可采用放疗。

3. 化疗 主要用于晚期或复发转移癌的治疗，也可作为手术或放疗的辅助治疗。

常用的有效药物有顺铂（DDP）、卡铂、环磷酰胺、异环磷酰胺、氟尿嘧啶（FU）、博来霉素（BLM）、丝裂霉素、长春新碱（IFO）等。一般采用联合化疗，可静脉或介入化疗。

其中鳞癌常用：①BVP方案：DDP 50mg/m^2，静滴，第1天，（先水化）；VCR 1mg，静推，第2天；BLM20 mg/m^2 静滴，第1~8天，每3周重复1次，共3个周期。②BIP方案：BLM16mg GN，1000ml，静滴，第1天，IFO 1ml/m^2，林格液500ml，第0、4、

8h（保护尿路）；DDP 50mg/m^2，静注，（水化利尿）第1天，每3周重复1次。

腺癌多用顺铂、异环磷酰胺加丝裂霉素或FU。

第四节 子宫肌瘤

子宫肌瘤（myoma of uterus）是由子宫平滑肌细胞或子宫肌层血管壁平滑肌细胞增生而形成的子宫良性肿瘤，为最常见的妇科良性肿瘤，多见于30～50岁。目前子宫肌瘤确切的发病原因并不明了，但临床及实验研究发现与雌激素、孕激素、生长因子（EGF和IGF）的刺激及某些遗传因素相关。根据肌瘤与子宫肌壁的关系分肌壁间肌瘤、浆膜下肌瘤和黏膜下肌瘤三类。

【病理】

1. 大体　为实质性球形，与周围组织有明显界限，可单个或多个生长，多个肌瘤融合时呈不规则形状，切面呈白色，漩涡状或编织状，质地较子宫为硬。肌瘤膨胀性的生长与肌壁间形成假包膜，肌瘤可因循环障碍发生各种退行性变，如玻璃样变、囊性变、黏液性变、脂肪样变、红色样变、钙化、感染、坏死等。

2. 镜检　梭形的平滑肌细胞大小均匀，排列成栅栏状或漩涡状，并嵌有不等量的纤维结缔组织，当纤维结缔组织明显超过平滑肌成分时，则称为肌纤维瘤，当肌瘤中肌细胞成分占绝大部分或全部时，胞核染色深，结构致密均匀，称为富于细胞性肌瘤。

3. 恶性倾向　肿瘤细胞核分数（MFC）≥10个/10HPF为诊断恶性的标准，凡MFC≤5/10HPF的子宫肌瘤，其生物学行为几乎都为良性，MFC为5～10/10HPF，则将这类平滑肌瘤命名为恶性倾向或交界性平滑肌瘤。

4. 恶性变　子宫肌瘤极少恶变为子宫肉瘤，肌瘤恶变率为0.41%，镜下特征：核分裂相≥10个/10HPF。

【临床表现】

1. 症状　主要与肌瘤生长部位、有无继发性改变有关。

（1）月经改变　最常见为月经量增多，经期延长或周期缩短，月经淋漓不净或不规则出血。

（2）腹部包块　多见于浆膜下肌瘤（子宫底或多发性肌瘤），可对膀胱或直肠产生压迫症状，阔韧带肌瘤可压迫输尿管引起肾积水，输尿管扩张。

（3）腹痛　浆膜下肌瘤蒂扭转，或黏膜下肌瘤刺激子宫，或肌瘤变性时常出现急腹痛并有呕吐，体温升高。

（4）不孕　发生率占子宫肌瘤的20%～30%，与肌瘤致宫腔变形或压迫输卵管使之扭曲有关。

（5）贫血　长期出血导致继发性贫血，严重时可发生贫血性心脏病。

（6）白带增多　子宫黏膜下肌瘤使子宫内膜面积增大，腺体分泌增加所致。

2. 体征　妇科检查发现子宫均匀增大或外形不规则，呈单个或多个结节状突起，表面光滑，质地硬；或在附件区扪及球形肌瘤与宫体相连或部分宫颈被肌瘤占据，其余宫颈唇被牵拉变薄平；子宫峡部肌瘤与宫颈肌瘤的区别是宫颈的大小形态正常。

【辅助检查】

1. B 型超声检查　经腹或经阴道超声显示肌瘤位置大小及子宫关系，肌瘤多呈低回声。

2. 宫腔镜检查　了解宫腔形态，对黏膜下突起占位病变，可同时刮取宫内膜送病理。

3. 腹腔镜检查　直视下观察子宫大小，肿瘤生长部位。

【诊断与鉴别诊断】

根据病史、临床表现及辅助检查诊断并不困难。

需与以下情况进行鉴别，如妊娠子宫，充盈膀胱，卵巢肿瘤，子宫内膜异位症，子宫腺肌瘤，子宫内膜癌，宫颈癌，盆腔炎性包块，子宫肉瘤等。

【治疗】

根据患者年龄，婚姻、生育情况、肌瘤大小、部位、症状轻重等，制定个体化处理方案。

1. 随访观察　对于有生育要求，子宫 <10 周，月经无明显变化者应每 3～6 个月复查 1 次，尤其近绝经期妇女，随访需注意子宫增长速度，肌瘤是否出现变性，如肌瘤增长过快，出现月经过多，压迫症状时应考虑进一步治疗。

2. 药物治疗　对肌瘤小、症状轻、围绝经期或不能耐受手术的妇女，可采用激素治疗；也有对较大肌瘤先行药物治疗，有利手术切除。

(1) 雄激素　具有对抗雌激素致子宫内膜萎缩作用，直接作用于平滑肌，使期收缩，减少出血。用法：甲基睾丸素 10mg，舌下含化，每日 1 次，每月服 20 天，3 个月为 1 个疗程；丙酸睾丸酮 50mg，于月经期每日 1 次，连用 3～5 天，每月总量不宜超过 300mg。

(2) 性腺激素释放激素激动剂（GnRHa）　抑制 FSH 和 LH 分泌，降低 E_2 至绝经水平，达到缩小肿瘤、抑制肿瘤生长的目的。适用于体积大的子宫肌瘤术前辅助用药，及肌瘤合并不孕，或近绝经期患者。用法：丙亮瑞林 3.75mg，皮下注射，间隔 28 天，使用 3 个月以上显效，肌瘤缩小可达 50%。

(3) 米非司酮（RU486）　可使子宫内孕激素受体 PR 水平降低，抑制子宫肌细胞的生长，特别适用于绝经前的肌瘤患者，不仅可控制肌瘤生长，而且可促发提前绝经，使瘤体继续缩小。每日 10～25mg，连用 3 个月，肌瘤体积缩小 20%～50%，并出现闭经与轻度潮热。

(4) 孕三烯酮　为人工合成的 19－去甲睾丸酮衍生物，具有较强的抗孕激素，雌激素及中度抗促性腺激素及轻度雄激素作用，用法：2.5mg 每周 2 或 3 次，用药后可出现体重增加，痤疮。

3. 手术治疗　是治疗子宫肌瘤最常采用的方法，应根据疾病个体选择手术方式。

(1) 手术指征　①较大的单个或多发性子宫肌瘤，子宫超过 2.5 个月妊娠大小，易发生变性；②引起月经过多，导致继发性贫血，药物治疗无效者；③肌瘤短期内增大迅速或绝经后肌瘤体积增大，疑有恶变者；④因肌瘤引起明显压迫症状者；⑤年轻不育妇女合并子宫肌瘤者；⑥特殊部位肌瘤，如宫颈部位，黏膜下或阔韧带内肌瘤。

（2）手术方式 根据患者，肌瘤大小生长部位及对生育要求而定：①肌瘤剥除术，黏膜下肌瘤蒂脱出宫颈口外者可选择经阴道肌瘤切除，对浆膜下，肌壁间肌瘤可经腹或腹腔镜下行肌瘤剥除术。②子宫切除术，适用于年龄超过40岁，有手术指征患者，对肌瘤较小，子宫<2个月妊娠，盆腔无手术粘连史，且阴道壁较松弛者可经阴道行全子宫切除术，或选择腹腔镜辅助下的经阴道全子宫切除，对于较大的子宫肌瘤或特殊部位的肌瘤应选择经腹全子宫切除。

4. 介入栓塞治疗 子宫动脉栓塞术（UAE）通过髂内动脉插管，选择性地将栓塞剂注入子宫肌瘤供血区血管，使肌瘤局部供血障碍，有效控制肌瘤生长，适用于年轻有生育要求的壁间或黏膜下子宫肌瘤患者。

第五节 卵巢肿瘤

卵巢肿瘤是常见妇科肿瘤，卵巢癌发病率在生殖道恶性肿瘤中占第二位，但死亡率却位居榜首，由于卵巢癌发病隐匿，早期诊断困难，确诊时70%已属临床晚期，目前晚期卵巢癌患者的5年生存率只有30%~50%。卵巢组织复杂，肿瘤种类很多，原发性卵巢肿瘤分为上皮性肿瘤、生殖细胞肿瘤、性腺间质细胞肿瘤及非性腺间质细胞肿瘤，每类中又分为良、恶性肿瘤，上皮性肿瘤中还有交界性瘤。

一、良性卵巢肿瘤

以浆液性囊腺瘤、黏液性囊腺瘤及成熟性畸胎瘤最常见。

【诊断与鉴别诊断】

1. 诊断

（1）发生于任何年龄，多无症状，少数因为自觉腹部肿块或腹痛（肿瘤蒂扭转或破裂）起病。

（2）较大肿瘤产生压迫症状，少数良性瘤伴有胸、腹水（Meig综合征）。

（3）如肿瘤分泌激素，可有月经异常。

（4）妇科检查 良性肿瘤边界清楚，表面光滑，活动，囊性或囊实性，无压痛，子宫正常，如蒂扭转则以蒂部压痛明显，如肿瘤破裂则边界不清。

2. 鉴别诊断 应与以下疾病相鉴别：充盈的膀胱或妊娠子宫；卵巢生理性囊肿；卵巢子宫内膜异位囊肿；浆膜下子宫肌瘤；结核性包裹积液或腹水。

【治疗】

手术切除。剖腹探查术中为明确诊断尚需要术中冰冻切片排除恶性。对年轻单侧肿瘤患者，应行患侧卵巢囊肿剥离或卵巢切除；双侧囊肿，争取行囊肿剥离，尽量保留卵巢组织；成熟性畸胎瘤无论单侧或双侧，均行肿瘤剥离，单侧者术中对侧剖视。45岁以上患者不考虑保留对侧正常卵巢。术中注意防止肿瘤破裂。

二、原发性卵巢恶性肿瘤

起源于卵巢上皮-间质细胞，卵巢性索-间质细胞，原始的生殖细胞及卵巢髓质的恶性肿瘤，统称为原发性卵巢恶性肿瘤。

【病因】

1. 遗传因素 卵巢癌具有家族聚集性，家庭性卵巢癌综合征（HOCS）的易感基因是 BRCA1，家庭性卵巢癌主要发生于上皮性卵巢癌，尤以浆液性囊腺癌多见。

2. 内分泌因素 初潮年龄早 <12 岁，绝经年龄延迟 >52 岁，不孕症和低产次以及长期服用促排卵药是卵巢癌发生的重要高危因素。哺乳和口服避孕药使卵巢不排卵或排卵减少，对卵巢癌的发生有一定保护作用。绝经后使用雌激素替代治疗有发生卵巢癌的危险。

3. 环境因素 吸烟、工业粉尘、接触滑石粉等致癌物质可能通过细胞胞饮作用进入卵巢上皮细胞中，而导致卵巢上皮、间质功能紊乱，为卵巢癌危险因素之一。

4. 癌基因与抑癌基因 目前已知的癌基因 k－ras、c－myc 和 c－erb B－2 的激活，抑癌基因 p53 和 p16 的失活均与卵巢癌的发生有关。

【病理】

在人体肿瘤中，卵巢肿瘤的病理类型最为繁多且复杂，其中上皮性癌占绝大多数 85%～90%，平均年龄 59 岁，其次为卵巢生殖细胞肿瘤，约占卵巢肿瘤的10%～15%。

1. 上皮性肿瘤 主要包括浆液性囊腺癌、黏液性囊腺癌、子宫内膜样癌、透明细胞癌。

2. 生殖细胞肿瘤 包括无性细胞癌、未成熟畸胎瘤、内胚窦瘤、性索－间质细胞瘤。

【转移途径】

卵巢恶性肿瘤的转移途径有局部浸润、直接种植、淋巴转移与血行转移，其中以直接播散和淋巴转移为主。

1. 直接播散 卵巢癌最常浸润部位为膀胱、直肠、乙状结肠、回盲部及子宫输卵管等邻近脏器，腹水中脱落癌细胞形成膈肌下肝脏表面及腹膜脏器浆膜面的广泛种植和转移。

2. 腹膜后淋巴转移 早期卵巢癌，也有约 10%～20% 出现腹膜后淋巴结转移。

3. 血行转移 多发生于Ⅲ～Ⅳ期患者，其中以肝、肺等处转移较多见。

【临床表现】

1. 内分泌紊乱 卵巢性腺间质肿瘤及部分上皮性肿瘤，由于肿瘤细胞，间质组织能合成并分泌雌激素，使患者表现为内分泌障碍，在青春期前，出现性早熟，生育年龄妇女月经不调，不规则阴道出血，在绝经后妇女出现阴道出血，在卵泡膜细胞瘤，卵巢支持间质细胞瘤由于雄激素分泌而表面为男性化体征。

2. 腹部包块 肿瘤增大超出骨盆腔时，可在下腹部触及一活动无压痛肿物，当肿瘤增大迅速，占据整个腹腔时患者能出腹胀、尿频、便秘、气促及双下肢水肿等症状。

3. 消化道症状 表现为腹胀、食欲减退、便血，严重者可发生肠梗阻，多由于肿瘤巨大压迫肠道，或肿瘤侵犯肠道。

4. 恶病质 晚期表现为消瘦、免疫功能低下、多脏器功能衰竭等。

【辅助检查】

1. *B超* 通过超声判断肿瘤大小囊性或实性包膜是否完整，囊内回声，有无乳头与子宫关系，有无腹水，阴道超声可显示同步盆腔解剖结构和肿瘤内血管分布是否丰富及血流特点，肿瘤组织中新生血管大量形成，血管阻力明显下降，对卵巢恶性肿瘤诊断的特异性和敏感性高。

2. *CT扫描* 在确定肿瘤复发，鉴别腹腔内肿瘤与腹膜后肿瘤判断盆腔或主动脉旁淋巴结肿大方面具有较大的优势。但对<2cm瘤灶不分辨对早期诊断不满意。

3. *磁共振（MRI）* 可特异性地诊断畸胎瘤，还可用于确定手术残存病灶及肿瘤复发，作为评价疗效的监测指标。

4. *肿瘤标志物* 多种血清标记物的联合检测

（1）CA125 是卵巢上皮性癌的重要指标，浆液性囊腺癌阳性检测率在80%以上，CA125测定还可作为治疗及随访的监测指标。但CA125在子宫内膜异位症、子宫肌瘤、卵巢良性肿瘤、盆腔结核、急性盆腔炎等疾病中均会出现不同程度升高，故应与阴道超声联合检测。

（2）甲胎蛋白（AFP） 是检测卵巢生殖细胞肿瘤的重要指标，绝大多数内胚窦瘤的AFP极度升高。

（3）癌胚抗原（CEA） 黏液性囊腺癌CEA常常升高。

（4）绒毛膜促性腺激素（hCG） 卵巢绒癌含有或绒癌成分的生殖细胞肿瘤患者血中HCG异常升高。阳性界值血清B亚单位值<3.1ng/ml。

5. *腹腔镜检查* 为卵巢癌早期诊断的可靠方法，对性质不明的盆腔包块能通过腹镜检查，了解肿块大小与性质，还可对多处组织做活检，吸取腹腔液体做细胞学检查，观察腹膜、膈下及脏器表面，以作出正确诊断分期及制定治疗方案。

【诊断】

1. *全身检查及妇科检查* 发现附件肿块、大小、活动度及与周围脏器关系，有无淋巴结肿大，肝脾大小，有无移动性浊音。

2. *细胞学检查* 阴道后穹窿细胞涂片及腹水瘤细胞检查阳性或查见核异质细胞。

3. *辅助检查*。

【治疗】

卵巢恶性肿瘤的治疗应采取以手术为主的综合治疗，在辅助治疗中化疗是重要的治疗手段，另外还可辅以放射治疗、生物治疗及内分泌治疗。

1. *治疗原则及方法选择* ①必须通过手术获得明确的手术分期及组织学分类。②应尽最大努力将肿瘤完全切除达到理想的减瘤术或最小的残余肿瘤。③Ⅰa期高分化（G_1）或交界性瘤术后并非必须辅以化疗，但应定期随访。④各期别的中，低分化癌（G_2，G_3）及Ⅰb期以上者应采用术后化疗。⑤通常选择含铂类药物的联合化疗作为一线化疗。⑥化疗要注意规范、及时、足量、全程的原则。⑦对年轻，要求保留生育功能的生殖细胞肿瘤患者可施行单侧附件切除或减瘤术，术后选用PVB或VAC化疗方案。⑧无性细胞瘤复发或残余病灶局限者可采用术后放疗。⑨复发的卵巢恶性肿瘤估计可切除时，可施行二次肿瘤细胞减灭术，若能达到残瘤灶<2cm，术后配合二线化疗可延长

生存期。⑩复发的卵巢恶性肿瘤对铂类耐药者可选用 Taxol，HMM，IFO 及 TPT 作为二线化疗，若为铂类敏感者可再用以铂类为主的联合化疗。

2. *手术治疗* 手术原则与范围：卵巢恶性肿瘤的手术应尽力切除原发病灶及转移瘤，称为细胞减灭术（cytoreductive surgery），术后残存肿瘤直径≤2cm 者称为理想手术，>2cm 称为亚理想手术，手术范围应包括全子宫、双附件、大网膜，阑尾切除，在能清除全部肿瘤灶同时，可行盆腔淋巴结及主动脉旁淋巴结活检或清扫术，对于极早期（Ⅰa）卵巢癌，高分化或交界性肿瘤的年轻患者，经过认真检查排除其他部位病变者，可施行患侧附件及大网膜切除术，生殖细胞肿瘤对化疗较敏感，患者年龄亦较年轻，即使晚期者也可采用患侧附件切除或病灶切除术，以保留生殖内分泌功能与生育功能。放射免疫导向手术的逐步开展将可帮助术者进行手术分期并指导手术。

3. *化学治疗* 卵巢癌的化疗应建立在手术彻底切除肿瘤的基础之上，并根据肿瘤的临床与手术分期，肿瘤的病理类型，分化程度等。

（1）常用的化疗方案

1）卵巢上皮性癌：目前首选以顺铂为主的联合化疗，顺铂加环磷酰胺（CP）或顺铂加环磷酰胺加阿霉素（CAP）方案。对晚期卵巢癌及复发癌首推 TP 方案，铂类和紫杉醇治疗失败后，采用和美新的主观缓解率为 13.7%。

2）生殖细胞性肿瘤：常用方案有长春新碱加博来霉素加顺铂（VBP），博来霉素加足叶乙苷加顺铂（BEP），长春新碱加更生霉素加环磷酰胺（VAC）方案。

3）性索间质细胞瘤：可参照以上的化疗方案。

（2）化疗途径及期限 化疗途径应以全身化疗为主（静脉或口服），也可配合腹腔化疗及动脉插管栓塞化疗。关于化疗的期限，上皮性癌往往需要 6～8 个疗程，生殖细胞性肿瘤则为 3～6 个疗程。疗程的多少还与采用的化疗方案及剂量有关。剂量偏小的则需较多的疗程。

4. *放射治疗* 在卵巢恶性肿瘤中，无性细胞对放疗最敏感，颗粒细胞属中度敏感，而上皮性癌不主张以放疗作为主要辅助治疗手段，但在Ⅰc 期，或伴有大量腹水者经手术仅有细小粟粒样转移灶或肉眼看不到的残留病灶，可予以放射性核素腹腔内注射以提高疗效，减少复发。

5. *激素治疗* 卵巢癌的内分泌治疗适用于 ER、PR（+）者，仅能作为化疗的辅助治疗及复发癌、耐药病例的姑息治疗。他莫昔酚对铂类耐药卵巢癌有一定作用。

第六节 月 经 失 调

功能失调性子宫出血

功能失调性子宫出血（dysfunctional uterine bleeding，DUB），简称功血，系指排除全身或生殖道器质性病变，而由于下丘脑－垂体－卵巢－子宫（HPOU）轴功能失调引起的子宫内膜异常出血，一般分为无排卵性和排卵性功血两大类。

【病因】

1. 全身性因素　包括不良精神创伤、应激，营养不良，内分泌和代谢紊乱（如缺铁性贫血，再生障碍性贫血，血液病和出血性疾病，糖尿病，甲状腺和肾上腺疾病）。

2. HPOU 轴功能失调　包括生殖激素释放节律紊乱，反馈功能失调，排卵和黄体功能障碍。

3. 子宫和子宫内膜因素　子宫内膜出血自限机制缺陷，包括螺旋小动脉，微循环血管床结构和功能异常，内膜甾体受体和溶酶体功能障碍，局部凝血机制异常，和前列腺素 TXA_2、PGI_2 分泌失调。

4. 医源性因素　包括甾体类避孕药，宫内节能器干扰正常 HPOU 轴功能。某些全身性疾病的药物可经神经内分泌机制影响正常月经功能。

【临床表现】

1. 无排卵性功血　依年龄分为两组。

（1）青春期功血　见于初潮后少女，由于 HPOU 轴不成熟，以及与卵巢间的周期性反馈作用未能稳定建立，卵泡虽发育但无排卵也无黄体形成。临床表现为：初潮后月经稀发，短时停经后突发不规则性月经过多，经期延长，淋漓不止，而致严重贫血。

（2）围绝经期功血　更年期卵巢开始萎缩，雌激素分泌少，对垂体的促性腺激素感应性下降，卵泡虽发育但无排卵，子宫内膜由于缺乏孕激素作用，常呈增殖期改变。临床表现为：月经频发，周期不规则，经量过多，经期延长。严重者不规则月经过多、崩漏和严重贫血。内膜活检多呈现不同程度的内膜增生过长。

2. 排卵性月经失调　多见于育龄期妇女，患者有排卵但黄体功能异常。常见两种类型：

（1）黄体功能不足　黄体期孕激素分泌不足或黄体过早衰退，一般表现为月经周期缩短。可合并不孕和早期流产，内膜病理为分泌期内膜腺体呈分泌不良。

（2）子宫内膜不规则脱落　黄体发育良好，但萎缩过程延长，即黄体不能在 3～5 天内完全衰退，表现为月经周期正常，但经期延长，长达 9～10 天，且出血量多，病理常表现为经期第 5～6 天仍见到混合型子宫内膜。

【辅助检查】

辅助检查目的是了解卵巢功能（排卵和黄体功能）和子宫内膜组织病理变化。

1. 诊断性刮宫　欲监测排卵应于月经前 1～2 天或行经后 6h 内诊刮。欲确定黄体功能出障碍类型，则应于行经第 5 天后诊刮。诊刮必须彻底全面，尤应注意两侧宫角部，刮出物全部送检。

2. 排卵和黄体功能监测　①基础体温（BBT）：双相型典线提示排卵，高温相缩短（<8 天）或不稳定见于黄体功能障碍。单相型曲线提示无排卵。②阴道细胞学和宫颈黏液功能（数量、黏稠度、拉丝度和结晶型）检查：评估排卵和黄体功能。③雌孕激素水平及甲状腺功能测定。④超声检查：观察卵泡发育、排卵和黄体情况，并排除生殖器或盆腔肿瘤。⑤宫腔镜检查：在诊断宫腔息肉、黏膜下肌瘤有确诊价值。

3. 血液常规和凝血、纤溶功能检查　包括血红蛋白、红细胞、白细胞计数，血细胞比容、出凝血功能检查，必要时骨髓穿刺检查。

4. 肝、肾功能检查。

【诊断与鉴别诊断】

1. 诊断　排除生殖道器质性病变，确定功血的病因，病理和临床分型。

(1) 病史　仔细询问个人发育史和月经史，婚否，孕产次，分娩经过。一般健康情况，有无慢性肝病、血液病、代谢性疾病等。

(2) 查体　注意全身营养状况，有无贫血、皮肤黏膜黄染、出血倾向、血压、脉搏等。

(3) 妇科检查　出血期间应消毒检查，未婚者肛查，需除外与妊娠有关的出血、炎症、肿瘤引起的出血。

2. 鉴别诊断　目的在于排除器质性病变引起的异常子宫出血，如血液病、内分泌疾病、肝脏疾病、系统性红斑狼疮、各种流产、异位妊娠、葡萄胎、生殖道炎症、肿瘤、创伤出血、放置宫内节育器及神经系统肿瘤、精神创伤、应激、营养不良等。

【治疗】

1. 无排卵型功血的治疗　青春期无排卵功血以促排卵，建立规律月经，避免复发为原则。更年期无排卵功血，则以遏制子宫内膜增生过长，诱导绝经，防止癌变为重点。

(1) 止血

1) 刮宫：诊刮时可了解宫腔大小，有助于鉴别诊断。对于病程较长的已婚育龄期或围绝经期病人，应常规使用。刮宫后使用抗炎及小剂量雌激素制剂，帮助内膜修复。

2) 大剂量雌激素止血：应用大剂量雌激素能快速促进内膜增生，修复创面而止血，只适用于青春期未婚病人及血红蛋白 <60 ~ 70g/L 时。一般采用苯甲酸雌二醇 2 ~ 3mg 肌注，1 次/6 ~ 8h，经 3 或 4 次注射（24 ~ 36h）流血停止后减量。即每 3 天递减 1/3 剂量至 1mg/d，改为口服，累积用药 20 天左右，再加服甲羟孕酮，10 ~ 12mg/d，7 ~ 10 天，子宫内膜全部脱落血止。

3) 孕激素内膜脱落法：即药物刮宫法。适用于少量淋漓出血、近期无大量出血且血红蛋白 >60 ~ 70g/L 的病人。给病人以足够量的孕激素使增生的内膜转变为分泌期，停药约 2 ~ 3 天后内膜规则脱落，在内源性雌激素的影响下，内膜修复而止血。常用的方案为肌注黄体酮 20mg/d，连续 5 天，可促内膜同步分泌期改变。为了减少撤退出血量，可配伍丙酸睾丸酮。

4) 长期孕激素内膜萎缩法：长期服用孕激素促进增殖或增生的内膜同步性分泌化，进而使内膜萎缩，首先起止血作用；同时在孕激素的长期刺激下，腺体萎缩，间质蜕膜样变，内膜变薄。停药后出现集中性内脱剥脱，出血量可大大减少。此法适用于育龄期或绝经过渡期病人，血红蛋白 <60 ~ 70g/L 近期刮宫已除外恶性情况者，血液病病人。常用药物包括炔诺孕酮、炔诺酮、甲地孕酮、甲羟孕酮等。

5) 雄激素：能减少盆腔充血和增强子宫肌张力并减少出血量，但不能缩短出血时间和完全止血。青春期少女禁止应用。常用药物包括丙酸睾丸酮和甲基睾丸素。

6) 止血药：目的在于改善血小板功能，缩短凝血时间，降低血管脆性和通透性，改善微循环，刺激造血。常用药物包括止血敏、卡巴克络、维生素 K 等。

7）抗纤溶药物：①抗纤溶药物：目的在于抗纤维蛋白溶解并抑制纤溶酶原激活因子。常用药物包括氨基已酸（EACA）、止血芳酸、止血环酸等。②前列腺素合成酶抑制剂：吲哚美辛、甲灭酸、氯灭酸。③凝血因子和输血：如纤维蛋白原、血小板和新鲜血液输入。中药三七、云南白药也有良好止血效果。宫缩剂无明显止血效果。

（2）调节周期，巩固疗效，防止复发　系在止血治疗的基础上，模拟生殖激素节律，以雌－孕激素人工周期疗法，促使子宫内膜周期发育和脱落，改善 HPO 轴反馈功能，停药后可出现反跳性排卵和重建规律月经。

1）全周期疗法：①雌－孕激素序贯疗法：适用于青春期功血。于月经周期第 5 天开始，口服已烯雌酚 0.5～1mg/d，或后 5 天加注黄体酮 20mg/d，3 个周期为 1 个疗程。②雌－孕激素合并疗法：适用于育龄和更年期功血，内膜增生过长，月经过多者。口服避孕药 1 号或 2 号片（全量或半量片）从月经周期第 5 天服 1 片/天，连服 22 天，共 3 个周期。

2）后半周期疗法　从月经周期的第 15～24 天（后半周期），每天口服或肌注雌－孕激素共 10 天。

（3）排卵治疗　适用于青春期无排卵性功血及育龄妇女功血希望生育者。促排卵治疗可从根本上防止功血复发。常用方案有：①氯米酚（CC）－HCG；②HMG－HCG；③GnRHa 脉冲疗法等。

（4）手术治疗　采用高热或冷冻或激光破坏内膜。适用于内膜腺瘤样增生、不典型增生的近绝经期妇女或激素治疗无效或反复发作者。必须由能很好掌握宫腔镜检查与治疗技术者进行操作，可避免因功能性出血而进行不必要的子宫切除手术。

2. 排卵性功血的治疗　原则是抑制月经过多，促进黄体功能，调整周期，防止复发。一般症状较轻治疗效果较好。

（1）黄体功能不全者　可在经前 8～12 天肌注黄体酮 10～20mg/天，5～7 天或口服甲羟孕酮 8～12mg/d，口服 10 天。

（2）短效口服避孕药　于月经第 5 天开始服用，1 片/天，连用 22 天，治疗 3 个疗程。

（3）手术治疗　对药物治疗无效、无生育要求的患者，可采用手术切除子宫、经宫腔镜采用激光、冷冻、微波或电凝的方法切除子宫内膜。

第七节　围绝经期综合征

围绝经期指从接近绝经出现与绝经有关的内分泌、生物学和临床特征起至绝经 1 年内的期间。绝经指月经完全停止 1 年以上。围绝经期妇女约 1/3 能通过神经内分泌的自我调节达到新的平衡而无自觉症状，2/3 的妇女可出现一系列性激素减少所致的症状，称为围绝经期综合征。

【临床表现】

1. 月经紊乱　月经周期不规则，长期无排卵性出血及月经突然停止。

2. 自主神经系统功能障碍　主要包括潮热、出汗、眩晕、头痛、手指麻木、感觉异常、失眠等。

3. *精神症状和情绪变化* 包括情绪不稳定、神经质、激动、易怒、抑郁、记忆减退、工作能力下降、甚至企图自杀。

4. *泌尿生殖道改变* 萎缩性膀胱炎表现为排尿紧迫、尿失禁、尿频、常伴泌尿系感染。萎缩性阴道炎常有外阴干燥、性交困难。

5. *心血管系统改变* 易发生高血压，血压易波动，动脉粥样硬化和冠心病的发病率明显升高。

6. *皮肤变化* 表皮变薄、干燥、老年斑、皮肤瘙痒症。

7. *骨矿含量改变及骨质疏松* 绝经后女性骨质含量丢失的速度明显加快，尤其在绝经后3～7年内，容易导致骨质疏松甚至骨折。

【诊断与鉴别诊断】

上述一种以上临床表现，实验室检查血FSH＞40IU/L，E_2＜150pmol/L，即可诊断。

如果没有典型的潮热症状，诊断需首先排除器质性病变：①甲状腺功能亢进症；②冠心病；③抑郁症；④类风湿性关节炎。

【治疗】

（1）心理治疗。

（2）加强体质锻炼，注意营养和保健。

（3）一般药物治疗 镇静剂如地西泮片可减少潮热发作频率及用于失眠较重的病人；谷维素有助于调节自主神经功能。

（4）激素替代治疗 以补充雌激素最关键。

1）HRT的禁忌证 妊娠、严重肝病、胆汁淤积性疾病、血栓栓塞性疾病、原因不明的子宫出血及雌激素依赖性肿瘤病人应视为禁忌。

2）HRT的用药方式 包括单用雌激素、雌孕激素联合、单用孕激素、合用雄激素四种。目前主张雌孕激素联合治疗以预防诱发子宫内膜增生过长、子宫内膜癌和乳腺癌。

3）HRT的常用药物 常用雌激素有结合雌激素（conjugated estrogens）、维尼安、补佳乐、诺更宁；孕激素包括炔诺酮、醋酸甲羟孕酮等；利维爱兼具有雌、孕激素和雄激素作用。

4）不良反应和危险性 ①子宫出血：HRT治疗时的异常出血。②性激素不良反应：雌激素剂量过大可引起乳房胀痛、白带多、头痛、水肿、色素沉着等；孕激素不良反应包括抑郁、易怒、乳房胀痛、水肿。③子宫内膜癌：单一雌激素长期应用使子宫内膜癌和子宫内膜增生过长，危险性增加6～12倍。④乳腺癌：长期用药10～15年以上，是否增加乳腺癌的危险性尚无定论。

第八节 妇产科内分泌治疗概述

内分泌治疗是妇产科治疗学的重要组成部分。女性生殖功能具有独特的生理特征——周期性，受中枢神经系统，特别是下丘脑和垂体、性激素的调节，是人体中最复杂的调控系统之一。下丘脑－垂体－卵巢轴间的精密协调、相互制约、互为因果，促成正常妇女生殖过程的周期性特征，是生殖内分泌的核心；应用自然或人工合成的性腺激素和药物来纠正、恢复妇女生殖功能，治疗月经异常和妇产科内分泌性疾病，对提高妇产科的临床诊治水平有很大的意义。内分泌学与妇科肿瘤也有着密切而复杂的关系，有证据提示子宫内膜癌、子宫肌瘤的发展与雌激素和促性腺激素的持续刺激有关，对抗上述激素的作用有阻止肿瘤发展的作用，肿瘤细胞具有某种性激素的特异受体，使应用激素治疗肿瘤成为可能。另一方面，生殖系统肿瘤尤其是卵巢的肿瘤，能分泌多种性激素及其他激素，可成为诊断和监测肿瘤的生物标记物。以下将分别予以介绍。

1. 促性腺激素释放激素（GnRH） GnRH 由下丘脑弓状核神经细胞向垂体门脉脉冲释放的，调节垂体前叶促性腺激素的正常释放。GnRH 是由 9 种不同类型的氨基酸所组成的十肽，由于其半衰期短，目前临床应用的是人工合成制剂（GnRHa），根据时效的长短、给药的途径可分为两类：短效 GnRHa，包括布舍瑞林、那法瑞林、阿拉瑞林；长效 GnRHa，包括戈舍瑞林、亮丙瑞林和达菲瑞林。小剂量、脉冲性 GnRHa 可促进排卵，以治疗闭经和无排卵性不孕；超短期 GnRHa 脱敏控制卵巢过度刺激；大剂量、长期 GnRHa 可消耗效应器官组织中的本身受体而产生功能抑制状态，可用于治疗子宫内膜异位症、子宫肌瘤。

2. 垂体促性腺激素（GnTH） 垂体前叶分泌 7 种激素包括生长激素、催乳素、促肾上腺皮质激素（ACTH）、促甲状腺激素（TSH）、卵泡刺激素（FSH）、黄体生成素（LH）。GnTH 直接参与调节控制卵巢功能，包括卵泡的生长发育、排卵、黄体形成和性腺激素的合成、分泌。GnTH 的药物种类包括人绝经期尿促性腺激素 HMG，人绒毛膜促性腺激素 HCG，和纯化促卵泡素 FSH。

3. 催乳素及抗催乳素 催乳素 PRL 是由垂体前叶分泌，在生理条件下对乳腺的功能影响较突出，哺乳期控制乳汁分泌，同时也对女性生殖功能起重要调节作用，参与黄体期卵泡颗粒细胞对激素的反应性。高泌乳素血症可引起闭经或无排卵，服用溴隐停为首选治疗。

4. 卵巢甾体激素 卵巢合成及分泌的甾体激素包括雌激素、孕激素和雄激素。雌激素不仅具有促进和维持女性生殖器官和第二性征的生理作用，还对机体的代谢、心血管系统、骨骼的生长和皮肤的等都有显著的影响。孕激素在雌激素作用的基础上保证受精卵的着床和维持妊娠，对机体代谢的影响是与雌激素拮抗。雄激素一般作为雌激素的拮抗物对女性的性器官发挥作用。

雌激素类药物制剂大致分为天然雌激素、半合成雌激素和合成雌激素，主要包括苯甲酸雌二醇、结合雌激素（conjugated estrogens）、尼尔雌醇、炔雌醇、炔雌醚、丙烯雌烯三醇；孕激素制剂有孕酮、甲羟孕酮、醋酸甲孕酮、甲地孕酮、炔诺酮、孕三烯酮；雄激素制剂有丙酸睾丸酮、甲基睾丸素、达那唑、苯丙酸诺龙、羟甲烯龙。性激素的应用范围极广泛，其中黄体酮试验、雌激素试验用于诊断性应用；治疗性应用包括青春期功血、人工周期疗法、经前期紧张综合征、子宫内膜异位症、月经的推迟或延迟、用作避孕、激素替代治疗。另外对于组织分化好、雌孕激素受体阳性的子宫内膜癌病人应用孕激素－甲孕酮或联合他莫昔酚均取得较好疗效。

5. 抗雌激素、孕激素、雄激素及抗生育药物 抗雌激素主要包括氯米芬和他莫昔芬，前者主要用于促进排卵，适用于有一定雌激素水平的排卵障碍者；他莫昔芬TAM是一种非甾体抗雌激素药物，可竞争性的与靶细胞内的雌激素受体结合，致使靶细胞对雌激素敏感性下降，从而对雌激素产生拮抗作用，可用于乳腺癌、子宫内膜癌、子宫内膜异位症、功能性子宫出血伴内膜增生过长、子宫肌瘤等妇科性激素依赖性疾病和肿瘤有效。

抗孕激素药物主要指米非司酮，在分子水平上与内源性孕酮竞争结合型受体，具有催经止孕、中晚期妊娠引产、子宫肌瘤和异位妊娠的治疗。

抗雄激素药物主要治疗女性高雄激素血症相关的疾病如多囊卵巢综合征、卵泡膜细胞增殖症和许多分泌雄激素的卵巢肿瘤，临床中常用药包括醋酸赛普隆、螺内酯、西咪替丁。

抗生育药物棉酚抑制卵泡发育和成熟，使子宫肌层和内膜萎缩，用于子宫内膜异位症、绝经过渡期功能性子宫出血和子宫肌瘤的治疗。

6. 前列腺素 与女性生殖生理和生殖内分泌有关的前列腺素PGs有关的是PGE_2、PGF_{2a}、前列环素PGI_2和血栓烷TXA_2。PGE_2、PGF_2均可引起非孕期子宫肌层的强烈收缩，PGs的升高可引起子宫内膜的剥脱和出血，同时促进宫颈的成熟。米索前列醇、卡前列甲酯栓是临床常用的合成前列腺素，联合米非司酮用于抗早孕、中止中期妊娠；而单用米索前列醇、卡孕栓用于足月妊娠的引产或促进宫颈成熟。

（李卫平 张 珠）

第九篇　儿 科 疾 病

第三十五章

概　述

儿科学是一门研究小儿生长发育、疾病预防和治疗的医学科学。儿科学的任务简单地讲就是防病和治病。儿科学的主要研究内容分为以下三部分。

1. 发育儿科学　研究小儿生长发育（包括体格发育、神经心理发育）的规律及其影响因素，并早期干预异常发育，使其身心正常发展。

2. 预防儿科学　狭义的预防儿科学是指从出生开始的预防接种，如卡介苗、乙肝疫苗、麻疹疫苗等。而广义的预防儿科学则是指诸如：加强营养，按时添加辅助食品；锻炼身体，增强体质，提高机体免疫力；先天遗传代谢性疾病的早期筛查和处理；以及对情绪障碍、身心疾病和某些精神疾病的预防。

3. 临床儿科学　是研究从胎儿娩出到青少年时期，各种疾病的发生发展规律、临床诊断与治疗以及提高治愈率、好转率，降低死亡率、致残率，提高生命质量的实用科学。

第一节　小儿年龄分期

1. 胎儿期　从受精卵形成到胎儿娩出称为胎儿期，共 40 周。胎儿的周龄即是胎龄。此期医疗保健的要点是加强孕妇生理心理保健，避免各种内外不利因素的影响。例如：感染（特别是母孕早期的宫内病毒感染），营养不良（如孕母缺乏叶酸），服用药物（抗癌药，抗癫痫药，特别是可致畸的药物），吸食毒品，接触放射线，外伤，代谢性疾病（糖尿病、高钙血症、苯丙酮尿症等），确保胎儿的正常生长发育，减少流产畸形、先天性心脏病、宫内发育不良等出生缺陷疾病的发生。

2. 新生儿期　从出生后脐带结扎到生后 28 天为新生儿期，出生不满 7 天的阶段称新生儿早期。

围生期指胎龄满 28 周至生后满 7 天，这一时期包括了胎儿晚期、分娩过程和新生儿早期，是小儿经历巨大变化、生命遭受最大危险的时期。围生期死亡率是衡量一个国家或地区的产科和新生儿科质量乃至该地区医疗卫生水平的一项重要指标。

此期医疗保健要点：针对新生儿生理调节和适应能力不成熟，易发生体温不升、体重下降、产伤、窒息、感染、溶血、先天畸形等各种疾病而着重于护理。其内容包括：保温（最好置于中性温度环境中）、喂养（大力提倡母乳喂养）、清洁卫生（强调皮肤护理，特别是口腔、脐部及臀部的清洁护理）和消毒隔离（如奶具的消毒，回避患感冒的乳母等）。

3. 婴儿期 从出生到满1周岁为婴儿期。此阶段小儿以乳汁为主要食品，故又称为乳儿期。此期是人生的第一个快速生长期。由于小儿生长发育快，所需要热量和营养素多，而消化功能尚不完善，易发生消化与营养紊乱。因抗体水平低，抗病能力弱（来自母体内的IgG自6个月后逐渐消失），易患传染病和感染性疾病。此期医疗保健要点是：提倡母乳喂养，及时添加辅助食品，适时断奶，按时接种各种疫苗，搞好计划免疫，提高小儿抗御疾病的能力。

4. 幼儿期 从1周岁到3周岁称为幼儿期。由于这一阶段小儿体格生长速度相对减慢，智能发育加快。开始会走，开始学说话。与成人的社会交往开始增加，大脑皮质的功能也逐渐成熟。故此期医疗保健要点是：预防感染性、传染性疾病，加强营养和添加辅食仍然是此期的重点。加强安全防护，防止发生意外伤害，如食物中毒、触电、误服药物、外伤等。培养良好的饮食习惯和作息时间。适时开展早期教育，促进智力发育。

5. 学龄前期 3周岁到6~7岁入小学前为学龄前期。此期体格发育速度逐渐减慢，大脑皮质功能发育已接近成人，智能发育更趋完善，理解力逐渐增加，喜好模仿成人的言行，具有高度的可塑性。此期的医疗保健要点是：培养良好的卫生习惯，保护视力，预防龋齿，做好预防接种，防止传染病的发生。重视良好行为习惯的培养。应将此期小儿送入托幼机构，接受集体生活的教育，完成“人的两重性”的转变。防止小儿任性、娇气、孤僻、霸道等不良行为的产生。

6. 学龄期 从6~7岁入小学起到12~14岁进入青春期之前称为学龄期。此期是体力和智力发育最旺盛的时期，也是长知识、接受文化教育的关键时期。此期医疗保健的要点是：保证营养平衡、睡眠充足，养成正确的读写姿势，防止驼背，防治龋齿，保护视力，防止各种慢性疾病的发生，培养良好的心理素质。

7. 青春期 从第二性征出现到生殖功能基本发育成熟、身高停止增长的时期称为青春期。女孩从11~12岁开始到17~18岁，男孩从13~14岁开始到18~20岁为青春期。此期是人生第二个快速生长期及性发育期。由于种族、遗传和性别的原因，此期从开始到结束年龄相差2~4岁。到此期结束时，身体各系统已发育成熟，生殖系统趋于成熟，体格生长逐渐停止，心理活动、精神方面的问题开始增加。此期医疗保健的要点应放在加强心理保健，加强性知识教育，平衡营养，加强体育锻炼。避免吸烟、饮酒、防止肥胖。警惕“三高”（高血压、高血糖、高血脂）过早出现，为平稳过渡到成人期、减少心脑血管疾病的提早出现打好基础。

第二节 小儿生长发育

小儿生长发育是一个连续的过程。各系统器官发育不平衡，生长发育的一般规律是：由上到下，由近到远，由粗到细，由低做到高级，由简单到复杂，但在一定范围内受遗传、性别、营养、疾病、教养、环境的影响而存在相当大的个体差异，其中遗传对生长发育的影响居首位（图35-1）。

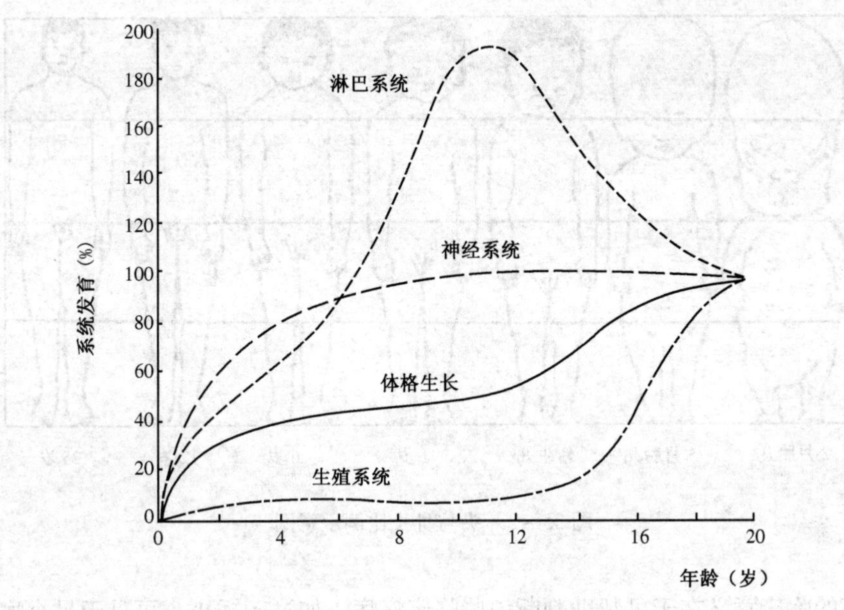

图 35－1 各系统发育趋势图

体格生长的常用指标：

1. *体重* 是机体各器官、系统、体液的总重量。是衡量小儿体格生长、反映小儿营养状况，计算静脉输液量的重要指标，也是儿科临床用药的客观依据。

我国正常小儿出生体重平均为3kg，出生后3个月体重约等于出生时体重的2倍，1岁时婴儿体重约为出生时的3倍。2岁时体重约为出生时的4倍。可按下列公式粗略计算小儿体重。

体重公式：<6月龄婴儿体重（kg）＝出生时体重（kg）＋月龄×0.7（kg）；7～12月龄婴儿体重（kg）＝6（kg）＋月龄×0.25（kg）；2～12岁体重（kg）＝年龄×2＋7（或8）（kg）。

2. *身高* 身高指头顶到足底的全身长度；<2岁小儿应仰卧位测量，称身长。

身高增长与种族、遗传、营养、内分泌、运动和疾病等因素有关。出生时身长平均为50cm，生后第一年增长最快，约为25cm，第二年增长速度减慢，约10cm/年左右，即2岁时身高约85cm。2岁以后身高增长平稳，每年约5～7cm，2～12岁身高的计算公式为：2～12岁身高（cm）＝年龄×7＋70cm。

有些疾病可造成身体各部分的比例失常，这就需要测量上部量（从头顶至耻骨联合上缘）和下部量（从耻骨联合上缘至足底）以帮助判断。初生婴儿上部量>下部量（中点在脐上）；随着下肢长骨的增长，中点下移。2岁时在脐下；6岁时在脐与耻骨联合上缘之间；12岁时即位于耻骨联合上缘，即上、下部量相等（图35－2）。

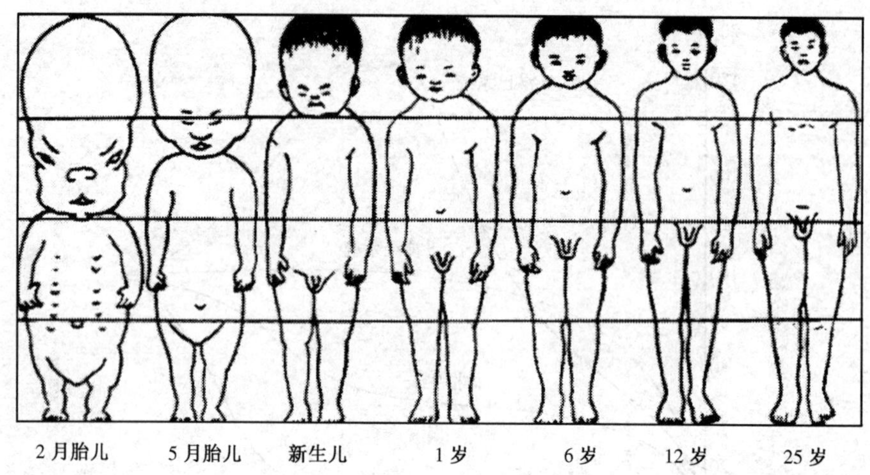

图35-2 头与身长比例示意图

身高的临床意义在于可帮助判断一些临床疾病。如过于矮小，可见于呆小病、性早熟、生长激素缺乏症、Turner综合征等；过于高大，可见于肢端肥大症、巨人症、小睾丸症等。

3. *头围* 头围与脑的发育密切相关，胎儿期脑的发育最快，故出生时头围相对较大，约34cm；头围在1岁内增长较快，6个月时达44cm，1岁时为46cm；2岁时48cm；5岁时为50cm；15岁时头围接近成人；约为54~58cm。头围测量在2岁前最有临床意义。若头围过大见于脑积水，头围过小见于小头畸形和脑发育不全。

4. *颅骨* 临床上通过囟门大小、颅缝闭合情况及头围的测量来衡量颅骨的发育。前囟出生时约1.5~2.0cm，后随颅骨发育而增大，6个月后逐渐骨化变小，约在1~1.5岁时闭合；后囟在出生时即已很小或已闭合，前囟检查的临床意义是闭合过早或前囟过小见于小头畸形；闭合延迟或前囟过大见于佝偻病、先天性甲状腺功能低下症等，前囟饱满常提示颅内压增高，可见于脑积水、脑炎、脑膜炎、脑肿瘤等疾病，而前囟凹陷则见于极度消瘦或脱水的婴儿（图35-3）。

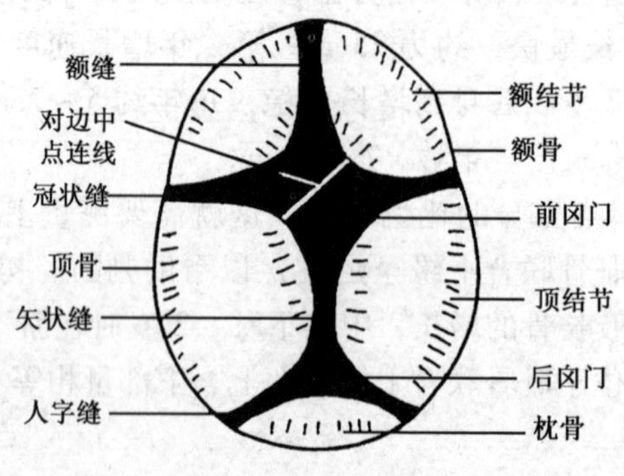

图35-3 囟门示意图

5. 脊柱　脊柱的变化反映脊椎骨的发育情况。新生儿时脊柱是直的；随着小儿会抬头、会坐、会走而逐步形成了凸向前的颈曲、凸向后的胸曲及凸向前的腰曲。至6~7岁时这三个脊椎自然弯曲才为韧带所固定。

6. 骨化中心　随着年龄的增长，长骨干骺端的骨化中心按一定的顺序和部位有规律的出现，可以反映长骨的生长发育成熟程度。通过X线检查长骨骨骺端骨化中心的出现时间、数目、形态变化及其融合时间，可判断骨骼发育情况、测定骨龄。一般拍摄左手X线片，了解其腕骨、掌骨、指骨的发育。10岁时腕部骨化中心出全，共10个，故正常1~9岁小儿腕部骨化中心的数目约为其岁数加1。

7. 牙齿　人一生有两副牙齿，即：乳牙（共20个）和恒牙（共32个）。生后4~10个月乳牙开始萌出，12个月尚未出牙者可视为异常；最晚2~2.5岁出齐，2岁以内乳牙的数目约为其月龄减4~6。

8. 小儿神经精神发育　见表35-1。

表35-1　小儿神经精神发育过程

年龄	粗、细动作	语言	适应周围人物的能力与行为
新生儿	无规律、不协调动作；紧握拳	能哭叫	铃声使全身活动减少
2月	直立及俯卧位时能抬头	发出和谐的喉音	能微笑，有面部表情；眼随物转动
3月	仰卧位变为侧卧；用手摸东西	咿呀发音	头可随看到的物体或听到的声音转动180℃；注意自己的手
4月	扶着髋部时能坐；可在俯卧位时用两手支持抬起胸部；手能握持玩具	笑出声	抓面前物体；自己玩弄手，见食物表示喜悦；较有意识的哭和笑
5月	扶腋下能站得直；两手各握一玩具	能喃喃地发出单词音节	伸手取物；能辨别人声；望镜中人笑
6月	能独立坐一会；用手摇玩具		能认识熟人和陌生人；自拉衣服；自握足玩、两手会传递玩具
7月	会翻身；自己独坐很久；将玩具从一手换入另一手	能发“爸爸”、“妈妈”等复音，但无意识	能听懂自己的名字；自握饼干吃
8月	会爬；会自己坐起来、躺下去；会扶着栏杆站起来；会拍手	重复大人所发简单的音节	注意观察大人的行动；开始认识物体
9月	试独站；会从抽屉中取出玩具	能懂几个较复杂的词句，如“再见”	看见熟人会手伸出来要人抱；或与人合作游戏
10~11月	能独站片刻；扶椅或推车能走几步；拇、示指对指拿东西	开始用单词，一个单词表示很多意义	能模仿成人的动作；招手、“再见”；抱奶瓶自食
12月	独走；弯腰拾东西	能叫出物品的名字，如灯、碗；指出自己的手、眼	对人和事物有喜憎之分；穿衣能合作，用杯喝水
15月	走得好；能蹲着玩；能叠一块方木	能说出几个词和自己的名字	能表示同意、不同意

续表

年龄	粗、细动作	语言	适应周围人物的能力与行为
18月	能爬台阶；有目标地扔皮球	能认识和指出身体各部分	会表示大小便；会自己进食
2岁	能双脚跳；手的动作更准确；会用勺子吃饭	会说2~3个字构成的句子	能完成简单的动作，如拾起地上的物品；能表达喜、怒、怕
3岁	能跑；会骑三轮车；会洗手、洗脸、脱、穿简单衣服	能说短歌谣，数几个数	能认识画上的东西；认识男女；自称“我”；表现自尊心、同情心、害羞
4岁	能爬梯子；会穿鞋	能唱歌	能画人像；初步思考问题；记忆力强、好发问
5岁	能单腿跳；会系鞋带	开始识字	能分辨颜色；数10个数；知物品用途及性能
6~7岁	参加简单劳动，如扫地、擦桌子、剪纸、泥塑、结绳等	能讲故事；开始写字	能数几十个数；可简单加减；喜独立自主

第三节 儿科病史、查体和疾病预防

一、儿科病史和体格检查

1. *儿科病史* 采集到详细、完整和准确的病史，对患儿实施全面、细致、正确的体格检查是作出正确临床诊断的先决条件。询问病史包括下列内容：

（1）一般项目 正确记录患儿姓名、性别、年龄（采用实际年龄，新生儿记录天数，婴儿记录月数，1岁以上记录几岁几个月）、种族、父母或抚养人姓名、职业、年龄、文化程度、家庭住址及电话或其他联系方式、代述病史者与患儿的关系及病史可靠程度。

（2）主诉 即来院就诊的主要原因，发病情况和时间。例如：“发热咳嗽3天”、“腹痛1天”。

（3）现病史 为病历的主要部分。根据发病时间的先后详细记录各种症状的发生、发展及检查治疗经过。应注意以下几点：①主要症状要仔细询问，并注意其特征，如咳嗽，应问及是持续性咳嗽抑或间断咳嗽，一日之中何时较重，咳嗽呈呛咳或干咳，或咳后有鸡鸣样尾声，同时还应注意伴随的症状；②有鉴别意义的有关症状也要询问并记录；③病后小儿的一般情况，如精神状态、食欲、大小便、睡眠等其他系统的症状也应问清；④做过哪些检查，结果如何；⑤对接受过治疗的病人要了解用药的名称、剂量、方法、时间及治疗效果等。

（4）个人史 包括出生史、喂养史，生长发育史及预防接种史。询问时根据不同年龄和不同疾病各有侧重。

1）出生史：了解患儿是第几胎第几产，出生体重，母分娩时是否足月、早产或过期产，生产方式，小儿出生时有无窒息、产伤、Apgar 评分情况等。对新生儿、小婴儿和疑有神经系统脑发育不全、智力发育迟缓等患儿更应详细了解。

2）喂养史：出生后母乳喂养还是人工喂养。人工喂养以何种乳品为主，如何配制，每日喂哺次数及奶量。何时断奶；何时添加辅食，品种及数量；食欲及大小便情况。年长儿应了解有无挑食、偏食及吃零食的习惯。对于婴幼儿和患有营养性或消化系统疾病的小儿常常通过喂养情况的了解而发现病因。

3）生长发育史：了解体重、身高增长情况，何时能抬头、会笑；何时会独坐、会走、会叫爸爸、妈妈，前囟门关闭、乳牙萌出的时间等。学龄儿童还应了解在校学习成绩和行为表现。

（5）既往史　包括以往疾病史、预防接种史。

1）既往患病史：详细询问患过何种疾病、患病时间、治疗结果；尤其应注意了解传染病史，如过去曾患过麻疹者，此次虽有发热、皮疹等症状，综合分析时应多考虑其他发疹疾病；了解有无药物或食物过敏史，并应详细记录，避免再次发生。

2）预防接种史：何时接受过何项预防接种，具体次数，有无反应；凡属常规接种的疫苗均应逐一询问。

（6）家族史　了解家庭中有无遗传性、过敏性或急慢性传染病；如有传染病患者，还应了解与患儿接触密切与否。父母是否近亲结婚，母亲各次分娩情况、同胞的健康情况（死亡者应问清死亡原因及年龄）。家庭成员健康状况、家庭经济情况、居住环境等。

2. 体格检查

（1）一般状况及测量　包括：发育营养状况、体位、步态、表情、神志及精神状态、有无发绀等。一般测量包括体温、脉搏、呼吸、血压和体重。

（2）皮肤、黏膜、淋巴结　应在明亮自然光线下视诊。首先观察皮肤颜色，有无黄染、皮疹、紫癜、色素沉着等。注意皮肤弹性和皮下脂肪厚度，有无脱水及水肿。触诊时应注意皮下有无结节。触诊表浅淋巴结，包括枕后、颈部、耳后、腋窝、腹股沟等处淋巴结大小、数目、质地、活动度及有无压痛等。正常小儿也可扪到单个质软，状似黄豆的淋巴结，可移动，无压痛。附近部位有炎症时淋巴结可肿大，有压痛。

（3）头颈部　注意头颅大小、形态，头发、有无枕秃，前囟门大小，张力、隆起或凹陷，颅缝是否闭合，有否颅骨软化及缺损等。必要时测量头围。有无短颈和颈蹼等畸形，甲状腺是否肿大，气管是否居中，有无异常的颈部血管搏动、活动受限，有无颈强直。

（4）胸部

1）肺脏：视诊：婴儿呈腹式呼吸，应注意呼吸频率、节律、深度、有无呼吸困难和三凹征。触诊：双侧语颤有无增强、减弱及摩擦感。叩诊：是否为清音，有无浊音及实音。听诊：有无呼吸音增强或减弱，有无干、湿性啰音及胸膜摩擦音。

2）心脏：视诊：心前区有无异常隆起，心尖搏动是否移位和弥散。触诊：婴幼儿心脏搏动位置在第 4 肋间左锁骨中线外，注意有无心包摩擦感及震颤。叩诊：叩诊时要轻，心界大小要结合年龄特点，心脏左界 2 岁之内在第 4 肋间左锁骨中线外 1 ~ 2cm 处，

5岁以后在左锁骨中线内0.5~1cm。听诊：注意心音强弱、心率的快慢和心律是否整齐。心脏有无杂音，以及杂音性质、响度、部位、传导方向及有无心包摩擦音等。

(5) 腹部　新生儿及消瘦婴儿可见肠蠕动波或肠型，新生儿要特别注意脐部有无分泌物，出血和炎症，婴儿应注意有无脐疝。腹部触诊宜在小儿安静或哺乳时进行，较大儿童取仰卧位，并请其做深呼吸，或与其交谈时进行检查，以免由于惊慌或怕痒而不合作。检查有无压痛主要观察小儿表情变化，不能完全依靠小儿的回答。正常婴幼儿有时可扪及脾脏。叩诊检查方法和内容与成人相同。听诊小儿肠鸣音常亢进，注意有否腹部血管杂音。腹水患儿须测量腹围。

(6) 四肢和脊柱　观察脊柱有无畸形，躯干长和四肢长的比例是否正常，四肢有无"O"形或"X"形腿，手镯或足镯征，有无杵状指（趾）和多指（趾）畸形。

(7) 外生殖器及肛门　有无畸形（先天性肛门闭锁、尿道下裂、两性畸形等）、腹股沟疝和肛瘘等。女孩注意阴道有无分泌物和畸形；男孩注意有无包皮过长、鞘膜积液、隐睾等畸形。

(8) 神经系统　包括意识状态，精神状态，对周围的反应程度，步态，语言，应人应物能力，四肢肌力、肌张力，脑膜刺激征、神经反射、共济运动、感觉、括约肌功能等多项检查。可根据年龄、病史和病情选取相关的检查。

二、小儿疾病的预防

我国小儿计划免疫程序表见表35-2。

表35-2　小儿计划免疫程序表

预防病名	结核病	脊髓灰质炎	麻疹	百日咳、白喉、破伤风	乙型肝炎
免疫原	卡介苗（减毒活结核菌混悬液）	脊髓灰质炎减毒活疫苗	麻疹减毒活疫苗	为百日咳菌液、白喉类毒素、破伤风类毒素的混合制剂	乙肝疫苗
接种方法	皮内注射	口服	皮下注射	皮下注射	肌内注射
接种部位	左上臂三角肌上端		上臂外侧	上臂外侧	上臂三角肌
初种次数	1	3（间隔1个月）	1	3（间隔4~6周）	3
每次剂量	0.1ml	每次1丸三型混合疫苗	0.2ml	0.2~0.5ml	5μg
初种年龄	生后2~3天到2个月内	第一次2个月 第二次3个月 第三次4个月	8个月以上	第一次3个月 第二次4个月 第三次5个月	第一次出生时 第二次1个月 第三次6个月
复种	接种后于7岁、12岁进行复查，结核菌素阴性时加种	4岁时加强口服三型混合糖丸疫苗	7岁时加强1次	1.5~2岁、7岁各加强一个，用吸附白破二联类毒素	周岁时复查，免疫成功者：3~5年加强免疫失败者：重复基础免疫

续表

预防病名	结核病	脊髓灰质炎	麻疹	百日咳、白喉、破伤风	乙型肝炎
反应情况及处理	接种后4~6周局部有小溃疡，应保护创口不受感染。个别腋下或锁骨上淋巴结肿大化脓时的处理：肿大用热敷；化脓用注射器抽出脓液；溃破时涂5%异烟肼软膏	一般无特殊反应，有时可有低热或轻泻	部分小儿接种后9~12天，有发热及其他症状，一般持续2~3天，也有个别小儿出现散在皮疹或麻疹黏膜斑	一般无反应，个别轻度发热，局部红肿、疼痛、发痒处理：多饮开水，有硬块时可逐渐吸收	一般无反应，个别局部轻度红肿、疼痛，很快消退
注意点	2个月以上小儿接种前应做结核菌试验(1:2000)，阴性才能接种	冷开水送服或含服，服后1h内禁服热开水	接种前1个月及接种后2周避免用胎盘球蛋白、丙种球蛋白制剂	掌握间隔，避免无效注射	

第四节　小儿药物治疗

在儿科疾病治疗中，除药物治疗外，基础和专病护理、饮食治疗、心理治疗及随访都同样重要。只有综合治疗才有利于患儿早日康复。

一、药物治疗原则

小儿的解剖生理特点决定了其对药物吸收、分布、代谢和排泄均与成人有所不同。因此，在使用药物时必须对该药物的作用机制、毒副反应、适应证、禁忌证、使用方法，治疗剂量和中毒致死剂量有所了解。在药物选择上应遵循以下治疗原则。

（1）急重症抢救用药　一般应静脉给药，使药物迅速入血，可达到救死扶伤的目的。

（2）一般疾病　能用口服药达到治疗目的就尽量避免注射用药；能肌内注射就暂不选用静脉注射。

（3）小儿新陈代谢旺盛，肝、肾功能不成熟，如因病情需要，采用某种有一定肝、肾毒性药物时，用前一定要先检查肝、肾功能。一旦有损伤应立即停药。

（4）使用方便亦是儿科用药的重要原则，如小儿口服给药有一定的困难，改变药物的剂型也不能奏效时，可改为直肠给药，或经皮渗透给药。

（5）个体化的原则　来自不同家庭、不同年龄、不同种族的小儿对药物的敏感性、耐药性和对药物的反应性各不相同。因此要根据药代动力学特点，兼顾药物在体内吸收分布、转运、代谢、排泄等特点，科学合理地选用药物。

二、药物剂量计算方法

1. *按体重计算法* 是临床上最常用、最基本的儿科用药方法。年长儿按体重计算如已超过成人量时，则以成人量为上限。

每日或每次剂量 = 体重（kg）×每日（次）每公斤体重所需药量。

2. *按年龄计算法* 适用于剂量幅度大，不需十分精确的药物，如止咳药、营养药、助消化药等。

每日每次剂量 = 年龄（岁）×每岁需要量。

3. *按体表面积计算法* 按体表面积比按年龄，体重计算更为准确，抗肿瘤药物适用于小儿体表面积：

<30kg 小儿体表面积（m^2）= 体重（kg）×0.035 +0.1；

>30kg 小儿体表面积（m^2）=（体重 kg −30）×0.02 +1.05；

每日剂量 = 体表面积（m^2）×每平方米面积每日需要量。

4. *按成人剂量折算法* 此方法多用于未提供小儿剂量的药物和某些抗生素。

小儿剂量 = 成人剂量×小儿体重（kg）/50。

三、给药途径

1. *口服法* 包括经胃管鼻饲法。
2. *注射法* 包括皮内、皮下、肌内、静脉、鞘内及胸膜腔组织内给药等。
3. *灌肠法* 有栓剂和水剂，经直肠黏膜吸收。
4. *吸入法* 有气雾剂及用超声雾化器将药液变为气雾经患儿口鼻吸入。
5. *外用药* 是经皮肤、黏膜或创面给药。

四、常用药物

1. *退热药* 一般使用对乙酰氨基酚和布洛芬，剂量不宜过大，原则上体温 39℃以上考虑使用。

2. *镇静止惊药* 在患儿高热、烦躁不安、剧咳不止等情况下可考虑给予镇静药。发生惊厥时可用苯巴比妥、水合氯醛、地西泮等镇静止惊药。婴儿不宜使用阿司匹林，以免发生 Reye 综合征。

3. *抗生素* 广泛、长时间地滥用广谱抗生素，容易产生微生物对药物的耐受性，进而对人们的健康产生极为有害的影响。临床应用某些抗生素时必须注意其毒副作用，如肾毒性、对造血功能的抑制作用等。

4. *抗病毒药物* ①利巴韦林（Ribavirin）10～15mg/（kg·d），可口服、肌注、雾化吸入和静点；②干扰素；③金刚烷胺；④磷酸奥司他韦；⑤丙种球蛋白。

5. *糖皮质激素* 短疗程常用于过敏性疾病、重症感染性疾病等；长疗程则用于治疗肾病综合征、血液病、自身免疫性疾病等。支气管、哮喘、某些皮肤病则提倡局部用药。

6. *止咳平喘药* 婴幼儿一般不用镇咳药，多用祛痰药。口服或雾化吸入，使分泌物稀释、易于咳出。哮喘病儿提倡局部吸入 β_2 受体激动剂类药物，必要时也可用氨茶碱，但新生儿、小婴儿应慎用。

7. 助消化与止泻药 对腹泻患儿不主张用止泻药，除用口服补液疗法防治脱水和电解质紊乱外，可适当使用保护肠黏膜的药物，或辅以含双歧杆菌或乳酸杆菌的制剂以调节肠道的微生态环境。小儿便秘一般不用泻药，多采用食疗；必要时可用开塞露通便。

8. 营养药 各种维生素、钙剂、锌剂、纠正贫血，增加食欲的药物。

9. 中药及中成药 大青叶、板蓝根、金银花以及参苓白术散、保济丸等。

第三十六章

营养和营养障碍疾病

“民以食为天”。科学合理地供给营养对于生长发育中的小儿来说至关重要。人体依靠糖类、脂肪和蛋白质三大营养素供给能量，它们在体内的实际产能量为：糖类16.8kJ/g（4kcal/g）；蛋白质16.8kJ/g（4kcal/g）；脂肪37.8kJ/g（9kcal/g）。

维生素（水溶性和脂溶性维生素）、矿物质、水和膳食纤维都是人体生长发育、新陈代谢所必需的物质。小儿时期的营养障碍性疾病包括喂养不当、蛋白质-能量营养不良、小儿单纯性肥胖、维生素A缺乏症、维生素D缺乏性佝偻病、手足搐搦症、微量元素障碍（包括锌缺乏、碘缺乏和铅过量）等。

第一节　婴儿喂养

乳类是婴儿的主要食品。常见的喂养方式有母乳喂养、人工喂养以及混合喂养。母乳喂养有许多优点：

1. *母乳营养丰富*　蛋白质、脂肪、糖比例适宜（1∶3∶6），适合婴儿生长发育的需要。钙磷比例适宜（2∶1），易于吸收。含微量元素锌、铜、碘较多，铁含量虽与牛乳相同，但其吸收率却高于牛乳5倍。

2. *母乳易消化、吸收和利用*　其清蛋白多，酪蛋白少，在胃中形成凝块小；脂肪中含不饱和脂肪酸多，脂肪颗粒小，又含较多溶脂酶，这均有利于消化、吸收和利用。人乳中糖类主要是乙型乳糖，能促进双歧杆菌和乳酸杆菌的生长，抑制大肠杆菌生长，故母乳喂养儿消化不良发生率低。

3. *母乳可增强婴儿机体的免疫力*　母乳内含有抗体及分泌型IgA，可增加肠道黏膜的免疫力并减少过敏反应。母乳含铁蛋白，可抑制大肠埃希菌生长。此外母乳还含有巨噬细胞、T淋巴细胞、B淋巴细胞、补体、溶菌酶及双歧因子等，可抑制白色念珠菌及大肠埃希菌生长。

4. *母乳量随小儿生长而增加，温度及泌乳速度适宜*　直接喂哺简单、易行，并可刺激母亲子宫收缩，减少产后出血，推迟月经复潮，有利于计划生育。

5. *增进母婴感情，促进母婴间的接触和情感交流。有利于婴儿的心理和社会适应性的发育。*

一、母乳喂养

母乳是婴儿最理想的天然食品。母乳不仅营养丰富，容易被婴儿消化吸收，而且含有多种免疫成分，用母乳哺喂还有经济、方便、温度适宜、不易过敏和加快乳母子宫复原等优点。婴儿出后应在2h内用母乳按需哺喂，一般健康母亲的乳汁分泌量常可满足4~6个月以内婴儿营养的需要。

1. 人乳的成分　按世界卫生组织的规定：产后4天以内的乳汁称为初乳；5~10天为过渡乳；11天~9个月的乳汁为成熟乳；晚乳系指10个月以后的乳汁。

2. 母乳喂养方法及注意事项

（1）哺乳时间　足月顺产儿，若母婴情况良好，应尽早开奶，一般应在生后半小时内哺母乳。提倡按需哺乳，以利用乳汁分泌，随月龄增加逐渐采用定时哺乳，但时间不宜规定得过于死板。

（2）哺乳方法　哺乳前给婴儿换好尿布，清洁乳头，掌握正确的哺乳姿势。多采用坐位哺乳，抱婴儿斜坐位，其头、肩枕于哺乳侧的肘弯，用另一手的示指和中指轻夹乳晕两旁，以免小儿呛奶或乳头堵住婴儿鼻孔，使婴儿哺乳时自由呼吸，并使婴儿含住大部分乳晕及乳头。一般吸空一侧乳房再换另一侧，每次哺乳时间不应超过15~20min。哺乳完毕后将婴儿竖抱，头伏在母亲肩上轻拍背部，使婴儿胃内吞咽的空气排出，哺乳后可将婴儿保持右侧卧位，以防溢乳。

（3）母乳患活动性肺结核、乙型肝炎、黄疸性缺陷病毒、严重心肾疾病或慢性消耗性疾病和急性传染病均不宜哺乳。

（4）适时断乳，及时添加辅助食品　一般应于小儿2~4个月时开始添加辅助食品，添加辅助食品的原则是：①从少到多；②由稀到稠；③有细到粗；④由一种到多种；⑤应在婴儿健康、消化功能正常时逐步添加。

二、人工喂养

由于各种原因完全采用配方奶、牛奶、羊或其他代乳品喂养婴儿的方式称人工喂养。目前市场销售的乳制品种类很多，还有专门为早产儿特制的早产儿配方奶粉，为苯丙酮尿症患儿生产的低苯丙氨酸奶粉等等。

1. 8%糖牛奶的配制　现举牛乳为例：

（1）稀释　牛乳中所含的蛋白质和矿物质比人乳多2~3倍，为了使它更接近人乳，应加以稀释。

（2）加糖　牛乳中糖类浓度低于人乳，应加糖以改变三大产能物质的比例，利于吸收。

（3）煮沸　经煮沸可达到灭菌的要求，且能使奶中的蛋白质变性，使之在胃中不易凝成大块。煮沸时间不易过度，以免短链脂肪挥发而失去香味，酶及维生素也易遭到破坏。

2. 奶量的计算　按乳儿每天所需的总能量和总液量来计算奶量。例有4月龄乳儿，体重6kg，每昼夜按需液量150ml/kg、能量110kcal/kg计算，则：总能量为660kcal，每100ml牛奶的能量为65kcal，加入8g糖后热量约为100kcal，故每日哺给含8%糖的牛奶660ml即可满足能量需要；总液量为150ml/kg×6kg=900ml，扣除660ml牛奶量外应再加水900－660＝240ml；若每日哺乳5次，则每次哺乳（及水）量为900ml÷5

=180ml。

3. 辅助食品的添加 辅助食品添加的原则：①从少到多；②由稀到稠；③由细到粗；④由一种到多种；⑤在健康、消化功能正常时逐步添加。添加辅食的顺序见表36－1。

表36－1 添加辅食的顺序

月龄	添加的辅食	供给的营养素
1～3个月	鲜果汁、青菜水、鱼肝油制剂	维生素A、维生素C和矿物质、维生素A、维生素D
4～6个月	米糊、乳儿糕、宝宝乐、烂粥等，蛋黄、鱼泥、豆腐、动物血、菜泥、水果泥	补充热量、用匙，动、植物蛋白质，铁、维生素。维生素A、维生素B、维生素C、纤维素、矿物质
7～9个月	烂面、烤馒头片、饼干、鱼、蛋、肝泥、肉末	增加热能，训练咀嚼。动物蛋白质、铁，维生素A，维生素B
10～12个月	稠粥、软饭、挂面、馒头、面包、碎菜、碎肉、豆制品	热能，维生素B。矿物质、热能、蛋白质、维生素、纤维素，训练咀嚼

第二节 维生素D缺乏症

一、维生素D缺乏性佝偻病

维生素D缺乏性佝偻病（rickets of vitamin D deficiency）是由于小儿体内维生素D缺乏、磷代谢失衡的一种慢性营养性疾病，导致正在生长的骨骼改变为特征。是婴幼儿时期的常见病，因我国北方冬季较长，日照短，佝偻病患病率高于南方。常见病因：①日照光射不足；②维生素D摄入不足；③生长过速，出生后生长速度快，需要维生素D多；④疾病因素，多数胃肠道或肝胆疾病会影响维生素D的吸收，如要婴儿肝炎综合症、先天性胆道狭窄或闭锁、脂肪泻、胰腺炎、慢性腹泻等，严重肝、肾损害亦可致维生素D羟化障碍、生成量不足而引起佝偻病；⑤药物影响，长期服用抗惊厥药物可使体内维生素D不足，如苯妥英钠、苯巴比妥等可提高肝细胞微粒体氧化酶系统的活性，使维生素D和25－（OH）维生素D加速分解为无活性的代谢产物；糖皮质激素会对抗维生素D转运钙的作用。

【临床表现】

本病多见于2个月～2岁小儿，主要表现为正处于生长中的骨骼的病变、肌肉松弛和神经兴奋性的改变。佝偻病的骨骼改变常在维生素D缺乏后数月出现，本病在临床上可分期如下：

1. 初期（活动早期） 主要表现为神经精神症状，多汗、夜惊、易激惹、烦躁、睡眠不安。由于烦躁和头部汗水刺激，经常摇头擦枕，致枕部秃发。骨骼X线检查多正常或仅见长骨临时钙化带稍模糊。血生化检查血钙浓度正常或稍低，血磷浓度降低，钙磷乘积稍低（30～40），碱性磷酸酶及骨碱性磷酸酶多数增高，血清25－（OH）维生素D_3可降低。此期可持续数周或数月，若未适当治疗，可发展为激期。

2. 激期（活动期） 主要是骨骼的改变：前囟过大或闭合延迟，指压枕骨可有压乒乓球样的感觉，方颅、肋骨串珠、肋膈沟、鸡胸、“O”形或“X”形腿。

3. 恢复期 经适当治疗后临床症状逐渐减轻或接近消失，精神活泼，肌张力恢复。血清钙磷浓度数天内恢复正常。X线表现于2~3周后即有改善，临时钙化带重新出现，渐趋整齐、致密，骨质密度增加，逐渐恢复正常。

4. 后遗症期 婴幼儿期重症佝偻病可残留不同程度的骨骼畸形，多见于>3岁的儿童。临床症状消失，血生化正常，其骨骼干骺端活动性病变不复存在。

【诊断与鉴别诊断】

早期诊断，及时治疗可避免发生骨骼畸形。早期的多汗、烦闹等神经兴奋性增高的症状无特异性，因此仅根据临床表现诊断的准确率较低。正确的诊断必须源自对病史资料、临床表现、血生化检测结果和骨骼X线检查的综合判断。血清25-(OH)维生素D在早期即明显降低，是可靠的诊断标准。

本病需与以下疾病鉴别：维生素D依赖性佝偻病、家族性低血磷症性佝偻病、肾小管性酸中毒、范可尼综合征、肾性佝偻病、肝性佝偻病、先天性甲状腺功能低下、软骨营养不良、黏多糖病等。

【治疗】

目的在于控制病情活动、防止骨骼畸形。①口服法：治疗应以口服维生素D为主，剂量为每日50~100μg（2000~4000IU），或1，25-(OH)$_2$维生素$D_3$0.5~2.0μg，视临床和X线骨片改善情况于2~4周后改为维生素D预防量，每日10μg（400IU）。②注射法：对有并发症的佝偻病，或无法口服者可1次肌内注射维生素$D_3$20万~30万IU，2~3个月后口服预防量。③维生素D治疗期间应同时补充钙剂。治疗1个月后复查效果，如临床表现、血生化检测和骨骼X线改变无恢复征象，应与维生素D依赖佝偻病鉴别。④对已有严重骨骼畸形的后遗症期患儿可考虑外科手术矫治。

二、维生素D缺乏性手足抽搐症

维生素D缺乏性手足抽搐症（tetany of vitamin D deficiency）多见于<6月婴儿。由于近年普遍开展预防维生素D缺乏的工作，本病已较少发生。当维生素D缺乏、血钙下降而甲状旁腺代偿性分泌不足时，则低血钙不能恢复，当总血钙<1.75~1.88mmol/L（7~7.5mg/dl）、或离子钙<1.0mmol/L（4mg/dl）时即可导致神经肌肉兴奋性增高，出现手足抽搐、喉痉挛甚至全身性无热惊厥。

【临床表现】

1. 症状

（1）惊厥 四肢突然发生抽动，两眼上窜，面肌颤动，神志不清，发作时间可短至数秒钟或长达数分钟以上，发作时间长者可伴口周发绀；发作停止后，意识恢复，精神萎靡而入睡，醒后活泼如常，发作次数可数日1次，或1日数次，甚至多至1日数十次；一般不发热，发作轻时仅有短暂的眼球上蹿和面肌抽动，神志清楚。

（2）手足抽搐 见于较大婴、幼儿，突发手足强直痉挛，双手腕部屈曲、手指抻直、拇指内收掌心；足部踝关节伸直，足趾同是向下弯曲。

（3）喉痉挛 婴儿多见，喉部肌肉及声门突发痉挛，呼吸困难，有时可突然发生窒息、严重缺氧甚至死亡。以上症状中以无热惊厥为最常见。

2. 体征

(1) 面神经征　用手指尖或叩锤轻叩颧弓和口角间的面颊部，引起口角及眼睑抽动即为阳性。此征在各种症状消失后尚可保留一段时间。正常新生儿因神经兴奋性高，可出现假阳性。

(2) 腓反射　用叩诊锤叩击膝下外测腓骨小头处的腓神经，引起足向外侧收缩，即为阳性。

(3) 陶瑟征（Trousseau）　用血压计袖带包裹上臂并充气，使血压维持在收缩压与舒张压之间，5min 之内若该手出现痉挛状为阳性。

【诊断与鉴别诊断】

婴幼儿突发无热惊厥，且发复发作，发作后神志清醒无神经系统体征，总血钙 < 1.75 ~ 1.88mmol/L，离子钙 < 1.0mmol/L，应首先考虑本病。应与下列疾病鉴别：低血糖症、低镁血症、婴儿痉挛症、原发性甲状旁腺功能减退症、脑膜炎、脑炎、脑脓肿等引起的惊厥。

【治疗】

1. 急救处理　①首先控制惊厥：首选地西泮静脉注射，每次 0.1 ~ 0.3mg/kg 或用 10% 水合氯醛保留灌肠，每次 40 ~ 50mg/kg；或苯巴比妥肌内注射，每次 5 ~ 7mg/kg。②吸氧：惊厥期应立即吸氧，喉痉挛者须立即将舌头拉出口外，必要时做气管插管以保证呼吸道通畅。

2. 钙剂治疗　应尽快给予钙剂提高血钙浓度，可用 10% 葡萄糖酸钙 5 ~ 10ml 加入 10% ~ 25% 葡萄糖液 10 ~ 20ml，缓慢静脉点滴（10min 以上），惊厥反复发作时可每日静注 1 ~ 2 次，直至惊厥停止后改为口服钙剂。轻症手足搐搦患儿可用葡萄糖酸钙口服液每日 3 次，每次 5 ~ 10ml，约 1 ~ 2 周。

3. 维生素 D 治疗　症状控制后可按维生素 D 缺乏性佝偻病补充维生素 D。

第三十七章

新生儿疾病

新生儿（neonate，newborn）是指从出生到生后28天的小儿。临床上根据其胎龄、出生体重或两者的关系将新生儿分为几类，其中最具临床意义的是正常足月儿、早产儿、高危儿、小于胎龄儿和低出生体重儿。新生儿期（包括围产期）的常见疾病有：新生儿窒息、新生儿肺炎、新生儿肺透明膜病、新生儿破伤风、新生儿出血症、新生儿黄疸、新生儿缺氧缺血性脑病和颅内出血、胎粪吸入综合征、新生儿寒冷损伤综合征、新生儿坏死性小肠结肠炎、新生儿低钙血症、低血糖症以及各种产伤和脐部病变等十余种疾病。新生儿学则是研究新生儿保健、生理、病理和疾病防治的相对独立的学科。

第一节　新生儿肺透明膜病

新生儿肺透明膜病（hyaline membrane disease，HMD）又称新生儿呼吸窘迫综合征，多发生于早产儿，是由于缺乏肺表面活性物质引起。临床表现为生后不久即出现进行性呼吸困难和呼吸衰竭；病理以肺泡壁上附有嗜伊红透明膜和肺不张为特征。

【临床表现】

HMD患儿出生时或生后不久（4～6h内）即出现呼吸急促（呼吸频率>60次/分）、呼气呻吟、鼻扇和吸气性三凹征等典型体征；由于低氧血症，表现为发绀，严重时面色青灰，并常伴有四肢松弛；心音由强转弱，有时在胸骨左缘可听到收缩期杂音；肝可增大；肺部听诊早期多无阳性发现，以后可闻细湿啰音。病情一般较重，重者可于3天内死亡；如能存活3天以上又未并发脑室内出血或肺炎者，可逐渐好转。

【辅助检查】

（1）由于肺泡气体交换障碍和能量供给不足，故患儿血pH下降、PaO_2降低、$PaCO_2$增高、碳酸氢根减低，血钾增高。

（2）在分娩前抽取羊水或娩出后抽取婴儿气管分泌物检测磷脂（PL）和鞘磷脂（S）的比值，如低于2∶1；或磷脂酰甘油（PG）阴性；或二棕榈酰卵磷脂（DPPC）<500mg/dl，均有助于诊断。

（3）早产儿在生后可立即进行胃液泡沫稳定试验（胃液1ml加95%酒精1ml，振荡15s，静置15min后沿管壁有一圈泡沫为阳性），阳性者可排除HMD。

（4）生后24h胸部X线片有特征表现：两肺呈普遍性透亮度降低，可见弥漫性均匀网状颗粒阴影和支气管充气征，重者呈“白肺”，心边界不清。

【诊断与鉴别诊断】

根据生后数分钟或数小时内出现进行性呼吸困难和X线胸片特点即可诊断，必要时可做胃液泡沫稳定试验。

HMD需与生后不久出现呼吸困难的其他疾病相鉴别。

1. *湿肺* 亦称暂时性呼吸困难，系由于肺液清除延迟而影响气体交换的一种自限性疾病。出生后短时间内出现呼吸急促，频率达60～80次/分。重者除呼吸增快达100～120次/分外，尚可有发绀、呻吟、肺呼吸音减低，甚至有湿啰音，但一般于24h内症状消失。X线胸片显示肺纹理增粗，重者肺野内有斑点状云雾影，叶间及胸腔少量积液，于2～3天内消失。本病多见于足月剖宫娩出者，症状轻，预后良好。

2. *胎粪吸入综合征* 有宫内窘迫史，胎粪污染羊水、皮肤和甲床，复苏时可发现气道有胎粪；胸廓膨隆，肺部可闻及湿啰音；X线胸片显示肺过度膨胀，肺野内有斑块阴影，肺不长及肺气肿，而无支气管充气征。本病多见于过期产儿。

3. *B族溶血性链球菌肺炎* 宫内感染所致新生儿肺炎的临床表现和X线表现均与HMD相似。但母亲妊娠晚期往往有感染，或有羊膜早破、羊水臭味等；母血培养可阳性。X线胸片除显示支气管充气外，常有较粗糙的点、片状阴影，或显示一叶或一节段受累。

4. *膈疝* 表现为阵发性呼吸急促和发绀，但腹部凹陷虚，患侧胸部可闻及肠鸣音，呼吸音减弱甚至消失。胸部X线检查可见患侧胸部有充气的肠曲或胃泡影和肺不张，纵隔向对侧移位。

【治疗】

治疗的重点：①供氧和机械通气；②表面活性物质疗法；③其他对症和支持治疗。

第二节 新生儿缺氧缺血性脑病

由于各种围生期因素引起的缺氧和脑血流减少或暂停而导致的新生儿的脑损伤，称之为缺氧缺血性脑病（hypoxic－ischemic encephalopathy，HIE）。足月儿多见，是导致儿童神经系统伤残的重大问题之一。

【临床表现】

临床可分轻、中、重三度。

1. *轻度* 出生24h内症状最明显，常呈现淡漠与激惹交替，或过度兴奋，有自发或刺激引起的肌阵挛。脑神经检查正常，肌张力正常或增加，Moro反射增强，其他反射正常。瞳孔扩大，心率增快，无惊厥，脑电图正常。3～5天后症状减轻或消失，很少留有神经系统后遗症。

2. *中度* 24～72h症状最明显，意识淡漠，嗜睡，出现惊厥、肌阵挛、下颏抖动、肌张力减退、瞳孔缩小、周期性呼吸伴心动过缓。脑电图呈低电压、惊厥活动，1～2周后可逐渐恢复，但意识模糊进入浅昏迷并持续5天以上者预后差。

3. *重度* 初生至72h症状最明显，昏迷，深浅反射及新生儿反射均消失，肌张力低下。瞳孔固定无反应，有心动过缓、低血压、呼吸不规则或者暂停。常呈现去大脑状态，脑电图呈现爆发抑制波形，死亡率高，幸存者每留有神经系统后遗症。

【诊断与鉴别诊断】

主要根据围生期窒息史和神经系统表现，结合影像学检查可作出诊断。应注意抽搐的鉴别诊断，排除颅内出血、低钙血症、低血糖症、产伤和感染等疾病以及遗传代谢性疾病和其他先天性疾病。

【治疗】

目前普遍认同“三支持”和“三对症”疗法

1. 三支持疗法　①供氧，维持良好的通气、换气功能，使血气保持在正常范围；②维持各脏器的血流灌注，使心率、血压保持在正常范围；③维持血糖水平在正常高值，以保持神经细胞代谢所需能源。

2. 三对症疗法　①控制惊厥：首选苯巴比妥钠，负荷量为20mg/kg，12h后给维持量5mg/（kg·d）。②降颅压：应用20%甘露醇每次0.25~0.5g/kg，静脉推注，酌情6~12h1次。必要时加每次呋塞米0.5~1mg/kg。③消除脑干症状：可用纳络酮，0.05~0.1mg/kg，静脉注射，连用2~3天或至症状消失。

第三节　新生儿感染性疾病

新生儿败血症

新生儿败血症（neonatal septicemia）是指病原菌侵入婴儿血循环，在其中生长、繁殖、产生毒素，由此造成全身各系统的严重病变，并需排除引起这种异常病理生理状态的非感染素。

在我国以葡萄球菌最多见，其次为大肠杆菌等革兰阴性杆菌。近年来随着NICU的建立，由于静脉、气管插管等支持治疗技术的发展和广谱抗生素的普遍使用，以及极低出生体重儿存活率的提高等因素，使机会致病菌（表皮葡萄球菌、绿脓杆菌、克雷白杆菌、肠杆菌、枸橼酸杆菌、不动杆菌、变形杆菌、沙雷菌、微球菌、D组链球菌）、厌氧菌（类杆菌群、产气荚膜梭菌）和耐药菌株感染有增加趋势，空肠弯曲菌、幽门螺杆菌等亦成为败血症的新的致病菌。

1. 感染途径

（1）产前感染　是指胎儿在宫内引起的感染，有上行感染，如胎膜早破时细菌感染；还有血行感染。

（2）产时感染　母产道菌群是羊水感染的主要来源，特别是在孕后期，绒毛、羊膜萎缩，屏障作用差，细菌易于入侵。

（3）产后感染　婴儿所处环境、室内用具、家庭成员及医护人员，均可通过飞沫、皮肤接触等成为感染来源，细菌通过皮肤、黏膜、脐部或呼吸、消化道侵入血液；还可通过雾化器、吸痰器和各种导管传播造成医源性感染。

2. 免疫功能低下

（1）非特异性免疫　①屏障功能差；②经典和旁路途径的补体激活力差；③中性

粒细胞储备量少；④足月儿生成干扰素、肿瘤坏死因子等细胞因子的能力低下，早产儿更差。

（2）特异性免疫 分泌型 IgA 由消化道、呼吸道黏膜的浆细胞产生，具有局部免疫作用，能阻止细菌附着于黏膜表面，新生儿相对缺乏，细菌易入侵血液。

【临床表现】

新生儿败血症早期症状不典型。一般表现为反应低下、嗜睡、不哭、不动、体温不稳、体重不增等；足月儿体温正常或升高，早产儿常体温不升。以下特殊表现常提示败血症的可能性：

1. *黄疸* 常见，在生理性黄疸期间黄疸加重或消退后复现，常伴有肝肿大，严重者有胆红素脑病表现。

2. *皮肤表现* 有时可见蜂窝织炎、脓肿、瘀点、红斑等，严重时有出血倾向，如抽血后针孔渗血、呕血、便血及肺出血等。

3. *休克表现* 重症患儿有心动过速、心律失常和外周循环灌注不良，脉细速，皮肤呈大理花纹状，尿少或尿闭，低血压，如出现硬皮症为不良预兆。

4. *其他* 胃肠道功能紊乱，有厌食、呕吐、腹泻、腹胀，重症可出现中毒性肠麻痹，呼吸窘迫表现为气急、青紫、呼吸不规则或暂停。

5. *并发症* 易合并脑膜炎、骨髓炎、化脓性关节炎和深部脓肿等。

【辅助检查】

可做血常规、血培养、病灶培养或（和）直接涂片找细菌，脑脊液、尿液，皮肤表面、脐部、胃液、咽拭子和外耳道分泌物培养。还可做病原菌抗原检测和分子生物学检测。

【诊断与鉴别诊断】

根据病史中有高危因素和临床表现特点、辅助检查中白细胞总数和分类的改变以及 CRP 值增高等，应考虑本病的可能性；确诊常有赖于病原菌或病原菌抗原的检出。细菌质粒 DNA 分析和 PCR 技术已在我国临床应用，对确诊本病有极大帮助。

【治疗】

1. *抗生素治疗* 根据病情，选用对肝肾毒副作用无或小的药物。用药原则是早期、足量、静脉给药、够疗程。新生儿抗感染药物的选择和使用方法见表 37－1。

表 37－1 新生儿抗感染药物选择和使用方法

抗感染药物	每次剂量（mg/kg）	每日次数		主要病原菌
		<7 天	>7 天	
青霉素 G	5 万～10 万 U	2	3	肺炎球菌，链球菌，对青霉素敏感的葡萄球菌，革兰阴性菌球菌
氨苄青霉素	50	2	3	嗜血流感杆菌，革兰阴性菌杆菌，革兰阳性菌球菌
苯唑青霉素	25～50	2	3～4	耐青霉素的葡萄球菌
羧苄青霉素	100	2	3～4	绿脓杆菌，变形杆菌，多数大肠杆菌，沙门菌
氧哌嗪青霉素	50	2	3	绿脓杆菌，变形杆菌，大肠杆菌，肺炎球菌

续表

抗感染药物	每次剂量 (mg/kg)	每日次数		主要病原菌
		<7天	>7天	
头孢拉定	50~100	2	3	金黄色葡萄球菌，链球菌，大肠杆菌
头孢呋新	50	2	3	革兰阴性杆菌，革兰阳性球菌
头孢噻肟	50	2	3	革兰阴性菌，革兰阳性菌，需氧菌，厌氧菌
头孢三嗪	50~100	1	1	革兰阴性菌，耐青霉素的葡萄球菌
头孢他啶	50	2	3	绿脓杆菌，脑膜炎双球菌，革兰阴性杆菌，革兰阳性菌，厌氧球菌
红霉素	10~15	2	3	革兰阳性菌，衣原体，支原体，螺旋体，立克次体
万古霉素	10~15	2	3	金黄色葡萄球菌，链球菌
亚胺培南/西司他丁	2~30	2	2	对绝大多数革兰阴性菌、革兰阳性菌、需氧和厌氧菌有强大杀菌作用
甲硝唑	7.5	2	2	厌氧菌

2. *支持疗法* 患儿应置于中性环境温度下保暖，供给足够热量液体量，重患儿可静注丙种球蛋白。

第四节 新生儿黄疸

新生儿黄疸（neonatal jaundice）是因胆红素（大部分为未结合胆红素）在体内积聚而引起。其原因复杂，有生理性和病理性之分；部分病理性黄疸可致中枢神经系统受损，产生胆红素脑病，故应加强对新生儿黄疸的临床观察，尽快找出原因，及时治疗。

新生儿胆红素代谢特点：由于新生儿胆红素生成较多；转运胆红素的能力不足；肝功能发育未完善；肠肝循环的特性，新生儿摄取、结合、排泄胆红素的能力仅为成人的1%~2%，因此极易出现黄疸，尤其当新生儿处于饥饿、缺氧、胎粪排出延迟、脱水、酸中毒、头颅血肿或颅内出血等状态致黄疸加重。

【新生儿黄疸的分类】

1. *生理性黄疸* 由于新生儿胆红素代谢特点，约50%~60%的足月儿和>80%的早产儿于生后2~3天出现黄疸，4~5天达高峰；一般情况良好，足月儿在2周内消退，早产儿可延迟到3~4周。

2. *病理性黄疸* ①黄疸在出生后24h内出现；②血清胆红素>205.2~256.5μmol/L，或每日上升超过85μmol/L（5mg/dl）；③黄疸持续时间长（足月儿>2周，早产儿>4周）；④黄疸退而复现；⑤血清结合胆红素>26μmol/L（1.5mg/dl）。对病理性黄疸应积极查找病因。

（1）感染性 ①新生儿肝炎；②新生儿败血症。

（2）非感染性 ①新生儿溶血病：新生儿溶血病（hemolytic disease of the newborn）系指母、婴血型不合引起的新生儿同种免疫性溶血。②胆道闭锁。③母乳性黄疸：大约1%母乳喂养的婴儿可发生母乳性黄疸，其特点是非溶血性未结合胆红素增高，常与生理性黄疸重叠且持续不退，血清胆红素可高达342μmol/L（20mg/dl），婴儿一般状态良好，黄疸于4～12周后下降，无引起黄疸的其他病因可发现，停止母乳喂哺后3天，如黄疸下降可确定诊断。目前认为是因为此种母乳内β－葡萄糖醛酸酶活性过高，使胆红素在肠道重吸收增加而引起黄疸；亦有学者认为是此种母乳喂养患儿肠道内能使胆红素转变为尿、粪胆原的细菌过少所造成。④遗传性疾病：红细胞葡萄糖－6－磷酸脱氢酶（G6PD）缺陷在我国南方多见，胆红素脑病发生率较高；其他如红细胞丙酮酸激酶缺陷病、球形红细胞增多症、半乳糖血症、α_1－抗胰蛋白酶缺乏症、囊性纤维病等。⑤药物性黄疸：如由维生素K_3、维生素K_4、新生霉素等药物引起者。

【治疗】

生理性和母乳性黄疸不需治疗，一般能自行消退。病理性黄疸必须治疗，目的是防止发生胆红素脑病。

1. *药物治疗*

（1）肝酶诱导剂　诱导肝细胞葡萄糖醛酸转移酶的合成，增强非结合胆红素与葡萄糖醛酸结合的能力。常用药物是苯巴比妥，剂量为5mg/（kg·d），分3次口服，用3～7天。可含用尼可刹米每日100mg/kg，分3次口服。

（2）白蛋白　1g/kg静脉点滴，1～2次/日，也可输血浆25ml/次，一日1次。

（3）糖皮质激素　泼尼松2mg/（kg·d），分3次口服，或用地塞米松0.5mg/（kg·d）静滴，一般用5～7天。

（4）中药　常用方剂茵陈15g，甘草1.5g，炙大黄3g，黄芩6g，每天1剂水煎服。

（5）其他对症治疗　及时给氧、纠酸、注意保暖、防止低血糖。这些措施有助于促进清蛋白与胆红素的联结和保护血脑屏障，对预防胆红素脑病有益。

2. *光照疗法*　光疗的指征是足月儿总胆红素＞205.2μmol/L（12mg/dl），低体重儿＞170μmol/L（10mg/dl），极低体重儿＞102 μmol/L（7mg/dl）。非结合胆红素在光的作用下能氧化成一种水溶性异构体，可经尿和胆汁排出。因其疗效好，使用安全，方便、不良反应少，目前被广泛使用。一般用波长420～470nm的蓝光照射疗效最好。上、下灯管距床面的距离分别为40cm和20cm。光疗时小儿两眼及会阴部用黑布遮盖保护，全身赤裸，一般持续照射24～48h，严重者可照射3～4天。光照时需细心护理，注意体温，及时给氧，母乳喂养，每天输液量增加20～30ml/kg。因光疗能加速核黄素破坏，要适量补充。光疗的不良反应主要是发热、腹泻、皮疹，停止光疗后自愈。

3. *换血疗法*　主要用于严重新生儿溶血病，其目的是移除血清中特异的血型抗体、致敏红细胞和胆红素。符合下列条件之一者即应进行：①产前已明确诊断，出生时血红蛋白低于120g/L，伴水肿、肝脾肿大和心力衰竭者；②生后12h内胆红素上升每小时＞12μmol/L（0.75mg/dl），或已达到342μmol/L（20mg/dl）者；③早产儿或上一胎溶血严重者，尤其伴有缺氧、酸中毒、败血症时，指征应放宽。

对Rh不合溶血症，应选用Rh系统与母亲相同、ABO系统与新生儿相同的血液；ABO不合溶血症用AB型血浆和O型红细胞混合血，或用抗A、抗B效价不高的O型血，所用血清应与母亲血清无凝集反应。换血量为150～180ml/kg（约婴儿全血量的2倍）；一般经脐静脉插入导管换置。

第三十八章

呼吸系统疾病

在小儿时期，呼吸系统疾病有极高的发病率。这类疾病有急性上呼吸道感染（包括咽炎、鼻炎、急性喉炎、扁桃体炎、特殊类型的上感等）、急性气管炎、支气管哮喘、肺炎、各种胸膜炎、肺部肿瘤、先天性支气管发育不良及畸形等。临床上最常见的是急性上呼吸道感染和肺炎，占我国儿科门诊患儿的60%以上，北方地区冬春季节则比率更高。

肺　　炎

肺炎（pneumonia）是儿科常见病，系由不同病原体或其他因素（如吸入羊水、油类或过敏反应）所引起的肺部炎症。以发热、咳嗽、气促、呼吸困难以及肺部固定湿啰音为临床表现。是我国小儿死亡的第一位原因，故加强对本病的防治十分重要。小儿肺炎有四种分类：

1. 病理分类　按解剖部位分位为：支气管肺炎、大叶性肺炎、间质性肺炎、毛细支气管炎等。

2. 病因分类

（1）病毒性肺炎　最常见为呼吸道合胞病毒，其次为腺为病毒3、7、11、21型，甲型流感病毒及副流感病毒1、2、3型，其他还有麻疹病毒、肠道病毒、巨细胞病毒、冠状病毒等。

（2）细菌性肺炎　有肺炎球菌、链球菌、葡萄球菌、革兰阴性杆菌（流感杆菌）、肺炎杆菌、大肠杆菌、绿脓杆菌、军团菌、非典型分枝杆菌等。

（3）支原体肺炎　由肺炎支原体所致。

（4）衣原体肺炎　以沙眼衣原体为病原。

（5）真菌性肺炎　念珠菌、曲菌、隐球菌、组织胞浆菌、毛霉菌、球孢子菌等。

（6）原虫性肺炎　以卡氏肺囊虫为病原。

（7）非感染病因引起的肺炎　吸入性肺炎、坠积性肺炎、嗜酸细胞性肺炎等。

3. 病程分类　病程<1个月者，称为急性肺炎；1~3个月为迁延性肺炎；>3个月者称为慢性肺炎。

4. 病情分类　①轻症：呼吸系统症状为主，无全身中毒症状；②重症：除呼吸系统受累外，其他系统亦受累，且全身中毒症状明显。

支气管肺炎

支气管肺炎（bronchopneumonia）是小儿时期最常见的肺炎，全年均可发病，以冬、春寒冷季节较多。在我国，肺炎患儿占住院儿童总人数的1/3～1/2，其中婴幼儿肺炎占绝大多数。营养不良、维生素D缺乏性佝偻病、先天性心脏病、低出生体重儿等均易发生本病。

肺炎的病原微生物为细菌和病毒，大城市中小儿肺炎病原以病毒为主，农村小儿肺炎病原则以细菌为主。细菌感染仍以肺炎球菌多见，近年来肺炎支原体和流感嗜血杆菌有增多趋势。病原体常由呼吸道入侵，少数经血行入肺。

肺炎以肺组织充血、水肿、炎性浸润为主。肺泡内充满渗出物，经肺泡壁通道（Kohn孔）向周围肺组织蔓延，呈点片状症灶。若病变融合成片，可累及多个肺小叶或更广泛。当小支气管、毛细支气管发生炎症时，可致管腔部分或完全阻塞，引起肺不张或肺气肿。

不同的病原造成的肺炎病理改变亦有不同，细菌性肺炎以肺实质受累为主；而病毒性肺炎则以间质受累为主，亦可累及肺泡。临床上支气管肺炎与间质性肺炎常同时并存。

【临床表现】

轻症仅以呼吸系统症状为主，大多起病较急，主要症状为发热、咳嗽、气促。

1. *发热* 热型不定，多为不规则发热，亦可为弛张热或稽留热，新生儿、重度营养不良儿可不发热或体温不升。新生儿肺炎和发病与分娩过程密切相关。

2. *咳嗽* 较频，在早期为刺激性干咳，以后咳嗽有痰，新生儿、早产儿则表现为吐沫、鼻扇。

3. *气促* 多发生于发热、咳嗽之后，呼吸加快，每分钟可达40～80次，并有鼻翼扇动，重者呈点头状呼吸、三凹征、口周发绀。

4. *肺部体征* 早期可仅有呼吸音粗糙，以后可闻及固定的中、细湿啰音，叩诊多正常。若病灶融合扩大累及部分或整个肺叶，则出现相应的肺实变体征，如语颤增强、叩诊浊音，听诊呼吸音减弱或出现支气管呼吸音。

重症细菌性肺炎，特别是金葡菌肺炎可并发脓胸、脓气胸或出现肺大疱。病毒性肺炎则因病毒种类不同表现各有不同。呼吸道合胞病毒性肺炎以“暴喘”、呼气性呼吸困难，不同程度的梗阻性肺气肿为主要表现；腺病毒性肺炎则以持续高热，肺部体征出现晚，多器官衰竭为特点。

5. *并发症* 呼吸衰竭、心力衰竭和中毒性心肌炎、中毒性脑病、消化道出血和中毒性肠麻痹。

【辅助检查】

1. *血常规检查* 细菌性肺炎白细胞总数和中性粒细胞多增高，甚至可见核左移，胞质中可有中毒颗粒。病毒性肺炎白细胞总数正常或降低，有时可见异型淋巴细胞。

2. *X线检查* 早期见肺纹理增粗，以后出现小斑片状阴影，以双肺下野、中内带角居多，并可伴有肺不张或肺气肿。斑片状阴影亦可融合成大片，甚至波及节段。若并发脓胸，早期示患侧肋膈角变钝，积液较多时，患侧呈一片致密阴影，肋间隙增大，纵隔、心脏向健侧移位。并发脓气胸时，患侧胸膜腔可见液平面。肺大疱时则见完整的壁薄、多无液平面的大疱。支原体肺炎患者肺门阴影增浓较明显，应注意与肺门结核鉴别。

3. *病原学检查*

（1）细菌培养　血液、痰液、气管吸出物、胸腔穿刺液、肺穿刺液、肺活检组织等进行细菌培养，可明确病原菌。

（2）病毒分离、鉴别和病原特异性抗原、抗体检测　近年来采用聚合酶链反应（PCR）或特异性基因探针检测病原体 DNA。

【诊断与鉴别诊断】

根据发热、咳嗽、气促或呼吸困难，肺部有较固定的中、细湿啰音，以及血象及 X 线检查可作出支气管肺炎的临床诊断，应进行鉴别诊断并进一步判断病情轻、重，有无并发症，做病原学检查，以便指导治疗。

应鉴别的疾病包括急性支气管炎、肺结核、支气管异物等

【治疗】

应采取综合措施，积极控制炎症，改善肺的通气、换气功能，防止并发症。

1. *一般治疗*　保持室内空气流通，室温以 18 ~ 20℃为宜，相对湿度 60%。保持呼吸道通畅，及时清除上呼吸道分泌物，变换体位，以利痰液排出。加强营养，饮食应富含蛋白质和维生素、少量多餐，重症不能进食者，可给予静脉营养。新发病例与恢复期患儿宜分病室居住，以免交叉感染和二次感染。

2. *病原治疗*　按不同病原体选择药物。

（1）抗生素　经肺穿刺研究资料证明，绝大多数重症肺炎是由细菌感染引起，或在病毒感染的基础上合并细菌感染，故需采用抗生素治疗。使用原则：①根据病原菌选用敏感药物；②早期治疗；③联合用药；④选用渗入下呼吸道浓度高的药物；⑤足量、足疗程，重症宜经静脉途径给药。用药时间应持续至体温正常后 5 ~ 7 天，临床症状基本消失后 3 天。支原体肺炎至少用药 2 ~ 3 周，以免复发。葡萄球菌肺炎比较顽固，易于复发及产生并发症，疗程宜长，一般于体温正常后继续用药 2 周，总疗程 6 周。临床上一般采用新型青霉素，2 ~ 3 代头孢菌素和大环内酯类药物。

（2）抗病毒治疗　①利巴韦林 10 ~ 15mg/（kg · d），可口服吸入，肌注和静点，早期给药效果更佳；②干扰素喷鼻或肌内注射；③中药；④重症肺炎：建议用人血丙种球蛋白治疗。

3. *对症治疗*

（1）氧疗　凡具有低氧血症者，有呼吸困难、喘憋、口唇发绀、面色青灰时应立即给予吸氧。一般采取鼻前庭给氧，氧流量为 0.5 ~ 1L/min；氧浓度不超过 40%；氧气应湿化，以免损伤气道纤毛上皮细胞和使痰液变黏稠。缺氧明显者可用面罩给氧，氧流量为 2 ~ 4L/min，氧浓度为 50% ~ 60%。若出现呼吸衰竭，则应使用人工呼吸器。

（2）保持呼吸道通畅　①祛痰剂：复方甘草合剂；沐舒坦静点或吸入，富露施冲剂口服。②雾化吸入：α - 糜蛋白酶可裂解痰液中的黏蛋白。③支气管解痉剂：对喘憋

严重者可选用。④保证液体摄入量，有利于痰液排出。

(3) 心力衰竭的治疗 除镇静、给氧外要增强心肌的收缩力，减慢心率，增加心搏出量；减轻体内水钠潴留，以减轻心脏负荷。毒毛旋花子苷 K 每次 0.007 ~ 0.01mg/kg，静脉点滴，必要时每 6 ~ 8h 再给 1 次。若为先天性心脏病合并肺炎，有慢性心功能不全者，待急性心衰纠正后改为地高辛口服。

(4) 腹胀的治疗 伴低钾血症者应及时补钾。如系中毒性肠麻痹，应禁食、胃肠减压，肛管排气，皮下注射新斯的明，每次 0.04mg/kg；亦可用酚妥拉明及阿拉明，或采用中医针灸热敷等方法。

4. 糖皮质激素 糖皮质激素可减少炎性渗出物，解除支气管痉挛，改善血管通透性，降低颅内压，改善微循环。适应证：①中毒症状明显；②严重喘憋；③伴有脑水肿、中毒性脑病、感染性休克、呼吸衰竭等；④胸膜有渗出的病例。

5. 并存症和并发症的治疗 对并存佝偻病、营养不良者，应给予相应治疗。对并发脓胸、脓气胸者应及时抽脓、排气。必要时行胸腔闭式引流。

6. 其他 肺部理疗有促进炎症消散的作用，适用于肺炎恢复期的患儿。

第三十九章

消化系统疾病

小儿消化系统疾病包括各种消化道畸形、乳儿肝炎综合征、先天性肥厚性幽门狭窄、口腔炎、胃炎、消化性溃疡、各种急腹症，如肠套叠、肠梗阻、急性阑尾炎以及肝胆胰腺疾病、结肠直肠肛门疾病等。最多见的还是小儿腹泻病。严重者出现脱水、电解质紊乱，甚至有效循环血量减少而致低血容量性休克。特别是近些年出现的大肠杆菌 O_{157}：H_7 肠炎引起全世界关注。液体疗法在抢救治疗重症腹泻病中起着决定性的作用。

小儿腹泻

小儿腹泻（infantile diarrhea），是一组由多病原、多因素引起的，以大便次数增多和大便性状改变为特点的儿科常见病。其病因分为：

1. *易感因素*　婴幼儿易患腹泻与此年龄阶段小儿消化系统解剖生理特点有关。首先，婴幼儿消化系统发育尚未成熟，胃酸和消化酶分泌少，酶活力偏低，不能适应食物质和量的较大变化；生长发育快，所需营养物质相对较多，胃肠道负担重，容易发生消化道功能紊乱。其次，机体防御功能差：①婴儿胃酸偏低，胃排空较快，对进入胃内的细菌杀灭能力较弱；②血清免疫球蛋白（尤其是 IgM、IgA）和胃肠道分泌型 IgA 均较低；③正常肠道菌群对入侵的致病微生物有拮抗作用，新生儿生后尚未建立正常肠道菌群时，或由于使用抗生素等引起肠道菌群失调时，均易患肠道感染。

另外，人工喂养儿的食物和食具极易受污染，人工喂养肠道感染发生率明显高于母乳喂养儿。

2. *感染因素*　主要由病毒和细菌引起。

（1）病毒感染　80%婴幼儿腹泻由病毒感染引起。其主要病原为轮状病毒，其次有肠道病毒（包括柯萨奇病毒、埃可病毒、肠道腺病毒）、诺沃克病毒、冠状病毒、星状和杯状病毒等。

（2）细菌感染（不包括法定传染病霍乱、菌痢）　致腹泻大肠杆菌：该菌株可分为五大组。①致病性大肠杆菌；②产毒性大肠杆菌；③侵袭性大肠杆菌；④出血性大肠杆菌；⑤黏附性大肠杆菌、空肠弯曲菌、耶尔森菌、沙门菌（主要为鼠伤寒和其他非伤寒、付伤寒沙门菌），另外嗜水气单胞菌、难辨梭状芽孢杆菌、金黄色葡萄球菌、绿脓杆菌、变形杆菌等均可引起腹泻。

（3）真菌　致腹泻的真菌有念珠菌、曲菌、毛霉菌，小儿以白色念珠菌多见。

（4）寄生虫 常见为蓝氏贾第鞭毛虫、阿米巴原虫和隐孢子虫等。

3. 非感染因素

（1）食饵性腹泻 多为人工喂养儿，常因喂养不定时，饮食不当，突然改变食物品种，或过早喂给大量淀粉或脂肪类食品引起。

（2）症状性腹泻 如患中耳炎、上呼吸道感染、肺炎、肾盂肾炎、皮肤感染或急性传染病时，可由于发热和病原体的毒素作用而并发腹泻。

（3）过敏性腹泻 如对牛奶或大豆（豆浆）过敏而引起腹泻。对牛奶过敏者较多。

（4）其他 原发性或继发性双糖酶缺乏，活力降低（主要为乳糖酶），肠道对糖的消化吸收不良，使乳糖积滞引起腹泻；气候突然变化、腹部受凉肠蠕动增加；天气过热消化液分泌减少等都可能诱发消化功能紊乱致腹泻。

6个月~2岁婴幼儿急性腹泻病发病率高，是造成小儿营养不良、生长发育障碍和死亡的主要原因之一。

【临床表现】

1. 急性腹泻 病程<2周。

（1）胃肠道症状 食欲低下，常有呕吐，严重者可吐咖啡色液体；腹泻频繁，大便每日10至数十次，多为黄色水样或蛋花样便，含有少量黏液，少数患儿也可有少量血便。

（2）水、电解质及酸碱平衡紊乱 ①脱水；②代谢性酸中毒；③低钾血症；④低钙和低镁血症。

（3）临床分型 ①轻型：起病可急可缓，以胃肠道症状为主，食欲不振，偶有溢乳或呕吐，大便次数增多及性状改变；无脱水及全身中毒症状，多在数日内痊愈，常由饮食因素及肠道外感染引起。②重型：常急性起病，也可由轻型逐渐加重、转变而来，除有较重的胃肠道症状外，还有较明显的脱水、电解质紊乱和全身中毒症状（发热、烦躁、精神萎靡、嗜睡甚至昏迷、休克）。多由肠道内感染引起。

2. 迁延性（病程2周~2个月）、慢性（病程>2个月）腹泻 病因复杂，感染、过敏、酶缺陷、免疫缺陷、药物因素、先天性畸形等均可引起。以急性感染性腹泻未彻底治疗、迁延不愈最为常见。人工喂养、营养不良儿患病率高。

3. 几种常见类型肠炎的临床特点

（1）轮状病毒肠炎 又称秋季腹泻，呈散发或流行；经粪-口传播，也可通过气溶胶形式经呼吸道感染而致病。潜伏期1~3天，多发生在半岁~2岁的小儿，>4岁者少见。起病急，常伴发热和上呼吸道感染症状；病初即有呕吐，常先于腹泻；大便次数多、量多、水分多，黄色水样或蛋花汤样便带少量黏液，无腥臭味；常并发脱水和代谢性酸中毒。本病为自限性疾病，数日后呕吐渐停，腹泻减轻，不喂乳类的患儿恢复更快，病程约3~8天，少数较长。大便镜检偶有少量白细胞；感染后1~3天即有大量病毒自大便中排出，最长可达6天；血清抗体一般在感染后3周上升。病毒较难分离，有条件可直接用电镜或免疫电镜检测病毒，或用ELISA法检测病毒抗原，或PCR及核酸探针技术检测病毒抗原、抗体。

（2）侵袭性细菌引起的肠炎 包括侵袭性大肠杆菌、空肠弯曲菌、耶尔森菌、鼠伤寒杆菌等，常引起志贺杆菌性痢疾样病变。

（3）大肠杆菌肠炎　多发生在气温较高的季节，以5～8月份为多。可在新生儿室、托儿所甚至病房内流行。营养不良儿、人工喂养儿或更换饮食时更易发病。包括：①致病性大肠杆菌肠炎；②产毒性大肠杆菌肠炎；③出血性大肠杆菌肠炎；④黏附性大肠杆菌肠炎。

（4）抗生素诱发的肠炎　长期应用广谱抗生素使肠道菌群失调，肠道内耐药的金葡菌、绿脓杆菌、变形杆菌、某些梭状芽孢杆菌和白色念珠菌大量繁殖而引起肠炎。营养不良、免疫功能低下，长期应用糖皮质激素者更易发病。婴幼儿病情多较重。

【诊断与鉴别诊断】

根据发病季节、病史（包括喂养史和流行病学资料）、临床表现和大便性状易于作出临床诊断。必须判定有无脱水（程度和性质）、电解质紊乱和酸碱失衡；注意寻找病因，肠道内感染的病原学诊断比较困难，从临床诊断和治疗需要考虑，可根据大便常规检查结果将腹泻分为三组：

1. 大便无或偶见少量白细胞者　为侵袭性以外的病因（如病毒、非侵袭性细菌、寄生虫等肠道内、外感染或喂养不当）引起的腹泻，多为水泻，有时伴脱水症状，应与“生理性腹泻”、导致小肠吸收功能障碍的各种疾病如乳糖酶缺乏、葡萄糖－半乳糖吸收不良、失氯性腹泻、原发性胆酸吸收不良、过敏性腹泻等进行鉴别。

2. 大便有较多的白细胞者　表明结肠和回肠末端有侵袭性炎病症变，常由各种侵袭性细菌感染所致，仅凭临床表现难以区别，必要时应进行大便细菌培养，细菌血清型和毒性检测。

（1）细菌性痢疾　常有接触史，排脓血便伴里急后重，大便镜检有较多脓细胞、红细胞和吞噬细胞，大便细菌培养可确诊。

（2）坏死性肠炎　中毒症状较严重，腹痛、腹胀、频繁呕吐、高热、渐出现典型的赤豆汤样血便，常伴休克，腹部立、卧位X线摄片呈小肠局限性充气扩张，肠间隙增宽，肠壁积气等。

3. 大便红白细胞相间并有较多红细胞者，应注意侵袭性大肠杆菌、空肠弯曲菌、耶尔森菌、鼠伤寒沙门菌，出血性大肠杆菌所致的肠炎。还应与金黄色葡萄球菌肠炎、坏死性小肠结肠炎鉴别。

【治疗】

治疗原则：调整饮食、合理用药、控制感染、预防和纠正脱水、防止并发症发生。

1. 急性腹泻的治疗

（1）饮食疗法　可根据肠炎的性质、患儿消化吸收功能和平时的饮食习惯进行合理调整。以母乳喂养的婴儿可继续哺乳，暂停辅食；人工喂养儿可喂以等量米汤或稀释的牛奶或其他代乳品，由米汤、粥、面条等逐渐过渡到正常饮食。有严重呕吐者可暂禁食4～6h（不禁水），待好转后继续喂食，由少到多，由稀到稠。病毒性肠炎多有双糖酶缺乏（主要是乳糖酶），对疑似病例可暂停乳类喂养，改为豆制代乳品，或发酵奶，或去乳糖奶粉以减轻腹泻，缩短病程。腹泻停止病情好转，患儿常有食欲亢进，此时应对进食种类及数量有所控制，以防再次出现腹泻。

(2) 液体疗法　严重脱水、电解质紊乱可以是急性腹泻死亡的主要原因，合理的液体疗法是降低病死亡率的关键。

1) 口服补液：1985 年世界卫生组织与联合国儿童基金会联合建议各国：改用 ORS 口服补液新配方。以枸橼酸钠代替旧配方中的碳酸氢钠。枸橼酸钠性质稳定不变质，味酸甜，口感好，易于患儿接受。可用于腹泻时预防脱水及轻、中度脱水而无明显周围循环障碍者。口服补液盐（ORS）新配方：氯化钠 3.5g、枸橼酸钠 2.9g、氯化钾 1.5g、无水葡萄糖 20g，加水到 1000ml。临床常用溶液及成分见表 39－1。

2) 静脉输液：适用于中度以上脱水或吐泻严重的患儿。液体疗法的原则是先快后慢、先浓后淡、见尿补钾、适时补钙。

表 39－1　临床常用溶液及成分

溶液	每 100ml 含	阳离子		阴离子		Na∶Cl	电解质渗透压
		Na^+	K^+	Cl^-	HCO_3^- 或乳酸根		
血浆		142	5	103	24	3∶2	300mmol/L
①0.9% 氯化钠	0.9g	154		154		1∶1	等张
②5% 或 10% 葡萄糖	5 或 10g						
③5% 碳酸氢钠	5g	595			595		35 张
④10% 氯化钾	10g		1342	1342			89 张
1∶1 含钠液	①50ml，②50ml	77		77		1∶1	1/2 张
1∶2 含钠液	①35ml，②65ml	54		54		1∶1	1/3 张
1∶4 含钠液	①20ml，②80ml	30		30		1∶1	1/5 张
2∶1 含钠液	①65ml，④⑥35ml	158		100	58	3∶2	等张
2∶3∶1 含钠液	①33ml，②50ml④⑥17ml	79		51	28	3∶2	1/2 张
4∶3∶2 含钠液	① 45ml，② 33ml，④⑥22ml	106		69	37	3∶2	2/3 张

①第一天补液：临床上按“定量”、“定性”、“定速”的方法补液。①补液总量：包括补充累积损失量、继续损失量和生理需要量，一般按轻度脱水 90～120ml/kg、中度脱水 120～150ml/kg、重度脱水 150～180ml/kg 计算总量。对营养不良，心、肺、肾功能不全者等病儿应根据具体病情相应减少输液量。②溶液种类：溶液中电解质溶液与非电解质溶液的比例应根据脱水性质（等渗、低渗、高渗）分别选用。等渗性脱水用 1/2 张含钠液，低渗性脱水用 2/3 张含钠液，高渗性脱水用 1/3 张含钠液。若临床上判断脱水性质有困难时，可先按等渗性脱水处理。③输液速度：主要决定于脱水程度和继续损失的量和速度。对重度脱水有明显周围循环障碍者应先快速扩容；给 2∶1 等张含钠液 20ml/kg，总量＜300ml，于 30～60 分钟内快速静脉输入。余量（补液总量减去扩容的量）分两个阶段给予：快速输液阶段，一般在 8～12h 补完，约每小时 8～10ml/kg；维持输液阶段，一般在 12～16h 内补完，约每小时 5ml/kg。④纠正酸中毒：因输入的

混合溶液中已含有一部分碱性溶液，输液后循环和肾功能改善，酸中毒可随即纠正；对重度酸中毒可根据临床症状结合血气测定结果，另加碱性液纠正。⑤纠正低钾、低钙、低镁：见尿后应及时补钾（10%氯化钾静脉点滴浓度<0.3%）；出现低钙症状时可用10%葡萄糖酸钙加葡萄糖稀释后静注；低镁者用25%硫酸镁按每次0.1ml/kg深部肌肉注射，每6h1次，每日3～4次，症状缓解后停用。

②第二天及以后的补液：经第一天合理补液后，脱水和电解质紊乱应基本纠正。第二天主要是补充继续损失量（防止发生新的累积损失）和生理需要量，继续补钾，供给热量。轻症可改为口服补液。

（3）药物治疗

1）水样便腹泻患者：多为病毒及非侵袭性细菌所致，一般不用抗生素，应合理使用液体疗法，选用微生态制剂和黏膜保护剂。如伴有明显感染中毒症状不能用脱水解释者，尤其是对新生儿、幼婴、衰弱患儿（免疫功能低下）和重症患儿亦可酌情选用抗生素治疗。

2）黏液、脓血便患者：多为侵袭性细菌感染，应根据临床特点，针对病原选用抗菌药物，再根据大便细菌培养和药敏试验结果进行调整。大肠杆菌、空肠弯曲菌、耶尔森菌、鼠伤寒沙门菌所致感染常选用新型青霉素、头孢菌素，如有过敏反应可选用磷霉素、红霉素、克林霉素等。儿科临床一般不首先选用诺氟沙星、环丙沙星、呋喃唑酮、复方新诺明等。金黄色葡萄球菌肠炎、伪膜性肠炎、真菌性肠炎应立即停用原使用的抗生素，根据症状可选用万古霉素、新青霉素、利福平、甲硝唑或抗霉菌药等治疗。

（4）微生态疗法　有助于恢复肠道正常菌群的生态平衡，抑制病原菌定植和侵袭，有利于控制腹泻。常用双歧杆菌、嗜酸乳杆菌和粪链球菌制剂。

（5）肠黏膜保护剂　能吸附病原体和毒素，维持肠细胞的吸收和分泌功能；与肠道黏液糖蛋白相互作用可增强其屏障功能，阻止病原微生物的攻击，如蒙脱石粉。

2. *迁延性和慢性腹泻治疗*　因迁延性、慢性腹泻常伴有营养不良和其他并发症，病情较为复杂，必须采取综合治疗措施。如：养成良好的卫生习惯，注意乳品的保存和奶具、食具的定期消毒。食欲不振和发热初期应减少其他食品摄入量，以水代替，最好用补液盐配成饮料口服。气候变化时，避免过热或受凉，居室要通风。

（1）积极寻找引起病程迁延的原因，针对病因进行治疗，切忌滥用抗生素，避免肠道菌群失调。

（2）预防和治疗脱水，纠正电解质及酸碱平衡紊乱。

（3）营养治疗　此类病儿多有营养障碍，继续喂养（进食）是必要的治疗措施，禁食对机体有害。①继续母乳喂养。②人工喂养儿应调整饮食，<6个月婴幼儿用牛奶加等量米汤或水稀释，或用发酵奶（或酸奶），也可用奶－谷类混合物，每天喂6次，以保证足够热卡。>6个月的婴儿可用已习惯的平常饮食，如选用加有少量熟植物油、蔬菜、鱼肉末或肉末的稠粥、面条等，由少到多，由稀到稠。③糖类不耐受（也称糖原性腹泻）患儿双糖酶严重缺乏，食用富含双糖（包括蔗糖、乳糖、麦芽糖）的饮食可使腹泻加重，其中以乳糖不耐受最多见，治疗宜采用去双糖饮食，可采用豆浆（每100ml鲜豆浆加5～10g葡萄糖），酸奶，或低乳糖或不含乳糖的奶粉。④过敏性腹泻：

有些患儿在应用无双糖饮食后腹泻仍不改善时，需考虑对蛋白质过敏（如对牛奶或大豆蛋白过敏）的可能性，应改用其他饮食。⑤要素饮食：是肠黏膜受损伤患儿最理想的食物，系由氨基酸、葡萄糖、中链甘油三酯、多种维生素和微量元素组合而成。即使在严重黏膜损害和胰消化酶缺乏情况下仍能吸收与耐受，应用时的浓度和量视患儿临床状态而定。⑥静脉营养：少数严重病儿不能耐受口服营养物质者，可采用静脉高营养。推荐方案为：10%脂肪乳剂每日2～3g/kg，复方氨基酸每日2～2.5g/kg，葡萄糖每日12～15g/kg，电解质及多种微量元素适量，液体每日120～150ml/kg，热卡每日209～376J/kg（50～90cal/kg）。通过外周静脉输入（最好用输液泵控制速度），好转后改为口服。

（4）药物治疗 ①抗菌药物应慎用，仅用于分离出特异病原的感染患儿，并根据药物敏感试验选用；②补充微量元素和维生素，如锌、铁、烟酸、维生素A、维生素B_{12}、维生素B_1、维生素C和叶酸等，有助于肠黏膜的修复；③应用微生态调节剂和肠黏膜保护剂。

（5）中医辨证论治有良好疗效，及时添加辅食品，每次限一种，逐步增加，避免夏季断奶。人工喂养者应根据具体情况选择合适的代乳品。

第四十章

循环系统疾病

小儿循环系统疾病，包括先天性心脏病、病毒性心肌炎、心肌病、心内膜弹力纤维增生症、心内膜炎、心律失常、急慢性心功能不全等，以先天性心脏病最多见。近年来，随着医疗设备及技术水平的提高，开胸体外循环，心脏直视手术已部分由微创的介入手术所取代，预后亦大为改观。

病毒性心肌炎

病毒性心肌炎（viral myocarditis）是病毒侵犯心脏所致的、以心肌炎性病变为主要表现的疾病。有的可伴有心包或心内膜炎症改变。本病临床表现轻重不一，预后大多良好，但少数可发生心力衰竭、心源性休克，甚至猝死。近年来经动物实验及临床观察证明，可引起心肌炎的病毒有柯萨奇病毒（乙组和甲组）、埃可病毒、脊髓灰质炎病毒、腺病毒、传染性肝炎病毒、流感和副流感病毒、麻疹病毒、单纯疱疹病毒以及流行性腮腺炎病毒等；其中以柯萨奇病毒乙组（1～6 型）最常见。

【临床表现】

患者多有轻重不等的前驱症状，主要为发热、周身不适、咽痛、肌痛、腹泻及皮疹等。

轻型患儿一般无明显症状，心电图可见过早搏动或 T 波降低等改变。心肌受累明显时，患儿常诉心前区不适、胸闷、心悸、头晕及乏力等。心脏有轻度扩大，伴心动过速、心音低钝及奔马律。心电图多表现为频发早搏、阵发性心动过速或Ⅱ度以上房室传导阻滞，可导致心力衰竭和晕厥等。

重症患者可突然发生心源性休克，表现为烦躁不安、面色灰白、四肢冷湿和末梢发绀等，可在数小时或数日内死亡。如反复发作心衰，则心脏明显扩大，可并发严重心律失常或栓塞等，预后很差。

体征主要为心尖区第一音低钝，部分有奔马律，一般无明显器质性杂音，伴心包炎者可听到心包摩擦音，心界明显扩大。危重病例可能脉搏微弱、血压下降，两肺出现啰音和肝、脾肿大，提示循环衰竭。

【辅助检查】

1. 一般检查　急性期白细胞总数多增高，以中性粒细胞为主；部分病例血沉轻度增快。

2. *心电图检查* 多数表现为ST段偏移和T波低平、双向或倒置，可QRS波群低电压。QT间期延长多发生在重症病例。窦房、房室或室内传导阻滞颇为常见，其中以Ⅰ度传导阻滞最多见。各种过早搏动中以室性早搏最常见，部分呈多源性；可有阵发性心动过速、心房扑动或颤动，甚至心室颤动。以上改变虽非特异性，但极为常见，是临床诊断的重要依据。

3. *胸部X线检查* 轻症病例心影属正常范围，伴心力衰竭可反复迁延不愈者心脏均明显扩大，合并大量心包积液时则增大更显著。心脏搏动大多减弱，可伴有肺淤血或肺水肿，有时可见少量胸腔积液。

4. *血清酶的测定* 血清丙氨酸氨基转移酶（ALT）和门冬氨酸基转移酶（AST）在急性期大多增高，但恢复较快。血清肌酸激酶（CK）在早期多有增高，以来自心肌的同工酶（CK－MB）为主，且较敏感。血清乳酸脱氢酶（LDH）特异性较差，但其同工酶在心肌炎早期亦多增高。

5. *病毒学诊断* 疾病早期可从咽拭子、咽冲洗液、粪便、血液、心包液中分离出病毒，但需结合血清抗体测定才更有意义。一般采用病毒中和试验、血凝抑制试验或ELISA法，如恢复期血清抗体滴度在1∶128以上亦有诊断意义。此外，尚有应用免疫荧光技术及免疫电子显微镜检查等方法证实心肌标本中确在某一型病毒的存在。此外，尚可应用聚合酶链反应（PCR）或病毒核酸探针原位杂交法，自患儿心肌或血中查到病毒核酸。

【诊断和鉴别诊断】

本病临床诊断依据有下列几项：①急、慢性心功能不全或心脑综合征；②心脏扩大；③心电图示心律失常或明显ST－T改变；④血清肌酸激酶同工酶（CK－MB）升高或心肌肌钙蛋白（cTnI，cTnT）阳性。

临床上尚需与风湿性心肌炎、中毒性心肌炎、甲状腺功能亢进症、原发性心脏病、先天性心脏病及心内膜弹力纤维增生症等病鉴别。

【治疗】

1. *休息* 急性期应强调卧床休息，以减心脏负担。

2. *药物治疗*

（1）抗病毒治疗 适用于仍处于病毒血症阶段的早期病人。

（2）改善心肌营养 可选用1，6－二硫酸果糖、大剂量维生素C、泛葵利酮（CoQ10）、维生素E和维生素B。中药、大剂量维生素C及能量合剂，常用三磷腺苷20mg、辅酶A 50U、维生素C 1～2g与5%或10%葡萄糖溶液静点。

3. *重症治疗* 控制心力衰竭常用地高辛或西地兰，加用利尿剂；抢救心源性休克，加速静脉滴注大剂量肾上皮质激素或静脉推注大剂量维生素C常可获得较好效果。及时应用调节血管紧张度药物，如多巴胺、异丙肾上腺素和阿拉明等加强心肌收缩能力，维持血压及改善微循环。

第四十一章

神经系统疾病

小儿神经系统疾病包括各种脑炎、脑膜炎（化脓性脑膜炎、急性病毒性脑炎、脑膜炎、结核性脑膜炎等）吉兰－巴雷（格林－巴利）综合征、Reye 综合征、小儿颅内肿瘤、脑性瘫痪、癫痫、重症肌无力和进行性肌营养不良等多种疾病。近年来，随着神经系统辅助检查仪器的改善，一些神经系统疑难疾病得到了及时准确的诊断。

小儿癫痫

癫痫（epilepsy）是一种由于脑功能异常所导致的慢性疾病，临床表现为反复发作的惊厥（seizures）。惊厥发作是由于脑神经元异常过度同步放电所产生的突发性、一过性的行为改变，包括意识、运动、感觉、情感和认知等方面的短暂异常，其类型很多，病因也包括先天和后天获得的各种不同因素。癫痫综合征（epileptic syndrome）是以一组症状和体征集合在一起为特点的癫痫。我国人群的癫痫患病率为 3.3‰～5.8‰，半数以上在 10 岁以内起病。通常遗传因素在原发性癫痫中可能起重要作用。继发性癫痫常有脑发育异常，如脑回畸形、胼胝体缺如、灰质异位、神经皮肤综合征等；脑血管问题，如颅内出血、血管内膜炎、血栓、血管畸形、胶原病等；各种原因导致的脑损伤，颅内占位病变及变性疾病。

【临床分类】

2001 年 5 月，国际抗癫痫联盟对癫痫发作的分类提出了新的建议（表 41－1），将癫痫发作分为自限性和持续性两大类，每类中又包括全面性和局灶性发作。在局灶性发作中不再分为单纯性和复杂性，也未列出自主神经性发作。同时对发作形式做了新的补充，如负性肌阵挛、抑制性运动发作等。

表 41－1　2001 年国际抗癫痫联盟提出的癫痫发作类型

一、自限性发作类型	6. 强直性发作
（一）全面性发作	7. 痉挛（spasms）
1. 强直－阵挛发作（包括开始为阵挛或肌阵挛的变异型）	8. 肌阵挛
2. 阵挛性发作	9. 眼睑肌阵挛
无强直成分	不伴有失神
有强直成分	伴有失神
3. 典型失神发作	10. 肌阵挛失张力发作
4. 非典型失神发作	11. 负性肌阵挛
5. 肌阵挛失神性发作	12. 失张力发作
	13. 全面性癫痫综合征中的反射性发作

续表

（二）局灶性发作	5. 继发为全面发作
1. 局灶性感觉性发作	6. 局灶性癫痫综合征中的反射性发作
具有原始感觉症状（如枕叶和顶叶癫痫）	二、持续性发作类型
具有经验性感觉症状（如颞顶枕交界处癫痫）	（一）全面性癫痫持续状态
2. 局灶性运动性发作	1. 全面性强直-阵挛性癫痫持续状态
表现为原始阵挛性运动发作	2. 阵挛性癫痫持续状态
表现为不对称强直性运动发作（例如附加运动区发作）	3. 失神性癫痫持续状态 4. 强直性癫痫持续状态
表现为典型（颞叶）自动症	5. 肌阵挛性癫痫持续状态
表现为多动性自动症	（二）局灶性癫痫持续状态
表现为局灶性负性肌阵挛	1. Kojevnikow 部分性持续性癫痫
表现为抑制性运动发作	2. 持续性先兆
3. 痴笑发作	3. 边缘性癫痫持续状态（精神运动性癫痫持续状态）
4. 半侧阵挛发作	4. 半侧抽搐伴偏瘫持续状态

【治疗】

1. *治疗原则* 临床上根据患儿发作类型选用抗癫痫药。对于难治性癫痫、规范药物治疗无效者，可考虑手术治疗。

2. *药物治疗*

（1）传统抗癫痫药物 儿科常用的传统抗癫痫药物有苯巴比妥（PB）、丙戊酸钠（VPA）、卡马西平（CBZ）、苯妥英钠（PHT）、氯硝西泮（CZP）等。

（2）抗癫痫新药 妥泰（TPM），拉莫三嗪（LTG），氨己烯酸（VGB）。

小儿各种癫痫发作的药物选择见表41-2。

表41-2 各种癫痫发作的药物选择

发作类型	选用药物
强直-阵挛发作	丙戊酸钠、苯巴比妥、卡马西平、苯妥英钠、扑痫酮
失神发作	丙戊酸钠、乙琥胺、氯硝西泮
肌阵挛、失张力发作	丙戊酸钠、氯硝西泮、扑痫酮、妥泰
部分性发作	卡马西平、丙戊酸钠、苯巴比妥、苯妥英钠、扑痫酮、妥泰
婴儿痉挛症	氯硝西泮、硝西泮、ACTH、泼尼松、丙戊酸钠

第四十二章

风湿性疾病

风湿性疾病是指具有结缔组织发炎、水肿、增生变性等病变，出现关节、肌肉疼痛或僵硬等症状的一组疾患。发生在儿童期的有：风湿热、幼年类风湿性关节炎、强直性脊柱炎、系统性红斑狼疮、过敏性紫癜、皮肤黏膜淋巴结综合征（川崎病）、婴儿多动脉炎、皮肌炎、硬皮病和混合性结缔组织病等。近年来风湿热的发病有所减少，幼年类风湿性关节炎的发病有所增多。

第一节　幼年类风湿性关节炎

幼年类风湿性关节炎（juvenile rheumatoid arthritis，JRA）是儿童时期以慢性关节滑膜炎为特征的、慢性全身性自身免疫性疾病。临床主要表现为长期不规则发热、皮疹、淋巴结肿大，还可伴有肝、脾、胸膜和心包等内脏损害，且迟早会出现关节炎症状。多数预后良好，少数反复发作可致关节畸形和功能丧失。

其病因和发病机制尚不清楚，可能与多种因素如感染、免疫、遗传以及寒冷、潮湿、疲劳、营养不良、精神因素等，病理变化主要在关节，也可侵袭全身各部的结缔组织。幼年类风湿性关节炎各型临床表现见表42－1。

表42－1　幼年类风湿性关节炎各型的临床表现

临床类型	相对发病率	女/男比率	发病年龄	受累关节	辅助检查	关节外表现	预后
全身型	20%	8/10	任何年龄	多关节，大/小关节	ANA/RF（－）	高热、皮疹，肝脾肿大，多浆膜炎，白细胞增高	25%严重关节炎
多关节炎Ⅰ型（RF阴性）	25%～30%	8/1	任何年龄	多关节，大/小关节	ANA25%，RF阴性	低热，轻度贫血，不适	10%～15%严重关节炎
多关节炎Ⅱ型	10%	6/1	年长儿	多关节，大/小关节	ANA75%，RF100%	低热，贫血，不适，类风湿性结节	＞50%严重关节炎
少关节炎Ⅰ型	25%	7/1	幼儿	少关节，大/骶、髂关节	ANA50%，RF阴性	全身不适较轻，50%慢性虹膜睫状体炎	10%～20%严重关节炎，视力障碍
少关节炎Ⅱ型	15%～25%	1/10	年长儿	少关节，大/骶、髂关节	ANA阴性，RF阴性	全身不适轻，5%～10%急性虹膜睫状体炎	部分病例发展为强直性脊柱炎

【辅助检查】

1. *血象及血培养*　可有轻度或中度贫血，多数患儿白细胞增高，以中性粒细胞增高为主，甚至出现类白血病反应；血培养阴性。血沉加快，C－反应性蛋白、黏蛋白大多增高。

2. 免疫异常 IgG、IgM、IgA 均增高，类风湿因子的阳性率与临床类型相关。部分多关节型和少关节型 JRA 患儿抗核抗体（ANA）可呈阳性。

3. X 线检查 早期可无异常发现，起病数周后可出现关节部位骨质疏松。病程持续数月以上者可见到关节间隙变小和骨质受侵蚀。

【诊断与鉴别诊断】

具有以小关节为主的对称性关节炎、晨僵、关节畸形等典型症状者诊断不难。应与败血症、结核性关节炎与化脓性关节炎、风湿热、系统性红斑狼疮鉴别。

【治疗】

治疗目的是控制临床症状，维持关节功能和预防关节畸形。

1. 非甾体抗炎药（NSAIDs） 治疗 JRA 的一线药物。常用萘普生、布洛芬、吡罗昔康、吲哚美辛、阿司匹林、双氯芬酸等。

2. 病情缓解药（DMARD） 目前临床广泛使用甲氨蝶呤。

3. 糖皮质激素。

4. 中药。

第二节 风 湿 热

风湿热（rheumatic fever）是与一种免疫性炎性疾病。A 组乙型溶血性链球菌感染密切相关的，临床表现为发热，多数伴有关节炎、心脏炎，较少出现环形红斑和皮下结节或舞蹈病。发病年龄以 5～15 岁多见。

病变累及全身结缔组织，基本病变为炎症和具有特征性的“风湿小体”。

【临床表现】

约半数病例在发病前 1～4 周有上呼吸道感染史。

1. 关节炎 以游走性和多发性为特点，主要累及膝、踝、肩、肘、腕等大关节，局部出现红、肿、热、痛，以疼痛和功能障碍为主。经适当治疗后关节炎可完全治愈而不留畸形。

2. 心脏炎 小儿风湿热以心脏炎起病者占 40%～50%，年龄愈小，心脏受累的机会愈多，以心肌炎及心内膜炎多见，亦可发生全心炎。

3. 舞蹈病 多见于女性患者，儿童多于成人。这是一种累及锥体外系的风湿性神经系统疾病，其特征为：以四肢和面部为主的不自主、无目的的快速运动，在兴奋或注意力集中时加剧，入睡后即消失。

4. 皮肤损害

（1）皮下结节 呈圆形、质硬、可活动而无压痛，从粟米到豌豆大小，主要分布于肘、腕、膝、踝等关节伸侧的骨质隆起或肌腱附着处，见于 5%～10% 的风湿热病人，特别是伴发严重心脏炎的患儿。常在起病数周后才再现，经 2～4 周自然消失。

（2）环形红斑、结节性或多形性红斑。

【辅助检查】

1. 抗链球菌的抗体测定 大多数风湿热病人的抗链球菌溶血素O（ASO）滴度>500U。

2. 风湿热活动期指标 血沉增快、C－反应蛋白和黏蛋白增高，贫血和白细胞计数增高伴以核左移现象也提示风湿活动，但均非风湿热特有的表现。

【诊断】

一般按修订的Jones风湿热诊断标准，凡有表42－2中两项主要表现或一项主要表现伴两项次要表现即可作出诊断。

表42－2 风湿热的诊断指标

主要表现	次要表现	链球菌感染证据
心脏炎 游走性多发性关节炎 舞蹈病 皮下结节 环形红斑	临床：发热 关节酸痛 风湿热既往史 瓣膜病 实验室：血沉增快 CRP阳性 白细胞增多 P－R间期延长	ASO或其他抗链球菌的抗体增高，咽拭子培养A组溶血性链球菌阳性，近期猩红热等

【治疗】

1. 一般治疗 强调卧床休息，特别是急性期有心脏炎表现者宜绝对卧床休息至急性症状完全消失、血沉接近正常时，逐渐起床活动。

2. 肃清链球菌感染 用青霉素或头孢菌素或大环内酯类抗生素。

3. 抗风湿药物治疗 可选用非甾体类抗炎药或皮质激素药。

4. 充血性心力衰竭的治疗 急性风湿热患者出现心力衰竭时，宜在应用大剂量激素的同时给予吸氧、洋地黄制剂、利尿剂和低盐饮食。洋地黄剂量应为一般剂量的1/2～1/3。

5. 舞蹈病的治疗 可给予镇静剂，如巴比妥类或氯丙嗪等。

第四十三章

传染性疾病

小儿时期的传染性疾病包括五个方面：①病毒感染：常见疾病有流感、麻疹、风疹、水痘、脊髓灰质炎、流行性腮腺炎、艾滋病，还有近年来出现的“传染性非典型肺炎”，世界卫生组织（WHO）将其命名为严重急性呼吸道综合征（英文简称 SARS）和禽流感；②细菌感染：常见疾病有猩红热、中毒型细菌性痢疾；③结核病；④深部真菌病；⑤寄生虫病。临床上以病毒感染和细菌感染居多。

第一节　麻　　疹

麻疹（measles）是由麻疹病毒引起的急性呼吸道传染病，其传染性很强，临床上以发热、咳嗽、流涕、结膜炎、上呼吸道炎症、口腔麻疹黏膜斑（Koplik 斑）及全身斑丘疹为特征。多见于6 月 ~5 岁小儿，主要传播方式为空气飞沫传播。麻疹是全身性疾病，其合并症肺炎为间质性肺炎，是麻疹死亡的主要原因之一。

【临床表现】

典型麻疹可分以下四期：

1. 潜伏期　一般为 10 ~ 14 天，亦有短至 1 周左右。在潜伏期内可有轻度体温上升。

2. 前驱期　也称发疹前期，一般为 3 ~4 天。这一期的主要表现类似上呼吸道感染症状：①发热，见于所有病例，多为中度以上发热；②咳嗽、流涕、流泪、咽部充血等卡他症状，以眼症状突出，结膜充血、眼泪增多、畏光；③Koplik 斑，在发疹前 24 ~ 48h 出现，为直径约 1.0mm 灰白色小点，外有红色晕圈，开始仅见于对着下臼齿的颊黏膜上，但在一天内很快增多，可累及整个颊黏膜并蔓延至唇部黏膜，黏膜疹在皮疹出现即逐渐消失，可留有暗红色小点。

3. 出疹期　多在发热后 3 ~4 天出现皮疹。体温可突然升高至 40 ~ 40.5℃，皮疹开始为稀疏不规则的红色斑丘疹，疹间皮肤正常，始见于耳后、颈部、沿着发际边缘，24h 内向下发展，遍及面部、躯干及上肢，第 3 天皮疹累及下肢及足部，病情严重者皮疹常融合，皮肤水肿，面部浮肿变形。全身有淋巴结肿大和脾肿大，并持续几周，肠系膜淋巴结肿可引起腹痛、腹泻和呕吐。

4. 恢复期　出疹 3 ~4 天后，皮疹开始消退，消退顺序与出疹时相同；在无合并症发生的情况下，食欲、精神等其他症状也随之好转。疹退后，皮肤留有糠麸状脱屑及棕色色素沉着，7～10 天痊愈。

5. *并发症* ①喉、气管、支气管炎和肺炎；②麻疹脑炎和（或）亚急性硬化性全脑炎；③结核病恶化；④营养不良与维生素 A 缺乏症。

【诊断与鉴别诊断】

根据麻疹接触史，前驱期卡他症状，口腔麻疹黏膜斑，皮疹形态和出现顺序，出疹与发热关系，退疹后皮肤脱屑及色素沉着等特点，较易得出诊断。小儿出疹性疾病的鉴别诊断见表 43－1。

表 43－1 小儿出疹性疾病的鉴别诊断

疾病	病原	全身症状及其他特征	皮疹特点	发热与皮疹关系
麻疹	麻疹病毒	呼吸道卡他性炎症，结膜炎，发热第 2～3 天口腔黏膜斑	红色斑丘疹，自头面部→颈部→躯干→四肢，退疹后有色素沉着及细小脱屑	发热 3～4 天，出疹期热更高
风疹	风疹病毒	全身症状轻，耳后、枕部淋巴结肿大并触痛	面部→躯干→四肢，斑丘疹，疹间有正常皮肤，退疹后无色素沉着及脱屑	发热后半天至 1 天出疹
幼儿急疹	人疱疹病毒 6 型	一般情况好，高热时可有惊厥，耳后枕部淋巴结亦可肿大	红色斑丘疹，颈及躯干部多见，一天出齐，次日消退	高热 3～5 天，热退疹出
猩红热	乙型溶血性链球菌	高热，中毒症状重，咽峡炎，杨梅舌，环口苍白圈，扁桃体炎	皮肤弥漫充血，上有密集针尖大小丘疹，持续 3～5 天退疹，1 周后全身大片脱皮	发热 1～2 天出疹，出疹时高热
肠道病毒感染	埃可病毒，柯萨奇病毒	发热、咽痛、流涕、结膜炎、腹泻、全身或颈、枕后淋巴结肿大	散在斑疹或斑丘疹，很少融合，1～3 天消退，不脱屑，有时可呈紫癜样或水疱样皮疹	发热时或热退后出疹
药物疹		原发病症状	皮疹痒感，摩擦及受压部位多，与用药有关，斑丘疹，疱疹，猩红热样皮疹，荨麻疹	发热，服药史

【治疗】

主要是抗病毒、预防感染及对症支持疗法。

第二节 小儿结核病

结核病（tuberculosis）是由结核杆菌引起的慢性传染病。全身各个脏器均可受累，但以原发性肺结核最常见。若诊断不及时，治疗不得当，初染结核 1 年内可发生结核性脑膜炎，愈后不良。抽样调查显示我国 0～14 岁小儿平均感染率为 9.6%。对人类致病的结核杆菌主要为人型和牛型，其中人型是人类结核病的主要病原体。呼吸道为主要传染途径，由于小儿机体反应性强，免疫功能差，其结核病多是结核菌第一次侵入机体引起的原发性感染，病灶多位于肺的中部，病变以渗出为主，临床表现、发展与转归等不同于成人。

小儿结核病特点为：①起病急、进展快，全身中毒症状重，易发生并发症，治疗不及时易在短期内恶化；②对结核菌及其代谢产物敏感性高，易出现变态反应症状，如疱疹性结膜炎、结节性红斑等，较肺部病变出现早；③易经血行播散，引起结核性脑膜炎、粟粒性肺结核等；④易经淋巴组织扩散，引起颈、纵隔淋巴结炎，甚至全身淋巴结、肝、脾肿大；⑤早期发现，及时治疗，病情恢复较快，多能痊愈，愈合形式以钙化为主。小儿结核病的治疗参看内科有关章节。

（陈 灵）

第十篇　口腔疾病

第四十四章

口腔医学概述

第一节　口腔颌面部的范围及解剖特点

口腔科学的内容涵盖了口腔及颌面部除眼、耳、鼻咽之外的组织器官。

口腔由牙齿、颌骨、唇、颊、腭、舌、口底和涎腺等组织器官组成（图 44－1），是上消化道的起端。其内的牙齿主司咀嚼食物，唇、舌用以吮吸、运送食物。涎腺分泌大量涎液，在口腔内混合成唾液，用以润滑口腔黏膜和食物，唾液中的淀粉酶对食物进行初步的糖化作用。舌体上有多种感觉感受器，除可分辨冷热、机械刺激外，其中的味觉感受器用于辨别食物的酸、甜、苦、辣、咸等味觉。唇、舌、齿、腭的协调动作，对完成语言和发音起重要作用。

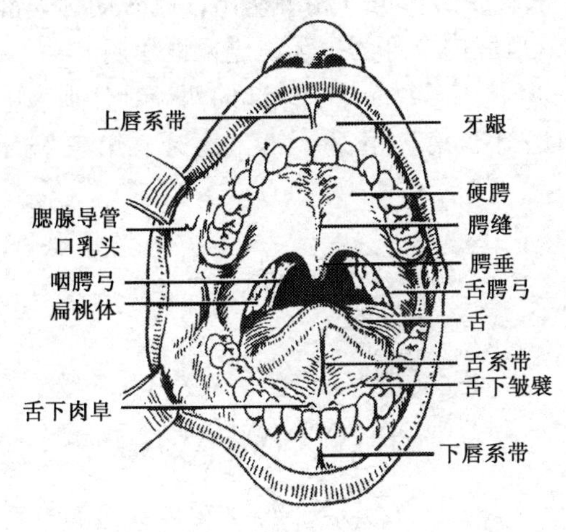

图 44－1　口腔

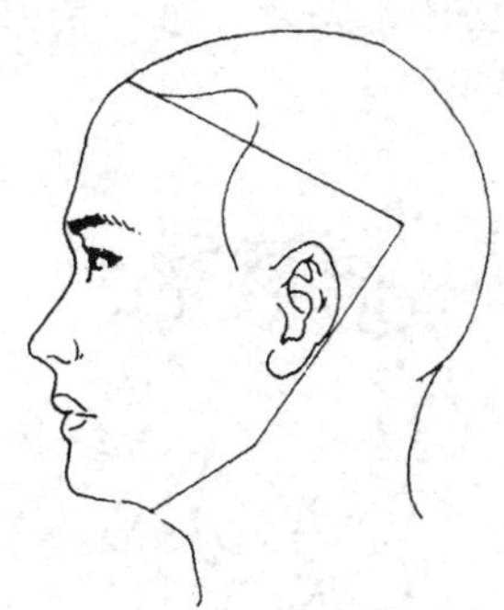

图 44－2　颌面部的范围

颌面部指上起额部发际，下至舌骨水平，两侧达颞骨乳突垂直线之间的区域（图 44－2），包括上、下颌骨，肌肉、血管、神经、淋巴组织、涎腺及颞下颌关节等组织器官。现代口腔医学，尤其是口腔颌面外科学的发展已扩展到上至颅底，下至颈部的区域，但不涉及区内的眼、耳、鼻、咽等器官。

口腔颌面部位置的特殊性及解剖特点赋予其特别的临床意义：①位置显露，易受外伤，但罹患疾病后，容易早期发现。②血管丰富，抗感染力强，外伤或手术后，伤口愈合快，但由于颌面部血供丰富，组织疏松，受伤后出血较多，局部肿胀较明显。③解剖结构复杂，有面神经、三叉神经、涎腺及其导管等，损伤后可能发生面瘫、麻木及涎瘘等严重并发症。④颜面部皮肤向不同方向形成自然的皮纹，手术切口设计应沿皮纹方向，并选择较隐蔽的区域，如此伤口愈合后瘢痕相对不明显。⑤颌面部疾患影响形态及功能。因先天或后天原因，如唇、腭裂或外伤后瘢痕，可导致颜面畸形和功能障碍。⑥此部与颅脑及咽喉毗邻，当发生炎症、外伤、肿瘤等疾患时，易波及颅内和咽喉部。

第二节 口腔颌面部解剖生理

口腔颌面部由牙齿、唇、颊、腭、舌、口底、涎腺、上、下颌骨、颞下颌关节、肌肉、神经、血管、淋巴组织等组织器官组成。在此，我们只对各部分作简要介绍。

1. 牙齿解剖生理

（1）乳牙与恒牙 在人的一生中有两副牙齿，乳牙（deciduous teeth）和恒牙(permanent teeth)。

乳牙共20个，上、下颌的左、右侧各5个。其名称从中线起向两旁，分别为乳中切牙、乳侧切牙、乳尖牙、第一乳磨牙、第二乳磨牙。同名牙沿中线对称分布（图44-3)。

一般从出生后6~8个月开始萌出乳中切牙，然后乳侧切牙、第一乳磨牙、乳尖牙和第二乳磨牙依次萌出，2岁左右乳牙全部萌出。一般左右同名牙多同时萌出，上下同名牙则下颌牙较早萌出。6~12岁期间，乳牙依次脱落，恒牙相继萌出，此时期称为混合牙列期。约12岁左右，乳牙全部替换完毕，口腔内全部为恒牙，进入恒牙期。

恒牙共28~32个，上下颌的左右侧各7~8个，其名称从中线起向两旁，分别为中切牙、侧切牙、尖牙、第一前磨牙、第二前磨牙、第一磨牙、第二磨牙、第三磨牙(图44-4)。

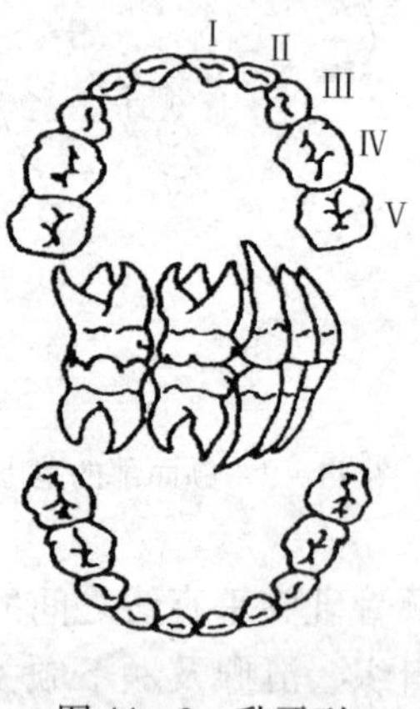

图44-3 乳牙列

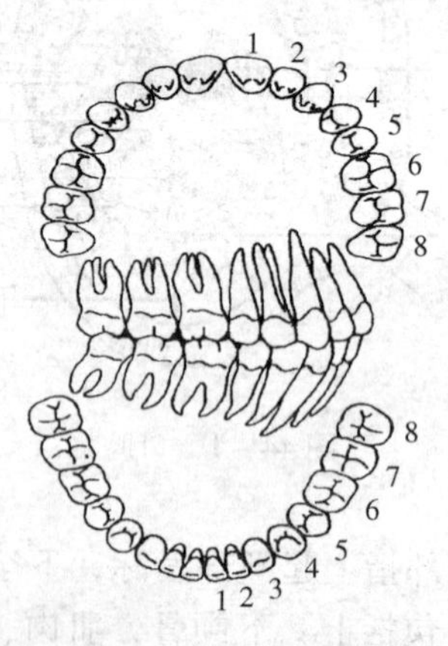

图44-4 恒牙列

恒牙的萌出时间一般从6岁左右开始，在第二乳磨牙后方萌出第一恒磨牙（六龄牙），同时乳中切牙开始脱落，恒中切牙萌出，随后，乳牙依次脱落，侧切牙、尖牙、第一前磨牙、第二前磨牙、第二磨牙及第三磨牙相继萌出。

（2）牙齿的解剖形态　牙体由牙冠、牙根和牙颈三部分组成。显露于口腔的部分为牙冠，由牙釉质覆盖；埋于牙槽窝内的部分为牙根，由牙骨质所覆盖；牙冠和牙根交界部分为牙颈。

牙体内有一与牙体外形大致相似、为牙髓充塞的腔，称牙髓腔。冠部的称髓室，根部的称根管，根管末端的开口称根尖孔。

每个牙行使的功能不同，牙冠的形态及牙根的数目和大小也不相同。

（3）牙齿的组织结构　牙体组织由牙釉质、牙本质、牙骨质三种钙化的硬组织和牙髓腔内的软组织牙髓组成（图44－5）。

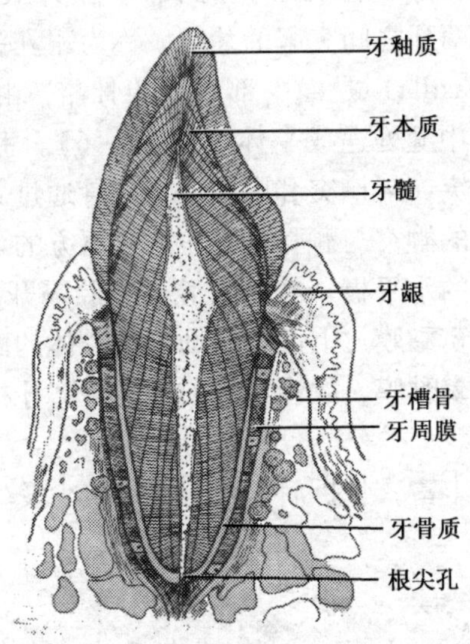

图44－5　牙齿及牙周组织的剖面图

1）牙釉质（enamel）：位于牙冠表面，呈乳白色，半透明，有光泽，是人体中最硬的钙化组织，其中无机盐占96%，主要为磷酸钙及碳酸钙，水分及有机物约占4%。

2）牙本质（dentin）：构成牙的主体，色淡黄，有光泽，含无机盐70%，有机物约占30%，硬度比牙釉质低。在牙本质小管中有神经末梢，是痛觉感受器，受到刺激时有酸痛感。

3）牙骨质（cementum）：是覆盖于牙根表面的一层钙化结缔组织，色淡黄，含无机盐55%，其构成和硬度与骨相似，但无哈弗管。牙周纤维束伸入牙骨质内，将牙体固定于牙槽窝内。

4）牙髓（pulp）：是位于牙髓腔内的疏松结缔组织，由血管、淋巴管、神经、成纤维细胞和成牙本质细胞组成，主要功能是营养牙体组织，并形成继发牙本质。牙髓神经为无髓鞘纤维，对外界刺激异常敏感，但无定位能力。牙髓的血管由狭窄的根尖孔进出，一旦发生炎症，髓腔内压力增高，容易造成血液循环障碍，牙髓易坏死。

2. 牙周组织结构　牙周组织包括牙槽骨、牙周膜及牙龈，是牙齿的支持组织（图

44－5）。

（1）牙槽骨（alveolar bone） 是颌骨包围牙根的部分，骨质较疏松，富于弹性。牙槽骨容纳牙根的凹窝称牙槽窝。当牙齿脱落后，牙槽骨即逐渐萎缩。

（2）牙周膜（periodontal membrane） 是介于牙根与牙槽骨之间的结缔组织。其内有大量纤维结缔组织，一端埋于牙骨质，另一端埋于牙槽骨和牙颈部之牙龈内，将牙齿固定于牙槽窝内，同时缓冲咀嚼压力。牙周膜内还有神经、血管和淋巴，有营养牙体组织的作用。

（3）牙龈（gum of gingiva） 是口腔黏膜覆盖于牙颈部及牙槽骨的部分，呈粉红色，坚韧而有弹性；表面有呈橘皮状之凹陷小点，称为点彩。牙龈与牙颈部紧密相连，其边缘未附着的部分为游离龈。游离龈与牙间的空隙为龈沟，正常龈沟深度不超过2mm，过深则为病理现象。两牙之间突起的牙龈，称为龈乳头。

3. 上颌骨 上颌骨（maxilla）是面中部最大的骨骼，由左右两侧形态结构对称但不规则的两块骨构成，于腭中缝处连成一体（图44－6）。上颌骨有一体四突，一体即上颌骨体，四突即额突、颧突、牙槽突和腭突。上颌骨通过其内上方的额突与额骨、鼻骨、泪骨相连；通过外上方的颧突与颧骨相连；通过下方的牙槽突与上颌窦前、后壁紧密相连；通过腭突连接腭骨的水平板，并将口腔与鼻腔隔开。上颌窦位于上颌骨体内，呈锥形空腔，内面衬以上颌窦黏膜，上颌窦壁即上颌骨体的四壁。上颌窦底与上颌后牙根尖毗邻，有时仅隔以上颌窦黏膜，故当上颌前磨牙及磨牙根尖感染时，易穿破上颌窦黏膜，导致牙源性上颌窦炎。

上颌骨骨质疏松，血运丰富，骨折后愈合快，也较少发生颌骨骨髓炎。

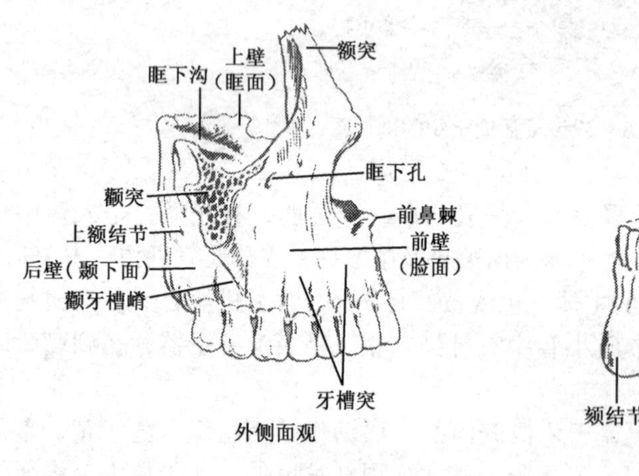

图44－6 上颌骨

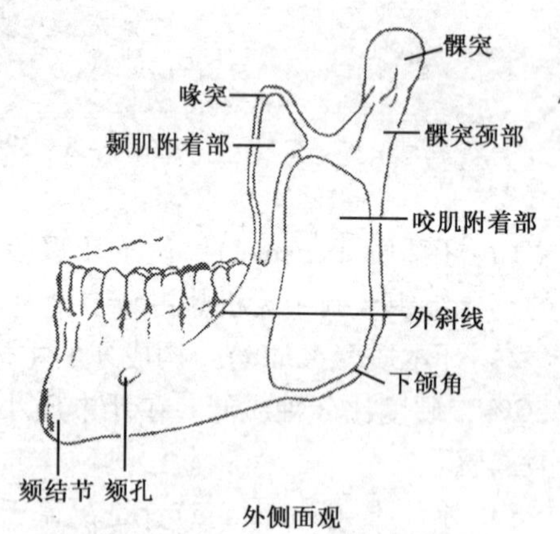

图44－7 下颌骨

4. 下颌骨 下颌骨（mandible）是颌面部惟一可以活动的骨骼，由下颌体和下颌支两部分组成，左右对称，在正中线处联合呈马蹄形（图44－7）。下颌体上缘为牙槽骨，容纳牙根。下颌支的上方有两个骨突，前者称冠突，呈扁平三角形，有颞肌附着；后者称髁突，与颞骨关节窝构成颞下颌关节。下颌支内侧面中央有一骨孔称下颌孔，呈漏斗状，为下牙槽神经血管进入下颌管的入口。下颌骨骨质较致密，其上有咬肌、翼内肌、下颌舌骨肌、二腹肌等升、降颌肌群、韧带以及表情肌附着。

5. 咀嚼肌和表情肌　口腔颌面部的肌分为咀嚼肌群和表情肌群。咀嚼肌群较粗大，主要附着在下颌骨上，分升颌和降颌两组肌群以及翼外肌，司开口、闭口和下颌骨的前伸与侧方运动。升颌肌群包括咬肌、颞肌、翼内肌，肌肉发达，收缩力强，肌收缩时产生向上、向前、向内的牵引力。降颌肌群包括二腹肌、下颌舌骨肌和颏舌骨肌，是构成口底的主要肌。其牵引力使下颌骨向下后方运动。

面部表情肌起自骨壁或筋膜浅面，止于皮肤，肌肉多薄而短小，收缩力弱。肌纤维多围绕面部孔裂，如眼、鼻和口腔，排列成环形或放射状。表情肌收缩时，牵引额部、眼睑、口唇和颊部皮肤活动，以表达各种感情。主要的表情肌有眼轮匝肌、口轮匝肌、额肌、笑肌、三角肌、上唇方肌和颊肌等。

6. 血管　口腔颌面部的血供主要来源于颈外动脉的分支——舌动脉、颌外动脉、上颌动脉和颞浅动脉。两侧同名动脉之间、同侧动脉之间及各分支间存在着大量的吻合，使口腔颌面部血管十分丰富。

颌面部静脉较复杂且多变异，分深浅两个静脉网，多经面总静脉注入颈内静脉。浅静脉网由面静脉和下颌后静脉组成；深静脉网主要为翼静脉丛。

7. 淋巴组织　颌面部的淋巴组织极其丰富，淋巴管分布呈网状，汇入各级淋巴结，为颌面部的主要防御系统。颌面部常见且较重要的淋巴结有腮腺淋巴结、颌上淋巴结、下颌下淋巴结、颏下淋巴结和颈浅及颈深淋巴结。

8. 神经　口腔颌面部的感觉神经主要是三叉神经，运动神经主要是面神经。

三叉神经为第Ⅴ对脑神经，其感觉神经根自颅内三叉神经半月节发出，分眼支、上颌支和下颌支三支出颅，分别分布于眼、额部，上颌区及下颌区。

面神经为第Ⅶ对脑神经，面神经出茎乳孔后，进入腮腺内分为五支，即：颞支、颧支、颊支、下颌缘支和颈支，支配面部相应部位表情肌的活动。

9. 涎腺　口腔颌面部的涎腺组织由左右对称的三对大唾液腺，即腮腺、下颌下腺和舌下腺，以及遍布于唇、颊、腭、舌等处黏膜下的小黏液腺组成，各有导管开口于口腔。

涎腺分泌涎液，呈无色黏稠的液体，有润湿口腔、软化食物的作用。涎腺内还含有淀粉酶和溶菌酶，具有消化食物和抑菌作用。

第四十五章

牙体牙髓疾病

第一节　龋　病

龋病（dental caries）是在以细菌为主的多种因素影响下，牙齿硬组织发生慢性进行性破坏的一种疾病。患龋病的牙齿称为龋齿。龋齿的基本病理改变是牙体硬组织，即牙釉质、牙本质和牙骨质发生无机物脱矿和有机物分解，最终发生牙体缺损，形成龋洞。

龋病是人类的常见病、多发病之一，由于其病程进展缓慢，在一般情况下不危及患者生命，因此不易受到人们重视。实际上龋病给人类造成的危害甚大，除了引起牙冠缺损，甚至牙丧失外，如果病变向牙体深部发展，可引起牙髓病、根尖周病、颌骨炎症等一系列病变，严重影响身体健康（图 45－1）。此外龋病及其继发病还可作为病灶，引起远隔脏器疾病。因其发病率高，危害性大，世界卫生组织将龋病与肿瘤、心血管疾病并列为世界三个重点防治的疾病。

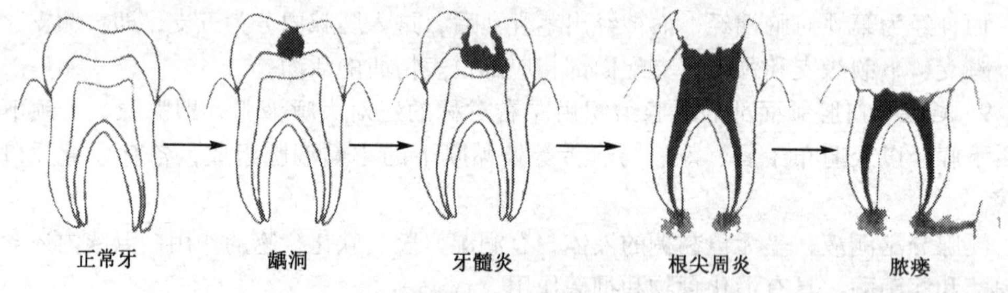

图 45－1　龋齿的发展过程示意图

目前认为龋病的发生要求有：敏感的牙齿、致龋微生物，蔗糖等适宜食物以及一定的作用时间，四种因素共同作用下形成，即龋病病因的“四联因素论”。

1. 细菌　口腔中的主要致龋菌是变形链球菌，其次为乳酸杆菌和放线菌属。这些细菌具有利用蔗糖的产酸能力、对牙齿表面的附着能力等致龋特性。在牙菌斑存在的条件下，细菌作用于牙齿，致使龋病发生。

2. 食物　蔗糖等糖类食物与龋病的发生关系密切。

3. 宿主　指牙齿对龋病的抵抗力或敏感性（取决于牙齿的形态、排列和组成等）、唾液质量及全身状态。

4. 时间　时间因素在龋病的发生上有着特殊的意义。因为龋病的发生和发展是一个相当缓慢的过程，从菌斑的开始形成到具备致龋能力，从一个可以钩住探针的早期损害，发展成一个临床龋洞，都需要一定时间，若能从时间上对龋病发病的各个阶段进行干预，就能收到良好的预防效果，所以时间因素也是不容忽视的。

【临床表现】

1. *龋病的好发牙位及牙面*　据调查资料统计，在恒牙列中，下颌第一磨牙患龋的频率最高，其次是下颌第二磨牙，以后依次是上颌第一磨牙、上颌第二磨牙、前磨牙、第三磨牙、上颌前牙。在乳牙列中，最多发的是下颌第二乳磨牙，其后依次为上颌第二乳磨牙、第一乳磨牙、乳上前牙、乳下前牙。

龋坏好发的牙面以咬合面居首位，其次是邻面，再次是颊面。

2. *临床特点及分类*　龋病的临床特点是牙齿的色、形、质都发生变化。初期时牙齿龋坏部位的硬组织发生脱矿，微晶结构改变，致使牙釉质呈白垩色，继之，由于色素沉着，局部可呈黄褐色或棕褐色。随着脱矿、有机质破坏分解的不断进行，使牙釉质和牙本质疏松软化，硬组织崩解，最终形成龋洞。

临床上常根据牙齿硬组织的破坏程度，将龋病分为三型：

（1）浅龋（牙釉质龋或牙骨质龋）　病变局限于牙釉质或牙骨质。病变初期，局部呈现白垩色斑，后因染色而呈黄褐色或黑褐色，探之有粗糙感。如有牙釉质或牙骨质的剥落，则有浅龋洞形成。此时病人无自觉症状。

（2）中龋（牙本质浅龋）　龋坏已由牙釉质或牙骨质发展至牙本质浅层，已有明显的龋洞形成，洞内除有病变的牙本质外，还有食物残渣、细菌等。病牙对冷热、酸甜等刺激可出现激发性酸痛，冷刺激尤为显著，但刺激去除后，症状立即消失。

（3）深龋（牙本质深龋）　病变发展至牙本质深层，龋洞已较深，洞底已接近牙髓腔。温度、化学刺激及食物嵌入洞内均可引起病牙明显疼痛，但无自发痛。

另外，根据龋病的进展速度分类，还可将之分为：急性龋、慢性龋和静止龋等；根据形态学分类，可分为殆 面（窝沟）龋和平滑面龋、根面龋等。

【诊断】

龋病的诊断可通过视诊、探诊、温度刺激试验、X线检查以及透照等方法，一般不难确诊。但浅龋的诊断注意与釉质发育不全和氟斑牙相鉴别，深龋诊断应与慢性牙髓炎相鉴别。

【治疗】

1. *药物疗法*　是以药物处理龋损使病变终止的方法。

（1）75%氟化钠甘油糊剂、8%氟化亚锡溶液、单氟磷酸钠溶液等。适用于早期光滑面釉质浅龋，可促进釉质脱矿区再矿化，从而使龋病病变停止。

（2）10%硝酸银或氨硝酸银溶液。使用时用丁香油或10%福尔马林液作还原剂，生成黑色还原银可渗入釉质和牙本质小管中，有凝固蛋白质、杀灭细菌、堵塞孔隙的作用，可封闭病变区，终止龋病发展。

2. *再矿化疗法*　用人工的方法使已经脱矿、变软的釉质发生再矿化，恢复硬度，使早期釉质龋终止或消除的方法。

再矿化液含有不同比例的钙、磷和氟。可配制成漱口液，每日含漱。亦可用浸有药液的棉球局部涂擦。

3. *修复性治疗* 是用手术的方法去除龋坏组织，制备成一定洞形，然后选用适宜的修复材料修复缺损部分，恢复牙的形态和功能，是临床上最常用的龋病治疗方法。

目前临床上仍沿用 G. V. Black 洞形分类方法作为充填治疗的基础分类，各类洞形制备均有一定的要求，基本原则是：去净龋坏组织；保护牙髓；尽量保留健康牙体组织；预备抗力形和固位形。

洞形制备后，将术区进行隔离，消毒，浅龋可直接用永久充填材料修复，前牙多用复合树脂或玻璃离子体黏固粉修复；后牙多用银汞合金充填。中龋充填时，为保护牙髓，常先以磷酸锌黏固粉或聚羧酸锌黏固粉垫底后再以永久性充填料充填。深龋常用氧化锌丁香油黏固粉加磷酸锌黏固粉作双层垫底，或单用聚羧酸锌黏固粉单层垫底后，再充填永久性材料。

第二节 牙髓病和根尖周病

牙髓病是发生在牙髓组织的疾病，包括牙髓炎症、牙髓坏死和牙髓变性等类型，临床上最常见的是牙髓炎。根尖周病是发生在牙根尖部及其周围组织包括牙周膜、牙槽骨及牙骨质的疾病。牙髓组织和根尖周组织通过根尖孔密切相连，牙髓病变时，细菌及其毒素易通过根尖孔扩散到根尖周组织，引起根尖周病。绝大多数根尖周病由牙髓病发展而来。

牙髓病和根尖周病的病因如下：

1. *细菌感染* 是牙髓病和根尖周病最常见的病因。当龋病、磨损或外伤等因素破坏了釉质或牙骨质的完整性时，细菌及其毒素可通过牙本质小管侵入牙髓，而根尖周感染主要是继发于牙髓感染；严重的牙周病，牙周袋内的细菌可通过根尖孔或侧支根管逆行性感染牙髓；另外，还可通过邻牙的感染扩散以及血源性感染。

2. *物理因素* 包括温度、电流、创伤等。如临床上使用高速牙钻持续切割牙体组织而无冷却措施，产生的高热可刺激牙髓发生病变；口腔中两种不同金属修复的相邻牙或相对牙，接触时由唾液传导而产生的电流，亦可刺激牙髓。

3. *化学因素* 某些消毒窝沟的药物及某些充填或垫底材料，若使用不当，可刺激牙髓，引起病变。

4. *免疫因素* 进入牙髓和根尖周的抗原物质可诱发牙髓及根尖周组织的特异性及非特异性免疫应答，导致组织损伤。

一、可复性牙髓炎

可复性牙髓炎（reversible pulpitis）是牙髓的早期炎症变化，病理表现为牙髓血管扩张、充血。这一阶段的病理变化如经恰当的治疗是可以恢复的，故称可复性牙髓炎。

【临床表现】

患牙遇到冷、热温度刺激或酸、甜化学刺激时，产生短暂的尖锐的疼痛，尤其对冷刺激更敏感，刺激去除后，疼痛很快消失。无自发痛。

患牙多有深龋洞，或有深牙周袋。

【诊断】

主诉对温度刺激有一过性疼痛，但无自发痛的病史，刺激去除后，疼痛很快消失。患牙多有深龋洞或较深的牙周袋。

二、不可复性牙髓炎

不可复性牙髓炎（irreversible pulpitis）是一类病变较为严重的牙髓炎症，其病理变化常常是不可恢复的。临床治疗上只能选择摘除牙髓以去除病变的方法，因此称为不可复性牙髓炎。按临床发病及病程特点分为急性牙髓炎（包括慢性牙髓炎急性发作）、慢性牙髓炎、残髓炎和逆行性牙髓炎。

（一）急性牙髓炎（**acute pulpitis**）

临床特点是发病急，疼痛剧烈。临床所见急性牙髓炎（龋源性）大多是慢性牙髓炎的急性发作。此外，急性的物理刺激或化学刺激也可引起急性牙髓炎，如在没有降温情况下高速钻持续切割牙体组织导致的过度产热；使用刺激性药物消毒深龋洞等。

【临床表现】

剧烈疼痛，并具有以下特点：①自发性阵发性痛；②夜间痛；③温度刺激可引起或加剧疼痛；④疼痛不能自行定位，常有放散痛。

患牙可查及极近髓腔的深龋，或有深牙周袋，或牙冠充填体等。

探诊常可引起剧烈疼痛，有时可探及微小穿髓孔。

温度测验可激发剧烈的疼痛，向患侧头面部放散。刺激去除后，疼痛要持续一段时间。

炎症晚期，患牙可出现垂直向的轻度叩痛。

【诊断】

根据病史、典型的疼痛症状，结合临床检查有可引起牙髓感染的途径可作出诊断。温度测验、牙髓活力测验及叩诊反应可帮助定位患牙。

（二）慢性牙髓炎（**chronic pulpitis**）

是临床上最常见的一型牙髓炎。

【临床表现】

一般无剧烈自发痛，有时有轻微的自发性钝痛。有较长期的冷热刺激痛史，刺激去除后，疼痛要持续比较长的时间才逐渐消失。当病变波及根尖周组织时，病牙可有咬合不适或轻度叩痛。患者一般能定位患牙。

慢性牙髓炎根据髓腔的开放与否分为慢性闭锁性牙髓炎和慢性开放性牙髓炎，后者根据其不同的表现又分为溃疡性和增生性两种类型。慢性增生性牙髓炎时患牙深龋洞内可探及红色牙髓息肉，无痛但易出血；慢性溃疡性牙髓炎时可查及深龋洞及穿髓孔，食物嵌入洞内可出现剧烈疼痛。

（三）残髓炎（**residual pulpitis**）

经过牙髓治疗后，仍残存少量根髓，并发生炎症，称为残髓炎。

【临床表现】

疼痛特点与慢性牙髓炎相似，表现为自发性钝痛、放散性痛、温度刺激痛。患牙多有咬合不适感。

患牙牙冠有作过牙髓治疗的充填体。叩诊轻度疼痛或不适感。去除患牙充填物，探查根管深部时有感觉或疼痛。

（四）逆行性牙髓炎（**retrograde pulpitis**）

感染来源于牙周病患牙的深牙周袋。当患牙周病时，牙周袋内的细菌及毒素通过根尖孔或侧、副根管逆行进入牙髓，引起牙髓炎症。

【临床表现】

患牙可有急性牙髓炎或慢性牙髓炎的症状。患牙均有长期的牙周炎病史，可诉有口臭、牙齿松动、咬合疼痛等不适症状。

患牙有深达根尖区的牙周袋或较严重的根分叉病变。牙龈充血、水肿，牙周袋溢脓，无引发牙髓炎的深龋或其他牙体硬组织疾病。

叩诊时患牙轻度（+）~中度疼痛（++）。

X线片显示患牙有广泛的牙周组织破坏。

三、急性根尖周炎

急性根尖周炎（acute periapical periodontitis）是牙齿根尖部牙骨质及其周围的牙周膜和牙槽骨的急性炎症，多由牙髓病发展而来，也可因创伤或化学刺激引起。炎症一般经历浆液期和化脓期两个阶段，严重时发展为牙槽骨的局限性骨髓炎甚至颌骨骨髓炎。

（一）急性浆液性根尖周炎

【临床表现】

1. 自觉症状　咬合痛。初期只有轻微不适，咬紧牙反而感觉舒适，继而出现自发性持续性钝痛，咬合痛，患牙有伸长浮起感。患者可明确地指出患牙。

2. 检查　患牙多有龋坏、充填体或深牙周袋等，叩诊疼痛（+）~（++）。牙髓活力测试无反应。

（二）急性化脓性根尖周炎

【临床表现】

1. 根尖脓肿　脓液聚积于根尖周围，患牙出现剧烈的自发性、持续性跳痛，伸长感加重，不敢对𬌗。检查时患牙叩痛（++）~（+++），松动Ⅱ~Ⅲ度。根尖部牙龈潮红，但无明显肿胀，扪诊感轻微疼痛。下颌下淋巴结或颏下淋巴结肿大、压痛（图45-2）。

2. 骨膜下脓肿　病变发展，脓液突破牙槽骨聚积于骨膜下，患牙的持续性、搏动性跳痛更加剧烈，患者呈痛苦面容，患牙更觉高起，松动，轻触患牙即疼痛难忍。叩痛（+++），根尖区牙龈潮红、肿胀，扪痛并有深部波动感。区域淋巴结肿大，可伴有体温升高、乏力等全身症状（图45-2）。

3. 黏膜下脓肿　是化脓性根尖周炎的晚期阶段。脓液突破骨膜，到达疏松的牙龈黏膜下，患牙的胀痛及咬合痛明显减轻，叩痛（+）~（++），松动Ⅰ度。根尖区黏膜呈半球形隆起，扪诊有明显波动感，脓肿较表浅易破溃。全身症状缓解（图 45－2）。

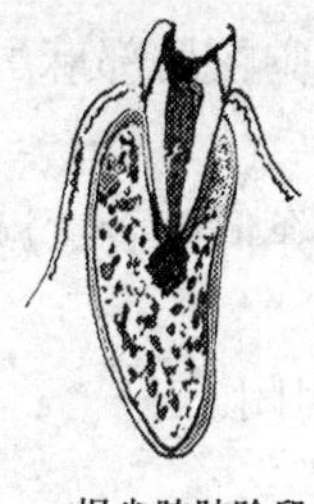
根尖脓肿阶段

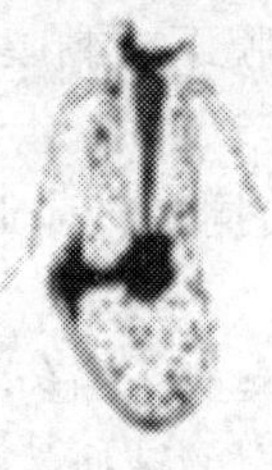
骨膜下脓肿阶段

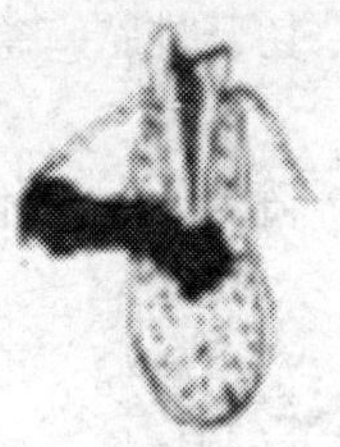
黏膜下脓肿阶段

图 45－2　急性化脓性根尖周炎发展的三个阶段

四、慢性根尖周炎

慢性根尖周炎（chronic periapical periodontitis）可由急性根尖周炎在脓液引流后，又未经过彻底治疗转化而来，也可由慢性牙髓炎缓慢发展而来。根据病变性质可分为慢性根尖肉芽肿、慢性根尖脓肿、根尖囊肿及致密性骨炎四种类型。

【临床表现】

（1）一般无明显的自觉症状，有的患牙咀嚼时有不适感。患牙多有牙髓病史、反复肿痛史。

（2）患牙可查及深龋洞或充填体等。

（3）牙冠变色，探诊及牙髓活力测试无反应。

（4）叩诊无明显异常或仅有不适感，一般不松动。

（5）慢性根尖脓肿者有时可在患牙根尖区牙龈上发现瘘管开口，挤压瘘道周围，可能有脓液溢出。

（6）根尖周囊肿较大时，患牙根尖区的牙龈处呈半球状隆起，有乒乓球感，富有弹性。

（7）X 线表现　①根尖肉芽肿时根尖部有圆形透射影像，边界清晰，直径一般不超过 1cm，周围骨质正常或稍显致密；②根尖周脓肿的透射区边界不清楚，形状不规则，周围骨质较疏松，呈云雾状；③根尖周囊肿可见较大的圆形透射区，边界清楚，并有一圈由致密骨组成的阻射白线围绕；④根尖周致密性骨炎表现为根尖部局限性的骨质致密性阻射影像。

五、常用的治疗方法

1. 应急处理

（1）开髓引流

1）急性牙髓炎：应在局麻下，从距牙髓最近处用锐利的挖匙或牙钻穿通髓腔，使炎症渗出物流出，减低髓腔内压力，缓解疼痛，然后将浸有镇痛剂（如丁香油）的小棉球放入洞内。

2）急性根尖周炎：应在局麻下开通髓腔，引流通道，穿通根尖孔，使根尖渗出物及脓液通过根管得到引流。

（2）切开排脓　急性根尖周炎至骨膜下或黏膜下脓肿期，则应在局部麻醉下切开排脓。

（3）调𬌗　由创伤引起的急性根尖周炎，应调𬌗，使患牙降低咬合，减轻咬合压力。

（4）消炎止痛　可口服或注射抗生素或止痛药物，也可局部封闭。

（5）针刺镇痛　针刺穴位可取得一定的镇痛效果。

2. *治疗方法*　牙髓病根据牙髓受损的程度进行治疗，临床上一般通过临床表现及其他辅助措施进行诊断，选择两类不同的治疗方法：

（1）诊断牙髓病变是局限的或是可逆的，选择以保留活髓为目的的治疗方法，如直接盖髓术、间接盖髓术和牙髓切断术等。

（2）诊断牙髓病变是全部的或是不可逆的，选择以去除牙髓，保存患牙为目的的治疗方法，如根管治疗术、牙髓塑化治疗等。

根尖周病的治疗可选择根管治疗术、牙髓塑化治疗等方法。

第三节　楔状缺损

楔状缺损（wedge－shaped defect）是牙齿唇、颊侧牙颈部硬组织发生缓慢耗损所致的缺损，因缺损形如楔状故名。

刷牙尤其是横刷法是发生楔状缺损的主要原因。牙颈部釉牙骨质界处的结构较薄弱，易被磨损。唇、颊侧牙颈部又是𬌗力应力集中区，长期咀嚼压力使牙体组织疲劳，易出现破坏。龈沟内的酸性渗出物对缺损的发生也起一定作用。

【临床表现】

缺损初期，只是牙颈部硬组织有少量缺损，逐渐加重后，形成由两个平面组成独特的楔形缺损。缺损表面坚硬光滑，边缘不齐，多呈硬组织本色。缺损好发于前磨牙，尤其是第一前磨牙，常多个牙同时发生。年龄愈大，缺损愈严重（图45－3）。

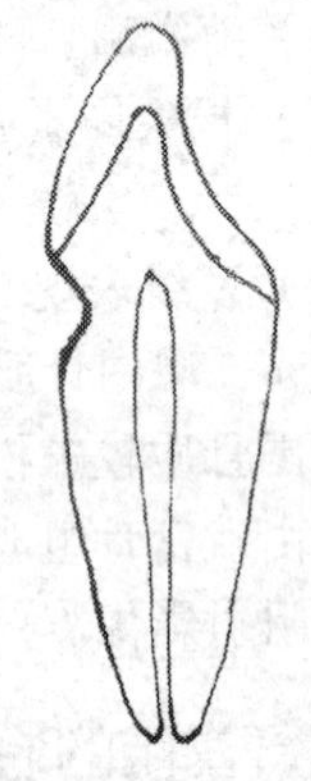

图45－3　楔状缺损

楔状缺损可无自觉症状，亦可有不同程度的牙齿敏感症状。严重者者可并发牙髓或根尖周病变，甚至牙横折。

【治疗】

（1）改正刷牙方法。牙体缺损少者，不需做特殊处理。

（2）有牙本质过敏症状时，可用脱敏疗法。

（3）缺损较大者可用玻璃离子黏固剂或复合树脂充填，有敏感症状时，充填前先垫底。并发牙髓或根尖周病变者应修复缺损的同时行牙髓治疗。

第四节　牙本质过敏症

牙本质过敏症（dentine hypersensitivity）是指患牙在遇到正常牙本不会引起反应的冷、热、酸、甜或机械刺激后产生酸痛的感觉。它不是一种独立的疾病，而是多种牙体疾病共有的症状。发病高峰年龄在40岁左右。

磨耗、楔状缺损、牙折、龋病以及牙龈萎缩致牙颈暴露等牙体疾病，在牙釉质破坏、牙本质暴露时均可发生牙本质过敏症。

【临床表现】

主要表现为刺激痛，当刷牙，吃硬物，遇冷、热、酸、甜等刺激时引起酸痛。发作迅速，疼痛尖锐，时间短暂。患者多能指出患牙。

【诊断】

1. *探诊*　用探针探查牙本质暴露区可找到敏感点，多位于𬌗面、釉牙本质交界处和牙颈部釉牙骨质界处。

2. *温度试验*　通过牙科椅的三用气枪将室温的空气吹向敏感牙面，判断牙的敏感程度。

【治疗】

1. *脱敏治疗*　可用氟化钠、碘化银、碘酚等各种脱敏剂局部涂擦，进行脱敏，亦可用激光脱敏，疗效常因人而异。

2. *修复治疗*　对于脱敏无效者以及磨损接近牙髓者，可考虑牙髓治疗，并做全冠修复。

第四十六章

牙周组织病

牙周组织病是指牙齿支持组织的疾病。若病变仅局限于牙龈组织，称牙龈病；病变已由牙龈组织波及到其深层的牙周膜、牙槽骨等组织者，称牙周病。牙周组织病也是人类广泛流行的疾病之一。

第一节　牙　龈　病

一、慢性龈缘炎

慢性龈缘炎又称边缘性龈炎（marginal gingivitis）或单纯性龈炎（simple gingivitis），是牙龈病中最常见者。

牙菌斑中的微生物是引起慢性龈缘炎的主要原因。牙石、食物嵌塞、不良修复体等，可促进菌斑堆积，引发或加重牙龈炎症。

【临床表现】

病损局限于游离龈和龈乳头。龈缘变厚，龈乳头肿胀圆钝，牙龈色泽变为鲜红或暗红色，龈沟加深，形成假性牙周袋，但龈沟底上皮附着仍位于正常的釉牙骨质界处，这是区别牙龈炎和牙周炎的重要指征。牙龈松软脆弱，轻触即出血。患者自觉症状不明显，多因刷牙或咀嚼时牙龈出血而就诊。患者一般口腔卫生较差，牙颈部常见菌斑或牙石堆积。

【诊断】

根据临床表现，结合局部刺激因素存在即可诊断。

【治疗原则】

通过洁治术彻底清除牙菌斑和牙石，去除其他有关刺激因素，教授患者正确的口腔卫生方法。龈炎较重时，可辅以一定的消炎药物做局部或全身治疗，如1% ~3%过氧化氢液冲洗龈沟，或氯己定漱口剂含漱。

二、妊娠期龈炎

妊娠期龈炎（pregnancy gingivitis）指妇女在妊娠期间，牙龈慢性炎症加重，牙龈充血、肿胀或形成龈瘤样改变，分娩后病损可自行减轻或消退。

局部刺激因素如牙菌斑、牙石等和妊娠期内分泌变化综合作用的结果。妊娠期雌激素的升高可使牙龈组织对局部刺激的炎症反应加重。

【临床表现】

妊娠前可有龈缘炎，从妊娠 2 ~3 个月后龈缘和龈乳头明显充血、肿大、松软、发亮，触之易出血，以前牙区为重。有时个别龈乳头可快速生长如球状，触之柔软，可有蒂，称妊娠瘤，一般在妊娠第 4 ~6 个月发生。妊娠期龈炎在分娩后约 2 个月可恢复至妊娠前水平。

【诊断】

根据临床表现，发生在妊娠妇女，便可确诊。

【治疗原则】

妊娠前即应做好口腔卫生预防保健工作，去除一切局部刺激因素，如菌斑、牙石、不良修复体等，注意妊娠期口腔卫生，严格控制菌斑。牙龈炎症明显，龈袋有溢脓时，可用 1% 过氧化氢液和生理盐水冲洗。对体积较大，妨碍进食的妊娠瘤可手术切除，手术时机应选择在妊娠 4 ~6 个月时，以免引起流产或早产。

三、急性坏死溃疡性龈炎

急性坏死溃疡性龈炎（acute necrotizing ulcerative gingivitis，ANUG）又称奋森龈炎，是发生于龈缘和龈乳头的急性坏死性炎症。

由于某些原因如过度疲劳、情绪紧张、精神刺激、营养不良、发热性疾患等降低了局部抵抗力，存在于牙龈炎和牙周炎菌斑中的梭形杆菌和螺旋体大量繁殖，直接或间接地造成牙龈的坏死和炎症。多数患者有大量吸烟史。一些消耗性疾病如癌瘤、艾滋病患者易发生本病。

【临床表现】

好发于 18 ~30 岁男性。起病急，主要表现为龈乳头和边缘龈的坏死，前牙尤其是下前牙最常见。开始时龈乳头充血、水肿，在个别龈乳头的顶端发生坏死性溃疡，上覆灰白色坏死物，去除坏死物后可见龈乳头中央凹下如同火山口状。病情进展坏死波及边缘龈，使龈缘如虫蚀状。病变部位的牙龈极易出血甚至自发出血。口臭严重，典型的腐臭味。病损区疼痛，重者可有低热、乏力、颌下淋巴结肿大等全身症状。

急性期如未能及时治疗且患者抵抗力低时，坏死还可波及邻近的唇、颊侧黏膜，成为急性坏死性龈口炎。

【诊断】

根据临床表现，结合坏死区涂片染色可见到大量螺旋体和梭形杆菌，作出诊断。

【治疗原则】

急性期首先除去龈乳头和龈缘的坏死物，初步洁治去除大块龈上牙石，局部用 3% 过氧化氢液冲洗；对患者进行口腔卫生指导，认真刷牙，1% 过氧化氢液含漱；全身支持疗法，并给以维生素 C。

四、药物性牙龈增生

药物性牙龈增生（drug - induced gingival hyperplasia）是指服用某些药物而引起的牙龈纤维增生和体积增大，本质上是一种非炎症性的增生。

长期服用抗癫痫药苯妥英钠的患者约有40%～50%发生牙龈增生，年轻人多于老年人，口腔卫生状况越差，增生越严重。组织培养证明，苯妥英钠能刺激成纤维细胞的分裂活动，使胶原及蛋白质的合成大于降解。环孢菌素和硝苯地平也可引起药物性牙龈增生。

【临床表现】

增生一般开始于服药后几个月至1年内。开始在唇、颊侧或舌腭侧的龈乳头和边缘龈上出现小球状突起，继之增生的乳头逐渐增大并互相靠近，以至覆盖部分牙面，严重时波及附着龈。增生的牙龈可呈球状、结节状或桑葚状，质地坚韧，略有弹性，呈淡粉红色，一般不易出血。局部无自觉症状，无疼痛。严重的增生为菌斑堆积创造了条件，常合并牙龈炎症。

药物性牙龈增生可发生于全口牙龈，但以前牙区较重，牙齿可被挤压移位。增生只发生于有牙区，拔牙后，增生的牙龈组织可自行消退。

【诊断】

根据患者长期服用上述药物史，结合临床特征，可作出诊断。

【治疗】

停药或更换其他药物是最根本的治疗。若全身病情不允许，可在内科医生协助下，采取药物交替使用等方法，以减轻不良反应。早期病变较轻者，可做洁治术，清除牙石，控制菌斑，保持口腔卫生。增生严重者，可手术切除并修整牙龈外形。服用以上易引起牙龈增生的药物前，进行牙龈炎和牙周炎的彻底治疗非常必要。

第二节 牙 周 炎

成人牙周炎

目前，人们公认牙周炎是一组疾病，其病因、病程进展以及对治疗的反应可能不同，而主要的临床表现相似。在这里只重点介绍成人牙周炎和青少年牙周炎。

成人牙周炎（adult periodontitis，AP）又名慢性牙周炎，是最常见的一型牙周炎，约占牙周炎的95%，由长期存在的慢性牙龈炎向深部牙周组织扩展而引起。牙周炎患病率在35岁以后明显增高，且随着年龄增长，其严重程度也增加。

一般在原已存在的牙龈炎基础上发展而来，病因主要为牙菌斑以及牙石、食物嵌塞、不良修复体等加重菌斑滞留的因素。由于龈下微生态环境的特点，当微生物数量或毒性增强，或机体防御能力减弱时，龈下菌斑中滋生大量毒力较大的牙周致病菌，如牙龈卟啉单胞菌、中间普氏菌、伴放线杆菌、核梭形杆菌和螺旋体等，使牙龈的炎症加重并扩延，导致胶原破坏，结合上皮向根方退缩，牙槽骨吸收，形成牙周袋，发展为牙周炎。

【临床表现】

本病可开始于青年时期，活动期与静止期交替进行，病程长达十余年甚至数十年。一般侵犯全口牙，少数患者仅发生于一组牙（如前牙）或个别牙。牙面常有大量牙石、菌斑，牙龈呈现不同程度的慢性炎症，颜色暗红或鲜红，水肿，质地松软，边缘圆钝。

早期有牙周袋形成和牙槽骨吸收，但因程度轻，牙尚不松动，探诊有出血、溢脓。晚期深牙周袋形成，牙槽骨吸收加重，牙松动，咀嚼无力或疼痛，甚至发生急性牙周脓肿。

临床上根据牙周袋深度、结缔组织附着丧失程度和牙槽骨吸收程度来确定牙周组织破坏的严重程度：①轻度：牙龈有炎症和探诊出血，牙周袋≤4mm，附着丧失1～2mm，X线片显示牙槽骨吸收不超过根长的1/3。②中度：牙龈有炎症和探诊出血，也可有脓，牙周袋≤6mm，附着丧失3～5mm，X线片显示牙槽骨水平型或角型吸收超过根长1/3，但不超过1/2，牙可能有轻度松动。③重度：牙龈炎症较明显或可发生牙周脓肿，牙周袋>6mm，附着丧失>5mm，X线片显示牙槽骨吸收超过根长的1/2，多根牙有根分叉病变，牙多有松动。

牙周炎患者除有牙周袋形成、牙龈炎症、牙槽骨吸收和牙齿松动四大特征外，晚期常可出现其他继发症状如牙移位、食物嵌塞、牙根暴露、急性牙周脓肿、逆行性牙髓炎、口臭等。

【诊断】

根据患者的年龄、临床表现及X线片检查结果可作出诊断。确诊后还应根据病情确定其严重程度，是否为活动期等，以便制定治疗计划。

【治疗】

采取综合治疗原则，以局部治疗为主，全身治疗为辅。

1. *局部治疗*

（1）控制菌斑　向患者讲明菌斑的危害及清除方法，尽量使有菌斑的牙面只占全部牙面的20%以下。

（2）彻底清除牙石，平整根面　以洁治术清除龈上牙石，通过龈下刮治或深部刮治清除龈下牙石，刮除暴露在牙周袋内含有大量内毒素的病变牙骨质，使根面平整光滑，使牙龈结缔组织有可能重新附着于根面，形成新附着。洁治术和刮治术是牙周病的基础治疗。

（3）牙周袋及根面的药物处理　可用复方碘液、甲硝唑、四环素、氯己定等。

（4）牙周手术　牙周基础治疗后1个月复查，若仍有4mm以上的牙周袋，探诊出血，要进行牙周手术。牙周组织引导性再生手术能使病变区产生牙周膜的新附着。

（5）建立平衡的𬌗关系　通过松动牙的结扎固定、夹板固定、调𬌗等治疗，使患牙消除𬌗创伤而得到稳固。

（6）尽早拔除有深牙周袋、过于松动确已无保留价值的患牙。

2. *全身治疗*　除非出现急性症状，一般不需使用抗感染药物。对患有系统性疾病如糖尿病、贫血等的成人牙周炎患者，应积极治疗并控制全身病，以利牙周愈合。吸烟者对牙周治疗的反应较差，应劝患者戒烟。

3. *牙周支持疗法*　坚持菌斑控制以及定期复查监测，可预防牙龈炎及牙周炎的复发。

第四十七章

口腔黏膜病

口腔黏膜病是指发生在口腔黏膜和软组织上的疾病，其病种繁多，临床表现各异，病因也比较复杂，有些是局部发生的独立病变，有些还同时或先后伴有全身皮肤病损，有些是全身或系统疾病在口腔的表现。现将几种常见的口腔黏膜病介绍如下。

第一节 复发性口腔溃疡

复发性口腔溃疡（recurrent oral ulcer，ROU），又称复发性阿弗他溃疡（recurrent aphthous ulcer，RAU），是一种原因不明、周期性反复发作但又有自限性的口腔黏膜溃疡性损害，是最常见的口腔黏膜病，人群中发病率约为20%。病程有自限性，一般7～10天可自愈。

病因复杂，目前尚不完全清楚。国内外文献上已报道的病因包括病毒感染、细菌感染、免疫功能紊乱或自身免疫、遗传因素、精神神经因素、内分泌变化、超氧化物歧化酶活性下降、微循环障碍、维生素缺乏等。临床上常见与工作劳累、精神紧张、失眠、腹泻或便秘、月经周期等伴发。

【临床表现】

ROU根据溃疡的大小、深浅及数目不同分为轻型、口炎型和重型三型。

1. *轻型溃疡* 最常见，约占ROU总数的80%。好发于角化程度较差的唇、颊黏膜，溃疡呈圆形或椭圆形，直径2～4mm，呈浅碟状，边界清楚，中央凹陷，基底软，表面被覆有灰黄色假膜，外围有约1 mm的充血红晕带，有明显灼痛感，影响语言和进食。溃疡数目1～5个不等，孤立散在。病程约7～14天，愈后不留瘢痕。

2. *口炎型溃疡* 溃疡小而多，十几个至几十个不等，散在分布于黏膜任何部位，直径小于2mm。邻近溃疡可融合成片，黏膜充血水肿，范围广，疼痛较重。唾液分泌增加，可伴有低热、头痛、局部淋巴结肿大等全身症状。愈后不留瘢痕。

3. *重型溃疡* 又称复发性坏死性黏液腺周围炎、腺周口疮。溃疡大而深，似“弹坑”，周边红肿隆起，基底较硬。直径可达10～30mm，深及黏膜下层的腺体直至肌层。溃疡常单个发生，初始好发于口角，其后向口腔后部舌腭弓、软腭、腭垂等部位移行。病程可持续数周或数月，愈后留有瘢痕。

【诊断】

根据临床表现和复发性及自限性的病史规律可作出诊断。

【治疗】

由于ROU的病因尚未明确，目前治疗的药物和方法虽然较多，但尚无特效疗法，临床上以消除致病诱因，增强机体健康，减轻局部症状，促进溃疡愈合为治疗原则。

1. 局部治疗

（1）消炎药物　0.02%氯已定液或0.1%依沙吖啶漱口液含漱，具有广谱抗菌消炎作用。西地碘片（华素片）、溶菌酶片含服，具有抗菌抗病毒，收敛止血作用。膜剂如利福平溃疡膜、氯已定溃疡膜、醋酸地塞米松双层粘贴片；散剂如中药锡类散、冰硼散及养阴生肌散等；喷雾剂如口腔炎喷雾剂、金喉健等可保护创面、止痛、促愈合。

（2）止痛类药物　0.5%盐酸达克罗宁液，用棉签蘸取涂布于溃疡处，有迅速麻醉止痛作用；1%普鲁卡因或2%利多卡因液用于饭前漱口，有止痛作用。

（3）局部封闭　对持久不愈或疼痛明显的溃疡，可用2%普鲁卡因1ml加入地塞米松2mg，于溃疡基底部做黏膜下封闭注射，有止痛、促愈合作用。

（4）理疗　利用激光、微波等局部照射，有止痛、促愈合作用。

2. 全身治疗　对于反复发作且病情较重者或长期不愈的溃疡，可辅以全身治疗。

（1）免疫抑制剂　对诊断为自身免疫的病人，可酌情选用地塞米松等肾上腺皮质激素类药或环磷酰胺、硫唑嘌呤等免疫抑制剂。

（2）考虑为免疫功能减退的病人，可选用转移因子、左旋咪唑、胸腺素等免疫增强剂。

（3）中医药　①成药：昆明山海棠片，有良好的抗炎作用，可减少渗出抑制增生；②辨证施治。

（4）其他药物　服用锌制剂、维霉素、复合维生素B等补充维生素和微量元素，促溃疡上皮愈合。

第二节　口腔念珠菌病

口腔念珠菌病（oral candidiasis）是由念珠菌感染引起的口腔黏膜真菌病。是临床最常见的口腔黏膜病之一。近年来，由于抗生素和免疫抑制剂在临床上的广泛应用，造成菌群失调或免疫力降低，口腔念珠菌病的发生率也相应增高。

病原菌为念珠菌，其中以白色念珠菌感染最常见。念珠菌本身为条件致病菌，可潜存于健康人的口腔、皮肤、胃肠道和阴道。

当由于某些全身或局部因素如口腔不洁，长期大量应用广谱抗生素或激素或存在免疫缺陷等，该菌可大量繁殖而致病。

【临床表现】

1. 伪膜型念珠菌病　多见于用激素、HIV感染者、衰弱者及婴幼儿。可发生于任何年龄，以新生儿最多见，又称新生儿鹅口疮或雪口病。

新生儿鹅口疮多在出生后2~8天内发生，好发部位为颊、舌、软腭及唇，损害区黏膜充血，有散在的微凸质软的白色小点，并可相互融合为白色丝绒状斑片。斑片不易被拭去，如强行剥离，则遗留潮红无上皮的出血面。病人有口干、烧灼感。婴幼儿常烦躁不安、啼哭拒食，可有轻度发热，少数病例可引起念珠菌性食管炎或肺念珠菌病。

2. *急性红斑型念珠菌病* 又称抗生素口炎。多见于长期应用广谱抗生素及慢性消耗性疾病患者。如白血病、肿瘤化疗后、HIV 患者等。主要表现为黏膜充血、糜烂出现外形弥散的红斑，以舌黏膜多见，舌背乳头呈团块萎缩，周围舌苔增厚。患者自觉口干、疼痛及烧灼感。

3. *慢性红斑型念珠菌病* 又称义齿性口炎，多发生于戴用可摘义齿的患者。临床表现为义齿的承托区黏膜广泛发红，形成鲜红色界限弥散的红斑，红斑表面可有颗粒形成。病人常有夜间不摘义齿的习惯。

4. *慢性增殖型念珠菌病* 好发于颊黏膜，尤其是口角内侧的三角区最多见，舌背、腭部等亦可发生。表现为黏膜上固着紧密的白色斑块，为白斑样增生及角化病变。腭部病损可由义齿性口炎发展而来，黏膜呈乳头状增生。

【诊断】

根据病史、临床表现以及实验室检查，包括病损区涂片检查病原菌、念珠菌培养、免疫学及组织病理学检查可以确诊。

【治疗】

治疗原则为用抗真菌药物治疗控制真菌，改善口腔环境，使之偏碱性不利于念珠菌生长并去除可能的易感因素。

1. *局部药物治疗* 口腔用2%～4%的碳酸氢钠（小苏打）溶液或0.2%的氯己定溶液漱洗或擦拭；0.05%的甲紫水溶液局部涂擦治疗婴幼儿鹅口疮和口角炎。亦可用5万～10万U/ml 的制霉菌素溶液或软膏或咪康唑散剂局部涂布，治疗婴幼儿鹅口疮和口角炎。

2. *全身治疗* 可口服酮康唑、制霉菌素等做全身抗真菌药物治疗。

3. *增强机体免疫力，去除可能的易感因素* 如补充营养，停用抗生素及激素，注射胸腺肽或转移因子，注意哺乳卫生，夜间摘下清洗义齿等。

第三节 疱疹性口炎

疱疹性口炎（herpetic stomatitis）又称口腔单纯性疱疹（oral herpes simplex），是由单纯疱疹病毒引起的口腔黏膜及口周皮肤以疱疹为主的感染性疾病，是口腔临床最常见的病毒感染。流行病学资料表明，约30%～90%的居民曾发生过单纯疱疹病毒感染。单纯疱疹病毒感染的患者及带病毒者为传染源，主要通过飞沫、唾液及疱疹液接触传染，胎儿还可经产道感染。

【临床表现】

1. *原发性疱疹性口炎* 由Ⅰ型单纯疱疹病毒引起，以6岁以下儿童较多见，尤其是6个月～2岁小儿。成人亦可发病。发病前常有疱疹病损患者接触史。①前驱期：潜伏期4～7天，以后出现发热、头痛、疲乏不适、全身肌肉疼痛等急性症状，颌下及颈上淋巴结肿大、触痛。患儿流涎、拒食、烦躁不安。经过1～2天后，口腔黏膜、附着龈及龈缘广泛充血水肿。②水疱期：口腔黏膜任何部位可发生成簇小水疱，似针尖大小，疱壁薄、透明。③糜烂期：水疱不久溃破，形成糜烂面，并可融合成片，上覆黄色假膜。④愈合期：糜烂面逐渐缩小、愈合，整个病程约7～10天。除口腔内损害外，唇和口周皮肤也可有类似病损。

2. 复发性疱疹性口炎　原发性疱疹感染愈合后约30%～50%的病例可能发生复发性损害。一般复发性感染的部位在口唇处，故又称为复发性唇疱疹。唇红、唇红缘及唇周皮肤好发，多在原先发作过的位置或附近发作。复发的前驱阶段病人可感到轻微的疲乏与不适，很快在将要复发的区域出现刺痛、灼痛、痒、张力增加等症状。约十个多小时后，出现多个小水疱，直径在1mm以下，具有成簇性，周围有轻度红斑。一般疱在24h后破裂，继之糜烂、结痂。病程约10天，愈后不留瘢痕，个别病例可有暂时的色素沉着。

【诊断】

大多数病例根据临床表现可作出诊断。原发性感染多见于婴幼儿，急性发作，全身反应重，口腔黏膜出现成簇的小水疱，复发性感染多见于成人，全身反应轻，成簇小水疱多位于口角、唇缘及皮肤。血常规淋巴计数、疱疹涂片、病毒分离培养及免疫血清学检查有助于确诊。

【治疗】

1. 原发性疱疹性口炎

（1）抗病毒治疗　阿昔洛韦或利巴韦林对病毒有较强抑制作用，宜早期应用。小儿慎用，可选用中药清热解毒制剂治疗。

（2）抗菌漱口液　0.1%依沙吖啶、0.05%氯己定或0.5%金霉素液漱口或擦洗口腔，消除或预防继发感染。

（3）患儿支持治疗，卧床休息，适当补充维生素B和维生素C。

（4）伴有高热的继发感染应给予全身抗生素治疗。

2. 复发性疱疹性口炎

（1）早期局部应用抗生素制剂，如5%阿昔洛韦软膏。

（2）0.1%～0.2%氯己定液、复方硼酸溶液或0.1%依沙吖啶溶液漱口。

（3）5%金霉素甘油糊剂或0.5%达克罗宁糊剂局部涂擦可消炎、止痛。

（4）唇疱疹可用氦氖激光照射治疗。

（5）全身支持治疗，注意休息，补充维生素C等。必要时可酌情应用转移因子、干扰素等免疫调节剂。

（6）禁用糖皮质激素。

第四节　口腔白斑病

口腔白斑病（oral leukoplakia，OLK）是发生在口腔黏膜上的白色角化斑块，属于癌前病变，不包括吸烟等局部刺激因素除去后可以消退的白色角化症。

口腔白斑病的病因如下：

1. 外来刺激因素　吸烟、饮酒，口腔内持续的机械刺激如残冠、不良修复体、咬唇、咬颊习惯，口腔内长期的微电流刺激，白色念珠菌感染，病毒感染、维生素A、叶酸及某些微量元素缺乏等与白斑的发生有密切关系。研究发现喜食酸辣、烫食、嚼槟榔的人群白斑发生率增高，白斑的发生率与吸烟时间的长短及吸烟量呈正比关系。

2. 机体内在因素　机体内在的遗传素质、免疫代谢及其他功能的异常变化，均可影响白斑的发生和发展。

【临床表现】

白斑好发于中年以上病人，男性明显多于女性。发病部位以颊黏膜最多见，其次是舌背、舌缘、唇、口底、上腭及牙龈。损害呈白色或灰白色斑块，稍高出黏膜表面，质地软硬，界限清楚，表面粗糙。若整个病变均匀一致，则称为均质型白斑；若在充血的黏膜上，白色损害呈颗粒状突起，表面不平，称为颗粒－结节状白斑，多见于口角区颊黏膜；若表面形成皱褶，如皱纹样，称皱纹状白斑，好发于口底及舌腹；若表面不平，出现大小不等的多个刺状或乳头状突起，称为疣状白斑，好发于上腭及牙槽嵴。

患者主观症状有粗糙感、刺痛、局部发硬、味觉减退，有溃烂时出现自发痛及刺激痛。无论哪一种类型的白斑，在白斑的基础上发生糜烂或溃疡，都有恶变的可能。

【诊断】

根据临床表现、病理检查，辅以脱落细胞检查及甲苯胺蓝染色，可对口腔黏膜白斑作出诊断。白斑属癌前病变，白斑患者约3%～5%发生癌变。出现以下情况者有癌变倾向，应定时复查：①60岁以上年龄较大者；②无明显原因的白斑，尤其是年轻女性患者，白斑恶变可能性大；③疣状、颗粒型、溃疡或糜烂型易恶变；④白斑位于舌缘、舌腹、口底及软腭部位属于危险区；⑤白斑合并白色念珠菌感染者；⑥长期的白斑，近来出现糜烂、溃疡或出现疼痛、不适者；⑦具有上皮异常增生者，程度越重越易恶变。

【治疗】

（1）去除刺激因素，如戒烟、禁酒，少吃烫、辣食物，去除残冠、不良修复体等。

（2）0.1%～0.3%维A酸软膏局部涂布，可抑制上皮的过度角化。50%蜂胶药膜或含维生素A、维生素E的口腔消斑膜局部敷贴。

（3）局部用鱼肝油涂擦，也可内服鱼肝油或维生素A。

（4）白斑在治疗过程中如有增生、硬结、溃疡等改变时，应及时手术切除活检。对溃疡型、疣状、颗粒型白斑应手术切除全部病变活检。

（5）中医辨证治疗。

第四十八章

口腔颌面部感染

第一节　智齿冠周炎

下颌第三磨牙冠周炎，又称智齿冠周炎（pericoronitis of the wisdom tooth），是指第三磨牙萌出不全或阻生时，牙冠周围软组织发生的炎症。常见于18～25岁青年，是口腔科的常见病和多发病。

人类在进化过程中，下颌骨体逐渐缩短，致使第三磨牙萌出时缺少足够的空间而不能正常萌出，表现为牙冠仅部分萌出或牙的位置偏斜，少数牙则完全埋伏在骨内，即阻生。临床上以垂直位软组织阻生的下颌第三磨牙冠周炎最多，其原因是牙冠被牙龈部分或全部覆盖，构成较深的盲袋（图48－1），食物残渣进入盲袋后不易清除，盲袋中的温度和湿度又有利于细菌生长繁殖，当龈瓣受到牙萌出时的压力及咀嚼时遭到对殆牙的咬伤，细菌即可侵入。在机体抵抗力强时，局部症状不明显，但当劳累、睡眠不足、月经期等使全身抵抗力下降时，冠周炎可急性发作。

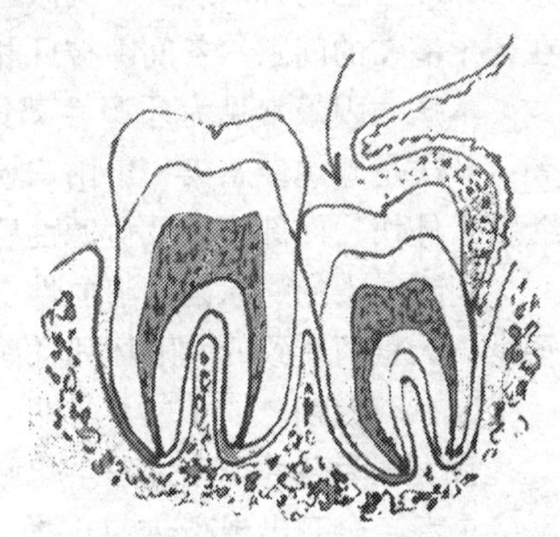

图48－1　下颌第三磨牙冠周盲袋

【临床表现】

发病早期时，仅感磨牙后区不适，偶有轻微疼痛，患者无全身症状。炎症加重时，局部有自发性跳痛，放射至耳颞区，炎症波及咀嚼肌则出现不同程度的张口受限，咀嚼和吞咽时疼痛加剧，口腔清洁差而有口臭。此时全身有不适、发热、头痛、食欲减退等。

口腔检查见下颌第三磨牙萌出不全，牙冠周围软组织红肿、触痛。用探针在肿胀的龈瓣下方可触及牙冠及盲袋，常有脓性分泌物溢出，有时形成冠周脓肿。严重者可见舌腭弓及咽侧壁红肿，患侧下颌下淋巴结肿大、触痛。

冠周炎形成脓肿后，感染可向颌周间隙蔓延，引起颊部脓肿及瘘管、咬肌间隙脓肿或边缘性骨髓炎、翼下颌间隙、咽旁间隙或扁桃体周围脓肿、颌下间隙脓肿及口底蜂窝织炎等并发症。

【诊断】

根据病史、临床表现、口腔检查、实验室检查及X线片等可作出诊断。

【治疗】

1. 急性期　以消炎、镇痛、建立引流及对症处理为主。

局部治疗可用钝头冲洗针吸入3%过氧化氢及生理盐水交替冲洗冠周盲袋，然后在隔湿条件下，用探针蘸碘酚或碘甘油烧灼盲袋。局部可配合理疗，有消炎、镇痛和改善张口的作用。若有冠周脓肿形成或感染波及邻近间隙，则应做相应的切开引流术。全身治疗应注意休息，进流质饮食，勤漱口，应用抗生素控制感染。

2. 慢性期　急性炎症消退后，慢性期内应视第三磨牙具体情况，行龈瓣切除术或拔牙术。

第二节　颌面部间隙感染

颌面部间隙感染是指颌面及口咽区各筋膜间隙中疏松结缔组织的急性化脓性感染。感染弥漫者称为蜂窝织炎，局限者称为脓肿。正常情况下颌面部肌肉、筋膜及颌骨间存在若干潜在的间隙，各间隙彼此相通，当发生感染时，可互相扩散。

本病病因最常见为牙源性感染，如下颌第三磨牙冠周炎、根尖周炎、颌骨骨髓炎等；其次是腺源性感染，可由扁桃体炎、涎腺炎、淋巴结炎扩散所致，婴幼儿中多见。继发于外伤、面部疖痈及血源性感染者少见。

间隙感染的病原菌以溶血性链球菌为主，其次为金黄色葡萄球菌，常为混合性细菌感染，厌氧菌所致的腐败坏死性感染较少见。

【临床表现】

常表现为急性炎症过程。化脓性感染局部表现为红、肿、热、痛和功能障碍。炎症反应重者，全身出现高热、寒战、脱水、白细胞计数升高、食欲减退等中毒症状。腐败坏死性感染的局部红、热体征不如化脓性感染明显，但局部软组织有广泛性水肿，甚至产生皮下气肿，触诊有捻发音。全身中毒症状较化脓性感染严重，短期内可出现全身衰竭，甚至发生昏迷、中毒性休克，体温和白细胞总数有时低于正常。

感染发生在浅层的间隙，局部体征明显，炎症化脓局限时可扪及波动感。发生在深层的间隙感染因隔以颌骨、肌肉，局部体征多不明显，即使脓肿形成，也难扪及波动感，但局部有凹陷性水肿和压痛点。

【诊断】

根据病史、临床表现、血常规及细菌学检查等可以诊断。一般化脓性感染，抽出的脓液呈黄色稠脓，而腐败坏死性感染，脓液稀薄呈暗灰色，有腐败坏死性恶臭。

【治疗】

根据感染的病因不同，在炎症的不同时期，注意全身治疗和局部治疗相结合，才能收到好效果。

1. 全身治疗　全身支持疗法与抗生素治疗。常用青霉素和链霉素联合治疗，大环内酯类、头孢菌素类和奎诺酮类也是首选药。病情严重者需静脉滴注给药，用药剂量应足够大，浆液期炎症多可控制、消散。亦可根据细菌培养结果和药物敏感试验调整抗生素。对合并有厌氧菌感染者，如腐败坏死性蜂窝织炎，可加用甲硝唑类药。

2. *局部治疗*　炎症早期可外敷药物、针灸、封闭和理疗，有消炎、消肿、止痛的作用。炎症局限形成脓肿，应及时行切开引流术。其目的是：①使脓液、坏死感染物迅速排出，减少毒素吸收；②减轻局部肿胀、疼痛和张力，缓解对呼吸道和咽腔的压迫，以免发生窒息；③防止感染向临近间隙蔓延或向颅内、纵隔和血液扩散，避免严重并发症；④防止发生边缘性骨髓炎。

切开引流术的原则为有利于引流通畅，不影响面容，避开重要解剖结构。切开部位应在脓肿低位，尽可能在口内引流。必须在面部做切开引流者，应选择比较隐蔽处且顺着皮纹方向做切口，如发际内、耳屏前或耳后、下颌下区（图 48－2），术后瘢痕不明显。同时注意勿损伤面神经、知名动静脉、涎腺导管等，避免造成大出血、面瘫、涎瘘等并发症。手术操作要求准确、快捷、忌挤压。切开后放置橡皮条或橡皮管引流。

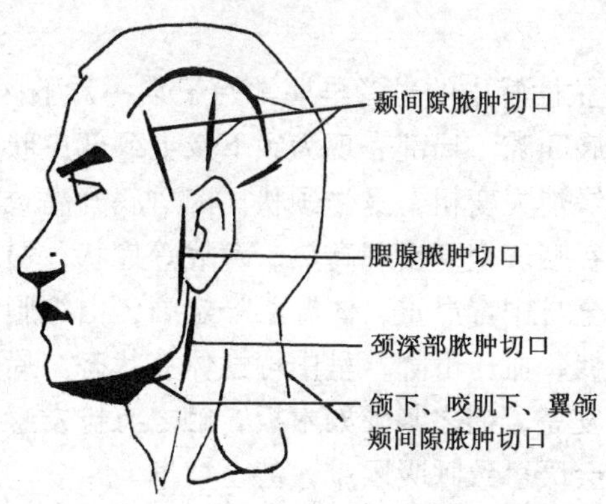

图 48－2　颌面部间隙脓肿切开引流切口示意图

【颌面部各间隙感染的特点】

颌面部存在多个浅在间隙，由于解剖及病源不同，各间隙感染的临床表现及治疗也各有特点。这里只简要介绍眶下间隙感染、咬肌间隙感染及口底蜂窝织炎。

1. *眶下间隙感染*　此间隙位于面前部，眼眶下方，上颌骨前壁与面部表情肌之间，包括尖牙凹间隙。内含表情肌、疏松组织、颌外动脉及面前静脉、眶下血管和神经等。

（1）感染来源　多由上颌前牙、前磨牙的根尖感染以及鼻侧和上唇基底脓肿扩散而来。

（2）临床特点　轻者只表现为尖牙区红肿高突，鼻唇沟变浅，重者全眶下区红肿、压痛、波动感。上下眼睑水肿造成睁眼困难。口内尖牙及前磨牙处前庭沟红肿、压痛。

（3）脓肿切开　位置多从口内上颌尖牙及前磨牙处的前庭沟做横向切口，血管钳钝性分离进入脓腔。

2. *咬肌间隙感染*　该间隙位于咬肌与下颌升支外侧骨板之间，四周被致密筋膜包围，中间为疏松结缔组织。

（1）感染来源 最多见来自下颌第三磨牙冠周炎，也可见于下颌磨牙的根尖感染和下颌骨骨髓炎。

（2）临床特点 由于咬肌及其筋膜较厚韧，故咬肌间隙感染触之无波动感，而是以下颌角为中心的硬、红肿、压痛及凹陷性水肿。因咬肌受炎症激惹痉挛，开口困难明显。脓液不易穿破流出，易侵犯下颌骨形成骨髓炎。

（3）脓肿切开位置 若局部穿刺抽出脓液，应及时切开引流。切开位置在下颌角下 1.5～2cm 处，平行下颌骨，做 4～5cm 长的弧形切口，用大弯止血钳，穿过咬肌进入咬肌间隙。切开引流过程中注意保护面神经下颌缘支及腮腺组织。

3. *口底蜂窝织炎* 是口底弥散性多间隙感染，包括双侧颌下、舌下及颏下间隙感染。其性质可以是化脓性或腐败坏死性感染，其中厌氧菌引起的腐败坏死性口底蜂窝织炎又称为卢德维咽峡炎（Ludwig angina），全身及局部症状均甚严重。该病多因机体抵抗力低，细菌毒力强，导致弥散性感染。

（1）感染来源 感染可来自于牙、口腔、颌骨的感染，也可来自淋巴结炎、涎腺炎、扁桃体炎等。

（2）临床特点 化脓性感染的患者早期常始于某一舌下区或颌下区的红肿和疼痛，继而急骤扩散至整个口底间隙。局部表现为颌下及上颈部皮肤广泛红肿压痛、浸润发硬及凹陷性水肿，下颌下缘消失变粗，呈牛颈状。因口底升高致舌抬高，伸于上下前牙之间，影响语言、咀嚼及吞咽。全身出现高热、寒战等症状，白细胞计数升高。

腐败坏死性感染者全身中毒严重，体温不一定高，白细胞计数也不高，病员神志淡漠，脉搏快弱，呼吸急促，血压下降，呈中毒性休克状态。局部肿胀范围广泛，皮肤充血发红不明显，但紧张发亮，扪之坚硬如木板，触之有捻发感。口底及舌抬高，呈半开口状，累及舌根，压迫会厌可致呼吸困难，甚至窒息。

（3）治疗 口底蜂窝织炎，尤其是腐败坏死性感染是致命的急症，必须在一开始就积极组织抢救，防治窒息和中毒性休克，一方面，经静脉应用大剂量抗生素控制感染，及早做脓液及血液的细菌培养及药物敏感试验，改用有效的抗生素。同时全身支持疗法。另一方面局部要及早做广泛性切开引流，根据患者呼吸困难程度考虑是否行气管切开术；脓肿切开多采用由颏下到舌骨切开，再向两侧下颌角方向做横形切口，形成倒“T”型切口。

第四十九章

唇裂和腭裂

唇裂（cleft lip）和腭裂（cleft palate）是最常见的先天性口腔颌面部发育畸形。据统计，新生儿唇腭裂的患病率在1∶1000～1∶850之间，其中唇裂合并腭裂的占61%，单纯唇裂占31%，单纯腭裂约占8%。男性多于女性，约1.5∶1。

第一节 唇、腭裂的形成与发病因素

1. *唇、腭裂的形成*

（1）唇部的胚胎发育与唇裂　胚胎发育至第4周时，在原始口周围出现五个突起，即：上方正中的额鼻突，两侧为上颌突，下方两侧为下颌突，两侧下颌突形成不久即在中线彼此联合，约第5周时完全联合，形成下唇、下颌骨及舌的前2/3；以后额鼻突发育分化出中鼻突和侧鼻突。第6周中鼻突的末端再分化出2个球状突，至第7周，两个球状突在中央联结形成完整的上唇的人中、鼻小柱和前颌；两个球状突在人中外侧分别与上颌突联结形成完整的上唇及前牙槽嵴。胚胎第8周时各突起相互联结，初具人的面形。在胚胎4～8周时，如因某种因素影响，使胚胎发育过程发生障碍，就会产生各种畸形。

在胚胎第5周时，两个下颌突未能在正中连合，则可产生下唇正中裂。在胚胎第7周时上颌突与一侧或两侧球状突部分或全部未能连合，则形成一侧或两侧程度不等的唇裂，或可伴牙槽嵴裂，两个球状突不能在正中连合则发生上唇正中裂。

（2）腭部的胚胎发育与腭裂　胚胎第6周时球状突在口内由前向后形成前颌及鼻中隔，左右上颌突向中线生长形成侧腭突；第8周时侧腭突呈水平方向快速生长，在中央与前颌联合形成完整的牙槽嵴；胚胎第9周时，两侧侧腭突由前向后在中线融合，并与上方的鼻中隔融合形成硬腭；第12周时两个腭突在中线融合形成软腭及悬雍垂。腭的形成使口腔和鼻腔分隔开。如在此时期发育障碍，便可发生不同程度的腭裂畸形。

2. *发病因素*　引起胚突发育和融合障碍的确切原因和发病机制，目前尚未完全明了，可能为多因素致病，相关因素有：

（1）遗传因素　某些唇、腭裂的患者，在其直系或旁系亲属中可发现类似的畸形，因而认为唇腭裂畸形与遗传有一定关系，可能为多基因遗传性疾病。

（2）营养因素　妇女妊娠早期维生素等物质缺乏。在有关的动物实验中发现缺乏维生素A、维生素B_2及泛酸、叶酸等时可引起后代畸形，但在人类尚缺乏致畸的证据。

(3) 感染和损伤　妊娠前3个月罹患某些感染性疾病如风疹、弓形虫病；子宫及邻近部位的损伤，如不全人工流产或药物堕胎等，可引发后代畸形。

(4) 药物因素　目前已知的某些药物如环磷酰胺、甲氨蝶呤、苯妥英钠、抗组胺药物等均可导致胎儿畸形。

(5) 内分泌的影响　妊娠早期，孕妇因精神紧张或损伤等原因导致体内肾上腺皮质激素分泌增加，可诱发胎儿畸形。

(6) 烟酒因素　流行病学调查资料表明，妇女妊娠早期大量吸烟（包括被动吸烟）及酗酒，其子女唇腭裂的发生率比无烟酒嗜好的妇女要高。

(7) 物理因素　胎儿供养不足，羊水过多或过少、孕妇频繁接触放射线或微波均可能成为唇腭裂的诱因。

第二节　唇、腭裂的临床分类及特点

1. 唇裂的分类

(1) 根据裂隙部位可将唇裂分为以下几类　①单侧唇裂：包括不完全裂、完全裂（图49－1）；②双侧唇裂：包括不完全裂、完全裂、混合型裂（一侧完全、另一侧不完全）（图49－2）。

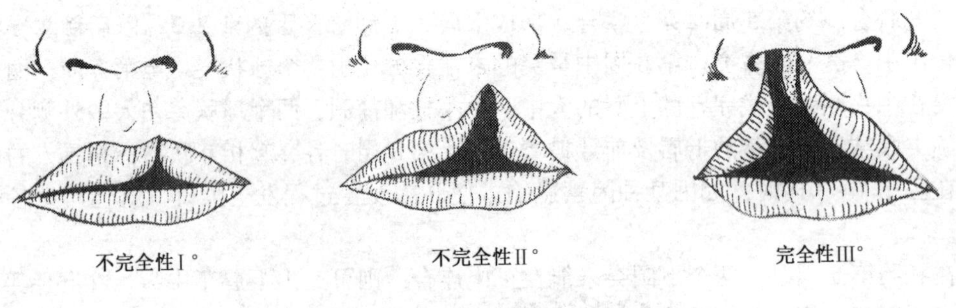

图49－1　单侧唇裂的类型

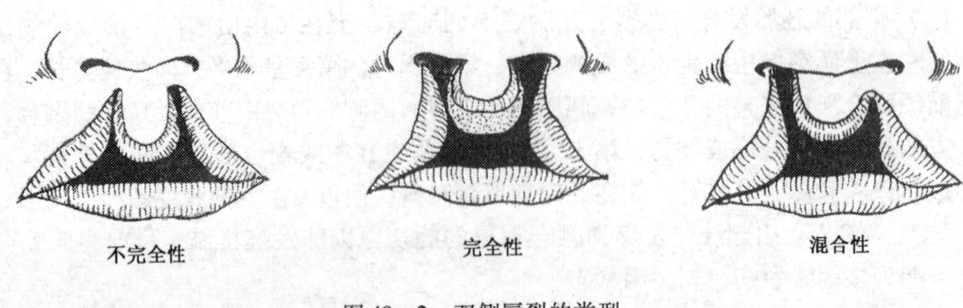

图49－2　双侧唇裂的类型

(2) 根据裂隙的程度可分为　①Ⅰ度唇裂：仅限于红唇部的裂开；②Ⅱ度唇裂：上唇部分裂开，但未裂至鼻底；③Ⅲ度唇裂：整个上唇至鼻底完全裂开。

此外，临床上还可见到隐性唇裂，即皮肤和黏膜无裂开，但其下方的肌层未能联合。

2. 腭裂的分类 ①腭裂Ⅰ°：只是悬雍垂裂；②腭裂Ⅱ°：软腭或包括部分硬腭裂；③单侧腭裂Ⅲ°：单侧软、硬腭全部裂开，常伴有牙槽嵴及唇裂；④双侧腭裂Ⅲ°：双侧软、硬腭组织完全裂开（图 49 –3）；⑤混合性裂：一侧完全性裂，一侧不完全裂；⑥其他外典型裂；软腭隐裂、腭咽闭合不全。

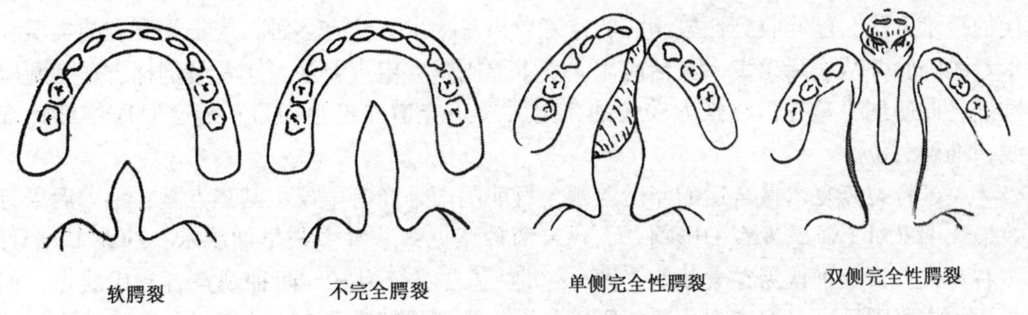

图 49 –3 腭裂的临床分类

3. 腭裂的临床特点

(1) 吸吮功能障碍 由于患儿口、鼻腔相通，口腔内不能产生负压，因此患儿无力吸母乳或乳汁从鼻孔溢出，影响患儿的正常母乳喂养。

(2) 腭裂语音 腭裂患者因口鼻腔相通，腭咽闭合不全，影响气流的正常进出，患者发音不清，元音带有浓重的鼻音，辅音表现鼻漏气。

(3) 口鼻腔卫生不良 由于口鼻腔直接相通，鼻内分泌物可流入口腔，造成口腔卫生不良；进食时，食物往往反流到鼻腔，易引起局部感染。

(4) 牙列错乱 完全性腭裂患者往往牙槽裂隙较宽，存在骨质缺损，造成患侧牙弓塌陷，裂隙两侧的牙齿畸形、阻生或错位萌出。

(5) 听力降低 由于不能形成腭咽闭合，进食时吞咽常有食物反流，易引起咽鼓管及中耳的感染，因此中耳炎的发生率高，患儿常有听力降低。

(6) 上颌发育障碍 腭裂患者常出现上颌骨发育不足，随年龄增长越来越明显，导致反殆、开殆和面中部凹陷畸形。

第三节 唇、腭裂的治疗原则

外科手术是治疗唇裂和腭裂的重要手段，但唇、腭裂患者常伴发有其他相关畸形，绝非单一的手术能达到功能和形态相结合的满意效果。对绝大多数病员而言，需要对相关的畸形进行多学科的“协同治疗”，包括口腔颌面外科医师、口腔正畸科、口腔内科、口腔修复科、耳鼻喉科、心理学、语言病理学等有关学科医师组成治疗小组进行会诊，共同拟定出全面可行的治疗计划，按步骤实施，即近些年来国际上公认的序列治疗

(systematic or sequential treatment)。包括早期的唇粘连、唇裂整复前的牙槽突矫治复位、唇裂整复术、腭裂整复术、牙槽突裂植骨术、鼻畸形矫正术、正颌外科术以及相关的术前术后正畸治疗、语音治疗、心理治疗等等，从而达到功能、形态及心理状态相结合的满意效果。序列治疗应尽早开始，一直持续到成人。

一般认为，单侧唇裂整复术最合适的年龄为3～6个月，双侧唇裂整复术相对复杂，术中出血相对较多，时间较长，一般宜6～12个月手术。随着医疗技术的进步，唇裂手术年龄有提前的倾向。经过十几个世纪的实践和研究，唇裂整复术有了长足的发展，现代的手术方法，已能收到比较满意的修复效果。手术方法有多种，应根据唇裂的类型和术者的经验并从实际出发，灵活应用。基本原则是：定点要注意正常解剖标志；切开应准确，以使创缘整齐，在张力较大的完全唇裂还应增加松弛切口；缝合时应用细针细线，准确对位。

关于腭裂修复术最合适的年龄问题，目前国内外尚有争议，其焦点是：手术后语音效果和手术对上颌骨发育的影响。大致有两种意见：一种主张早期手术，约在18个月左右为宜；另一种认为在学龄前，即5～6岁左右施行为好。两种观点各有优缺点，但基本治疗原则是：采取序列治疗的原则，恢复腭部的解剖形态和生理功能，重建良好腭咽闭合和获得正常语音；纠正面中部塌陷畸形、牙列不齐和咬合紊乱；及时治疗鼻耳疾患，以防听力障碍；有心理障碍的患者应进行积极的精神心理治疗。为此，治疗方法除外科手术外，还需一些非手术治疗，如正畸治疗、缺牙修复、语音训练以及心理治疗等等。需相关学科的专业人员组成治疗组，共同会诊，制订方案，系统的治疗。

第五十章

颌面部肿瘤

第一节　成釉细胞瘤

成釉细胞瘤（ameloblastoma）为颌骨中心性上皮肿瘤，是最常见的颌骨牙源性肿瘤，在牙源性肿瘤中占63.2%。

一般认为成釉细胞瘤的组织发生来源有三种：①残余的牙板成釉器及牙周组织中的上皮剩余；②牙囊肿或角化囊肿转化发生；③来自口腔黏膜基底细胞或上皮异位，较少见。

【临床表现】

成釉细胞瘤多发生于青壮年，以下颌骨体及下颌角最常见。肿瘤生长缓慢，初期无自觉症状，逐渐发展可致颌骨膨隆及两侧面部不对称畸形。颌骨膨隆的特点为多向唇颊侧膨胀，压迫骨质变薄，触诊有时可及乒乓球样感。如骨质完全吸收，肿瘤可侵入软组织内。如肿瘤侵犯牙槽突，可使牙松动、移位或脱落。

典型成釉细胞瘤的X线表现；早期呈蜂房状，以后形成多房性囊肿样阴影，分房大小不等，房隔清晰。因肿瘤有一定程度的局部浸润性，囊壁边缘常不整齐，呈半月形切迹。肿瘤压迫的邻近牙根可呈锯齿状吸收。

【诊断】

根据病史、临床表现及典型的X线片表现可作出诊断。

【治疗】

主要为手术治疗。因成釉细胞瘤有局部浸润周围骨质的特点，需将肿瘤连同周围至少0.5cm的正常骨质切除。否则，治疗不彻底将导致复发，而多次复发后又可能恶变。

第二节　多形性腺瘤

多形性腺瘤（pleomorphic adenoma）又名混合瘤（mixed tumor），是最常见的唾液腺肿瘤。其生物学特性不同于一般良性肿瘤，包膜常不完整，在包膜中有瘤细胞，甚至包膜以外的腺体组织中也可有瘤细胞存在，瘤体与包膜易分离，如手术剜除或术中肿瘤破裂，极易造成种植性复发。部分病例可发生恶变，因此该病属“交界性肿瘤”。

【临床表现】

任何年龄均可发生，但以30~50岁为多见，女性多于男性。最常见于腮腺，其次为下颌下腺，舌下腺少见。发生于小唾液腺者，以腭部为最常见。肿瘤生长缓慢。常无自觉症状，病史较长，肿瘤质地中等，界限清楚，扪诊呈结节状，一般可活动。肿瘤长大后除表现畸形外，一般不引起功能障碍。当缓慢生长的肿瘤突然出现生长加速，并伴有疼痛、面神经麻痹等症状时，应考虑恶变。

【诊断】

根据病史、临床表现、结合 B 超、CT 等影像学表现可作出大致诊断。细针吸活检亦有助于诊断。

【治疗】

手术切除。不能作单纯肿瘤摘除，即剜除术，而应于肿瘤包膜外正常组织处切除。腮腺多形性腺瘤手术应保留面神经、下颌下腺多形性腺瘤应包括下颌下腺一并摘除。

第三节 口 腔 癌

口腔颌面部癌以鳞状细胞癌最为多见，占 80% 以上。鳞癌多发生于 40 岁以上，男性多于女性，发病部位以舌、颊、牙龈、腭唇、上颌窦等多见。鳞癌常向区域淋巴结转移，晚期也可出现远处转移。本节只简要介绍舌癌和牙龈癌。

舌癌

舌癌（carcinoma of tongue）是最常见的口腔癌，约占口腔癌的 31%，居首位，男性略多于女性。舌癌多为鳞状细胞癌，少数为腺癌、淋巴上皮癌或未分化癌等。

【临床表现】

舌癌好发的部位为舌侧缘中 1/3，其次为舌尖、舌背及舌根。表现为溃疡、外生和浸润三种类型。外生型可来自乳突状瘤恶变，浸润型不易早期发现，易延误病情。舌癌一般恶性程度较高，生长快，浸润性强。舌癌早期可无症状或仅为轻度疼痛，部分病例疼痛明显，随病程进展可反射至耳颞部。当舌癌广泛侵袭舌肌时，疼痛多数剧烈，舌体运动受限，影响语言、咀嚼和吞咽功能，晚期舌癌可侵犯口底、下颌骨、舌根和咽侧壁等疼痛和舌运动受限更加严重。

舌癌的颈淋巴结转移率很高，约占 40% ~80%。转移的第一站淋巴结为颈深上淋巴结和下颌下淋巴结。晚期可发生远处转移。

【诊断】

根据临床表现及触诊检查作出初步诊断。为明确诊断应进行活检。

【治疗】

1. *原发灶的治疗* 手术是治疗舌癌的主要手段。早期高分化的舌癌可考虑放疗、单纯手术切除或冷冻治疗。晚期舌癌主要用综合治疗，根据不同条件选用放疗，根据不同条件选用放疗加手术或三联（化疗、手术、放疗）或四联（三联加中医或免疫治疗）疗法。

手术舌缺损 1/2 以上原则上应行同期舌再造术。

2. *转移灶的处理* 由于舌癌的颈淋巴结转移率较高，除早期病例可定期随诊观察外，其余均应同期行选择性颈淋巴结清扫术；对临床颈淋巴结阳性者同期行治疗性颈淋巴结清扫术。

据我国的资料，以手术为主的治疗，3 年、5 年生存率一般在 60% 以上。

第五十一章

颌面部外伤及颞下颌关节病

第一节　牙　外　伤

牙外伤在颌面部损伤中较为常见，尤其是上下颌前牙位于牙弓前部突出部分，损伤机会更多。

1. *牙挫伤*　由于直接或间接外力撞击所致，其主要特点是牙周膜和牙髓受损而产生充血、水肿。临床表现为受伤牙松动、疼痛、伸长，有牙周膜炎甚至牙髓炎的表现。若牙龈同时受伤，则可伴发出血，局部肿胀。

治疗：轻度牙挫伤可不做特殊治疗，暂不用患牙咀嚼食物，患牙休息观察；如有牙松动，可做简单结扎固定或粘结固定，同时调磨对𬌗牙以减少与患牙的接触。如牙髓受损，应做牙髓或根管治疗。

2. *牙脱位*　在较大暴力的撞击下，可使牙部分或完全自牙槽突中脱出，由于牙周膜撕裂，甚至从根尖孔进入牙髓的神经血管束也撕裂，临床上出现牙松动、倾斜、伸长、出血和疼痛，妨碍咀嚼。若牙完全脱位，则牙脱离牙槽窝或仅有软组织连接，常同时伴有牙龈撕伤和牙槽骨骨折。

治疗：以保存牙为原则。如部分脱位，应使牙恢复到正常位置，并结扎固定3周左右。如牙完全脱位时间不长，应尽快地按牙再植的程序，严格消毒，将脱位牙植入原位，并与邻牙一起结扎固定3周左右，同时应调𬌗降低咬合，使患牙休息。

3. *牙折*　牙折可分为冠折、根折及冠根联合折（图51－1）。根据不同的牙折，处理方法也有差异。

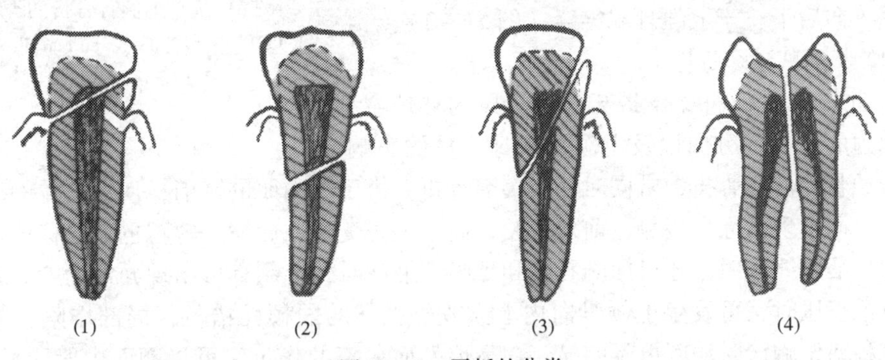

图51－1　牙折的分类

（1）冠折　（2）根折　（3）冠根联合斜折　（4）冠根联合纵折

（1）冠折　可不暴露或暴露牙髓。前者可无感觉异常，或有不同程度的牙本质过敏反应；后者则牙髓刺激症状明显并可有出血。牙冠轻微折缺而无刺激症状，可不做特殊处理。如折缘尖锐，应磨至圆钝。如有明显牙本质过敏症状，并影响形态和功能，应视情况作牙冠修复。如冠折已穿通牙髓，应尽早进行牙髓或根管治疗，再进行牙髓修复。

（2）根折　临床特点是牙松动和触压痛。折线越近牙颈部，松动度越大；如折线近根尖部，牙也可无明显松动。近牙颈部的根折，应尽快行根管治疗后桩冠修复；根中部的折断，应拔除；根尖1/3折断、牙松动，应及时结扎固定，并做根管治疗。

（3）冠根联合牙折　可见冠部有裂缝并有轻微或明显活动，病牙咬合痛、触痛明显。病牙一般需拔除。

第二节　颌骨骨折

颌骨骨折有一般骨折的共性，但由于颌骨解剖生理上的特点，使颌骨骨折的临床表现及处理原则具有特殊性。

一、上颌骨骨折

Le Fort 曾根据骨折的好发部位将上颌骨骨折分为Ⅰ、Ⅱ、Ⅲ型。

1. Le Fort Ⅰ型骨折　是低位或水平骨折。典型的骨折线从梨状孔外下缘，经根尖下，过颧牙槽嵴，至上颌结节上方，水平地向后延伸至两侧上颌骨翼突缝附近（图51－2）。两侧的骨折线可以不在同一平面。

2. Le Fort Ⅱ型骨折　又称中位或锥形骨折。骨折线经过鼻骨、泪骨、眶底、颧颌缝区达上颌骨翼突缝处（图51－2）。

3. Le Fort Ⅲ型骨折　是高位骨折或称颅面分离。骨折线经过鼻骨、泪骨、眶内、下、外壁，颧额缝，颧颞缝，向后下止于上颌骨翼突缝（图51－2）。

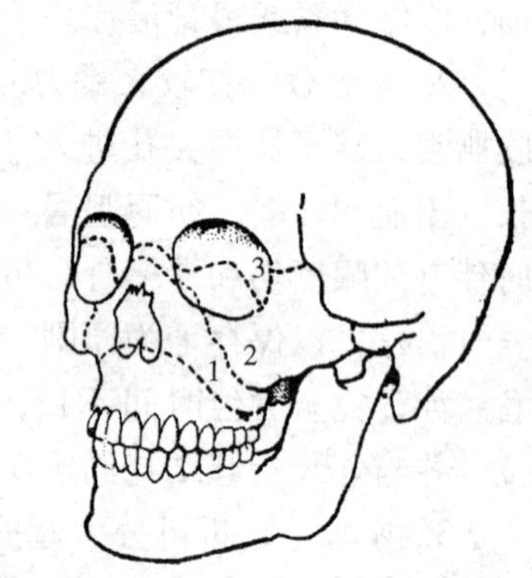

图51－2　上颌骨骨折的类型
1. Le Fort Ⅰ型骨折　2. Le Fort Ⅱ型骨折
3. Le Fort Ⅲ型骨折

【临床表现与诊断】

1. 骨折段移位和咬合错乱　骨折段的移位主要是受暴力的大小和方向以及上颌骨本身重量的影响，无论上颌骨为何型骨折，常同时伴有翼突骨折。由于翼内肌的牵引，使上颌骨的后份向下移位，而出现后牙早接触，前牙开骀，面中1/3变长、后缩。软腭也随之移位接近舌根，使口咽腔缩小时，还可影响吞咽和呼吸。触诊时，上颌骨可出现异常动度。暴力来自侧方或挤压时，可发生上颌骨向内上方或外上方的嵌顿性错位，局部塌陷，咬合错乱。这种错位触诊时动度可不明显。在高位颅面分离的伤员，可见颜面中段明显增长，同时由于眶底下陷，还可出现复视。

2. 眼镜征　由于眼眶周围组织疏松，上颌骨骨折时眶周围容易水肿，皮下淤血、青紫，呈蓝色眼圈，呈眼镜征。球结膜下也可出现淤斑。如发现鼻腔及外耳道出血，含淡红色血水，应考虑发生脑脊液鼻漏或耳漏，是筛板骨折或合并颅前窝或颅中窝骨折的体征。

3. 影像学检查　可拍摄鼻颏位或头颅后前位 X 线片，必要时再拍摄上颌咬合片和 CT 片，以明确骨折的类型及骨折段移位情况，同时了解有无邻近骨骼的损伤。注意对合并有严重颅脑损伤的伤员，仅做一般的平片检查，切忌过多搬动而使伤情加重，待伤情平稳后再做进一步检查。

二、下颌骨骨折

下颌骨骨折好发部位（图 51－3）如下：

1. 正中联合　胚胎发育时两侧下颌突连接处，并处于面部突出部位。

2. 颏孔区　位于下颌牙弓弯曲部。

3. 下颌角　下颌骨体和下颌支交界处。

4. 髁突颈部　此处较细弱，无论直接暴力或间接暴力均有可能在此处产生骨折。

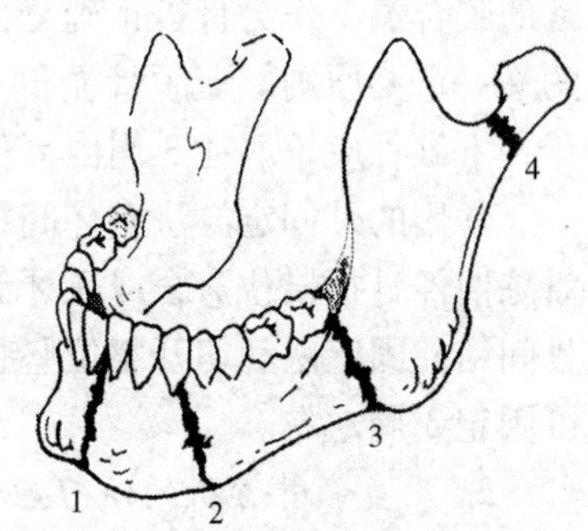

图 51－3　下颌骨骨折好发部位
1. 颏正中骨折　2. 颏孔区骨折
3. 下颌角骨折　4. 髁突骨折

【临床表现与诊断】

1. 骨折段移位　下颌骨上有强大的咀嚼肌群附着，如咬肌、翼内肌、翼外肌、颞肌、下颌舌骨肌、颏舌骨肌、二腹肌等。这些肌担负着上提和下降下颌的运动，即开闭口功能。下颌骨骨折后，肌的牵拉是骨折段移位的主要因素。

颏部正中骨折时，如为双骨折线，由于颏舌肌和颏舌骨肌的牵引，正中骨折段可向后下移位；如为粉碎性骨折，两侧骨折段由于下颌舌骨肌的牵拉而向中线移位。两种情况都可使舌后坠而引起呼吸困难甚至窒息。单侧颏孔区骨折，由于升颌肌群的牵拉，短骨折段向内、上移位，而长骨折段由于降颌肌群的作用向后、下移位，导致患侧牙接触，健侧牙开 ，双侧髁状突骨折时，两侧髁突均可被翼外肌拉向前内方，双侧下颌支则被拉向上方，可出现下颌旋转，颏后缩畸形。

2. 功能障碍　咬合紊乱是颌骨骨折最典型的体征之一。如双侧髁状突骨折时可出现后牙早接触，前牙开 ，另外局部的血肿、水肿、疼痛及咀嚼肌痉挛引起的张口受限等均可导致咀嚼、呼吸、吞咽等功能障碍。严重的颏部粉碎性骨折可发生呼吸窘迫，必须引起足够的重视。

3. 骨折段的异常活动　绝大多数伤员可出现骨折段的异常活动。医师可用双手握住可疑骨折处两侧骨段，轻轻向相反方向用力，可感觉到骨擦音和骨折段活动。

4. 出血和血肿　大多数的下颌骨骨折都会撕裂牙龈及附近的黏膜，并累及牙槽骨，引起局部出血和肿胀；若撕断下牙槽动、静脉，血液流向疏松的口底组织，形成血肿，严重者可使舌上抬并后坠，引起呼吸道梗阻。

5. 影像学检查　常拍摄下颌骨侧位片、后前位片和全景片。怀疑髁突骨折的伤员应加拍颞下颌关节断层片和CT片，以明确诊断。

三、颌骨骨折的治疗原则

颌骨骨折的治疗原则是尽早进行复位和固定，恢复正常咬合关系，同时通过防治感染、镇痛、合理营养、增强全身抵抗力等方法，为骨创的愈合创造良好条件。但如合并颅脑及重要脏器的严重损伤、全身情况不佳，应首先抢救伤员的生命，待全身情况稳定后再行颌骨骨折的处理。

1. *颌骨骨折的复位固定* 颌骨骨折的正确复位是固定的前提，临床上常以恢复正常的咬合关系作为骨折正确复位的参考。复位后选用适当的方法固定，是治疗颌骨骨折的又一重要原则。上颌骨血供丰富，骨创愈合快，骨折的复位固定应争取在2周内进行，下颌骨应争取在3周内复位固定。否则易发生错位愈合，影响疗效。

常用的外固定方法有牙间结扎固定法、单颌牙弓夹板头板固定法、颌间固定法等。对陈旧性骨折错位愈合或无牙颌骨折，可采用手术复位和内固定法，常用的有切开复位骨间结扎固定法和切开复位坚强内固定法。下颌骨骨折一般固定4周左右，上颌骨骨折可固定3周左右。

2. *儿童颌骨骨折的治疗原则*

（1）尽早复位 儿童期为生长发育旺盛期，组织损伤后愈合快，复位时间一般不得超过1周，固定时间也相应缩短，常2周左右。

（2）咬合关系的恢复可不必像成人那样严格。因儿童期恒牙尚未完全萌出，随着恒牙的逐渐萌出，咬合关系尚可自行调整。

（3）儿童期骨折尽可能采用保守疗法。对于必须做切开复位的伤员，术中应尽量避免损伤恒牙胚。

（4）儿童期髁突颈部骨折一般采用保守疗法，此型骨折多为“青枝”骨折，多能愈合。一旦发现患者出现颞下颌关节强直的体征，可采用切开复位和固定，以免影响儿童的下颌骨发育。

第三节 颞下颌关节紊乱病

颞下颌关节的功能解剖：颞下颌关节是人体所有关节中结构最复杂、生理功能最多的双侧联动关节，具有转动和滑动两种功能，在人类咀嚼、吞咽、语言和表情等方面起重要作用。

颞下颌关节位于颅骨与下颌骨之间，分左右两侧，为双侧联动的绞链关节。由颞骨的关节窝和关节结节、下颌骨髁状突以及位于两者间的关节盘、包膜关节周围的关节囊、包绕关节韧带等组织构成（图51－4）。附着于下颌骨上的咀嚼肌（包括升颌肌群和降颌肌群）与颞下颌关节结构紧

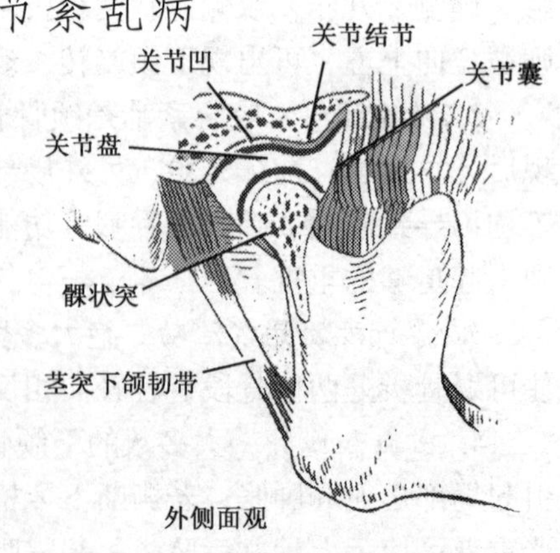

图51－4 颞下颌关节的结构

密相连并行使功能。

颞下颌关节的运动包括转动和滑动，基本形式有开闭口、前伸、后退及侧方运动。每一运动都是在双侧颞下颌关节、升降颌肌群、韧带、关节盘相互协调下完成的。开闭口运动是关节的转动和滑动相结合的运动；下颌的前伸和后退运动主要是关节的滑动运动；侧方运动是两侧关节不对称的转动和滑动运动。

颞下颌关节紊乱病（temporomandibular disorders，TMD）是口腔颌面部常见病之一，好发于20~30岁的青壮年，女性比男性多见，约为（3~4）:1。

本病发病原因复杂，目前尚未完全阐明。现认为该病是多因素发病，与以下因素有关：

1. *精神因素*　临床上TMD病员常有精神紧张、压力大、焦虑、失眠等精神症状。紧张的情绪可导致咀嚼肌群的部分肌痉挛，使关节运动失衡。

2. *殆因素*　TMD病员常可发现明显的殆关系紊乱，如殆干扰、严重的锁殆、深覆殆或牙面重度磨耗等，一旦清除这些殆因素症状可缓解或消失。

3. *免疫因素*　研究表明部分TMD患者的关节软骨存在自身免疫现象，导致关节软骨的破坏。

4. *关节负荷过重*　创伤殆、单侧咀嚼、夜磨牙等可造成某一侧或双侧关节负荷过重，引起关节的退行性变。

5. *其他*　翼外肌功能紊乱、关节外伤、寒冷刺激、不良姿势等也是诱发TMD的因素。

【临床表现】

TMD一般病期较长，几年或几十年，并经常反复发作，但本病有自限性，一般不发生关节强直。TMD的发展一般有三个阶段：功能紊乱阶段、结构紊乱阶段及关节器质性破坏阶段，显示了疾病的早期、中期和后期，临床主要症状有：

1. *下颌运动异常*　包括开口度异常（过大或过小），开口型异常（偏斜或歪曲），开闭口运动出现关节绞锁等。正常成人开口度为3.7cm，开口型不偏斜，呈“↓”。如翼外肌功能亢进，可致开口度过大；慢性滑膜炎则出现开口度过小；一侧翼外肌痉挛或不可复性关节盘前移位，可出现开口型偏向患侧。

2. *疼痛*　主要表现为开口和咀嚼运动时关节区或关节周围肌群的疼痛。一般无自发痛，急性发作时，偶有自发痛，一些慢性病员，常有关节区沉重酸胀和感觉异常。

3. *弹响和杂音*　由于关节盘移位、破裂、穿孔或关节面粗糙，病人在开、闭口运动时关节区发出“卡、卡”的弹响音或“卡叭、卡叭”的破碎音或似揉玻璃纸样的摩擦音。

【诊断】

依据病史，局部检查及X线颞下颌关节张闭口位片或关节造影，诊断并不困难。近年来应用关节内窥镜检查，可发现本病的早期改变。

【防治原则】

（1）以保守治疗为主。采用对症治疗和消除致病因素相结合的综合治疗。

（2）治疗局部症状的同时应改进全身状况和病员的精神状态，包括积极的心理、支持治疗。

（3）对病员进行医疗知识教育，注意自我保护关节，改变不良生活习惯，如限制张大口、软食、局部热敷等。

（4）遵循一个合理的治疗程序：先可逆性保守治疗，如服药、封闭、理疗等；然后用不可逆性保守治疗，如调𬌗、正畸矫治等；最后选用手术治疗。

第五十二章

牙列缺损及牙列缺失

第一节　牙列缺损及牙列缺失的病因和影响

牙列缺损（dentition defect）是指单颌或上下颌牙列中部分自然牙的缺失。牙列缺失（edentulous）是指单颌或上下颌整个牙列的缺失，牙列缺失患者的上下颌称为无牙殆。牙列缺损和牙列缺失是人类的常见病、多发病，其主要病因是龋病、牙周病、外伤、肿瘤和先天畸形等。根据我国1995年全国第二次流行病学调查统计，65～74岁老年人组中，牙列缺损率为77.89%，牙列缺失率为10.51%，平均失牙9.86个，需要进行义齿修复治疗的占29.08%。

口腔修复学即是研究和利用人工装置如各类修复体等恢复、重建各种缺失牙或颌面缺损并保持其生理功能的一门学科。

牙列缺损或缺失后如不及时修复，可给患者带来局部和全身的影响，表现为：①缺隙两侧的邻牙倾斜移位，对殆牙伸长，出现牙间隙、局部咬合紊乱甚至牙周创伤；②咀嚼功能减退或丧失；③影响发音功能，尤其是前牙缺失；④影响外貌美观；⑤长期、多个后牙缺失且久未修复可引发颞下颌关节功能紊乱。

第二节　固定义齿

牙列缺损的常规修复设计是固定局部义齿和可摘局部义齿。

固定义齿（fixed prosthesis）是利用缺失牙间隙两端或一端的天然牙或牙根作为基牙，在其上制作固位体，并与人工牙连接成为一个整体，借黏固剂黏固于基牙上，患者不能自行摘戴的修复体。由于其基本结构与一般桥梁的结构类似，又称固定桥（fixed bridge）。

1. 固定义齿的特点　①义齿承受的殆力完全由基牙的牙周组织承担，而缺失牙区的牙槽嵴不承担殆力。适用于牙列中少数牙缺失或间隔缺失，邻牙有足够支持和固位的病例。②义齿稳固，支持良好，因而咀嚼效率较高。③义齿体积小、舒适、不妨碍发音，患者容易接受。④在基牙上制作固位体时，需切割较多牙体组织。⑤义齿制作较复杂，一经黏固完成后不易修理。

2. 固定义齿的组成　固定义齿由固位体、桥体和连接体三部分组成（图52－1）。

（1）固位体　是指在基牙上制作并黏固的全冠、桩冠、部分冠或嵌体等，通过连接体与桥体相连接，使固定桥和基牙形成一个功能整体，并使固定桥获得固位。

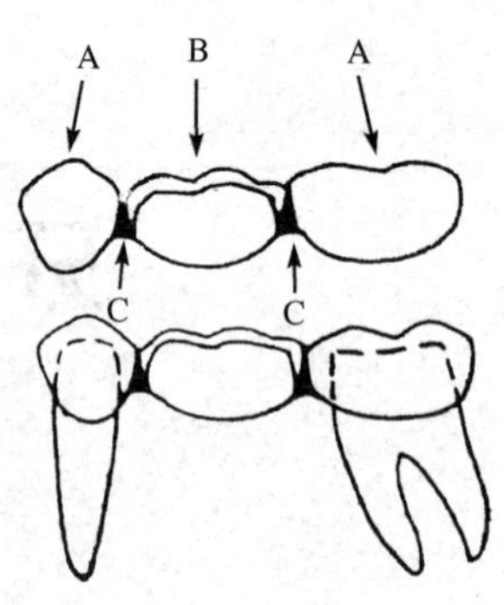

图 52－1　固定义齿的组成
A 固位体　B 桥体　C 连接体

（2）桥体　即人工牙，是固定义齿修复缺失牙的形态和功能的部分。制作的桥体要和缺失牙外形相似，色泽美观，又需具备一定的强度，能承受𬌗力。按桥体所用材料不同可分为树脂桥体、金属塑料联合桥体、金属树脂联合桥体、烧瓷熔附金属桥体等。

（3）连接体　是固位体与桥体之间的连接部分。按连接的方式不同分为固定连接体和活动连接体。连接体应有足够的强度，不影响美观且易清洁。

3. 固定义齿的类型　固定桥的分类方法较多，临床上常根据固定桥的结构不同分为双端固定桥、半固定桥、单端固定桥和复合固定桥（图 52－2～图 52－5）。

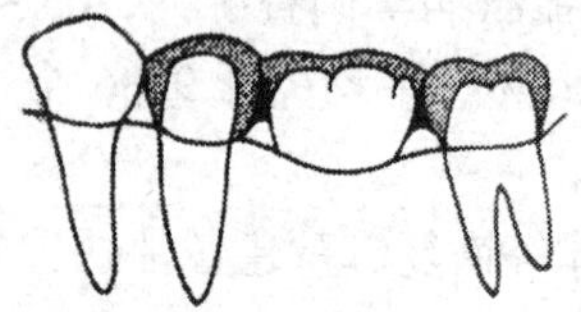
图 52－2　双端固定桥

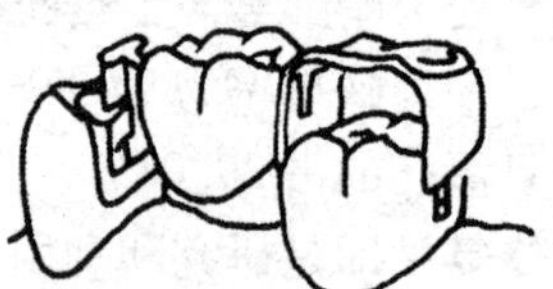
图 52－3　半固定桥

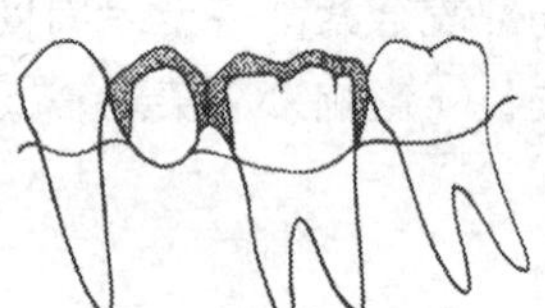
图 52－4　单端固定桥

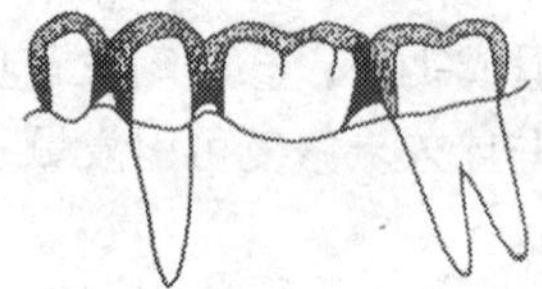
图 52－5　复合固定桥

（1）双端固定桥　又称完全固定桥，其两端都有固位体且固位体与桥体之间的连接为固定连接。双端固定桥能承受较大的𬌗力，且两端基牙分担的𬌗力比较均匀，是固定桥设计中理想的结构形式，也是临床应用最广泛的设计形式。

（2）半固定桥　桥体与两端固位体的连接方式不同，一端为固定连接，另一端为活动连接，活动连接多为栓道式结构，桥体上的栓体嵌合于固位体的栓道内。适用于一侧基牙倾斜度大或两侧基牙倾斜方向差异大，难以取得共同就位道时。

（3）单端固定桥　又称悬臂固定桥。固定桥仅一端有固位体，桥体与固位体之间为固定连接；另一端是完全游离的悬臂，无基牙支持。因此种固定桥承受𬌗力时可以桥体为力臂，基牙为旋转中心产生杠杆作用，使基牙发生扭转和倾斜，因此临床上应严格控制适应证。

（4）复合固定桥　是以上两种或三种简单固定桥联合组成的固定桥。如在双端固定桥的一端再连接一个半固定桥或单端固定桥。

4. 固定义齿的适应证　并非所有牙列缺损的患者都适合固定桥修复，固定桥修复有严格的适应范围。

（1）固定桥最适合修复 1 ~ 2 个缺失牙，即牙列内有少数牙缺失或少数牙的间隔缺失。

（2）基牙牙冠的𬌗龈高度适当，形态、位置正常，牙髓、牙周组织健康，牙根粗壮并有足够的长度，牙槽骨有吸收者不得超过根长的 1/3。

（3）缺牙区咬合关系基本正常，缺牙间隙有适当的𬌗龈高度。

（4）应在拔牙后 3 个月牙槽嵴吸收基本稳定后制作固定义齿。

（5）缺牙区牙槽嵴吸收不宜过多。

（6）固定桥修复的最佳年龄为 20 ~ 55 岁，年龄过大或过小均不宜固定修复。

（7）口腔卫生差者不宜行固定桥修复。

第三节　可摘局部义齿

可摘局部义齿（removable partial denture，RPD）是利用口内余留的天然牙、黏膜、牙槽骨作支持，借助义齿的固位体及基托等部件取得固位和稳定，用以修复缺损的牙列，患者可自行摘戴的一种修复体。它是牙列缺损常用的修复方法。

1. 适应证　①适用于各种牙列缺损，尤其是后牙游离缺失者；②缺牙数目较多，可能导致固定义齿基牙负荷过重者；③缺牙伴有牙槽骨或软组织缺损者；④需要拔牙后即刻义齿修复或过渡性修复者；⑤咬合垂直距离过低，需适当升高者；⑥基牙过度倾斜、扭转、松动，不能用作固定义齿基牙者；⑦腭裂患者需要以基托封闭腭部裂隙者；⑧不能接受固定义齿牙体预备者。

2. 分类

（1）根据可摘局部义齿对所承受𬌗力的支持方式分类

1）牙支持式义齿：缺隙两端均有天然牙，两端基牙上均设置𬌗支托，义齿所承受的𬌗力主要由天然牙承担。适用于缺牙少，基牙稳固的病例。修复效果较好。

2）黏膜支持式义齿：义齿所承受的𬌗力主要由黏膜及牙槽嵴承担。常用于缺牙多，余留牙条件差，或者𬌗关系差的病例。此种义齿咀嚼效能差。

3）混合支持式义齿：义齿所承受的𬌗力由天然牙和黏膜、牙槽骨共同承担。适用于各类牙列缺损，修复效果介于前两者之间，是临床上最常用的形式。

（2）牙列缺损的 Kennedy 分类　Edward Kennedy（1925 年）根据缺牙间隙所在的位置将牙列缺损分为四类：

第一类：牙弓两侧后部牙缺失，远中为游离端，无天然牙存在。

第二类：牙弓一侧后部牙缺失，远中为游离端，无天然牙存在。

第三类：牙弓的一侧后牙缺失，且缺隙两端均有天然牙存在。

第四类：牙弓前部牙缺失，天然牙在缺隙的远中。

除第四类外，其余三类尚分有亚类。

3. 可摘局部义齿的组成 可摘局部义齿由人工牙、基托、𬌗支托、固位体和连接体五部分组成（图52－6）。

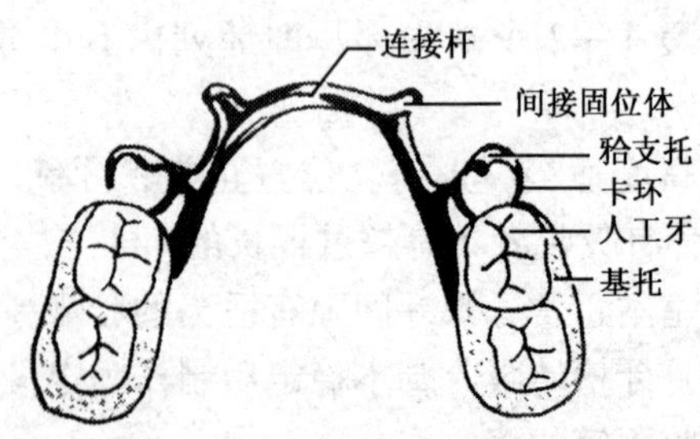

图52－6 可摘局部义齿的组成

（1）人工牙 可摘局部义齿中替代缺失的天然牙的部分。按制作材料可分为塑料牙、瓷牙、金属塑料混合牙。按人工牙𬌗面形态不同可分为解剖式牙、非解剖式牙和半解剖式牙。

（2）基托 又称基板，覆盖在无牙牙槽嵴上，其作用是：供人工牙排列其上，传导、分散𬌗力，并把义齿各部分连成一整体。按材料不同可分为：塑料基托、金属基托、金属网加强塑料基托。

（3）𬌗支托 是放置于天然牙𬌗面，以防止义齿龈向移位并传递𬌗力至该牙的一种硬性（金属）装置。𬌗支托的作用为支承、传递𬌗力、稳定义齿以及防止食物嵌塞和恢复𬌗关系。

（4）固位体 是可摘局部义齿安放在基牙上的部分，通常由金属制成，义齿借固位体固位于基牙上。其功能是起固位、稳定和支持作用。固位体分直接固位体和间接固位体两大类，直接固位体又分为冠内和冠外固位体。卡环是目前临床上应用最广泛的冠外固位体。

（5）连接体 是将可摘局部义齿各部分连接在一起的装置，同时有传递和分散𬌗力的作用。分大连接体如腭杆、舌杆和小连接体两类。

第四节 全口义齿

全口义齿（complete denture）是为牙列缺失患者制作的义齿，又称总义齿（图52－7）。

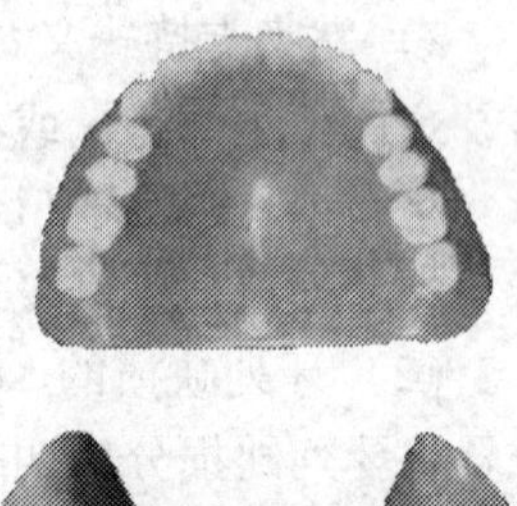

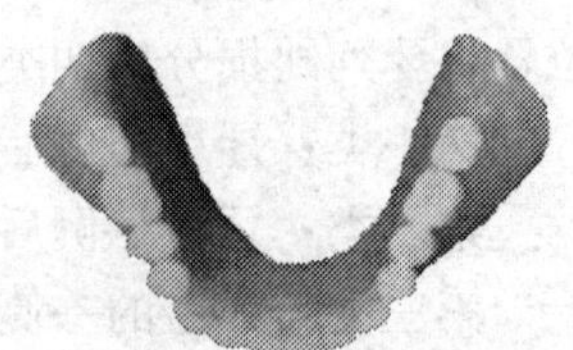

图52－7 全口义齿

牙列缺失（edentulous）是指单颌或上下颌的天然牙全部缺失，形成上颌无牙颌，下颌无牙颌或上下无牙颌。根据牙列缺失的情况分别用上颌总义齿、下颌总义齿或全口义齿进行修复。

1. 牙列缺失的原因 牙列缺失是临床的一种常见病，多见于老年人。其病因有龋病、牙周病、老年退行性变、外伤、颌骨疾病、发育障碍等。

2. 牙列缺失的影响

（1）咀嚼功能丧失　牙列缺失后影响食物的切咬和研磨，加重了胃肠道的负担，影响食物的吸收，严重者可造成消化道疾患或营养不良。

（2）影响发音　牙列缺失后，会影响与牙齿有关的发音，如齿音、唇齿音和舌齿音。

（3）牙槽骨吸收　吸收的速度和吸收量与牙齿缺失的原因、时间、骨的致密度及全身状况有关。上颌牙槽骨向上向内吸收，下颌牙槽骨向下向外吸收。

（4）影响面容　牙列缺失和牙槽骨吸收使唇颊部软组织因失去支持而内陷，皮肤皱纹增多，鼻唇沟加深，口角下垂，面容显老。

（5）颞下颌关节改变　牙列缺失后颌间高度降低，髁突后移位，压迫盘后区，可导致关节区疼痛。

（6）心理影响　牙列缺失影响患者的正常生活和社交，给患者心理造成影响。

3. 全口义齿的固位和稳定　要获得全口义齿的良好修复效果，义齿必须要有良好的固位和稳定。固位是指义齿抵抗从口内垂直脱位的能力，如黏性食物、义齿的重量及与开口有关的力量等。稳定是指义齿对抗水平和转动的力量，防止义齿侧向和前后向脱位。如果义齿不稳定，在说话和咀嚼时则会侧向移位或翘动。

（1）影响固位的因素

1）吸附力：吸附力的大小取决于全口义齿基托与黏膜之间的密合度，基托面积和唾液的质量。

2）表面张力：义齿基托与黏膜之间唾液层产生的表面张力可防止空气进入基托与黏膜之间，防止义齿脱位。表面张力也与基托的面积、密合度及唾液质量有关。

3）边缘封闭及大气压力：大气压力在全口义齿的固位中起重要作用。全口义齿基托边缘封闭越好，则大气压力的作用越强，义齿的固位力也就越大。

4）倒凹的机械锁结：基托适度的倒凹区伸展可增强义齿的固位。

5）口周肌力：当人工牙排列位置恰当，义齿磨光面形态正确时，颌面部肌肉可起到加强固位的作用。

（2）义齿稳定应具备的条件　①良好的固位；②良好的咬合关系；③合理的排牙；④正确的基托磨光面外形；⑤正确地定位殆平面；⑥颌面部肌肉协调。

第五十三章

错 殆 畸 形

据世界卫生组织统计，口腔的三大疾病是龋齿、牙周病和错殆畸形（malocclusion），在我国，错殆畸形的患病率高达70%左右。错殆畸形（又称牙面异常）是指儿童在生长发育过程中，由于先天的遗传因素和（或）后天的环境因素导致的牙齿、颌骨、颅面的畸形，如牙齿排列不齐、颌骨大小、形态、位置异常等。

口腔正畸学是口腔医学的一个分支学科，它的主要任务是研究牙、颌、面的生长发育以及错殆畸形的病因机制、诊断分析及其预防和治疗。

第一节　错殆畸形的临床表现及危害性

1. 错殆畸形的临床表现　错殆畸形的临床表现多种多样，可以是简单的一种异常，也可以是多种异常情况并存（图 53－1）。

（1）个别牙错位　个别牙偏离牙弓的正常位置。如唇（颊）错位、腭（舌）错位、近中错位、远中错位、高位、低位、易位、扭转、斜轴等。

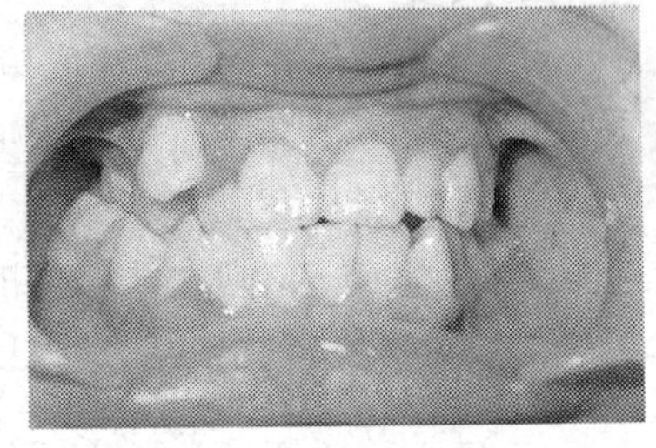

图 53－1　错殆畸形

（2）牙弓形态和牙齿排列异常　①牙弓狭窄、腭盖高拱；②牙弓左右不对称；③牙列拥挤；④牙列稀疏。

（3）牙弓、颌骨、颅面的关系异常　①上颌前突，前牙深覆盖，远中错殆；②下颌前突，前牙反殆，近中错殆；③双颌前突；④上颌后缩，前牙反殆；⑤下颌后缩，前牙深覆盖；⑥前牙深覆殆，面下 1/3 高度不足；⑦前牙开殆，面下 1/3 高度增大；⑧下颌偏斜，单侧后牙反殆。

2. 错殆畸形的危害性

（1）局部危害性

1）影响殆颌面的发育：在儿童生长发育过程中，错殆畸形妨碍口腔颌面软硬组织的正常发育。如前牙反殆，若不及时治疗，则下牙弓可限制前颌骨的正常发育，同时下颌因没有上下牙弓的协调关系而过度向前发育，形成面中 1/3 凹陷和下颌前突畸形，畸形可随着生长发育日渐加重，呈现新月状面型。

2）影响口腔的健康：错殆的牙齿拥挤错位易发生食物嵌塞，且不易自洁，因而好发龋病，牙龈炎及牙周炎。

3）影响口腔功能：严重的错𬌗畸形可以影响口腔的正常功能，如内倾型深覆𬌗的患者，下颌开闭口、前伸及侧方运动的轨迹均会出现异常，常引发颞下颌关节功能紊乱；骨性Ⅲ类前牙反𬌗的患者，常伴有吞咽及发音的异常；后牙锁𬌗和前牙开𬌗等可明显降低咀嚼效能。

4）影响容貌外观：牙颌畸形常影响患者容貌外观，是临床上患者求治的重要原因之一。如牙齿拥挤错位、双颌前突、开唇露齿、下颌后缩、小颌畸形等。

（2）全身危害 错𬌗畸形不仅对牙颌面局部存在危害且对全身也可造成危害，如因咀嚼功能降低引起消化不良及胃肠疾病。此外，面貌在人的精神生活和社会生活中起着及其重要的作用，有的患者因牙颌畸形背上沉重的精神包袱，造成严重的心理障碍。

第二节 错𬌗畸形的病因

错𬌗畸形的形成因素及其机制是错综复杂的，可能由单一因素或机制起作用，也可能是多种因素或机制共同作用的结果。错𬌗畸形的病因大致可分为遗传因素和环境因素两方面。

1. 遗传因素 遗传因素在错𬌗畸形病因学中占有非常重要的地位。错𬌗畸形具有多基因遗传特性，常表现家族遗传倾向，然而有时一个家族各成员牙颌情况不尽相同，这是受遗传因素和环境因素双重影响变异的结果。

错𬌗畸形的遗传因素来源于种族演化和个体发育。

（1）种族演化 错𬌗畸形是随着人类的种族演化而发生和发展的。据考古资料及错𬌗的调查统计资料表明，古山顶洞人无错𬌗，殷墟人错𬌗占28%，而现代人错𬌗约占67.87%。错𬌗畸形从无到有，发病率从少到多，以致到现代人类中普遍存在。这是由于在人类几十万年的长期进化过程中，因环境的变迁、食物结构的变化等造成咀嚼器官不平衡退化的结果。

由于生活环境的变迁，原始人从爬行到直立，身体重心发生改变，由于火的使用，食物由生到熟、由粗到细、由硬到软。在此期间，颅骨因脑量的增大而逐渐扩大，颌骨则因咀嚼器官功能的日益减弱而逐渐退化缩小。而咀嚼器官的这种退化减小呈现出不平衡现象，即肌肉居先，颌骨次之，牙齿在次之，因而颌骨容纳不下所有的牙齿，导致牙量、骨量不调，出现牙齿拥挤畸形。

（2）个体发育 临床常可见子女的颌面像父母，双亲或近亲牙颌存在某种畸形，子女也不同程度呈现该种牙颌畸形；孪生兄弟（或姐妹）表现出相似的牙颌畸形。这与遗传有关，是咀嚼器官常见的遗传现象。具有多基因遗传的特点。联系父母与子女之间的遗传桥梁是细胞核内的染色体，通过染色体把双亲的遗传基因传递给子女，使子女在形态结构或生理特点上与双亲相似。染色体数目的增多、减少、移位和消失可引起多种畸形。如21三体综合征常表现前牙开𬌗与后牙反𬌗。许多学者还注意到，咀嚼器官以退化性性状的遗传占优势。Hughes发现，若父亲的上颌牙弓宽大，母亲的上颌牙弓狭窄，则子女的上颌牙弓多与母亲相似。反之，若父亲的上颌牙弓狭窄时，母亲的牙弓宽大，则遗传表现与父亲相似。

遗传因素在错𬌗畸形的病因中占比重较高，遗传性错𬌗畸形主要有重复表现、断续表现和变化表现三种形式。常见的遗传性错𬌗畸形有牙列拥挤、牙间隙、颜面不对称、双颌前突、下颌前突、下颌后缩等。遗传性错𬌗畸形矫治比较困难，矫治后也需作较长时间的效果保持，并应坚持长期随访。

2. 环境因素　错𬌗畸形的病因除遗传因素外，还有环境因素、环境因素影响基因的表现而使错𬌗呈现多种多样。环境因素又分为先天因素和后天因素。

（1）先天因素　发生在胚胎时期，导致错𬌗畸形形成的各种发育、营养、疾病、外伤等原因，都称为先天因素。先天因素不一定具有遗传性，但遗传因素都是先天因素。

1）母体因素：妊娠期母体营养不良，钙、磷、铁等矿物质及维生素B、维生素C、维生素D等缺乏，可造成胎儿发育不良或发育异常；母亲感染风疹、梅毒等传染性疾病或中毒、内分泌失调等，也会影响胎儿的钙化、骨缝的闭合时间及牙的萌出，甚至导致牙齿发育不全。如先天性梅毒引起的Hutchinson切牙及桑椹状磨牙。

2）胎儿因素：胎儿在子宫内的环境失常，如羊水压力异常、脐带缠绕、膝或腿压迫一侧面部，分娩时损伤等均可影响正常生长发育过程，造成颜面部相应的畸形。另外，胎儿本身的内分泌及新陈代谢失调或组织器官分化失调，也可能发生畸形。

临床常见的先天性牙颌畸形有先天缺牙、多生牙、过小牙、巨舌症、小上颌畸形等。

（2）后天因素　指出生后导致错𬌗的各种因素，有全身因素和局部因素两方面。

1）全身因素：包括营养不良、内分泌紊乱和传染病等。

如垂体前叶功能不足时，患儿骨骼发育迟缓，下颌骨较小，牙弓狭窄，腭盖高拱，牙齿萌出迟缓，乳牙滞留，恒牙牙根短小，牙槽骨发育不全。甲状腺功能亢进时，患儿表现为乳、恒牙均早萌，乳牙根吸收缓慢，乳牙滞留，牙齿呈青白色等。

生长发育期罹患某些急、慢性疾病，也会引起牙颌系统的发育异常。侵犯上皮系统并伴有高热的出疹性传染病，如麻疹、水痘、猩红热等，可造成成釉器萎缩，引起牙釉质发育不全和牙体解剖形态的异常。

维生素D缺乏引起的佝偻病患儿除全身其他部位发育异常外，牙颌系统畸形表现为上颌牙弓狭窄，腭盖高拱，上前牙拥挤、前突和开𬌗等畸形，还可导致乳、恒牙萌出迟缓等。

2）局部因素

①口腔器官功能异常：在儿童生长发育过程中，异常的咀嚼、吞咽、发音、呼吸等口腔功能可导致错𬌗畸形。当口呼吸时，下颌下垂，舌被牵引向下，上颌牙弓内失去舌体的支持，牙弓外侧受颊肌压迫，牙弓内外正常的肌动力平衡被破坏，上颌弓的宽度得不到正常发育，可出现上牙弓狭窄，腭盖高拱，前牙拥挤、前突畸形及下颌后缩畸形。

存在异常的吞咽方式时，由于吞咽时舌体位于上下牙列之间，使上下牙齿不能正常咬合，且唇不能闭合，牙弓内外失去正常动力平衡，形成上牙弓前突及前牙开𬌗畸形。

人工喂养的婴儿，可由于奶瓶位置及喂养姿势不正确，引起吮吸功能异常，婴儿下颌前伸不足或前伸过度，出现下颌后缩或下颌前突畸形。

②口腔不良习惯：儿童口腔不良习惯是造成错殆畸形的主要病因之一，约占错殆畸形病因的1/4左右。错殆畸形的发生及程度与不良习惯的作用频率、持续时间和强度有关。主要的口腔不良习惯有吮指习惯、咬唇习惯、舌习惯、啃物习惯、偏侧咀嚼习惯、托腮习惯等。

一般认为，儿童在3岁之前有吮指习惯可视为正常的生理活动，这种习惯通常在4~6岁以后逐渐减少而自行消失。否则，会导致明显的错殆畸形。如吮拇指时，将拇指置于正在萌出的上下前牙右倾之间，则会阻碍前牙的正常萌出，形成前牙圆形开殆，同时，由于两侧颊肌收缩产生的压力而使牙弓狭窄，腭盖高拱，上前牙前突，开唇露齿。吮食指或小指，一般形成局部小开殆。

患儿有伸舌习惯时，经常将舌尖伸在上下前牙之间，使恒牙不能正常萌出，形成前牙梭形开殆，因舌体向前伸，使下颌前移，还可造成下颌前突畸形。有矫牙习惯的儿童，可促使下前牙唇向倾斜，出现牙间隙，甚至形成反殆。

咬下唇习惯时，由于增加了对上前牙唇向的压力及下前牙舌向的压力，可出现上前牙唇向倾斜、前突及牙间隙，下前牙舌倾拥挤、深覆殆、下颌后缩等畸形。

③乳牙期及替牙期的局部障碍：乳牙期及替牙期的局部障碍如乳牙早失、乳牙滞留、多数乳磨牙早期缺失、恒牙早失、恒牙萌出顺序紊乱、乳尖牙磨耗不足等也是形成错殆畸形常见的局部病因。

乳牙是儿童的咀嚼器官，同时在引导恒牙萌出、保持牙弓长度、促进颌骨发育及维持正常颌间关系上起重要作用。乳牙过早缺失，继替恒牙尚未萌出，缺隙可因邻牙移位被部分或全部占据，以至恒牙错位萌出或埋伏阻生，形成牙弓相挤畸形。当多数乳磨牙早失时，咀嚼功能低下，颌骨因缺乏生理刺激而发育不足，造成牙列拥挤。

通常乳牙随着继替恒牙的发育，牙根逐渐吸收，最终自然脱落。若乳牙逾期不脱落而继替恒牙已经萌出者，称为乳牙滞留。乳牙滞留常导致继替恒牙错位萌出或埋伏阻生，造成牙列拥挤、反殆、锁殆等畸形。

第三节 错殆畸形的分类

1. Angle理想殆 Angle理想殆是19世纪末有“正畸学之父”之称的Edward Angle医生提出的，即保存全副牙齿，牙齿在上下牙弓上排列得很整齐，上下牙的尖窝关系完全正确，上下牙弓的殆关系非常理想，称之为理想正常殆（ideal normal occlusion）。

2. Angle错殆分类法 Angle错殆分类法是Angle医生于1899年提出的，是目前国际上应用最为广泛的一种错殆畸形分类方法。Angle认为上颌第一恒磨牙在颌骨上的位置比较恒定，不易改变，并以此作为殆的关键，根据下颌第一恒磨牙与上颌第一恒磨牙咬合时的位置关系进行分类。

（1）Ⅰ类错殆——中性错殆（class Ⅰ, neutroclusion） 上下颌骨及牙弓的近远中关系正常，即正中殆位时，上颌第一恒磨牙的近中颊尖咬合于下颌第一恒磨牙的近中颊沟内，此时牙弓内有某些牙位异常，称为Ⅰ类错殆（图53-2）。

此类错𬌗可表现为牙列拥挤、上牙弓前突、双牙弓前突、前牙反𬌗、后牙颊、舌向错位等。

(2) Ⅱ类错𬌗——远中错𬌗 (class Ⅱ, distoclusion) 上、下颌骨及牙弓的近远中关系不调，下牙弓及下颌处于远中位置，磨牙为远中关系。若下颌后退1/4个磨牙或半个前磨牙的距离，即上下第一恒磨牙的近中颊尖相对时，称为开始远中错𬌗关系；若下颌再后退，以至于上颌第一恒磨牙的近中颊尖咬合于下颌第一恒磨牙与第二前磨牙之间，则称为完全远中错𬌗关系。

Ⅱ类一分类 (class Ⅱ, division 1)：磨牙为远中错𬌗关系，上颌前牙唇向倾斜（图53-3）。

Ⅱ类一分类亚类：一侧磨牙为远中错𬌗关系，而另一侧为中性𬌗关系。

Ⅱ类二分类 (class Ⅱ, division 2)：磨牙为远中错𬌗关系，上颌前牙舌向倾斜（图53-4）。

Ⅱ类二分类亚类：一侧磨牙为远中错𬌗关系，另一侧为中性𬌗关系。

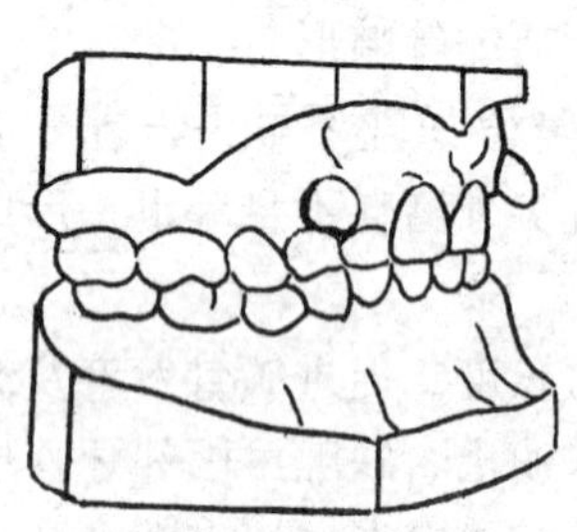

图53-2 Angle Ⅰ类错𬌗

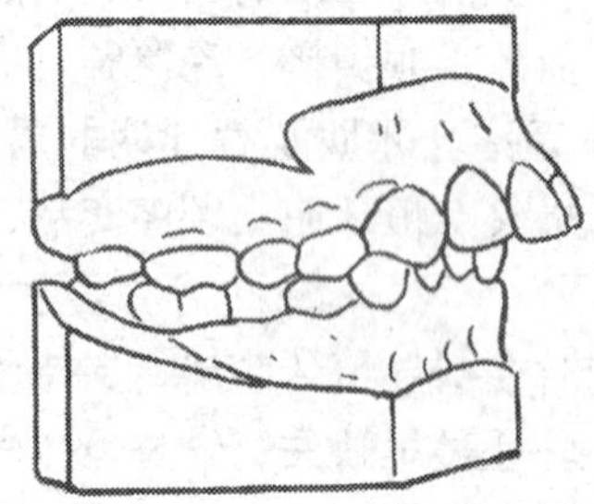

图53-3 Angle $Ⅱ^{1}$ 错𬌗

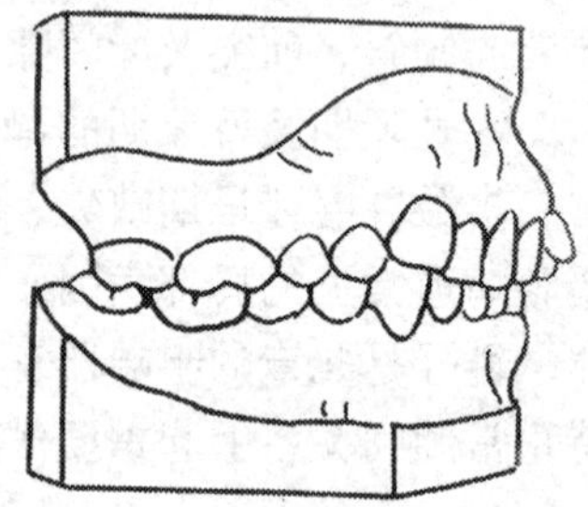

图53-4 Angle $Ⅱ^{2}$ 错𬌗

Ⅱ类一分类可表现为前牙深覆盖、深覆𬌗、开唇露齿等。Ⅱ类二分类可表现为内倾性深覆𬌗。

(3) Ⅲ类错𬌗——近中错𬌗 (class Ⅲ, mesioclusion) 下牙弓及下颌处于近中位置，磨牙为近中关系。若下颌前移1/4个磨牙或半个前磨牙的距离，即上颌第一恒磨牙的近中颊尖与下颌第一恒磨牙远中颊尖相对，称为开始近中错𬌗；若下颌再向前移，以至于上第一恒磨牙的近中颊尖咬合于下第一、第二恒磨牙之间，则称为完全近中错𬌗关系（图53-5）。

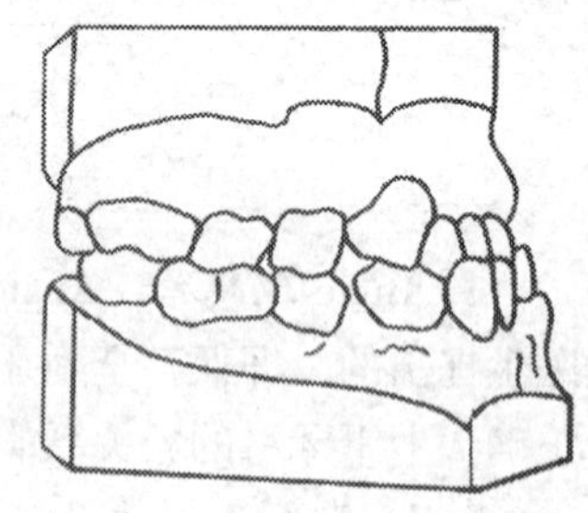

图53-5 Angle Ⅲ类错𬌗

Ⅲ类亚类：一侧为近中错𬌗，另一侧为中性𬌗。

Ⅲ类错𬌗可表现为前牙对刃或反𬌗。

3. 错𬌗畸形的病因学分类

(1) 骨源性错𬌗 任何因为骨骼异常而形成的错𬌗畸形均属于骨源性错𬌗。如下颌发育过度引起的下颌前突。

(2) 牙源性错𬌗 错𬌗畸形只局限于牙齿及其支持组织的异常，上、下颌骨间关系无异常。Angle Ⅰ类错𬌗多属此类。

(3) 肌源性错𬌗　因颌、面肌肉功能异常导致的错𬌗畸形，常见的由口腔不良习惯，如吮指、吐舌、咬唇等引起的错𬌗畸形。

(4) 复合性错𬌗　由上述骨骼、肌肉、牙齿三方因素并存相互作用的一类复杂错𬌗畸形，此类错𬌗矫治比较困难。

第四节　错𬌗畸形的矫治方法

1. 预防性矫治 (preventive orthodontics)　在牙颌面的胚胎发育及后天发育过程中，采取一些预防措施，去除各种可能造成错𬌗畸形的因素，防止错𬌗畸形的发生，称为预防性矫治。如母亲妊娠期注意营养、防止病毒性感染、注意药物的使用等，以防止影响胚胎发育。儿童定期进行口腔检查，早期发现问题，早期防治，如龋齿的早期治疗。口腔不良习惯的破除、滞留牙多生牙的及时拔除、乳牙早失的缺隙保持等。

2. 阻断性矫治 (interceptive orthodontics)　在错𬌗畸形发生的早期，通过简单的方法进行早期矫治，以阻断正在发生的畸形，避免向严重的错𬌗畸形发展，将𬌗颌面的发育导向正常，称为阻断性矫治。如早期牙源性前牙反𬌗使用简单的𬌗垫舌簧矫治器矫治，上颌前突的早期生长控制，由于吮指习惯造成的前牙局部开𬌗的纠正等。

3. 一般矫治 (corrective orthodontics)　是口腔正畸矫治中最多见的，矫治方法复杂，需根据不同的牙颌面畸形选用各类矫治器。

(1) 固定矫治器　矫治器通过黏固剂黏固于牙面，通过矫正弓丝作用于矫治器来矫正牙齿，患者不能自行取下的一类矫治器（图 53-6）。此类矫治器矫治效能较高。目前世界上应用最为广泛的是方丝弓矫治器、直丝弓矫治器等。

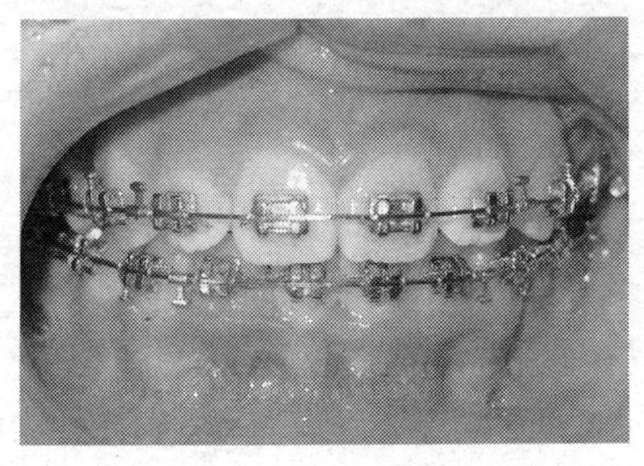

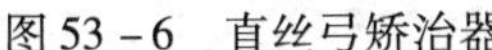

图 53-6　直丝弓矫治器

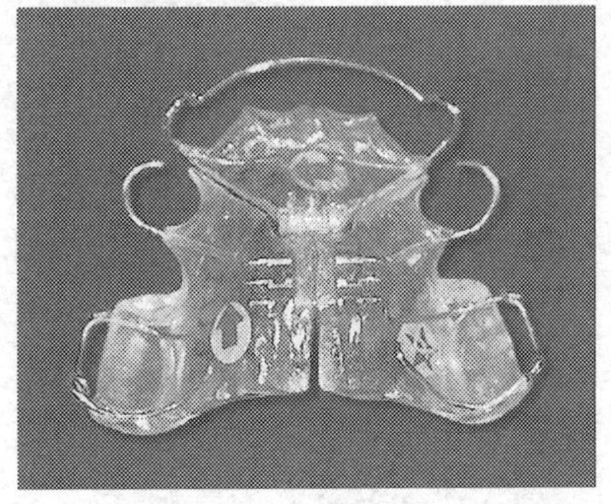

图 53-7　活动矫治器

(2) 活动矫治器　是一种患者可以自行摘戴的矫治器，通常由固位卡环、基托和矫治弹簧等组成（图 53-7）。多用于乳牙列和混合牙列期的早期矫治，矫治的功能较简单。如𬌗垫双曲舌簧矫治器等。

(3) 功能性矫治器　本身不产生任何机械力，以口颌系统肌力作为矫治力来源或通过改变口面肌肉功能来调节𬌗面生长的一类矫治器。如𬌗 rbst 矫治器、Fränkel 矫治器、斜面导板等。

4. 外科正畸治疗（surgical orthodontics） 是指对生长发育完成后的严重的骨源性错𬌗畸形采用正畸联合外科手术的方法来矫治其错𬌗，称为正颌外科或外科正畸，由口腔颌面外科医师与口腔正畸科医师共同合作完成。如成人严重骨性下颌前突的矫治。

（刘 珺）

第十一篇　眼科疾病

第五十四章

眼睑病

上睑下垂

上睑下垂（ptosis）指上睑提肌功能不全或丧失，导致上睑部分或全部下垂的异常状态。即在向前方注视时上睑缘遮盖角膜上部超过角膜的1/5。轻者不遮盖瞳孔，只影响外观，重者部分或全部遮盖瞳孔，妨碍视功能。

上睑下垂可为先天性或获得性。先天性主要为动眼神经核或上睑提肌发育不良，为常染色体显性遗传。获得性患者可为动眼神经麻痹、上睑提肌损伤、交感神经疾病、重症肌无力、机械性开睑障碍等所致。

【临床表现】

1. 先天性上睑下垂　75%为双侧，25%为单侧。

（1）上睑提肌发育不良　表现为单纯性上睑下垂，占先天性上睑下垂的3/4，根据其下垂程度不同，分为三种：①轻度，上睑提肌功能良好，肌力>9mm；②中度，上睑提肌肌力5~9mm；③重度，上睑提肌功能不良，肌力<4mm。

（2）动眼神经核发育不良　常伴有内眦赘皮、小睑裂、其他眼外肌麻痹，多为同侧上直肌，次为下斜肌和全部动眼神经的眼肌麻痹，少数病人存在双眼集合功能的障碍。

（3）神经异常联合　包括颌动瞬目综合征，表现为当病人咀嚼、张嘴或下颌向健侧运动时，下垂的眼睑突然上抬，睑裂增宽。有的病人随年龄增大瞬目情况减轻。其他的神经异常联合还包括内直肌与上睑提肌的联合等。

2. 获得性上睑下垂　按病因分为：

（1）神经源性上睑下垂　临床表现为瞳孔缩小、眼球内陷，患侧下睑位置较高和患侧面部无汗、皮肤潮红、温度升高等症状，构成霍纳综合征。

（2）肌源性上睑下垂　重症肌无力临床上最常见，此类病人常伴有全身随意肌易疲劳现象。上睑下垂可为本病的首发症状，其特点为晨轻暮重，疲劳后加重，休息后减轻；连续瞬目后加重；注射新斯的明后减轻。

（3）机械性上睑下垂　眼睑病直接损伤上睑提肌或睑板肌，或因病因引起上睑肥大、重量增加，如肿瘤、重症沙眼、淀粉样变等。

（4）外伤性上睑下垂　外伤或手术损伤上睑提肌或动眼神经。

（5）癔症性上睑下垂　多见于女性，且为双侧病变，伴有其他癔病表现。

（6）老年性上睑下垂　多由于上睑提肌乏力及皮肤松弛所致，现认为上睑提肌腱膜出现裂孔，甚至腱膜与睑板发生分离也是可能的原因。

【诊断与鉴别诊断】

1. 获得性上睑下垂　所有获得性上睑下垂有一个共同特点，即无上睑迟滞现象，再根据病史，其他伴发症状及体征以及新斯的明实验，较容易与先天性上睑下垂鉴别。

2. 下斜视引起的假性上睑下垂　尤其是抑制性麻痹，易造成对侧健眼的轻度上睑下垂。

3. 其他假性上睑下垂　为眼睑缺乏正常支撑或皮肤松弛、眼睑痉挛造成，常见于小眼球、眼球萎缩、眼球内陷、眶脂肪减少、半侧面部萎缩以及外伤性眼球下移等情况。

【治疗】

先天性上睑下垂的患者以手术治疗为主，伴有其他眼外肌麻痹与 Bell 现象缺乏者慎行或不宜手术；获得性上睑下垂的患者应先进行病因及药物治疗，残余下垂或无效者再酌情进行手术治疗。目前常用的手术方法有上睑提肌缩短术、睑板－米勒肌切除术、阔筋膜悬吊术、额肌瓣悬吊术等。一个理想的上睑下垂校正术应满足下列要求：双眼眼睑大小上眼睑位置一致、上睑皱襞位置一致、睑缘弧度好、双眼运动协调、眼睑闭合好、保持正常瞬目反应以及无斜视与复视。

第五十五章

泪器病

第一节　慢性泪囊炎

慢性泪囊炎（chronic dacryocystitis）为常见的眼病，指的是各种原因（如鼻黏膜炎症蔓延、泪囊肿物、异物、外伤）引起的泪囊黏膜及周围组织的炎症。鼻泪管阻塞及随之而来的微生物感染是主要的原因，该病女性常见，约占发病的70%～83%。

【临床表现】

主要症状为泪溢。检查可见结膜充血，下睑皮肤出现湿疹，用手挤压泪囊区，有黏液或黏液脓性分泌物自泪小点流出。泪道冲洗时，冲洗液自上下泪小点反流，同时有黏液脓性分泌物。由于分泌物大量潴留，泪囊扩张，可形成泪囊黏液囊肿。

慢性泪囊炎是眼部的一个感染病灶，结膜囊长期处于带菌状态。如果发生眼外伤或施行内眼手术，极易引起化脓性感染，导致细菌性角膜溃疡与化脓性眼内炎。应该高度重视其对眼球构成的潜在威胁。

【诊断与鉴别诊断】

根据病史及体征易于诊断。

慢性泪囊炎主要应与泪囊肿瘤鉴别，溢泪病人出现下列情况是应怀疑肿瘤：内眦韧带上方肿块；有慢性泪囊炎，但泪道冲洗通畅；泪道冲洗液中带有血性分泌物。此外，泪囊区皮肤有溃疡等病变也应注意。

【治疗】

（1）手术治疗是目前效果较为肯定的治疗方法，以泪囊鼻腔吻合术为首选，如果患者身体情况较差或为高龄患者，可考虑单纯泪囊摘除术，但泪溢症状不能解除。

（2）抗生素与激素连和泪道冲洗，可控制感染和炎症，可作为手术前准备或姑息性处理。

（3）泪道探通、穿线留置、激光治疗，因为创伤小，在感染与炎症控制后亦可考虑。

第二节　急性泪囊炎

急性泪囊炎（acute dacryocystitis）为泪囊及其周围组织的急性化脓性炎症，多由毒性较强的链球菌感染所致。原发性较少，大多数从慢性泪囊炎基础上发生，与侵入细菌毒力强大或肌体抵抗力降低有关。

【临床表现】

泪囊区有急性炎症的表现，局部皮肤红肿、坚硬、疼痛、压痛明显，炎症可扩展到眼睑、鼻根和面颊部，严重时畏寒、发热、全身不适。数日后红肿局限，脓肿可穿破皮肤，排出脓液，炎症减轻。但有时形成泪囊瘘管，反复发作，或者出现长期不愈合情况。

【诊断与鉴别诊断】

根据泪囊部皮肤肿胀、压痛明显、耳前淋巴结肿大，伴有或不伴有全身急性感染性症状；经治疗未完全消退者，在数日后红肿局限，同时脓肿形成，可形成瘘管等可以诊断。并主要与内眦部睑腺炎、眶蜂窝织炎、急性筛窦炎、眼睑疖肿和血管神经性水肿相鉴别。

【治疗】

（1）急性期全身抗生素治疗，局部热敷，促进炎症消散。

（2）脓肿形成后，应予切开引流，置入引流物至切口愈合。

（3）炎症控制后，按慢性泪囊炎处理，有瘘管形成时，根据情况行瘘管摘除或合并泪囊摘除术。

第五十六章

角膜病

第一节　细菌性角膜溃疡

细菌性角膜溃疡（bacterial corneal ulcer）又称细菌性角膜炎，是角膜上皮在受到损伤之后遭受肺炎链球菌、葡萄球菌、绿脓假单胞菌、淋病奈瑟菌及摩拉克菌等病原菌引起角膜化脓感染。农作物、指甲划伤、铁屑异物伤、接触镜的摩擦伤是近几年来致伤因素。农村地区肺炎链球菌、秋夏收割季节绿脓假单胞菌是主要致病原。本病在临床上分为两型，即：匐行性角膜溃疡和绿脓杆菌性角膜溃疡。前者又称为前房积脓性角膜溃疡，因角膜上皮破损和细菌感染所致。主要致病菌为肺炎双球菌。后者是一种非常剧烈的化脓性角膜溃疡，由绿脓杆菌引起。可于48h内破坏整个角膜。其发病以夏秋两季为多见。

【临床表现】

自觉症状有显著的畏光，急剧的眼痛、视力障碍、眼睑痉挛、流泪等刺激症状。

1. *匐行性角膜溃疡*　突然发生剧烈的眼痛及刺激症状。患眼有明显的混合性充血。角膜损伤处出现粟粒大小灰色微隆起的浸润点，迅速发展成溃疡，表面有脓液附着，并见溃疡两边发展不平衡，溃疡面呈蛇行进展。又因细菌毒素侵入前房，导致前房积脓。如炎症不能得到控制，溃疡向深部发展，角膜最终穿破。最后多倾向于逐渐愈合，痊愈后形成粘连性角膜白斑。感染也可波及眼内组织以致毁坏眼球，完全失明。其中葡萄球菌感染有结膜炎史，病情发展慢，先有周围边部浅层溃疡，而后中央呈多形性溃疡，前房积脓少；肺炎链球菌感染起病急、可能有角膜外伤史，溃疡发展很快，位于角膜中央部呈匐行性，有潜掘行状进展缘，呈灰黄色，前房积脓；淋病奈瑟菌感染多见于新生儿，结膜水肿，角膜周边浸渍，上皮崩解，波及角膜中央，有时有前房积脓。

2. *绿脓杆菌性角膜溃疡*　本型特点是起病急骤，进展迅速，患者有剧烈眼病、畏光、流泪、眼睑痉挛等刺激症状。眼睑及球结膜水肿，患眼高度混合性充血，有时早期即在角膜缘内出现灰黄色浸润环，在2～3天内整个角膜可发生坏死并穿孔，甚至引起眼内炎，以至失明。

【辅助检查】

1. *病灶刮片检查*　可对本病进行快速诊断，采取睑缘及结膜囊标本或从溃疡底部与边缘取材作涂片，然后进行革兰与Giemsa染色，可在直接镜检下根据细胞形态学观察。

2. 细菌培养 该病的最终诊断，必须通过细菌培养才能确定。常采用血琼脂培养基、专用的增菌培养基及巧克力培养基等。

3. 血清学检查 细菌血清学检查有凝集实验、沉淀反应、免疫荧光实验等。

【诊断及鉴别诊断】

根据各种溃疡的特征及分泌物的涂片与培养，可以发现病原体，即可明确诊断，应与真菌性角膜溃疡相鉴别。真菌性角膜溃疡起病较慢，病程较长。角膜溃疡灶白色稍隆起，外观干燥而粗糙，境界清晰，有时有伪足及边缘性浸润灶，向四周发展。前房有时也有积脓，但脓液较黏稠，乳白色。

【治疗】

（1）勤滴高浓度抗生素眼药水，每半小时1次，采用敏感药物配制眼药水或球结膜下注射，一般不强调全身用药。绿脓杆菌者可滴用多粘菌素B眼药水，每15～30min1次，待分泌物减少病情稳定后适当控制滴药次数。对严重病例可做球结膜下注射。选用庆大霉素亦可。匐行性溃疡可选用青霉素、庆大霉素或链霉素。

（2）适当配合清创、散瞳和热敷。

（3）经药物控制无法治愈，溃疡将穿孔的病例，可考虑行治疗性板层角膜移植术。重症前房积脓，玻璃体也不健康者，并有眼内炎趋势者，考虑眼球摘除。

第二节 单纯疱疹病毒性角膜炎

单纯疱疹病毒性角膜炎（herpes simplex keratitis）是病毒性角膜炎中最多见的一种，近年还有增多趋势。常发生于感冒、急性扁桃腺炎、上呼吸道感染、疟疾等热性病后。任何年龄均可发生。原发感染多发生于6个月～2岁婴幼儿或年轻人。约70～90%成年人血清中可查到抗体。一般为单眼发病，少数可双眼同时或先后发病。本病是由单纯疱疹病毒Ⅰ型（HSV－Ⅰ）和Ⅱ型（HSV－Ⅱ）感染引起。HSV－Ⅱ比HSV－Ⅰ毒性强，而前者比后者感染严重。原发感染能发展为潜伏感染，感染后病毒可在宿主神经节内，特别是三叉神经节内终生潜伏；近来研究认为也可在感染过的角膜基质内潜伏。

【临床表现】

本病临床表现复杂，除了典型的树枝、地图及盘状角膜病灶形态外，还有一些不典型的临床改变，因此给诊断和治疗带来很大困难。各型不仅具有独特的临床特征，而其发病机制及治疗原则也不尽相同，并且各型之间是可以相互转化的。

1. 原发感染 原发感染仅发生血清抗体阴性者，多见于儿童。6个月以内婴儿可通过胎盘从母体获得抗单胞病毒抗体，因素发生感染者少见，以后随着这种抗体逐渐消失。1～3岁最易感染，至5岁时已有60%感染，15岁时有90%以上感染。原发感染主要表现为全身发热和耳前淋巴结肿痛，眼部损害极为少见，主要有：①疱疹性眼睑炎：眼睑皮疹，1周后小疱干涸，结痂脱落不留瘢痕；②急性滤泡性结膜炎：结膜充血、肿胀，滤泡增生，甚至出现假膜；③点状或树枝状角膜炎：出现上述两种症状的患者大约有2/3的病例可出现点状角膜炎或树枝状角膜炎的改变。

2. 复发感染 既往已有疱疹病毒感染，血清中存在抗体。其感染来源多为内源性（即病毒存在于角膜、泪腺、结膜系三叉神经节内），少数亦可为外源性。

（1）浅层型 病变波及上皮及浅基质层，是本病最基本的类型，包括树枝状角膜炎和地图状角膜溃疡。①树枝状角膜炎：角膜病损区形态呈树枝状。病灶大小不一，可单枝也可多支，其末端或分枝处呈结节状膨大，病灶宽1mm，中央微凹陷，边缘部呈灰白色增殖性隆起。裂隙灯后部映照法检查，该隆起缘是由细小的灰白色颗粒所组成。病灶区荧光素染色阳性，并可由此逐渐弥散到周围上皮下。作为树枝状角膜炎的初期或不典型改变，有小疱性角膜炎、点状角膜炎、星芒状角膜炎和卷丝状角膜炎等改变。该病病程一般长达数周乃至数月，如无其他合并症，26%～27%的病例可自然愈合，无瘢痕或遗留少量薄翳。若向深层发展，可演变成地图状角膜溃疡或盘状角膜炎，治疗不当月或慢性迁延不愈时还可发展成变性疱疹。②地图状角膜溃疡：由树枝状角膜炎进一步扩大加深发展而来。溃疡边缘部的上皮细胞显示病毒增殖活跃，病毒分离阳性率仅次于树枝角膜炎。角膜病损区呈扩大的树枝或不规则的地图状形成，边缘不齐，成锯齿状，周围有明显的灰白色隆起边缘。溃疡底部的基质层混浊水肿，常合并有后弹力膜皱褶及前房闪光现象。该型治愈后多数遗留斑翳。若继续向深部发展，可演变成深部溃疡；上皮愈合，病情迁延可发展成盘状角膜炎；治疗不当可发展成营养障碍性溃疡。

（2）深层型 病变波及基质深层和内皮层，是本病的复杂类型，包括盘状角膜炎、基质坏死性角膜炎、深部溃疡及角膜葡萄膜炎。①盘状角膜炎：浅层型病变上皮愈合后，基质层仍有慢性水肿及浸润，即可发展成盘状角膜炎。少数也可起病后直接患病。由于角膜循环的特点，位于角膜中央或旁中央有一近似圆盘状的灰白色混浊区，其轮廓由于基质层水肿而模糊不清，周围有一个不完全透明区，混浊区新生血管较少，光切而明显增厚，几乎全部病例都伴有后弹力层皱褶。荧光素染色为阴性。活动期可伴有皮性浮肿及上皮性角膜炎。除盘状混浊外，还可表现为多种形态如弥漫性、局限性、环形、马蹄形等。在盘状角膜炎中，90%为单胞病毒所致，此外10%可能发生于带状疱疹前、牛痘及腮腺炎等病毒引起的角膜改变，必须根据病史、病毒分离等加以区别。盘状角膜炎预后较好。少数病例基质水肿消退后，可残留环形可马蹄形混浊。慢性经过或长期局部使用糖皮质激素可导致变性疱疹的发生。②基质坏死性角膜炎：临床较少见。最初在混浊水肿的基质层中，出现致密的灰白色斑块及团块状混浊，以后逐渐扩大并互相融合，发生组织的溶解。其临床及病理改变与角膜移植术后的排斥反应极为相似。基质坏死性角膜炎是本病最严重的类型之一。预后极差，常可造成后弹力膜膨出、穿孔和虹膜脱出。③深部溃疡：由浅层病变治疗不当，恶化加重演变而来，免疫功能检查多显示细胞免疫功能低下。溃疡位于角膜中央或旁中央，深达1/2基质以后。睫状充血明显。其形成已失去树枝地图状的典型外观，而近似圆形或椭圆形。溃疡周围有放射状皱褶形成。溃疡底部有灰白色坏死组织，严重者合并后弹力膜膨出、前房积脓、穿孔甚至混合感染。本型临床上极易和细菌性所引起的匐行性角膜溃疡及真菌性前房积脓性角膜溃疡相混淆（尤其是混合感染者），必须根据病史、涂片及培养检查加以区别。本型预后极差，若任其自然转归，则往往有发生广泛前房粘连、继发青光眼、眼内炎等。乃至丧失眼球的危险，即使勉强瘢痕愈合，也将成为盲目。④角膜葡萄膜炎：上述两种类型常合并有虹膜睫状体炎的发生，故称为角膜葡萄膜炎，可先有浅层损害，而后累及深层组织，亦可开始于深层（虹膜炎或内皮炎），然后波及整个角膜。现已证实部分病例在发作时，可从房水中查到病毒存在。长期局部应用糖皮质激素可能是导致本型增多的一个原因。除了相应的角膜改变外，裂隙灯检查，角膜后壁可出现羊脂状或大块的色素性KP（keratic precipitates，KP，角膜后沉着物）、前房积脓（偶有积血）及眼压升高。虹膜及瞳孔缘常有结节形成，消退后残留灰白色的脱色素斑。

（3）变性疱疹型 病变虽可波及全层，但以浅层为主，包括慢性表层角膜炎及营养障碍性溃疡。由浅层病变和单纯盘状角膜炎发展而来，呈慢性经过。可能与角膜感觉的减退、泪腺的异常、前弹力膜的损伤、基质层的炎症有关。近来多强调与上皮基底细胞再生过程不稳定、抗病毒药物的毒性反应以及内皮功能的紊乱更直接有关。因此局部长期滥用皮质激素及抗单胞药物和反复使用腐蚀及退翳疗法，都是形成本型的直接原因。本型病毒分离很难成功。免疫功能检查多在正常范围。

【诊断与鉴别诊断】

1. 原发感染的诊断依据 多发生于幼儿时期，成人较少见。出现眼部症状者仅占1%左右。主要表现为疱疹性水疱，急性滤泡性结膜炎及点状角膜炎。愈后不留瘢痕，偶见树枝状角膜炎。其诊断主要依靠血清学检查。

2. 复发感染的诊断依据 包括典型的角膜病灶形态（树枝、地图及盘状）。多次复发的病史。病程缓慢，抗生素治疗无效，皮质激素使病情恶化。角膜感觉迟钝或消失。口角、眼睑、鼻翼部出现皮肤疱疹。特定的复发诱因。

【辅助检查】

1. 荧光抗体染色技术 取病变区的感染细胞或房水细胞，直接用荧光抗体染色检查，在被感染的细胞浆或细胞核内可以找到特异的颗粒荧光染色，能在1~2h作出快速诊断。由于标记荧光抗体有型的特异性，故在荧光显微镜下还可区分出Ⅰ型或Ⅱ型病毒。

2. 病毒分离 是本病最可靠的病因诊断。

3. 刮取物接种兔角膜 有一定诊断价值。

4. 细胞学检查 取角膜、结膜或眼睑水泡的刮取物做HE染色检查可发现有多核巨细胞，核内包涵体及风般样上皮细胞。此法仅能证实病毒感染，而不能区分是否HSV感染。

5. 电镜检查 可在感染的细胞内查到病毒颗粒。

6. 血清学检查 本法仅适用于原发感染者，继发感染者在发病前血中已有较高的中和抗体，故临床应用价值不大。

7. 免疫功能状态的检查 包括体液免疫血清（免疫球蛋白）和细胞免疫的检查，尤其是后者越来越受到重视。

【治疗】

总原则是清除局部病变组织，抑制病毒增殖，防止混合感染，尽量防止或减轻角膜基质损伤。

1. 抗单胞病毒药物的应用及辅助用药 0.1%疱疹净又叫碘苷点眼，如无效可改用

0.05%~2%阿糖胞苷点眼，此药虽有很强的抑制病毒作用，但频繁滴眼时毒性很大，可引起广泛的角膜上皮损伤。三氟胸腺嘧啶核苷和阿糖腺苷对上皮损伤有较高疗效，对深层病变效果不佳。0.05%环胞苷，1%无环鸟苷毒性小，穿透力强，对基质损伤如盘状角膜炎效果较好。为防止混合感染，在用上述抗病毒药物的同时，还必须配合应用抗生素眼药水点眼。为减轻和延缓病毒耐药性的产生，目前多采用联合用药。如抗病毒药物的联合、抗病毒药与免疫增强剂α－干扰素或转移因子等的联合应用。

2. 关于糖皮质激素的应用　糖皮质激素可激活病毒和抑制干扰素的产生，以及激活胶原酶，对浅层、溃疡性（如树枝状、地图状角膜溃疡）角膜炎禁用。对盘状角膜炎或病毒侵入角膜基质，出现不能控制的变态反应，并发虹膜睫状体炎，荧光素不着色时，在继续应用抗病毒药物前提下，适当应用糖皮质激素，有减轻炎症反应的作用。剂量必须最小，时间必须最短。

3. 散瞳　用1%~3%阿托品点眼。

4. 消除病变组织与手术　在0.5%地卡因表麻下，用湿棉签、异物针或虹膜恢复器清除局部浅层的病变组织，用生理盐水冲洗后，点抗病毒药及抗生素眼药水后，包扎24h，有可能缩短病程。对地图状角膜溃疡，面积较大者可行结膜瓣遮盖术；对反复发作，药物治疗无效有穿孔危险者，可考虑治疗性角膜移植术。

第三节　真菌性角膜溃疡

真菌性角膜溃疡（mycotic corneal ulcer）是由真菌感染引起的一种顽固的致盲率很高的化脓性角膜炎。近20年来，由于抗生素和糖皮质激素的广泛应用，真菌性角膜溃疡发病率相对增高。随着诊断水平的提高，已不再认为是一种少见病。患者绝大多数为农民，虽然整年均可发生，但主要集中在农业夏收和秋收季节。最常见于角膜损伤特别是农作物损伤之后，也有指甲挖伤，亦可见于其他性质的角膜炎继发真菌感染。有人认为长期使用糖皮质激素或抗生素眼药水等容易导致真菌感染。近年来因戴角膜接触镜污染发病者亦越来越多，同时全身或局部免疫力低下也是发病因素之一。

【临床表现】

临床上不同的致病菌种可有不同的临床表现，但共同症状为起病徐缓，刺激征轻微，早期溃疡为浅在性，表面为灰白或乳白色“苔垢”状物所覆盖，外观干燥而少光泽，稍隆起，“苔垢”状物易剔去，基质层有菌丝繁殖，浸润较为致密，边界因菌丝伸向四周，形成伪足，在其外围分布有点状混浊，形成所谓卫星病灶。有时浸润边缘因胶原溶解而出现浅沟，在浸润向深部发展时，组织坏死脱落，形成明显溃疡。随着真菌毒素侵入前房，引起虹膜炎及前房积脓。晚期积脓质地黏稠，其内常含真菌。溃疡最后可以穿破引起眼内炎。整个病程发展较为缓慢，可长达2~3个月。因真菌菌丝有向深部生长的能力，故易反复发作，有时溃疡初步愈合，但旋又复发。

严重的虹膜睫状炎反应，是真菌性角膜溃疡特征之一。约50%病例可有前房积脓，自1mm或2~3mm，少数病例积脓可达前房一半以上，甚至充满整个前房。积脓呈乳白或淡黄色，前者为溃疡早期现象，而后者常代表炎症发展至严重阶段。脓液黏稠，不易移动。溃疡、脓疡以及前房积脓三者时在形态上融为一体，易于混淆，需裂隙灯切面检查，才能区别。

角膜后沉淀物有两种类型：一种是棕灰色的粉末状或细颗粒状，每见于溃疡早期，面积较小的病例，前房大多无脓或少量积脓。另一类是淡黄色浆糊样片状，或者是灰白色斑块状，附着于粗糙的角膜内皮面上，通常伴有前房积脓。前房积脓如果未能吸收，最后在前房角、虹膜、晶体表面形成机化膜。

【辅助检查】

取溃疡面坏死组织进行涂片检查，如能找到真菌菌丝，或取坏死组织进行培养，而有真菌生长，是最可靠的诊断依据。

1. *真菌涂片法* 涂片阳性，一般即可确定诊断。

2. *真菌培养法* 培养法可以观察真菌菌落的形态、色泽，在显微镜下检查菌丝、孢子等，以鉴别菌属，保存菌种以及做药物敏感度试验。培养的阳性率一般较涂片为低。

【诊断与鉴别诊断】

真菌性角膜溃疡的诊断比较困难，一般应从下列三方面着手。

1. *病史* 有以下情况之一者，应进一步做病原体检查。①农村患者，起病前有农业外伤史，或角膜炎史，或挑除异物史；②较长时间滴用或球结膜下注射多种抗生素而溃疡未能控制者。

2. *症状及体征* ①常伴有前方积脓的白色、黄白色或灰白色溃疡，其发展程度与病程对比，相对为慢性者；②眼部刺激症状与溃疡大小对比，相对为轻微者。

3. *病原* ①溃疡坏死组织进行刮片检查，可找到真菌菌丝；将刮片接种于真菌培养基上，可有真菌生长。②细菌培养一般阴性，或仅有杂菌生长。

【治疗】

治疗必须从速。溃疡阶段，真菌高度生长繁殖，应首选对真菌敏感的药物。由于真菌常潜伏于角膜组织内，十分顽固，要求药物与溃疡面保持连续性的接触，使药物在深部组织达到足够浓度，才能消灭或抑制真菌的活动。到目前为止，用来治疗真菌性角膜溃疡的药物尚不够理想。对于药物治疗无效的病例，尚需进行手术。

1. *抗真菌药物* 眼用抗真菌药物主要有：多烯类包括两性霉素 B 及那他霉素；咪唑类抗真菌药物主要有克霉唑、酮康唑、氟康唑、伊曲康唑等；烯丙胺类主要是特比萘芬；还有氟胞嘧啶类药物。

2. *清创灭菌、散瞳。*

3. *手术* 对于药物治疗无效的真菌性角膜炎患者，尤其是中、晚期患者需施行手术治疗。手术方式主要有：病灶切除术、病灶切除联合结膜瓣覆盖术、板层角膜移植术、穿透角膜移植术，带巩膜环的全角膜移植术等，如合并眼内炎还应联合玻璃体切除术。

第五十七章

晶体病

老年性白内障

老年性白内障（senile cataract）是最常见的白内障，多见于50岁以后，发病率随年龄的增长而增加。老年性白内障是晶状体老化过程中逐渐出现的退行性改变。老年性白内障发病相关的因素，就目前了解可能与下列因素有关：①营养素代谢：通过动物观察，发现某些维生素和微量元素缺乏与白内障形成有关，如钙，磷，维生素E、维生素A、维生素B_2等。②阳光与紫外线：多年来，人们已经注意到阳光参与了人类白内障的形成。在紫外线影响下，磷离子可能与衰老的晶状体中的钙离子结合，形成不可溶解的磷酸钙，从而导致晶体的硬化与钙化。同时紫外线还影响晶状体的氧化还原过程，促使晶状体蛋白变性，引起白内障。③外界的温度：国外学者普查在高温下工作的60岁以上的工人白内障的发病率明显增高。④缺氧有关：在缺氧的情况下，可使晶体内钠、钙增加，钾、维生素C相应减少，而乳酸增多，促使白内障的形成。⑤与内分泌有关：内分泌紊乱可以促使白内障的产生。⑥硬化脱水有关：人体在发生脱水的情况下，体内液体代谢紊乱，就会产生一些异常物质，损害晶体。

【临床表现】

常双眼发病，但发病可有前后，严重程度也不一致。主要症状为，眼前阴影与渐进性、无痛性视力减退。由于晶体吸收水分后体积增加，区光力增强，而晶状体纤维肿胀与断裂，使屈光力不一致，可出现单眼多视或复视，晶体纤维肿胀，可造成虹视。光线照射在浑浊晶体上造成散射，可出现眩光。

1. 皮质性白内障（cortical cataract）　混浊首先出现于晶体的皮质层，进而发展至全部。在混浊尚未出现以前，晶体的纤维小板水挤开透明的裂隙称为水化现象。其中包括透明的小水疱，纤维板向心性分离及辐射状之纵行水裂，可视为本症的早期表现。

（1）初发期　灰白色混浊多先在晶状体赤道部皮质深部出现，呈楔形，作辐射状排列，当混浊未波及瞳孔区时视力多无明显影响。

（2）膨胀期又称进展期　楔状混浊渐赂中央进行，晶体其他部分也出现厚薄不一，形成多异的混浊区。皮质层因水分增加，使晶体处于膨胀状态。此时前房变浅，晶体表现常有均匀之纹理，呈丝状光泽。因前囊下仍有一层透明皮质，斜照时，可见虹膜投影响。此期对具有青光眼素质有可能导致青光眼发作。这时视力减退已明显，并日渐加重。

(3) 成熟期 经过数月或数年，晶体内含的过多水分又逐渐消退，膨胀现象消失。晶体全部混浊，虹膜阴影消失。此期手术较理想。

(4) 过熟期 成熟期阶段长短不定。若过久，水分吸收，晶体的星形纹失去，变成一致的灰白色，或在灰白色混浊上显有不规则的小白点。晶体纤维液化呈乳液体，棕黄色晶体核沉于下方，此即 Morgagnian 白内障。

2. 核性白内障（nuclear cataract） 晶体混浊多从胚胎核开始，逐渐扩展至成人核，早期呈黄色，随着混浊加重，色泽渐加深如深黄色，深棕黄色。核的密度增大，屈光指数增加，病人常诉说老视减轻或近视增加。早期周边部皮质仍为透明，因此，在黑暗处瞳孔散大视力增进，而在强光下瞳孔缩小视力反而减退。故一般不等待皮质完全混浊即行手术。

3. 后囊下白内障（posterior subcapsular cataract） 在晶体后极部囊下的皮质浅层出现金黄色或白色颗粒，其中夹杂着小空泡，整个晶体混浊区呈盘状，常与皮质及核混浊同时存在。因混浊位于视轴区，早期即影响视力。

【诊断与鉴别诊断】

(1) 年龄多50岁以上，双眼同时或先后发病。

(2) 视力逐步减退。早期病人常有固定不动的眼前黑点，亦可有复视、多视和屈光改变等。

(3) 晶状体浑浊 各型有各自的特性。

【治疗】

1. 药物治疗 多用于白内障早期或未完全成熟时，以期延缓其发展或提高视力。从临床观察来看，绝大部分药物对已混浊的晶体尚无明显疗效。在对晶状体的生物化学研究的基础上，这些药物可以在晶状体上皮细胞内促进烟酰胺、单核苷酸和核甘－磷酸代谢，以阻止白内障的形成；或者保护晶状体蛋白质的 SH 基，以防止晶状体蛋白质变性，或补充大量维生素 C、无机盐（如钾、钠、钙等）以防止晶状体化学成分改变。

2. 手术治疗

(1) 手术适应证 ①视力的原因：当白内障引起视力下降，影响工作与生活时，即可进行手术；②医疗的原因：因白内障引起眼部其他病变，或影响其他眼病的诊断与治疗时，应进行白内障手术；③美容的原因：成熟或过熟的白内障使瞳孔区变成白色，影响美容时。

(2) 手术方法 ①白内障囊内摘除术：将包括囊膜在内的晶状体完全摘除，并发症较多，目前以较少使用；②白内障囊外摘除术：摘除白内障，但保留晶状体后囊膜，现代白内障囊外摘除术利用显微器械完成，切口多在 7mm 以下；③超声乳化白内障吸除术：利用超声乳化仪将硬的晶状体核粉碎后吸出，手术切口小，伤口愈合快，视力回复迅速。

第五十八章

玻璃体病

玻璃体混浊

玻璃体为透明的胶样组织，清晰而明亮，主要成分是由胶原纤维构成的网状架，其中充填着吸附分子的透明质酸，它可使玻璃体凝胶性能稳定，保证玻璃体及其周围的视网膜在眼球转动或受震动时得到缓冲，且视野中清晰无暇，保证了视力的敏锐度。如果玻璃体内出现了除正常结构以外的不透明体，则称为玻璃体混浊。先天残留于玻璃体内的胚胎细胞或组织，视网膜或葡萄膜的出血侵入玻璃体内，高血压、糖尿病、葡萄膜炎的出血或渗出物侵入玻璃体内，老年人或高度近视眼的玻璃体变性等，均可导致玻璃体液化或混浊。其他如眼外伤、眼内异物存留、寄生虫或肿瘤等也可导致玻璃体混浊。

【临床表现】

轻度病人自觉眼前黑影飘动，就如蚊蝇飞舞。起病突然，病情发展较快。随着玻璃体混浊的部位和程度的不同而影响视力的程度也不一样。轻度混浊不影响视力，用检眼镜检查也不能发现较显著的混浊，常见于变性性近视，葡萄膜炎和玻璃体积血。病人感到眼前粗大而量多的黑影，视力有不同程度的减退。检查眼底可发现如灰尘或粗条絮索块状飘浮不定，严重者不能窥见眼底，甚至眼底无红光反射。漆黑一片。炎性混浊系附近组织发炎时，由白细胞游出及蛋白质凝集而致。是各种视网膜和色素膜炎的共同表现。如结核及梅毒性脉络膜视网膜炎等，钩端螺旋体性色素膜炎、色素膜大脑为迁徙性眼内炎等。

【诊断与鉴别诊断】

1. 症状　①发病突然，常有反复；②眼前出现烟柱式或黑云状暗影，有的很快失明，仅留光感。

2. 体征　①裂隙灯下见玻璃体内有鲜红色血块，或棕黄色陈旧出血；②检眼镜下见尘状、条状及块状混浊飘浮，或仅见稀微红光，或无红光；③反复出血者，玻璃体内可见增殖性条索或膜，伴有新生血管。

【治疗】

生理性飞蚊症无需治疗。病理性混浊要针对原发病进行治疗。新鲜的玻璃体积血应卧床休息，应用止血药物。陈旧性出血者，应用促进混浊吸收的药物，如碘胺肽眼药水滴眼，口服维生素 C、他巴唑等；肌注安妥碘或透明质酸酶。严重病例一般治疗无效者，可采用玻璃体切除术。

第五十九章

青光眼

第一节　急性闭角型青光眼

急性闭角型青光眼（acute angle - closure glaucoma），是老年人常见眼病之一。多见于女性和50岁以上老年人，男女之比约为1∶2。常两眼先后（多数在五年以内）或同时发病。

其发病机制主要与虹膜膨隆、瞳孔阻滞、房角狭窄、闭锁等因素有关。闭角型青光眼多发于远视眼，小眼球，小角膜，晶状体相对较大，晶状体与虹膜间的间隙较窄，虹膜膨隆，止端靠前，睫状体厚而短，因而房角窄，前房浅。随着年龄增长，晶状体增大，进一步引起晶体－虹膜膈向前移位，前房则更浅，房角更窄。正常情况下晶状体与虹膜有接触面，形成生理性瞳孔阻滞，当后房压力增加时，此接触面开放房水间歇性地进入前房。当接触面增大时，房水从后房流经晶状体虹膜之间的阻力就会增大，产生病理性瞳孔阻滞，导致后房房水的压力升高，特别是当瞳孔轻度散大（约4～5mm）时存在瞳孔阻滞，周边虹膜又比较松弛，因此周边虹膜被推向前，与小梁网相帖，以致房水排出受阻，引起眼压升高。这就是虹膜膨隆型青光眼眼压升高的机制。

闭角型青光眼的发作，往往出现在情绪波动如悲伤、愤怒、精神刺激、用脑过度、极度疲劳、气候突变，以及暴饮暴食等情况下。引时血管神经调节中枢发生故障致使血管舒缩功能失调，睫状体毛细血管扩张，血管渗透性增加，房水增多，后房压力升高，并在有解剖因素的基础上，睫状体充血水肿使房角阻塞加重，眼压急剧升高，导致青光眼的急性发作。

【临床表现】

1. 临床前期　一眼已发生急性闭角型青光眼，另一眼前房浅，房角窄，但眼压正常，无自觉症状，属临床前期。

2. 先兆期　表现为一过性或反复多次的小发作。突感视朦、虹视，可伴有患侧头痛。眼压常在5.32kPa（40mmHg）以上。小发作在休息后可自行缓解，除特征性浅前房外，不留永久性组织损伤。

3. 急性发作期　表现为剧烈头痛、眼痛、视力严重减退，仅为眼前指数或手动，伴有恶心、呕吐等全身症状。体征有结膜混合性充血，可伴有眼睑和球结膜水肿，角膜上皮水肿，角膜后色素沉着，前房极浅，周边前房几乎完全消失，如虹膜有严重缺血、坏死，房水可有混浊，甚至出现渗出物，瞳孔中等散大，呈竖椭圆形，对光反射消失，眼底多看不清。眼压常在6.65kPa（50mmHg）以上。高眼压缓解后，可见角膜后色素沉着、虹膜节段性萎缩、局限性后粘连等眼前段改变。

4. 间歇期　指小发作后自行缓解，房角重新开放或大部分开放，不用药或仅用少量缩瞳剂即可控制眼压。急性大发作经积极治疗后可进入间歇期，但由于房角广泛粘连，这种可能性很小。

5. 慢性期　是指急性大发作或反复小发作后，房角广泛粘连，小梁功能受到严重损害。

6. 绝对期　长期高眼压，眼组织特别是视神经受到严重损害，视力下降至无光感。

【诊断与鉴别诊断】

急性发作期的诊断依据：①自觉症状：伴有剧烈的眼胀痛、头痛、恶心、呕吐等。一些病例尚有便秘和腹泻症状。②视力急剧下降。③眼压突然升高，眼球坚硬如石。④混合性充血明显。⑤角膜呈雾样水肿，瞳孔呈卵圆形散大，且呈绿色外观。⑥前房浅，前房角闭塞。

鉴别诊断中，急性闭角型青光眼急性发作时，伴有剧烈头痛、恶心、呕吐等，有时忽略了眼部症状，而误诊为急性胃肠炎或神经系统疾病。急性发作期又易与急性虹膜睫状体炎或急性结膜炎相混淆。

【治疗】

急性闭角性青光眼的治疗原则是手术，术前采用综合药物治疗控制眼压，减少组织损伤。在眼压降低、炎症反应减轻后手术效果较好。

1. 药物治疗

（1）局部治疗　①缩瞳剂：缩瞳药使瞳孔括约肌收缩，瞳孔缩小，将周边虹膜拉平，与小梁网分开，房角得以重新开放，房水能顺利排出。常用缩瞳药物：1%～2%毛果云香碱（匹罗卡品，Pilocarpine）一般可达到缩小瞳孔、降低眼压的目的。②β肾上腺素能受体阻滞剂，常用0.25%～0.5%噻吗心胺（Timolol）溶液，可抑制房水生成从而降低眼压。

（2）全身治疗　①碳酸酐酶抑制剂：能抑制睫状突中碳酸酐酶的产生，从而减少房水的生成，使眼压下降。常用的有醋氮酰胺或称乙酰唑胺（Diamox）。②高渗疗法：高渗溶液可增加血浆渗透压，将眼球内的水分排出，眼压随之下降。常用甘油、甘露醇等。③其他药物：吲哚美辛有抑制前列腺素合成的作用，具有消炎、解热、止痛作用。因此术前用吲哚美辛25mg，3次/日，对减轻术后反应及降低眼压均有一定作用。呕吐剧烈者可肌注氯丙嗪25mg。烦躁不安者可用苯巴比妥0.03～0.1g口服或肌注，疼痛剧烈者可用吗啡10ml皮下注射。

2. 手术治疗　急性闭角型青光眼虽可用药物治疗使急性发作缓解，达到短期降压的目的，但不能防止再发。因此眼压下降后应根据病情，特别是前房角情况，尽快选择周边虹膜切除术或滤过性手术。

第二节 慢性闭角型青光眼

慢性闭角型青光眼（chronic angle－closure glaucoma）是我国常见的青光眼类型，成年人各年龄组均可发病，性别无明显差异。眼局部解剖特点与急性闭角型青光眼相似。情绪紊乱，过度疲劳，可为眼压升高的诱因。本病的特点是：没有急性发作史，无明显的自觉症状，发作时眼部不充血。

【临床表现】

1. 症状　多数病人有反复发作的病史。其特点是有不同程度的眼部不适，发作性视矇与虹视。冬秋发作比夏季多见，多数在傍晚或午后出现症状，经过睡眠或充分休息后，眼压可恢复正常，症状消失。少数人无任何症状。通常眼局部不充血，前房常较浅，如系虹膜高褶则前房轴心部稍深或正常，而周边部则明显变浅。

2. 前房角　病眼均为窄角，在高眼压状态时，前房角部分发生闭塞，部分仍然开放。早期病例，当眼压恢复正常后，房角可以完全开放，但是反复发作后，则出现程度不同的周边虹膜前粘连。至晚期房角可以完全闭塞。

3. 眼压　病人眼压升高为突然发生。开始一段时间的发作具有明显的时间间隔，晚上仅持续1～2h或数小时，翌日清晨，眼压完全正常。随着病情发展，这种发作性高眼压间隔时间愈来愈短，高眼压持续时间愈来愈长。一般眼压约为5.32～7.98kPa（40～60mmHg），不像急性闭角型青光眼那样突然升得很高。但是在多次发作后，基压就逐渐升高。

4. 眼底改变　早期病例眼底完全正常，到了发展期或晚期，则显示程度不等的视网膜神经纤维层缺损，视盘凹陷扩大及萎缩。

5. 视野早期正常，当眼压持续升高，视神经受损，此时就会出现视野缺损。晚期出现典型的青光眼视野缺损。

【诊断与鉴别诊断】

具有典型表现病例的诊断并不困难。症状不典型时，关键在于观察高眼压下的前房角状态。当眼压升高时房角变窄，周边虹膜前粘连在各象限程度不一致，甚至在部分房角依然开放，而眼压下降至正常时，房角就变宽了。因此观察高眼压和正常眼压下的前房角状态，将有助于与开角型青光眼的鉴别。只有在具有正常眼压，视盘与视野，而房角窄但完全开放的可疑开角型青光眼，需要选择暗室试验、俯卧试验、散瞳试验等激发试验以助诊断。同时应与急性闭角型青光眼相鉴别，本病无急性发作病史。

【治疗】

1. 药物治疗　仅可使高眼压暂时缓解，不能阻止病情继续发展。因此不宜长期应用缩瞳剂，原则上应手术治疗。

2. 手术治疗　在房角发生虹膜周边前粘连及小梁受损之前，可行周边虹膜切除术或激光周边虹膜切开术。晚期病例，房角已广泛粘连，房水流畅系数在0.11以下，必须做滤过性手术。

第三节 原发性开角型青光眼

原发性开角型青光眼（primary open – angle glaucoma）也称慢性单纯性青光眼。此类青光眼较常见，多见于中年人以上，青年人亦可发生，常为双侧性，起病慢，眼压逐渐升高，房角始终保持开放，多无明显自觉症状，往往到晚期视力视野有显著损害时方被发现，因此早期诊断甚为重要。

开角型青光眼的病因及病理改变迄今尚未完全了解。这类青光眼的前房角是开放的，大都是宽角，其发病原因可能是由于小梁网，Schlemm 管或房水静脉出现变性或硬化，导致房水排出系统阻力增加。阻碍的部位大多在小梁网，少部分在房水排出通道的远端。近年来对青光眼标本进行光镜和电镜观察，发现在 Schlemm 管壁内皮下及内皮网间隙中沉淀大量斑状物——酸性黏多糖蛋白复合物，这些斑状物的量与房水流畅系数有明显的负相关关系。研究还表明开角型青光眼房水排出阻力主要在于 Schlemm 管本身，管腔变窄、进行性萎缩闭塞，使房水流出阻力增加，是导致眼压升高的主要原因。

【临床表现】

发病初期无明显不适，当发展到一定程度后，方感觉有轻微头痛、眼痛、视物模糊及虹视等，经休息后自行消失，故易误认为视力疲劳所致。中心视力可维持相当长时间不变，但视野可以很早出现缺损，最后由于长期高眼压的压迫，视神经逐渐萎缩。视野随之缩小，消失而失明。整个病程中外眼无明显体征，仅在晚期瞳孔有轻度扩大，虹膜萎缩。

【诊断与鉴别诊断】

慢性单纯性青光眼早期诊断对保护视功能极为重要。

1. 病史　详细询问家庭成员有无青光眼病史，对主诉头痛、眼胀、视力疲劳特别是老视出现比较早的患者，老年人频换老视眼镜等，应详细检查及随访。

2. 眼压　在早期眼压不稳定，一天之内仅有数小时眼压升高。因此，测量 24h 眼压曲线有助于诊断。随着病情的发展，基压逐渐增高。当基压与高峰压之间的差值甚小或接近于零时，就意味着本病发展到最后阶段。

3. 眼底改变　视盘凹陷进行性增大和加深是常见的体征之一。视盘因神经纤维萎缩及缺血呈苍白色，正常人视盘杯/盘比（C/D）常在 0.3 以下，若超过 0.6 或两眼杯/盘比之差超过 0.2，应进一步做排除青光眼检查。视盘颞侧上下方邻近部视网膜神经纤维层损害较 C/D 的变化出现更早，可用电子计算机图像分析仪 HRT 追踪测量，有助于较早地将病理性凹陷与生理性大杯区分开来。

4. 视野　典型的青光眼视野损害为：开角型青光眼在视盘出现病理性改变时，就会出现视野缺损。

（1）中心视野缺损　早期视野缺损最常见旁中心暗点，以鼻上方最多见。鼻侧阶梯也是一种视野损害的早期表现，是指鼻侧视野水平分界线附近等视线的上、下错位或压陷。随着病程进展，旁中心暗点逐渐扩大，多个暗点相互融合形成典型的弓形暗点（Bjerrum 暗点）。（Ronne 鼻侧阶梯），前者位于 Bjerrum 区或在固视点之旁；表现为与生理盲点不相连的暗点，并向中心弯曲而形成弓形暗点（Bjerrum 暗点），最后直达鼻侧的中央水平线，形成鼻侧阶梯（Ronne 鼻侧阶梯）。

（2）周边视野改变 首先是鼻侧周边视野缩小，常在鼻上方开始，以后是鼻下方，最后是颞侧。所后开始进行性缩小，有时鼻侧已形成象限性缺损或完全缺损，而颞侧视野尚无明显变化。如果颞侧视野亦开始进行性缩小，则最后仅剩中央部分 5°～10°一小块视野，称为管状视野。鼻侧变化进展较快，可在颞侧留下一小块岛屿状视野，称颞侧视岛。也可在颞侧留下一小块岛屿状视野。这些残留视野进一步缩小消失，就导致完全失明。

5. *前房角* 开角型青光眼多为宽角，即使眼压升高仍然开放。眼压升高、视盘缺损、与视野损害为三大诊断指标，其中两项为阳性，房角检查为开角，诊断即可成立。

6. *激发试验* 开角型青光眼早期诊断有困难时可做以下试验。

（1）饮水试验 检查前晚 10 点以后停止饮食，第二天清晨空腹 5min 内饮水 1000ml，饮水前先测眼压，饮水后每 15min 测眼压 1 次，共 4 次，如饮水后眼压高于饮水前 1. 07kPa（8mmHg）以上为阳性，检查前应停止抗青光眼药物至少 48h，患有心血管疾病、肾病及严重溃疡病者忌用。

（2）妥拉苏林试验 测量眼压后，在结膜下注射妥拉苏林 10mg，然后每隔 15min 测眼压 1 次，共测 4～6 次，注射后眼压升高 1. 20kPa（9mmHg）以上者为阳性，妥拉苏林能使眼压升高，是因为它有扩张血管的作用，可增加房水的产生。

（3）眼球压迫试验 为诊断开角型青光眼较可靠的试验之一。检查时将视网膜动脉压设置外直肌止端，指向眼球中心，加压 65g（压力波动在 ±2. 5g 范围内）共 4min，去除压力后立即再测眼压，计算眼压下降率 $R = P_0 - P_1/P_0 \times 100\%$，R 正常值≥91%，可疑范围为 45%～50%，病理范围是≤44%。

上述检查的阳性结果必须与眼压、视盘和视野改变结合起来考虑。

【治疗】

本病治疗原则是先用药物治疗，若各种药物在最大药量下仍不能控制眼压，可考虑手术治疗；先用低浓度的药液后用高浓度的药液滴眼，根据不同药物的有效降压作用时间，决定每天点药的次数。最重要的是要保证在 24h 内能维持有效药量，睡前可改用眼膏涂眼。长期应用抗青光眼药物，若出现药效降低时，可改用其他降压药，或联合应用。

1. *药物治疗*

（1）缩瞳药 常用 0. 5%～2% 毛果云香碱点眼，不良反应少。点药时间根据 24h 眼压曲线情况，以在眼压开始上升时为宜，一般清晨起床及晚间睡前各 1 次甚为重要。

（2）拟 β 肾上腺素类药物 此药既能减少房水的产生，又能增加房水流畅系数，不缩小瞳孔，不麻痹睫状肌，常用 1%～2% 左旋肾上腺素，降眼压作用可持续 12～24h，可每日点眼 1～2 次，常与匹罗卡品配合使用，效果良好。

（3）醋氮酰胺（Diamox） 如用上述药物后眼压仍高，可加服醋氮酰胺，剂量和次数可根据眼压高低而定，如眼压下降至正常即可停服。

（4）β 肾上腺素能受体阻滞剂 其目的是抑制房水生成，常用的有噻吗心安口服，

40mg，每日 2 次，服后 1h 眼压开始下降，3h 后降至最低，作用可持续 6h，亦可配成 1% ~2% 溶液点眼，每日 2 ~4 次，冠心病及支气管哮喘病者禁用。

2. *手术治疗* 如经用多种药物治疗，仍不能将眼压控制在 2. 67kPa（20mmHg）以下，或视盘凹陷继续加深、视力或视野继续下降或缩小时，应考虑手术治疗，如激光小梁成形术、小梁切除术或其他球外引流手术。手术后，仍可能有 10% ~15% 的病人眼压得不到控制。

开角型青光眼经治疗后，即使眼压已经控制，仍应每 3 ~6 个月复查 1 次，包括眼压、眼底和视力，每年检查 1 次视野。

第六十章

葡萄膜病

第一节 前葡萄膜炎

前葡萄膜炎（anterior uveitis）包括虹膜炎、前部睫状体炎、虹膜睫状体炎三种类型，是最常见的葡萄膜炎，在国内占到葡萄膜炎的半数以上。

【临床表现】

前葡萄膜炎在临床上有明显的症状与体征，主要表现在以下几个方面。

1. *疼痛* 急性炎症明显，是由于睫状体受刺激收缩所致，是一种痉挛性睫状体神经痛，主要是虹膜和睫状体组织肿胀、充血、水肿和毒性物质刺激睫状体神经末梢所引起。疼痛不仅限于眼部，还会沿着三叉神经的分布放射到同侧眉弓和颊部，当受光刺激或眼球受压时更为明显，且夜间加剧。如果同时伴有疱疹性角膜炎或青光眼时则疼痛更为强烈，慢性炎症一般疼痛轻或无疼痛。

2. *畏光、流泪* 经常与眼痛相伴发生，这是三叉神经受刺激的反射作用所致，同时有眼睑痉挛。这些症状，在急性炎症时特别明显。

3. *视力减退* 其原因有屈光间质不清，房水、玻璃体内有炎症细胞或纤维素性渗出物。角膜后壁和晶体前表面的渗出物影响屈光间质的透明度。睫状体反射性痉挛，引起暂时性近视。并发症如角膜病变、并发性白内障、继发性青光眼和黄斑囊样水肿等均可引起视力减退。

4. *睫状充血* 是以睫状血管为主的角膜周围血管网的充血和上巩膜血管扩张。充血靠近角膜呈暗红色，严重者并发结膜充血和水肿，特别在急性期炎症明显。

5. *房水混浊* 炎症时虹膜睫状体血管扩张，通透性增强，房水内蛋白和细胞增加，使房水混浊。裂隙灯下前房内的光束成为灰白色光带，即 Tyndall 现象阳性，并可见浮游的炎症细胞。大量中性粒细胞到前房形成前房积脓；红细胞渗出多，形成前房积血。

6. *角膜后沉着物* 大小不等，较大的羊脂状 KP 是由类上皮细胞、巨噬细胞集合而成；尘埃状多为多形核白细胞；细小点状多为淋巴细胞、浆细胞；陈旧者为棕色。

7. *瞳孔变小、变形* 由于虹膜组织水肿和细胞浸润以及渗出物的毒性刺激，使瞳孔缩小，对光反应迟钝或消失，中医称为瞳神紧小。瞳孔缘肿胀，以及渗出物易使虹膜与晶体前囊发生粘连，而使瞳孔变形，瞳孔缘不规整。早期用散瞳剂可防止虹膜后粘连。

8. 虹膜纹理不清和虹膜结节 虹膜发炎充血，组织水肿，细胞浸润，使虹膜纹理不清，色发暗而无光泽。肉芽肿性炎症虹膜常出现结节。

9. 晶体后间隙混浊 晶体后间隙为晶体中心直后的一薄层光学空腔，中央为漏斗状玻璃体管的前部，即原始玻璃体的前部。眼前节和周边部葡萄膜炎时蛋白液和渗出细胞出现在晶体后间隙，与前房所见者相同，也表现闪光和浮游细胞阳性。特别是中间葡萄膜炎和前葡萄膜炎的早期或恢复期，前房和眼底未见异常，但晶体后间隙有炎症表现，这不仅有助于诊断，也可观察到炎症的消长情况。

10. 眼压改变 急性炎症影响睫状体产生房水功能，使眼压下降或者由于炎症渗出物增加，影响房角、小梁的排水功能，从而引起眼压升高。

11. 并发症

（1）并发性白内障 炎症反复发作或转为慢性，造成房水改变，影响晶状体代谢，可引起白内障，主要为晶状体后囊下混浊。

（2）继发性青光眼 前葡萄膜炎时，可由于炎症细胞、纤维蛋白渗出以及组织碎片阻塞小梁网。虹膜周边前粘连或小梁网的炎症，均使房水外流受阻；瞳孔闭锁、瞳孔膜闭等机制，引起继发性青光眼。

（3）低眼压及眼球萎缩 炎症反复发作或慢性化，可致睫状体萎缩，房水分泌减少，引起眼压下降，严重致眼球萎缩。

【诊断与鉴别诊断】

根据临床表现，可作出诊断。由于多种全身疾病均可引起此种葡萄膜炎，病因诊断尤为重要。应详细询问病史，确定有无强直性脊椎炎、炎症性肠道疾病、关节炎、结核、梅毒等疾病。辅助检查包括血常规、血沉、HLA－B27 分型及相应的病原学检查。

本病应与急性结膜炎、急性闭角型青光眼、眼内肿瘤进行鉴别。

【治疗】

目前以对症治疗为主，及时散大瞳孔、防止后粘连、避免并发症的发生、迅速控制炎症反应、减少组织破坏。

1. 局部治疗

（1）散瞳 为治疗的首要措施。目的：①防止和拉开虹膜后粘连，避免并发症；②解除睫状肌、瞳孔括约肌的痉挛，以减轻充血、水肿及疼痛，促进炎症恢复和减轻痛苦。最好首选 1%、2% 马托品眼膏，可使瞳孔处于不断运动状态，有效预防虹膜后粘连。

（2）糖皮质激素 局部使用可抑制炎症、减少渗出。可给予 0.1% 地塞米松眼药水，每日 4～8 次。如果前房有大量纤维素性渗出时可另加糖皮质激素结膜下或球筋膜囊下注射。糖皮质激素长期滴眼可引起激素性青光眼和白内障，故应慎用。

2. 全身治疗

（1）糖皮质激素 严重病例，明显的玻璃体混浊、全葡萄膜炎或病情迁延时应全身用药。口服：泼尼松 30～50mg 或地塞米松 3～4mg 每日早餐后顿服，病情缓解后逐渐减量。静脉用药：病情急而重，伴有后葡萄膜炎时才用。地塞米松 10～20mg 静脉滴注，5～7 天后减量，10 日后减量。

（2）非甾体抗炎药 常用阿司匹林（0.5g 口服，每日 3 次）和吲哚美辛（口服 25mg，每日 3 次）或 0.5% 吲哚美辛眼药水滴眼。

（3）病因治疗 由感染因素所引起的，应抗感染治疗。

3. *并发症治疗* 并发性青光眼和白内障按照相应治疗原则进行治疗。

第二节 中间葡萄膜炎

中间葡萄膜炎（intermediate uveitis）是一类累及睫状体平坦部、玻璃体基底部、周边视网膜和脉络膜的炎症性和增生性疾病。在以往文献中，此病有多种名称，如后部睫状体炎、慢性后部睫状体炎、睫状体平坦部炎和周边葡萄膜炎等。国际葡萄膜炎研究组将此类疾病统一命名为中间葡萄膜炎。

【临床表现】

1. *症状* 中间葡萄膜炎的症状特点有，发病隐袭，多不能确定确切发病时间。轻者可无任何症状，重者可有飞蚊症、视物模糊、暂时性近视。黄斑受累或出现白内障时，视力可明显下降，少数有眼红、眼痛等。

2. *体征* 玻璃体雪球状混浊、睫状体平坦部雪堤样改变、周边视网膜静脉周围炎及炎症病灶最常见。也可同时出现眼前段和后极部视网膜改变。

（1）眼前段改变 常见羊脂状或尘状 KP，轻度前房闪辉，少量至中等量房水细胞，可出现虹膜后粘连、前粘连及天幕状房角粘连。一般无睫状充血，但儿童患者可出现睫状充血、房水中大量炎症细胞等急性前葡萄膜炎的体征。

（2）玻璃体及睫状体平坦部改变 玻璃体雪球样混浊最为常见，多见于下方玻璃体基底部，呈大小一致的灰白色点状混浊。雪堤样改变是特征性的，指发生于睫状体平坦部伸向玻璃体中央的一种舌样病灶，多见于下方，严重者可累及鼻侧和颞侧，甚至各个象限。

（3）视网膜脉络膜损害 易发生下方周边部视网膜炎、视网膜血管炎和周边部视网膜脉络膜炎。

3. *并发症* 黄斑囊样水肿、并发性白内障比较常见，视网膜新生血管、玻璃体积血、增殖性视网膜病变、视盘水肿、视神经萎缩也时有发生。

【诊断与鉴别诊断】

根据典型的玻璃体雪球样混浊、雪堤样改变以及下方周边视网膜血管炎等改变，可作出诊断。但在临床上易被忽略，因此，应详细检查，尤其应注意对以下情况做三面镜、双目间接检眼镜及周边眼底检查：①出现飞蚊症并有加重倾向者；②有其他原因难以解释的晶状体后囊下混浊；③有其他原因不能解释的黄斑囊样水肿。可作 FFA 发现眼底改变，以协助诊断。

【治疗】

对视力大于 0.5 且无明显眼前段炎症者可不予治疗，但应定期观察。视力下降至 0.5 以下并有明显的活动性炎症，应积极治疗。有眼前段炎症者，按前葡萄膜炎治疗。单眼受累，应给予后 Tenon 囊下注射，可选用地塞米松（5mg/ml）、醋酸泼尼松龙

(25mg/ml)，一般注射量为0.5ml。对于双侧受累者，宜选用泼尼松口服，对效果不佳者，可行睫状体平坦部冷凝；出现视网膜新生血管，可行激光光凝。玻璃体切除术可清除炎症及其产物、抗原物质，有助于控制顽固性病例。在炎症难以控制时，需选用免疫抑制剂，如苯丁酸氮芥、环磷酰胺、环孢素等。由于需长时间的治疗，应注意药物的全身毒副作用。

第三节 后葡萄膜炎

后葡萄膜炎（posterior uveitis）是一组累及脉络膜、视网膜、视网膜血管和玻璃体的炎症性疾病。临床上包括脉络膜炎、视网膜炎、脉络膜视网膜炎、视网膜脉络膜炎和视网膜血管炎等。

【临床表现】

1. *症状* 主要取决于炎症的类型、受累部位及严重程度。可有眼前黑影或暗点、闪光、视物模糊，视力下降。合并系统疾病者则有相关症状。

2. *体征* 由炎症受累部位及严重程度而定。常见的有：①玻璃体内炎症细胞和混浊；②局灶性脉络膜视网膜浸润病灶，大小可不一致，晚期形成瘢痕病灶；③视网膜血管炎，出现血管鞘、闭塞和出血等；④黄斑水肿。此外，还可发生渗出性视网膜脱离，增生性视网膜病变和玻璃体积血等。一般无眼前段改变，但偶可出现前房闪辉、房水少量炎症细胞。

【诊断与鉴别诊断】

根据典型的临床表现，可作出诊断。FFA（荧光素血管造影）对判断视网膜、视网膜血管及脉络膜色素上皮病变有很大帮助，ICGA（吲哚青绿血管造影）有助于判断脉络膜血管受累程度。血清学检查、眼内液病原体直接涂片检查、PCR测定感染因子的DNA、病原体培养、抗体测定等，有助于病因诊断。

【治疗】

若确定有感染因素，应给予相应的抗感染治疗。由免疫因素引起的炎症主要使用免疫抑制剂治疗。单侧受累者，可给予糖皮质激素后Tenon囊下注射治疗。双侧受累或单侧受累不宜行后Tenon囊下注射者，则宜口服糖皮质激素及苯丁酸氮芥、环磷酰胺和环孢素等。由于一些类型的后葡萄膜炎较为顽固，免疫抑制剂应用时间应足够长，联合用药常能降低药物的毒副作用，增强疗效。在治疗过程中应定期检查肝肾功能、血常规等，以免出现严重的毒副作用。

第六十一章

视网膜病

第一节　视网膜动脉阻塞

视网膜中央动脉是视网膜神经上皮层内层营养的惟一来源。由于该动脉属于终末动脉，分支间无吻合，一旦发生阻塞，神经上皮层内层血供中断，引起急性缺血，使视功能急剧下降。本病发病急骤。大多为单眼，亦可在数天或数年后累及另眼。患者发病年龄绝对多数在40岁以上，性别方面无明显差异。

动脉硬化、高血压等心血管系统疾病及全身或局部的炎症性血管病（如颞动脉炎、血栓性脉管炎、结节性动脉周围炎、Behcet综合征、Eales病、葡萄膜炎等）均可累及视网膜中央动脉，引起该动脉内膜增生或水肿，使管腔狭窄，内壁粗糙。由于血流冲力，狭窄处常留有间隙。急性进行性高血压病、肾性高血压等引起动脉痉挛；慢性进行性高血压病病程经过中，因过度疲劳、精神紧张等因素，在小动脉已有硬化的基础上所导致的动脉痉挛，均可累及视网膜中央动脉引起其主干或其分支的一过性阻塞。本病很少由血循环中的栓子所引起，已如前述。由栓子发生阻塞者，栓子来源于心瓣膜及附近大动脉内壁脱落的斑块及动脉瘤内的血栓等。栓子的病理检查，发现含有钙、胆固醇、脂肪及血小板等。眼球后麻醉时球后出血及外科术时俯卧位全身麻醉后，亦能发生视网膜中央动脉阻塞。其原因可能与眼球受到压迫及患者处于失血或休克状态有关。

【临床表现】

在阻塞之前，可先有血管痉挛，病人有一过性黑朦，为时几秒钟。如为分支血管阻塞，它所供应的视网膜因功能丧失将出现视野缺损，阻塞时间很短者，视力和视野缺损可以部分恢复。

1. 眼底表现　眼底将出现贫血性坏死，视盘色白，边缘模糊，视网膜后极部呈弥漫性乳白色水肿，黄斑区因视网膜组织单薄，脉络膜毛细血管层透露呈现“樱桃红斑”，是为本病的典型体征。一般2周后视网膜水肿消退，但视网膜动脉细小如线，视盘更为苍白，视力不能恢复。

2. 视网膜动脉阻塞的荧光血管造影　表现为：①中央动脉阻塞时，动脉无灌注；分支动脉阻塞时，血流在分支的某一点中断或逆行充盈（阻塞动脉远端的染料灌注早于动脉阻塞点的近端），后期阻塞点具有高荧光。②充盈迟缓，视网膜动脉完成循环时间在正常约为1～2s。而在受阻动脉可延长到30～40s。③黄斑周围动脉小分支无灌注。

数日后造影可见动脉血流重新出现。

3. 视网膜电图 在动脉阻塞后数小时内，视网膜电图（ERG）的b波迅速减退。

4. 荧光造影检查 除视盘区外视网膜毛细血管床不灌注，视网膜动脉充盈缓慢。

【诊断及鉴别诊断】

无论主干或分支阻塞，根据上述临床表现，即可作出诊断。在主干阻塞合并中央静脉阻塞时，因眼底广泛出血和水肿，动脉情况可被掩盖，仅凭眼底所见，易误诊为单纯的中央静脉干阻塞，但可从视功能突然丧失而予以鉴别。本病还必须与急性眼动脉阻塞鉴别。本病病例中，约5%由后者引起，但眼动脉阻塞导致视网膜中央动脉及睫状动脉血供同时中断，故在发病时，视网膜水肿混浊比本病更为严重，范围亦更为广泛，不能见到“樱桃红斑”（因脉络膜循环损害）；病程晚期，眼底后极部有显著色素紊乱（色素增生和脱色斑），ERG检查a、b波熄灭或接近熄灭。

【治疗】

视网膜组织对缺氧极为敏感，一旦血供中断，在短时间即可陷于坏死而使视功能永久性丧失，因此应尽可能及早抢救以挽回部分视力。

1. 急诊处理

（1）血管扩张剂 一经确诊，立即吸入亚硝酸异戊酯或舌下含服硝酸甘油。球后注射阿托品0.5mg或山莨菪碱。

（2）降低眼压 眼球按摩或前房穿刺，也可口服醋氮酰胺，使眼压降低并加强视网膜动脉扩张程度。

（3）吸氧 可给以吸入含5%二氧化碳的氧气，每次10～15min，连续数次。

（4）纤溶制剂 静脉滴注尿激酶1万～3万U，1次/天，连续5天。

2. 后期治疗 经急诊处理后，视功能有所恢复时，继续内服血管扩张剂如烟酸、复方丹参滴丸等；抗血小板凝集剂如乙酰水杨酸肠溶片、双嘧达莫，以及各种支持药物如维生素 B_1、维生素 B_6、维生素 B_{12}、维生素E、ATP、辅酶A均可应用。

第二节 视网膜静脉阻塞

视网膜静脉阻塞（retinal vein obstruction）远比视网膜动脉阻塞常见。视功能损害虽不如动脉阻塞急剧，但亦相当严重。部分病例可因新生血管性青光眼等并发症而失明。引起本病的原因，老年人与青壮年有很大差异。前者绝大多数继发于视网膜动脉硬化，后者则多为静脉本身的炎症。视网膜动脉硬化常见于慢性进行性高血压或动脉硬化、心脏病。静脉炎症则可由静脉周围炎（Eales病）、葡萄膜炎、Behcet综合征、结节病、脓毒性栓子等引起。但临床上找不到明确原因者并不少见。本病发病机制十分复杂，目前还不完全清楚，多数文献认为由动脉供血不足、静脉管壁损害、血液流变学改变等多种因素相互影响而成。其中静脉管壁损害可能是主要的。

【临床表现】

1. 视功能损害 视网膜静脉阻塞的位置不同对视力下降影响也不同，可以不明显或轻度减退到严重下降。

2. *眼底所见* 中央静脉阻塞：缺血型眼底出血、水肿明显。视乳头水肿，边界不清，全眼底视网膜大量前层出血斑、片，视网膜水肿、黄斑水肿明显，静脉高度纡曲，动脉变细，视网膜大面积缺血，引起新生血管形成。非缺血型视网膜缺血和水肿相对较轻，视乳头征程或轻微血管扩张，视网膜出血较少，静脉扩张较轻。视力损害多不太严重，一般不会发生大面积缺血，不会产生视网膜新生血管。半侧静脉阻塞及分支经脉阻塞：半侧经脉阻塞是由引流视网膜上支或下支静脉阻塞，分支静脉阻塞仅一支静脉阻塞。沿受累静脉有视网膜出血及渗出，半侧静脉阻塞影响上方或下方两个象限，分支静脉阻塞影响 1/4 象限。血管改变同中央静脉阻塞。

【辅助检查】

眼底荧光血管造影（FFA）因阻塞部位（总干、半侧、分支）、阻塞类型（缺血型、非缺血型）而表现不同，对诊断、治疗及分型极为重要。病程早期，可见视网膜静脉荧光素回流缓慢、充盈时间延长，分支静脉阻塞可显示阻塞部位。视网膜出血区呈荧光遮蔽，阻塞区毛细血管明显扩张，可见大量微动脉瘤。造影后期可见毛细血管明显荧光渗漏、静脉管壁染色。病程晚期可见视网膜或视乳头上有侧支循环形成，缺血者可见大面积毛细血管无灌注区，或可见新生血管及其荧光素渗漏的情况。

【治疗】

1. *药物治疗*

（1）抗血凝药 抗血凝药物目前仍为本病治疗的首选药。①纤维蛋白溶解酶：此类制剂有尿激素、链激酶、纤维蛋白溶解酶、蛇毒抗栓酶等，其中尿激酶无抗原性，使用前不必做过敏试验，毒性也较小，故最为常用。尿激酶的常用剂量为 10000U，加入右旋糖酐 250～500ml 内静脉点滴注射或加入生理盐水 20ml 静脉注射，每日 1 次，10～15 次为 1 个疗程。②抗血小板凝集药：常用的该类制剂有乙酰水杨酸肠溶片和双嘧达莫。每日 3 次，每次饭后口服 25～50mg。

（2）血液稀释疗法、中药治疗也可使用。

（3）抗炎治疗 青年患者多由静脉本身炎症引起，可加服泼尼松等糖皮质激素，低盐饮食，同时内服氯化钾，以避免或减少出现不良反应。如全身有此类激素禁忌证，则改用非甾体激素抗炎药，如吲哚美辛、保泰松等。

2. *激光治疗* 激光对本病的治疗包括激光光凝、激光诱导视网膜与脉络膜间吻合支形成等。激光光凝的主要作用是减少和防止毛细血管渗漏，特别是尽可能减少和防止黄斑囊样水肿的形成。光凝无灌注区，可预防新生血管或封闭已有的新生血管，从而极大地减少出血和出血进入玻璃体的机会。黄斑毛细血管渗漏或毛细血管广泛破坏而导致视网膜水肿增厚，可采用格栅状光凝。总干完全性阻塞（缺血性），可采用大范围视网膜光凝，即习惯上所称的全视网膜光凝。全视网膜光凝对预防新生血管性青光眼有一定作用，特别在虹膜瞳孔缘出现逗号状 1～2 个红色小点时（新生血管芽），更应立即给以全视网膜光凝。对总干不完全阻塞（非缺血性）可作激光视网膜－脉络膜吻合术目的是诱导视网膜与脉络膜间血管吻合支形成。

3. *手术治疗* 视网膜动静脉交叉处被共同的血管外膜包裹，因此静脉在交叉处易于受到动脉硬化等影响而导致管腔狭窄，血液回流受阻。因此有人试行切开交叉处血管外膜以缓解分支阻塞静脉压。至于严重并发症如牵引性视网膜脱离、浓密玻璃体积血、致密的机化膜等，可采取玻璃体手术。

第三节 中心性浆液性视网膜脉络膜病变

中心性浆液性视网膜脉络膜病变（central serous chorioretinopathy）简称“中浆病”。本病的我国发病率较高，为最常见的眼底病之一。病者大多为青壮年男性。发病年龄25~50岁，发病高峰在40岁前后。男女之比约5:1~10:1。90%以上单眼受害，左右眼无差别。大多能在3~6个月内自行恢复，是一种自限性疾病。但亦易复发，多次反复后可导致视力不可逆损害。

【临床表现】

病眼中心视力突然下降，如果原为正视，则裸眼视力一般不低于0.5，最坏不低于0.2。往往出现0.50D~2.50D的暂时性远视。病程早期可用镜片矫正至较好视力，甚至完全矫正。病者自觉受害眼视物朦胧，景色衰暗。有的病人还诉有视野中央出现盘状阴影。中央视野可查到与后极部病灶大小、形成大致相应的相对性暗点。病眼与健眼相比，视物变小，直线变得扭曲。此种情况，除病者自己有感觉小，用Amsler方格表也容易检出。

发病早期，检眼镜下，黄斑部或其附近有一个（偶有2~3个）圆形或横椭圆形、境界清楚、大小约1~3PD神经上皮层浅脱离区。脱离区色泽较暗，微微隆起，周缘反射光凌乱，中心小凹（foveala）反射光消失。这些改变如用无赤光检查则更为明显。病程晚期，神经上皮层下积液消失，视功能恢复，黄斑部可遗留大理石纹理状色素紊乱或细小色素斑点。如属复发病例，则在复发初期，透过透明的神经上皮层下积液，已可见到此种色素改变。

眼底血管荧光造影可见荧光素自脉络膜毛细血管漏出，通过Bruch膜弥散于色素上皮层下。在合并有色素上皮层脱离的病例，早期动脉期却可见到范围不大、境界清楚、圆形或类圆形的色素上皮层下囊样荧光；以后不断增强，至静脉期可以看到荧光色素自色素上皮层下进入神经上皮层下，呈墨渍样或喷射样扩散于整个神经上皮层脱离腔内，勾画出一个轮廓不太明显的盘状脱离区；此时，荧光片上可以见到大片荧光较淡的神经上皮层脱离区内，有一个浓度较高、境界清晰的色素上皮层脱离。在大多数不伴有色素上皮层脱离的中浆病，荧光色素直接从脉络膜毛细血管经色素上皮损害处进入神经上皮层下的积液内，这种荧光渗漏开始于动脉期或早期静脉期，起初为一个或数个荧光小点，以后呈墨渍样或喷射样扩大，逐渐弥散于整个浆液性间隙的，勾画出一个盘状轮廓。神经上皮层下积液消失后，荧光造影不能见到荧光素渗漏，但可以透见荧光，提示色素上皮损害。

【诊断与鉴别诊断】

（1）多见于中青年男性，反复发作，有自愈倾向。

（2）视力模糊，中心视力减退，有注视性暗影，视物变形，变色。Amsler方格视野表检查有中心暗点及变形曲线。

(3) 眼底 黄斑区水肿，色暗红，呈圆形或椭圆形隆起，绕以反光轮，中心凹光反射消失，水肿区内可见典白渗出小点。反复发作后，可遗留灰黄色硬性渗出，有色素脱失及色素游离，中心凹反射多数逐渐恢复。

(4) 荧光造影 静脉期可见一个针尖样渗漏点，逐渐呈烟柱状喷出扩大，或似墨渍样向四周扩散。后期渗漏范围清晰，呈强荧光不消退。

【治疗】

1. *激光光凝* 激光光凝渗漏点是本病首选疗法。光凝后约1周左右，神经上皮层浆液性脱离开始消退，2～3周内完全消失。但本病是一种自限性疾病，有自愈倾向，如果激光光凝使用不当，反而给病者造成灾难性结果。因此，如何正确应用激光光凝极为重要，适应证如下：①有明显荧光渗漏，渗漏点位于视盘－黄斑纤维束以外，离中心小凹250μm以上，浆液性脱离严重者；②有面积较大的神经上皮层脱离，伴有直径1PD以上的色素上皮层脱离者；③病程3个月以上仍见到荧光渗漏，并有持续存在的浆液性脱离者。

2. *药物治疗* 如维生素C、维生素E、路丁、卡巴克络等减少毛细血管通透性药，可以试用。睡眠不良者可口服镇静剂。肾上腺皮质激素可以诱发本病或使神经上皮层下浆液性漏出增剧，甚至形成泡状视网膜脱离，禁用。

3. *注意养生* 避免脑力及体力过度疲劳，对本病的治疗和防止复发方面也有重要意义。

第四节 视网膜脱离

视网膜脱离（detached retina）并非视网膜与脉络膜的脱开，而是视网膜本身的色素上皮与神经视网膜之间的分离。胚胎发育时，眼杯的外层和内层套叠在一起，外层分化为色素上皮层，内层则分化为其他各层，均属于神经视网膜，简称为视网膜。正常时，色素上皮细胞的突起裹住视网膜感光细胞的外节，并有黏多糖物质将两层紧密地贴合。一旦两者之间进入液体而彼此分开，即发生视网膜脱离。视网膜脱离分为孔源性、渗出性与牵拉性三种，以孔源性视网膜脱离为最常见。后两者又合称为非孔源性视网膜脱离。

一、孔源性视网膜脱离

本病多见于中年或老年人，男性患者较多，常为双眼先后发病，多数患有近视性屈光不正。孔源性视网膜脱离的发病取决于三个因素，即：视网膜裂孔，玻璃体液化及有一足够的拉力使视网膜与色素上皮分开，其中视网膜裂孔是关键。发生视网膜裂孔之前，常有视网膜玻璃体退行性变，视网膜周边部格子样变性和囊样变性；玻璃体液化、萎缩和收缩引起玻璃体后脱离。视网膜与玻璃体的退行性变与年龄、遗传、近视及外伤有关。

【临床表现】

1. *自觉症状* 多数视网膜脱离于几小时内发生，患者忽然觉得视野中出现黑幕状暗影，随着视网膜脱离发展而扩大。当黄斑受到累及时，中心视力立即下降。发病前，通常先有闪光亮点与黑影漂浮等症状。亦有的患者直到黄斑受累时才自觉。

2. 眼底表现 脱离区的视网膜呈灰色或青灰色隆起，表现呈波浪起伏，当眼球运动时微现震颤。若不及时就医，脱离范围扩大，可延及全视网膜，可遮盖视杯，或呈漏斗状外观。仔细检查眼底可发现视网膜裂孔，孔缘一般易于辨识，因孔内外颜色呈鲜明对比，孔内色红，孔缘外视网膜色灰。裂孔多见于颞上象限，次为颞下。鼻侧虽少见，但亦可发生裂孔。锯齿缘部的裂孔多位于颞下或正下方。裂孔亦可发生在黄斑区或尚未脱离的视网膜上。最常见者为圆形和马蹄形裂孔，亦可为不规则裂缝状和半圆形的锯齿缘离断。裂孔大小与数目亦因人而有不同。

【治疗】

寻找与封闭全部裂孔，放出视网膜下积液，巩膜缩短、层间或巩膜外填充加压，使脱离的视网膜复位。脱离广泛者还有时需作环扎条带。封闭裂孔的方法有电凝、冷凝以及光凝。视网膜裂孔在视网膜脱离尚未发生时，或手术失败但裂孔位于手术嵴上，可以试以激光凝固，将视网膜裂孔封闭，达到防治视网膜脱离的目的。激光封闭视网膜裂孔成功率很高，但必需裂孔处没有视网膜下积液，否则光凝达不到应有的效应。

二、非孔源性视网膜脱离

视网膜与其色素上皮层之间因渗出性液体、炎症反应或占位性病变使两者分离，称谓非孔源性视网膜脱离。

【临床表现】

1. 自觉症状 患者主诉视力下降、视物变性。当视网膜脱离未影响黄斑时，病人多无自觉。通常发病不似孔源性视网膜脱离那样突然。

2. 眼底表现 视网膜隆起外表面平滑，无波纹状，视网膜下积液可随眼位而改变位置。无视网膜裂孔。可能合并视网膜或脉络膜疾病，包括炎症、肿瘤以及周身疾病，如严重高血压、妊娠高血压综合征、慢性肾炎。在合并视网膜玻璃体出血的眼底病，如视网膜静脉周围炎、糖尿病等，发生增殖性与视网膜粘连的玻璃体条带。由于纤维条带的收缩与牵拉，可以将视网膜与其色素上皮层分离，此时并无裂孔形成，称谓牵拉性视网膜脱离。

【治疗】

非孔源性视网膜脱离的治疗，首要为找到发病原因及针对性处置。牵拉所致的视网膜脱离可用玻璃体切割或 YAG 激光切断牵拉的条带，可使视网膜平复。必需时可联合视网膜下积液引流手术。

第六十二章

视神经病

第一节　视神经炎

视神经炎（optic neuritis）好发于青壮年，约 2/3 为双眼性。病势大多急剧，对视功能威胁很大。根据眼底检查所见，分成视乳头炎和球后视神经炎两类。病因十分复杂，有由局部炎症波及者，如各种原因引起的脉络膜及视网膜炎症、眶内炎症、筛窦和蝶窦等副鼻窦炎症。有由肺炎、慢性传染病和龋齿、扁桃腺炎等化脓性病灶所产生的内源性毒素引起者。也有一些病例，视神经炎为全身神经系统炎症的一部分，如各种脑膜与脊髓膜炎、各种脱髓鞘性疾病等。个别儿童患者可由蛔虫病引起。尽管如此，临床上至少有 1/3 病例，仍无法确定其原因。

【临床表现】

1. *视乳头炎*　视乳头炎（neuropapilitis）是在检验镜下见到视乳头及其周围组织有显著炎症改变的视神经炎。

病情急剧，往往在数日之内光感消失。发病之初，前额部或球后有隐痛及紧束感，此种症状随视力严重障碍而减轻。双眼失明病例，瞳孔散大，对光反射阴性。如果尚存在部分视力，瞳孔无改变，但对光反射不能持久（跳跃现象）。对尚有一定视力可做视野检查者，可查到中心暗点、旁中心暗点、象限性缺损或向心性缩小等视野改变。用红、绿色视标检查，则上述改变更为明显。VEP 峰潜时延长，峰值降低。

检验镜下，视乳头充血、肿胀，轻度隆起（3.00PD 以下），境界模糊。视网膜静脉充血纡曲，动脉管径无异常，但在检查眼底时如稍稍压迫眼球，即可见到动脉搏动。视乳头周围视网膜亦有水肿混浊、火焰状出血和黄白色渗出斑点。有时还可波及黄斑，导致黄斑沿 Henle 纤维的放射状水肿皱褶，历时较长后，出现星芒状斑（此时称为视神经视网膜炎，neuro-ertintis）。后部玻璃体，特别是视乳头前方常有尘埃状混浊。

FFA 检查，早期静脉期视乳头面荧光渗漏，边缘模糊。静脉期呈强荧光。视乳头炎的视功能预后欠佳。但也有经及时合理治疗后，能逐渐恢复部分视力，甚至完全恢复。视乳头炎后，视乳头一般均有程度不同的褪色，表现为境界不清的苍白色。即非单纯性（习惯上称为继发性）视神经萎缩，PVEP 显著异常。

2. *球后视神经炎*　球后视神经炎（retrobulbar optic neuritis）是指在眼底检查时不能见到视乳头炎症改变（或仅有轻微改变）的视神经炎。一般分为急性和慢性两类，慢性较多。

按照视神经横断面炎症主要损害部位，可分成三种，即：球后视神经周围炎、轴性球后视神经炎及横断性球后视神经炎。轴性球后视神经炎炎症损害视乳头－黄斑纤维束，对中心视力影响很大。一旦受损，中心视力下降，并有与生理盲点相连的中心哑铃状暗点。病眼瞳孔对光反射不能持久，呈跳跃式（或称瞳孔颤动）。如单侧发病则可见到 Marcus－Gunn 瞳孔。

检验镜下，因炎症主要损害位置表现不同。炎症期炎症靠近球后者，可见视神经乳头轻度充血，境界欠清晰，也可出现水肿混浊，生理凹陷消失，黄斑色泽相对暗污，中心反光不见。离球后较远者则眼底无明显改变。但无论炎症发病部位有何不同，至病程晚期视乳头颞侧均呈苍白色，称为轴性视神经萎缩。球后视神经周围炎主要为视神经鞘膜的炎症损害，当炎症波及视神经干轴周围视神经纤维时，又称周边间质性球后视神经炎。因视神经鞘膜富含感觉神经纤维，故患者诉有球后疼痛，尤以眼球转动时更为剧烈。周边视野缺损。中心视力障碍较轻。亦有昼盲现象。眼底检查一般无明显异常。

横断性球后视神经炎为整个视神经干纤维束的炎症损害，发病急剧，视功能障碍严重，甚至光感消失，瞳孔散大，VEP 熄灭。如果获得及时有效治疗，视功能可望有所好转，但总的来说，预后不良。横断性球后视神经炎的眼底改变，亦因炎症位置离球后远近而异。靠近球后者，眼底改变与视乳头类相似；反之，远离球后者（7～14mm 之后），眼底无明显异常。

球后视神经周围炎及球后横断性视神经炎最后均导致下行性视神经萎缩。

【治疗】

各种视神经炎的治疗，可分为：

1. *病因治疗* 能找到病因，如细菌感染引起者，应用能透过血脑屏障的抗生素；梅素、结核引起者，应用驱梅、抗痨药；蛔虫病引起者，应用驱虫药；副鼻窦炎及龋齿、扁桃腺炎等引起者，清除病灶等。

2. *对症疗法* 急性发作时采用大剂量肾上腺糖皮质激素冲击疗法，在全身无禁忌证的情况下，用甲基泼尼松龙 500～1000mg 加入 5% 葡萄糖液中，静脉滴注，每日 1 次，3～5 日后改用泼尼松 40～80mg，每晨 8 时顿服，以后视病情减量渐停。重症视神经炎急性期糖皮质激素等治疗无效时，可考虑筛窦蝶窦开放术，同时切开视神经骨管内下壁，以减少对视神经的压迫，改善其血循环，有利于视功能恢复。

3. *支持疗法* B 族维生素制剂如维生素 B_1、维生素 B_6、维生素 B_{12} 等，血管扩张剂如烟酸、地巴唑等。

第二节 视乳头水肿

视乳头水肿（papilla edema），是视乳头无原发性炎症的被动性充血、水肿，是各种因素导致筛板两侧压力平衡失调的一个共同体征。最常见及最主要原因是颅内压增高，如颅内占位性病变、炎症时脑脊液增多或流通受阻、颅腔容积太小等。此外，某些严重的全身疾病，如急性进行性高血压病、肾性高血压、血液病等，也可因脑水肿等原因引起颅内压增高。眶内压增高，如眶内肿瘤、脓肿、眶蜂窝织炎等，以及眼压下降，如穿孔性眼球外伤（包括抗青光眼外引流术后）、角膜瘘等也可导致视乳头水肿。

【临床表现】

水肿初期，常有阵发性视物蒙眬主诉，但视力表视力可完全正常。以后，随着病情发展，阵发性视物蒙眬发作日益频繁，甚至出现一过性黑朦，视力亦逐渐下降。视野检查可见生理盲点扩大。如视乳头水肿长期不能缓解，视神经纤维进行性萎缩，视力障碍日趋严重，视野除生理盲点扩大外，还有向心性狭窄。

双眼视乳头水肿绝大多数由颅内占位病变或全身疾病引起的颅内压增高所致，所以患者常有头痛、恶心、呕吐等相关症状与体征。单眼者多因眶内占位病变，常伴有眼球突出。

早期眼底病变，有视乳头充血（被动性充血）、鼻侧与上下侧境界欠清、生理凹陷变浅等。视乳头虽无明显隆起，而有视乳头充血，视乳头周围见有白色条纹，并有视网膜静脉充盈，加压于眼球不能见视乳头面视网膜中央静脉搏动（简称静脉搏动）时，诊断可以成立。

水肿进一步发展上述各种眼底改变越来越明显。视乳头水肿充血隆起逐渐增加，向四周扩展，使境界更加模糊乃至完全消失；视乳头高出于视网膜平面，一般超过3.00D，严重者可超过7.00D；视网膜静脉怒张纡曲，动静脉管径之比自1∶2、1∶3甚至超过1∶4；水肿的视乳头表面及其周围，可见线状或火焰状出血斑，数量和大小不一。水肿程度与颅内压高度不一定成正比，与颅内占位病变位置的关系似乎更为密切。

视乳头水肿经历一段时间之后，水肿逐渐消退，最后形成非单纯性视神经萎缩（习惯上称作继发性萎缩）。

视乳头水肿初期FFA动脉前期、动、静脉期均无异常，至造影后期，视乳头边缘有轻度着色。当水肿进一步发展后，造影动脉期视乳头表面可见毛细血管扩张并延伸至视乳头边缘外。病情再进一步，毛细血管扩张更为显著，行径纡曲，还能见到微血管瘤，荧光素迅速从这些扩张的毛细血管外渗，使整个水肿区着色。造影后期呈一片强荧光区。荧光素渗漏及组织着色范围多限于视乳头表层辐射状毛细血管分布区，有时亦可向玻璃体内弥散。

【诊断及鉴别诊断】

视乳头水肿早期确诊相当困难，必须在数日内反复观察其发展情况予以判断。在视乳头水肿充血日趋明显后，诊断并不困难。但应与视乳头炎（包括视神经视网膜炎）、急性前段缺血性视神经病变、视乳头血管炎、假性视神经炎、视乳头玻璃疣等鉴别。

【治疗】

由颅内压增高引起的视乳头水肿，最好是针对颅内压增高的原因予以治疗。高渗溶液等脱水剂（如甘露醇、山梨醇等静脉滴注）对症处理也是必要的。在高颅压短期内无法解决时，为了不致因视乳头水肿持续过久而导致视神经萎缩，可做眶内段视神经硬鞘膜造瘘术，借以降低筛板后视神经的组织压，缓解视乳头水肿，保护视功能。

其他原因引起者（眶内高压、低眼压），在确定原因后，进行病因治疗。

第六十三章

眼外伤

第一节　眼球穿通伤

眼球被锐利的物体刺破、切割，高速飞来的碎屑穿透或钝力的挫伤使眼球破裂等伤害均可形成眼球穿通伤。损伤的部位多发生在眼前节的角膜或巩膜上。眼球穿通伤常并发眼内异物存留。

【临床表现】

根据穿通部位的不同以及眼内受损的部位差异，眼穿通伤的表现多样，常见的有眼部持续性疼痛，刺激症状明显，视力减退，严重者无光感。角膜或巩膜上有各型伤口，小的伤口常自行闭合或呈混浊；大的伤口多呈裂开状，有房水流出或虹膜嵌顿其中；前房浅或消失，眼压很低；瞳孔变形，多呈梨形；晶体变混，且呈进行性以及异物存留的表现。

【诊断与鉴别诊断】

根据上述典型症状，结合外伤史，眼球穿透伤的诊断并不难。但小的穿通伤无典型病史和表现，且有异物存留，往往可造成感染和其他并发症，还可能发生交感性眼炎。为此，诊断要及时细致，千万不要造成误诊、延误治疗时机。

【治疗】

1. 急症处理　止血、止痛，封闭创口，预防感染和并发症的发生。

2. 伤口处理　细心检查伤口情况，轻拭分泌物、出血和污物，创口小又未开者，不必缝合，单眼包扎、静卧即可。创口大而多开者，必须尽早缝合。角膜和巩膜同时存在创口，要先缝角膜缘，使角膜缘吻合，再在巩膜伤口最后端缝一针，而后缝合巩膜和角膜创口，对角膜组织破碎无法缝合者，可做结膜瓣遮盖术。

3. 处理脱出物　对合不齐，且有眼内容物脱出者，应先将脱出的组织适当处理后尽早缝合。对脱出的葡萄膜组织，原则上应予以剪除。但创口干净、脱出时间又短、组织又少者，可用抗生素溶液充分冲洗后使其复位，送回眼内，避免剪除时发生眼内出血和其他并发症，然后缝合伤口。

4. 处理眼内异物　确定眼内有异物存留时，应做好眼内异物定位，尽早取出异物。

5. 处理后的治疗　伤口缝合后的，结膜下注射庆大霉素 2 万 U 及地塞米松 1mg ~ 2mg，涂阿托品眼膏，单眼或双眼包扎。

6. 术后处理 术后应用各种止血剂，防止眼内出血，防止炎症反应。散瞳、局部及全身应用糖皮质激素，密切观察另眼是否发生交感性眼炎。

第二节 眼内异物

眼内异物（intraocular foreign bodies）是一种特殊的眼外伤，较一般眼球旁穿通伤有更大的危害性。异物进入眼球，除了在受伤时所引起的机械性损伤外，由于异物的存留增加了对眼球的危害。一般来说，眼内异物需要及早诊断，适时手术，以保护眼球和保留视力。眼内异物的种类：眼内异物分为磁性和非磁性两大类。磁性者手术时可用磁铁吸出；非磁性异物中包括其他金属、合金和非金属。非磁性异物的摘出大多比较困难。异物损伤眼内组织，可使组织发生病理性和功能性的改变。眼内组织出血可致玻璃体积血，发生增殖性改变，引起不同程度的视力障碍。有些异物带入细菌引起化脓性眼内炎，破坏眼内组织的功能，严重者导致失明或眼球萎缩。

【临床表现】

有外伤史，视力不同程度下降，特别是以锤敲击和爆炸致伤者眼内异物的可能性最大。此外，机床上的飞屑和射击的各种弹丸也是常见的致伤物。树枝、竹签、细木棍或细金属丝等的刺伤，也可能其尖端折断而留在眼球内。

异物进入眼球必然先造成眼球穿通所致，眼球穿通伤是眼内异物的重要临床表现。

异物或其通道的表现：①前房异物：前房异物多位于虹膜的表面或角膜的后层。少数异物位于虹膜的层间，不易发现。②晶体异物：晶体及其囊上的异物易于发现。如晶体已有轻度浑浊或异物为透明的，因而不易判断时，可用检眼镜检法（彻照法）检查。由异物的遮光而显示暗影。当晶体混浊较重时，需用特殊诊断方法包括 X 线、超声、CT 或磁共振等加以诊断。③睫状体异物：除了位于睫状体平坦部的后部异物可用间接检眼镜加巩膜压迫法可能看出外，其余则需用特殊诊断方法进行诊断。④前部玻璃体的异物：用良好的焦点照明或裂隙灯显微镜观察易于发现。接近眼球壁者需用间接检眼镜或三面镜检查。但如有玻璃体出血、混浊或外伤性白内障、角膜混浊、虹膜粘连、瞳孔不能散大等而异物不能直接看到时，则需用上述的特殊检查方法进行诊断。⑤眼球后部的异物：如屈光介质尚透明，往往可在后部玻璃体、视网膜或视乳头上发现异物或包括异物的机化团。约仅 20% ~25% 的眼球后段异物可用上述方法直接看到，其余大部分则需依靠各种特殊诊断方法可确定诊断。⑥异物通道的发现：如不能直接看到异物，则可试行寻找异物进入眼球内的通道，再结合病史加以判断。如发现有典型的视网膜损伤，则高度怀疑异物的存在。发现异物通道或视网膜损伤后，还要结合外伤史加以判断。如系碎屑致伤，则异物存留的可能性较大，但仍需借助上述的特殊检查方法加以证实。

并发症：眼球铁锈症（siderous bulbi）、眼铜锈症（ocular chalcosis）、虹膜睫状体炎、白内障、不明原因的玻璃体浑浊伴有机化膜或条索，单眼继发性视网膜脱离，单眼原因不明的继发性青光眼等。

【辅助检查】

眼内异物的特殊诊断方法有以下七种：

1. *磁性试验法* 以电磁铁在眼球前方及其周围进行试吸。根据患眼有无疼痛感觉及眼球的被试吸部位有无跳动而判断眼球内有无磁性异物。

2. *电感应试验法* 又称电磁定位法，所用仪器与扫雷器的原理相同，是一种微型的金属探测器。在其探头前端所形成的磁场中如有金属物体即发生感应。经过放大而以指针摆动和音响表示之。此法适用于金属异物，特别是磁性异物。

3. *X线检查法* 通常系用X线摄片法之诊断眼内异物。一般摄头颅和眼球的侧位片及后前位片。从平片上可以确定有无异物及其大小、形状和大致的位置。如进行定位摄片，则可判断异物的准确位置。此法适用于金属异物、较大的石片和玻璃。

4. *电子计算机X线体层摄影法（CT）* 可能更清楚地判断异物及其位置。适用于金属和大多数非金属异物。

5. *磁共振成像法（MRI）* 较CT更清楚，但不适用于磁性异物，除非异物很小。

6. *超声探查法* 超声检查的A型扫描和B型扫描都可以诊断异物。由于使用方便，适应范围较广，故其应用已日渐普遍。超声检查不仅能显示各种金属异物，而且对X线无法显示的非金属异物也大多能清楚显示。

7. *化学分析法* 利用铜异物使眼组织和房水中铜含量增加的特点来判断异物的性质。

【诊断与鉴别诊断】

①有异物进入眼内史；②眼球壁有穿通伤或穿通瘢痕；③眼部铁质沉着症或铜屑沉着症；④屈光介质透明时，可沿异物进入眼球的通道找见异物；⑤眼部特殊检查显示：球内异物存留。

【治疗】

（1）尽早取出异物。

（2）取出异物前进行准确异物的定位。

（3）防治感染 对合并感染性眼内炎的病例，根据临床和药物试验选择有效的抗生素，必要时可以玻璃体腔内注射，药物治疗无效者可考虑玻璃体切割术。

（4）治疗并发症。

第三节 化学性眼伤

由于化学物质接触眼部引起眼部组织损伤称为化学性眼外伤。最常见为酸性和碱性烧伤，多发于化工厂、实验室或医疗单位。由于未遵守操作常规，麻痹大意，或对生产和使用的物品性能了解掌握不够所致。化学物质接触眼部，引起眼部组织损伤的程度与化学物质的性质、浓度、温度、压力和接触时间，以及是否及时处理有关。轻度化学伤经过适当的治疗，很快可以恢复，视力不受影响。严重的化学伤，眼组织受到广泛的损伤，受伤眼虽然积极治疗，预后仍较差。

【临床表现】

伤眼一般有明显刺激症状：眼痛、怕光、流泪、眼睑痉挛等，视力下降。球结膜充血、水肿或贫血呈苍白坏死，角膜水肿、雾样混浊或呈瓷白色混浊，前房水闪辉阳性或呈纤维素性渗出或呈积脓，瞳孔较正常缩小，有的眼内看不清。

【诊断与鉴别诊断】

（1）有化学物质致伤史。

（2）伤眼一般有明显刺激症状，结膜充血、水肿，角膜混浊。

（3）少数病例结膜囊内可见有化学物质存留。

【治疗】

（1）现场急救，争分夺秒，就地取材，彻底冲洗。

（2）迅速清除眼部化学物质，急性期治疗主要措施是使用糖皮质激素，控制炎症和抗生素预防感染，早期修复期慎用或停用糖皮质激素，补充维生素及支援疗法，促进组织修复。

（3）控制炎症反应，防治感染。

（4）防治并发症。

第六十四章

眼部肿瘤

眼眶肿瘤

眼眶为一无伸缩性的骨性锥体，眶内发生的肿瘤必将引起眼球突出和伴随的体征。眼眶肿瘤可原发，或由邻近组织肿瘤扩展而来，亦可为全身病的眶部表现和远处恶性肿瘤转移而致。

眶肿瘤种类繁多，起源各异，临床既有共同体征，又具特有表现。良性肿瘤多光滑界清，少粘连无疼痛，发展缓慢，眼球障碍出现较晚或很少。恶性肿瘤则境界不清，多有粘连和压痛，浸润性强，眼球障碍出现早且明显，眼睑及结膜水肿且有眼痛及头痛，病程短且发展迅速。炎性假瘤起病快，多见于中壮年，可有外伤史，早期出现疼痛、眼尖和结膜水肿。绿色瘤多见于儿童，且多双侧伴血象和骨髓象的明显改变。横纹肌肉瘤也好发于婴幼儿。血管瘤多伴有皮肤颜色改变、出血、杂音和随体位改变大小等特点。

眶肿瘤的诊断除应包括病史的询问和详细的眼部检查外，其他辅助检查十分重要，常用的检查 X 线平片、超声波、CT、MRI 血管造影和组织活检。其中超声波和 CT 尤为重要。

眶肿瘤的治疗原则上多数病例须行开眶摘除，部分病例根据病理结果辅以放化疗。现将其按起源和性质的不同而分别介绍。

一、血管瘤

眼眶血管瘤（angioma）常见，绝大多数为良性，血管肉瘤罕见。眼眶血管瘤及血管畸形包括：毛细血管瘤、海绵状血管瘤、动静脉性血管瘤、静脉曲张和静脉性血管瘤以及淋巴管瘤。

（一）毛细血管瘤

【诊断与鉴别诊断】

毛细血管瘤（capillary angiomas）多见于婴幼儿，出生后 1 个月内发生，增生迅速，1 岁后停止生长并有自发退化倾向。主要位于眼睑，皮肤表现为鲜红色，微隆起，哭闹时隆起度增加。偶侵及眼眶，引起眼球突出移位。

【治疗】

较小的毛细血管瘤不必积极治疗，随婴儿发育可自行消退。肿瘤较大尤其上睑下垂遮盖瞳孔者应给予治疗，可选用糖皮质激素瘤体内注射，可显著缩小肿瘤。药物疗效不佳者手术切除肿瘤。预后很好。

（二）海绵状血管瘤

海绵状血管瘤（cavernous hemangioma）是眶内最常见的原发性肿瘤。包膜多完整，内部呈蜂窝状，为窦状血管腔和纤维间隔。

【临床表现】

多见于青壮年，表现为进行性单侧眼球突出，且多为轴性突出。病程长，有的可达20余年。多数视力正常，少数因肿瘤压迫眼球或视神经而引起视力减退，甚至丧失，如发生与眶尖的肿瘤早期即可出现视力下降。眼底可发现视乳头水肿，脉络膜皱纹及视神经萎缩。眼球运动多正常。

【诊断与鉴别诊断】

青壮年单侧眼球突出，眼睑无红肿。X线检查见眶腔扩大，有密度增高阴影。B超检查显示类圆形肿物，边界清楚，回声多而强，分布均匀，可压缩性。CT扫描示肌锥内肿物，圆形或类圆形肿物，边清，均质，静脉注入泛影葡胺后，肿瘤CT值有中度或高度增强。MRI检查T1WI在脂肪的强信号内出现低信号区，T2WI为高信号。

主要需与神经鞘瘤区分，后者亦位于肌锥内，类圆形，但B超显示肿物内回声少而弱。

【治疗】

采取手术切除。CT扫描显示肿瘤未侵犯眶尖，即眶尖部有透明三角区者，手术多采用前路切口；相反则易采取外侧开眶进路。但如CT扫描显示眶尖部缺乏透明区，而患者视力正常者，可暂缓手术。

二、神经源性肿瘤

神经源性肿瘤（neurogenic tumour）包括来自中枢神经的视神经胶质瘤和视神经鞘起源的脑膜瘤，以及末梢神经起源的神经鞘瘤和神经纤维瘤。

（一）视神经胶质瘤（neurospongioma）

本病是由视神经内星形细胞增生形成的良性肿瘤，约占眼眶肿瘤的3%。

【临床表现】

多见于10岁以内的儿童，首发症状为较早出现的单侧视力减退或丧失，减退者可有视野内岛状盲点出现。其他体征包括渐进性轴性眼球突出，视神经乳头水肿或萎缩，眼球运动受限等。

【诊断与鉴别诊断】

儿童视力减退伴眼球突出，X线发现患侧视神经孔扩大。B超探查显示视神经孔梭形扩大，缺乏内回声。CT扫描示视神经孔梭形或管状扩大，内有低密度液化腔。视神经管扩大表明肿瘤向颅内扩展，MRI显示视神经局限或弥漫性增粗，T1WI呈低于脑白质的信号，在T2WI呈混杂到均匀的高信号。

主要与视神经鞘脑膜瘤相鉴别，后者多发生于成人且一般视力丧失的发生较缓慢。

【治疗】

视神经胶质瘤的早期，如患者视力较好，可暂观察。进一步发展则应采取手术治疗。无颅内蔓延者，经外侧开眶；有颅内蔓延者，额径开眶，将视交叉以前至眼球的视神经及肿瘤一并切除。肿瘤切除不完全可采取放射治疗。

（二）视神经鞘脑膜瘤（optic nerve sheaths durosarcoma）

本病是视神经外蛛网膜上皮细胞增生而形成的良性肿瘤，约占眼眶肿瘤的5%～8%。

【诊断与鉴别诊断】

视神经鞘脑膜瘤多发生于40岁以上的女性。慢性渐进性轴性眼球突出，视力减退，眼底视神经乳头水肿或萎缩，以及约1/3患者存在视神经睫状动脉为视神经鞘脑膜瘤四联症。X线检查眶容积扩大，颅内蔓延者视神经孔扩大。B超显示视神经增粗，缺乏或较弱的内反射。CT扫描示视神经管状增粗，CT值较高，造影剂增强明显。

【治疗】

手术切除。经外侧开眶进路，完全切除肿物。视神经管扩大、眶上裂扩大及颅内有肿瘤者，应经颅手术。术后常有复发，复发后应行眶内容切除术。

三、血源性肿瘤

（一）恶性淋巴瘤

眼眶发生的恶性淋巴瘤多为非霍奇金淋巴瘤。

【诊断与鉴别诊断】

多见于40岁以上的男性。发病急，病程短，伴有疼痛。主要表现为眼球突出，眼睑肿胀，结膜水肿，视力锐减及眼球运动受限或固定。眶周可触及肿块。常伴耳前或颈淋巴结肿大。

X线检查可见骨壁破坏。B超显示眶内为形状不规则，边界不整齐，内反射少的占位病变。CT扫描见眶内及眼睑边界不整齐的高密度肿物，骨壁破坏。MRI检查T1WI呈低信号，但高于玻璃体，T2WI呈高信号。

恶性淋巴瘤早期很易误诊为假性肿瘤或炎症，一般经对症处理虽可稍缓解，而后病情加重，眼球突出明显，应立即活检明确诊断。

【治疗】

以放射治疗和化疗为主。此病对放疗敏感，剂量为60Gy并辅以化疗。

（二）绿色瘤

眼眶绿色瘤是急性粒细胞性白血病的临床表现之一，因瘤组织内含有大量的骨髓过氧化酶，肿块呈绿色得名。绿色瘤（chloroleucosarcomatosis）可侵犯眼眶骨膜、硬脑膜、韧带组织，以及颞骨和鼻旁窦。

【诊断与鉴别诊断】

多见于12岁以下的儿童，男性多见。病程短，单侧或双侧眼球先后突出、疼痛，可出现眼睑皮或结膜下出血。眶周可触及质硬而不活动肿物。可伴有局部或全身淋巴结肿大。外周血白细胞记数增加，可发现幼稚细胞。骨髓穿刺可进一步确诊。

X线检查可有眶壁破坏。B超检查见形状不规则、内反射少、透声性强的占位病变。CT扫描显示同眶内恶性肿瘤。

【治疗】

一经确诊则按急性粒细胞性白血病进行治疗。

四、肌源性肿瘤

(一) 横纹肌肉瘤

横纹肌肉瘤(rhabdomyosarcoma)是眶内肌源性肿瘤最多见者，也是儿童时期最常见的眶内原发肿瘤，90%发生于16岁以下。恶性程度高，发展快，常发生转移而死亡，预后差。

【诊断与鉴别诊断】

多见于儿童，常有外伤史，病程短。肿瘤好发于眶上部，迅速进展的单侧眼球突为本病特征性表现，眼球向下方移位，眼睑不能上举，眼球运动受限，眶缘可触及中等硬度肿块，有触痛，活动度差。

X线检查少有眼眶扩大。B超探查眶内占位病变，边界清，回声弱，有液性暗区。CT扫描见眶内形状不规则，边界不整齐的软组织肿块，可有骨破坏。MRI检查T1WI信号低于眼肌，T2WI高于眼肌。

本病应与眼眶绿色瘤鉴别，后者病程较长，临床亦表现为眼球突出，但常合并颅骨地图样骨缺损及尿崩症。患儿面形呈蛙面样。末梢血或骨髓穿刺可发现幼稚细胞。此外，也应注意与转移性神经母细胞瘤的鉴别。

【治疗】

宜采用综合治疗。局部切除，确定组织学诊断，后行放射治疗，剂量不少于50~60Gy，再辅以化疗1~2年，常用药物有长春新碱、阿霉素、环磷酰胺。

(二) 平滑肌瘤

平滑肌瘤(fibroid)为起于血管壁或眶内平滑肌的良性肿瘤。好发于眶尖部。临床表现与发生在眶后部的良性瘤相似。手术切除易损伤视神经，引起视力丧失。转变为肉瘤的可能性极少。治疗应手术完整切除。

【诊断与鉴别诊断】

患者多为40岁以上，无性别差异。病变多为单侧，亦可见双侧。约半数有鼻腔或鼻旁窦炎病史。

临床呈急性或亚急性发病，数月或数年不消退。绝大多数患者有轴性眼球突出，或向一侧移位。约1/3~1/2患者眼睑水肿，常有结膜水肿、充血。眼球和眶壁之间触及肿物，表面不平，轻度压痛。侵犯眼外肌者，眼球运动障碍，少数患者伴有不同程度的视力下降。

X线检查病程长者可有轻度眶容积增加。超声探查见不规则性软组织块影，边界清，常伴有眼外肌肥大，泪腺肿大。MRI的T1WI信号减弱，T2WI相对增强。

【治疗】

本病虽属良性，但常进行性发展，可造成视力损害。

1. *药物治疗* 主要用皮质激素。急性期口服泼尼松80~100mg/d，一般于用药2周后病人症状明显减轻，也可口服免疫抑制剂如环磷酰胺等。

2. *放射治疗* 对弥漫淋巴细胞浸润性病变尤为敏感。一般眶外侧照射20~40Gy/2~4周。

3. *手术切除* 对早期局限病变，尽可能将病变全部或大部切除，然后再综合药物或放射治疗。

(陶黎明)

第十二篇　耳鼻咽喉科疾病

第六十五章

耳疾病

第一节　耳部损伤

鼓膜外伤

鼓膜外伤（tympamc membrane trauma）多因间接或直接的外力损伤所致。可分器械伤，如用火柴梗挖耳刺伤鼓膜；医源性损伤，如取耵聍、外耳道异物等；矿渣、火花等烧伤。压力伤，如掌击耳部、爆破、炮震、放鞭炮、高台跳水及潜水等。其他尚有颞骨纵行骨折等直接引起。

【临床表现】

1. 症状　鼓膜破裂后，感耳痛、听力减退伴耳鸣，外耳道可有少量出血和耳内闷塞感。单纯的鼓膜破裂，听力损失较轻。压力伤除引起鼓膜破裂外，还可由于镫骨强烈运动而致内耳受损，出现眩晕、恶心及混合性耳聋。

2. 体征　鼓膜多呈不规则形或裂隙状穿孔，外耳道可有血迹或血痂，穿孔边缘可见少量血迹。若出血量多或有水样液流出，示有颞骨骨折或颅底骨折所致脑脊液耳漏。可以有传导性或混合性耳聋。

【治疗】

（1）清除外耳道内存留的异物、泥土、血凝块等，用酒精消毒外耳道及耳廓。

（2）避免感冒，切勿用力擤鼻涕，以防来自鼻咽的感染。如无感染征象，不必应用抗生素。

（3）禁用外耳道冲洗或滴药。穿孔愈合前，禁游泳或任何水液入耳。

（4）绝大多数的外伤性穿孔可于3～4周内自愈。较大而不能自愈的穿孔可行鼓膜修补术。

第二节　耳廓疾病

耳廓假性囊肿

耳廓假性囊肿（aural pseudocyst）指耳廓软骨夹层内的非化脓性浆液性囊肿。多发生于一侧耳廓的外侧前面上半部，内有浆液性渗出液，形成囊肿样隆起。男性多于女性数十倍，多发于20~50岁的成年人。病因尚未明确，可能受到某些机械刺激如硬枕压迫、无意触摸等，引起局部循环障碍所致。也有人认为是先天性发育不良，即胚胎第1、2鳃弓的6个耳丘融合异常遗留潜在的组织腔隙，留下了发生耳廓假性囊肿的组织基础。

【临床表现】

囊性隆起多位于舟状窝、三角窝，偶可波及耳甲腔，但不侵及耳廓后面。患者常偶然发现耳廓前面上方局限性隆起，逐渐增大。小者可无任何症状，大的可有胀感、波动感、灼热感或痒感，常无痛感。肿胀范围清楚，皮肤色泽正常。透照时透光度良好，可与血肿区别。穿刺抽吸时，可抽出淡黄清液，培养无细菌生长。

【治疗】

1. 理疗 早期可行紫外线照射或超短波等物理治疗，以制止渗液与促进吸收。也可用激光（YAG激光或CO_2激光）将囊壁打穿，放出液体，加压包扎。

2. 穿刺抽液、局部压迫法 在严格无菌条件下将囊液抽出，然后用石膏固定压迫局部。

3. 囊腔内注射药物 有人用平阳霉素、15%高渗盐水、50%葡萄糖或2%碘酊于抽液后注入囊腔，加压包扎，促使囊壁粘连、机化。

4. 手术 切除部分囊肿前壁，搔刮囊肿内肉芽及增厚组织，做无菌加压包扎。

第三节 中耳疾病

一、分泌性中耳炎

分泌性中耳炎（secretory ottits media）是以传导性耳聋及鼓室积液为主要特征的中耳非化脓性炎性疾病。冬春季多发，是小儿和成人常见的听力下降原因之一。中耳积液可为浆液性分泌液或渗出液，亦可为黏液。本病可分为急性和慢性两种。急性分泌性中耳炎病程延续6~8周，中耳炎症未愈者就可称为慢性分泌性中耳炎；慢性分泌性中耳炎亦可缓慢起病或由急性分泌性中耳炎反复发作，迁延转化而来。

目前认为咽鼓管功能障碍、中耳局部感染和变态反应等为其主要病理基础。

中耳积液多为漏出液、渗出液和分泌液的混合液，因病程不同而以其中某种成分为主。一般认为病程早期为浆液性，后期为黏液性。“胶耳”甚为黏稠，呈灰白或棕黄色，含大量蛋白质，如糖蛋白及核蛋白，由于糖蛋白为高分子蛋白，故液体呈胶胨状。

小儿免疫系统尚未完全发育成熟，这可能也是小儿分泌性中耳炎发病率较高的原因之一。中耳积液中有炎性介质前列腺素等的存在，积液中也曾检出过细菌的特异性抗体和免疫复合物，以及补体系统、溶酶体酶的出现等，提示慢性分泌性中耳炎可能属一种由抗感染免疫介导的病理过程。

【临床表现】

1. 症状

（1）听力减退 听力下降、自听增强。头位前倾或偏向健侧时，因积液离开蜗窗，听力可暂时改善（变位性听力改善）。积液黏稠时，听力可不因头位变动而改变。小儿常因对声音反应迟钝，注意力不集中，学习成绩下降而由家长领来就医。如一耳患病，另耳听力正常，可长期不被察觉，而于体检时始被发现。

（2）耳痛 急性者可有隐隐耳痛，常为患者的第一症状，可为持续性。慢性者耳痛不明显。本病尚有耳内闭塞或闷胀感，按压耳屏后可暂时减轻。

（3）耳鸣 多为低调间歇性，如“劈啪”声，嗡嗡声及流水声等。当头部运动或打呵欠、擤鼻时，耳内可出现气过水声。

2. 体征 松弛部或全鼓膜内陷，表现为光锥缩短、变形或消失，锤骨柄向后、上移位，锤骨短突明显外突、前后皱襞夹角变小。鼓室积液时鼓膜失去正常光泽，呈淡黄、橙红油亮或琥珀色，光锥变形或移位。慢性者可呈灰蓝或乳白色，鼓膜紧张部有扩张的微血管。若液体为浆液性，且未充满鼓室，可透过鼓膜见到液平面。此液面状如弧形发丝，称为发状线，凹面向上，头位变动时，其与地面平行的关系不变。透过鼓膜有时尚可见到气泡，咽鼓管吹张后气泡可增多。鼓气耳镜检查鼓膜活动受限。

3. 并发症 分泌性中耳炎可分泌性中耳炎可发展为粘连性中耳炎或并发鼓室硬化症。

【辅助检查】

1. 拔瓶塞声 分别紧压耳屏后速放，双耳分别试验，患者自觉患耳有类似拔瓶塞时的声响。

2. 听力检查 音叉试验及纯音听阈测试结果示传导性聋。听力损失程度不一，重者可达40dB HL左右。因积液量常有变化，故听阈可有一定波动。听力损失一般以低频为主，但由于中耳传声结构及两窗的阻抗变化，高频气导及骨导听力亦可下降，积液排出后听力即改善。声导抗图对诊断有重要价值，平坦型（B型）为分泌性中耳炎的典型曲线；高负压型（C3型）示咽鼓管功能不良，部分有鼓室积液。听力障碍显著者，应行听性脑干反应和耳声发射检查，以确定是否对内耳产生影响。

3. CT扫描 可见中耳系统气腔有不同程度密度增高。

【诊断与鉴别诊断】

根据病史和临床表现，结合听力检查结果，诊断一般不难。诊断性鼓膜穿刺术可以确诊。本病需与鼻咽肿瘤、脑脊液耳漏、外淋巴瘘、胆固醇肉芽肿、鼓室硬化等疾病相鉴别。

【治疗】

清除中耳积液、改善中耳通气引流及病因治疗为本病的治疗原则。

1. 清除中耳积液，改善中耳通气引流

（1）鼓膜穿刺抽液 成人用局麻。以针尖斜面较短的7号针头，在无菌操作下从鼓膜前下方刺入鼓室，抽吸积液。必要时可于1～2周后重复穿刺，亦可于抽液后注入糖皮质激素类药物。

（2）鼓膜切开术 液体较黏稠，鼓膜穿刺不能吸尽；小儿不合作，局麻下无法做鼓膜穿刺时，应做鼓膜切开术。手术可于局麻（小儿全麻）下进行。用鼓膜切开刀在鼓膜前下象限做放射状或弧形切口，注意勿伤及鼓室内壁黏膜，鼓膜切开后应将鼓室内液体全部吸除。

(3) 鼓室置管术 病情迁延不愈或反复发作者，中耳积液过于黏稠不易排出者，头部放疗后咽鼓管功能短期内难以恢复正常者，均可考虑做鼓室置管术，以改善通气引流，促使咽鼓管恢复功能。通气管留置时间一般为6～8周，最长可达半年至1年。咽鼓管功能恢复后取出通气管，部分患者的通气管可自行排出于外耳道内。

(4) 保持鼻腔及咽鼓管通畅 可用1%麻黄碱液或与二丙酸倍氯米松气雾剂交替滴(喷)鼻，每日3～4次。

(5) 咽鼓管吹张 慢性期可采用捏鼻鼓气法、波氏球法或导管法。尚可经导管向咽鼓管咽口吹入泼尼松龙，隔日1次，每次每侧1ml，共3～6次。

2. *积极治疗鼻咽或鼻腔疾病* 如腺样体切除术、鼻中隔矫正术、鼻息肉摘除术等。

3. *抗生素* 急性期可根据病变严重程度选用合适的抗生素。

4. *稀化黏素类药物* 有利于纤毛的排泄功能，降低咽鼓管黏膜的表面张力和咽鼓管开放的压力。

5. *糖皮质激素类药物* 地塞米松或泼尼松等口服，作辅助治疗。

6. *手术治疗* 长期反复不愈，CT值超过40者，应怀疑中耳乳突腔有肉芽组织形成，特别是发现有听小骨破坏时，根据病变所在部位，应尽早行单纯乳突凿开术、上鼓室开放术或后鼓室切开术清理病灶。

二、急性化脓性中耳炎

急性化脓性中耳炎（acute suppurattve otitis media）是中耳黏膜的急性化脓性炎症，好发于儿童，冬春季多见，常继发于上呼吸道感染。主要致病菌为肺炎球菌、流感嗜血杆菌、溶血性链球菌、葡萄球菌等。较常见的感染途径有：①咽鼓管途径：急性上呼吸道感染，细菌经咽鼓管侵入中耳，引起感染；急性传染病，如猩红热、麻疹、百日咳等，可通过咽鼓管途径并发本病；不适当的捏鼻鼓气或擤鼻，在污水中游泳或跳水，不适当的咽鼓管吹张或鼻腔治疗等，细菌经咽鼓管侵入中耳；小儿咽鼓管管腔短、内径宽、鼓室口位置低，咽部细菌或分泌物易经此途径侵入鼓室。例如，平卧哺乳时，乳汁可经咽鼓管流入中耳。②外耳道鼓膜途径：不符合无菌操作的鼓膜穿刺、鼓室置管，鼓膜外伤，致病菌由外耳道直接进入中耳。③血行感染：极少见。

感染初期，鼓膜呈明显的放射状血管充血、中耳黏膜充血及咽鼓管咽口闭塞，鼓室内氧气吸收变为负压，血浆、纤维蛋白、红细胞及多形核白细胞渗出，黏膜增厚，纤毛脱落，杯状细胞增多。鼓室内有炎性渗出物聚集，逐渐转为脓性，鼓室内压力随积脓增多而增加，鼓膜受压而贫血，鼓膜局限性膨出，且因血栓性静脉炎，加之炎症波及鼓膜，终致局部坏死溃破，鼓膜穿孔，导致耳流脓。若治疗得当，局部引流通畅，炎症可逐渐消退，黏膜恢复正常，小的鼓膜穿孔可自行修复。病变深达骨质的急性坏死型中耳炎可迁延为慢性。

【临床表现】

1. *症状*

(1) 耳痛 多数患者鼓膜穿孔前疼痛剧烈、夜不成眠；如为搏动性跳痛或刺痛，可向同侧头部或牙齿放射，鼓膜穿孔流脓后耳痛减轻。少数患者可无明显耳痛症状。

（2）听力减退及耳鸣　病程初期患者常有明显耳闷、低调耳鸣和听力减退。后期鼓膜穿孔后耳聋反而可能减轻。耳痛剧烈者，听觉障碍常被忽略。

（3）流脓　鼓膜穿孔后耳内有液体流出，初为血水脓样，以后变为脓性分泌物。

（4）全身症状　轻重不一。可有畏寒、发热、倦怠、纳差。小儿全身症状较重，常伴呕吐、腹泻等类似消化道中毒症状。一旦鼓膜穿孔，体温很快恢复正常，全身症状明显减轻。

2. 体征　起病早期，鼓膜松弛部充血，锤骨柄及紧张部周边可见放射状扩张的血管。继之鼓膜弥漫性充血、肿胀、向外膨出，正常标志难以辨识，局部可见小黄点。如炎症不能得到及时控制，即发展为鼓膜穿孔。穿孔一般开始甚小，不易看清，彻底清洁外耳道后，方见穿孔处有搏动亮点，实为脓液从该处涌出。乳突部可有轻微压痛，鼓窦区较明显。

【辅助检查】

1. 听力检查　多为传导性聋，少数患者可因耳蜗受累而出现混合性聋或感音神经性聋。

2. 血象　白细胞总数增多，多形核白细胞增加，鼓膜穿孔后血象渐趋正常。

【诊断与鉴别诊断】

根据临床表现，本病不难诊断。本病需与急性外耳道炎、疖肿、急性鼓膜炎相鉴别。

【治疗】

控制感染、通畅引流、去除病因为其治疗原则。

1. 全身治疗　及早应用足量抗生素或其他抗菌药物控制感染，务求彻底治愈。如早期治疗及时得当，可防止鼓膜穿孔。鼓膜穿孔后取脓液做细菌培养及药敏试验。抗生素需使用10天左右，注意休息，疏通大便。全身症状重者给以补液等支持疗法。

2. 局部治疗

（1）鼓膜穿孔前　可用2%酚甘油滴耳，消炎止痛。1%麻黄素和氯霉素眼药水与地塞米松混合液滴鼻（仰卧悬头位），可改善咽鼓管通畅度，减轻局部炎症。如全身及局部症状较重，鼓膜明显膨出，经一般治疗后无明显减轻；或穿孔太小，引流不畅，应在无菌操作下行鼓膜切开术，以利通畅引流。对有耳廓后上区红肿压痛，怀疑并发急性乳突炎者，行X线拍片或CT扫描证实后立即行乳突切开引流手术。

（2）鼓膜穿孔后　①先以3%双氧水尽量彻底清洗并拭净外耳道脓液或用吸引器将脓液吸净（注意吸引器负压不可过大）；②局部用抗生素水溶液滴耳，如0.3%氧氟沙星（泰利必妥）滴耳液、复方利福平液等，禁止使用粉剂，以免与脓液结块，影响引流；③感染完全控制、炎症完全消退后，部分患者的鼓膜穿孔可自行愈合。穿孔长期不愈者，排除中耳乳突腔的潜在病变后，可行鼓膜修补术。

3. 病因治疗　积极治疗鼻腔、鼻窦、咽部与鼻咽部慢性疾病，如肥厚性鼻炎、慢性鼻窦炎、腺样体肥大、慢性扁桃体炎等，有助于防止再次发生中耳炎。

三、慢性化脓性中耳炎

急性中耳化脓性炎症病程超过 6～8 周时，病变侵及中耳黏膜、骨膜或深达骨质，造成不可逆损伤，常合并存在慢性乳突炎，称为慢性化脓性中耳炎（chronic suppurative otitis media）。慢性化脓性中耳炎是耳科常见病之一。反复耳流脓、鼓膜穿孔及听力下降为主要临床特点。严重者可引起颅内、外并发症。

急性化脓性中耳炎未及时治疗或用药不当，身体抵抗力差，或病菌毒性过强，都可能是急性化脓性中耳炎迁延为慢性的原因。鼻腔、鼻窦、咽部存在慢性病灶可能与本病的发生、发展有关。

常见致病菌多为变形杆菌、绿脓杆菌、大肠杆菌、金黄色葡萄球菌等，其中革兰阴性杆菌较多，可有两种以上细菌混合感染。无芽孢厌氧菌的感染或混合感染逐渐多见。根据病理及临床表现，传统上将本病分为三型：单纯型、骨疡型、胆脂瘤型。各型间一般无阶段性联系，骨疡型和胆脂瘤型可合并存在。

【临床表现】

1. 症状

（1）单纯型　间歇性耳流脓，量多少不等。上呼吸道感染时，流脓发作或脓量增多；脓液呈黏液性或黏脓性，一般不臭。

（2）骨疡型　耳持续性流黏稠脓，常有臭味，如有肉芽或息肉出血，则脓内混有血丝或耳内出血。

（3）胆脂瘤型　长期耳流脓，脓量多少不等，有时带血丝，有特殊恶臭；但后天性原发性胆脂瘤的早期可无耳流脓史。

2. 体征

（1）单纯型　鼓膜穿孔位于紧张部，多呈中央性穿孔，大小不一。听觉损伤一般为轻度传导性聋。

（2）骨疡型　鼓膜边缘性穿孔、紧张部大穿孔或完全缺失。通过穿孔可见鼓室内有肉芽或息肉；有蒂的息肉从穿孔脱出，可堵塞于外耳道内，妨碍引流。患者多有较重的传导性聋。

（3）胆脂瘤型　鼓膜松弛部穿孔或紧张部后上方有边缘性穿孔，有时从穿孔处可见鼓室内有灰白色鳞屑状或豆渣样物，恶臭。少数病例可见外耳道后上骨壁缺损或塌陷，上鼓室外侧壁向外膨隆。松弛部穿孔若被一层痂皮覆盖，如不除去痂皮深究，可致漏诊。听力检查一般均有不同程度的传导性聋；由于中耳胆脂瘤或肉芽可在中断的小听骨间形成假性连接，此时听力损失可不甚严重，手术后此种联系被中断反而听力损失加重。晚期病变波及耳蜗，可引起混合性耳聋或感音神经性聋。

3. 并发症　可引起一系列颅内、外并发症。

【辅助检查】

乳突 X 线拍片或颞骨 CT 扫描示：①单纯型：无骨质破坏。②骨疡型：乳突 X 线片有边缘模糊不清的透光区。颞骨 CT 扫描示上鼓室、鼓窦及乳突内有软组织阴影，可伴部分骨质破坏。③胆脂瘤型：上鼓室、鼓窦或乳突有骨质破坏区，边缘多硬化浓密、整齐。

【诊断与鉴别诊断】

本病需与中耳癌、结核性中耳乳突炎等疾病相鉴别。

【治疗】

治疗原则为消除病因，控制感染，消除病灶，通畅引流，以及尽可能恢复听觉。

1. *病因治疗* 及时治愈急性化脓性中耳炎，并促使鼓膜愈合。积极治疗上呼吸道疾病，如慢性扁桃体炎、慢性腺样体炎、慢性鼻窦炎等。

2. *局部治疗* 包括药物治疗和手术治疗。依不同类型病变而定。

(1) 单纯型 以局部用药为主。通常用3%双氧水洗耳，棉签拭干或用吸引器吸净，再滴入抗生素药水。按不同病变情况选择局部用药：①鼓室黏膜充血、水肿，有脓或黏液脓时用抗生素水溶液或抗生素与糖皮质激素类药物混合液滴耳。如0.3%氧氟沙星滴耳液、0.25%氯霉素液、3%洁霉素液、复方利福平滴耳液等，或根据中耳脓液的细菌培养及药物敏感试验结果，选择适当的无耳毒性的抗生素药物。②对黏膜炎症逐渐消退，脓液减少，中耳潮湿者可用酒精或甘油制剂，如3%硼酸酒精、3%硼酸甘油、2.5%~5%氯霉素甘油等。

氨基糖苷类抗生素用于中耳局部可引起内耳中毒，忌用。一般不主张用粉剂，因粉剂可堵塞鼓膜穿孔，妨碍引流，甚者引起严重的并发症。尽量避免滴用有色药物，以免妨碍局部观察。中耳腔内忌用含酚类、砷类腐蚀剂。

若耳流脓停止，耳内完全干燥后，小的鼓膜可能自愈，穿孔不愈合者应及时行鼓室成形术，以求彻底根治中耳慢性病变，并保留或改善听力。

(2) 骨疡型 ① 引流通畅者，以局部用药为主，注意定期复查。② 中鼓室肉芽可用10%~20%硝酸银烧灼；肉芽较大、烧灼无效者，应以刮匙刮除。中耳有蒂息肉可用圈套器摘除，有条件者最好在手术显微镜下操作。③ 引流不畅或疑有并发症者，须行乳突根治手术。根据病变范围，可施行改良乳突根治术，尽可能重建中耳传音结构，以求保留或改善听力。

(3) 胆脂瘤型 尽早行乳突根治术，清除病灶，预防并发症。

乳突根治手术目的在于：①彻底清除鼓室、鼓窦及乳突腔内的胆脂瘤，肉芽、息肉以及有病变的骨质和黏膜等。②重建听力。术中尽可能保留与传音功能有密切关系的中耳结构，如听小骨、残余鼓膜、咽鼓管黏膜，乃至完整的外耳道及鼓沟等，并在此基础上一期或二期重建听力。③力求干耳。

经典的乳突根治手术使外耳道、鼓室、鼓窦和乳突腔形成一个大的术腔，清除被破坏的听骨，以彻底清除病变。该术式可使听力遭到严重损害，故目前仅适用于骨质破坏范围较大的胆脂瘤型中耳炎、合并感音神经性聋或某些颅内、外并发症者，以及咽鼓管功能无法恢复者。近些年来，随着耳显微外科、内镜中耳手术以及微创耳外科的开展与普及，及时处理中耳细微病变，彻底清除中耳病灶的同时，保留或改善听觉功能，将会逐步成为慢性化脓性中耳炎手术治疗的基本原则。

第四节 内耳疾病

突发性耳聋

突发性耳聋（sudden deafness）是指突然发生的原因不明的感音神经性耳聋，多在三日内听力急剧下降。确切病因尚不清楚，目前认为可能与病毒感染、迷路水肿、血管病变和迷路窗膜破裂有关。本病的临床特征为：①突然发生的非波动性感音神经性听力损失，常为中或重度；②原因不明；③可伴耳鸣；④可伴眩晕、恶心、呕吐，但不反复发作；⑤除第Ⅷ脑神经外，无其他脑神经受损症状；⑥单耳发病居多，亦可双侧同时或先后受累，双侧耳聋则往往以一侧为重。诊断时，应注意与梅尼埃病、听神经瘤及功能性聋等鉴别。常规检查应包括音叉试验、纯音测听、声阻抗测听、脑干听觉诱发电位、耳声发射等。约有2%的患者可在发病后2周内出现听力自然恢复、显著恢复或部分恢复。

第五节 梅尼埃病

梅尼埃病（Menier disease）是以膜迷路积水为病理基础，以发作性眩晕、耳聋、耳鸣和耳胀满感为临床特征的特发性内耳疾病。1861年，法国医生 Prosper Meniere 在进行尸体解剖时首次发现并报告了眩晕、耳聋、耳鸣为主的病症。此后，世界上许多国家的学者对该病进行探索与观察，并以首次发现并报告的法国医生名字命名为梅尼埃病。1938年，英国学者 Hallpike 和 Cairns 通过对患者的尸体解剖研究，提出本病以膜迷路积水与扩张为其主要的组织病理学特征。首次发病年龄以30～50岁居多。单耳患病者约占85%，累及双侧者常在3年内先后患病，

病因尚无定论，有下列几种学说：①耳蜗微循环障碍；②内淋巴液生成、吸收平衡失调；③膜迷路破裂；④变态反应、免疫反应与自身免疫异常；⑤其他学说：有学者认为某些梅尼埃病的发生可能与其具有家族遗传的组织相关抗原（HLA）某些特殊基因位点显著相关。另有一些学者提出，内分泌功能障碍、病毒感染、微量元素缺乏、内耳组织应激反应（effect of stress）、中耳肌肉炎症等因素可能与梅尼埃病的发生发展有关。

【临床表现】

1．症状

（1）眩晕（vertigo） 多为无先兆突发旋转性眩晕，少数患者发作前可有轻微耳胀满感、耳痒、耳鸣等。患者常感自身或周围物体沿一定方向与平面旋转，或为摇晃浮沉感。持续数十分钟至数小时，长者可达数日甚至数周。眩晕常同时伴恶心、呕吐、出冷汗、面色苍白及血压下降等自主神经反射症状，不伴头痛，无意识障碍。转头或睁眼可使眩晕加重，患者多闭目静卧。发作间歇期可为数日、数周、数月、数年，有的患者发作间歇期可长达十余年或数十年，甚至终生只发作一次。

（2）耳鸣 间歇性或持续性，多与眩晕同时出现，发作过后，耳鸣逐渐减轻或消

失，多次发作可使耳鸣转为永久性，并于眩晕发作时加重。

（3）耳聋 初次眩晕发作即可伴有单侧或双侧耳聋，发作间歇期听力常能部分或完全自然恢复，这种发作时与发作后的听力波动现象是本病的一个特征。随发作次数增多，听力损失逐渐加重，并可转化为不可逆的永久性感音神经性耳聋。

（4）其他症状 发作可有患耳闷胀感或压迫感，或有头胀满感或有头重脚轻感。有的患者有复听（diplacusis），即双耳将同一纯音听为音调与音色完全不同的两个声音。

2. 体征 耳镜检查鼓膜多无异常发现。发作期可见自发性水平型或水平旋转型眼球震颤，快相向患侧或健侧。发作过后，眼震逐渐消失。

【辅助检查】

发作期难以对患者进行全面检查，间歇期可进行以下检查：

1. 听力评价 音叉测试：Rinne 试验阳性，Weber 试验居中或偏向健侧，Schwabach 试验骨导正常或缩短。初次发作过后纯音测听听阈曲线可能基本正常或有轻度感音神经性聋，低频听力损失为主，多次发作过后，低频、高频听力均可累及，但罕见全聋。早期听力波动明显，可有复响（recruitment）。声阻抗测听鼓室曲线正常，镫骨肌声反射阈与纯音听阈差缩小。耳声发射检查 DPOAE 幅值降低或引不出反射。听性脑干反应测听Ⅰ波、Ⅴ波潜伏期延长或阈值提高。耳蜗电图 SP－AP 复合波增宽，SP/AP 异常增加。

2. 前庭功能检查 眼震电图检查初次发作间歇期各种自发及诱发试验结果可能正常，多次发作者可能提示前庭功能减退或丧失，或有向健侧的优势偏向。增减外耳道气压可能诱发眩晕与眼球震颤，称安纳贝尔征（Hennebert's sign），提示膨胀的球囊已达镫骨足板下或与足板发生纤维粘连。如以强声刺激诱发眩晕与眼震，则称图利奥现象（Tullio's phenom－enon）。

3. 甘油试验（glycerine test） 试验前进行纯音测听，确定基准听阈，患者禁食 2h 后，一次顿服 50% 甘油 2.4～3.0ml/kg，每隔 1h 测听 1 次，如 250～1000Hz 气导听力改善≥15dB，则为甘油试验阳性，提示耳聋系膜迷路积水引起，处于波动性、部分可逆性阶段。试验前后进行耳蜗电图、耳声发射、听性脑干反应测听检查可为甘油试验提供客观依据。

4. 影像学检查 颞骨 X 线平片一般无明显异常发现，内听道及脑桥小脑角 CT 或 MRI 检查有助于本病的诊断与鉴别诊断。

【诊断及鉴别诊断】

1. 诊断依据 ①反复发作的旋转性眩晕，持续 20min 至数小时，至少发作 2 次以上；常伴恶心、呕吐、平衡障碍，无意识丧失；可伴水平或水平旋转型眼震。②至少 1 次电测听示感音神经性聋。③间歇性或持续性耳鸣。④耳胀满感。⑤排除其他可引起眩晕的疾病。

2. 确诊步骤 ①对患者主诉眩晕进行综合分析，排除类似眩晕的非眩晕症状如头昏（lightheadedness）、头晕（dizziness）、站立不稳（unsteadiness）、头重脚轻以及晕厥等。②区别中枢性与周围性眩晕，排除中枢性眩晕。③排除非耳性疾病引起的眩晕如颈部疾病、中枢神经系统疾病、精神性疾患等。④排除其他耳蜗、前庭系统疾病。⑤最后确诊。梅尼埃病的确诊较难，必须系统询问病史，全面检查，综合分析，有时甚至需要进行长期随访观察。

3. 鉴别诊断 本病需与突发性耳聋、前庭神经元炎、良性阵发性位置性眩晕、药物性前庭耳蜗损害、亨特综合征、迷路瘘管或迷路炎、耳硬化、听神经瘤等疾病相鉴别。

【治疗】

对初次发作或间隔1年、数年再次发作者，应予积极对症处理；对频繁发作者，可考虑手术治疗。

1. 发作期对症处理 按急诊处理常规，尽快缓解眩晕、恶心、呕吐，选用脱水剂、抗组胺药、镇静剂或自主神经调整药物：50%葡萄糖40ml，维生素B100mg，静脉注射；晕海宁（Dramamine）50mg，3次/日；谷维素20mg，3次/日；地西泮5mg，3次/日；盐酸氯丙嗪25mg，3次/日；氟桂利嗪（西比灵）15mg，3次/日。

2. 间歇期药物治疗 目前尚无特效疗法。可试用以下几类药物：①血管扩张剂：如培他啶、尼莫地平等。②抗组胺药：如异丙嗪（非那根）、晕海宁等。③中效或弱效利尿剂：如氢氯噻嗪（Hydrochlorothiazide）、乙酰唑胺（acetazolamide）等，长期应用应注意补钾。④钙离子拮抗剂：如氟桂林利嗪等。⑤前庭功能破坏剂：如硫酸链霉素、庆大霉素等鼓室内注射，但一般限于双耳听觉功能已完全丧失者，应慎用。⑥维生素类：如B族维生素、烟酸、维生素C、维生素E等。⑦中成药制剂：如复方丹参片、天麻定眩宁片等。

3. 手术治疗 适用于发作频繁、症状较重、病程较长，并对工作、生活有明显影响者。可根据情况选择以下术式：①内淋巴囊手术（endolymphatic sac surgery），如内淋巴囊减压术、内淋巴囊蛛网膜下分流术（endolymphatic - subarachnoid shunt）等；②前庭神经切断术（vestibular neurectomy）；③鼓索神经切断术（chorda tympanectomy）；④颈交感神经切断术（cervical sympathectomy）；⑤经前庭窗减压术，如球囊切开术（sacculotomy）、耳蜗球囊造瘘术（cochleosacculotomy）；⑥迷路切除术（labyrinthectomy）。

第六节 耳部肿瘤

听神经瘤

听神经瘤（acoustic neuroma）为耳神经外科最常见的良性肿瘤，占脑桥小脑角肿瘤的70%～80%，占颅内肿瘤总数5%～10%，发病率次于神经胶质瘤、脑膜瘤和垂体瘤。临床统计资料表明，听神经瘤多见于女性，男女发病之比约为2∶3～1∶2，好发年龄30～50岁。由于本病早期常见症状为耳鸣、听力减退和眩晕，患者常就诊于耳鼻咽喉科，其次是神经内科或神经外科。

听神经瘤最常见的原发部位是内听道段前庭神经的神经膜细胞（Schwann cell），其中约2/3来自前庭上神经，1/3来自前庭下神经，起源于耳蜗神经和面神经者罕见，故又称前庭神经鞘膜瘤。肿瘤外观灰红色、淡黄色或白色，呈球形、椭圆形或哑铃形，表面光滑有完整包膜，大小不一，形态各异。

【临床表现】

单侧患病多见，双侧听神经瘤仅占总数的4%左右，且常为先后发生，双侧同时发病者极罕见。伴随瘤体的生长，症状与体征由无到有，由轻渐重，由隐匿转明显。

1. 早期症状　肿瘤直径 <2.5cm 时为听神经瘤的早期。由于肿瘤在内听道内压迫听神经的耳蜗支和前庭支，早期多表现为缓慢发生的耳鸣、听力减退、眩晕以及步态不稳感等耳蜗与前庭功能障碍的症状，但亦可见突发性聋（约占10%）。这些常见早期症状可出现其中一个或几个，也可能同时发生，症状出现频率和严重程度因人而异，轻者可能不被患者觉察，重者可因反复发作的眩晕或持续存在的步态不稳而影响日常生活。

2. 中、晚期症状　伴随肿瘤的不断增大，症状逐渐加重。当肿瘤扩展至桥小脑角，可累及三叉神经，出现患侧面部感觉异常和麻木、角膜反射迟钝或消失等；若肿瘤阻塞脑脊液循环，可引起脑积水和严重颅内高压症；肿瘤压迫小脑，可出现患侧手足精细运动障碍，行走步态蹒跚不稳等小脑功能障碍；肿瘤压迫脑干，可导致肢力减弱、肢体麻木、感觉减退等。肿瘤增大到一定程度，可致颅内压增高，出现头痛、恶心呕吐等症状。患者可因突发脑疝而致死。

典型病例的症状、体征出现顺序依次为耳蜗与前庭功能异常、小脑源性运动失调、邻近脑神经受累、颅内压增高、脑干受压、小脑危象等。非典型性病例的临床症状可为Bell 面瘫、耳痛、半面痉挛、视觉障碍等。

【辅助检查】

1. 听力学检查　①纯音测听：常提示病侧不同程度的感音神经性聋，听力曲线以高频下降型居多，其次为平坦型。Bekesy 自描测听曲线多为Ⅲ或Ⅳ型。②脑干听觉诱发电位：患侧Ⅴ波波峰幅度变小、潜伏期显著延长或消失，如Ⅰ波存在而Ⅴ波消失，提示听神经瘤可能。③耳声发射检查：近年研究证实，小听神经瘤的畸变产物耳声发射（DPOAE）基本正常，但此时纯音听力损失多在 30 ~ 55dB HL，这种纯音听力损失与DPOAE 振幅不平行现象对于听神经瘤的影像学检查前的筛选及其早期诊断有重要价值。④声导抗测试：镫骨肌声反射阈升高或消失，潜伏期延长，可见病理性衰减。⑤其他检查：响度不适阈常升高，阈上测试多有音衰现象，而言语识别率明显下降。

2. 前庭功能检查　眼震电图若记录到向健侧的自发性眼球震颤，多提示肿瘤已开始压迫脑干和小脑，眼球震颤最初以水平型居多，以后可能转变为垂直或斜型，若出现视动性麻痹，提示脑干视动传导径路受累。变温试验可显示患侧水平半规管部分或完全性麻痹，并可有向患侧的优势偏向。

3. 神经系统检查　出现角膜反射迟钝或消失等三叉神经体征时，提示肿瘤直径 >2.5cm；出现小脑体征时，说明肿瘤直径已达5cm 以上。较大的肿瘤可能压迫或刺激面神经引起面瘫或面肌痉挛，并可能导致对侧中枢性面瘫。

4. 影像学检查　X 线平片的早期确诊率不高，现已少用。薄层（2mm 层距及层厚）CT 扫描，常规静脉注射造影剂，使用骨窗及软组织窗观察，可早期发现位于内听道口或内听道内的小肿瘤。与 CT 比较，MRI 图像不受颅骨伪影干扰，增强扫描为目前公认的早期确诊小听神经瘤的敏感而可靠的方法，并有助于与脑桥小脑角其他肿瘤的鉴别诊断

【诊断及鉴别诊断】

对小听神经瘤进行早期诊断，是争取对肿瘤进行功能性切除的关键。由于小听神经瘤主要表现为耳蜗与前庭症状，必须经全面、详细的耳神经学检查，注意与面神经瘤、前庭神经元炎、突发性聋、梅尼埃病以及其他常见的内耳疾病鉴别，再经内听道与脑桥小脑角影像学检查，才能最后确诊。较大的听神经瘤，可出现Ⅴ、Ⅶ、Ⅷ脑神经或后组脑神经受累征象。

【治疗】

尽早手术，完全切除肿瘤为本病的治疗原则。

经迷路进路切除听神经瘤为美国耳鼻喉科医师 House W（1964）首先报道，现已成为听神经瘤切除的主要方法。该术式的优点：一是可视为微创手术，可直接暴露脑桥小脑角而不必牵拉小脑，二是在内听道底能准确判定面神经解剖位置；三是适用范围较广，直径 <2.5cm 的小肿瘤或直径 >4cm 的大肿瘤均可经此径路切除；缺点是必须牺牲听觉与前庭功能。随着术中面神经监控技术的普及，以及近年影像导航技术的应用，面神经功能保存率高、完全切除肿瘤、术后无严重并发症已成为该术式的突出特点。

其他常用的术式还有：颅中窝进路、迷路后进路、乙状窦后进路和迷路枕下联合进路等。

第六十六章

鼻疾病

第一节 鼻骨骨折

鼻骨位于梨状孔的上方，与周围诸骨连接，受暴力作用易发生骨折（fracture of nasal bone）。临床可见单纯鼻骨骨折，或合并其他颌面骨和颅底骨的骨折，如鼻根内眦部受伤使鼻骨、筛骨、眶壁骨折，出现所谓“鼻额筛眶复合体骨折”。

【临床表现】

局部疼痛、肿胀、鼻出血、鼻及鼻骨周围畸形（鼻梁变宽、鞍鼻）等属常见的症状和体征。依照所受暴力的方向、强度等不同，可有不同的表现。当鼻黏膜、骨膜和鼻泪器黏膜撕裂伤时，空气经此创口进入眼睑或颊部皮下，发生皮下气肿。因外伤所致的鼻中隔偏曲、脱位等将导致鼻塞等症状。

【辅助检查】

鼻骨正侧位 X 线片或 CT 有助判断鼻骨骨折的位置等。

【诊断及鉴别诊断】

结合病史、临床检查所见，多可做出诊断。

【治疗】

鼻骨骨折应在外伤后的 2～3h 内处理，此时组织尚未肿胀。如果组织已肿胀，要等组织肿胀已消退后再处理，但一般不宜超过 14 天，以免发生畸形愈合。

（1）对闭合性鼻骨骨折的不同类型应采取不同的处理方法。无错位性骨折无需复位；错位性骨折，可在鼻腔表面麻醉（必要时做筛前神经麻醉）后行鼻内或鼻外法复位，注意进入鼻腔用于鼻骨复位的器械不能超过两侧内眦的连线，以免损伤筛板。

（2）对开放性鼻骨骨折，应争取一期完成清创缝合与鼻骨骨折的复位等。

第二节 外鼻炎症性疾病

一、鼻前庭炎

鼻前庭炎（vestibulitis of nose）是鼻前庭皮肤的弥漫性炎症，分急、慢性两种。多因急性或慢性鼻炎、鼻窦炎、变应性鼻炎的鼻分泌物刺激，或长期接触有害粉尘，或用手指挖鼻孔继发细菌感染所致。糖尿患者容易发生。

【临床表现】

1. 症状 急性期，鼻孔内微痛，局部皮肤红肿，触痛，重者皮肤糜烂；慢性期，鼻前庭皮肤发痒，干燥，有异物感，伴灼热、触痛。

2. 体征 炎症以鼻前庭外侧部明显，可为单侧或双侧。急性期：局部皮肤红肿，触痛，重者皮肤糜烂，表面盖有薄痂皮，严重时可扩展至上唇皮肤。慢性期，鼻前庭局部皮肤增厚，鼻毛因脱落而稀少。

【诊断及鉴别诊断】

依据上述临床表现，即可做出诊断。本病应注意与鼻前庭湿疹鉴别。

【治疗】

首先治疗原发疾病，如鼻腔、鼻窦的病变。其次，避免有害刺激，摒弃挖鼻等不良习惯。急性期可用温热生理盐水或硼酸液热湿敷，配合外用抗生素软膏。也可做理疗。慢性期宜用3%过氧化氢溶液清除痂皮和脓液，再涂用1% ~2%黄降汞软膏或抗生素软膏；渗出较多者，用5%氧化锌软膏涂擦。皮肤糜烂和皲裂处涂以10%硝酸银，再涂抗生素软膏。

二、鼻疖

鼻疖（furuncle of nose）是鼻前庭或鼻尖部的毛囊、皮脂腺或汗腺的局限性急性化脓性炎症，金黄色葡萄球菌为主要的致病菌。多因挖鼻、拔鼻毛使鼻前庭皮肤损伤所致，也可继发于鼻前庭炎。机体抵抗力低时（如糖尿病者）易患本病。

【临床表现】

因鼻前庭处皮肤缺乏皮下组织，皮肤与软骨膜直接相连，故发生疖肿时，疼痛剧烈。局部红肿热痛，呈局限性隆起，有时伴低热和全身不适。颌下或颏下淋巴结肿大，有压痛。约在1周内，疖肿成熟后自行破溃排出脓栓而愈。但如果临床处理不当，炎症将向周围扩散，可引起上唇和面颊部蜂窝组织炎，表现为同侧上唇、面颊和上睑红肿热痛等。

并发症主要有鼻翼或鼻尖部软骨膜炎、颊部及上唇蜂窝织炎、眼蜂窝织炎、海绵窦栓塞等。

【诊断和鉴别诊断】

根据临床症状和体征，诊断不难。

本病应注意与鼻前庭炎、鼻部丹毒（系乙型溶血性链球菌感染所致）、鼻前庭皲裂、鼻前庭脓疱疮等疾病相鉴别。

【治疗】

（1）疖未成熟者，可用1%白降汞软膏、10%鱼石脂软膏，或各种抗生素软膏涂抹，并配合做理疗等。同时全身使用抗生素。

（2）疖已成熟者，可待其穿破或在无菌操作下用小探针蘸少许纯碳酸或15%硝酸银腐蚀脓头，促其破溃排脓，亦可以尖刀挑破脓头后用小镊子钳出脓栓，也可用小吸引器头吸出脓液；切开时务必不要切及周围浸润部分，切忌挤压。

（3）疖溃破后，局部清洁消毒，促进引流；破口涂以抗生素软膏，既可保护伤口不致结痂，也达消炎、促进愈合之目的。

（4）合并海绵窦感染者，必须给予足量抗生素，及时请眼科和神经科医生会诊，协助治疗。

第三节　鼻腔炎症性疾病

鼻腔炎性疾病即鼻炎（rhinitis），是病毒、细菌、变应原、各种理化因子以及某些全身性疾病引起的鼻腔黏膜的炎症。主要病理改变是鼻腔黏膜充血、肿胀、渗出、增生、萎缩或坏死等。鼻腔炎症性疾病根据不同的病因、发病机制及病理改变等分为急性鼻炎、慢性鼻炎（慢性单纯性鼻炎、慢性肥厚性鼻炎）、变应性鼻炎、萎缩性鼻炎、药物性鼻炎、干燥性鼻炎等。本章主要介绍急性鼻炎、慢性鼻炎（慢性单纯性鼻炎、慢性肥厚性鼻炎）和萎缩性鼻炎。

一、急性鼻炎

急性鼻炎（acute rhinitis）是由病毒感染引起的鼻腔黏膜急性炎症性疾病，俗称“伤风”、“感冒”，有传染性，四季均可发病，但冬季更多见。

病毒感染是其首要病因，或在病毒感染的基础上继发细菌感染。已知有100多种病毒可引起本病，最常见的是鼻病毒，其次是流感和副流感病毒、腺病毒、冠状病毒、柯萨奇病毒及黏液和副黏液病毒等。病毒经飞沫传播，其次是通过被污染的物体或食物进入机体。

机体由于某些诱因，致抵抗力下降，使病毒侵犯鼻腔黏膜。常见的诱因有：①全身因素：受凉，过劳，烟酒过度，维生素缺乏，内分泌失调或其他全身性慢性疾病（如心、肝、肾）等；②局部因素：鼻中隔偏曲，慢性鼻炎、鼻息肉等鼻腔慢性疾病；邻近的感染病灶，如慢性化脓性鼻窦炎，慢性扁桃体炎等。

早期血管痉挛、黏膜缺血、腺体分泌减少，进而血管扩张、黏膜充血、水肿、腺体及杯状细胞分泌增加、黏膜下单核细胞和吞噬细胞浸润。继发细菌感染者，黏膜下中性粒细胞浸润，纤毛及上皮细胞坏死脱落。

【临床表现】

1. 症状　潜伏期1～3天。初期表现鼻内干燥、灼热感或痒感和喷嚏，随后出现鼻塞、水样鼻涕、嗅觉减退和闭塞性鼻音。继发细菌感染后，鼻涕变为黏液性、黏脓性或脓性。全身症状因个体而异，轻重不一。多数表现全身不适、倦怠、头痛和发热（37～38℃）等。小儿全身症状较成人重，多有高热（39℃以上），甚至惊厥，常出现消化道症状，如呕吐、腹泻等。若无并发症，上述症状逐渐减轻乃至消失，病程约7～10天。

2. 体征　鼻黏膜充血、肿胀，下鼻甲充血、肿大，总鼻道或鼻底有较多分泌物，初期为水样，以后逐渐变为黏液性、黏脓性或脓性。

3. 并发症　主要有急性鼻窦炎、急性中耳炎、急性咽炎、喉炎、气管炎及支气管炎、鼻前庭炎、结膜炎、泪囊炎等。

【诊断及鉴别诊断】

根据临床症状和体征，诊断不难。本病需与流感、变应性鼻炎、血管运动性鼻炎、急性传染病（如麻疹、猩红热、百日咳等）、鼻白喉等疾病相鉴别。

【治疗】

以支持和对症治疗为主，同时注意预防并发症。

1. *全身治疗*

（1）发汗　早期用可减轻症状。如生姜、红糖、葱白煎水热服、口服解热镇痛药等。

（2）中成药　抗病毒口服液等。

（3）全身应用抗生素　合并细菌感染或可疑并发症时用。

（4）其他治疗　多饮水，清淡饮食，疏通大便，注意休息。

2. *局部治疗*

（1）鼻内滴血管收缩剂　首选盐酸羟甲唑啉喷雾剂，亦可用1%（小儿用0.5%）麻黄碱生理盐水滴鼻。使黏膜消肿，减轻鼻塞，改善引流。此类药物连续用应不超过7天。

（2）穴位针刺　如迎香、鼻通穴。或作上述穴位按摩。

二、慢性鼻炎

慢性鼻炎（chronic rhinitis）是鼻腔黏膜和黏膜下层的慢性炎症改变，临床表现以鼻腔黏膜肿胀、分泌物增多、无明确致病微生物感染、病程持续数月以上或反复发作为特征。慢性鼻炎是一常见病。

常与下列因素相关：①局部因素：急性鼻炎反复发作或未彻底治疗；鼻腔及鼻窦慢性疾病；邻近感染性病灶：如慢性扁桃体炎，腺样体肥大等；鼻腔用药不当或过久；②职业及环境因素：长期或反复吸入粉尘或有害化学气体，生活或生产环境中温度和湿度的急剧变化均可导致本病；③全身因素：全身性慢性疾病：如贫血、糖尿病、风湿病、结核；营养不良：维生素A、C缺乏；内分泌疾病或失调：如甲状腺功能减退可引起鼻黏膜水肿。妊娠后期和青春期，鼻黏膜常有生理性充血、肿胀；④其他因素：烟酒嗜好，长期过度疲劳，免疫功能障碍，变应性鼻炎等。

病理主要有两种类型：①慢性单纯性鼻炎：鼻黏膜深层动脉和静脉、特别是下鼻甲的海绵状血窦呈慢性扩张和通透性增加，血管和腺体周围有以淋巴细胞和浆细胞为主的炎性细胞浸润，黏液腺功能活跃，分泌增加；②慢性肥厚性鼻炎：早期表现黏膜固有层动、静脉扩张，静脉和淋巴管周围淋巴细胞和浆细胞浸润，静脉和淋巴管回流障碍，静脉通透性增加，黏膜固有层水肿。晚期发展为黏膜、黏膜下层，甚至骨膜和骨的局限性或弥漫性纤维组织增生、肥厚。下鼻甲最明显，其前、后端和下缘可呈结节状、桑葚状或分叶状肥厚，或发生息肉样变。中鼻甲前端和鼻中隔黏膜亦可发生增生、肥厚或息肉样变。

以上述两种病理类型和临床表现为依据，临床上分为两种类型。

(一) 慢性单纯性鼻炎

【临床表现】

1. 症状

(1) 鼻塞 特点是：①间隙性：白天、夏季、劳动或运动时减轻，夜间、静坐、寒冷时加重；②交替性：变换侧卧方位时，两侧鼻腔阻塞随之交替。居下位的鼻腔阻塞，居上位者则通气。

(2) 多涕 一般为黏液涕，继发感染时可有脓涕。有时可有头痛、头晕、咽干、咽痛。一般无闭塞性鼻音、嗅觉减退、耳鸣和耳闭塞感。

2. 体征

(1) 鼻腔黏膜充血，下鼻甲肿胀，表面光滑，柔软，富于弹性，探针轻压之凹陷，探针移开后立即复原，对减充血剂敏感。

(2) 分泌物较黏稠，主要位于鼻腔底、下鼻道或总鼻道。

【治疗】

治疗原则：根除病因，恢复鼻腔通气功能。

1. 病因治疗 找出全身和局部病因，及时治疗全身性慢性疾病、鼻窦炎、邻近感染病灶和鼻中隔偏曲等。改善生活和工作环境，锻炼身体，提高机体抵抗力。

2. 局部治疗

(1) 鼻内用减充血剂 可选择盐酸羟甲唑啉喷雾剂，连续应用不宜超过7天。禁用滴鼻净，已证实其可引起药物性鼻炎。

(2) 鼻内用糖皮质激素 具有良好的抗炎作用，并最终产生减充血效果。

(3) 洗鼻治疗 鼻内分泌物较多或较黏稠者，可用生理盐水清洗鼻腔，以清除鼻内分泌物，改善鼻腔通气。

(4) 封闭疗法 0.25%~0.5%普鲁卡因作迎香、鼻通穴位封闭，亦可作鼻堤或下鼻甲前端黏膜下注射，每次1~1.5ml，隔日1次，5次为1个疗程。注意个别患者可出现普鲁卡因过敏。

(5) 针刺疗法 迎香、鼻通穴，每日或隔日1次，7次为1个疗程。

(二) 慢性肥厚性鼻炎

【临床表现】

1. 症状 单侧或双侧持续性鼻塞，无交替性。鼻涕不多，黏液性或黏脓性，不易擤出。常有闭塞性鼻音、耳鸣和耳闭塞感以及有头痛、头晕、咽干、咽痛。少数患者可能有嗅觉减退。

2. 体征

(1) 下鼻甲黏膜肥厚，鼻甲骨肥大。黏膜表面不平，呈结节状或桑葚样，尤以下鼻甲前端和后端游离缘为甚。探针轻压之为实质感、无凹陷，或虽有凹陷，但不立即复原。对减充血剂不敏感。

(2) 分泌物为黏液性或黏脓性，主要见于鼻腔底和下鼻道。

【治疗】

1. 保守治疗 下鼻甲对减充血剂敏感者，可采用与慢性单纯性鼻炎相同的治疗方法。不敏感者可采用下鼻甲硬化剂注射。此外，亦可采取激光、冷冻、微波或等离子治疗。

2. 手术治疗 ①下鼻甲黏膜部分切除术：原则上切除部分不应超过下鼻甲的1/3，若切除过多，可引起继发性萎缩性鼻炎。②下鼻甲黏－骨膜下切除术：对下鼻甲骨肥大者宜取此术。既可改善鼻腔通气引流，又能保留黏膜的完整性。

三、萎缩性鼻炎

萎缩性鼻炎（atrophic rhinitis）是一种以鼻黏膜萎缩或退行性变为病理特征的慢性炎症。发展缓慢，病程长。女性多见，体质瘦弱者较健壮者多见。本病特征为鼻黏膜萎缩、嗅觉减退或消失和鼻腔多量结痂形成，严重者鼻甲骨膜和骨质亦发生萎缩。黏膜萎缩性改变可向下发展延伸到鼻咽、口咽、喉咽等黏膜。

分原发性和继发性两种。前者病因不十分清楚，后者病因则明确。

【临床表现】

1. 症状

(1) 鼻塞 为鼻腔内脓痂阻塞所致。或因鼻黏膜感觉神经萎缩、感觉迟钝，此时鼻腔虽通气，但患者却是感“鼻塞”。

(2) 鼻、咽干燥感 因鼻黏膜腺体萎缩、分泌减少或因鼻塞长期张口呼吸所致。

(3) 鼻出血 鼻黏膜萎缩变薄、干燥，或挖鼻和用力擤鼻致毛细血管破裂所致。

(4) 嗅觉丧失 嗅区黏膜萎缩所致。

(5) 恶臭 严重者多有呼气特殊腐烂臭味。是脓痂之蛋白质腐败分解产生。患者自己不觉（嗅觉丧失），他人靠近可闻及，故严重者又称“臭鼻症”。

(6) 头痛、头晕 鼻黏膜萎缩后，调温保湿功能减退或缺失，吸入冷空气刺激或脓痂压迫引起。多表现为前额、颞侧或枕部头痛。

2. 体征

(1) 外鼻 鼻梁宽平如鞍状。因多自幼发病，影响外鼻发育。

(2) 鼻腔检查 鼻黏膜干燥、鼻腔宽大、鼻甲缩小（尤以下鼻甲为甚）、鼻腔内大量脓痂充塞，黄色或黄绿色并有恶臭。若病变发展至鼻咽、口咽和喉咽部，亦可见同样表现。

【诊断及鉴别诊断】

严重者症状和体征典型，不难诊断，但应注意与鼻部特殊传染病如结核、梅毒、鼻硬结、鼻白喉、鼻麻风等鉴别。轻型者主要依据鼻黏膜色淡、薄而缺乏弹性（鼻甲“骨感”）和鼻腔较宽敞，脓痂和嗅觉减退不明显。

【治疗】尚无特效疗法，目前多采用局部和全身综合治疗。

1. 局部治疗

(1) 鼻腔冲洗 温热生理盐水或1:（2000～50000）高锰酸钾溶液，每日1～2次。旨在清洁鼻腔、除去脓痂和臭味。

(2) 鼻内用药 ①滴鼻剂：应用1%复方薄荷樟脑石蜡油、清鱼肝油等滴鼻，以润滑黏膜、促进黏膜血液循环和软化脓痂便于擤出；②1%链霉素滴鼻，以抑制细菌生长；

③1%新斯的明涂抹黏膜，可促进鼻黏膜血管扩张；④0.5%雌二醇或乙烯雌粉油剂滴鼻，可减少痂皮、减轻臭味；⑤50%葡萄糖滴鼻，可能具有刺激黏膜腺体分泌作用。

（3）手术治疗 主要目的是缩小鼻腔，以减少鼻腔通气量、降低鼻黏膜水分蒸发、减轻黏膜干燥及结痂形成。

2. 全身治疗 加强营养，改善环境及个人卫生。补充维生素A、B、C、D、E，特别是维生素B_2、C、E。以保护黏膜上皮、增加结缔组织抗感染能力、促进组织细胞代谢、扩张血管和改善鼻黏膜血液循环。此外，补充铁、锌等制剂可能对本病有一定治疗作用。

第四节 鼻变应性疾病

一、变应性鼻炎

变应性鼻炎（allergic rhinitis，AR）是发生在鼻黏膜的变态反应性疾病，在普通人群的患病率为10%～40%，以鼻痒、喷嚏、鼻分泌亢进、鼻黏膜肿胀等为其主要特点。变应性鼻炎分为常年性变应性鼻炎（perennial allergic rhinitis，PAR）和季节性变应性鼻炎（seasonal allergic rhinitis，SAR），后者又称“花粉症”（pollinosis）。变应性鼻炎的发病与遗传及环境密切相关。

【临床表现】

本病以鼻痒、阵发性喷嚏、大量水样鼻涕和鼻塞为主要特征。

1. 症状

（1）鼻痒 是鼻黏膜感觉神经末梢受到刺激后发生于局部的特殊感觉。季节性鼻炎尚有眼痒和结膜充血。

（2）喷嚏 为一反射动作。呈阵发性发作，从几个、十几个或数十个不等。

（3）鼻涕 大量清水样鼻涕，是鼻分泌亢进的特征性表现。

（4）鼻塞 程度轻重不一，季节性变应性鼻炎由于鼻黏膜水肿明显，鼻塞常很重。

（5）嗅觉减退 由于鼻黏膜水肿明显，部分患者尚有嗅觉减退。

2. 体征 常年性者的鼻黏膜可为苍白、充血或浅蓝色。季节性鼻炎患者在花粉播散期时鼻黏膜常呈明显水肿。这些变化以下鼻甲最为明显。

3. 并发症 主要有变应性鼻窦炎（包括变应性真菌性鼻窦炎）、支气管哮喘和分泌性中耳炎等。变应性鼻炎与支气管哮喘二者常同时存在，前者先于后者发生是哮喘的一个危险因素，故提出“一个呼吸道，一种疾病”的概念。

【辅助检查】

怀疑为常年性变应性鼻炎的患者、应做特异性皮肤试验、鼻黏膜激发试验和体外特异性IgE检测。怀疑为花粉症者应以花粉浸液做特异性皮肤试验。

【诊断及鉴别诊断】

常年性变应性鼻炎根据其常年发病的特点，以及临床检查所见，诊断并不困难，但须与其他类型的非变应原性的常年性鼻炎相鉴别，因为治疗方法完全不同。季节性变应性鼻炎的发病具有典型的地区性和季节性。就某一地区的某一患者而言，其每年发病的时间相对固定。鼻分泌物涂片检查鼻黏膜及其分泌物中的细胞，如嗜酸粒细胞、嗜碱粒细胞等，有助于诊断。

【治疗】

变应性鼻炎的治疗分非特异性治疗和特异性治疗，前者主要指药物治疗，后者则主要指免疫治疗。应根据患者的症状类型和其病理生理学过程选择不同的药物，有时需要联合用药。

1. 非特异性治疗

（1）糖皮质激素 临床上分全身和局部用药两种。

（2）抗组胺药 此类药物主要通过与组胺竞争效应细胞膜上的组胺受体发挥抗 H_1 受体的作用。可以迅速缓解鼻痒、喷嚏和鼻分泌亢进。

（3）肥大细胞膜稳定剂 肥大细胞致敏后可以释放预合成和新合成的多种介质，在变应性鼻炎的发病中起重要的作用。色甘酸钠有稳定肥大细胞膜的作用。可阻止该细胞脱颗粒和释放介质，但仅适用于轻症患者。酮替芬既可稳定肥大细胞膜，又有抗组铵作用。

（4）减充血药 大多数为血管收缩剂。由于减充血药具有扩张血管的后作用，长期使用将引起药物性鼻炎。

（5）抗胆碱药 胆碱能神经活性增高可导致鼻分泌物亢进，故应用抗胆碱药可以减少鼻分泌物。此类药对鼻痒和喷嚏无效。

（6）其他 ①降低鼻黏膜敏感性：如下鼻甲冷冻、激光、射频、微波等。②手术：不应作为首选治疗。选择性神经切断术包括翼管神经切断、筛前神经切断等，适用于部分患者。治疗后可使神经兴奋性降低，在一定时期内产生一定治疗作用。合并鼻中隔偏曲者可考虑作鼻中隔矫正术。

2. 特异性治疗

（1）避免与变应原接触 避免暴露于致敏物是最有效的治疗方法。

（2）免疫疗法（immunotherapy） 主要用于治疗吸入变应原所致的Ⅰ型变态反应。免疫疗法一般需要2年或更长时间。

二、鼻息肉

鼻息肉（nasal polyp）是鼻腔和鼻窦黏膜的常见慢性疾病，以极度水肿的鼻黏膜在中鼻道形成单发或多发息肉为临床特征。近些年来，许多学者提出鼻息肉病概念，但临床上鼻息肉和鼻息肉病尚无明确的区分标准。下列情况应考虑为鼻息肉病：①有鼻息肉前期手术及术后复发史；②糖皮质激素类治疗有效；③息肉样变黏膜与正常黏膜无明显分界线；④双侧鼻－鼻窦黏膜广泛性炎症反应和息肉样变性，累及多个鼻窦；⑤组织学以嗜酸粒细胞浸润为主。

鼻息肉的病因和发病机制尚不明确，可能存在以下原因：①纤毛形态结构和功能障碍；②微环境变化的影响；③嗜酸细胞的作用；④细胞因子的作用。

【临床表现】

1. 症状

（1）鼻塞 鼻息肉多为双侧发病，单侧者较少，所以常表现为双侧鼻塞并渐加重为持续性，息肉体积长大后可完全阻塞鼻通气。鼻塞重者说话呈闭塞性鼻音，睡眠时打鼾。息肉蒂长者可感到鼻腔内有物随呼吸移动。后鼻孔息肉可致呼气时经鼻呼气困难。

（2）鼻溢液 鼻腔流黏液样或脓性涕，间或为清涕，可伴喷嚏。

（3）嗅觉功能障碍 多有嗅觉减退或丧失。

（4）耳部症状 当鼻息肉或分泌物阻塞咽鼓管口，可引起耳鸣和听力减退。

（5）继发鼻窦症状 息肉常阻塞并妨碍鼻窦引流，继发鼻窦炎，患者出现鼻背、额部及面颊部胀痛不适。

2. 体征 鼻腔内有一个（单发型）或多个（多发型）表面光滑、灰白色、淡黄或淡红色的如荔枝肉状半透明肿物，带蒂或广基，触之柔软，不痛，不易出血。复发者鼻息肉则基底广，多发，质地韧，伴周围结构破坏或瘢痕。充分收缩鼻腔后可发现较小息肉。息肉大而多者，可向前突至前鼻孔，前端因常受外界空气及尘埃刺激，呈淡红色，有时表面有溃疡及痂皮。鼻息肉向后发展可突至后鼻孔甚至鼻咽，巨大或复发鼻息肉可致鼻背变宽，形成“蛙鼻”。鼻腔内可见到稀薄浆液性或黏稠、脓性分泌物。

3. 并发症 主要有支气管哮喘、鼻窦炎、分泌性中耳炎等。

【辅助检查】

影像学检查中，首选鼻窦冠状位和轴位 CT 扫描。

【诊断及鉴别诊断】

依靠病史、鼻内镜检查和影像学较容易诊断。

本病需与上颌窦后鼻孔息肉、鼻腔内翻性乳头状瘤、鼻咽纤维血管瘤、鼻腔恶性肿瘤、鼻内脑膜－脑膨出等疾病相鉴别。

【治疗】

由于鼻息肉发病与多种因素有关，且易复发，现多主张综合治疗。

1. 激素治疗

（1）局部糖皮质激素 初发较小息肉，或鼻息肉手术前后，或伴有明显变态反应因素者，可用局部吸入型糖皮质激素喷鼻剂喷鼻，如布地奈德或氟替卡松等，通常每日清晨 1 次用药，严重者每日 2 次。可持续应用 2～3 个月，甚至更长。作用为可阻止息肉生长甚至消失。

（2）口服激素治疗 伴有变态反应或阿司匹林耐受不良或哮喘等鼻息肉患者，或鼻息肉术后，可口服泼尼松 0.5～1mg/（d·kg），晨起空腹顿服，共 10～14 天，常无需减量停药。配合皮质激素类喷鼻剂效果更好。

2. 手术治疗 多数鼻息肉，特别是多发和复发性息肉者，须接受经鼻内镜手术治疗。手术治愈率可达 85%～90%。应该指出的是，手术仅仅是治疗疾病的开始，更重要的是手术后的长期的随访和综合治疗。

第五节 鼻中隔疾病

鼻中隔偏曲

鼻中隔偏曲（deviation of nasal septum）是指鼻中隔偏向一侧或两侧、或局部有突起、并引起鼻腔功能障碍和症状如鼻塞、鼻出血和头痛等。鼻中隔偏曲的临床类型多见呈“C”形、“S”形，或呈尖锥样突起（骨棘或矩状突），或呈由前向后的条形山嵴样突起（骨嵴）。鼻中隔偏曲绝大多数属先天性发育畸形，但某些病变亦可引起，后者属继发性。本节主要介绍先天性发育畸形的鼻中隔偏曲，对因某些疾病引起的鼻中隔偏曲将在各疾病中提及，本节不再讲述。

主要病因是组成鼻中隔的骨发育不均衡、骨间连接异常所致。儿童时期腺样体肥大、硬腭高拱可限制鼻中隔发育引起鼻中隔偏曲。

【临床表现】

症状轻重与鼻中隔偏曲的类型和程度有关。

1. 鼻塞 为主要症状。或单侧鼻塞，或双侧鼻塞。取决于偏曲的类型和下鼻甲有否代偿性肥大。

2. 鼻出血 常发生在偏曲之凸面、骨棘或骨嵴的顶尖部。此处黏膜薄，受气流和尘埃刺激易发生黏膜糜烂而出血。

3. 头痛 偏曲之凸出部挤压同侧鼻甲时，可引起同侧头痛。

4. 邻近器官症状 鼻阻塞妨碍鼻窦引流，继发鼻窦炎；长期张口呼吸和鼻内炎性分泌物积蓄，易于发生上呼吸道感染。

【诊断及鉴别诊断】

鼻中隔有偏曲、且有明显症状者方可诊断。由于鼻中隔很少有完全居中和平直者，故如无任何症状者不能诊断。诊断时还应明确偏曲的类型，应注意鉴别鼻中隔黏膜肥厚（用探针触诊偏曲突出部质软）。注意诊断时应除外其他病变引起鼻中隔偏曲。

【治疗】

手术矫正 方法有鼻中隔黏膜下矫正术和鼻中隔黏膜下切除术，矫正或切除偏曲部。

第六节 鼻 出 血

鼻出血（epistaxis；nosebleed）是临床常见症状之一，可单纯由鼻腔、鼻窦疾病引起，也可由某些全身性疾病所致，但以前者为多见。可单侧出血，亦可双侧出血。可表现为间歇性反复出血，亦可呈持续性出血。出血量多少不一，轻者仅鼻涕带血或倒吸血涕，重者可达数百毫升以上。一次大量出血可致休克，反复多次少量出血则可导致贫血。出血部位多在鼻中隔前下方的易出血区（即利特尔动脉丛或克氏静脉丛），儿童、青少年的鼻出血多数或几乎全部发生在该部位，中老年者的鼻出血则发生在鼻腔后段，鼻腔后段的鼻出血多较凶猛，不易止血。过去认为中老年者鼻出血多来自鼻－鼻咽静脉丛出血，现在发现鼻中隔后部动脉出血亦较多见。

大致可分为局部病因和全身病因两类。

局部病因主要有：①外伤：鼻骨、鼻中隔或鼻窦骨折及鼻窦气压骤变等损伤局部血管或黏膜，鼻或鼻窦手术及经鼻插管等损伤血管或黏膜未及时发现或未妥善处理，挖鼻、用力擤鼻、剧烈喷嚏、鼻腔异物等损伤黏膜血管。严重的鼻和鼻窦外伤可合并前颅窝底或中颅窝底骨折，若损伤筛前动脉，一般出血较剧烈，若损伤颈内动脉，则危及生命；②炎症：各种鼻腔、鼻窦的非特异性或特异性感染均可因黏膜病变损伤血管而出血；③肿瘤：鼻腔、鼻窦及鼻咽恶性肿瘤溃烂出血经鼻流出。早期多表现为鼻涕带血、倒吸血涕或反复少量出血，晚期破坏大血管可致大出血。血管性良性肿瘤如鼻腔血管瘤或鼻咽纤维血管瘤出血一般较剧；④其他：鼻中隔疾病：鼻中隔偏曲、鼻中隔糜烂、溃疡或穿孔是出血之常见原因之一；鼻腔异物：常见于儿童，多为一侧鼻腔出血或血涕。

全身病因主要有：①急性发热性传染病：流感，出血热，麻疹，疟疾，鼻白喉，伤寒和传染性肝炎等。出血部位多位于鼻腔前段，量较少。②心血管疾病：高血压，血管硬化和充血性心力衰竭等。出血多因动脉压升高所致。出血前常有预兆，如头晕、头痛、鼻内血液冲击感等。③血液病：凝血机制异常的疾病，如血友病、纤维蛋白形成障碍、异常蛋白血症（如多发性骨髓瘤）、结缔组织病和大量应用抗凝药物者等；血小板量或质异常的疾病，如血小板减少性紫癜、白血病、再生障碍性贫血等。鼻腔出血为双侧性、持续性渗血，并可反复发生。④营养障碍或维生素缺乏：维生素 C、K、P 或钙缺乏。⑤肝、肾等慢性疾病和风湿热等：肝功能损害常致凝血障碍，尿毒症易致小血管损伤，风湿热儿童常有鼻出血。⑥中毒：磷、汞、砷、苯等化学物质可破坏造血系统，长期服用水杨酸类药物可致血内凝血酶原减少。⑦遗传性出血性毛细血管扩张症：常有家族史。⑧内分泌失调：主要见于女性，青春发育期的月经期可发生鼻出血和先兆性鼻出血，绝经期或妊娠的最后 3 个月亦可发生鼻出血。可能与毛细血管脆性增加有关。凡可引起动脉压或静脉压增高、凝血功能障碍或血管张力改变的全身性疾病均可致鼻出血。

【治疗】

鼻出血属于急诊。大量出血者常情绪紧张和恐惧，故应予以安慰，使之镇静。首先了解是哪一侧鼻腔出血或首先出血，然后仔细检查鼻腔，进而选择适宜的止血方法达到止血目的。

1. *一般处理* 患者取坐位或半卧位，嘱患者尽量勿将血液咽下，以免刺激胃部引起呕吐。必要时给予镇静剂。休克者，应取平卧低头位，按休克急救。

2. *鼻局部处理* 明确出血部位和止血。多数情况下是在鼻中隔前下部（易出血区）出血，一般出血量较少。可嘱患者用手指捏紧两侧鼻翼（压迫鼻中隔前下部）10～15min，同时用冷水袋或湿毛巾敷前额和后颈，以促使血管收缩减少出血。如出血较剧，可先用浸以 1% 麻黄碱生理盐水或 0.1% 肾上腺素的棉片置入鼻腔达到暂时止血，以便寻找出血部位。亦可在鼻内镜下用吸引器吸血液，寻找出血部位。

（1）烧灼法 适用于反复小量出血、且明确出血点者。其原理是：破坏出血点组织，使血管封闭或凝血而达到止血的目的。烧灼法有多种方法：传统的方法是应用化学药物或电灼。近年来，临床常采用 YAG 激光、射频或微波烧灼。

（2）鼻腔填塞　①鼻腔可吸收性材料填塞：较适用于渗血面较大（如血液病）的鼻出血。可吸收性材料有淀粉海绵、明胶海绵或纤维蛋白棉等，也可在材料上（如明胶海绵）蘸上凝血酶粉、三七粉或云南白药。此法之优点是填塞物可被组织吸收，可避免因取出填塞物时造成鼻黏膜损伤而再出血。②鼻腔纱条填塞：是较常用的有效止血方法。适用于出血较剧、且出血部位尚不明确，或外伤致鼻黏膜较大撕裂的出血以及其他止血方法无效者。③后鼻孔填塞法：鼻腔纱条填塞未能奏效者，可采用此法方法。注意无菌操作，填塞留置期间应给予抗生素，填塞时间一般不超过 3 天，最多不超过 5 ~ 6 天。④鼻腔或鼻咽部气囊或水囊压迫：用指套或气囊缚在小号导尿管头端，置于鼻腔或鼻咽部，囊内充气或充水以达到压迫出血部位的目的。此方法可代替后鼻孔填塞。

（3）血管结扎法　对严重出血者采用此法。中鼻甲下缘平面以下出血者可考虑结扎或栓塞上颌动脉或颈外动脉；中鼻甲下缘平面以上出血者，则应结扎筛前动脉；鼻中隔前部出血者可结扎上唇动脉。目前临床较少采用。

（4）血管栓塞法　对严重出血者可采用此法。应用数字减影血管造影（digital subtraction angiography，DSA）和超选择栓塞（super selective embolization，SSE）技术，找到出血动脉并栓塞之。此法准确、快速、安全可靠，但费用较高，有偏瘫、失语和一过性失明等风险。

3. *全身治疗*　如前所述，引起鼻出血的原因是多种多样的，且出血的程度亦有不同。因此，鼻出血的治疗及处理不仅仅是鼻腔止血。对由于鼻腔、鼻窦有复杂病变或因全身疾病引起的鼻出血以及出血量较大者应视病情采取必要的全身治疗。

（1）镇静剂　患者安静有助于减少出血，对反复出血者尤为重要。

（2）止血剂　常用立止血、安络血、抗血纤溶芳酸（PAMBA）、止血敏、6 - 氨基己酸（EACA）、凝血酶等。可口服、肌注或静脉给药。

（3）维生素　维生素 C、K、P。

（4）严重者须住院观察，注意失血量和可能出现的贫血或休克。鼻腔填塞可致血氧分压降低和二氧化碳分压升高，故对老年者应注意心、肺、脑功能，必要时给予吸氧。

（5）有贫血或休克者应纠正贫血或抗休克治疗。

第七节　鼻窦炎症性疾病

鼻窦炎性疾病即鼻窦炎（sinusitis）是鼻窦黏膜的化脓性炎症。鼻窦炎必然同时合并有鼻炎，两者发病机制及病理生理过程相同，在诊断、治疗和预后上应作为一个疾病。近年已将“鼻窦炎”的病名改称为“鼻 - 鼻窦炎（rhino - sinusitis）”。鼻 - 鼻窦炎为鼻科常见疾病，慢性者居多。前组鼻窦较后组鼻窦的发病率高，其中上颌窦最为常见。鼻窦炎可发生于一侧，亦可双侧。可限于一窦发病，亦可累及多窦。若一侧或两侧全部的鼻窦均发病，则为“全组鼻窦炎”（pansinusitis）。由于鼻腔黏膜与鼻窦黏膜相延续，故鼻腔炎症必累及鼻窦黏膜；反之，鼻窦炎症时亦累及鼻腔黏膜。因此现代观点将鼻炎和鼻窦炎统称为鼻－鼻窦炎（rhino－sinusitis）。

本病的发生与鼻窦的解剖特点有关：①窦口小，鼻道狭窄而曲折，易于阻塞，引起鼻窦通气引流障碍。②鼻窦黏膜与鼻腔黏膜相连续，鼻腔黏膜炎症常累及鼻窦黏膜。③各窦口彼此毗邻，一窦发病可累及它窦。现代观点认为前组筛窦炎是累及额窦和上颌窦的主要原因。④各窦自身特点及窦口的位置：上颌窦最大，但窦口高，但在中鼻道的位置最后、最低，受累机会最多；筛窦为蜂房状结构，不利于引流，感染机会相对较多；此外，上颌窦和筛窦发育最早，故儿童期即可罹患；额窦虽位置高、窦口低，但因毗邻前组筛窦，故亦易受累；蝶窦位于各窦之后上，且单独开口，故发病机会相对较少。

近年的观点认为，窦口及邻近鼻道的引流和通气障碍是鼻窦炎发生的最重要机制。功能性内镜鼻窦外科即建立在上述理论的基础上，通过手术以使窦口及邻近鼻道保持永久通畅的引流和通气，即可达到治愈鼻窦炎的目的。

一、急性鼻窦炎

急性鼻窦炎（acute sinusitis）多继发于急性鼻炎。其病理改变主要是鼻窦黏膜的急性卡他性炎症或化脓性炎症，严重者可累及骨质，并可累及周围组织和邻近器官，引起严重并发症。病因如下：①全身因素：过度疲劳、受寒受湿、营养不良、维生素缺乏等引起全身抵抗力降低。生活与工作环境不洁等是诱发本病的常见原因。此外，特应性体质、全身性疾病如贫血、糖尿病、甲状腺、脑垂体或性腺功能不足、上呼吸道感染和急性传染病（流感、麻疹、猩红热和白喉）等均可诱发本病。②局部因素：鼻腔疾病：如急性或慢性鼻炎、鼻中隔偏曲、中鼻甲肥大、变应性鼻炎、鼻息肉、鼻腔异物和肿瘤等。上述疾病可阻塞窦口鼻道复合体，阻碍鼻窦的引流和通气而致鼻窦炎发生；邻近器官的感染病灶：如扁桃体炎、腺样体炎等。此外，上列第2双尖牙和第1、2磨牙的根尖感染、拔牙损伤上颌窦、龋齿残根坠入上颌窦内等，均可引起上颌窦炎症；创伤性：鼻窦外伤骨折或异物射入鼻窦，游泳、跳水不当或游泳后用力擤鼻致污水挤入鼻窦等，可将致病菌直接带入鼻窦；医源性：鼻腔内填塞物留置时间过久，引起局部刺激、继发感染和妨碍窦口引流和通气；气压损伤：高空飞行迅速下降致窦腔负压，使鼻腔炎性物或污物被吸入鼻窦，引起非阻塞性航空性鼻窦炎。

致病菌多见如肺炎链球菌、溶血型链球菌、葡萄球菌和卡他球菌、流感杆菌、变形杆菌和大肠杆菌等。此外，厌氧菌感染较常见。临床上常可表现为混合感染。

【临床表现】

1. 症状

（1）全身症状　可出现畏寒、发热、食欲减退、便秘、周身不适等。儿童者可发生呕吐、腹泻、咳嗽等消化道和呼吸道症状。

（2）局部症状　①鼻塞：多为患侧持续性鼻塞，若两侧同时罹患，则为双侧持续性鼻塞。系鼻黏膜炎性肿胀和分泌物积蓄所致。②脓涕：鼻腔内大量脓性或黏脓性鼻涕，难以擤尽，脓涕中可带有少许血液。厌氧菌或大肠杆菌感染者脓涕恶臭（多是牙源性上颌窦炎）。脓涕可后流至咽部和喉部，刺激局部黏膜引起发痒、恶心、咳嗽和咳痰。③头痛或局部疼痛：为本病最常见症状。一般而言，前组鼻窦炎引起的头痛多在额部和颌面部，后组鼻窦炎的头痛则多位于颅底或枕部。④嗅觉改变：因鼻塞而出现嗅觉暂时减退或丧失。

各鼻窦引起的头痛和疼痛各有特点：①急性上颌窦炎：眶上额部痛，可能伴有同侧颌面部痛或上列磨牙痛。晨起轻，午后重。②急性筛窦炎：一般头痛较轻，局限于内眦或鼻根部，也可放射至头顶部。前组筛窦炎的头痛有时与急性额窦炎相似，后组筛窦炎则与急性蝶窦炎相似。③急性额窦炎：前额部周期性疼痛。晨起即感头痛，逐渐加重，至午后开始减轻，晚间则完全消失，次日又重复发作。周期性头痛的机制推测是：晚间因睡眠头部呈卧位，使额窦内脓性物难以排出而积蓄，晨起头部呈直立位，脓性分泌物积聚于窦底和窦口，借重力和微弱的纤毛运动逐渐排出，其过程缓慢并使窦内产生负压甚至真空。脓性物的刺激加之窦内负压或真空，故早晨出现“真空性头痛”，且逐渐剧烈并持久。午后窦内脓性分泌物逐渐排空，“真空”状态改善，故午后头痛逐渐缓解和消失。④急性蝶窦炎：颅底或眼球深处钝痛，可放射至头顶和耳后，亦可引起枕部痛。早晨轻，午后重。

2. 体征　鼻黏膜充血、肿胀，尤以中鼻甲和中鼻道黏膜为甚。鼻腔内有大量黏脓或脓性鼻涕，前组鼻窦炎可见中鼻道有黏脓或脓性物。后组鼻窦炎者则见于嗅裂。若患者检查前擤过鼻涕，中鼻道或嗅裂内黏脓或脓性物可能暂时消失，宜取体位引流后再作检查。若单侧鼻腔脓性分泌物恶臭，在成人应考虑牙源性上颌窦炎，在儿童则应考虑鼻腔异物。急性上颌窦炎表现为颌面、下睑红肿和压痛；急性额窦炎则表现额部红肿以及眶内上角（相当于额窦底）压痛和额窦前壁叩痛；急性筛窦炎在鼻根和内眦处偶有红肿和压痛。

【辅助检查】

1. 鼻内镜检查　用1%麻黄碱和1%丁卡因棉片作鼻黏膜收缩和麻醉后，取不同视角的鼻内镜检查鼻腔各部，注意检查鼻道和窦口及其附近黏膜病理改变，包括窦口形态、黏膜红肿程度、息肉样变以及脓性分泌物来源等。

2. 影像学检查　通常主张鼻窦CT扫描，可清楚显示鼻窦黏膜增厚，病变累及鼻窦范围等。在没有CT设备的医院，可选择鼻窦X线平片检查。

3. 上颌窦穿刺冲洗　即为诊断性穿刺。须在患者无发热和在抗生素控制下施行。观察有无脓性分泌物冲出，若有，应作细菌培养和药物敏感试验，以利进一步治疗。

【诊断及鉴别诊断】

详细询问和分析病史，如上述症状出现在急性鼻炎（可能已在缓解中）之后，应首先考虑本病。

【治疗】

治疗原则：根除病因；解除鼻腔鼻窦引流和通气障碍；控制感染和预防并发症。

1. 全身治疗

（1）一般治疗　同上呼吸道感染和急性鼻炎，适当注意休息。

（2）足量抗生素　及时控制感染，防止发生并发症或转为慢性。明确致病菌者应选择敏感的抗生素，未能明确致病菌者可选择广谱抗生素。明确厌氧菌感染者应同时应用替硝唑或甲硝唑。

(3) 对特异性体质者（如变应性鼻炎，哮喘），必要时全身给以抗变态反应药物。

(4) 对邻近感染病变如牙源性上颌窦炎或全身慢性疾病等应针对性治疗。

2. 局部治疗　鼻内用减充血剂和糖皮质激素。

3. 体位引流　目的是促进鼻窦内分泌物的引流。

4. 物理治疗　局部热敷、短波透热或红外线照射等，可促进炎症消退和改善症状。

5. 鼻腔冲洗　用注射器或专用鼻腔冲洗器。冲洗液可选择：生理盐水，生理盐水+庆大霉素+地塞米松，或生理盐水+甲硝唑+地塞米松。每日1~2次。此方法有助于清除鼻腔内分泌物。

6. 上颌窦穿刺冲洗　用于治疗上颌窦炎。此方法同时有助于诊断。但应在全身症状消退和局部炎症基本控制后施行。每周冲洗1次，直至再无脓液冲洗出为止。每次冲洗后可向窦内注入抗生素、替硝唑或甲硝唑溶液。部分患者一次冲洗即获治愈。

7. 额窦环钻引流　急性额窦炎保守治疗无效且病情加重时，为避免额骨骨髓炎和颅内并发症，须行此术。方法：患侧剃眉，局麻下于眉根处做1cm横切口达骨膜下，骨膜下分离显露骨壁，用环钻于额窦前壁钻一小洞，穿透黏膜，经此孔吸出脓液并作冲洗，然后插入内径为5mm塑料管或硅胶管留置引流，待症状完全消退，即可拔管。

二、慢性鼻窦炎

慢性鼻窦炎（chronic sinusitis）多因急性鼻窦炎反复发作未彻底治愈而迁延所致，可单侧发病或单窦发病，但双侧发病或多窦发病极常见。

病因和致病菌与急性化脓性鼻窦炎者相似。此外，特应性体质与本病关系甚为密切。

【临床表现】

1. 症状

(1) 全身症状　轻重不等，有时则无。较常见为精神不振、易倦、头痛头昏、记忆力减退、注意力不集中等。

(2) 局部症状　①流脓涕：为主要症状之一。涕多，黏脓性或脓性。前组鼻窦炎者，鼻涕易从前鼻孔擤出；后组鼻窦炎者，鼻涕多经后鼻孔流入咽部。牙源性上颌窦炎的鼻涕常有腐臭味。②鼻塞：是慢性鼻窦炎的另一主要症状。由于鼻黏膜肿胀、鼻甲黏膜息肉样变、息肉形成、鼻内分泌物较多或稠厚所致。③头痛：一般情况下并无此症状。即使有头痛，亦不如急性鼻窦炎者严重，常表现为钝痛和闷痛。头痛常有下列特点：伴随鼻塞、流脓涕和嗅觉减退等症状；多有时间性或固定部位，多为白天重、夜间轻，且常为一侧，若为双侧者必有一侧较重。前组鼻窦炎者多在前额部痛，后组鼻窦炎者多在枕部痛；经鼻内用减充血剂、蒸气吸入等治疗后头痛缓解。④嗅觉减退或消失：多数属暂时性，少数为永久性。乃因鼻黏膜肿胀、肥厚或嗅器变性所致。⑤视功能障碍：是本病的并发症之一。主要表现为视力减退或失明（球后视神经炎所致）。多与后组筛窦炎和蝶窦炎有关，是炎症累及管段视神经和眶内所致。近年发现患病率增多。

2. 体征　鼻黏膜慢性充血、肿胀或肥厚，中鼻甲大或息肉样变，中鼻道变窄、黏膜水肿或有息肉。前组鼻窦炎者脓液位于中鼻道，后组鼻窦炎者脓液位于嗅裂，或下流积蓄于鼻腔后段或流入鼻咽部。牙源性上颌窦炎者同侧上列第2双尖牙或第1、2磨牙可能存在病变或疼痛，后组鼻窦炎者咽后壁可见到脓液或干痂附着。

【辅助检查】

1. 鼻内镜检查 可清楚准确判断上述各种病变及其部位，并可发现前鼻镜不能窥视到的其他病变，如窦口及其附近区域的微小病变和上鼻道、蝶窦口的病变。

2. 影像学检查 鼻窦CT扫描，可显示窦腔大小、形态以及窦内黏膜不同程度增厚、窦腔密度增高、液平面或息肉阴影等。尤其是冠状位鼻窦CT，可准确判断各鼻窦病变范围，鉴别鼻窦占位性或破坏性病变。

3. 上颌窦穿刺冲洗 通过穿刺冲洗了解窦内脓液之性质、量、有无恶臭等，并行脓液细菌培养和药物敏感试验，据此了解病变性质并选择抗生素。有诊断和治疗价值。

4. 鼻窦A型超声波检查 本检查具有无创痛、简便、迅速和可重复检查等优点。适用于上颌窦和额窦。可发现窦内积液、息肉或肿瘤等。

【诊断及鉴别诊断】

根据上述病史和检查，应对慢性鼻窦炎做出诊断并临床分型分期。

1型：单纯型慢性鼻窦炎。1期：单发鼻窦炎；2期：多发鼻窦炎；3期：全组鼻窦炎。

2型：慢性鼻窦炎伴鼻息肉。1期：单发鼻窦炎伴单发性鼻息肉；2期：多发鼻窦炎伴多发性鼻息肉；3期：全组鼻窦炎伴多发性鼻息肉。

3型：多发性鼻窦炎或全组鼻窦炎伴多发性鼻息肉和或筛窦骨质增生。

【治疗】

（1）鼻腔内应用减充血剂和糖皮质激素，改善鼻腔通气和引流。

（2）鼻腔冲洗 每天1~2次，可用生理盐水冲洗，目的是清除鼻腔内分泌物，以利鼻腔的通气和引流。

（3）上颌窦穿刺冲洗 每周1次。必要者可经穿刺针导入硅胶管置于窦内，以便每日冲洗和灌入抗生素。

（4）负压置换法（displacement method）最宜用于小儿慢性全鼻窦炎者。也可在鼻内镜下，用吸引器吸除鼻腔和各鼻道的引流物。

（5）鼻腔手术 鼻中隔偏曲、中鼻甲甲泡、息肉或息肉样变、肥厚性鼻炎、鼻腔异物肿瘤等，是窦口鼻道复合体区域的阻塞的原因，必须手术矫正或切除。手术以解除窦口鼻道复合体阻塞和改善鼻窦引流和通气为目的。

（6）鼻窦手术 应在规范的保守治疗无效后选择鼻窦手术。手术方式可分为传统手术和鼻内镜手术。目前鼻内镜手术在鼻科学中占主流地位，手术的关键是解除鼻腔和鼻窦口的引流和通气障碍，尽可能地保留鼻腔和鼻窦结构如中鼻甲、鼻窦正常黏膜和可良性转归的病变黏膜。其目的是保持和恢复鼻腔和鼻窦的生理功能。

第八节 鼻 肿 瘤

一、鼻腔恶性肿瘤

鼻腔恶性肿瘤大多继发于鼻窦、外鼻、眼眶、鼻咽等处的恶性肿瘤的直接扩散。原发性鼻腔恶性肿瘤少见，可起源于鼻腔内任何部位，但较常见于鼻腔侧壁，如中鼻甲、中鼻道、下鼻甲，少数起自鼻中隔。

原发性鼻腔恶性肿瘤的发生可能与下列因素有关：①长期慢性炎症刺激，使鼻腔黏膜上皮化生为鳞状上皮或移行上皮，进一步癌变；②放疗后诱发；③外伤；④边界性良性肿瘤的恶变，如乳头状瘤，神经鞘膜瘤，小涎腺混合瘤。

【临床表现】

1. 症状 早期仅有单侧鼻塞、鼻出血等症状，以后可出现鼻、面部麻木感、胀满感，顽固性头痛，进行性单侧鼻塞，反复少量鼻出血，嗅觉减退或丧失。患者常有多次“鼻息肉”切除手术及术后迅速复发的病史。继发感染或肿瘤溃烂时，可出现恶臭的血性鼻涕。恶性黑色素瘤患者可有黑色黏稠鼻涕。晚期肿瘤常充满鼻腔，将鼻中隔推向对侧，常侵犯鼻窦、鼻咽部、眼眶、腭、牙槽等部位，出现相应症状，如视力减退、复视、眼球移位、突眼、面颊膨隆、腭部肿块、耳鸣、听力减退和剧烈头痛等。

2. 体征 鼻腔癌肿大多呈广基息肉样、乳头状、桑葚或菜花样，粉红或红色，质地较硬而脆，表面溃破及坏死，触之易出血。常伴有鼻息肉或化脓性鼻窦炎。

【辅助检查】

鼻窦X线摄片和CT扫描有助于明确肿瘤的原发部位及其扩展、侵犯范围。

【诊断和鉴别诊断】

早期诊断取决于对早期症状足够的重视。遇40岁以上患者，近期出现单侧进行性鼻塞伴血性鼻涕者，或长期鼻窦炎，近期出现剧烈头痛和鼻出血者，多次“鼻息肉”切除手术及术后迅速复发者，均应怀疑鼻腔恶性肿瘤的可能，应及时病理活检。

【治疗】

应采取以手术切除为主，术前、术后放疗和化疗为辅的综合治疗。手术径路多采用鼻侧切开或唇下正中切口。对放射线敏感的恶性淋巴瘤、未分化癌，晚期肿瘤或高龄、体弱不适于手术者，应以放疗和化疗为主，行根治性或姑息性治疗。

二、鼻窦恶性肿瘤

因解剖位置隐蔽，早期症状少，鼻窦恶性肿瘤不易早期确诊。多数患者在就诊时肿瘤并非原发部位，鼻腔、鼻窦恶性肿瘤常合并出现。而且，鼻腔、鼻窦与眼眶、颅脑相互毗邻，晚期肿瘤可向邻近组织侵犯，以致有时很难判断何处为原发，诊断治疗常感棘手，预后也远较外鼻恶性肿瘤为差。

鼻腔、鼻窦恶性肿瘤发病因素类似：①长期慢性炎症刺激：长期的慢性炎症刺激可使鼻窦黏膜上皮大面积鳞状化生，形成鳞状细胞癌的发生基础。上颌窦癌患者多伴有长期慢性化脓性上颌窦炎病史。②经常接触致癌物质：长期吸入某些刺激性或化学性物质，如镍、砷、铬及其化合物，硬木屑及软木料粉尘等均有增加诱发鼻腔、鼻窦恶性肿瘤的危险。③良性肿瘤恶变：鼻息肉或内翻性乳头状瘤反复复发，多次手术，则有恶变的危险。此外，鼻硬结病、小涎腺混合瘤、神经鞘膜瘤、纤维瘤等，也有恶变可能。④放射性物质：因鼻及鼻窦良性病变而行放疗者，若干年后有可能诱发恶性肿瘤，因此，应禁止滥用放疗。⑤外伤：肉瘤患者常可追忆有外伤病史。

【临床表现】

鼻窦恶性肿瘤的临床表现随肿瘤原发部位和受累范围而异。

1. 症状

（1）上颌窦恶性肿瘤　上颌窦恶性肿瘤的原发部位对其临床表现、疗效及预后有很大的影响。一般说来，起自前下内部分者早期即可出现牙的症状，易于早期诊断和完整切除，故预后较好；起自后上外部分者易侵入眼眶、颧部、颞下窝，预后较差；来自后上内部分的恶性肿瘤，症状出现较晚，易早期侵入邻近的眼眶、颅腔，难以完整切除，故预后最差。Sebileau 建议自中鼻甲下缘作一假想水平面，将上颌窦腔分为上、下两部分。发生于上部分的恶性肿瘤，容易通过筛窦或眼眶侵入颅底，故预后较差。早期肿瘤较小，局限于窦腔某一部位，以内上角区为多，常无明显症状。随着肿瘤的发展，先后出现以下症状：①单侧脓血鼻涕：持续的单侧脓血鼻涕应引起注意，晚期可有恶臭味。②面颊部疼痛或麻木感：肿瘤侵犯眶下神经致患侧面颊部疼痛或麻木感。③单侧进行性鼻塞：肿瘤挤压使鼻腔外侧壁内移或破坏鼻腔外侧壁侵入鼻腔所致。④单侧上颌磨牙疼痛或松动：肿瘤向下侵及牙槽所致。患者因此常先就诊于口腔科，常误诊为牙病，但拔牙后症状依旧。

上颌窦恶性肿瘤晚期破坏窦壁，向邻近组织扩展，可引起下列症状：①面颊部隆起：肿瘤压迫破坏前壁，可致面颊部隆起，面部不对称变形。②眼部症状：肿瘤压迫鼻泪管出现流泪；向上压迫眶底可使眼球向上移位，触诊眶底抬高，眶缘变钝或饱满。③硬腭隆起：肿瘤向下扩展可致硬腭及唇龈沟呈半圆形隆起，甚至溃烂，牙槽增厚，牙齿松动或脱落。④张口困难：肿瘤向外进犯翼腭窝和翼内肌时，可出现顽固性神经痛和张口困难。此症状多为晚期，预后不佳。⑤颅底受累：肿瘤可经鼻顶筛板侵犯颅前窝底；也可破坏侧壁侵犯颞下窝而达颅中窝底，出现内眦部包块，或有张口困难，颞部隆起，头痛，耳痛等症状。⑥颈淋巴结转移：可在晚期发生，多见于同侧颌下淋巴结。

（2）筛窦恶性肿瘤　筛窦肿瘤早期局限于筛房可无症状。当肿瘤侵入鼻腔时，可出现单侧鼻塞，血性鼻涕，头痛和嗅觉障碍。晚期肿瘤可向各个方向扩展，出现相应结构和器官受累的临床表现。最易向外侵犯纸样板进入眼眶，使眼球向外、前、下或上方移位，并有复视。后组筛窦肿瘤可侵入球后、眶尖，出现眶尖综合征，即突眼，动眼神经麻痹，上睑下垂，视力减退或失明。肿瘤向前发展，致内眦部隆起，向上侵犯筛顶，累及硬脑膜或侵入颅内。则有剧烈头痛。可出现同侧颌下或颈深上淋巴结转移。

（3）额窦恶性肿瘤　原发于额窦恶性肿瘤极少见，早期多无症状。可出现额部胀痛、皮肤麻木和鼻出血等。肿瘤向外下发展时，可致前额部及眶上内缘隆起，眼球向下、外、前移位，可出现突眼、复视。晚期可侵入颅前窝，出现剧烈头痛和脑膜刺激征。淋巴结转移常发生在同侧颌下或颈深上组。

(4) 蝶窦恶性肿瘤 极为罕见，但可见由鼻腔、鼻咽、后内侧筛窦或脑垂体恶性肿瘤的扩展侵入蝶窦者。早期无症状，随着肿瘤的发展，可有颅顶、眼眶深部或枕部的顽固性头痛。CT 扫描有助于明确肿瘤来源和范围。临床上少见转移，患者常在出现明显转移之前，已死于广泛的颅底和颅内侵犯。

2. 体征 可见新生物呈菜花样，基底广泛，常有溃疡或坏死，触之易出血。鼻腔外侧壁有无向内移现象，中鼻道或嗅裂有无血迹、息肉或新生物。后鼻镜检查，要注意后鼻孔区、鼻咽顶及咽鼓管咽口和咽隐窝处情况。

【辅助检查】

1. 鼻内镜检查 可更清楚地观察肿瘤的原发部位、大小、外形以及中鼻道、嗅裂、蝶筛隐窝和鼻窦开口情况。疑有上颌窦恶性肿瘤时，可经犬牙窝或下鼻道用套管针穿刺，插入鼻内镜，直接观察上颌窦内病变。

2. 病理活检及细胞涂片 肿瘤组织活检及鼻窦穿刺细胞涂片病理学检查是最终确诊依据。

3. 影像学检查 首选鼻窦 CT 或 MRI 检查，可明确肿瘤大小和侵犯范围。

4. 手术探查 临床上高度怀疑鼻窦恶性肿瘤，无法活检或反复活检不能确诊者，可考虑鼻窦手术探查，术中快速冰冻切片病理检查结果有利于确诊。

【诊断及鉴别诊断】

鼻窦恶性肿瘤因解剖部位隐蔽，早期无明显症状。足够的意识和高度的警觉对早期诊断很重要。遇单侧进行性鼻塞或血性鼻涕，单侧面颊部疼痛或麻木感，单侧上列磨牙疼痛或松动，尤其是 40 岁以上患者，都应怀疑鼻窦恶性肿瘤的可能，应进行相应的检查。

【治疗】

根据肿瘤病理类型、原发部位、侵犯范围及患者全身情况，选择手术、放射、化疗和生物等治疗方案。对肿瘤范围较局限者，多采取手术为主的综合疗法，包括术前根治性放疗，手术彻底切除原发肿瘤病灶。必要时可行单侧或双侧颈淋巴清扫术，以及术后放疗和化疗等。首次治疗是治疗成败的关键。

1. 手术治疗 为多数鼻窦恶性肿瘤首选的治疗方法，尤其是早期肿瘤范围较局限者。对范围较大、周围结构较复杂，单纯手术难以达到根治性切除者，术前或术后应配合放疗或化疗，以减少术后复发，提高疗效。

(1) 上颌窦恶性肿瘤 根据情况可选择 Denker 手术，鼻侧切开术、上颌骨部分切除术或上颌骨全切除术，必要时加眶内容摘除术。局限在上颌窦内无邻近侵犯的肿瘤可经鼻内镜下切除。上颌骨全切除后的硬腭缺损，用保留的硬腭粘骨膜修复，或术后安装牙托。

(2) 筛窦恶性肿瘤 可行鼻外进路筛窦切除术或鼻侧切开术。侵及颅内的病例，可行颅面联合进路手术。

(3) 额窦恶性肿瘤 可采用鼻外进路额窦手术，术中将肿瘤连同窦腔黏膜全部切除。尽可能复位额骨骨瓣，以保持面容。必要时，可将额窦各壁切除，同期或择期行整形修复手术。

（4）蝶窦恶性肿瘤 可采用鼻侧切开术，经筛窦达到蝶窦，尽量切除肿瘤，蝶窦恶性肿瘤应以放疗为主，手术为辅，但局限在蝶窦内肿瘤可经鼻内镜下切除。

2. *放射治疗* 单纯根治性放疗只适用于对放射线敏感的恶性肿瘤，如肉瘤、未分化癌、但疗效并不完全满意。单纯姑息性放疗可用于无法行根治性手术切除的晚期病例。手术前或手术后加用放疗，疗效较好。目前多倾向于术前根治性放疗，可使癌肿缩小，周围血管与淋巴管闭塞，减少播散机会。可采用^{60}钴或直线加速器放疗，总量控制在5000～6000cGy/4～8周为宜。放疗后6周进行手术切除，此时肿瘤的退变已达最大限度，正常组织的放射反应亦可减退，不会引起正常组织的继发性变性。

3. *化学治疗* 根据肿瘤生物学特性选择化疗，多数鼻窦恶性肿瘤化疗非首选。只对不愿接受或不适应放疗及手术的患者或手术不彻底者，可采用化学治疗。

第六十七章

咽疾病

第一节　咽部炎症性疾病

一、急性咽炎

急性咽炎（acute pharyngitis）是咽黏膜、黏膜下组织的急性炎症，多累及咽部淋巴组织。可单独发病，亦常继发于急性鼻炎或急性扁桃体炎。本病常见于秋、冬季及冬、春季之交。

病因：①病毒感染：以柯萨奇病毒（Coxsackie virus）、腺病毒、副流感病毒多见，鼻病毒及流感病毒次之，通过飞沫和密切接触而传染。②细菌感染：以链球菌、葡萄球菌及肺炎链球菌多见，其中以A组乙型链球菌感染者最为严重，可导致远处器官的化脓性病变，称之为急性脓毒性咽炎（acute septic pharyngitis）。③环境因素：如高温、粉尘、烟雾、刺激性气体等均可引起本病。

病理表现为黏膜充血，血管扩张及浆液渗出，使黏膜下血管及黏液腺周围有粒性白细胞及淋巴细胞浸润，黏膜肿胀增厚。

【临床表现】

1. 症状　一般起病较急，先有咽部干燥，灼热、粗糙感，继有明显咽痛，吞咽时加重，咽侧索受累时疼痛可放射至耳部。全身症状一般较轻，但因年龄、免疫力以及病毒、细菌毒力不同而程度不一，可有发热、头痛、食欲不振和四肢酸痛等。若无并发症者，一般1周内可愈。

2. 体征　口咽部黏膜呈急性弥漫性充血、肿胀。咽后壁淋巴滤泡隆起，表面可见黄白色点状渗出物。悬雍垂及软腭水肿。下颌角淋巴结肿大，压痛。鼻咽及喉咽部也可呈急性充血，严重者可见会厌水肿。

3. 并发症　可引起中耳炎、鼻窦炎及呼吸道的急性炎症。急性脓毒性咽炎可能并发急性肾炎、风湿热及败血症等。

【诊断及鉴别诊断】

根据病史、症状及体征，本病诊断不难。但应注意与某些急性传染病（如麻疹、猩红热、流感等）相鉴别。在儿童尤为重要。可行咽培养和抗体测定，以明确病因。此外，如见咽部出现假膜坏死，应行血液学及全身检查，以排除血液病等。

【治疗】

无全身症状或症状较轻者，可局部用药：复方硼砂溶液（Dobell solution）含漱；各种含片如度米芬喉片、碘喉片、薄荷喉片、草珊瑚含片，西瓜霜含片，华素片及溶菌酶含片等，可酌情选用；中成药可选用六神丸或喉痛消炎丸等；针对病因可应用抗病毒药如吗啉双胍、金刚烷胺等。全身症状较重伴有高热者，除上述治疗外，应卧床休息，多饮水及进流质；抗病毒药可经静脉途径给药。同时应用抗生素或磺胺类药物。

二、慢性咽炎

慢性咽炎（chronic pharyngitis）为咽部黏膜、黏膜下及淋巴组织的弥漫性炎症，常为上呼吸道慢性炎症的一部分，多见于成年人。病程长，症状顽固，较难治愈。

病因：

（1）局部因素 ①急性咽炎反复发作所致。②各种鼻病及呼吸道慢性炎症，长期张口呼吸及炎性分泌物反复刺激咽部，或受慢性扁桃体炎、牙周炎的影响。③烟酒过度、粉尘、有害气体的刺激及辛辣食物等都可引起本病。

（2）全身因素：如贫血、消化不良、下呼吸道慢性炎症、心血管疾病、内分泌功能紊乱、维生素缺乏及免疫功能低下等。

病理可分三类：①慢性单纯性咽炎（chronic simple pharyngitis）：咽黏膜充血，黏膜下结缔组织及淋巴组织增生，鳞状上皮层增厚，上皮下层小血管增多，周围有淋巴细胞浸润，黏液腺肥大，分泌亢进。②慢性肥厚性咽炎（chronic hypertrophic pharyngitis）：黏膜充血增厚，黏膜下有广泛的结缔组织及淋巴组织增生，黏液腺周围淋巴组织增生，形成咽后壁多个颗粒状隆起。常见咽侧索淋巴组织增生肥厚，呈条索状。③萎缩性咽炎与干燥性咽炎（atrophic pharyngitis and pharyngitis sicca）：病因不明。患者常伴有萎缩性鼻炎。主要病理变化为腺体分泌减少，黏膜萎缩变薄。

【临床表现】

1. *症状* 一般无明显全身症状。咽部异物感、痒感、灼热感、干燥感或微痛感。常有黏稠分泌物附着于咽后壁，使患者晨起时出现频繁的刺激性咳嗽，伴恶心。无痰或仅有颗粒状藕粉样分泌物咳出，萎缩性咽炎患者有时可咳出带臭味的痂皮。

2. *体征*

（1）慢性单纯性咽炎 黏膜充血，血管扩张，咽后壁有散在的淋巴滤泡，常有少量黏稠分泌物附着在黏膜表面。

（2）慢性肥厚性咽炎 黏膜充血增厚，咽后壁淋巴滤泡显著增生，多个散在突起或融合成块。咽侧索充血肥厚。

（3）萎缩性咽炎与干燥性咽炎 黏膜干燥，萎缩变薄，色苍白发亮。常附有黏稠分泌物或带臭味的黄褐色痂皮。

【诊断和鉴别诊断】

本病诊断不难。但应注意，许多全身性疾病早期症状酷似慢性咽炎。因此必须详细询问病史，全面仔细检查鼻、咽、喉、气管、食管、颈部乃至全身的隐匿病变，特别警惕早期恶性肿瘤。在排除这些病变之前，不应贸然或勉强作出慢性咽炎的诊断。

【治疗】

1. *病因治疗* 坚持户外活动，戒断烟酒等不良嗜好，保持室内空气清新，积极治疗鼻炎、气管支气管炎等呼吸道慢性炎症及其他全身性疾病。

2. *中医中药* 慢性咽炎系脏腑阴虚，虚火上扰，治宜滋阴清热，可用增液汤加减。近年来临床应用较多的中成药有健民咽喉片，桂林西瓜霜、草珊瑚含片等。

3. *局部治疗*

(1) 单纯性咽炎 常用复方硼砂溶液、呋喃西林溶液、2%硼酸液含漱。含漱时头唇仰、张口发“啊”音，使含漱液能清洁咽后壁。亦可含服碘喉片、薄荷喉片及上述中成药含片。

(2) 肥厚性咽炎 除上述治疗外，可用激光治疗，若淋巴滤泡增生广泛，治疗宜分次进行。亦可用药物（硝酸银）、冷冻或电凝固法治疗，但治疗范围不宜过广。

(3) 萎缩性咽炎与干燥性咽炎 用2%碘甘油涂抹咽部，可改善局部血液循环，促进腺体分泌。服用维生素A、B_2、C、E，可促进黏膜上皮生长。

第二节 扁 桃 体 炎

一、急性扁桃体炎

急性扁桃体炎（acute tonsillitis）为腭扁桃体的急性非特异性炎症，常伴有不同程度的咽黏膜和淋巴组织炎症，是一种很常见的咽部疾病。多发生于儿童及青年，在春秋两季气温变化时最易发病。中医称扁桃体为“乳娥”，称急性扁桃体炎为“烂乳娥”、“喉娥风”。

乙型溶血性链球菌为本病的主要致病菌，非溶血性链球菌、葡萄球菌、肺炎链球菌、流感杆菌及腺病毒或鼻病毒、单纯性疱疹病毒等也可引起本病。细菌和病毒混合感染者不少见。近年发现有厌氧菌感染者，革兰阴性杆菌感染有上升趋势。

正常人咽部及扁桃体隐窝内存留着某些病原体，机体防御能力正常时，不致发病。当人体抵抗力降低时，病原体大量繁殖，毒素破坏隐窝上皮，细菌侵入其实质而发生炎症。受凉、潮湿、烟酒过度、过度劳累、有害气体刺激、上呼吸道有慢性病灶存在等均可诱发本病。急性扁桃体炎的病原体可通过飞沫或直接接触而传染。

【临床表现】

1. *症状*

(1) 全身症状 多见于急性化脓性扁桃体炎。起病急，可有畏寒、高热、头痛、食欲下降、乏力、全身不适、便秘等。小儿可因高热而引起抽搐、呕吐及昏睡。

(2) 局部症状 剧烈咽痛为其主要症状，常放射至耳部，伴有吞咽困难。下颌角淋巴结肿大，有时感到转头不便。葡萄球菌感染者，扁桃体肿大较显著，在幼儿还可引起呼吸困难。

2. *体征* 患者呈急性病容。咽部黏膜呈弥漫性充血，以扁桃体及两腭弓最为严重。腭扁桃体肿大，在其表面可显黄白色脓点，或在隐窝口处有黄白色或灰白色点状豆渣样渗出物，可连成一片形似假膜，下颌角淋巴结常肿大。

3. *并发症* ①局部并发症：炎症直接波及邻近组织常导致扁桃体周脓肿；也可引起急性中耳炎、急性鼻炎及鼻窦炎、急性喉炎、急性淋巴结炎、咽旁脓肿等；②全身并发症：急性扁桃体炎可引起全身各系统许多疾病，常见者有急性风湿热、急性关节炎、急性骨髓炎、心肌炎及急性肾炎等。

【诊断及鉴别诊断】

根据其典型的临床表现，本病不难诊断。但应注意与咽白喉、樊尚咽峡炎及某些血液病所引起的咽峡炎等疾病相鉴别。

【治疗】

1. *一般疗法* 本病具有传染性，患者要适当隔离。卧床休息，进流质饮食及多饮水，加强营养及疏通大便，咽痛较剧或高热时，可口服解热镇痛药。

2. *抗生素应用* 为主要治疗方法。首选青霉素，根据病情轻重，决定给药途径。若治疗2~3天后病情无好转，高热不退，需改用其他种类抗生素，或酌情使用糖皮质激素。

3. *局部治疗* 常用复方硼砂溶液、复方氯己定含漱液或1∶5000呋喃西林液漱口。

4. *中医中药* 中医理论认为本病系内有痰热，外感风、火，应疏风清热，消肿解毒。常用银翘柑橘汤或用清咽防腐汤。

5. *手术治疗* 本病有反复发作的倾向。因此，对已有并发症者，应在急性炎症消退后施行扁桃体切除术。

二、慢性扁桃体炎

慢性扁桃体炎（chronic tonsillitis）多由急性扁桃体炎反复发作或因扁桃体隐窝引流不畅，窝内细菌、病毒滋生感染而演变为慢性炎症。

链球菌和葡萄球菌为本病的主要致病菌。反复发作的急性扁桃体炎使隐窝内上皮坏死，细菌与炎性渗出物聚集其中，隐窝引流不畅，导致本病的发生和发展。也可继发于猩红热、白喉、流感、麻疹、鼻腔及鼻窦感染。本病的发生机制尚不清楚，近年来认为与自身变态反应有关。

【临床表现】

1. *症状* 患者常有咽痛，易感冒及急性扁桃体炎发作史。平时自觉症状少，可有咽内发干、发痒、异物感、刺激性咳嗽等轻微症状。若扁桃体隐窝内潴留干酪样腐败物或有大量厌氧菌感染，则出现口臭。小儿扁桃体过度肥大，可能出现呼吸不畅、睡时打鼾、吞咽或言语共鸣的障碍。由于隐窝脓栓被咽下，刺激胃肠，或隐窝内细菌、毒素等被吸收引起全身反应，导致消化不良、头痛、乏力、低热等。

2. *体征* 扁桃体和舌腭弓呈慢性充血，黏膜呈暗红色，用压舌板挤压舌腭弓时，隐窝口有时可见黄、白色干酪样点状物溢出。扁桃体大小不定，成人扁桃体多已缩小，但可见瘢痕，凹凸不平，常与周围组织粘连。患者常有下颌角淋巴结肿大。

3. *并发症* 主要有风湿性关节炎、风湿热、心脏病、肾炎等。

【诊断及鉴别诊断】

应根据病史，结合局部检查进行诊断。患者有反复急性发作的病史，为本病诊断的主要依据。扁桃体的大小并不表明其炎症程度，故不能以此做出诊断。本病应与下列疾病相鉴别：如扁桃体生理性肥大、扁桃体角化症扁桃体肿瘤等。

【治疗】

1. 非手术疗法

(1) 基于慢性扁桃体炎是感染－变应性状态的观点，本病治疗不应仅限于抗菌药物或手术而应结合免疫疗法或抗变应性措施，包括使用有脱敏作用的细菌制品（如用链球菌变原和疫苗进行脱敏），以及各种增强免疫力的药物，如注射胎盘球蛋白、转移因子等。

(2) 局部涂药、隐窝灌洗及激光疗法等均有人试用，远期疗效不理想。

(3) 加强体育锻炼，增强体质和抗病能力。

2. 手术疗法　施行扁桃体切除术（tonsillectomy）。

第三节　咽 部 脓 肿

一、扁桃体周围脓肿

发生在扁桃体周围间隙内的化脓性炎症，称为扁桃体周脓肿（peritonsillar abscess）。初起为蜂窝织炎（称为扁桃体周炎），继之形成脓肿。多见于青壮年。中医称之为喉痈。

本病常继发于急性扁桃体炎，尤其是慢性扁桃体炎急性发作者。由于扁桃体隐窝，特别是扁桃体上隐窝的炎症，使窝口阻塞，其中的细菌或炎性产物破坏上皮组织，向深部侵犯，穿透扁桃体被膜，进入扁桃体周围隙。

本病常见的致病菌有金黄色葡萄球菌、乙型溶血性链球菌、甲型草绿色链球菌和厌氧菌属等。

本病多单侧发病。按其发生的部位，临床上分前上型和后上型两种，前者多见，脓肿位于扁桃体上极与舌腭弓之间；后者脓肿位于扁桃体和咽腭弓之间，较少见。

【临床表现】

1. 症状　初起如急性扁桃体炎症状，3～4 天后，发热仍持续或加重，一侧咽痛加剧，吞咽时尤甚，疼痛常向同侧耳部或牙齿放射。再经 2～3 天后，疼痛更剧，吞咽困难，唾液在口内潴留，甚至外溢。患者头偏向病侧，颈项呈假性僵直；口微张，流涎，言语含糊不清。喝水时，常向鼻腔反流。重患者因翼内肌受累而有张口困难。同侧下颌角淋巴结肿大。全身乏力、纳差、肌酸痛、便秘等。

2. 体征　患者呈急性病容，早期可见一侧舌腭弓显著充血。若局部明显隆起，甚至张口困难时，提示脓肿已形成。属前上型者，病侧舌腭弓及软腭红肿突出，悬雍垂水肿，偏向对侧，舌腭弓上方隆起，扁桃体被遮盖且被推向下方。后上型者，咽腭弓红肿呈圆柱状，扁桃体被推向前下方。

3. 并发症　炎症扩散到咽旁隙，可发生咽旁脓肿；向下蔓延，发生喉炎及喉水肿。可出现相应症状。

【诊断及鉴别诊断】

根据病史及检查，诊断不难。超声诊断有助于鉴别扁桃体周炎和扁桃体周脓肿；穿刺抽脓可确定诊断。

【治疗】

1. 脓肿形成前 按急性扁桃体炎处理，选用足量抗生素及适量的糖皮质激素控制炎症。

2. 脓肿形成后

（1）穿刺抽脓 2%丁卡因表面麻醉后，于脓肿最隆起处刺入。穿刺时，应注意方位，进针不可太深，以免刺伤咽旁隙大血管。针进入脓腔，即可抽出脓液。

（2）切开排脓 切开部位，①前上型者，可在穿刺获脓处，或选择最隆起和最软化处切开；也可按常规定位从悬雍垂根部作一假想水平线，从腭舌弓游离缘下端（与舌根交接处）作一假想垂直线，二线交点稍外即为切口处。切开黏膜及浅层组织后，用长弯钳向后外方顺肌纤维走向撑开软组织，进入脓腔，充分排脓。②后上型者，则在腭咽弓处切开排脓。次日复查可再次撑开排脓。

（3）行扁桃体切除术 确诊后，在抗生素的有效控制下，施行病侧的扁桃体切除，具有排脓彻底，恢复快，且无复发的优点。对多次脓肿发作者，应在炎症消退 2 周后，将扁桃体切除。

二、咽后脓肿

咽后脓肿（retropharyngeal abscess）为咽后隙的化脓性炎症，按发病机制分为急性和慢性两种。急性型多见于 3 岁以下婴幼儿的咽后隙化脓性淋巴结炎：由于婴幼儿每侧咽后隙中有 3 ~ 8 个淋巴结，口、咽、鼻腔及鼻窦的感染，可引起这些淋巴结发炎，进而化脓，最后形成脓肿。其他原因：如咽部异物及外伤后感染，或邻近组织炎症扩散进入咽后隙，也可导致咽后脓肿。致病菌与扁桃体周脓肿相似。慢性型多由咽后隙淋巴结结核或颈椎结核形成的寒性脓肿。

【临床表现】

1. 症状 急性型起病较急，畏寒、高热、咳嗽、吞咽困难、拒食、吸奶时啼哭和呛逆，烦躁不安，说话含糊不清，似口中含物。常有呼吸困难，其程度视脓肿大小而定，入睡时加重，可有鼾声。如脓肿压迫喉入口处或并发喉部炎症，则吸入性呼吸困难更为明显。

慢性型者，多数伴有结核病的全身表现，起病缓慢，病程较长，无咽痛，随着脓肿的增大，患者逐渐出现咽部阻塞感。

2. 体征 患者呈急性病容，患侧或双侧颈淋巴结肿大，压痛。咽后壁一侧隆起，黏膜充血，较大的脓肿可将病侧的腭咽弓和软腭向前推移。外伤或异物引起的咽后脓肿多在喉咽部，须借助直接或间接喉镜方能发现。颈椎结核引起的脓肿，多位于咽后壁的中央，黏膜色泽较淡。检查操作应轻柔，随时警惕脓肿破裂。如发生意外，立即将患儿头部朝下，防止脓液流入气管，发生窒息或引起吸入性肺炎。

3. 并发症 主要有窒息与肺部感染、咽旁脓肿、出血等。

【辅助检查】

颈侧X线片检查，可发现颈椎前的软组织隆起。若为颈椎结核引起者，可发现有骨质破坏征象。CT检查更有诊断价值，可清晰显示大血管，且有助于脓肿与蜂窝织炎的鉴别。

【诊断及鉴别诊断】

根据典型的病史、症状及检查所见，诊断不难。幼儿出现上述症状，应首先想到本病。

【治疗】

1. *急性型咽后脓肿* 一经确诊，应及早施行切开排脓。取仰卧低头位，用直接喉镜或麻醉喉镜将舌根压向口底，暴露口咽后壁，看清脓肿部位后，以长粗穿刺针抽脓，然后于脓肿底部用尖刀片作一纵形切口，并用长血管钳轻微撑开切口，吸尽脓液；若切开时脓液大量涌出来不及抽吸，应将患者转身俯卧，吐出脓液；必要时，须行气管切开术。术后需使用足量广谱抗生素控制感染。引流不畅者应每日撑开切口排脓，排尽脓液，直至痊愈。若因设备条件所限不能施行手术，可采用反复穿刺抽脓治疗，有些病例也能痊愈。

2. *结核性咽后脓肿* 结合抗结核治疗，经口腔穿刺抽脓，脓腔内注入0.25g链霉素液，但不可在咽部切开。并发颈椎结核者，宜由骨科医师在治疗颈椎结核的同时，取颈外切口排脓。

第四节 咽部肿瘤

一、鼻咽纤维血管瘤

鼻咽纤维血管瘤（angiofibroma of nasopharynx）为鼻咽部最常见的良性肿瘤，与一般纤维瘤不同，为致密结缔组织、大量弹性纤维和血管组成，常发生于10～25岁青年男性，故又名“男性青春期出血性鼻咽血管纤维瘤”。病因不明。

肿瘤起源于枕骨底部、蝶骨体及翼突内侧的骨膜。瘤体由胶原纤维及多核成纤维细胞组成网状基质，其间分布大量管壁薄且无收缩能力的血管，这种血管受损后极易出血。肿瘤常向邻近组织扩张生长，通过裂孔侵入鼻腔、鼻旁窦、眼眶、翼腭窝及颅内。

【临床表现】

1. *症状*

（1）出血 阵发性鼻腔或口腔出血，常为患者首诊主诉。由于反复大出血，患者常有不同程度的贫血。

（2）鼻塞 肿瘤堵塞后鼻孔并侵入鼻腔，引起一侧或双侧鼻塞，常伴有流鼻涕，闭塞性鼻音，嗅觉减退等。

（3）其他症状 由于瘤体不断增长引起邻近骨质压迫吸收和相应器官的功能障碍，肿瘤侵入邻近结构则出现相应症状，如侵入眼眶，则出现眼球突出，视神经受压，视力下降；侵入翼腭窝引起面颊部隆起；侵入鼻腔可引起外鼻畸形；侵入颅内压迫神经，引起头痛及脑神经瘫痪。

2. 体征 可触及肿块基底部，活动度小，中等硬度，若瘤体侵入颊部，通过触诊可了解瘤体蒂部与邻近部位粘连情况。但触诊应轻柔，因触诊极易引起大出血，临床应尽量少用。常见一侧或双侧鼻腔有炎性改变，收缩下鼻甲后，可见鼻腔后部粉红色肿瘤。可见鼻咽部圆形或分叶状红色肿瘤，表面光滑而富有血管，瘤体侵入后鼻孔－鼻腔可引起外鼻畸形或软腭下塌。

【辅助检查】

CT 和 MRI 影像学检查可清晰显示瘤体位置、大小、形态，了解肿瘤累及范置和周围解剖结构的关系。数字减影血管造影（digital subtractive angiography，DSA）可了解肿瘤的血供并可进行血管栓塞，以减少术中出血。

【诊断和鉴别诊断】

根据病史及检查，结合年龄及性别作出诊断。因肿瘤极易出血，活检应列为禁忌。对于病史不典型或肿瘤扩展至邻近结构而出现相应症状者，有时难以作出诊断，常需与后鼻孔出血性息肉，鼻咽部脊索瘤及鼻咽部恶性肿瘤鉴别，最后诊断有赖于术后病理检查。

【治疗】

主要采取手术治疗。根据肿瘤的范围和部位采取不同的手术进路。肿瘤位于鼻咽部或侵入鼻腔鼻窦者，采用硬腭进路或上颌骨拆装术；肿瘤侵入翼腭窝者，采用硬腭进路加颊侧切口或面正中揭翻进路；肿瘤侵入颅内者，需采用颅颌联合进路。术前行 DSA 血管造影及血管栓塞和术中进行控制性低血压可减少术中出血。

二、鼻咽癌

鼻咽癌（nasopharyngeal carcinoma）是我国高发恶性肿瘤之一。从流行病学调查资料显示，我国广东、广西、湖南、福建、江西为世界鼻咽癌高发区；男性发病率约为女性的 2～3 倍，40～50 岁为高发年龄组。

目前认为鼻咽癌发生与遗传、病毒及环境因素等有关。①遗传因素：鼻咽癌患者具有种族及家族聚集现象。研究发现鼻咽癌与人类白细胞抗原（HLA）相关。②EB 病毒：鼻咽癌患者体内不仅存在高滴度抗 EB 病毒抗体，且抗体水平随病情变化而波动。EB 病毒的感染广泛存在于世界各地人群，而鼻咽癌的发生有明显的地域性，说明 EB 病毒感染并非是鼻咽癌致病的惟一因素。③环境因素：鼻咽癌高发区的大米和水中微量元素镍含量较低发区高，鼻咽癌患者头发中镍含量亦高。动物实验证实镍可以促进亚硝胺诱发鼻咽癌。维生素 A 缺乏和性激素失调也可以改变黏膜对致癌物的敏感性。

鼻咽癌多发生于鼻咽部咽隐窝及顶前壁，病灶可呈结节型、溃疡型和黏膜下浸润型多种形态。鼻咽癌 98% 属低分化鳞癌。虽然目前对鼻咽癌确切的病理分型尚无国际公认的统一方案，但基本分类为鳞状细胞癌、腺癌、泡状核细胞癌和未分化癌等。

【临床表现】

1. 症状 由于鼻咽部解剖位置隐蔽，鼻咽癌早期症状不典型，临床上容易延误诊断，应特别提高警惕。

（1）鼻部症状　早期可出现回缩涕中带血或擤鼻涕中带血，时有时无，多不引起患者重视，瘤体增大可阻塞后鼻孔，引起鼻塞，始为单侧，继而双侧。

（2）耳部症状　肿瘤发生于咽隐窝者，早期可压迫或阻塞咽鼓管咽口，引起该侧耳鸣、耳闭塞感及听力下降，临床易误诊为分泌性中耳炎。

（3）颈部淋巴结肿大　颈淋巴结肿大为首发症状者占60%，转移常出现在颈深部上群淋巴结，始为单侧，继之发展为双侧。

（4）脑神经症状　发生于咽隐窝的肿瘤，易通过破裂孔和颈内动脉管侵犯岩骨尖引起Ⅴ、Ⅵ脑神经损伤，继而累及Ⅳ、Ⅲ、Ⅱ脑神经而出现偏头痛，面部麻木，复视，上睑下垂等症状。瘤体可直接侵犯咽旁间隙或因转移淋巴结压迫引起Ⅸ、Ⅹ、Ⅷ脑神经受损而出现软腭瘫痪、反呛、声嘶、伸舌偏斜等症状。

（5）远处转移　晚期鼻咽癌可出现远处转移，常见转移部位有骨、肺、肝。

2. 体征　鼻咽癌常好发于咽隐窝及鼻咽顶前壁，常呈小结节状或肉芽肿样隆起。表面粗糙不平，易出血，有时表现为黏膜下隆起，表面光滑。早期病变不典型，仅表现为黏膜充血、血管怒张或一侧咽隐窝较饱满，对这些病变要特别重视，以免漏诊。

【辅助检查】

1. 鼻咽镜或鼻内镜检查　有利于发现早期微小病变。

2. EB病毒血清学检查　EB病毒血清可以作为鼻咽癌诊断的辅助指标。目前已开展有EB病毒壳抗原（EBVCA）、EB病毒早期抗原（EBEA）、EB病毒核抗原（EBNA）和EB病毒特异性DNA酶等抗体检测。

3. 影像学检查　CT和MRI检查有利于了解肿瘤侵犯的范围及颅底骨质破坏的程度。

【诊断和鉴别诊断】

本病临床表现复杂多变，极易漏诊、误诊或长期延误诊断。详细询问病史非常重要。若患者出现不明原因的回缩涕中带血、单侧鼻塞、耳鸣、耳闭塞感、听力下降、头痛、复视或颈上深部淋巴结肿大等症状，应尽早进行间接鼻咽镜或电子内镜检查，并行鼻咽部活检，同时还可进行EB病毒血清学、影像学等必要的检查，以明确诊断。必须注意，鼻咽原发癌灶可能在不影响鼻咽黏膜外观的情况下，向颅内侵犯。鼻咽部首次活检阴性或鼻咽黏膜外观正常并不能排除鼻咽癌。对鼻咽癌可疑患者，应注意密切随访，必要时应反复多次进行鼻咽部活检。鼻咽癌早期可出现颈淋巴结转移，因而常易误诊为淋巴结核、霍奇金病等。

【治疗】

鼻咽癌大部分为低分化鳞癌（98%），首选放射治疗。常采用^{60}Co或直线加速器高能放疗。在放疗期间可配合化疗、中医中药及免疫治疗，以防止远处转移，提高放疗敏感性和减轻放疗并发症。对以下情况可采用下述治疗：①鼻咽癌放疗后3个月鼻咽部仍有残灶或局部复发可采用光辐射（激光+光敏剂）治疗或手术；②放疗后仍有颈部残存转移灶，可手术切除残灶；③放疗后复发者或原发灶仍有残灶者也可以应用化疗。鼻咽癌放疗后5年生存率为50%左右，局部复发与远处转移是主要死亡原因。

第六十八章

喉疾病

第一节　喉的急性炎症性疾病

一、急性会厌炎

急性会厌炎（acute epiglottitis）又称急性声门上喉炎，是一种危及生命的严重感染，可引起喉阻塞而窒息死亡。成人、儿童均可患本病，全年可发病，但以冬春季节多见。感染为本病最主要的原因。致病菌有乙型流感杆菌、葡萄球菌、链球菌、肺炎双球菌等，也可与病毒混合感染。对某种变应原发生反应，引起变态反应性炎症，可继发细菌、病毒的感染，也可由单独变态反应性炎症引起会厌明显肿胀。异物、创伤、吸入有害气体、误咽化学物质及放射线损伤均可引起会厌的急性炎症。

【临床表现】

1. 症状

（1）全身症状　起病急，有畏寒发热，体温多在38～39℃，如为老人或儿童，症状更重，可表现为精神萎靡，面色苍白。

（2）局部症状　多数患者有剧烈的咽喉痛，吞咽时加重，严重时连唾液也难咽下。讲话语音含糊不清。会厌高度肿胀时可引起吸气性呼吸困难，甚至窒息。患者虽有上述局部症状，但因声带多未受累，很少有声音嘶哑。

2. 体征　患者常呈急性病容，严重者可有呼吸困难。口咽部检查多无明显改变。间接喉镜检查，可见会厌明显充血、肿胀、严重时会厌可呈球形。如会厌脓肿形成，红肿黏膜表面可见黄白色脓点。由于肿胀会厌的遮挡，室带、声带等喉部结构不易被看到。

【辅助检查】

儿童不能配合，故不宜行间接喉镜检查。喉部X线侧位片如能显示肿大会厌，对诊断有帮助。

【诊断及鉴别诊断】

对主诉有剧烈咽喉疼痛，吞咽时加重，检查口咽无明显异常，间接喉镜下可见充血、肿大的会厌即可诊断为急性会厌炎。

【治疗】

1. 抗感染 全身应用足量抗生素和糖皮质激素。

2. 气管切开术 如患者有呼吸困难，静脉使用抗生素和糖皮质激素后，呼吸困难无改善，应及时行气管切开。

3. 其他 如会厌脓肿形成，可在喉镜下切开排脓。进食困难者予以静脉补液等支持治疗。

二、急性喉炎

急性喉炎（acute laryngitis）是喉黏膜的急性卡他性炎症，好发于冬春季节，是一种常见的急性呼吸道感染性疾病。常发生于感冒之后。开始时多为鼻腔、鼻咽和口咽急性卡他性炎症，如感染向下扩展便可引起喉黏膜的急性卡他性炎症。用声过度，说话过多，大声喊叫，剧烈久咳，吸入有害气体（如氯气、氨气等）、粉尘或烟酒过度等都可发病。

【临床表现】

1. 症状 急性喉炎常发生于感冒之后，故有鼻塞、流涕、咽痛等症状，并可有畏寒、发热、乏力等全身症状。局部症状有：

（1）声嘶 是急性喉炎的主要症状。开始时声音粗糙低沉，以后变为沙哑，严重者完全失声。

（2）咳嗽、咳痰 因喉黏膜发生卡他性炎症，故可有咳嗽、咳痰，但一般不严重，如伴有气管、支气管炎症时，咳嗽咳痰会加重。

（3）喉痛 急性喉炎可有喉部不适或疼痛，一般不严重，也不影响吞咽。

2. 体征 喉镜检查可见喉黏膜弥漫性充血，尤其是声带充血，声带由白色变为粉红色或红色。有时可见声带黏膜下出血，声带因肿胀而变厚，但两侧声带运动正常。

【诊断及鉴别诊断】

根据病史有上呼吸道感染或过度用声等诱因出现声嘶等症状，喉镜检查见喉黏膜充血，尤其是声带充血即可作出急性喉炎的诊断。

【治疗】

（1）尽量少讲话，使声带休息。

（2）超声雾化吸入，常用雾化药液为庆大霉素和地塞米松。也可在热水内加入薄荷、复方安息香酊等药物，慢慢吸入。

（3）如病情较重，有细菌感染时可全身应用抗生素和糖皮质激素。

（4）中药对急性喉炎有一定的疗效。

三、小儿急性喉炎

小儿急性喉炎（acute laryngitis in children）好发于6个月~3岁的儿童，多继发于上呼吸道感染，如普通感冒，也可继发于某些急性传染病，如流行性感冒、麻疹、百日咳等。临床表现与成人有所不同，愿因是小儿喉部黏膜下组织较疏松，炎症时容易发生肿胀，小儿的喉腔和声门又较小，因此小儿急性喉炎时容易发生喉阻塞。引起呼吸困难。小儿咳嗽力量不强，下呼吸道和喉部的分泌物不易咳出，因此小儿急性喉炎病情常比成人重，如诊断治疗不及时，会引起病儿死亡。

【临床表现】

起病较急。主要症状为声嘶、犬吠样咳嗽、吸气性呼吸困难。因常继发于上呼吸道感染或某些急性传染病，故还可伴有上述疾病的症状及一些全身症状，如发热、烦躁不安、无力等。

起病时声嘶不重，随着病情进展，声嘶逐渐加重。如炎症向声门下发展，可出现"空""空"样咳嗽，声门下黏膜水肿加重，可出现吸气性喉喘鸣。严重时出现吸气性呼吸困难，三凹征。如治疗不及时则病儿面色苍白、发绀、神志不清，最终因呼吸循环衰竭而死亡。

【诊断和鉴别诊断】

由于本病起病急，诊断治疗不及时会引起病儿死亡，因此在临床上遇到小儿有声嘶，"空"、"空"样咳嗽应立即想到本病，如出现吸气性喉喘鸣和吸气性呼吸困难即可作出诊断。

在诊断时应注意与气管支气管异物、咽白喉、喉痉挛等进行鉴别。

【治疗】

本病可危及病儿生命，故一旦诊断小儿急性喉炎应立即采取措施解除病儿呼吸困难。

(1) 尽早使用足量抗生素控制感染，用糖皮质激素减轻和消除喉黏膜的肿胀。抗生素可选用青霉素类和头孢类。根据病情，采用肌内注射或静脉滴注糖皮质激素如地塞米松。

(2) 如有重度喉阻塞，药物治疗无好转，则应及时行气管切开术。

(3) 支持疗法 注意补充液体，维持水电解质平衡。适当使用镇静剂，使病儿安静，避免哭闹，减少体力消耗，减轻呼吸困难。

第二节 喉的慢性炎症性疾病

一、慢性喉炎

慢性喉炎（chronic laryngitis）是指喉部慢性非特异性炎症，临床上将其分为慢性单纯性喉炎（chromic simple laryngitis）、肥厚性喉炎（hypertropic lnyngitis）和萎缩性喉炎（atrophic laryngitis）。

慢性喉炎病因还不十分明了，可能和下列因素有关：①用声过度：本病多见于长期用嗓的人员，如教师、营业员、嘈杂环境下的工人。②长期吸收有害气体或粉尘：如吸烟，在粉尘环境中工作等。③鼻腔、鼻窦或咽部慢性炎症。④急性喉炎长期反复发作或迁延不愈。⑤下呼吸道有慢性炎症，长期咳嗽及脓性分泌物刺激喉部黏膜。

病理主要表现喉黏膜毛细血管扩张充血、淋巴细胞浸润、间质水肿、黏液腺分泌增加，部分患者有纤维组织增生，黏膜肥厚，少数患者喉黏膜萎缩，柱状纤毛上皮变成为鳞状上皮，腺体也发生萎缩。

【临床表现】

1. 症状

(1) 声嘶 是慢性喉炎的主要症状，声嘶可轻可重。有些患者晨起时发声尚正常但讲话多了后就出现声嘶；另有一些患者晨起时声嘶较重，讲一段时间话后或喉部分泌物咳出后声嘶反而减轻。

(2) 喉部不适、干燥感，说话时有喉痛感。

(3) 喉部分泌物增加，形成黏痰，讲话时感费力，须咳出后讲话才感轻松。

2. 体征

(1) 慢性单纯性喉炎 喉黏膜弥漫充血，有时有轻度肿胀，声带由白色变粉红色，在两侧声带之间形成黏液缘丝。

(2) 肥厚性喉炎 以室带肥厚多见，肥厚的室带可遮盖部分声带，或两侧室带前部互相靠在一起，以致间接喉镜下看不到声带前部。声带肥厚，边缘变钝，严重者两侧声带前部互相靠在一起，声门打开困难。

(3) 萎缩性喉炎 喉黏膜变薄、干燥，严重者喉黏膜表面有痂块形成。

【诊断及鉴别诊断】

主要根据有长期声嘶的病史，结合喉镜检查所见，通常不难作出诊断。

【治疗】

1. 去除病因 如避免长时间过度用声，改善工作环境，积极治疗鼻腔鼻窦的慢性炎症，控制咽部及下呼吸道的感染。

2. 雾化吸入 用庆大霉素注射剂 4 万 ~8 万 U 和地塞米松 5mg，放入雾化器中，接上氧气或空气泵使药液雾化，也可用超声雾化器使药液雾化，让患者吸入雾化药液，每日 1 次，4 ~6 次 1 个疗程。

3. 中药 可选用黄氏响声丸，清音散结丸等。

二、声带小结

典型的声带小结（vocal cord nodules）为双侧声带前中 1/3 交界处对称性结节状隆起。此病多见于职业用声或用声过度的人，如歌唱演员、教师以及喜欢喊叫的儿童，目前认为长期用声过度或用声不当是本病的重要原因。

【临床表现】

1. 症状 主要为声音嘶哑，早期程度较轻，为声音稍粗或基本正常，仅用声过多时感疲劳，声音时好时坏，呈间歇性，以后逐渐加重，由间歇性发展为持续性。

2. 体征 喉镜检查见双侧声带前中 1/3 交界处有对称性结节状隆起。病程短的早期小结呈粉红色息肉状；病程长者，则呈白色结节状小的隆起，表面光滑。发声时两侧的小结相靠而妨碍声带闭合。

【诊断及鉴别诊断】

主要依据症状，即较长时间的声嘶，喉镜检查见双侧声带前、中 1/3 交界处有对称性结节状隆起。

【治疗】

(1) 早期声带小结通过禁声，让声带充分休息，可自行消失。儿童的声带小结也可能在青春发育期自行消失。

(2) 经保守治疗无效者，可在表麻下经电子喉镜或纤维喉镜行声带小结切除或激光治疗，也可在全麻支撑喉镜下行喉显微手术将小结切除。术后应禁声2周，并用抗生素及糖皮质激素雾化吸入。

三、声带息肉

声带息肉（vocal cord polyps）好发于一侧声带的前、中1/3交界处边缘，为半透明、白色或粉红色表面光滑的肿物，多为单侧，也可为双侧，是常见的引起声音嘶哑的疾病之一。多为发声不当或过度发声所致，也可为一次强烈发声之后所引起。所以本病多见于职业用声或过度用声的患者。也可继发于上呼吸道感染。主要的病理改变是声带膜部边缘、上皮下的Reinke间隙发生局限性水肿，血管扩张或出血，表面覆盖正常的鳞状上皮。

【临床表现】

1. 症状　主要是长期声嘶，其程度和息肉大小及部位有关，通常息肉大者声嘶重，反之声嘶轻。息肉长在声带游离缘处声嘶明显，长在声带表面对发声的影响小，广基大息肉可引起失音。声带息肉大者可以堵塞声门引起吸气性喉喘鸣和呼吸困难。

2. 体征　喉镜检查可见一侧声带前、中1/3附近有半透明、白色或粉红色的肿物，表面光滑可带蒂，或广基。带蒂的息肉有时随呼吸上下活动。少数患者可出现整个声带弥漫息肉变。

【诊断和鉴别诊断】

应以病理诊断为依据。对40岁以上的患者须注意与喉癌早期鉴别。

【治疗】

手术切除。手术方法有多种，可视具体情况而定，目前有电子喉镜或纤维喉镜下切除，间接喉镜下切除，全麻支撑喉镜下喉显微手术切除，直接喉镜下切除，电子喉镜或纤维喉镜下切除法或激光切除法手术简便，患者基本上无痛苦，费用较省，有条件的地方可作为首选方法。

第三节　喉　　癌

喉癌（carcinoma of larynx）是喉部最常见的恶性肿瘤，目前其发病率有明显增长趋势。喉癌的发病率地区差别很大，东北地区发病率最高，占全身恶性肿瘤5.7%～7.6%。男女性别发病率差别很大，据国外资料统计男女之比为（8.4～30）∶1，1986年上海市喉癌发病率男女性别之比为6.75∶1，而辽宁省喉癌发病率男女性别之比为1.97∶1。喉癌的高发年龄为50～70岁。发病率城市高于农村，空气污染重的重工业城市高于污染轻的轻工业城市。

病因不完全明了，可能与下列因素有关：①吸烟；②饮酒；③空气污染；④病毒感染；⑤癌前期病变；⑥性激素。

病理改变：鳞状细胞癌占全部喉癌的93%～99%。腺癌、未分化癌等极少见。在鳞状细胞癌中以分化较好（Ⅰ～Ⅱ级）者为主，与鼻咽癌完全相反。喉癌中以声带癌居多，约占60%，一般分化较好，转移较少。原位癌为局限于上皮层中发生的癌，基底膜完整，是最早期的喉癌。声门上型癌次之，约占30%。声门上型癌一般分化较差，转移较多见，预后亦差。声门下型癌极少见，约占6%。

喉癌的扩散转移与其原发部位、分化程度及癌肿的大小等密切相关，其途径：①直接扩散：喉癌易循黏膜表面，或黏膜下浸润，扩大其病变。原发于会厌的声门上型癌可经会厌软骨上的血管和神经小孔或破坏之会厌软骨向前侵犯会厌前间隙、会厌谷、舌根。杓会厌襞部癌向外扩散至梨状窝、咽喉侧壁。声门型癌易向前侵及前连合及对侧声带；晚期也可破坏甲状软骨，使喉体膨大，并有颈前软组织浸润。声门下型癌可向下直接侵犯气管，向前外可穿破环甲膜至颈前肌层，向两侧侵及甲状腺；向后累及食管前壁。②淋巴转移：转移部位多见于颈深上组的颈总动脉分叉处淋巴结，然后循颈内静脉向上、下淋巴结转移。声门下型癌多转移至喉前及气管旁淋巴结。③血行转移：可随血循环向全身转移至肺、肝、骨、肾、脑垂体等。

【临床表现】

1. 症状　根据癌肿发生的部位，症状表现不一。

（1）声门上型　包括原发部位在会厌、室带、喉室、杓会厌襞、杓间区等处的喉癌。早期常无显著症状，仅有喉部不适感或异物感。以后癌肿表面溃烂，出现咽喉疼痛，放射至耳部，吞咽时疼痛加重。肿瘤侵蚀血管后痰中带血，常有臭味；向下侵及声带时才出现声嘶、呼吸困难等。由于该区淋巴管丰富，易向颈深上组位于颈总动脉分叉处淋巴结转移。

（2）声门型　癌肿发生于声带，以前、中1/3处较多。早期症状为声嘶，随着肿物增大，声嘶逐渐加重，如进一步增大，则阻塞声门，引起呼吸困难。由于该区淋巴管较少，不易向颈淋巴结转移。

（3）声门下型　即位于声带以下，环状软骨下缘以上部位的癌肿。因位置隐蔽，早期症状不明显，常规喉镜检查不易发现。肿瘤溃烂则有咳嗽及痰中带血，肿瘤向上侵及声带时，可出现声嘶。肿物增大，可阻塞声门下腔出现呼吸困难，亦可穿破环甲膜至颈前肌肉及甲状腺，也可侵犯食管前壁。该区癌肿常有气管前或气管旁淋巴结转移。

（4）声门旁型　也称贯声门癌或跨声门癌，是尚在探讨的一种类型，UICC组织尚未确认。是指原发于喉室的癌肿，跨越两个解剖区域即声门上区及声门区，以广泛浸润声门旁间隙为特点，癌在黏膜下浸润扩展。早期可无症状，当出现声嘶时，常已先有声带固定，而喉镜检查仍未能窥见肿瘤。癌肿向声门旁隙扩展，侵及甲状软骨。

2. 体征　喉镜检查见喉癌的形态有菜花型、溃疡型、结节型及包块型。详细检查喉的各部分，特别注意会厌喉面、前连合、喉室及声门下区，观察声带运动是否受限或固定。

【辅助检查】

喉部X线检查如侧位片、断层摄片、喉部CT及MRI检查等有助于了解癌肿的浸润范围。

【诊断和鉴别诊断】

诊断根据症状、检查和活检等。凡年龄超过40岁，有声嘶或咽喉部不适、异物感者，均须用喉镜仔细检查，以免漏诊。对可疑病变，应在间接喉镜、直接喉镜或纤维喉镜下进行活检，确定诊断。喉癌须与喉结核、喉乳头状瘤、喉梅毒等疾病进行鉴别。

【治疗】

包括手术、放疗、化疗及免疫治疗等。根据喉癌的范围及扩散情况，选择合适的治疗方案。

1. 手术治疗　为治疗喉癌的主要手段。原则是在彻底切除癌肿的前提下，尽可能保留或重建喉的功能，以提高患者的生存质量。根据切除的方式主要分为部分喉切除术及全喉切除术。

（1）部分喉切除术　①喉显微 CO_2 激光手术：适用于治疗早期声门型和声门上型喉癌。②喉裂开声带切除术：适用于一侧声带癌（Tis、T_{1a}），未累及前连合或声带突，声带运动正常者。③垂直半喉切除术：适用于一侧声带癌已累及声带大部分或全长，向前达前连合，向后侵及声带突，或向上侵及喉室、室带，或向下累及声门下区，声带运动正常或受限者。④额前部分喉切除术：适用于前连合癌或其累及双侧声带前端，或一侧声带膜部癌侵及前连合至对侧声带前端而病变不超过声门下前部1cm，未侵及杓状软骨、声带运动正常者。⑤声门上水平半喉切除术：适用于会厌、室带或杓会厌襞的声门上癌，未累及前连合、喉室或杓状软骨者。⑥水平垂直部分喉切除术：亦称3/4喉切除术。适用于声门上癌侵及声门区，而一侧喉室、声带及杓状软骨正常，或贯声门癌未累及甲状软骨、杓间区和声门下环状软骨者。⑦喉次全或喉近全切除术：包括Tucker喉次全切和Pearson喉近全切除术。

（2）全喉切除术　适用于不适宜行部分喉切除术的 T_3 喉癌或 T_4 喉癌、原发的声门下癌、部分喉切除术或放疗后复发者和下咽癌不能保留喉功能者。若癌肿已侵及喉咽、梨状窝和颈段食管，而不能用胸大肌皮瓣或颈部皮瓣修复时，可用游离空肠来替代已切除之喉咽和食管上段的缺损区。

（3）全喉切除术后喉功能重建　全喉切除后，患者失去发音能力，靠颈前气管瘘呼吸，其生存质量差。目前，常用的方法只能恢复部分喉功能。①气管环．咽吻合术：由Arslan等报道，以恢复发音、呼吸及吞咽功能。其缺点为多发生误咽，多数患者仍需终身带气管套管。②食管气管造屡术：在气管后壁与食管前壁间造瘘，插入发音钮或以肌黏膜瓣缝合成管道。包括安放Blom－Singer，Provox发音钮、Amatsu法、Brandenburg法及气管食管壁组织瓣的发音重建术等。③人工喉和电子喉：人工喉是将呼气时气流从气管引至口腔同时冲击橡皮膜产生发音，再经口腔调节，构成语音，其缺点为佩带和携带不便；电子喉是利用音频振荡器发出持续音，将其置于患者颌部或颈部作说话动作，即可发出语音。但所发出的声音常带有杂音。④食管发音法：是使吞咽进入食管内的贮气从食管冲出，产生声音，再经咽腔和口腔动作调节，即可形成语言。缺点是发音断续，说话吃力。

（4）颈淋巴结清扫术　是治疗喉癌伴有颈部淋巴结转移的有效方法。根据癌肿原发部位和颈淋巴结转移情况可行全颈清扫术、分区性颈清扫术（包括上颈清扫术、肩胛锁骨肌上清扫术、侧颈清扫术、前颈清扫术和后侧颈清扫术）及扩大颈清扫术。

2. 放射治疗　适应证：①声带癌 Tis、T_{1a}、T_{1b}病变，声带运动正常。②病变小于 1cm 的声门上癌。③全身情况差，不宜手术者。④病变范围较广，波及喉咽的癌肿，可先行术前放疗。^{60}钴的根治性放疗总量为 60 ~ 70Gy。术前放疗，通常在 4 周内照射 45 ~ 50Gy，放射结束后 2 ~ 4 周内行手术切除。术后放疗通常在手术切口愈合后进行。其放疗量根据具体情况而定。

3. 其他疗法　包括化学药物及生物治疗。

（邱建新）

第十三篇　皮 肤 性 病 学

第六十九章

皮肤疾病

皮肤性病学（dermatovenereology）包括皮肤病学（dermatology）和性病学（venereology），二者都是临床医学的重要内容，是研究皮肤及附属器和各种与之相关疾病的科学。其种类繁多，且不断有新的疾病出现，估计已达2000余种。皮肤性病学是一门涉及面广、整体性强的临床应用学科，同时又与其他临床学科之间存在广泛而密切的联系，内环境的病理改变常表现和反映于皮肤，皮肤的异常变化多是体内疾病的信号和前兆。

皮肤（skin）由表皮、真皮和皮下组织构成，包括皮肤附属器（毛发、皮脂腺、汗腺、甲）和血管、淋巴管、神经、肌肉等。皮肤是人体最大的器官，其总重量约占体重的16%，成人面积约1.5～$2m^2$，新生儿约$0.21m^2$，具有防护、吸收、感觉、分泌和排泄、体温调节、代谢及免疫等多种生理功能。

第一节　皮肤病的临床表现

皮肤病的临床表现是识别皮肤病的重要依据，可分为症状与体征两方面。

【临床表现】

1. *症状*　症状指患者主观感觉的症状，主要包括瘙痒、疼痛、烧灼、麻木等感觉，其中以瘙痒最为多见。

瘙痒（itch）是一种引起强烈搔抓欲望的不愉快感觉。它是许多皮肤病常见和重要的症状，其程度与皮肤病的性质和个体特应性有关。长期以来人们认为瘙痒是由疼痛的阈下刺激引起，由相同的神经传导，但现在认为瘙痒是由一种纤细、传导速度慢（0.5m/s）、无髓鞘的C纤维传导，该纤维可能是人类的痒觉感受器。引起瘙痒的介质包括组胺、5－羟色胺、前列腺素、白三烯、蛋白酶、神经肽、胆盐和细胞因子等。

疼痛（pain）也是一种不愉快感觉，常伴撤回反射。带状疱疹、疖、丹毒、结节性红斑等多伴疼痛。痛觉感受器为位于真皮乳头处的游离神经末梢和神经小体。

皮肤病也可出现感觉异常（abnormal sense），如麻木感多见于麻风，烧灼感常见于接触性皮炎，而蚁行感则多见于激素性皮炎，麻风还可出现感觉减退或消失，丹毒可有感觉过敏等。

当皮肤病伴发全身反应时，可有畏寒、发热、乏力、食欲不振、关节痛等全身症状。

2. 体征 体征指通过视觉和触觉客观检查出来的皮肤黏膜病变，称为皮肤损害（skin lesion），又称皮疹或皮损。皮肤损害可分为原发性损害和继发性损害两种。

（1）原发性损害（primary lesion） 也称为原发疹（primary rash），为皮肤病理变化直接产生的最早损害。包括以下8种：

1）斑疹（macule）：指局限性皮肤颜色的改变，损害与周围皮肤平齐，既不隆起，也不凹下。直径大于2cm的斑疹称斑片。分为红斑、色素沉着斑、色素减退斑、色素脱失斑、出血斑。红斑是毛细血管扩张或充血所致，压之退色。出血斑是血液外渗到周围组织所致，压之不退色，呈鲜红、暗红、紫红、紫蓝或黄褐色，分为瘀点（直径小于2mm）、）和瘀斑（直径大于5mm）。

2）丘疹（papule）：是限局性隆起性实质性损害，直径小于1cm，位于表皮或真皮浅层。丘疹的形态可呈圆形、类圆形或多角形，表面可呈尖顶、平顶、圆顶。介于斑疹和丘疹之间、稍隆起的皮疹称为斑丘疹（maculopapule）。

3）斑块（plaque）：为扁平状实质性浅表隆起，直径超过1cm。一般由多数丘疹扩大或融合而成，如银屑病。

4）风团（wheal）：为真皮浅层急性水肿而引起的暂时性局限性隆起性损害。发生突然，消退迅速，一般持续数小时，退后不留任何痕迹，常伴剧烈瘙痒。风团数目可多可少，大小不一，形态不定，呈淡红色或苍白色，周围有红晕。它主要见于荨麻疹。

5）结节（nodule）：为圆形或类圆形局限性、实质性和深在性损害，常位于真皮或皮下组织。有一定硬度。直径超过2cm为肿块（mass），高度增生性肿块称为肿瘤（tumor）。

6）水疱（vesicle）：指高出皮面内含液体的局限性腔隙性损害，直径小于1cm。若直径超过1cm者，称为大疱（bulla）。可位于角质层下、表皮中下部或表皮下。壁的厚薄与位置有关。疱液可为浆液或血性。介于丘疹和水疱之间者称为丘疱疹（papulovesicle）。

7）脓疱（pustule）：是含有脓液的疱，直径小于1cm。若直径超过1cm者，称为脓湖。脓液浑浊，可黏稠或稀薄，周围常有红晕。大多数脓疱为人体对化脓性细菌感染的防御性炎症反应，如脓疱疮、毛囊炎、臁疮，少数疾病的脓疱并无细菌存在，见于脓疱性银屑病、角层下脓疱病、连续性肢端皮炎等。脓丘疹（palulopustule）是介于丘疹和脓疱之间的皮疹。

8）囊肿（cyst）：为含有液体、黏稠分泌物、半固体或细胞成分的囊样损害。一般位于真皮或皮下组织，可隆起或仅能触知，常为圆形或椭圆形，触之有弹性。如多发性脂囊瘤。

（2）继发性损害（secondary lesion） 也称为继发疹（secondary rash），指由原发性损害转变而来的损害，或由治疗或机械性损伤如搔抓所致，发生较迟。包括以下10种：

1）鳞屑（scale）：指脱落或即将脱落的异常角质层薄片。其大小、形状、厚薄、数量及色泽不一，多由于表皮角质层发生角化过度和（或）角化不全所致。多见于花斑癣、鱼鳞病、玫瑰糠疹等。

2）痂（crust）：是创面上浆液、脓液、血液、脱落组织、药物和微生物等混合干涸而成的附着物。痂皮大小、厚薄不一，柔软或脆，与创面下组织粘连。主要由浆液形成的痂皮呈黄色，称浆痂；由脓性分泌物形成的痂皮呈绿色或黄绿色，称脓痂；主要由血液形成的痂皮呈棕色或黑色，称血痂。

3）浸渍（maceration）：皮肤长时间浸水或处于潮湿状态，角质层吸收较多水分松软变白，甚至起皱，易剥脱。见于浸渍糜烂型足癣、念珠菌性擦烂等。浸渍处表皮易脱落，形成糜烂面或继发感染。

4）抓痕（scratch mark）：也称为表皮抓破（excoriation），为搔抓或摩擦所致的线状、断续线状或点状皮肤缺损，深达表皮或真皮浅层。常见于慢性单纯性苔藓、单纯痒疹等瘙痒性皮肤病。

5）糜烂（erosion）：为表皮或黏膜上皮的缺损而露出的湿润面。常由于水疱、脓疱破裂或浸渍处表皮脱落而至。愈后不留瘢痕。常见于急性湿疹、接触性皮炎等。

6）溃疡（ulcer）：为皮肤和黏膜深达真皮或皮下组织的局限性缺损。大小深浅不一，面上常有浆液、脓液或血液等，底部有坏死组织。常由结节或肿块破溃、外伤后形成。愈后有瘢痕。常见于静脉曲张综合征、褥疮、糖尿病、鳞状细胞癌等。

7）裂隙（fissure）：也称为皲裂，为皮肤的线条状缺损，常深达真皮。多见于手掌、足跖、指（趾）关节、口角、肛周或乳房下部，也见于皮肤干燥、炎症后皮肤弹性降低和角质层过度增厚处。如手足皲裂、角化过渡性湿疹等。

8）萎缩（atrophy）：是皮肤组织的一种退行性变所引起的皮肤变薄。可发生于表皮、真皮或皮下组织。表皮萎缩呈表皮变薄，较为透明，有细微皱纹，皮沟变浅或消失；真皮萎缩表现为局部皮肤凹陷，表面纹理正常，毛发可能变细或消失；皮下组织萎缩呈局部皮肤皮下脂肪组织减少所致的明显凹陷；也可出现混合萎缩。常见于萎缩性扁平苔藓、原发性萎缩斑等。

9）瘢痕（scar）：指真皮或皮下组织缺损或破坏后经新生结缔组织修复而成的结构。瘢痕表面光滑，皮嵴、皮沟消失，无毛发等皮肤附属器。分萎缩性、平滑性或增生性瘢痕。

10）苔藓样变（lichenification）：也称为苔藓化，系皮肤局限性浸润增厚，皮嵴隆起，皮沟加深，表面粗糙，硬如皮革，边缘清楚。为表皮角质层和棘层肥厚，真皮内存在慢性炎症所致。常见于慢性湿疹、慢性单纯性苔藓等。

需要指出的是，原发性损害与继发性损害的区分并不是绝对不变的。如脓疱可表现为原发性损害，如脓疱疮，但也可继发于水疱或丘疱疹，如疥疮。因此，应根据皮肤病的具体情况决定其所属。

第二节 接触性皮炎

接触性皮炎（contact dermatitis）是皮肤或黏膜接触外界某些刺激物或致敏物后，在接触部位发生的急性、亚急性或慢性炎症反应。

引起接触性皮炎的物质有原发性刺激物和致敏物。致敏物包括：动物性如动物毒素、昆虫毒毛等；植物性如某些植物的叶、茎、花、果等或其产物；化学性物质为主要原因，如镍、铬等金属及其制品，肥皂、洗衣粉、皮革等日用品，化妆品、外用药物、杀虫剂及除臭剂、化工原料等。

发病机制：①原发性刺激反应：接触物具有强烈刺激性或毒性，任何人接触后均可发生皮炎，如强酸、强碱等。②接触性过敏反应：接触物并无刺激性或毒性，而为致敏物，大多数人接触后不发病，仅少数人接触后经一定的潜伏期发生皮炎。发生机制系Ⅳ型变态反应即迟发型变态反应，由郎格汉斯细胞呈递抗原，T淋巴细胞介导免疫反应过程。

【临床表现】

1. *急性接触性皮炎* 起病较急，在接触部位出现境界清楚的红斑、丘疹、丘疱疹，严重者红肿显著，可有水疱和大疱，疱壁紧张，疱液清亮，水疱破后为糜烂面，偶可发生坏死。皮损发生的部位、范围一般与接触物一致，境界鲜明。但是，发生于眼睑、口唇、外阴等组织疏松处时则肿胀明显而边缘不清；接触物为气体、粉尘时则皮损多呈弥漫性，居暴露部位而无明显界限；搔抓可将接触物带至身体其他部分，使远隔部位也出现类似皮疹；高度敏感的机体皮损范围可较广泛。自觉症状多为瘙痒、烧灼或胀痛，少数严重者可有全身反应，如发热、恶心、头痛等。病程有自限性，一般去除病因，经适当处理后约1~2周痊愈。

2. *亚急性和慢性接触性皮炎* 因接触物刺激性较弱，浓度较低，皮损开始即呈亚急性表现，为轻度红斑、丘疹，境界不清；或因长期、反复接触后发生慢性病损，呈轻度增生和苔藓样变，如洗涤剂所致手部接触性皮炎。

【辅助检查】

必要时行皮损组织病理检查有助于诊断。确定可疑致敏物可作斑贴试验，但须在皮疹消退并停用抗过敏药物1~2周后进行。

【诊断和鉴别诊断】

1. *诊断要点* 有接触外界物质史；单一性皮损特征；局限或首发于接触部位；自觉瘙痒；去除病因后很快消退；皮损组织病理检查；斑贴试验。

2. *鉴别诊断* 急性湿疹，药疹。

【治疗】

1. *治疗原则* 寻找病因，脱离接触，对抗过敏，消除炎症，控制瘙痒，预防感染。

2. *病因和一般治疗* 应尽快去除病因，避免再接触，避免搔抓及肥皂和热水烫洗。

3. *全身治疗* 抗组胺类药如氯苯那敏（Chlorpheniramine）、酮替芬（Ketotifen）、赛庚啶（Cyproheptadine）、特非那定（Terfenadine）、阿司咪唑（Astemizole）、氯雷他定（Loratadine）、西替利嗪（Cetirizine）、阿伐斯丁（Acrirastine）、美喹他嗪（Mequitazine）、咪唑斯汀（Mizolastine）等可任选1~2种。急性期可用钙剂如葡萄糖酸钙（Calcium gluconate）、硫代硫酸钠（Sodium thiosulfate）静脉注射。皮损较重或广泛时可选用泼尼松（Prednisone）或地塞米松（Dexamethasone）口服。继发细菌感染者应加用抗生素口服或注射。

4. *局部治疗* 以消炎、止痒、预防感染为主。急性期有红斑、水肿、水疱、无糜烂渗出时，选用洗剂或粉剂；有渗出时选用0.1%雷夫奴尔溶液或3%硼酸溶液湿敷。亚急性期皮损红肿减轻，渗出减少，可选用氧化锌油剂、皮炎平霜或肤轻松霜等。慢性期皮肤有浸润、肥厚时选用去炎松尿素软膏、丙酸倍氯美松霜、恩肤霜、肤疾宁硬膏或乙氧苯柳胺软膏等，也可用糖皮质激素损害内局部注射。

第三节　湿　疹

湿疹（eczema）是一种对称发生的具有多形性皮疹及渗出倾向，伴剧烈瘙痒，易反复发作的皮肤炎症。

病因复杂。内因包括：遗传性过敏体质，即湿疹素质或称易感性；存在慢性感染灶如慢性胆囊炎；内分泌和代谢改变如月经紊乱、妊娠；血液循环障碍如小腿静脉曲张；精神、神经因素如紧张、过度疲劳等。外因包括：进食鱼、虾、蟹、蛋类；吸入花粉、尘螨；环境因素如日光、炎热、动物毛皮、搔抓、化妆品、肥皂等刺激等。

各种内因、外因刺激及其相互作用而引起湿疹，部分患者的发病机制与Ⅳ型即迟发型变态反应有关。

【临床表现】

1. 分期及其表现　根据病程和临床特点可分为急性期、亚急性期和慢性期湿疹。

（1）急性湿疹　起病急，在红斑、水肿的基础上，出现粟粒大丘疹、丘疱疹或小水疱，水疱破后可出现点状糜烂、渗出、结痂。皮疹融合成片，中心较重，渐向外扩展，境界不清楚。可发生于身体任何部位，常见于暴露部位，如面、耳、手、足、前臂、小腿等，多对称分布。自觉瘙痒剧烈。

（2）亚急性湿疹　红肿、渗出等急性炎症征象减轻后，皮疹以小丘疹和结痂为主，有少量丘疱疹及糜烂，伴轻度浸润，表面有少许鳞屑。伴轻重程度不等的瘙痒。

（3）慢性湿疹　由急性、亚急性湿疹演变而来，或开始即为慢性。皮损主要为局部粗糙、浸润、肥厚、苔藓样变，有抓痕、血痂，伴色素沉着或减退。自觉阵发性瘙痒。可反复发作，迁延数月或更久。

2. 特定部位表现　耳部湿疹以红斑、渗液、结痂为主。乳房湿疹的皮疹呈棕红色斑疹、糜烂，表面有薄痂，可有皲裂，伴瘙痒或疼痛。外阴、阴囊湿疹多奇痒，皮损以红肿、糜烂、浸润肥厚、色素沉着或减退为主。手部湿疹以皮肤粗糙、干燥、皲裂为主，冬季加重。

3. 特殊类型　①钱币状湿疹：好发于四肢，为密集的小丘疹、丘疱疹，呈圆形、类圆形的钱币状斑块，界清，为1～3cm，急性为潮红、渗出、周围有散在的小丘疹，转为慢性后则肥厚、色素增加、干燥、瘙痒剧烈。②汗疱型湿疹：为掌跖、指趾侧缘散在或群集分布的粟粒大小的半球形水疱，疱液清，干后有领圈样脱屑，无炎症反应，对称分布，定期发作，春秋好发。

【辅助检查】

必要时行皮损组织病理检查有助于诊断。

【诊断和鉴别诊断】

1. 诊断要点　皮损可有渗出史；多形性皮损特征；对称性分布；可反复发作；瘙痒剧烈；皮损组织病理检查。

2. 鉴别诊断　急性接触性皮炎；慢性单纯性苔藓；药疹。

【治疗】

1. 治疗原则　寻找病因，避免诱因，对抗过敏，消除炎症，控制瘙痒，预防感染。

2. 病因和一般治疗　应尽快去除病因，避免各种诱发因素，避免搔抓及肥皂、热水烫洗。

3. 全身治疗　同接触性皮炎。

4. 局部治疗　同接触性皮炎。

第四节　药　　疹

药疹（drug eruption）也称药物性皮炎（dermatitis medicamentosa），是药物经过各种途径进入人体而引起的皮肤黏膜的炎症反应，重者可引起系统性损害。

病因：①不同个体可能因遗传因素、过敏体质、某些酶的缺陷、机体生理或病理状态的影响等具有较大差异。②易引起药疹的药物有：解热镇痛药如阿司匹林、氨基比林、保泰松、扑热息痛等较为常见；抗生素类以氨苄西林、阿莫西林、链霉素、四环素、氯霉素、土霉素等多见；磺胺类如复方新诺明、磺胺噻唑多见；镇静催眠药如苯巴比妥、甲丙氨酯（眠尔通）常见；抗癫痫药如苯妥英钠、卡马西平较多见；特种血清制剂和疫苗如破伤风抗毒素、蛇毒免疫血清常见；某些中药如葛根、六神丸等也可引起本病。

发病机制可分为变态反应性和非免疫性两类。

1. 变态反应　见于大多数药疹。与药疹有关的变态反应包括：Ⅰ型或速发型常见于荨麻疹、血管性水肿和过敏性休克等；Ⅱ型或细胞毒型多见于伴溶血性贫血、血小板减少性紫癜、粒细胞减少的药疹；Ⅲ型或免疫复合物型常见于血管炎、荨麻疹、血清病和血清病样综合征，可伴关节、肾损害；Ⅳ型或迟发型多见于湿疹样型、麻疹样发疹型或红皮病型药疹。

变态反应性药疹的特点如下：仅发生于少数过敏体质者；小量甚至微量即可诱发，与用药量无一定的相关性；具有一定的潜伏期，初次用药者一般约为4～20天，已致敏者多为数分钟至24h；皮疹形态除个别类型外很少有特异性；存在交叉过敏和多价过敏现象，前者指对具有相似化学结构的药物发生过敏，后者指对化学结构不同的药物也发生过敏；抗过敏治疗如应用糖皮质激素有效。

2. 非免疫反应　见于少数药疹。包括：药理作用：阿司匹林、造影剂等为组胺释放剂，可诱导肥大细胞和嗜碱粒细胞释放组胺而引起荨麻疹或血管性水肿型药疹；过量反应：氨蝶呤、甲氨蝶呤等治疗量与中毒量十分接近，常引起口腔溃疡和出血性药疹；蓄积作用：部分药物半衰期长，排泄较慢，或患者肝、肾功能受损，均可导致药物蓄积，如碘化物、溴化物等可引起痤疮样型药疹；酶缺陷或抑制：因遗传因素导致的某些酶类缺陷，或某些药物抑制体内酶系统，改变了药物的正常代谢，也可引起药疹；光毒性反应：一些药物进入机体后，吸收紫外线过多，达到一定的能量后即可损伤细胞。

【临床表现】

1. 病史　患者发疹前有明确的服药史，一般于首次用药后4～20天发生，再次用药发病时间缩短，多在数分钟或1～2天内迅速出现皮疹。

2. 症状　皮疹大部分突然发生。除固定性药疹外，皮疹多为全身性、对称性。轻者无显著不适，重者可有严重的全身症状如畏寒、发热、昏迷等。

3. 分型及其特点　①固定型：在某一固定部位反复发生同样皮疹，水肿性红斑。常见于皮肤黏膜交界处。②荨麻疹型：皮疹似荨麻疹，严重者多融合成片。③麻疹样或猩红热样型：皮疹似麻疹或猩红热，严重者可发展为剥脱性皮炎。④多形红斑型：皮疹似多形红斑，以四肢远端较重。⑤大疱性表皮松解型：多由磺胺、解热镇痛、抗生素引起，起病急骤，皮损为弥漫性紫红或暗红色斑片，迅速波及全身，在红斑处出现大小不等的松弛性水疱、大疱，尼氏征阳性，渐形成大面积的表皮坏死松解，呈暗灰色覆于糜烂面上，伴大量渗出，似浅Ⅱ度烫伤，触痛明显。全身中毒症状重，黏膜可累及，重者常因并发症死亡。⑥剥脱性皮炎型：多由磺胺类、巴比妥类、抗癫痫药引起。多为长期用药发生，潜伏期约20天左右，皮损初为麻疹或猩红热样，渐加重，融合成全身弥漫性潮红，肿胀，尤以手、足为重，2～3周后，红肿渐消，全身出现大量鳞片状或落叶状脱屑，手足部呈手套或袜套状剥脱，口黏膜可糜烂，眼结膜充血，全身浅表淋巴常肿大，病程较长，重者常因全身衰竭或继发感染而死。⑦其他：还有湿疹型、血管炎型，表现分别似湿疹或血管炎性皮疹。

【辅助检查】

1. 体内试验　包括皮肤试验和药物激发试验。前者又有划破试验、皮内试验、点刺试验、斑贴试验，其中以皮内试验、点刺试验和斑贴试验较常用。

2. 体外试验　包括嗜碱粒细胞脱颗粒试验、放射变应原吸附试验、体外淋巴细胞转化试验与琼脂弥散试验等。

【诊断和鉴别诊断】

1. 诊断要点　①有明确服药者。②有一定潜伏期。③除固定型药疹外，皮疹多对称分布，颜色鲜红。④各型药疹的典型临床表现。⑤排除相似皮肤病和传染病。

2. 鉴别诊断　单纯疱疹；包皮龟头炎；麻疹；猩红热；荨麻疹；血管性水肿；多形红斑；其他原因所致红皮病。先天性大疱性表皮松解症；湿疹；过敏性紫癜；寻常性痤疮；日晒伤；多形性日光疹。

【治疗】

1. 治疗原则　去除病因，对抗过敏，消除炎症，控制瘙痒，防治并发症。

2. 病因和一般治疗　停用致敏与可疑致敏药物。保持室内清洁，并用紫外线消毒，及时更换床单。加强眼、口、鼻黏膜的护理，应用红霉素眼膏或0.25%氯霉素眼药水点眼，多贝液漱口。注意水电解质平衡，重症患者大量渗出、脱屑及高热、清蛋白降低者应少量多次输入清蛋白、鲜血浆及鲜血等，增强机体抵抗力。

3. 全身治疗

（1）轻型药疹　抗组胺类如氯苯那敏（Chlorpheniramine）、酮替芬（Ketotifen）、

赛庚啶（Cyproheptadine）、特非那定（Terfenadine）等，必要时苯海拉明（Diphenhydramine）肌注。可用钙剂如葡萄糖酸钙（Calcium Gluconate）、硫代硫酸钠静注（Sodium Thiosulfate）。可用甘草酸铵（Glycyrrhizic Acid Ammonium Salt）或甘草酸二胺肌内注射，重者静脉滴注。维生素C、维生素E口服。

（2）重型药疹 指剥脱性皮炎型、大疱性表皮松解型及重症多形性红斑型药疹。除应用上述抗组胺类药物、钙剂及维生素外，早期足量应用糖皮质激素，一般应用氢化可的松（Hydrocortisone）或地塞米松（Dexamethasone）静脉滴注，皮疹好转后渐减量。给予阿奇霉素（Azithromycin）、头孢唑啉（Cefazolin）或环丙沙星（Ciprofloxacin hydrochloride）静脉滴注。重金属盐类引起的药疹可用二巯基丁二酸钠静脉注射。

4. *外用治疗* 局部小面积糜烂者可用3%硼酸溶液湿敷。结痂或少量渗出者外用氧化锌油膏。大面积糜烂者应用紫草油膏。

第五节 荨 麻 疹

荨麻疹（urticaria）系多种不同原因所致的一种皮肤、黏膜小血管扩张及渗透性增加的血管反应性疾病，表现为时隐时现的瘙痒性风团。本病较常见，约15%～25%的人一生中至少发生过一次。

病因复杂，常不能确定。包括：食物如鱼、虾、蟹、蛋类和草莓、可可等；药物如青霉素、磺胺、阿司匹林、血清制剂、疫苗等；病毒、细菌、真菌、寄生虫等感染；物理因素如冷、热、日光、摩擦、压力等；动、植物因素如昆虫叮咬、荨麻刺激；精神因素如紧张、兴奋；内脏和全身性疾病如风湿热、类风湿性关节炎、系统性红斑狼疮等。

发病机制可分为变态反应性和非免疫性两类。①变态反应：多数为Ⅰ型，通过IgE抗体介导，释放组胺、激肽等介质，引起血管通透性增加，毛细血管扩张，出现荨麻疹。少数为Ⅱ型或细胞毒型，多见于选择性IgA缺乏者的输血反应。Ⅲ型或免疫复合物型引起的荨麻疹样损害为荨麻疹性血管炎。②非免疫反应：部分物质为组胺释放剂，可诱导肥大细胞和嗜碱粒细胞释放组胺而引起荨麻疹或血管性水肿。这些物质包括：药物如吗啡、阿托品、多黏菌素B；毒素如蛇毒、细菌毒素、昆虫毒素；食物如龙虾、蘑菇、草莓等。

【临床表现】

1. *临床症状* 患者躯干四肢突然出现大小不等的红色、苍白色风团，起落迅速，消退后不留痕迹。反复发作，伴剧烈瘙痒。如累及呼吸、消化及循环系统，可出现相应的症状，如气短、胸闷、呼吸困难、恶心、呕吐、腹痛、腹泻及烦躁、心慌等。严重者可出现过敏性休克。

2. *分型及其特点* 可分为以下三类：

（1）急性荨麻疹 多在6周内痊愈。

（2）慢性荨麻疹 反复发作，时轻时重，病期在6周以上。

（3）特殊型荨麻疹 ①寒冷性荨麻疹：遇冷风、冷水，在接触暴露部位出现风团。②胆碱能性荨麻疹：遇热、运动后及精神紧张，躯干四肢出现直径1～3mm大小丘疹样风团，同时可伴流涎、出汗、腹痛、腹泻等症状。③血管性水肿：突然发生局限性肿胀，边缘不清，表面光亮，触之有弹性。主要发生于组织疏松部位如眼睑、口唇、外阴等处。④人工性荨麻疹：也称皮肤划痕症。沿搔抓及钝器划过的部位，出现条状隆起性风团，伴瘙痒，此即皮肤划痕症阳性。⑤其他：还有日光性荨麻疹、压迫性荨麻疹等。

【辅助检查】

外周血嗜酸粒细胞可增高。

【诊断和鉴别诊断】

1. *诊断要点* 病史；皮损特征；部位特点；瘙痒剧烈；消退后不留痕迹；外周血嗜酸粒细胞增高。

2. *鉴别诊断* 多形红斑；荨麻疹型药疹；丘疹性荨麻疹；荨麻疹性血管炎；急腹症；胃肠炎；系统性红斑狼疮。

【治疗】

1. *治疗原则* 去除病因，避免诱因，对抗过敏，消除炎症，控制瘙痒，减少复发。

2. *病因与一般治疗* 详细询问病史，积极寻找并去除病因，避免各种诱发因素。

3. *全身治疗*

（1）急性荨麻疹 抗组胺类药物口服，必要时给予苯海拉明（Diphenhydramine）肌内注射。可用钙剂如葡萄糖酸钙（Calcium Gluconate）、硫代硫酸钠（Sodium Thiosulfate）静注。可用甘草酸铵（Glycyrrhizic Acid Ammonium Salt）或甘草酸二胺肌内注射，重者静脉滴注。伴消化道症状者给予西咪替丁（Cimetidine）静滴，或雷尼替丁（Ranitidine）、山莨菪碱（654－2）、阿托品（Atropine）等口服。如皮疹较广泛应给予泼尼松口服；或地塞米松（Dexamethasone）、氢化可的松（Hydrocortisone）静脉滴注。过敏性休克应就地抢救。

（2）慢性荨麻疹 可选用2～3种抗组胺类药物联合或交替应用。普鲁卡因静脉封闭。组胺球蛋白肌内注射，6～8次为1个疗程。还可应用利舍平（Reserpine）、氨茶碱（Aminophylline）、羟氯喹（Hydroxychloroquine）或雷公藤多苷（Tripterygium Glycosides）等。可选择中药或针刺治疗。

（3）特殊型荨麻疹 胆碱能性荨麻疹给予普鲁苯辛，寒冷性荨麻疹给予氨基己酸，日光性荨麻疹加服羟氯喹。

4. *外用治疗* 小面积皮损少量应用氯氟舒松液或去炎松尿素软膏。全身大面积皮损外用1%冰片炉甘石洗剂。

第六节 疥 疮

疥疮（scabies）是由疥螨引起的常在家庭与集体中流行的接触传染性皮肤病，可经性接触传播，故国外列为性传播疾病之一。

疥螨可分为人型疥螨和动物疥螨。本病病因主要为人型疥螨，有时动物疥螨也可致病。雌疥螨大小约0.3～0.5mm，雄螨较小。雌螨受精后钻入皮肤角质层内掘成隧道，在其内产卵。卵经3～4天后孵成幼虫，从卵发育到成虫约需15天，疥螨离开人体后可存活2~3天。

本病传播途径主要为直接接触和间接接触，同床共枕、家庭成员、集体宿舍中的传播十分常见，穿戴被疥螨污染的衣物、使用被疥螨污染的卧具等也可造成传染。近年认为，疥螨及其卵、粪便、产物等所导致的变态反应可能也参与了其发病机制，尤其是结节性疥疮的发生与变态反应相关。

【临床表现】

皮损好发于皮肤薄嫩处，如指缝、指间、腕屈侧、肘窝、腋窝、女性乳房下、脐周、腰、下腹、股内侧及外生殖器等。皮损为米粒大的红色或皮色丘疹、丘疱疹、水疱，有时可见长5~15mm弯曲、微隆起、灰色、末端有丘疹的隧道。阴唇、阴囊、阴茎等处可出现淡红色黄豆大的半球形结节。自觉奇痒，夜间尤甚。

【辅助检查】

皮损处取材镜检发现疥螨或其卵有助于诊断。

【诊断和鉴别诊断】

1. *诊断要点* 接触患者病史；流行特点；损害特征；好发部位；瘙痒剧烈；检查疥螨或其卵。

2. *鉴别诊断* 单纯痒疹；皮肤瘙痒症；虱病；丘疹性荨麻疹；湿疹。

【治疗】

1. *治疗原则* 杀灭疥螨，消除炎症，控制瘙痒；防治感染和并发症。

2. *局部治疗* 应用10%硫磺软膏、10%~25%苯甲酸苄酯乳剂、1%丙体-六六六霜或10%优力肤霜，儿童用5%硫磺霜，全身擦药，连用3天。擦药期间不洗澡、不换衣服，第4天更衣，然后将换下的衣服、被褥煮沸消毒，不能煮沸的可烫熨或日晒，或用健之素消毒液浸泡杀虫。继发感染时应用环丙沙星软膏或莫匹罗星软膏（mupirocin ointment）。结节性疥疮可用糖皮质激素作皮损内注射，或行液氮冷冻治疗。

3. *全身治疗* 瘙痒严重者可应用抗组胺类药。也可应用甘草酸铵（glycyrrhizic acid ammonium salt）或甘草酸二胺肌注。继发感染时应用抗生素口服或注射。

第七节 皮肤浅部真菌病

一、头癣

头癣（tinea capitis）是皮肤癣菌侵犯头皮和毛发所致的皮肤浅部真菌感染。常见者有4种，即黄癣、白癣、黑点癣和脓癣。

黄癣主要由许兰毛癣菌（黄癣菌）引起；白癣主要由犬小孢子菌和石膏样小孢子菌引起，还可由铁锈色小孢子菌导致，国外以奥杜盎小孢子菌较多；黑点癣主要由紫色毛癣菌、断发毛癣菌和须癣毛癣菌引起；脓癣系由犬小孢子菌、须癣毛癣菌、石膏样小孢子菌等亲动物真菌引起。

头癣主要通过直接或间接接触患者或患病的猫、狗、兔等家畜而传染，如白癣可从动物传染给人。通过不洁的理发器具如剃刀、梳子也是头癣主要的传播途径，互戴帽子、共用枕巾、衣帽和梳子等行为也可引起间接接触感染。儿童为本病的易感人群。

【临床表现】

1. 黄癣（tinea favosa） 主要见于儿童，成人和青少年也可发生。损害先在毛发根部发生炎性丘疹或黄色点状皮疹，渐扩大增厚，形成黏着性厚痂，中心微凹，边缘翘起成蝶状，有断发穿出，有鼠尿臭味，称黄癣痂，新鲜的为硫黄色，陈旧的为灰黄色或灰白色。病发干枯、失去光泽，长短不一，易于拔出，发际处一般不受侵犯，有正常发带。可形成萎缩性瘢痕，造成永久性脱发。自觉剧痒，常伴许多血痂，也可侵犯其他部位皮肤。

2. 白癣（tinea alba） 多侵犯儿童，学龄前儿童尤其多见。头皮有数片圆形灰白色鳞屑斑，可渐扩大或融合成斑片。病发无光泽，灰白色，距头皮2～4mm折断，根部有白色菌鞘，易拔出。偶有轻度瘙痒。慢性病程，青春期大多自愈。

3. 黑点癣（black－dot ringworm） 成人和儿童均可患病。损害初起为限局性点状红斑，渐扩大成鳞屑斑，边缘清楚。病发出头皮即断，呈黑点状，或留1～2mm断发。自觉瘙痒。部分患者可在青春期自愈，病久者常遗留瘢痕。

4. 脓癣（kerion） 白癣和黑点癣可并发脓癣。初为毛囊和毛囊周围炎症，以后发展成为无痛性有波动的脓肿，愈后形成瘢痕。常伴附近淋巴结肿大。

【辅助检查】

1. 滤过紫外线灯检查 在暗室中以滤过紫外线灯照射头皮患区，黄癣病发显示暗绿色荧光，白癣病发显示亮绿色荧光，黑点癣病发无荧光。

2. 真菌直接镜检 取病发或脓液，加10%氢氧化钾溶液制片，显微镜下观察即可发现真菌菌丝或孢子。

3. 真菌培养 取病发或脓液接种于沙堡培养基上在25℃培养，可鉴定真菌菌种。

【诊断和鉴别诊断】

1. 诊断要点 有接触动物病史；好发年龄；皮损特征；滤过紫外线灯检查；真菌直接涂片镜检；真菌培养。

2. 鉴别诊断 头皮脂溢性皮炎；头皮银屑病；头皮脓疱疮；头皮脓肿。

【治疗】

1. 治疗原则 杀灭真菌，消除炎症，控制瘙痒，防治感染与并发症。应采用综合治疗方案，包括剪发、洗发、涂药、服药和消毒5个方面。

2. 一般治疗 为防止交叉感染，患儿污染的帽子、衣物要随时煮沸消毒。家庭和集体中的患儿应同时治疗，及时对患病宠物进行处理。头癣的治疗应彻底，治愈患者每15天复查1次，连续3次真菌检查阴性方为治愈。

3. 全身治疗 服灰黄霉素3周或伊曲康唑（Itraconazole）6周，或特比萘芬（Terbinafine）4周。

4. 局部治疗 尽可能将病发剪除，每日睡前用硫磺皂或2%酮康唑洗头1次，外涂2.5%碘酊；白天外涂特比萘芬（Terbinafine）或联苯苄唑乳剂，连用2个月。

二、手癣和足癣

皮肤癣菌侵犯手掌、足跖和指（趾）间、指（趾）屈侧平滑皮肤所引起的感染分别称为手癣（tinea manus）和足癣（tinea pedis）。

50%以上的手、足癣由红色毛癣菌引起，其次为絮状表皮癣菌和须癣毛癣菌等导致。

本病通过接触传染所致，包括直接接触和间接接触两种方式。手癣多由足癣自身接种而来，患者用手搔抓足癣皮损是导致手癣的主要原因。本病在儿童相对少见，青春期后发病率增加，男女比例无显著差异。

【临床表现】

本病夏重冬轻，成人多见。共同特点为皮疹开始常单侧发生，以后可感染至对侧。可分为以下三型。

1. *水疱型* 常发生于掌、跖，其次为指（趾）间及侧缘。皮疹初为米粒大小厚壁水疱，以后变成绿豆至黄豆大小，不易破裂，疱液开始清澈，以后混浊，部分水疱融合成多房性水疱，疱破后露出红色湿润面，部分水疱可自行吸收，脱屑自愈。自觉瘙痒。

2. *浸渍糜烂型* 常发生于第3~5指（趾）间，初为红斑，以后角质层浸软发白，剧痒。因搔抓和摩擦露出红色糜烂面，少许渗出，易继发细菌感染，引起淋巴管炎、丹毒等。

3. *鳞屑角化型* 常发生于掌、跖、足跟部。角质层增厚，可为淡红色，表面有鳞屑。夏季常伴少数水疱，冬季气候干燥时足跟部多有皲裂。瘙痒较轻。

【辅助检查】

真菌直接镜检和培养阳性。

【诊断和鉴别诊断】

1. *诊断要点* 病史；皮损特征；好发部位；瘙痒剧烈；真菌直接涂片镜检；真菌培养。

2. *鉴别诊断* 汗疱性湿疹；慢性湿疹；掌跖脓疱病。

【治疗】

1. *治疗原则* 杀灭真菌，消除炎症，控制瘙痒，防治感染与并发症。

2. *一般治疗* 为了减少复发，平日勤洗脚，不随便乱用拖鞋。

3. *局部治疗* 外涂2%克霉唑软膏、益康唑霜、酮康唑霜、特比萘芬（Terbinafine）霜、联苯苄唑霜、咪康唑霜，每日2次。水疱型可外涂复方土槿皮酊治疗。擦烂型禁用刺激性强的药物，每日用1:5000高锰酸钾液浸泡，然后外涂2%克霉唑软膏等，渗液多、有感染者用0.1%雷夫奴尔溶液进行湿敷。鳞屑角化型外涂复方水杨酸软膏、5%硫磺软膏等。

4. *全身治疗* 严重患者服伊曲康唑（Itraconazole）、特比萘芬（Terbinafine）或氟康唑（Fluconazole）2~4周。

三、体癣与股癣

体癣（tinea corporis）是皮肤癣菌感染除头皮、毛发、掌跖、甲板以外的平滑皮肤所致的浅部真菌病。发生于腹股沟、股内侧、会阴、肛周、臀部者称股癣（tinea cruris）。

体癣的病原菌包括红色毛癣菌（52%）、须癣毛癣菌（35%）和犬小孢子菌（9%）等。后两种真菌为亲动物性，故常由接触患病的猫、狗而传染，或由手癣传染而来，也可通过直接接触患者、患癣家畜或间接接触污染的衣物引起。

股癣的致病菌大多数为红色毛癣菌（94%），其次为絮状表皮癣菌（3%）和须癣毛癣菌（1%）等。男性患病率显著高于女性，多由患者搔抓足癣皮损自身接种而来，发病与局部环境温暖、潮湿、肥胖、多汗等有关。

【临床表现】

本病夏季多见，成年男性较多。

1. *体癣* 皮疹为红色丘疹或丘疱疹，以后扩展成鳞屑性暗红色斑片，中心炎症轻微或只有色素沉着，边缘隆起有丘疹、脓疱，融合在一起成堤状，边界清楚，成圈向外扩展。皮损大小不等，单发或多发。长期服用糖皮质激素者并发的体癣，皮疹常泛发，呈大片状，自觉瘙痒，长期搔抓可有苔藓样变。

2. *股癣* 皮疹表现与体癣基本相同，初起单侧发生，以后可感染至对侧。由于皱褶部位多汗、潮湿、易受摩擦，皮疹炎症较重，瘙痒剧烈。

【辅助检查】

真菌直接镜检和培养阳性。

【诊断和鉴别诊断】

1. *诊断要点* 有足癣病史；皮损特征；好发部位；瘙痒剧烈；真菌直接涂片镜检；真菌培养。

2. *鉴别诊断* 玫瑰糠疹；银屑病；接触性皮炎；湿疹；疥疮。

【治疗】

1. *治疗原则* 杀灭真菌，消除炎症，控制瘙痒，防治感染与并发症。

2. *外用治疗* 局部外涂2%克霉唑软膏、益康唑霜、酮康唑霜、特比萘芬（Terbinafine）霜、联苯苄唑霜、咪康唑霜。

3. *全身治疗* 损害广泛者服伊曲康唑（Itraconazole）、特比萘芬（Terbinafine）或氟康唑（Fluconazole）1～2周。

四、甲真菌病

甲真菌病（onychomycosis）俗称“灰指甲”，指由皮肤癣菌、酵母菌和皮肤癣菌以外的真菌侵犯甲板所引起的疾病。

本病的病原菌为红色毛癣菌、须癣毛癣菌、絮状表皮癣菌或小孢子菌，也可由白念珠菌或曲霉菌等引起。

常由患者手、足癣自身接种引起，趾甲真菌病多由足癣直接蔓延所致，指甲真菌病则可能从手癣蔓延或经常搔抓足癣皮损而感染。甲板感染真菌的趋向可能与遗传、糖尿病、局部动静脉循环和淋巴回流障碍、周围神经疾病、环境潮湿、外伤等因素有关。随年龄增加，患者增多，就诊患者中女性多于男性。

【临床表现】

可分为以下4型。

1. 远端侧位甲下型　真菌从甲侧缘或前缘侵入，沿甲板下向甲根发展，病甲渐变厚，失去光泽、变脆，被破坏的甲角质蛋白堆积于甲下，使甲翘起，与甲床分离，甲前缘常残缺不齐，呈灰褐色或污秽色。

2. 近端甲下型　真菌从甲近端侵入，沿甲板下向游离缘发展，病甲渐变厚，失去光泽、变脆，与甲床分离，呈灰褐色或污秽色。

3. 白色浅表型　真菌从甲面侵入，受侵部位出现白点。日久甲面可见点状凹陷和沟纹，甲板变形、增厚、呈灰褐色。可并发甲沟炎。

4. 全甲毁损型　日久甲板全被破坏。

【辅助检查】

真菌直接镜检或培养阳性，甲组织病理检查可助诊断。

【诊断和鉴别诊断】

1. 诊断要点　有足癣病史；损害特征；真菌直接涂片镜检；真菌培养；甲组织病理检查。

2. 鉴别诊断　银屑病；扁平苔藓；湿疹；斑秃。

【治疗】

1. 治疗原则　杀灭真菌，消除炎症，防治感染和并发症。

2. 一般治疗　本病较难治愈，易复发，患者应有耐心和依从性，并积极治疗甲周皮肤真菌病。

3. 局部治疗　外用30%冰醋酸溶液、8%环吡酮胺擦剂或5%阿莫洛芬擦剂。手术拔去病甲或用30%～40%尿素软膏包埋，病甲软化后拔除，再以外用药治疗。

4. 全身治疗　严重者服伊曲康唑（Itraconazole）3～4月，也可用特比萘芬（Terbinafine）或氟康唑（Fluconazole）6～12周。

第八节　脓　疱　疮

脓疱疮（impetigo）是由金黄色葡萄球菌和（或）乙型溶血性链球菌引起的一种急性化脓性皮肤病。

本病的病原菌主要为金黄色葡萄球菌，其次为乙型溶血性链球菌，少数为白色葡萄球菌，混合感染也不少见。

病原菌通过其黏附素、细胞壁丝状突起上的抗原不可逆地黏附于宿主细胞特异性受体，从而在皮肤上繁殖。本病儿童易感，传染性强，可暴发流行。环境温度高、出汗及搔抓可促进本病发生，在潮湿和高温季节患有痱子、湿疹、疥疮等时易于发病。

【临床表现】

本病常在儿童中流行。可分为以下四型。

1. *寻常性脓疱疮* 本型传染性强，常在幼儿园引起流行，故又称接触传染性脓疱疮。皮损易发于面部、四肢等暴露部位。初发皮疹为红色丘疹，以后迅速变为米粒至黄豆大小水疱或脓疱，呈群集分布，周围有红晕，疱壁薄而易破。脓疱干涸结成蜜黄色痂，痂脱后痊愈，不留瘢痕。自觉瘙痒，因搔抓而不断将病菌再接种到其他部位，发生新脓疱。病程迁延数日或数月不愈。全身症状轻者无不适感，重者有高热，可并发淋巴管炎、淋巴结炎。由链球菌引起者可并发急性肾炎或败血症。

2. *大疱性脓疱疮* 初起皮疹为米粒至黄豆大小水疱，以后增大至蚕豆或核桃大小，周围有红晕。脓疱壁开始紧张，数日后松弛，脓液沉积于疱底，可见特征性的半月形积脓现象。疱壁破后形成表浅糜烂面，皮损中央常自愈，边缘仍有炎症向四周扩延，并发生新脓疱，呈环状。

3. *深脓疱疮* 也称臁疮。皮疹初在红斑上发生水疱或脓疱。数日后向深部发展，中心发生坏死，表面覆盖硬的褐黑色痂，痂脱后形成周边陡峭的碟形溃疡。有灼痛感，附近淋巴结常肿大。长期不愈，可形成肉芽肿样损害。

4. *新生儿脓疱疮* 由凝固酶阳性噬菌体Ⅱ组葡萄球菌71型所致。常发生在4～10日新生儿，发病急，传染性强。开始损害为黄豆大小水疱，周围有红晕，疱液初起澄清，后变混浊。疱破后露出鲜红色糜烂面，干涸后结黄色痂。本病易发生在暴露部位，轻者无全身症状，重者有高热，可并发败血症、肺炎等。

【辅助检查】

血液白细胞和中性粒细胞可增多，涂片镜检或培养可见致病菌。

【诊断和鉴别诊断】

1. *诊断要点* 病史和集体流行史；好发年龄与季节；皮损特征；部位特点；血液白细胞和中性粒细胞增多；涂片镜检革兰染色；细菌培养。

2. *鉴别诊断* 丘疹性荨麻疹；水痘；单纯疱疹。

【治疗】

1. *治疗原则* 杀灭细菌，消除炎症，收敛干燥，防治并发症。

2. *全身治疗* 宜早治疗，早隔离。首选青霉素，肌内注射。重者可用氨苄西林、头孢菌素等静脉滴注。青霉素过敏者可用红霉素类药物。必要时给予清蛋白或新鲜血浆静滴，并可肌注转移因子或丙种球蛋白，以提高机体免疫力。

3. *局部治疗* 轻者可外涂莫匹罗星软膏或环丙沙星（Ciprofloxacin Hydrochloride）软膏。大疱性脓疱疮局部消毒后剪去疱壁，消毒棉签吸去脓液后用0.1%雷夫奴尔溶液进行湿敷。深脓疱疮外涂2%雷夫奴尔软膏软化痂皮后去除脓痂，脓液宜通畅引流以缩短疗程。

第九节 病毒性皮肤病

一、单纯疱疹

单纯疱疹（herpes simplex）中医称为热疮，是由单纯疱疹病毒感染所致的皮肤病，皮疹特征为簇集性小水疱，有自限性，可反复发作。

本病由人单纯疱疹病毒（herpes simplex virus，HSV）所致，HSV 可分为 HSV－1 型和 HSV－2 型，属于 DNA 病毒。

人类是 HSV 惟一的天然宿主，HSV 经皮肤、黏膜破损处进入机体，原发性感染后常潜伏在感觉神经节中。在原发性感染中 90% 为隐性感染，约 10% 出现临床表现。正常人中 50% 以上是 HSV 携带者，可经由口、鼻分泌物及粪便排出病毒而作为重要的传染源。HSV 感染后不能产生永久性免疫，当某种原因引起人体免疫功能降低时，体内潜伏的病毒被激活而致病。反复发作者可存在细胞免疫功能缺陷。

【临床表现】

1. *皮肤单纯疱疹* 任何部位均可发生，但以皮肤与黏膜交界处如口角、唇缘、鼻孔附近常见。发疹前局部先有灼热、瘙痒，继而出现红色成堆的针尖大小水疱，以后融合在一起，破溃后糜烂，有少许渗出，数日干燥结痂，痂脱后留有暂时性色素沉着斑。原发性感染者可伴发热、全身不适和局部淋巴结肿大。

2. *疱疹性龈口炎* 常见 1～5 岁儿童。好发于口腔、牙龈、舌、硬腭、软腭和咽部。表现为群集性小水疱、红斑或糜烂，很快破溃形成浅表溃疡，疼痛显著。可伴发热、头痛和局部淋巴结肿大、疼痛。病程约 2 周。

3. *新生儿单纯疱疹* 多见于出生后 4～7 天。常发生在口腔颊黏膜与牙龈部，多为成群水疱，破溃后形成小溃疡，有剧痛，易于出血。常伴附近淋巴结肿大。

4. *生殖器疱疹* 参见性传播疾病一章。

【辅助检查】

皮损组织病理检查、病毒分离培养、免疫荧光检查、血清病毒抗体测定均有助于诊断和确定病毒类型。

【诊断和鉴别诊断】

1. *诊断要点* 病史；皮损特征；部位特点；自觉疼痛；反复发作经过；细胞学检查；血清病毒抗体测定；病毒核酸检查。

2. *鉴别诊断* 带状疱疹；水痘；脓疱疮。

【治疗】

1. *治疗原则* 缩短病程，对抗病毒，消除炎症，控制疼痛，预防感染和并发症，减少复发。

2. *全身治疗* 可用阿昔洛韦（Acyclovir）、伐昔洛韦（Valaciclovir）、泛昔洛韦（Famciclovir）、干扰素（Interferon）－α、β。反复发作者应去除诱因，可用左旋咪唑（Levamisole）、胸腺肽（Thymosin）等。

3. *外用治疗* 外涂 3% 阿昔洛韦软膏、1% 喷昔洛韦乳剂、0.25%～1% 疱疹净软膏，有继发感染者外涂莫匹罗星软膏（Mupirocin Ointment）或环丙沙星（Ciprofloxacin Hydrochloride）软膏。

二、带状疱疹

带状疱疹（Herpes Zoster）中医称缠腰火丹，指由水痘－带状疱疹病毒感染所致的皮肤病，皮疹特征为群集的小水疱沿神经走向单侧分布，伴显著的神经痛。

本病由水痘-带状疱疹病毒（HZV）引起，属于DNA病毒。HZV具有嗜神经和皮肤的特性，经呼吸道黏膜侵入机体，通过血行传播，初次感染者发生水痘或隐性感染。

以后HZV长期潜伏于脊神经后根或神经节的神经元内。当宿主在某些诱因如恶性肿瘤、外伤、过度疲劳等作用下，发生细胞免疫功能减退，潜伏的病毒可被激活而增殖，使受侵犯的神经节发生炎症或坏死，产生神经痛，同时病毒沿着神经纤维传播到相应节段的皮肤，产生群集性水疱。本病痊愈后可获终身免疫。

【临床表现】

1. *一般表现* 本病常发于春秋两季，成人多见。发病前1~3天，病变部位先灼热，神经过敏或神经痛。好发部位为肋间神经、三叉神经分部区、颈部及腰骶部。儿童的神经痛往往轻微，老年人疼痛多较剧烈，疼痛时间也较长。皮疹初起为成簇的米粒至绿豆大小红色或紫红色丘疹、丘疱疹，继而变成水疱。各簇水疱之间常有正常皮肤存在。皮疹多沿神经分布区呈单侧带状排列，很少超过体中线。大约3周皮疹干涸、结痂，愈后留暂时性红色斑或色素沉着，极少复发。

2. *特殊类型* 有时可见到。仅有红斑、丘疹而无水疱者称顿挫型带状疱疹；具有大疱、血疱、坏死性溃疡者分别称为大疱性、出血性、坏疽性带状疱疹；少数情况下病毒可播散，皮疹泛发于全身者称泛发性带状疱疹，常伴高热、肺炎与脑损害；眼部带状疱疹为三叉神经眼支受累，额部、头顶部、上眼睑群集性小水疱，炎症显著，剧痛，可累及角膜至全眼球炎，甚至失明。Ramsey-Hunt综合征，又名耳带状疱疹或膝状神经痛，为膝状神经节受累，影响面神经的运动和感觉，为面瘫-耳痛-外耳道疱疹三联征。

累及角膜造成视力障碍，并可引起脑炎、脑膜炎。

【辅助检查】

皮损组织病理检查、病毒分离培养、免疫荧光检查、血清病毒抗体测定均有助于诊断。

【诊断和鉴别诊断】

1. *诊断要点* 病史；皮损特征；部位特点；神经痛剧烈；细胞学检查；血清病毒抗体测定。

2. *鉴别诊断* 单纯疱疹；水痘；脓疱疮。

【治疗】

1. *治疗原则* 缩短病程，对抗病毒，消除炎症，控制疼痛，预防感染和并发症。

2. *全身治疗* ①镇静止痛剂：可用地西泮（Diazepam）、阿司匹林（Aspirin）等。②营养神经药物：常用维生素B_1、维生素B_{12}和维生素E。③抗病毒类药物：阿昔洛韦（Acyclovir）、伐昔洛韦（Valaciclovir）、泛昔洛韦（Famciclovir）、利巴韦林（Ribavirin）等。可肌注干扰素-α、β、丙种球蛋白或胸腺肽（Thymosin）。④抗生素：为预防或控制继发感染可选用青霉素、红霉素类。⑤糖皮质激素：为减轻神经痛，老年患者可用小量泼尼松，症状减轻后渐停用。⑥中医中药：龙胆泻肝汤有较好疗效。方用龙胆草、泽泻、木通、车前子、当归、柴胡、生地、甘草，可加黄芩、栀子。

3. *局部治疗* 外涂5%阿昔洛韦软膏或1%喷昔洛韦乳剂，轻度糜烂者外涂10%代锌油膏或10%汗疱泥膏，渗液多者用0.1%雷夫奴尔溶液或3%硼酸溶液进行湿敷。眼睛受累者用2%红霉素眼膏、0.1%疱疹净眼药水或0.1%阿昔洛韦眼药水滴眼。

4. *物理治疗* 可用氦氖激光、紫外线、频谱仪等进行理疗。

三、疣

疣（verruca）是由人乳头瘤病毒感染皮肤、黏膜所致的一种良性赘生物。常见的有寻常疣、扁平疣、跖疣和尖锐湿疣。

本病由人乳头瘤病毒（human papilloma virus，HPV）引起。HPV直径50～55nm，其中心的核酸为含有7900个碱基对的双链环状DNA，蛋白外壳为由72个壳微粒组成的正20面体，无包膜，尚不能在组织培养或动物模型中繁殖。HPV可分为100多种亚型，其中77种与皮肤疣有关，常见的包括HPV－1、2、3、4、10、11、18、28等亚型。人群普遍易感，发病高峰为16～30岁。

HPV主要经直接接触传染，也可经污染物间接传染。细胞免疫功能降低如恶性肿瘤、肾移植和外伤等是皮肤疣的重要易感因素。

【临床表现】

1. *寻常疣*（verruca vulgaris） 中医称千日疮，俗称“刺瘊”。多见于青少年，好发于手、足部。皮损初为米粒至豌豆大圆顶丘疹，角化明显，质硬。以后呈乳头样增生，表面有棘状突起，呈灰黄或污褐色，有压痛。发生于甲缘者称甲周疣；发生于颈部、眼睑或颏部的为单个细软的丝状突起，称丝状疣；部分皮损呈参差不齐的多个指状突起，称指状疣。

2. *跖疣*（verruca plantaris） 寻常疣发生于足跖部称为跖疣。多单侧发生。皮疹初为米粒大小质硬的丘疹，渐变大，由于压迫形成淡黄或褐色胼胝样斑块，边界清楚，表面常有小黑点，刮去角质层，可见角质软芯，皮损有明显压痛。

3. *扁平疣*（verruca plana） 多见于青年。好发于颜面、手背部。皮疹为针头至绿豆大的扁平褐色丘疹，圆形或多角形，稍有光泽。微痒，搔抓后皮疹可自身接种，呈串排列。

4. *尖锐湿疣* 参见性传播疾病部分。

【辅助检查】

皮损组织病理检查、病毒分离培养、免疫荧光检查、病毒核酸检测均有助于诊断和确定病毒型别。

【诊断和鉴别诊断】

1. *诊断要点* 病史；皮损特征；部位特点；皮损组织病理检查；病毒分离培养、免疫荧光检查、病毒核酸检测和电镜检查。

2. *鉴别诊断* 鸡眼；胼胝；汗管瘤；二期梅毒；脂溢性角化病。

【治疗】

1. *治疗原则* 对抗病毒，消除炎症，预防感染，减少复发。

2. *全身治疗* 可用左旋咪唑（Levamisole）、卡介菌多糖等，必要时可肌内注射干

扰素 - α、β。也可使用中医中药。

3. *局部治疗* 皮损稀发者可应用液氮冷冻、电灼、二氧化碳激光、微波治疗。皮损多发者用中药煎浓汤擦洗患处。外涂5%氟尿嘧啶软膏、3%酞丁胺搽剂、0.1%维甲酸霜、鬼臼毒素酊等有效。平阳霉素皮损内注射对寻常疣、跖疣有效。

第十节 银屑病

银屑病（psoriasis）是一种常见的慢性复发性炎症性皮肤病，典型皮疹为红色丘疹或斑块上覆有多层白色鳞屑为特征。

确切病因未明。①遗传因素：约20%本病患者有家族史，有家族史者发病早于无家族史者，双亲同患本病者发病早于父母正常者；HLA中Ⅰ抗原A1、A13、A28、B13、B17、B37、CW6和Ⅱ类抗原DR7在本病患者中的表达频率高于正常人，其中CW6位点与本病相关最显著；通过全基因扫描，已确定的本病易感基因位点有6p、17q、4q、1q、3q、19p等6个。②环境因素：在诱发本病中起重要作用。最易促发本病的因素为感染、精神紧张、应激事件、外伤、手术、妊娠、吸烟和某些药物等，如急性点滴状银屑病发病前多有咽部急性链球菌感染史，给予抗生素治疗后病情常有好转。③免疫因素：本病寻常型皮损处淋巴细胞、单核细胞浸润显著，尤其是T淋巴细胞在真皮内浸润。皮损中活化的T淋巴细胞释放IL - 1、IL - 6、IL - 8和IFN - γ等细胞因子，刺激表皮基底层的角质形成细胞增生，促发并维持本病的进程。角质形成细胞增殖加速是本病重要的病理生理特征，丝状分裂周期缩短为37.5h，表皮更新时间缩短为3～4天，组织病理上出现角化不全和颗粒层消失。目前认为，本病是一种遗传与环境、免疫等多种因素相互作用所致的多基因遗传病，以T淋巴细胞为主的免疫介导构成了其发病机制。

【临床表现】

1. *一般表现* 本病冬重夏轻，青壮年男性多见。初起为米粒大小的红色丘疹，渐增多，融合成斑块，上覆丰富的银白色鳞屑。刮去鳞屑可见薄膜，称薄膜现象，刮去薄膜可见点状出血。进行期可出现同形反应，即沿搔抓或钝器划过痕迹出现银屑病皮疹。好发于四肢两侧、肘、膝、头皮及背部，严重者泛发全身，广泛对称。发生于头部者发成束。指（趾）受累时甲面呈顶针状凹陷，严重者甲板增厚。累及黏膜如龟头部位时表现为无鳞屑的红色浸润性斑块。

2. *分型及其特征* 可分为寻常型、关节病型、脓疱型及红皮病型，其中以寻常型银屑病最常见。各型的特点如下。

（1）寻常型 典型的斑块、丘疹上覆银白色鳞屑。有薄膜现象、点状出血及同形反应。根据病程可分为三期：进行期皮疹不断增多，鳞屑丰富，炎症反应明显，皮肤较敏感；静止期炎症减轻，基本无新发皮疹；退行期皮疹逐渐消退，留有色素减退或色素沉着斑。

（2）关节病型 除有银屑病皮损外，还有类风湿性关节炎症状。关节炎症往往与银屑病症状平行。少数伴发热等全身症状。

（3）脓疱型　急性发病，常伴高热、关节肿痛、全身不适。在银屑病或红斑的基础上，出现多数密集的小米粒大小无菌性脓疱，可融合成脓湖状，数日后干涸脱屑。全身发疹以四肢屈侧及皱褶部位较重。易反复发作，并发肝肾功能障碍。

（4）红皮病型　常因银屑病在进行期时外用刺激性较强的药物，大量激素治疗突然减量或停药而引起本型。多伴高热、畏寒等全身症状。全身皮肤呈弥漫性潮红、浸润，大量脱屑，其间有小片正常皮岛。掌跖部明显角化增厚，指（趾）甲混浊，肥厚变形，脱落。可迁延数月，易于复发。

【辅助检查】

皮损组织病理检查有助于诊断。关节病型并有血沉增快，血清类风湿因子阴性。脓疱型还有白细胞增多，常伴低钙血症。

【诊断和鉴别诊断】

1. 诊断要点　可有家族聚集发病史；皮损特征；好发部位；慢性复发性病程；自觉不同程度的瘙痒；皮损组织病理检查。

2. 鉴别诊断　脂溢性皮炎；二期梅毒；慢性单纯性苔藓；类风湿性关节炎；玫瑰糠疹；连续性肢端皮炎；疱疹样脓疱病；红皮病。

【治疗】

1. 治疗原则　去除病灶，避免诱因，消除炎症，减少复发，不追求彻底治疗，防治感染与并发症。

2. 全身治疗

（1）维生素类蛋白　维生素 C、维生素 A。进行期或脓疱型予维生素 D_2 肌内注射。可用阿尔法 D_3、叶酸及维生素 B_{12} 等。

（2）芳香维甲酸类　用于脓疱型、关节病型、红皮病型及其他方法无效的寻常型银屑病，常用依曲替酯或依曲替酸。

（3）糖皮质激素　用于红皮病型、关节病型及脓疱型银屑病。常用地塞米松（Dexamethasone）静滴，皮疹好转后渐减量。

（4）免疫抑制剂　用于脓疱型、红皮病型及其他方法无效的寻常型。常用甲氨蝶呤、氨蝶呤、羟基脲、环孢素或雷公藤多甙也可用。

（5）静脉封闭法　见慢性单纯性苔藓的治疗。

（6）抗生素　有上呼吸道感染时应用青霉素肌注，也可用大环内酯类、头孢菌素类。脓疱型可用克林霉素或甲砜霉素。

（7）免疫调节剂　左旋咪唑、胸腺肽、转移因子（tranfer factor）等。

（8）其他　关节型银屑病可应用氯喹（Chloroquine）或羟氯喹（Hydroxychloroquine）。

3. 外用治疗　可用煤焦油、松馏油、去炎松尿素软膏、肤轻松软膏、氯倍他索软膏、氯氟舒松液、5% 水杨酸软膏、5% 氟尿嘧啶软膏、0.1% ~1% 蒽林软膏或霜、0.05% ~0.1% 他扎罗汀凝胶或钙泊三醇软膏等。

4. 物理治疗　紫外线照射，光化学治疗如 PUVA，沐浴疗法如硫磺浴、糠浴、矿泉浴及中药浴等。

5. 中医中药 如克银丸、复方青黛胶囊，也可应用人参、地黄、党参、白术、刺五加等。

第十一节 皮肤附属器疾病

一、寻常性痤疮

寻常性痤疮（acne vulgaris）是一种青春期常见的毛囊、皮脂腺的慢性炎症性皮肤病，表现为粉刺、丘疹、脓疱、结节、囊肿及瘢痕，好发于面、背、胸等部位。

本病主要与雄激素增多、皮脂分泌过多、毛囊口上皮角化亢进、微生物如痤疮棒状杆菌和遗传因素有关。皮脂腺的发育受雄激素支配，青春期雄激素产生增加引起皮脂腺增大，皮脂分泌增多，皮脂通过毛囊口排出到皮肤表面。患者毛囊上皮角化异常，不能正常脱落，导致毛囊口缩小，皮脂淤积在毛囊口形成粉刺。正常情况下毛囊内寄生有微需氧的痤疮丙酸杆菌、马拉色菌、表皮葡萄球菌、蠕形螨等，当毛囊内发生皮脂淤积时，这些微生物增殖。其中痤疮丙酸杆菌产生的酶可分解皮脂，释放游离脂肪酸，刺激毛囊引起炎症反应；该菌还可产生一些低分子多肽，趋化中性粒细胞，后者产生水解酶引起毛囊壁发生渗漏，甚至破裂，毛囊内容物进入周围真皮组织，造成炎症扩大和蔓延。精神因素所致的内分泌紊乱，烟、酒、辛辣饮食刺激，化妆品使用不当造成毛囊口堵塞，糖、脂肪摄入过多，雄激素等药物摄入等均可成为本病促发或加重的因素。

【临床表现】

本病多见，常见于15～30岁的青年男女。

皮损好发于颜面尤其是前额、颊部，其次为胸部、背部和肩部等处，多对称分布，常伴皮脂溢出。早期损害为粉刺，可分为两种：开放性粉刺也称黑头粉刺，为毛囊性圆锥形丘疹，顶端为黄白色，部分毛囊口为黑色；闭合性粉刺也称白头粉刺，呈白色或淡红色，针头大小，很难看到开口。粉刺可发展成炎性丘疹、脓丘疹或脓疱、结节、囊肿等。炎性丘疹一般为米粒至绿豆大小，炎症较重者可变成脓丘疹或脓疱，周围有红晕。部分深在损害形成皮下大小不等的淡红或暗红色坚硬结节，高出于皮面，可有黄豆或杏核大小囊肿，继之有波动感，破后流出黏稠脓液。

本病多呈慢性经过，多数青春期过后皮疹自然消退，但有时留下萎缩性或并增生性瘢痕。

【辅助检查】

皮损组织病理检查可助诊断。

【诊断和鉴别诊断】

1. 诊断要点 病史；好发年龄；皮损特征；部位特点；皮损组织病理检查。

2. 鉴别诊断 酒渣鼻；聚合性痤疮；坏死性痤疮；婴儿痤疮；颜面播散性粟粒性狼疮。

【治疗】

1. 治疗原则 减少皮脂，杀灭病菌，消除炎症，控制症状，防治感染与瘢痕形成。

2. *一般治疗* 每日用温水硫磺皂洗脸3~4次，少食脂肪、糖类食物，忌刺激性饮食。

3. *全身治疗* 四环素口服，连服2~3月；或选用多西环素（Doxycycline Hyclate）、红霉素、罗红霉素（Roxithromycin）、阿奇霉素（Azithromycin）、克拉霉素（Clarithromycin）、甲硝唑、替硝唑等。皮脂溢出较多、炎症较重者可选用异维A酸（Isotretinoin）口服，连用1~2月。可并用维生素 B_6、硫酸锌等。严重者可给己烯雌酚，连用2~3周,女性患者应于经后第14天开始服用，至下次经前1天止；或肌内注射绒毛膜促性腺激素。

4. *中医中药* 清泄肺胃湿热，方用枇杷清肺饮加减有效，大便燥结者加大黄，感染重者加地丁、公英。

5. *局部治疗* 外涂复方硫磺洗剂、0.05%维甲酸霜、5%~10%过氧苯甲酰溶液对黑头粉刺、炎症有效。去炎松混悬液0.5~1ml（含去炎松10mg/ml）结节或囊内注射，每周1~2次。

6. *其他治疗* 表浅性瘢痕可用磨削法治疗，增生性瘢痕可用液氮冷冻治疗。

二、酒渣鼻

酒渣鼻（rosacea）是一种发生在颜面中部，以皮肤潮红、毛细血管扩张及丘疹、脓疱为表现的慢性皮肤病，多见于中年人。

病因不明，可能是患者精神因素、颜面血管运动神经功能调节失调引起血管长期扩张，并与皮脂分泌增多、胃肠功能紊乱、内分泌失调、摄入刺激性饮食、蠕形螨感染等因素有关。

【临床表现】

本病常见于40~50岁中年妇女，而男性患者病情往往较重。皮损以鼻尖、前额、两颊、下颌多见，对称分布。可分为以下三期：

1. *红斑期* 主要为鼻尖、面颊潮红，为暂时性，常遇冷热刺激、情绪激动时发生，日久红斑持续不退，并伴毛细血管扩张。

2. *丘疹脓疱期* 在红斑基础上有成批发生的红色丘疹、脓疱，少数结节，血管扩张更明显，部分毛囊孔扩大。

3. *鼻赘期* 鼻端部位结节增大，往往数个结节融合在一起，使鼻尖肥大突出，表面凹凸不平，皮脂腺也增生肥大，毛囊口显而易见，形成鼻赘。

【辅助检查】

皮损组织病理检查可助诊断。

【诊断和鉴别诊断】

1. *诊断要点* 病史；中年发病；皮损特征；部位特点；慢性病程；皮损组织病理检查。

2. *鉴别诊断* 寻常性痤疮；皮质激素依赖性皮炎。

【治疗】

1. *治疗原则* 避免诱因，杀灭病菌，消除炎症，控制症状，延缓病程。

2. *一般治疗* 禁食辛辣饮食，避免精神紧张，保持消化道正常功能，用硫磺皂勤洗脸。

3. *全身治疗* 可用四环素、多西环素（Doxycycline Hyclate）、红霉素、罗红霉素（Roxithromycin）、阿奇霉素（Azithromycin）、克拉霉素（Clarithromycin）、甲硝唑、替硝唑等，可并用维生素 B_6、硫酸锌等。

4. *中医治疗* 宜用枇杷清肺饮加减，鼻赘期用桃红四物汤加减煎服。

5. *外用治疗* 局部外涂氯柳酊或复方硫磺洗剂。

6. *其他治疗* 严重鼻赘期患者可施行整形手术或浅部 X 线放射治疗。

第七十章

性传播疾病

性传播疾病（sexually transmitted disease，STD）是指由性接触、类似性行为及间接接触感染的一组传染性疾病，病变发生在性器官及其所属的淋巴结，皮肤、黏膜，甚至血行播散至全身重要的组织、器官。

STD 包括梅毒、淋病、软下疳、性病性淋巴肉芽肿、腹股沟肉芽肿、生殖器疱疹、尖锐湿疣、巨细胞病毒感染、病毒性乙型肝炎、获得性免疫缺陷综合征（AIDS）、非淋菌性尿道炎、细菌性阴道病、生殖器念珠菌病、股癣、阴道毛滴虫病、阴虱病、同性恋的肠道感染、某些类型的疥疮、传染性软疣等 20 余种疾病。虽然多数 STD 于生殖器部位首先遭受感染，发生病变，部分 STD 的病变也局限于生殖器及其邻近器官，但是，大多数 STD 也常引起全身皮肤和重要器官的病损，部分 STD 还可导致远隔脏器受累，甚至威胁生命。

第一节　淋　　病

淋病（gonorrhea）是由奈瑟淋球菌（gonorrheae）所致的泌尿生殖系统化脓性性疾病，主要通过性交传染，可引起男性尿道炎，女性宫颈或尿道炎，还可经血行播散引起菌血症。

病原体系淋病奈瑟菌，也称淋病双球菌或淋球菌，属奈瑟球菌科，奈瑟球菌属。呈卵圆形或豆形，菌体长 0.6～0.8μm，宽约 0.5μm。常成对排列，邻近面扁平或稍凹陷，像两粒豆子对在一起。无鞭毛，不形成芽孢。革兰染色阴性。较为娇嫩，最怕干燥，适宜在潮湿、温度为 35～36℃、含 2.5%～5.0% 二氧化碳的条件下生长，1∶4000 硝酸银溶液可使其在 7min 内死亡，1% 石炭酸溶液能在 3min 内将其杀灭。

传染源：①淋病患者：即淋球菌的显性感染，患者的尿道或阴道、宫颈有多量脓性分泌物，内有大量淋球菌，可造成感染。②淋球菌携带者：潜伏期带菌者指淋球菌感染后尚未发病；恢复期带菌者指经治疗后临床症状消失但仍带菌；约 5%～20% 男性和 60% 以上的女性感染者临床症状无或不明显，称为隐性感染者；部分患者治疗后症状消失，但体内仍有菌潜伏，一旦抵抗力下降又会复发，称为潜伏性感染者。

传播途径：①直接接触：有两种方式，一为性接触，成人泌尿生殖系淋病几乎均通过性交感染，以正常性交方式所致者最常见，在同性恋人群或性行为变态者还可通过“口淫”、“肛交”等异常性交方式传染。另一为非性接触，妊娠妇女患病时病变可沿生殖系统逆行蔓延，引起羊膜腔感染而感染胎儿；胎儿经产道分娩时患病产妇宫颈或阴道内的淋球菌可经皮肤或黏膜感染胎儿，常导致新生儿淋菌性结膜炎和脓疱疮等；生活中与患者密切接触，患者尿道或阴道的分泌物可直接感染接触者使其受染。②间接接触：带菌分泌物可污染衣裤、被褥、床单、寝具、浴盆、毛巾、肛表、尿布、坐式便器、马桶圈、便盆及手纸等物品；检查病人用过的器械、为患者注射过的针头等若消毒不严而再次使用时可传染他人。

高危人群是指有性乱行为的人群，只要有性乱行为，就有遭受感染的危险。一般认为，随着性伴侣数目增多，或性放纵程度增高，或性交频度增加，感染的危险性也增加。女性较男性易于遭受淋球菌感染。

淋球菌对柱状上皮和移行上皮有特别的亲和力。两性尿道、女性宫颈覆盖柱状上皮和移行上皮，故易受淋球菌侵袭，而男性舟状窝和女性阴道为复层鳞状上皮覆盖，对其抵抗力较强，一般不受侵犯或炎症很轻。淋球菌菌毛上的特异性受体可与黏膜细胞相应部位结合；其外膜蛋白Ⅱ可介导黏附过程；它还可释放 IgA_1 分解酶，抗拒细胞的排斥作用。这样，淋球菌与上皮细胞迅速黏和。微环境中的酸碱度、离子桥、疏水结构和性激素等也可促进黏附过程。它吸附于上皮细胞的微绒毛，其外膜蛋白Ⅰ转移至细胞膜内，然后淋球菌被细胞吞噬而进入细胞内。淋球菌一旦侵入细胞就开始增殖，并损伤上皮细胞。细胞溶解后释放淋球菌至黏膜下间隙，引起黏膜下层的感染。淋球菌侵入黏膜下层后继续增殖，约在 36h 内繁殖一代。通过其内毒素脂多糖、补体和 IgM 等协同作用，形成炎症反应，使黏膜红肿。同时，由于白细胞的聚集和死亡，上皮细胞的坏死与脱落，出现了脓液。腺体和隐窝开口处病变最为严重。感染后造成的炎症可沿泌尿、生殖道蔓延播散，在男性可扩展至前列腺、精囊腺、输精管和附睾，在女性可蔓延到子宫、输卵管和盆腔。严重时可进入血液向全身各个组织器官播散，导致播散性感染。

【临床表现】

本病可发生于任何年龄，但主要以中青年为多。潜伏期为 2～10 天，平均 3～5 天。可分为以下五型。

1. 单纯型　即无合并症者。

（1）男性淋病　①急性尿道炎：初起尿道口红肿、瘙痒、灼热感，接着出现尿痛、溢脓，可伴尿频、尿急和排尿困难，少数可有发热、不适等。②慢性尿道炎：尿痛轻微，尿道口仅见少量浆液性分泌物，可伴终末血尿、慢性腰痛、会阴坠胀、遗精和血性精液等。

（2）女性淋病　①急性尿道炎和宫颈炎：白带多且呈脓性，外阴刺痛和烧灼感，尿道口红肿、压痛及脓性分泌物，可伴尿痛、尿频和尿急。②慢性尿道炎和宫颈炎：下腹坠胀、腰酸背痛、白带较多等。③妊娠期淋病：多无临床症状，可发生胎膜早破、羊膜腔感染、早产、产后败血症和子宫内膜炎等，也可致胎儿发育迟缓、低体重新生儿和新生儿败血症等。④幼女外阴阴道炎：外阴、会阴和肛周红肿，阴道脓性分泌物较多，可引起尿痛、局部刺激症状和溃烂。

2. 有合并症型　即伴泌尿生殖系合并症者。

（1）男性合并症　①前列腺炎和精囊腺炎：会阴部疼痛，直肠指诊前列腺肿大，精囊腺肿大。②附睾炎：附睾疼痛、肿大及触痛。

（2）女性合并症 ①前庭大腺炎：前庭大腺红、肿、热、痛和触痛，可伴发热。②尿道旁腺炎：挤压尿道旁腺处有脓性分泌物从尿道外口流出。③肛周炎：阴道分泌物较多时可引流至肛周和会阴引起炎症。④盆腔炎性疾病：包括急性输卵管炎、子宫内膜炎、继发性输卵管卵巢脓肿、盆腔腹膜炎和盆腔脓肿等。

3. 泌尿生殖器外型 ①眼炎：多见于新生儿和成人，结膜充血、水肿，有脓性分泌物，重者可致角膜溃疡和失明。②咽炎：多无症状，也可表现为咽喉部炎症和脓性分泌物。③直肠炎：肛门瘙痒和烧灼感，排便疼痛，排出黏液和脓性分泌物。④肝周炎：突发性右上腹疼痛，伴发热、恶心和呕吐，右上腹明显压痛。

4. 播散型 即播散性淋球菌感染。包括：①脓疱疹：初起为直径2～5mm圆形红斑，很快变成脓疱，周围有红晕，中央出血或坏死，好发于四肢远端。②关节炎、滑膜炎和腱鞘炎：多累及膝、踝、肘、腕和肩关节，关节红、肿、积液或积脓，可引起骨质破坏和关节强直。③心内膜炎、心肌炎和心包炎：主要累及主动脉瓣或二尖瓣。④肝炎、脑膜炎和败血症。

5. 淋病后综合征 指治疗后实验室检查阴性而仍有某些症状或体征，有尿道炎样、前列腺炎样症状，如下腹坠痛、阴囊下坠感、腰背酸痛、下肢无力感、头痛、头晕、失眠、性欲减退和阳痿。

【辅助检查】

1. 涂片染色检查 急性淋病男性可从尿道，女性可从宫颈管内取材。慢性淋病时需先作前列腺或精囊按摩取材。取分泌物涂片，固定后作Gram、亚甲蓝（美蓝）或Pappenhein Saathof染色镜检。对男性急性尿道炎患者有初步诊断意义。

2. 培养检查 主要用于进一步确诊和需作药物敏感试验者，为确诊淋病的主要方法。

3. 白细胞酯酶试验 是检测中性粒细胞存在的简单比色法。其敏感性和特异性对有症状的男性患者分别为76%～94%和53%～80%，而对无症状的青少年男性病人则分别为72%与93%。

4. 生化试验 可根据需要取培养菌落作氧化酶试验或糖发酵试验，主要用于淋球菌鉴定。

5. 免疫学检查

（1）直接荧光抗体检查 以抗淋球菌蛋白Ⅰ单克隆抗体作为免疫荧光试剂，其敏感性和特异性，在男性高危人群中分别为84%和100%，女性尿道与宫颈标本则分别为65%与72%。

（2）固相免疫酶试验 特异性及敏感均较高，但也有假阳性。近年来出现了一种增强发光酶免疫分析技术，方法灵敏、准确。

（3）协同凝集试验 Phadebact单克隆抗体协同凝集试验和Syva Microtrak荧光单克隆抗体试验最常用，均有较好的敏感性与特异性。

6. 分子生物学检查

（1）核酸探针检测法 目前最常用的试剂盒是PACE2系统。对女性患者的宫颈标本的敏感性和特异性与培养法的符合率为98.9%。

（2）核酸扩增检测法 包括聚合酶链反应（polymerase chain reaction，PCR）、连接酶链反应（linkedase chain reaction，LCR）。

【诊断和鉴别诊断】

1. *诊断要点* 有性乱史、配偶感染史或其他接触史；潜伏期2～10天；上述临床症状；脓液分泌物涂片镜检；淋球菌培养；淋球菌核酸检测。

2. *鉴别诊断* 非淋菌性尿道炎；念珠菌性尿道炎；滴虫性尿道炎；非特异性尿道炎。

【治疗】

1. *治疗原则* 及时、正确、正规、足量、全面治疗，严格考核疗效并追踪观察，同时治疗性伴侣。

2. *一般疗法* 要适当休息，避免过度劳累。禁酒、浓茶、咖啡或辛辣食物。治疗中及痊愈后10天内应禁止性生活。污染的衣物应及时清洗并消毒。

3. *病原疗法*

（1）单纯型 单纯型头孢曲松（Ceftriaxone）250mg一次肌内注射，或大观霉素2.0g一次肌内注射，或环丙沙星500mg一次口服，或氧氟沙星（Ofloxacin）400mg一次口服。孕妇禁用喹诺酮类和四环素药物。

（2）有合并症型 ①轻症用头孢西丁、羟氨苄西林、头孢曲松（Ceftriaxone）、头孢噻肟（Cefotaxime）或大观霉素共10天，其后用多西环素（Doxycycline Hyclate）或美满霉素（Minocycline）14～21天。②重症用青霉素静脉滴注，或头孢西丁静注，好转后改用氨苄西林静注，连用10天，其后用多西环素（Doxycycline Hyclate）或美满霉素（Minocycline）14～21天。③极重症用头孢西丁，并用庆大霉素或甲硝唑静脉注射，共14天，病情改善后至少再用48h，继用多西环素（Doxycycline Hyclate）或美满霉素（Minocycline）静脉注射10～14天。

也可应用头孢菌素类如头孢哌酮（Cefoperazone），大环类脂类如阿奇霉素（Azithromycin）、罗红霉素（Roxithromycin）、克拉霉素（Clarithromycin），喹诺酮类如左氟沙星（Levofloxacin）、培氟沙星、莫西沙星等治疗。

（3）泌尿生殖器外型 ①眼炎：新生儿眼炎用水剂青霉素、头孢曲松（Ceftriaxone）、头孢噻肟（Cefotaxime）或大观霉素，共7天；成人眼炎同慢性单纯型淋病。②咽炎：头孢曲松（Ceftriaxone）、普鲁卡因、青霉素、氟哌酸或氧氟沙星（Ofloxacin），共2～3天。③直肠炎：头孢曲松（Ceftriaxone）、大观霉素、氧氟沙星（Ofloxacin）或环丙氟哌酸，共2～3天。

（4）播散型 如为敏感菌株所致，用青霉素静脉滴注，控制后改用氨苄西林或羟氨苄西林，共10天。若系耐药菌株感染，用头孢曲松（Ceftriaxone）、头孢西丁或头孢噻肟（Cefotaxime）静脉注射或滴注，连用5～7天后，剂量酌减，改为肌内注射，至少7天，或大观霉素肌内注射，连用3天，并用氧氟沙星（Ofloxacin）口服，连用5～7天。如系心内膜炎，头孢曲松（Ceftriaxone）或头孢噻肟应加量静脉滴注，共3～4周。若为脑膜炎，应选氧氟沙星（Ofloxacin）或环丙氟哌酸，剂量应加大，连用2～3周，或氧杂头霉唑肌内注射或静脉滴注，共2～3周。

（5）淋病后综合征 应分析原因，采取相应的处理。①感染性原因：衣原体感染者予四环素类。L型淋球菌残存者选头孢菌素、氟喹诺酮类或大观霉素类。棒状杆菌、大肠杆菌、专性厌氧菌、白色念珠菌、病毒或毛滴虫等感染者选用相应药物。②非感染性原因：机械、物理或化学性刺激所致者只要停止刺激即可。慢性无菌性前列腺炎或前列腺痛者应用非普拉宗、消炎痛等可改善症状。苯苄胺等可使尿流和前列腺痛改善。泼尼松加黄酮哌酯（泌尿灵）也可减轻症状。心理障碍者可接受心理咨询。部分病人可酌用安慰剂或镇静剂。

4. 复查与随访 治疗结束后2周临床症状、体征全部消失，连续做淋球菌培养2次均为阴性，方可判愈。

第二节 尖锐湿疣

尖锐湿疣（condyloma acuminatum）又称生殖器疣（genital wart）或性病疣，系人乳头瘤病毒（HPV）引起的发生于肛门生殖器部位的疣状赘生物。

病原体为HPV，属乳多空病毒科，为DNA病毒。其直径为50～55nm，中心为双股DNA，外面由72个壳微粒排列成的立体对称的20面体包绕。HPV有100种以上的抗原型。HPV1、2、6、11、16、18、31、33及45型等与本病有关。其中HPV31、33和35型具有中度致癌性，HPV16及18型具有高度致癌性。

传染源为：①尖锐湿疣患者：新发损害传染性强，随着病程增加其传染性有下降趋势。②HPV亚临床生殖器感染者：男性为小的无蒂疣或醋酸涂布变白区；女性呈前庭乳头状隆起、融合的乳头或醋酸涂布发白的上皮。③HPV携带者：感染后无任何临床症状和体征，但有传染性。

传播途径包括：①直接接触：有两种方式，性接触包括正常和异常性交方式，是本病主要的传播方式；非性接触，经产道接触可使新生儿发生喉头疣等，婴儿出生后与患病母亲的密切接触也可感染。②间接接触：在特殊情况下可经污染的内裤、浴盆、毛巾、浴巾等传播。

HPV经生殖器部位皮肤、黏膜的轻微损伤处侵入人体组织细胞，进入细胞核。一方面引起细胞迅速分裂，形成增生性乳头状瘤性损害；另一方面进行病毒复制和增殖，又可侵入其他细胞而导致感染播散。近年的研究证实，除组织创伤和局部潮湿等外在环境和条件外，机体的细胞免疫功能低下也是HPV易于致病的重要原因，尤其是T淋巴细胞功能降低对本病的发生起重要的作用，病损消退者的T淋巴细胞功能已恢复正常。

【临床表现】

本病的潜伏期一般1～8个月，平均约3个月。

1. 外生疣型 即有病损者。患者多有性乱史、配偶感染史或其他接触史。多无不适，少数可有瘙痒及局部压迫感。最初表现为淡红色丘疹，渐增多、增大，融合在一起，呈乳头状、菜花状，或鸡冠状潮润肉质赘生物，表面粗糙角化，有的形成斑块，表面呈皮肤色，根部可有蒂，有痒感和恶臭。好发部位为男性阴茎、龟头、冠状沟、系带，女性阴唇、阴蒂、宫颈、阴道，同性恋者好发于肛门、直肠。

2. Buschke－Lowenstein 巨大型 损害呈蕈样生长，侵占面积较大，具有组织破坏性，形态上颇似癌肿，而病理检查呈良性改变。

3. HPV 亚临床生殖器感染型 比显性感染更常见，可单独发生，也可与外生疣型伴存。男性为阴茎体部 1～3mm 的无蒂疣，或阴茎、肛周或肛门处醋酸涂布变白区。女性为阴道前庭乳头状隆起，融合的乳头呈颗粒状，或醋酸涂布发白的上皮。

【辅助检查】

1. 醋酸白试验 用 3%～5% 醋酸溶液外涂或湿敷，2～5min 后，病灶稍膨隆，局部变白者为阳性。

2. 阴道镜检查 适用于阴道或宫颈 CA。

3. 细胞学检查 对 CA 有诊断价值。

4. 分子生物学检查 核酸杂交检测法和核酸扩增检测法，存在假阳性、假阴性及引物不同结果不同等问题。

5. 组织病理检查 可见角质层轻度角化过度，主要为角化不全，表皮乳头瘤样增生，棘层肥厚，表皮突起，增粗延长，甚至呈不规则向下增生。真皮内血管扩张，周围有中度慢性炎症细胞浸润。表皮上、中部出现空泡化细胞有诊断意义。

6. 免疫组化检查 常用过氧化物酶－抗过氧化物酶法。

【诊断和鉴别诊断】

1. 诊断要点 有性乱或性伴感染史；潜伏期后发病；损害特征；部位特点；无自觉症状；醋酸白试验；皮损组织病理检查；HPV 核酸检测。

2. 鉴别诊断 扁平湿疣；假性湿疣；阴茎珍珠状丘疹病。

【治疗】

1. 治疗原则 尽量避免采用昂贵、有毒性或遗留瘢痕的治疗措施，据损害的部位、大小、数目及个体情况选择适当方法。

2. 一般疗法 应避免性生活或采取屏障避孕措施，以防传染他人。

3. 物理疗法 ①二氧化碳激光术：一次治愈率达 75% 以上。②冷冻术：常用液氮或二氧化碳雪，也有复发。③电灼术：即高频电刀。④电凝或电干燥术：与电灼疗法同。⑤电烙术：采用电烙器。⑥微波术：与二氧化碳激光同，但操作方便，且术中无烟。

4. 手术疗法 ①刮除术：将损害刮除，用三氯醋酸溶液涂创面。②结扎术：适用于单发有蒂的小病变。③切除术：适用于某些局限性巨大病变或疑恶变者。④Mohs 手术：术中用冰冻切片检查损害是否切除干净，适用于 Buschke－Lowenstein 巨大型。

5. 局部疗法

（1）抗病毒或细胞毒制剂 ①足叶草脂：常用 10% 足叶草脂安息香酊或 25% 足叶草脂酊。②足叶草毒素：常用 0.5% 制剂。③5－氟尿嘧啶（5－Fu）：常用 5%5－Fu 软膏或 5－Fu 注射液外涂，也可用 5－Fu 注射液局部注射。④酞丁胺：常用 1% 乳剂或 3% 软膏。⑤博莱霉素：局部外涂或损害内注射。

（2）化学腐蚀剂 ①三氯醋酸：常用 33.3% 或 50% 溶液。②其他：如甲醛酚、过氧乙酸、高浓度碘、冰醋酸、无痛酚和五妙水仙膏等。

(3) 免疫调节剂 5%他克莫司乳膏等。

6. 免疫疗法 应与物理疗法或局部疗法联用。

(1) 干扰素(IFN) 常用IFN-α肌内注射或病灶基底部浸润注射。

(2) 其他 聚肌胞、自体疣组织疫苗或胸腺肽(Thymosin)肌内注射，或左旋咪唑片、转移因子口服。

第三节 非淋菌性尿道炎

非淋菌性尿道炎(nongonococcal urethritis，NGU)指经性接触传染的有明显尿道炎症，但尿道分泌物中检查不到淋球菌的一组感染性疾病，因女性患者经常表现为尿道炎、宫颈炎及其并发症，故又称为泌尿生殖道炎。

病原体为：①沙眼衣原体(chlamydia trachomatis，CT)：可分为15个血清型，其中D-K型主要与本病有关，约占24.5%~38.9%。②支原体：是一种原核微生物，分为8型，其中解脲支原体、人型支原体可引起本病，分别占17.6%~26.5%和4.2%~12.4%。③其他：如阴道毛滴虫、白色念珠菌、疱疹病毒及包皮杆菌也可导致本病，但所占比例很少。

传染源为：①患者：即沙眼衣原体和支原体的显性感染。②病原体携带者：潜伏期带菌者指病原体感染后尚未发病者；恢复期带菌者指经治疗后临床症状消失但仍带病原体；约80%的女性和相当部分的男性临床症状无或不明显，称为隐性感染者；部分患者治疗后症状消失，一旦抵抗力下降又会复发，称为潜伏性感染者。

传播途径包括：①直接接触：有两种方式，性接触包括正常和异常性交方式；非性接触，胎儿经产道分娩时产妇宫颈或阴道内的衣原体可经皮肤或黏膜感染胎儿，常致新生儿衣原体性结膜炎，生活中与患者密切接触可发生新生儿衣原体性肺炎。②间接接触：包括一般性间接接触和医源性间接接触。

本病在性活跃的年轻人、性伴侣多者和未生育的妇女较常见。患者以青壮年占多数，25岁以下的青年占60%。男女性别比例为1:(3.3~5.9)，女性较男性易于遭受感染。

【临床表现】

患者多有性乱史或性伴感染史，潜伏期一般为1~3周。

1. 单纯型 即无合并症者。男性为尿道炎，表现为尿道刺痒、疼痛和灼热感，伴尿痛、尿频、尿急和排尿困难，尿道口轻度红肿，仅见少量浆液性分泌物，也可无临床症状或症状不明显，或在淋病后发生。女性为尿道炎和宫颈炎，多无临床症状或症状不明显，可有白带增多，小便不适，伴轻度尿痛、尿频和排尿困难，妊娠期多无症状。

2. 合并症型 即伴泌尿生殖系合并症者。男性合并症为前列腺炎，出现会阴部疼痛，直肠指诊前列腺肿大及触痛；附睾炎时附睾疼痛、肿大及触痛。女性合并症包括子宫内膜炎、输卵管炎、盆腔炎及肝周炎。妊娠期合并症如流产、早产、死产及娩出低体重新生儿等。

3. 泌尿生殖器外型 直肠炎时肛门瘙痒和烧灼感，排便疼痛，排出黏液样分泌物。Reiter 综合征有遗传倾向，表现为尿道炎、关节炎、角膜炎、结膜炎和皮疹。新生儿衣原体性结膜炎有结膜充血，有黏液脓性分泌物，严重者可致失明。幼儿衣原体性肺炎起病缓慢，表现为强力犬吠样咳嗽，低热或不发热。

4. 疑病症和性功能障碍 出现与本病无关的症状如阴囊抽痛、蚁行感、大腿麻木、下腹坠痛、腰背酸痛，头晕、无力，失眠、性欲减退和阳痿，但无明显体征，各项化验结果正常。

【辅助检查】

1. 涂片染色检查 排除淋球菌、念珠菌和其他细菌感染；尿道分泌物涂片高倍油镜下白细胞 >4 个/5 个平均视野；宫颈分泌物涂片高倍油镜下白细胞 >10 个/5 个平均视野。

2. 沙眼衣原体（CT）检查

（1）细胞学检查 取分泌物涂片，固定后作 Giemsa 或碘染色检查。

（2）组织细胞培养检查 为确诊 CT 感染的标准方法，检测 CT 的特异性为 100%，敏感性约为 80% ~90%。

（3）血清学检查 包括补体结合试验、微量免疫荧光试验和对流免疫电泳试验。

（4）免疫学检查 主要用于 CT 的鉴定。包括直接免疫荧光试验、酶免疫测定试验、固相酶免疫试验。

（5）核酸探针检测法 近年应用的 Gen - Probe PACE2 系统，其敏感性为 70% ~92%，特异性为 97% ~98%。

3. 支原体检查

（1）培养检查 为确诊支原体感染的标准方法。

（2）血清学检查 包括琼脂扩散法、荧光抗体法和微量酶联免疫吸附试验。

（3）分子生物学检查 同衣原体检查。

【诊断和鉴别诊断】

1. 诊断要点 有性乱或性伴侣感染史；潜伏期后发病；尿痛、尿频、尿急不显著；尿道口轻度红肿，少量黏液样分泌物；分泌物涂片镜检白细胞增多；分泌物病原体培养；CT 核酸检测。

2. 鉴别诊断 淋病；念珠菌性尿道炎；滴虫性尿道炎；非特异性尿道炎。

【治疗】

1. 治疗原则 有条件时应先查明病原体，然后作针对性治疗；要连续用药不间断，停药不能过早；要规则、足量和彻底治疗。

2. 一般疗法 适当休息，避免过度劳累。禁酒、浓茶、咖啡或辛辣食物。治疗中及痊愈后 10d 内应禁止性生活。污染的衣物应及时清洗并消毒。

3. 病原疗法

（1）衣原体、支原体感染 ①单纯型：服多西环素（Doxycycline Hyclate）、美满霉素（Minocycline）、克拉霉素（Clarithromycin）等 7 ~10 天。②有合并症型：同单纯型，只是疗程要长，一般应连用 14 ~21 天。③泌尿生殖器型：直肠炎同单纯型；Reiter 综合征可用吲哚美辛、皮质激素、美满霉素（Minocycline）；新生儿衣原体性结膜炎和幼儿衣原体性肺炎用克拉霉素（Clarithromycin）或阿奇霉素（Azithromycin）。

（2）其他病原体感染 阴道毛滴虫、白念珠菌或疱疹病毒所致者应分别用相应的抗滴虫、抗真菌或抗病毒药物。

（3）疑病症和性功能障碍的治疗 机械、物理或化学性刺激所致者只要停止刺激即可。慢性无菌性前列腺炎或前列腺痛者应用非普拉宗、吲哚美辛（消炎痛）等可改善症状。苯苄胺等可使尿流和前列腺痛改善。泼尼松加泌尿灵也可减轻症状。心理障碍者可接受心理咨询。部分病人可酌用安慰剂或镇静剂。

4. **复查与随访** 治疗结束后1周临床症状、体征全部消失，连续作病原体培养2次均为阴性，其间间隔2周，方可判愈。但近年认为，女性生殖道支原体可作为条件致病菌存在。

第四节 梅 毒

梅毒（syphilis）俗称“杨梅疮”，是由苍白螺旋体引起的生殖器、所属淋巴结及全身病变的性传播疾病，早期主要侵犯皮肤黏膜，晚期侵犯心血管和脑脊髓，造成多种器官的损害。

病原体为苍白螺旋体，也称梅毒螺旋体，属小螺旋体科密螺旋体属。是一种细长的螺旋状微生物。长6～15μm，宽0.1～0.25 μm，有8～12个旋圈。在暗视野显微镜下可见其运动活泼，可呈旋转前进、摆动身体、伸缩旋距移动等方式。离体后生活力和抵抗力很弱，对干燥、温度、湿度及化学药品很敏感。对高温敏感，对低温耐受力较强。在肥皂水中立即死亡，0.1%苯扎溴特（新洁而灭）溶液和高锰酸钾溶液均有很好的杀灭作用。

传染源主要是梅毒病人。一期梅毒病变和二期梅毒皮肤、黏膜损害及血液、精液、白带、唾液、乳汁中均有许多螺旋体，三期梅毒病损或血液内螺旋体减少，甚至消失。所以，早期梅毒传染性强，晚期梅毒传染性减弱。

传播途径包括：①直接接触：有两种方式。性接触：性交引起的生殖器初疮占梅毒全部初疮的95%以上；在同性恋人群或性心理、性行为变态者，还可通过“口淫”、“肛交”等异常性交方式传染对方；二期梅毒患者的唾液中有螺旋体，故可经湿性接吻传染；若接触者手部皮肤有梅毒病变或分泌物，可使被触摸者遭受感染。非性接触：二期梅毒患者的乳汁中有螺旋体，因此梅毒妇女可经哺乳而传染婴儿；胎儿经产道分娩时，梅毒产妇宫颈或阴道内的螺旋体可经皮肤或黏膜擦伤处感染胎儿；在为病人检查、穿刺、手术、换药、翻身等操作中，带有病原体的器械可损伤医护人员的皮肤，或医护人员皮肤有破伤时螺旋体可进入体内，造成感染。②间接接触：被螺旋体污染的衣服、被褥、坐式便器、马桶、便盆等生活物品也能传播，检查病人用过的器械等可被螺旋体污染，若消毒不严而再次使用时可传染他人。③经血传染：二期梅毒患者血液中有大量螺旋体，若检测不严，接受此种血液输注或使用此种血制品，则可使受血者或使用者感染梅毒；妊娠妇女患梅毒时，当胎盘形成后螺旋体可从母体通过胎盘屏障进入胎儿血液内，使其遭受感染。

高危人群指有性乱行为的人群，只要有性乱行为，就有遭受感染的危险。一般认为，性伴侣数目越多，或性放纵程度越高，或性交方式越乱，感染的机会就越大。

苍白螺旋体经皮肤或黏膜的轻微损伤处进入人体后，一方面在皮肤和黏膜下增殖，另一方面沿淋巴管到达附近的淋巴结。感染初期，人体的免疫系统尚未发生反应，故出现第一潜伏期；以后因螺旋体在局部增殖而发生一期梅毒；由于局部免疫反应，一期梅毒可自愈。感染早期，人体缺乏非特异性免疫反应，吞噬细胞不能充分地将螺旋体吞噬，补体和溶菌酶等体液因子也不能将其杀灭，因此淋巴结中的螺旋体经淋巴管进入血循环，形成螺旋体血症，向全身播散，侵犯全身各个组织器官，引起二期梅毒。梅毒的感染性免疫力既不充分，也不可靠，细胞免疫和体液免疫均存在缺陷，所以梅毒呈渐进性病程，全身性病变进一步发展，皮肤、黏膜、骨关节、心血管、脑脊髓及内脏等病损加重而出现三期梅毒，严重地影响患者的健康和缩短寿命，部分可导致死亡。

【临床表现】

1. 临床分类　根据传播途径分为获得梅毒和胎传梅毒。以感染时间 2 年为界，分为早期梅毒和晚期梅毒，早期梅毒又可分为一期和二期梅毒。

2. 获得梅毒

（1）一期梅毒　患者多有性乱史或性伴侣感染史，潜伏期 3 周左右。硬下疳常发生在生殖器部位，生殖器以外常见于口唇、乳房、手指等处，男性同性恋者常发生在肛门、直肠。最初表现为小红斑或丘疹，后为硬结，很快糜烂或溃疡，呈圆形或类圆形，边界清楚，触之硬似软骨，基底呈肉红色，表面有少量渗出，无疼痛。常伴附近的引流区淋巴结肿大。

（2）二期梅毒　患者多有性乱史、性伴感染史或一期梅毒史，硬下疳出现后 6～8 周发病。玫瑰疹呈圆形或椭圆形玫瑰色斑疹，无自觉症状，发生在躯干或四肢近端，2～3周消退。斑丘疹直径 1cm 大小，呈紫红色，消退较慢。丘疹最多见，大丘疹直径约0.5～1cm，半球形浸润，呈暗红色，有鳞屑，好发于躯干两侧、四肢屈侧、掌跖等部位；小丘疹称梅毒性苔藓，粟粒大小，呈褐红色，群集成苔藓样。还有湿疹、扁平湿疣、脓疱疹、口腔或生殖器黏膜白斑、虫蛀样脱发、淋巴结肿大等。

（3）晚期梅毒　发生于感染后 2 年。患者常有性乱史、性伴侣感染史或早期梅毒史。结节性梅毒疹为直径 0.3～1cm 大小的铜红色、质硬、有浸润的结节，可吸收，也可破溃，好发于头、肩部、四肢，呈簇集、环状或蛇行状排列。树胶肿于感染后 3～5 年发生，多见于皮肤、黏膜，也可发生于骨骼和内脏器官，最初为暗红色皮下结节，渐增大到直径 4～5cm 大小，中心破溃形成边缘锐利的溃疡，基底呈紫红色，排出血性树胶状脓汁，常一面愈合，一面发展，形成肾形或马蹄形溃疡，如口腔或鼻黏膜可引起树胶肿舌炎、马鞍鼻、上腭或鼻中隔穿孔。还有梅毒性主动脉炎、主动脉瓣关闭不全、主动脉瘤、脊髓痨、麻痹性痴呆、骨膜炎、骨树胶肿等。

（4）潜伏梅毒　患者有梅毒感染史，未经治疗或治疗药量不足，无临床症状，但梅毒血清反应阳性。感染期在 2 年内为早期潜伏梅毒，2 年以上为晚期潜伏海毒。

3. 胎传梅毒　妊娠 4 个月后梅毒螺旋体经胎盘传给胎儿所致。小于 2 岁为早期胎传梅毒，大于2岁为晚期胎传梅毒。

（1）早期胎传梅毒　患儿出生后3周出现症状。发育营养较差，面部消瘦，多皱褶，皮肤松弛，貌似老人，哭声嘶哑，发育迟缓。梅毒性鼻炎有鼻塞，流脓性或血性鼻涕，吮乳困难。皮肤黏膜损害有水疱、大疱，好发于掌跖部，以后可出现铜红色斑丘疹，分布较广，在肛门潮湿的部位可发生糜烂，类似扁平湿疣，口角及鼻孔周围呈放射状皲裂，愈后为放射状瘢痕。长骨出现软骨炎引起四肢疼痛，不能活动，称梅毒性假瘫。还可出现骨膜炎。其他可有贫血、血小板减少、肝脾肿大及少数活动性神经梅毒。

（2）晚期胎传梅毒　患儿有早期病变所遗留的永久性标记，如前额圆凸，佩刀胫即胫骨中部肥厚，向前凸出，哈钦森齿即门齿下缘呈半月形缺损，马鞍鼻，胸锁骨关节骨质肥厚及视网膜炎。活动性损害包括实质性角膜炎、神经性耳聋、脑脊液异常、肝脾肿大、鼻或腭树胶肿、关节积液、骨膜炎及皮肤黏膜损害。

（3）潜伏胎传梅毒　胎传梅毒未经治疗，无临床症状，但血清反应阳性。

【辅助检查】

1. 苍白螺旋体检查　一期梅毒病变中阳性；二期梅毒皮肤、黏膜病变或血液中阳性，检出率约为80%～85%；晚期梅毒皮肤、黏膜病变或血液中多为阴性。

2. 梅毒血清试验　也称梅毒血清反应，因所用抗原不同可分为以下两类试验。

（1）非螺旋体抗原血清试验　也称反应素试验，适用于常规诊断和大量人群中进行筛选检查、观察疗效和判断是否复发或再感染；鉴别早期或晚期潜伏梅毒；鉴别胎传梅毒与被动反应素血症；采取脑脊液作VDRL试验有助于神经梅毒的诊断。

（2）梅毒螺旋体抗原血清试验　也称特异性抗体试验，包括检测IgG抗体的试验和检测IgM抗体的试验。可用于早期梅毒、胎传梅毒的早期诊断；判断梅毒是否活动或静止及是否需要治疗；判断和观察疗效。

3. 脑脊液检查　用于驱梅治疗后1年的早期梅毒；病期不明的梅毒或晚期梅毒；复发梅毒；病程超过2年且未经治疗的梅毒；所有潜伏梅毒患者。

4. 分子生物学检查　核酸杂交技术和核酸扩增技术。

5. 组织病理检查　主要表现为小动脉及毛细血管内膜炎及血管周围炎。血管内皮细胞肿胀和增生，最后导致血管腔阻塞。血管周围有大量浆细胞、淋巴细胞和单核细胞浸润。晚期梅毒除上述血管变化外，主要为肉芽肿变化，可有上皮样细胞和巨细胞组成的浸润，中央因血管梗死缺血，可引起干酪样坏死。在愈合时出现纤维母细胞，形成纤维化和瘢痕形成。

6. 器械检查　骨关节病变应行X线摄片等检查，神经病变应行脑脊液、脑电图、CT、MRI等检查，心血管病变应行X线胸部摄片、心电图、超声心动图等检查。

【诊断和鉴别诊断】

1. 诊断要点　有性乱或性伴侣感染史；潜伏期后发病；皮损特征；梅毒疹部位特点；口腔黏膜病变；内脏损害的表现；无自觉症状；慢性病程；梅毒螺旋体检查；梅毒血清反应；损害组织病理检查；梅毒螺旋体核酸检测。

2. 鉴别诊断　一期梅毒：生殖器疱疹；固定型药疹；包皮龟头炎；外阴非特异性溃疡。二期梅毒：玫瑰糠疹；药疹；花斑癣；银屑病；尖锐湿疣；白塞病。晚期梅毒：

鳞状细胞癌；基底细胞癌；结节性红斑；结节性多动脉炎。

【治疗】

1. *治疗原则* 及时、正确、正规、足量、全面驱梅，严格考核疗效并追踪观察，同时治疗性伴侣。

2. *治疗方案*

（1）早期梅毒 包括一期、二期、早期潜伏梅毒。肌内注射普鲁卡因青霉素G10天，或苄星青霉素G共2次。青霉素过敏者服四环素或红霉素15天，肝肾功能不良者禁用。

（2）晚期梅毒 包括二期复发梅毒、晚期潜伏梅毒。肌注普鲁卡因共15~30天，或青霉素共3周。青霉素过敏者服四环素或红霉素共30天。

（3）心血管梅毒 普鲁卡因青霉素、四环素或红霉素，用法同晚期梅毒。

（4）神经梅毒 静滴青霉素共10~20天，或肌注普鲁卡因10天，之后肌内注射青霉素，共3周。

（5）妊娠梅毒 肌内注射普鲁卡因，连用10天，妊娠早期和末期各1个疗程。青霉素过敏者给予红霉素，剂量与同期患者相同，禁用四环素。

（6）早期胎传梅毒 肌内注射普鲁卡因共10天，或青霉素。

（7）晚期胎传梅毒 肌内注射普鲁卡因共10天。

近年来，国内外学者应用头孢菌素如头孢曲松（Ceftriaxone）、头孢噻肟（Cefotaxime）、头孢哌酮（Cefoperazone）及红霉素类如阿奇霉素（Azithromycin）、克拉霉素（Clarithromycin）、罗红霉素（Roxithromycin）等治疗各期梅毒获得成功。

3. *复查与随访* 早期梅毒1年内每3个月复查1次，以后每半年复查1次，包括临床及血清学检查，2~3年无复发可终止复查。如有复发，用药剂量应加倍进行复治。晚期梅毒与晚期潜伏梅毒1年内每2个月复查1次，以后每半年复查1次，复查3年。妊娠梅毒在治疗后分娩前每月检查1次血清反应，分娩后按一般梅毒复查。

第五节 生殖器疱疹

生殖器疱疹（genital herpes）又称阴部疱疹，系单纯疱疹病毒（HSV）感染泌尿生殖器及肛门皮肤黏膜而引起的一种慢性、复发性性传播疾病。

病原体为HSV。属于疱疹病毒，为较大的DNA病毒，其直径为150~200nm。中心为双股DNA，外面由162个壳微粒排列成的立体对称的20面体包绕，周围有含类脂质的包膜。HSV可分为两种抗原型，即HSV-1和HSV-2型。HSV-1型感染的99%以上发生于口、咽、鼻、眼及皮肤等部位，而HSV-2型感染则常见于生殖器疱疹。生殖器疱疹的病原体90%为HSV-2，10%为HSV-1。HSV耐冷怕热，在50~52℃水中可迅速灭活，4℃时可存活数周，-70℃时可存活数月之久。但在干燥环境中，温度虽高也可使其存活时间延长。HSV对常用的消毒剂敏感，0.5%甲醛溶液、1%来苏尔溶液或肥皂水等均可使其灭活。

传染源：①生殖器疱疹患者：病人皮肤、黏膜的分泌物、唾液和粪便中存在HSV。

②HSV－2 携带者：部分人感染后无任何临床症状和体征，但携带并排出病毒。

传播途径：①直接接触：性接触，HSV－2 主要经性交传染，包括正常性交和异常性交方式，70% 的性工作者抗 HSV－2 抗体阳性，而仅 3% 的独身生活者该抗体阳性；非性接触，患者或病毒携带者经产道接触可使 40% ～60% 的新生儿遭受感染，与患病母亲的生活密切接触也可造成婴儿感染。②间接接触：分为一般性间接接触和医源性间接接触两种方式。③经血传染：患病孕妇可经胎盘感染其胎儿，造成先天性感染。

HSV－2 经生殖器皮肤或黏膜破损处侵入人体，通过血液或神经播散，引起原发性生殖器疱疹。随着原发性损害的消退，HSV－2 潜伏于骶神经节内保持静止状态。一旦机体抵抗力尤其是细胞免疫功能降低，在发热、受凉、日晒、情绪激动、月经或放射线照射等诱因作用下，HSV－2 被激活而导致复发性感染。在原发性感染后 4～5 天，体内可产生抗 HSV－2 抗体，使复发性生殖器疱疹的病情减轻，但不能制止复发。

【临床表现】

1. *原发型* 指首次发生的生殖器疱疹。患者多有性乱史、配偶感染史或其他接触史。潜伏期 2～7 天。多有局部明显疼痛和发热、头痛、不适等全身症状。在外生殖器、阴道、宫颈、肛门、大腿或臀部出现多个群集的红色斑丘疹、水疱、糜烂或浅溃疡。常伴腹股沟淋巴结肿大及压痛。可并发尿道炎、宫颈炎和子宫内膜炎。

2. *复发型* 指原发型损害消退后再次发生者。约在原发型生殖器疱疹痊愈后 1～4 月发生。患者可有前驱症状，全身症状较轻。患者易出现精神负担和性功能障碍，甚至发生抑郁症。复发部位多在原处，皮损与原发型类似，病程较短，约经 10 天左右即消退。

3. *特殊型* ①男性同性恋生殖器疱疹：表现为严重的肛门、直肠疼痛，并有便秘、肛门内分泌物、里急后重和发热，部分病人肛周有水疱或溃疡。②妊娠期生殖器疱疹：可传染给胎儿，引起流产或死胎。③新生儿生殖器疱疹：感染后多数死亡，痊愈而无后遗症者仅为 15%～21%，可出现癫痫发作、出血倾向、肝脾肿大或疱疹性脑炎，严重者发生播散性感染，预后不良。

【辅助检查】

必要时可行实验室检查以明确病原体。

1. *细胞学检查* 取材后直接涂片，作 Wright、Giemsa 或 Papanicolaou 染色，在多核巨细胞的胞核内找到嗜酸性包涵体时有助于诊断。

2. *病原学检查* 包括 HSV 检查、HSV 抗原检查、HSV 核酸检查、HSV 培养分离、电镜检查。

3. *血清学检查* 主要用于检测抗 HSV－1 和抗 HSV－2 抗体，诊断 HSV 的原发性感染和 HSV 感染的血清流行病学调查。

【诊断和鉴别诊断】

1. *诊断要点* 有性乱或性伴感染史；潜伏期后发病；皮损特征；部位特点；有局部疼痛；免疫荧光检查 HSV 抗原；血清抗－HSV 抗体测定；皮损组织病理检查；HSV 分离培养；HSV 核酸检测。

2. *鉴别诊断* 带状疱疹；包皮龟头炎；固定型药疹；白塞病；外阴非特异性溃疡。

【治疗】

1. 治疗原则 及时、正确、正规、足量、全面治疗，严格考核疗效并追踪观察，同时治疗性伴侣。

2. 一般疗法 患者应避免性生活，或采取屏障避孕措施，以防传染他人。如继发细菌感染，应酌用抗生素。若疼痛剧烈时可予以止痛剂。

3. 全身治疗 阿昔洛韦（Acyclovir）、伐昔洛韦（Valaciclovir）、泛昔洛韦（Famciclovir）、利巴韦林（Ribavirin）、干扰素-α、β等。反复发作者应去除诱因，应用阿昔洛韦（Acyclovir）、伐昔洛韦（Valaciclovir）、泛昔洛韦（Famciclovir）的每日抑制疗法，可加用胸腺肽（Thymosin）。

4. 外用治疗 皮损局部外涂3%阿昔洛韦软膏、1%喷昔洛韦乳剂、0.25%~1%疱疹净软膏。有继发感染者外涂莫匹罗星软膏或环丙沙星（Ciprofloxacin Hydrochloride）软膏。

（刘 彤）